R E I H E   M E D I Z I N

PSYCHIATRIE

PSYCHIATRIE
CLAUS HARING

3. neu bearbeitete Auflage

RADZUN VERLAG

WIESBADEN 2004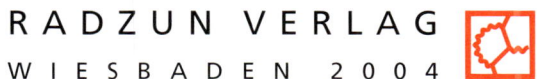

RADZUN Verlag Wiesbaden 2004

Prof. Dr.med. Claus Haring
ehemals Psychiatrische Klinik der Heinrich-Heine-Universität
Düsseldorf

Die Deutsche Bibliothek - CIP-Einheitsaufnahme

Haring, Claus:
Psychiatrie/ Claus Haring. – 3.. neu bearb. Auflage
Wiesbaden : RADZUN, 2004-02-03
wwwradzunverlag.de - Printed in Germany

ISBN 3 – 9809175 – 0 – 9
1. Auflage 1989 (Enke Verlag)
2. Auflage 1995 (Enke Verlag)

Umschlag: Kerstin Jeckel und Karl-Martin Hartmann
Layout: Lilly Unter Ecker
Satz und Druck: alpha print medien AG Darmstadt
Schrift: Frutiger

Wichtiger Hinweis
Wie jede Wissenschaft ist die Medizin ständigen Entwicklungen unterworfen. Forschung und klinische
Erfahrung erweitern unsere Erkenntnisse, insbesondere was Behandlung und medikamentöse Therapie
anbelangt. Soweit in diesem Werk eine Dosierung oder Applikation erwähnt wird, darf der Leser zwar
darauf vertrauen, daß Autoren, Herausgeber und Verlag große Sorgfalt darauf verwandt haben, daß
diese Angabe dem Wissensstand bei Fertigstellung des Werkes entspricht.
Für Angaben über Dosierungsanweisungen und Applikationsformen kann vom Verlag jedoch keine Ge-
währ übernommen werden. Jeder Benutzer ist angehalten, durch sorgfältige Prüfung der Beipackzettel
der verwendeten Präparate und gegebenenfalls nach Konsultation eines Spezialisten, festzustellen, ob
die dort gegebene Empfehlung für Dosierung oder Beachtung von Kontraindikationen gegenüber der
Angabe in diesem Buch abweicht. Eine solche Prüfung ist besonders wichtig bei selten verwendeten
Präparaten oder solchen, die neu auf den Markt gebracht worden sind. Jede Dosierung oder Applikation
erfolgt auf eigene Gefahr des Benutzers. Autoren und Verlag appellieren an jeden Benutzer, ihm etwa
auffallende Ungenauigkeiten dem Verlag mitzuteilen.

INHALT

I   EINFÜHRUNG   1

1   Psychiatrie innerhalb der Medizin   **1**

Der psychisch Kranke – Kriterien psychischer Störung – Psychiatrie –
Körperliches und Seelisches – Phänomene – Methodendualismus

2   Annäherung an den psychisch Kranken   **6**

Das Psychische – Bewußtsein – Erleben – Unbewußtes –
System des Unbewußten

3   Das Fremdseelische   **10**

Einfühlung – Emotionale Interaktion – Verhalten und Erleben –
Gespräch – Analogie

4   Psychische Störungen   **13**

Norm und Normalität – Norm – Normalität – Seelische Gesundheit –
Psychische Störung – Psychische Krankheit

II   PSYCHOPATHOLOGIE   20

5   Grundbegriffe der Psychopathologie   **20**

Psychopathologie – das Psychische als Struktur – synchronisch und
diachronisch – deskriptiv und dynamisch – Psychopathologische Methoden –
Methodenpluralismus – Unschärfe des Urteils –
Denken und Sprache – Methodologisches Bewußtsein –
phänomenologische Methode – die Partitur des Psychischen –
psychopathologischer Befund – Individuelle Befunde –
interaktionelle Befunde – gestörte Interaktion – Form und Inhalt –
Verstehen und Erklären

6   Psychopathologische Untersuchung   **32**

Das Gespräch – Zugang – emotionale Beziehung – Einstimmung –
Eindruck – Vertrauen – Zuhören – Verhalten und Gestik – Fragen –
Exploration und Interview – Interferenz – Gesprächsführung

7   Psychopathologische Syndromlehre   **39**

Psychische Funktionen – das psychopathologische Symptom –
psychopathologische Syndrome – Syndrom-Modalitäten –
grob-organisch und nicht grob-organisch – psychotisch und nicht psychotisch –
Fehlgewohnheiten – akut und chronisch – Theorie

8   Grob-organische Symptome   **48**

Bewußtseinstrübung – Bewußtseinseinengung – Desorientiertheit –
formale Denkstörungen – Verwirrtheit – Denkhemmung – Haften –
Perseveration – Umständlichkeit – Inkohärenz – Reizbarkeit –
Konzentrationsstörung – Störung der mnestischen Funktionen –
Störung der Merkfähigkeit – Konfabulation – Amnesie –
Störungen der Affektivität – Affektinkontinenez – Affektlabilität –
Affektstarrheit – Euphorie – Apathie

9   Psychotische Symptome   **55**

Wahn – Wahneinfall – Wahnwahrnehmung – Wahnstimmung –
Halluzinationen – Pseudohalluzinationen – Akoasmen – Stimmen –
Coenästhesien – extrakampine Halluzinationen – oneiroide Halluzinationen –
Icherlebensstörung – Gedankenbeeinflussung – Gedankenabreißen –
das Gemachte – psychotische Verhaltensstörungen –
Maniriertheit – Mutismus – Negativismus – Psychotische Störungen des
Denkens und der Sprache – Zerfahrenheit – Begriffszerfall –
Störungen des Antriebs – Störungen der Affektivität – Affektive Verflachung

10   Allgemeine und neurotische Merkmale   **64**

Angst – frei flottierende Angst – Panikattacken – Kontaktstörung –
kontakterschwerung bei psychischer Störung – Gehemmtheit –
Illusionäre Verkennung – Zwang – Zwangsantriebe – Zwangsgedanken –
Zwangshandlungen – Zwangszeremoniell – Phobie – Entfremdungserlebnisse –
Derealisation – Depersonalisation – Vitalgefühlsstörung

11   Psychopathologische Syndrome   **71**

Grob-organische Syndrome zerebrale Leistungsminderung –
Bewußtseinstrübung – Verwirrtheit – grob-organisch psychotische Syndrome –
Rausch – delirantes Syndrom – Dämmerzustand – akuter exogener
Reaktionstyp – Durchgangssyndrom – chronische grob-organische Syndrome –
hirndiffuses Psychosyndrom – Demenz – Oligophrenie – psychotische
Syndrome – depressives Syndrom – manisches Syndrom – Wahnstimmung –
halluzinatorisches Syndrom – Halluzinose – paranoides Syndrom –
Paranoia – depressiv-paranoide Psychose – seniler Eifersuchtswahn –
depressiver Wahn – paranoid-halluzinatorisches Syndrom – katatones
Syndrom – schizophrenes Residuum – negative Symptome –
neurotische Symptome – Angstzustände – phobische Zustände –
Zwangssyndrom – hysterische Syndrome – neurasthenisches Syndrom

12   Bemerkungen zur diachronischen Psychopathologie   **99**

Psychodynamik – psychischer Determinismus – Methoden der diachronischen
Psychopathologie – Introspektion – Interpretation – freie Assoziationen –
Traumbeurteilung

13   Psychodynamische Konstrukte   **107**

Phänomen und Konstrukt – Entwicklung – psychoanalytische Vorstellungen –
Instanzen – Libido – Narzißmus – Affektbetrag – Konflikt – Aggressivität –
Abwehr und Dominanz – Abwehrmechanismen – Verdrängung – Projektion –
Sublimierung – Konversion – Übertragung und Gegenübertragung –
Ich-Fremdheit – Versagung – Widerstand – kollektives Unbewußtes

III   PSYCHIATRISCHE DIAGNOSTIK   **124**

14   Die psychiatrische Untersuchung   **124**

Psychischer Befund – Entwicklung und sozialer Status – das Protokoll –
Bezugspersonen – Fremdanamnese – neurologische Untersuchung –
psychologische Tests – Leistungstests – Persönlichkeitstests – projektive Tests

15   Psychiatrische Diagnosen und Klassifikation   **131**

Die psychiatrische Diagnose – Klassifikation psychischer Störungen –
das triadische Diagnosenschema – ICD-10 – DSM III R

II

IV KRANKHEITSLEHRE 139

A Ubiquitäre psychische Veränderungen

16 Einteilung psychoreaktiver Störungen 139
Konstitution – Disposition – Disproportion – Situation –
Auseinandersetzungsstil – Prolongation – Auslöser –
Formen psychoreaktiver Störungen

17 Abnorme Erlebnisreaktionen 144
Normale Varianten des Erlebens – Typen abnormer Reaktionen –
akute Belastungsreaktion – Primitivreaktion – Kurzschlußhandlung –
Dissoziativer Stupor – Prüfungsangst – Anpassungsstörung –
psychovegetative Allgemeinstörung – neurasthenische Störungen –
depressive Reaktion – chronische reaktive Depression – traumatisch bedingte
Angstbereitschaft – tendenzielle Konfliktreaktion – Ganser-Syndrom

18 Persönlichkeitsstörungen 152
Deskriptive Prägnanztypen – neurotische Persönlichkeitsstruktur –
abhängige Persönlichkeit – ängstliche Persönlichkeit –
haltlose Persönlichkeit – emotional instabile Persönlichkeitsstörung –
histrionische Persönlichkeitsstörung – dissoziale Persönlichkeit –
gefühlsarme Persönlichkeit – zwanghafte Persönlichkeit – depressive
(dysthyme) Persönlichkeitsstörung – paranoide Persönlichkeitsstörung –
hyperthyme Persönlichkeit – schizoide Persönlichkeitsstörung –
zyklothyme Persönlichkeit – psychoanalytische Konstrukte – masochistische
Persönlichkeit – narzißstische Persönlichkeitsstörung

19 Neurotische Störungen 163
Grundzüge neurotischer Störungen – deskriptive Konstanten – Prägnanztypen
neurotischer Störungen – Panikstörung – generalisierte Angststörung –
phobische Störungen – Depersonalisation und Derealisation – Neurasthenie –
hysterische (dissoziative) Störung – hypochondrische Störung – Herzphobie –
Zwangsstörung – chronische Verbitterung – neurotische Depression

20 Impulsives Verhalten 178
Abnorme Gewohnheiten und Störungen der Impulskontrolle –
pathologisches Glücksspiel – pathologische Brandstiftung – Trichotillomanie –
pathologisches Stehlen – pathologisches Lügen

21 Schlafstörungen 181
Insomnie – nichtorganische Hypersomnie – Schlafwandeln – Pavor nocturnus –
Alpträume

22 Eßstörungen 184
Anorexia nervosa – Bulimie – Binge-Eating-Störung

23 Psychosomatische Krankheiten 188
Anlage und Umwelt – Deskription und Theorie –
psychosomatische Symptome – Persönlichkeit und Krankheit –
theoretische Konzepte – typische psychosomatische Störungen –
Asthma bronchiale – Ulcus ventrikuli – Colitis ulcerosa –
essentielle Hypertonie – koronare Herzerkrankung, Infarkt –
Hautkrankheiten – gynäkologische Störungen

B   Psychotische Störungen

24   **Affektive Psychosen**   **197**

Leitsyndrome – Erkrankungsbeginn – Verlauf – Verlaufskriterien –
diagnostische Einheiten – monopolare Depression – depressive Episode –
rezidivierende depressive Störung – monopolare Manie – manische Episode –
Hypomanie – Manie ohne Wahn und Halluzinationen – Manie mit Wahn und
Halluzinationen – bipolare affektive Störungen – Varianten –
Larvierte Depression – Spätdepression – Post partum-Depression –
endoreaktive Dysthymie – Prognose – Übergang und Differentialdiagnose –
Gestaltwandel – Ätiologie – biologische Hypothesen –
verhaltenstheoretische Modelle – psychoanalytische Theorie – Therapie

25   **Die Gruppe der Schizophrenien**   **216**

Leitsyndrome – Symptome ersten Ranges – Basissymptome –
Phänomenologie der schizophrenen Episode – Interferenz – operationale
Definitionen – Häufigkeit und Heredität – die beginnende Schizophrenie –
Prodromi – akut psychotische Symptome – schleichender Beginn der Störung –
verspätete Diagnosestellung – diagnostische Hilfen –
Therapie der beginnenden Störung – Verlauf – diagnostische Einheiten –
hebephrene Schizophrenie – paranoide Schizophrenie –
katatone Schizophrenie – perniziöse Katatonie – coenästhetische
Schizophrenie – schizophrenes Residuum – Schizophrenia simplex –
Varianten – schizoaffektive Störung – zykloide Psychosen –
Anhang: Borderlin-Störung –
Prognose schizophrener Störungen – Differentialdiagnose – Gestaltwandel –
Ätiologie – Therapie

26   **Paranoia und wahnhafte Störungen**   **257**

Akute passagere psychotische Störung – schizotype Störungen – Paranoia –
Spätschizophrenie – sensitiver Beziehungswahn – induzierte wahnhafte
Störung

C   Grob-organische psychische Störungen

27   **Körperlich begründete Psychosen**   **261**

Definition – Leitsymptome – Interferenz – Übergänge und Verlauf –
Therapie – Typische Krankheitserscheinungen – progressive Paralyse – Delir –
organische Halluzinose

28   **Wesensänderung und Demenz**   **267**

Syndromatologie – Differentialdiagnose – Verlauf – Interferenz – Ursachen –
einzelne Krankheitsbilder – organische Persönlichkeitsstörung – postenzephalitisches Syndrom – organisches Psychosyndrom nach Schädeltrauma – Demenz
bei Morbus Alzheimer – Picksche Krankheit – Vaskuläre Demenz –
Multi-Infarkt-Demenz – Demenz bei Parkinsonscher Krankheit –
Demenz bei Jakob-Creutzfeldt-Krankheit – Chorea Huntington-Demenz –
normotoner Hydrozephalus

29   **Intelligenzminderung**   **276**

Definition – Schweregrade der Intelligenzminderung –
Häufigkeit – Interferenz – Differentialdiagnose – Ursachen – Prävention –
Behandlung und Pflege

D   Formen der Abhängigkeit

30   Abhängigkeit und Sucht   284

Definition – Sucht – Schädlicher Gebrauch – Gewöhnung – Toleranz –
Abhängigkeit – Droge – Kontrollverlust – Disposition zur Suchterkrankung –
Typen der Abhängigkeit – Persönlichkeitsveränderungen bei Abhängigen –
Neurobiologie der Sucht – Prinzipien der Therapie – Angehörige –
soziales Umfeld – Psychotherapie – Medikation – Prognose

31   Alkoholismus   295

Alkohol als Genußmittel – akute Alkoholintoxikation –
Formen der Alkoholabhängigkeit – Endstadium des Alkoholismus –
sozial angepaßte Alkoholiker – körperliche Folgekrankheiten –
teratogene Schäden – psychopathologische Syndrome – Prädelir –
Entzugssyndrom mit Delir – Alkoholdelir mit Krampfanfällen –
psychotische Störungen bei Alkoholabhängigkeit –
amnestisches Syndrom bei Alkoholabhängigkeit –
alkoholische Wesensänderung – Genese der Alkoholabhängigkeit –
Biochemische Veränderungen – Alkoholismus-Früherkennung – Therapie

32   Abhängigkeit von Rauschdrogen   310

Definitionen – Epidemiologie – Disposition – Soziale Einflüsse –
Drogenkarriere – substanzabhängige Störungen – Cannabinoide – Kokain –
psychotische Störungen bei Kokain-Abhängigkeit – Halluzinogene – Opioide –
Morphinismus – Stimulantien – Störungen durch flüchtige Lösungsmittel –
Klinik der Rauschdrogenabhängigkeit – drogeninduzierte akute Psychosen –
Drogenglossar – Biochemie der Rauschdrogen – Therapie – akute Intoxikation–
Therapie von chronisch Abhängigen – Methadon-Substitution

33   Abhängigkeit von Medikamenten   329

Epidemiologie – Klinik der einzelnen Medikamentengruppen – Analgetika –
Benzodiazepine – Hypnotika/Sedativa – Grundsätze der Therapie
Anhang: Tabak-Abhängigkeit

E   Andere Störungen des Erlebens

34   Störungen des sexuellen Erlebens   335

Diagnostisches Vorgehen – Voraussetzungen der Beratung – Störungen der
körperlichen Entwicklung – Störungen der sexuellen Appetenz – Störungen
der Organfunktion – Erektionsschwäche – Ejaculatio praecox –
Orgasmusstörung – Ejaculatio retarda – Impotenz – Frigidität – Vaginismus –
Dyspareunie – Algopareunie – deviante Praktiken der Stimulation –
Masturbation – Exhibitionismus – Voyeurismus – Fetischismus – Sodomie –
Nekrophilie – Sadismus – Masochismus – Störungen der Wir-Bildung –
Vergewaltigung – Sexueller Mißbrauch – Veränderte Partnerwahl – Inzest –
Pädophilie – Homosexualität – Störungen des sexuellen Selbstverständnisses –
Transvestismus – Transsexualismus

35   Psychische Störungen bei Kindern und Jugendlichen   357

Hirnorganische Schädigungen – infantiles psychoorganisches Syndrom –
minimale zerebrale Dysfunktion – hyperkinetische Störungen – Störung des
Sozialverhaltens – Oligophrenie – Folgen psychosozialer Belastungen –
psychoreaktive Störungen – Trennungsangst – phobische Störungen –
Pavor nocturnus – Schulangst – Schulphobie – Stottern – Stammeln – Poltern –

elektiver Mutismus – Stereotype Bewegungsstörung – Nägelkauen –
Daumenlutschen – Masturbation – Lese- und Rechtschreibstörung –
Enuresis – Enkopresis – Tic-störungen – Tourette-Syndrom –
kindlicher Suizid – Psychosen des Kindesalters – Entwicklungsstörung –
frühkindlicher Autismus – Asperger-Syndrom – schizophrene Störungen –
depressive Störungen – Adoleszenz – Adoleszenzkrisen –
neurotische Störungen – Drogenabhängigkeit – schizophrene Psychosen

36   Gerontopsychiatrie   372

Erkrankungen des Alters – Hirnleistungsschwäche – neurotische Störungen –
Schlafstörungen und Verschiebungen des Schlaf-Wach-Rhythmus –
affektive Verstimmungen – Wahnerkrankungen – Prophylaxe und Therapie

37   Suizidalität   377

Suizidalität – Abschätzung der Suizidalität – Suizidversuch –
Suizid – Ätiologie und Pathogenese – Prophylaxe und Therapie

38   Forensische Psychiatrie   383

Gutachten – Schuldfähigkeit – Schuldunfähigkeit – verminderte Schuldfähigkeit – Unterbringungsrecht – Betreuungsgesetz – Einwilligungsunfähigkeit

V   PSYCHIATRISCHE THERAPIE   389

39   Prinzipien der psychiatrischen Therapie   389

Psychiatrische Therapie – Prävention und Prophylaxe – Nachsorge –
Rehabilitation – Pflege – Therapieplan – therapeutisches Vorgehen –
therapeutisches Team – therapeutische Hilfen – Beschäftigungstherapie –
Arbeitstherapie – somatische Therapieverfahren – Elektrokrampftherapie
Anhang: Die klassischen somatischen Therapieverfahren

40   Psychotherapeutische Methoden   400

Definition – Ziele der Psychotherapie – Einführung in die psychotherapeuti-
sche Praxis – Voraussetzungen – Prinzip der Psychotherapie –
psychotherapeutische Interventionen – einfache Interventionen –
Zuhören – Trost und Verständnis – Fragen – Katharsis – Vorbilder –
Interventionen zur Umstimmung und Aktivierung – Provokation –
Überredung – energischer Zuspruch – Überrumpelung –
Resonanzverweigerung – paradoxe Intention – Gegen-Vorstellungen –
Widerspiegelung – Konfrontation – Techniken zur Vertiefung der
Selbstreflexion – Tagebuch – Tagesplan –
Schriftliche Korrektur einer „Erzählung" – suggestive Techniken –
Suggestion – Hypnose – tiefenpsychologische Interventionen – retrospektives
Vorgehen – Deutungen – Chiffren – primär emotionaler Zugang –
Versachlichung – Anreicherung von Emotionen –
verhaltenstherapeutische Interventionen – Desensibilisierung –
operantes Konditionieren – Aversion – soziotherapeutische Techniken –
Partnergespräch – psychotherapeutische Gruppen – Psychodrama –
Übungen – Autogenes Training – katathymes Bilderleben –
sportliche Aktivitäten –
Psychotherapeutische Schulen –Psychoanalyse – Tiefenpsychologisch
fundierte Methoden – Verhaltenstherapie

41 Therapie mit Psychopharmaka   **430**

Definition – Einteilung der Psychopharmaka – Dosierung –
Kombination von Psychopharmaka – Nebenwirkungen –
Neuroleptika – biochemische Wirkung – Applikationsformen –
Dosierung und Anwendung – erwünschte psychische Wirkungen –
Nebenwirkungen – Überdosierung – malignes Neuroleptika-Syndrom –
Spätdyskinesien – Indikationen – Kontraindikation –
Antidepressiva – biochemische Wirkungen –
trizyklische Antidepressiva – tetrazyklische Antidepressiva –
MAO-Inhibitoren – selektiv wirksame Antidepressiva – atypische
Antidepressiva – psychische Wirkung – Nebenwirkungen –
Indikationen – Kontraindikationen – phasenprophylaktische Medikamente –
Lithiumsalze – Carbamazepin –
Tranquilizer – chemische Einteilung – biochemische Wirkung und
Pharmakokinetik – Eliminationshalbwertzeit – Applikation und Anwendung –
Rebound-Phänomene – psychische Wirkung – Überdosierung –
Nebenwirkungen – Kontraindikationen

42 Psychiatrische Notfälle   **469**

Erregung und Aggressivität – Verwirrtheit – Bewußtseinseinschränkung –
Delir – akut psychotische Störung – Suizidalität –
psychische Ausnahmezustände – Intoxikation – Rausch – Horrortrip –
Lithium-Überdosierung

Kasuistik   **480**
Literatur   **481**
Sachverzeichnis   **485**

Denn es ist besser, daß an der Stelle dessen,
was wir nicht wissen, ein unbekanntes X steht,
als daß wir etwas als wahr voraussetzen, was
doch auch falsch sein könnte.

Carl Hohnbaum, Arzt und Begründer der
Heil- und Pflegeanstalt Hildburghausen, in einer
Auseinandersetzung mit C.F.Nasse,
„Zeitschrift für Psychische Ärzte" 1, 1-42 (1821)

VORWORT

Dieses Buch, das jetzt in der dritten Auflage erscheint, kann man als ein Vermächtnis der
Psychiater verstehen, die bereits vor Einführung der Psychopharmaka einen Eindruck
von der psychiatrischen Klinik gewonnen haben. Es gibt nur noch wenige Kollegen, die
sich an diese Zeit erinnern. Sie allein wissen, welchen Verlauf psychische Krankheiten
(oder meinetwegen auch Störungen) nehmen können, wenn sie unbehandelt bleiben.
Dieses Wissen hat uns geprägt und unser klinisches Handeln bestimmt, wie ich meine, zu
Gunsten unserer Patienten. Zwar haben sich die psychiatrischen Krankenhäuser seit Einführung der Psychopharmaka grundlegend verändert, man wird aber dennoch davon
ausgehen können, daß die psychischen Störungen dieselben geblieben sind, sie treten
nur anders in Erscheinung. Für uns, die wir Zeugen des Umbruchs waren und ihn über
viele Umwege und Irrtümer mitgestaltet haben, erwächst daraus die Verpflichtung, daß
wir unsere Erfahrung an die jüngeren Kollegen weitergeben. Die Psychiatrie sieht anders aus, wenn man das Wissen um den Verlauf der unbehandelten psychischen Störungen bei den diagnostischen und therapeutischen Überlegungen berücksichtigt. Viele der
jungen Kollegen sind mit der gegenwärtigen Lage des Fachs nicht zufrieden, obwohl sie
nicht angeben können, welche Umstände dieses Unbehagen ausgelöst haben. Ihnen
fehlt die Ordnung der psychopathologischen Begriffe, die sich nur im Umgang und im
Gespräch mit dem Patienten, nicht aber aus Fragebogen-Items und Algorithmen ergeben kann. Es ist zu bedauern, daß ausgerechnet die offensichtlichen Erfolge der Psychopharmakotherapie das Verständnis der psychischen Erkrankungen erschwert haben.
Durch den pharmakologischen Effekt wird das klinische Bild selbst von psychotischen
Störungen verwischt und reaktive oder neurotische Verhaltensweisen treten scheinbar
in den Vordergrund. Dieses Mißverhältnis in der diagnostischen Zuordnung auszugleichen, vielleicht sogar aufzuheben, ist ein Ansatz dieses Buches.

Die klassische Psychopathologie ist weiterhin die Grundlage der Psychiatrie. Anders können wir uns das gestörte Erleben eines Patienten nicht vergegenwärtigen. Auch wenn die Annäherung an das Erleben eines anderen Menschen immer unvollkommen bleibt, können wir davon ausgehen, daß der Kranke selbst in einer akuten psychotischen Krise empfindet, ob der Arzt an seinem Schicksal beteiligt ist. Erst das einfühlende Verstehen öffnet uns den Zugang zum Patienten.

Mit diesem Buch möchte ich die Tradition der klassischen europäischen Psychiatrie bewahren. Es ist kein Widerspruch, wenn ich gleichzeitig die Möglichkeiten darstelle, die sich für die Psychiatrie aus der biologischen Forschung ergeben. Die beiden Richtungen streben zwar auseinander und eine Balance läßt sich zwischen ihnen nur schwer herstellen, aber in der Arbeit mit dem Patienten finden sie doch wieder zusammen. Im Rückblick auf die Entwicklung unseres Fachs in den letzten Jahrzehnten bin ich sicher, daß uns eine Renaissance des klassischen psychopathologischen Denkens bevorsteht. Vielleicht kann dieses Buch mit dazu beitragen, daß die selbst verschuldete Abhängigkeit der Psychiater von ideologischen Vorurteilen und naturwissenschaftlicher Einseitigkeit überwunden wird.

Bei der Überarbeitung des Buches habe ich das ursprüngliche Konzept nicht aufgegeben, denn es hat sich bewährt. Die Auseinandersetzung mit psychoanalytischen Vorstellungen, die vielfach von Laien ungeprüft übernommen werden, wurde deutlicher dargestellt.

Das Buch beginnt mit der Betroffenheit, die auch der in der psychiatrischen Praxis Erfahrene gegenüber der psychischen Störung entwickelt. Erst auf dem Hintergrund einer solchen Einstimmung sind wir in der Lage, den psychopathologischen Befund als verändertes Erleben des Patienten zu begreifen. Das Lehrbuch will nicht nur Befunde und Fakten vermitteln, sondern auch zeigen, wie man zu den Befunden gelangt und welche Unschärfen man hinnehmen muß, wenn aus der unübersehbaren Vielfalt der psychischen Vorgänge einzelne Motive oder Akzente durch Begriffsbildung herausgelöst und festgeschrieben werden.

Der an der somatischen Medizin geschulte Arzt muß umdenken, wenn er mit psychisch Kranken zu tun hat. Die somatische Medizin orientiert sich an Fakten, die sich messen, zählen und durch Apparate registrieren lassen. Der Psychiater muß dagegen von psychopathologischen Veränderungen ausgehen, die er sich nur im Nacherleben vergegenwärtigen kann. Das Erleben eines anderen Menschen ist nicht meßbar, wir können es nur in Analogie zur eigenen Erfahrung nachgestalten. Wir versuchen zu erleben, was ein anderer erlebt.

Den Psychiatern ist es bisher schwer gefallen, einen Methodenrelativismus zu praktizieren, wie dies in den Naturwissenschaften und in der somatischen Medizin üblich ist; denn mit Einführung der Relativitätstheorie wurden die Gesetze der Mechanik keineswegs obsolet, und es empfindet auch niemand als Widerspruch, wenn die nervale Erregung sowohl elektrophysiologisch als auch biochemisch definiert wird. Die Vielfalt der in der Psychiatrie vertretenen Meinungen und Schulen irritiert vor allem den Lernenden, der nicht wissen kann, daß hinter allen diesen Worten häufig eine vergleichbare klinische Praxis steht.

Man könnte versucht sein zu kritisieren (und ich will das gleich vorwegnehmen), daß diese Einführung in die Psychiatrie von einem einzelnen und nicht von einer Gruppe von Autoren geschrieben wurde. Aber in der psychopathologischen Untersuchung ist jeder mit dem Kranken allein. Erst hinterher können wir das Ergebnis unserer Untersuchung mit anderen diskutieren, doch das Gespräch, das zu diesem Ergebnis geführt hat, ergibt sich erst aus der Interaktion zwischen zwei Menschen. Deshalb können wir den Umgang mit psychisch Kranken nur am Vorbild eines Kollegen lernen. Mit zunehmender Erfahrung werden wir uns dann von ihm abgrenzen und einen eigenen Stil entwickeln. Aber zunächst muß man erleben, wie der andere es macht..

Mit Dank erinnere ich an meine Lehrer Hans Jörg Weitbrecht und Henri Ey. Verpflichtet bin ich auch den vielen Patienten, die ich in den letzten Jahrzehnten betreut habe. An ihren Schicksalen habe ich gelernt, was psychische Störung für den einzelnen bedeuten kann. Durch die Krankengeschichten innerhalb des Buches werden einige von ihnen aus der Anonymität herausgehoben (um den Datenschutz zu gewähren, wurden Einzelheiten dabei verfremdet).

Danken möchte ich auch den Kollegen, die mich bei der Überarbeitung und Korrektur des Manuskripts durch kritische Hinweise, Fragen und Ergänzungen unterstützten. Besonders erwähnen möchte ich hier Angela Klauder, Lothar Busch, Wolfram Kinze und Harald Neumann, die das ganze Manuskript oder wesentliche Teile davon durchgesehen und kommentiert haben. Darüber hinaus sind auch die Testleser zu nennen, von denen die meisten keine psychiatrische Ausbildung hatten. Aber gerade sie haben mich durch ihre Fragen auf Unsicherheiten im Stil und Unklarheiten des Textes hingewiesen. Meine Überarbeitung hat immer da angesetzt, wo die Testleser in ihrem Urteil unsicher waren oder etwas nicht verstanden hatten.

Danken möchte ich auch Lilly Unter Ecker für das Layout sowie dem Hersteller und seinem Team für die sorgfältige Ausstattung. Kerstin Jeckel und Karl-Martin Hartmann haben mit viel Einfühlungsvermögen den Umschlag gestaltet.

Wiesbaden, im September 2004

Claus Haring

1   Psychiatrie innerhalb der Medizin

Fragen:
Sind Sie schon einmal psychisch Kranken begegnet? Was empfanden Sie dabei? Wie unterschied sich der Kranke von anderen Menschen? Worauf stützten Sie sich in Ihrem Urteil? Was
ist normal?

Wir beginnen mit Fragen. Wissenschaft ist ein Versuch, Antworten zu finden auf Fragen, die
das Leben uns stellt. Manche Antworten setzen wir voraus. Anderen versuchen wir auszuweichen. Aber wenn wir uns den Fragen nicht stellen, bleiben die Antworten ohne Wirkung,
denn erst an den Fragen messen wir die Antwort und ihren Wert für uns. Wir beginnen deshalb das Lehrbuch mit den Fragen, die wir beantworten wollen. Der Leser soll sich durch Fragen und die Antworten, die ihm möglich sind, auf das Thema einstimmen.

Machen Sie sich Notizen und vergleichen Sie am Ende eines Kapitels, ob (und wie) Ihre Fragen
beantwortet wurden. Wenn die Antwort von dem abweicht, was Sie erwartet haben, führt
dies zu neuen Fragen, die wieder beantwortet werden müssen. Aus Frage und Antwort, im
aktiven Handeln, ergibt sich der Lernvorgang, der weiter führt, auch über dieses Buch hinaus.

1.1   Der psychisch Kranke

Die Darstellung der psychischen Störungen und ihrer Prophylaxe oder Therapie soll von
der Betroffenheit ausgehen, die wir gegenüber psychisch Kranken empfinden. Erst auf
dem Hintergrund dieser Einstimmung können wir dem Patienten gerecht werden.

Die Begegnung mit dem psychisch Kranken macht uns unsicher und das Lachen über
sein skurriles Verhalten ist häufig nur eine Ausflucht. Vergleichbare Empfindungen haben wir sonst nur bei tödlicher Krankheit oder in der Nähe des Todes. Mit psychischer
Krankheit verbinden wir auffällige Abweichungen im Denken und Fühlen oder im Handeln, die wir nicht steuern können. Psychische Krankheit wird als Bedrohung empfunden, weil sie die Person oder das Ich verändert. Fehlgewohnheiten und Schwächen, die
jeder hat, ängstigen uns dagegen nicht, sie fallen uns vielleicht gar nicht auf, wenn
nicht andere, die mit uns zu tun haben, uns darauf hinweisen. Doch wir alle fürchten,
daß wir durch Krankheit oder Alter die Fähigkeit verlieren könnten, unser Denken und
Handeln zu bestimmen und über uns selbst zu verfügen. Der psychischen Störung gegenüber kann man nicht die Distanz entwickeln, die sich bei körperlichen Krankheiten
wie selbstverständlich einstellt. Wir sagen vielleicht „mein krankes Herz", „mein schwa-
cher Magen", „mein dummes Bein" und können damit das Krankhafte wenigstens
scheinbar objektivieren. Gegenüber Veränderungen unserer Person oder des Denkens
und Fühlens können wir eine solche Distanz nicht entwickeln, weil bei den psychischen
Störungen gerade das Instrumentarium betroffen ist, das bei körperlichen Störungen
ein distanzierendes Urteil möglich macht. Die Vorstellung einer psychischen Krankheit
oder Störung macht Angst und gar nicht so selten wird diese Angst auch auf den Psychiater und seine Arbeit übertragen. Dann aber verfälscht sie das Bild der Psychiatrie.

Im Allgemeinen stellen wir die Welt, wie wir sie erleben, nicht in Frage. Was sich in unserem Bewußtsein spiegelt, nehmen wir als Wirklichkeit. Es tangiert uns nicht, wenn
Philosophen oder Naturwissenschaftler uns zeigen, wie unvollkommen unser Weltbild
ist, so lange wir in den Grundzügen des Wahrgenommenen mit den anderen übereinstimmen. Diese Sicherheit ist aufgehoben, wenn wir uns mit einem psychisch Kranken

auseinandersetzen, dessen Erleben von unserem Erleben auffallend abweicht. Und es ist besonders beunruhigend, wenn wir uns erinnern, daß dieser Kranke früher einmal die Welt genau so erlebt hat wie wir.

Fallbericht:
1 Ein lieber alter Freund, der uns lange vertraut war, wurde vergeßlich und umständlich, was zunächst niemandem auffiel.Aber jetzt ist er verwirrt und desorientiert und mußte in einem Pflegeheim untergebracht werden. Bei unserem Besuch erkennt er uns nicht. Er hält den Arzt für einen Spielgefährten aus der Kindheit, der lange tot ist. Die Tochter behandelt er wie eine Fremde, er fragt höflich nach ihrem Namen. Sie sagt: „Papa, ich bin doch deine Tochter, die Gerlinde." Er stutzt, entschuldigt sich: „Oh, das habe ich nicht gewußt, wie geht es Ihnen? Kennen wir uns? Wie war doch Ihr Name?" Das ist nicht mehr der differenzierte und feinfühlige Mann, der Witz hatte und andere Menschen durch sein Beispiel führte. Er ist ein anderer Mensch geworden und ist es doch wieder nicht. Wir erreichen ihn nicht mehr und wir können uns auch nicht vorstellen, wie er die Situation erlebt. Manchmal scheint er es zu begreifen, er wirkt dann ratlos und nachdenklich. Aber wenn wir uns abwenden, hat er uns schon vergessen, und während wir gehen, empfinden wir Beschämung und Schmerz und vielleicht überlegen wir auch, ob wir selber einmal so da liegen könnten wie er.
Diagnose: organische Wesensänderung und Demenz bei Alzheimerscher Krankheit.

1.2   Kriterien psychischer Störung

Psychisch krank ist einer der Aspekte, unter denen wir den Menschen erleben. Wir alle könnten davon betroffen sein.

Zunächst wollen wir hier davon ausgehen, wie der Laie den psychisch Kranken sieht, denn jeder Mensch hat ein Empfinden für psychische Störung und Krankheit, auch wenn er mitunter vorschnell oder verspätet reagiert (wie das dem professionellen Untersucher auch unterlaufen kann).

Das erste sind **Veränderungen im Verhalten und im sozialen Kontakt**, die uns auffallen, aber wir können unser Urteil nicht darauf gründen, so lange wir nicht wissen, welches Erleben hinter dem veränderten Verhalten steht.

Ein besonders feiner Indikator ist die **gestörte emotionale Resonanz**. Wir werden unsicher, wenn wir mit einem Gesprächspartner nicht mehr in der Weise mitschwingen können, wie wir das von anderen Menschen oder auch von ihm selbst gewohnt sind.

Widersprüche im emotionalen Ausdruck des Kranken verstärken den Eindruck des Unberechenbaren, Abweichenden. Wir sind irritiert, wenn die Emotionen des Gesprächspartners unerwartet und nicht nachvollziehbar wechseln oder im Gegensatz zur Situation stehen oder mit dem Inhalt seiner Aussagen nichts zu tun haben.

Ein weiterer Hinweis ergibt sich aus **formalen Auffälligkeiten der Sprache**. Sie betreffen manchmal die Regeln der Grammatik oder die Artikulation, vor allem aber Logik, Wortwahl und Wortbildung. Oder sie zeigen sich in Veränderungen der Wortbedeutung, die dem Patienten gar nicht auffallen oder von ihm gewollt sind.

Widersprüchliche Äußerungen zur allgemeinen Erfahrung, die uns überraschen oder wegen ihrer Absurdität auch erschrecken, verdichten den Eindruck einer psychischen Störung. Sie beunruhigen uns und sind vielleicht gerade deshalb das bevorzugte Thema der „Irrenwitze".

Wenn der **sinnliche Konsens über die Realität aufgehoben** ist, bricht die Kommunikation zwischen den Menschen ab. Dieser Bruch wird auch von dem Kranken empfunden. Er fühlt sich aus der Gemeinschaft ausgeschlossen und isoliert, weil er anders denkt und fühlt (und es doch nicht ändern kann).

Verstärkt wird unser Unbehagen durch den **Kontrast zum Verhalten und Erleben des Kranken vor dem Auftreten der Störung**. Der Patient wird durch das pathologische Erleben nicht nur von den Mitmenschen isoliert, die Störung trennt ihn auch von dem Menschen, der er einmal war.

Fallbericht:
2 Eine Studentin hat sich seit Wochen von ihren Freunden zurückgezogen und sich in ihrem Zimmer eingeschlossen, das sie nur nachts verläßt. Sie weigert sich, mit der Familie zu essen. Sie gibt keine Begründung für ihr Verhalten und niemand kann verstehen, weshalb sie das tut. Als einer der Freunde sie besucht, lächelt sie, setzt zum Sprechen an, stockt aber, wendet sich ab und weint. Auf Fragen schüttelt sie mit dem Kopf. Später beginnt sie flüsternd zu reden. Sie betont einige Wörter im Satz ungewöhnlich, spricht von Geheimnis und Bedrohung, es gibt keinen Sinn. Plötzlich bricht sie ab, sie scheint abgelenkt, schweigt. Darauf angesprochen, beklagt sie sich über Stimmen, lästige Stimmen, die auf sie einreden. Sie ist überzeugt, daß irgendwer sie überwacht. Und die im Fernsehen machen ständig Anspielungen auf ihr Leben, sie weiß nicht, wo die das herhaben. Auch Zeitungen bringen verschlüsselte Nachrichten, neulich erst in der ZEIT. So viel ist gewiß: Sie wird von einer geheimen Organisation ausspioniert und verfolgt und ihr werden Gedanken eingegeben, die sie nicht denken will. Im Studium hatte sie sich engagiert für andere eingesetzt. Jetzt ist sie ganz verändert. Der Hausarzt veranlaßt die Einweisung in eine Psychiatrische Klinik.
Diagnose: akute schizophrene Episode.

1.3 Psychiatrie

Fragen:
Wie definieren Sie Psychiatrie? An welche Patienten denken Sie, wenn von der Psychiatrie die Rede ist? Welche Empfindungen haben Sie dabei? Was unterscheidet die Psychiatrie von der somatischen Medizin?

Psychiatrie ist die medizinische Lehre von den psychischen Störungen und Krankheiten, ihrer Diagnose, Therapie und Prävention. Im Aufbau unterscheidet sich das Fach nicht von den somatischen Disziplinen, inhaltlich besteht jedoch ein Unterschied, weil der besondere Gegenstand der Psychiatrie, das Psychische und seine pathologischen Varianten, einen besonderen methodischen Zugang notwendig macht.

1.3.1 Körperliches und Seelisches

Jede Wissenschaft vom Menschen hat es mit zwei Reihen von Phänomenen zu tun, dem Seelischen und dem Körperlichen. Auch im alltäglichen Umgang mit anderen Menschen gibt es diese Unterscheidung, sie fällt uns zunächst gar nicht auf.

Beispiel:
Wir sehen einen anderen Menschen, wie er sich hält und kleidet, wir beobachten sein Verhalten, seine Gestik und Mimik, bemerken die Blässe seines Gesichts, hören den Klang seiner Stimme, messen seinen Blutdruck, lassen Blutbild und Leberwerte bestimmen.
Aber wir verstehen auch, was er uns sagt, wir nehmen seine Gedanken auf oder setzen eigene Gedanken dagegen, wir finden ihn sympathisch und fragen uns, was er fühlt und denkt und welche Erfahrungen sein Leben bestimmt haben und ob wir ihm vertrauen können.

Alles Körperliche kann man **beobachten, registrieren oder messen** (Blutdruck, Blutbild, Leberwerte, CT-Befund) und die Beobachtung läßt sich durch Apparate präzisieren. Das Körperliche wird durch Beobachtung und Messung zum Objekt.

Psychisches können wir im anderen dagegen nur **erschließen** und **einfühlend nachvollziehen** oder **verstehen**. Wenn wir im Psychischen etwas „messen", so sind es Leistungen und nicht die seelischen Abläufe, die zu der Leistung führen. Mit Apparaten erreichen wir das Seelische nicht.

1.3.2 Phänomene

Das Psychische ist für uns nicht Objekt, sondern es erscheint als **Phänomen unseres Bewußtseins.** Wenn wir über Psychisches urteilen, können wir uns nur auf die Erscheinungen stützen, deren Äußerungen wir wahrnehmen oder die wir erschließen. Wörter können wir, was den Schall betrifft, messen, registrieren, vergleichen, aber was sie für den einzelnen, der sie hört, bedeuten, erfassen wir nicht oder nur ungefähr in Analogie zur eigenen Erfahrung, die uns, wie wir wissen, auch in die Irre führen kann. Für psychische Phänomene gibt es keine kausale Ableitung wie für körperliche Objekte, obwohl wir überzeugt sind, daß auch ihnen eine Kausalität und körperliche Basis entspricht, denn wir empfinden Körper und Geist eines Menschen als zusammengehörig. Aber die Informationen, die wir über seinen Körper und seinen Geist gewinnen, sind nicht gleichwertig. Vom Psychischen eines anderen können wir nur beschreiben, was davon in unserem Bewußtsein erscheint. Es hat immer eine andere Qualität als der körperliche Befund.

1.3.3 Methodendualismus

Alle Methoden und Arbeitsrichtungen der Psychiatrie lassen sich einer der beiden Vorgehensweisen zuordnen. Dieser **Methodendualismus** hat die wissenschaftliche Systematik in der Psychiatrie erschwert.

! Alle psychischen Phänomene, die wir beschreiben, haben eine körperliche Komponente. Das ist sicher, obwohl die Verbindung zwischen dem Psychischen und dem Somatischen weder von der einen noch der anderen Seite her faßbar ist.

Psychisches ist ohne körperliches Substrat nicht denkbar. Körper und Psyche sind komplementäre Phänomene. Ihre Unterscheidung ist das Ergebnis einer wissenschaftlichen Reduktion. Im ärztlichen Handeln ist die Reduktion jederzeit aufgehoben (jedenfalls sollte sie es sein). Wir erleben den anderen Menschen immer als eine Einheit von Körper und Seele wie uns selbst. Diese Einheit unterstellen wir auch, wenn psychopathologische Veränderungen bei zerebralen Störungen oder Krankheiten auftreten (bei progressiver Paralyse, Enzephalitis, Hirnatrophie, zerebralen Traumen oder Blutungen). In anderen Fällen gehen wir aber auch davon aus, daß psychische Abläufe körperliche Veränderungen bedingen können (psychosomatische Erkrankungen).

Psychisches läuft niemals ohne physische Veränderungen ab. Was als „Gefühl" oder „Gedanke" oder „Fehlgewohnheit" erlebt wird, spiegelt sich in bestimmten komplexen Erregungsmustern von Neuronenaktivitäten. Begriffe wie „Training", „Lernen", „Einüben", aber auch die Erwartung eines „psychotherapeutischen Effektes" gehen ganz eindeutig von der Annahme solcher psychophysischen Zusammenhänge aus, auch wenn im letzteren Fall, methodenbedingt, die Vorstellungen im Bereich des Psychischen bleiben.

Dieser Doppel-Aspekt ist auch in der somatischen Medizin vorhanden, aber hier sind die Akzente anders verteilt. In der somatischen Medizin werden mit Hilfe der Naturwissenschaften körperliche Veränderungen registriert und gemessen, aber der Kranke reagiert auch auf seine Krankheit. Er erlebt seine Behinderung und setzt sich mit ihr auseinander. Seine Reaktionen wirken eventuell auf die Krankheit zurück, nicht nur auf das Krankheitsgefühl. Auch soziale Probleme können zur Bedingung von Krankheiten werden oder als Folge der Behinderung durch die Krankheit auftreten.

Im Vergleich zur somatischen Medizin wird manchmal postuliert, der psychisch Kranke sei ein Kranker wie andere auch. Das ist im Prinzip richtig, es gilt aber nur, sofern es sich auf die **Würde des kranken Menschen** bezieht, denn da gibt es keinen Unterschied zwischen Krankheiten. Die Aussage ist jedoch falsch, wenn sie auf die Krankheit bezogen wird. Erst wenn wir das Besondere der psychischen Krankheit begriffen haben, können wir dem psychisch Kranken helfen. Andernfalls schadet man dem Kranken, dem man doch mit solchen Gleichsetzungen eigentlich helfen wollte.

Dem psychisch Kranken fehlt die Distanz zum eigenen Leiden, die man, wenn auch beeinträchtigt, selbst bei schweren körperlichen Erkrankungen voraussetzen kann. Zwar spricht Vieles dafür, daß er die Krankheit beim Auftreten der ersten Symptome als Bedrohung empfindet, aber „objektiv" kann er die Störung nicht betrachten, weil er die krankhaften Phänomene nicht oder doch nur unzureichend in Distanz setzen kann. Niemand kann durch Nachdenken dahinter kommen, daß sein Erleben und Denken gestört ist. Allenfalls könnte er Fehler der logischen Verknüpfung nachweisen, aber um die geht es nicht. Die psychische Krankheit ist kein Irrtum. Der psychisch Kranke ist häufig gar nicht der „mündige Bürger", der über seine Krankheit und die Frage der Behandlung frei entscheiden könnte. Andere müssen es für ihn tun und er ist ihnen nach der Besserung dankbar dafür.

Fallbericht:

3 Ein 40-jähriger Lehrer leidet unter einer schweren depressiven Verstimmung. Er hält sich für schwachsinnig und schuldig und sieht keinen Ausweg aus der Krise. Erst im letzten Moment kann ein Suizid mit Tabletten verhindert werden. Da er weiter depressiv ist und von Selbstmord redet, wird er durch richterlichen Beschluß in einer Psychiatrischen Klinik untergebracht, was er vergeblich abzuwenden sucht mit der Behauptung, es handele sich um ein Mißverständnis, denn er hätte die Tabletten nur genommen, um endlich einmal ausgiebig zu schlafen. Außerdem sei die Einweisung ein Eingriff in seine bürgerlichen Rechte. In der Klinik wird er mit Antidepressiva behandelt und bereits nach drei Wochen bessert sich sein Zustand (es geht nicht immer so schnell). Der Beschluß zur Unterbringung wird aufgehoben, der Patient bleibt aber freiwillig in der Klinik, jetzt auf einer offenen Station. Bei der Entlassung, zehn Tage später, dankt er dem Klinik-Arzt, von dem er weiß, daß er sich bei der Einweisung mit seinem Gutachten für die stationäre Unterbringung eingesetzt hat. Er sei damals in einem tiefen Loch gewesen und hätte seine Lage gar nicht beurteilen können. Ohne fremde Hilfe wäre er da nicht herausgekommen. Erst jetzt hätte er begriffen, was der Arzt für ihn getan hat. **Diagnose:** depressive Episode.

Der Doppel-Aspekt der Psychiatrie wirkt sich auch auf die psychiatrische Therapie aus, in der psychotherapeutische Gespräche mit Psychopharmaka und psychosozialen Hilfen kombiniert werden. Die Bedeutung der verschiedenen Maßnahmen wechselt bei den einzelnen Störungen, sie kann sich auch innerhalb des Therapieverlaufs bei einem Patienten verlagern.

2 Annäherung an den psychisch Kranken

Fragen:
Wie gelangen wir zu Urteilen über psychische Vorgänge bei uns und anderen? Welche Wörter verwenden wir, um Psychisches zu beschreiben?

Das Fühlen und Denken eines anderen ist niemals so eindeutig zu beschreiben wie ein körperlicher Befund. Auch psychologische Tests ändern daran nichts. Sie erfassen nicht das Erleben, sondern geben nur einzelne Aspekte wieder, nämlich Stimmungen, Leistungen, Impulse oder Verhaltensabläufe, von denen wir nicht wissen, wie sie sich zusammenfügen und welches Gewicht den einzelnen Anteilen im aktuellen Erleben zukommt. Der Arzt, der in der somatischen Medizin gelernt hat, objektiv feststellbare körperliche Befunde zu erheben, muß umdenken, wenn er sich einem psychisch Kranken nähert. Die psychischen Veränderungen kann er nur aus dem Verhalten und der Sprache des Patienten erschließen. Aber Verhalten ist nicht Erleben.

Den körperlichen Zustand und das Aussehen eines Menschen können wir **beobachten**. Unser Urteil stützt sich auf Sinneseindrücke. Wir können die Beobachtung durch Instrumente oder technische Verfahren erweitern (Mikroskop, chemische Reaktionen, Röntgen, CT) und die Befunde messen und mit objektiven Methoden analysieren. Im Prinzip ist dabei gleichgültig, ob die Daten durch verschiedene Personen ermittelt werden, wenn man von Ablesefehlern absieht, die bei einer Wiederholung des Vorgangs korrigiert werden können. Auf dieser Übereinstimmung beruht der Eindruck, daß das sinnlich Wahrgenommene die Wirklichkeit widerspiegelt, die für alle gilt.

Das Psychische entzieht sich der direkten Beobachtung. Der Zugang zum Erleben eines anderen Menschen ist nur indirekt möglich. Was ein anderer erlebt, können wir nur **miterlebend und nachvollziehend** erschließen. Für Informationen über das Psychische hat das Wahrgenommene (Sprache, Gestik, Haltung) nur den Charakter eines Mediums. Die Begriffe, die wir für die psychischen Phänomene verwenden, sind Konventionen, die zum Teil auch durch die Sprache vorgegeben werden und die sich in ihrer Bedeutung überschneiden:
- das Psychische
- das Bewußtsein
- das Erleben
- das Unbewußte.

Beispiel:
Das gesprochene Wort ist als Sinnesreiz nur eines von vielen möglichen Geräuschen. Das wird uns bewußt, wenn wir die Tonbandaufzeichnung einer uns unbekannten Sprache hören. Erst wenn wir in dem akustischen Reiz ein Wort oder eine Folge von Wörtern erkennen, ergibt sich aus der Bedeutung der Wörter eine Information.

2.1 Das Psychische

Das Psychische ist eine Eigenschaft des lebendigen Seins, die wir aus Erfahrung uns selbst und allen anderen Menschen zuordnen. Psyche oder Seele setzen wir aus christlich-abendländischer Tradition in Gegensatz zum materiellen Körper. Aus einer anderen Sicht wäre das Psychische nur ein besonderer Aspekt oder eine „Ergänzung" des Körperlichen (Panpsychismus). Doch mit diesen Überlegungen haben wir ein philosophisches Problem berührt, das wir hier nicht verfolgen werden, obwohl die Aufgabe des Psychiaters sich von diesem Hintergrund nicht lösen läßt. Das Psychische verbinden wir mit Wahrnehmungen, Denken, Fühlen, Erinnern und Vorstellen, die auf ein Ich (die Person, das Subjekt) zentriert sind, aber auch mit Tendenzen und Reaktionen, die, obgleich sie unbewußt bleiben, die Richtung einer Entscheidung mitbestimmen können. Gelegentlich wird Psychisches auch den Tieren oder dem Leben überhaupt zugeschrieben, diese Erweiterung des Begriffs ist aber nur möglich, wenn man das Denken und alles Geistige ausläßt.

Die psychischen Phänomene sind ohne körperliches Substrat nicht denkbar. Psyche und Soma sind zwei Aspekte des menschlichen Seins.

2.2 Bewußtsein

Der Begriff Psyche überschneidet sich mit dem des Bewußtseins. **Bewußtsein** ist ein Aspekt des Psychischen, der sich ebensowenig definieren läßt wie Psyche, weil der äußere Standort fehlt, auf den man das zu Definierende beziehen kann. Mit diesem Begriff wird die Bewußtheit des Psychischen hervorgehoben, die unbewußten oder teilbewußten Vorgänge treten zurück. Der wache Mensch hat nicht Bewußtsein, sondern er erlebt die Umwelt und seine Reaktionen auf ein Ich bezogen als einen kontinuierlichen Strom, der nach unserem Wissen wechselnde Aspekte der Neuronenaktivität des Gehirns widerzuspiegeln scheint. Die Unterscheidung von einzelnen Elementen des bewußten Erlebens (Denken, Fühlen, Wollen) ist nur ein Kunstgriff, mit dem wir uns die psychischen Vorgänge verdeutlichen. Es gibt kein Denken ohne Gefühl, kein Gefühl, das nicht das Denken beeinflußt. Impulse werden mit rationalen Motiven unterlegt, jedenfalls im nachhinein. Die Elemente oder „psychischen Tatbestände" sind nur Artefakte, die unsere Sprache uns nahelegt.

Im bewußten Erleben (conscious experience) scheint sich auch eine Hierarchie der Neuronen auszudrücken. Auf einer unteren Ebene werden Farben und Formen wahrgenommen, die sich in einem anderen Bereich zu einem Gesicht abgrenzen, das auf einer weiteren Ebene als bekanntes Gesicht erscheint. Dieser Vorgang kann, wie die neurologische Erfahrung zeigt, auf allen Ebenen gestört werden. Bei der Prosopagnosie wird das Gesicht wahrgenommen, aber nicht erkannt. In anderen Fällen ist die Unterscheidung von Farben aufgehoben, obwohl die Farbrezeptoren im Auge funktionieren.

Gestützt auf die eigene Erfahrung und die Beobachtung von Ausfällen bei Kranken können wir beschreibend einzelne Anteile aufzählen, die wir mit dem bewußten Erleben verbinden:

Wachheit (Vigilanz, Erlebnisbereitschaft) als Voraussetzung des bewußten Erlebens.

Bewußtseinsklarheit (Luzidität), in der sich die verschiedenen Grade der Erfahrung ausdrücken, vom unreflektierten Empfinden über das Wahrnehmen bis hin zum Erkennen.

Icherleben (Ichbewußtsein) verbinden wir mit allen bewußten Phänomenen. Wahrnehmen, Denken, Fühlen und Handeln sind auf ein Ich bezogen, das sich gegenüber dem Nicht-Ich (anderen Personen, Objekten, dem Kosmos) abgrenzt. Das Icherleben verbinden wir auch mit dem Wissen um die eigene
Erfahrung (Gedächtnis),
einem **Sinn für die Realität** (Realitätsbewußtsein),
den **Raum** (Raumempfinden) und
den **Ablauf der Zeit** (Zeitempfinden).

Bewußtsein bezieht sich nicht nur auf kognitive Inhalte, sondern auch auf Emotionen, Stimmungen, Triebe oder unklare Empfindungen, soweit man sie bewußt erlebt oder wenigstens in Ansätzen sprachlich formulieren kann. Bewußtsein ist mit Sicherheit das Ergebnis eines postnatalen zerebralen Reifungsprozesses. Wir haben keinen Anlaß, dem Neugeborenen bewußtes Erleben zu unerstellen.

Eine Interaktion mit anderen Menschen ist nur möglich unter der Voraussetzung, daß sie Bewußtsein haben wie wir. Bei Kindern liegt die Interaktion stärker im emotionalen Bereich und das umso mehr, je kleiner sie sind.

2.3 Erleben

In einer anderen Sicht wird Bewußtsein zum **Erleben**, wenn wir das Gewicht nicht auf die Bewußtheit legen, sondern auf das aktuelle Geschehen, das bewußt wird. Erleben bezieht sich auf psychische Vorgänge und Zustände und äußere Ereignisse, die bewußt wahrgenommen werden. Erleben ist kontinuierlich, solange wir denken und fühlen, auch im Traum. Es fügt sich aus einzelnen Erlebnissen zusammen, in denen Wahrgenommenes, von Emotionen getragen, vor dem Hintergrund des früher Erlebten Gestalt annimmt. Die einzelnen Erlebnisse aktivieren stets auch Stimmungen, Gefühle und Regungen, die gar nicht bewußt werden. Es ist wie eine Partitur mit den verschiedensten Stimmen(S.27). In der Selbstreflexion und der Beschreibung können wir immer nur einzelnes aus der Vielfalt der Stimmen herausgreifen, damit aber wird der Gesamteindruck verfälscht.

Erleben wird zur **Erfahrung**, von der das spätere Erleben und die Erlebnisbereitschaft geprägt werden. Das englische Wort „experience" verbindet beide Bedeutungen miteinander.

2.4 Unbewußtes

Als **Unbewußtes** bezeichnen wir alle Erfahrungen, Erlebnisse, Erinnerungen, Motive, Tendenzen oder Reaktionsmuster, die in einem bestimmten Zeitpunkt nicht bewußt sind und auch bei absichtlicher Hinwendung nur unvollkommen oder gar nicht bewußt werden, wenngleich sie indirekt auf Auswahl, Richtung und Gewicht der Motive, die uns bestimmen, Einfluß haben. Wir unterscheiden
nicht bewußte Vorgänge, die willentlich aktiviert werden können, von
unbewußten Vorgängen, bei denen die Aktivierung erschwert ist, nicht erwogen wird oder nicht durchgesetzt werden kann.
Die Übergänge zwischen beiden Formen sind fließend.

Nicht alles Erlebte haben wir jederzeit parat. Nur ein begrenzter Ausschnitt des Erlebten ist jeweils bewußt. Bei einem Wechsel der Situation oder veränderter Zielrichtung werden andere Anteile aktiviert. Plausibel ist die Vorstellung von einem Reservoir des Unbewußten. Es ist eine allgemeine Erfahrung, daß uns nicht immer alles zur Verfügung steht, was wir erlebt oder im Gedächtnis gespeichert haben, es kann aber in bestimmten Situationen oder durch Assoziationen der verschiedensten Art geweckt werden und im Bewußtseinsstrom erscheinen. Wenn wir uns vergessene Gedanken und Bilder bewußt machen, werden andere Vorstellungen verblassen oder zeitweilig ganz aus dem bewußten Erleben verschwinden. Die Differenzierung in bewußte und unbewußte Funktionen ist auch eine Frage der Ökonomie und Ordnung der psychischen Vorgänge. Wenn alles gleichzeitig verfügbar wäre und sich beim planenden Denken und Handeln aberrierende Gedanken, Assoziationen auf Nebensächliches oder Ahnungen aufdrängten, würde dies als Krise oder Gefährdung erlebt. Bei schizophrenen Syndromen scheint eine vergleichbare Störung vorzuliegen (S. 223 ff).

Was aus dem Unbewußten ins Bewußtsein dringt, wird als Erinnerung, Vorstellung, Gedanke und Gefühl wahrgenommen oder bestimmt die affektive Grundhaltung, die als Triebimpuls, Bedürfnis oder Kreativität in Erscheinung tritt.

Unbewußtes läßt sich zwar durch Fragen, Deutungen und das Angebot von Assoziationen erhellen, die Intervention führt aber stets, abhängig von den Überzeugungen oder

Vorurteilen des Untersuchers, zu einer Selektion und damit zu einer Verfälschung der Konstellation des Unbewußten. Von den Möglichkeiten des Unbewußten wissen wir nichts, könnten wir etwas in Erfahrung bringen, wäre die Definition verfehlt.

Man könnte das Unbewußte (aber das ist eine Hypothese!) mit einer asynchronen Hintergrund-Aktivität der zerebralen Neuronen vergleichen, ausgehend von der Tatsache, daß Bewußtsein mit der synchronen Entladung bestimmter Neuronen-Gruppen zusammenhängt. Wenn ich einen Gegenstand sehe, rieche, taste (ein altes ledernes Sofa vielleicht) und gleichzeitig Erinnerungen aktiviert werden (eine junge Frau, ihre Stimme, ein Lied), die ich mit dem Gegenstand verbinde, kommt es in diesem Augenblick zu synchronen Entladungen von Neuronen, die in ganz unterschiedlichen Bereichen des Gehirns lokalisiert sind. Was wir als Bewußtsein erleben, könnte mit solchen synchronen Erregungskreisen zusammenhängen, deren Lokalisation und Schwerpunkt ständig wechselt, indem zusätzliche Neuronen-Gruppen einbezogen werden (was mag aus der jungen Frau geworden sein, weshalb blieben wir nicht zusammen, ob sie Kinder hat?) und andere dafür zurücktreten, obwohl sie weiter aktiv bleiben und indirekt die Richtung von Denken und Fühlen beeinflussen. Diese **synchronen Erregungskreise** scheinen das Ergebnis eines Fließgleichgewichts zwischen Hemmung und Erregung zu sein, bei dem sich die Diskriminierung gegenüber störenden Neuronen-Aktivitäten (mit Bildern und Assoziationen, die im Hintergrund bleiben) und eine Tendenz zum Generalisieren der Synchronizität (die Neues ins Bewußtsein hebt) ständig wechselseitig aufheben.

Wenn man solchen Überlegungen folgt, wäre Zwang (S. 66) als Beharren in einem Erregungskreis aufzufassen, was die Verstärkung durch wiederholtes Nachgeben auf den Impuls verständlich macht. Vermutlich bilden sich auch durch Lernen neue Erregungskreise, die bei Bedarf aktiviert werden. Bei schizophrenen Störungen wäre die Diskriminierung der Erregungen unvollkommen, so daß die Kontinuität des Bewußtseinsstroms verloren geht und widersprechende Gedanken und Gefühle gleichzeitig bewußt werden (S. 219).

2.4.1 System des Unbewußten

Sehr viel enger definiert ist das **System des Unbewußten**, mit dem *Sigmund Freud* gearbeitet hat (1917), denn es enthält lediglich die Triebimpulse und Strebungen, die aus dem Bewußtsein verdrängt wurden, weil die bewußte Auseinandersetzung mit ihnen unerträglich war. Diese Betrachtungsweise führte zu der Vorstellung von einer Dynamik und Steuerung der seelischen Vorgänge. Das Unbewußte ist unter diesem Blickwinkel nicht mehr das Reservoir von möglichen Bewußtseinsinhalten und auch nicht ein dynamischer Stereotyp von Handlungsschablonen und Gewohnheiten (*Pavlov* 1932), sondern ein System von Trieben und Strebungen mit einer Eigendynamik, die Auswahl und Tendenz der Bewußtseinsinhalte bestimmt. Auch dies ist nur Hypothese, die aber als Grundlage der psychoanalytischen Theorie und Methode weite Verbreitung gefunden hat.

Die Annahme eines Systems des Unbewußten mit seiner speziellen Dynamik macht eine Reihe von Zusatzhypothesen notwendig, die durch Erfahrung nicht belegt sind. Es könnte so sein, aber es könnte auch anders sein. Solche Überlegungen sind legitim und berechtigt, weil sie die Forschung anregen und dem Nachdenken eine neue Richtung geben. Aber man muß auch bereit sein, sie zu falsifizieren.

! Festhalten sollte man aber, daß unbewußte Vorgänge in ihrer Gesamtheit bewußte Entscheidungen beeinflussen, wie auch umgekehrt, bewußte Entscheidungen sich jederzeit auf die Konstellation des Unbewußten auswirken.

3 Das Fremdseelische

Das Erleben eines anderen können wir, gestützt auf eigenes Erleben, nur indirekt nachvollziehen. Unser Urteil wird immer von einem subjektiven Anteil getragen.

Übung:
Halten Sie einen Augenblick inne und stellen Sie sich vor, welche Assoziationen, Gefühle, Gedanken oder Bilder Sie mit der Farbe Rot verbinden. Schon in Bezug auf die Intensität der Farbe werden Sie mit anderen nicht übereinstimmen (lassen wir einmal das Problem der Farbenblindheit beiseite). Aber die individuellen Erfahrungen mit der Farbe Rot, die ein anderer hat, lassen sich gar nicht nachvollziehen. Es läßt sich nicht voraussehen, was ihm auf das Stichwort Rot einfallen wird: rote Fahnen im Wind, ein Sonnenuntergang auf Sylt oder in der Wüste, ein Glas mit köstlichem Rotwein, eine Blutlache, ein servierter Hummer, ein Strauß Rosen. Wir wissen niemals, was ein anderer Mensch im einzelnen erlebt, wir können immer nur eine Analogie der Empfindungen und möglichen Reaktionen erreichen, d.h. eine Übereinstimmung über das Grundmuster des Erlebens (aber das ist schon viel).

Zu Urteilen über das Erleben eines anderen gelangen wir durch Einfühlung. Dieses Vorgehen wird im allgemeinen nicht bewußt eingesetzt, es ergibt sich spontan und stützt sich auf emotionale Interaktion, Beobachtung, Gespräch und Analogie. Über diese Fähigkeiten verfügt jeder Mensch, der Psychiater hat sie nur für seine Aufgabe differenziert.

3.1 Einfühlung

Einfühlung ist der Versuch, fremdes Erleben verstehend nachzuvollziehen. Einfühlen steht im Unterschied zum Messen und Beobachten (S. 3).

Der gleichbedeutende Begriff „Empathie" wurde von dem amerikanischen Übersetzer der Werke Freuds aus dem Griechischen gebildet, weil es für das Wort „Einfühlung" im Englischen keine Entsprechung gibt (*Brothers* 1989).

3.2 Emotionale Interaktion

Emotionale Interaktion ist die zwischen zwei oder mehreren Menschen auftretende Wechselwirkung von Gefühlen, die meist unausgesprochen bleiben. Sie wird von den Beteiligten nur indirekt wahrgenommen (an der Reaktion der anderen), weil man den eigenen Anteil an der Interaktion aus der Gesamtheit des Erlebens nicht ausgliedern kann. Wir nehmen die Gefühle eines Gesprächspartners auf und geben, ohne darüber nachzudenken, Gefühle zurück: Zuneigung, Ablehnung, Wohlwollen, Skepsis, Zweifel, Vertrauen, Liebe – alles ist möglich. Die emotionale Interaktion ist ein sehr feiner Indikator für die Einstellung und die Stimmungen eines anderen, sie widerspiegelt aber auch eigene Stimmungen und Erwartungen. Sie bestimmt unseren Eindruck und damit auch unsere Einstellung und die Richtung unserer Fragen, noch bevor wir uns bewußt geworden sind, was uns an einem anderen stört oder anzieht. Häufig wird die Kommunikation mehr vom emotionalen Anteil des Verhaltens (Ausdruck, Gestik, Klang der Stimme, Akzentuierung) beeinflußt als von der kognitiven Komponente (logische Argumentation). Ein Satz kann allein durch Änderung des Klangs und der Betonung seine Bedeutung für den Gesprächspartner wechseln. Dieser Anteil der emotionalen Interaktion fehlt, wenn man lediglich die Aufzeichnung eines Gesprächs liest. Er wird auch meistens weggelassen, wenn wir einem anderen über eine Auseinandersetzung mit einem Dritten berichten. Wie jemand fragt und was jemand hört, wird durch die emotionale Interaktion mitbestimmt, von beiden Seiten.

Die Interaktion kann Vertrauen, Sicherheit und Ruhe vermitteln, aber auch Unbehagen, Unsicherheit oder Spannung. Negative Empfindungen, ob sie nun bewußt sind oder

unbewußt bleiben, provozieren Abwehr oder Vorsicht in der Reaktion des Gesprächspartners, auf die man dann auch wieder „angemessen" reagiert.

Beispiel:
In glücklicher Stimmung finden wir auf ein bestimmtes Reizwort ganz andere Assoziationen
als im Unglück oder unter einem Gefühl von Angst und Spannung.

Die emotionale Interaktion ergibt sich aus der persönlichen Erfahrung, denn man kann
nichts assoziieren, das man nicht vorher erlebt hat.

Auch die Antworten des Patienten auf die Fragen des Psychiaters ergeben sich aus der
Stimmung und der persönlichen Erfahrung. Hinzu kommt der Einfluß der aktuellen
Situation, in der sich soziale und persönliche Fakten verbinden.

Beispiel:
Wenn der Psychiater spürt, daß er den Patienten ablehnt, wird er sich vielleicht bemühen, dies
zu verbergen oder auszugleichen. Vielleicht wird er sich überbetont freundlich ausdrücken,
obwohl Ablehnung und Skepsis weiter bestehen. Der Patient wird dadurch erst recht irritiert,
weil er gleichzeitig zwei einander widersprechende Informationen erhält. Die freundlichen
Worte sind mit einem negativen Gefühl unterlegt. Er steht vor einer double-bind-Situation
(S. 250).

! Unser Urteil über Verhalten und Erleben eines anderen ist niemals unabhängig von
der emotionalen Interaktion.

3.3   Verhalten und Erleben

Verhalten ist eine Ausdrucksform des Erlebens, nicht das Erleben selbst. Aus dem Verhalten allein kann man das Erleben nicht beurteilen. Zwar sagen Gesten, Gesichtsausdruck und Beweglichkeit etwas über das Erleben aus, sie können jedoch willentlich
gesteuert und aus Täuschungsabsicht bewußt verändert werden.

Der Psychiater braucht im Grunde die gleichen Kenntnisse, die bei einem Schauspieler
vorausgesetzt werden, mit dem Unterschied, daß er nicht das Erleben in Verhalten und
Emotionen umsetzt, sondern vom Verhalten auf das Erleben zurückschließt. Er wird
Haltung, Kleidung, Gestik, Mimik, einzelne Bewegungen, den Ablauf der Sprache und
den Klang der Stimme auf sich wirken lassen und prüfen, inwieweit die verschiedenen
Merkmale zueinander passen und ob sie mit der eigenen Erfahrung übereinstimmen.
An den Bruchstellen und Widersprüchen muß er weiter fragen. Er wird sich bemühen,
durch das Verhalten hindurch vorzudringen zu dem Erleben und der Lebenserfahrung,
die dahinter stehen.

3.4   Gespräch

Im **Gespräch** erhalten wir die wichtigsten Hinweise über das Erleben des Patienten. Das
gesprochene Wort ist dabei nicht nur Information, sondern auch Indikator für das
Fremdseelische.

Information ist eine beabsichtigte Mitteilung. Der Wahrheitsgehalt solcher Mitteilungen ist unsicher. Sie können zutreffend sein, aber der Sprechende kann sich auch irren
oder seine Aussage bewußt verfälschen. Die Information, die wir erhalten, hängt auch
von der Introspektionsfähigkeit des Patienten ab und von den Wörtern und Bildern, die
ihm zur Verfügung stehen.
Die **Indikator-Funktion** der Sprache ergibt sich aus einer vom Sprechenden nicht beabsichtigten Mitteilung, die der Gesprächspartner aus inhaltlichen Widersprüchen oder
einer Dissoziation zwischen der sprachlichen Information und dem Verhalten (eingeschlossen Gestik und Mimik) erschließen kann.

Wer sich das Erleben eines anderen vergegenwärtigen will, muß neben der Information auch die Stimmung berücksichtigen, die das Gesagte in ihm weckt. Wichtig ist dabei das Gefühl der **Echtheit**, das wir mit einer Aussage verbinden.

3.5 Analogie

Analogie bedeutet, daß wir fremdes Verhalten, um es zu verstehen, mit eigenem Erleben unterlegen und vergleichen. Die Anwendung der Analogie kann Ursache von Fehlbeurteilungen sein, wenn der Untersucher ein zu starkes Gewicht auf das eigene Erleben legt.

Der Laie fragt, wenn er einen Patienten sieht, der sich auffällig verhält (aufgeregt, schreiend, unangepaßt): „was müßte ich erleben, damit ich mich so verhalte?" Diese Einstellung kann im Umgang mit anderen Menschen zweckmäßig sein, bei einem Urteil über psychisch Kranke verstärkt sie jedoch den subjektiven Fehler. Sobald wir dem Patienten unsere Erfahrungen und Motive unterstellen, haben wir uns für seine Beweggründe verschlossen. Der Psychiater muß die Frage anders formulieren. Er sollte fragen: „was könnte der Patient erleben, wenn er sich so verhält?". In der Beantwortung dieser Frage wird er sich auch auf Analogien mit der eigenen Erfahrung stützen, er bleibt aber offen für Motive des Patienten, die ihm fern liegen und mit denen er sich nicht identifiziert oder die er lediglich aus Gesprächen mit anderen Patienten kennt.

> Aus Ähnlichkeiten in den sprachlichen Äußerungen oder im Verhalten schließen wir auf ein vergleichbares Erleben, weil wir annehmen, daß nicht nur die Regeln des Denkens und der Sprache, sondern auch Gefühle und Empfindungen bei anderen Menschen vergleichbar sind.

Wenn wir versuchen, uns fremdes Seelenleben durch Analogie zu vergegenwärtigen, dürfen wir das Bild des anderen nicht von der eigenen Erfahrung abhängig machen. Man sollte deshalb die Aufmerksamkeit immer wieder auf das Besondere im Erleben des anderen hinwenden. Dies wird zusätzlich erschwert, wenn das Erleben des anderen gestört ist.

4   Psychische Störungen

Fragen:
Was wissen wir vom Erleben eines anderen? Wie erleben wir uns? Kann Erleben gestört sein?
Woran erkenne ich gestörtes Erleben? Was ist normal? Wie kann man seelische Gesundheit
definieren?

Die Phänomene, an denen wir psychische Störungen erkennen, sind flüchtig und nicht
konstant reproduzierbar, wie wir das von körperlichen Symptomen gewöhnt sind. Ge-
legentlich wurde deshalb sogar bestritten, daß Urteile über psychische Störungen oder
Krankheiten möglich sind. Ein Hirntumor mit neurologischen Ausfällen, der im EEG und
CT nachgewiesen wird, ist nicht mehr Anlaß einer Diskussion über das Normale oder
den Krankheitsbegriff. Das gilt im Prinzip für jede somatische Störung. Bei psychischen
Störungen wird dagegen argumentiert, man müsse dem Patienten seinen besonderen
Bereich des Erlebens zubilligen. Dabei wird übersehen, wie sehr der Patient unter den
psychopathologischen Auffälligkeiten leidet und daß er Hilfe und Therapie erwartet,
auch wenn er diese Erwartung manchmal nicht ausdrücken kann oder seine Vorstellungen von Hilfe (gegen eingebildete Feinde vielleicht) unseren Konzepten nicht entsprechen.

4.1   Norm und Normalität

Wir gehen davon aus, daß es normale psychische Abläufe gibt. Unsere Kommunikation
beruht auf diesem Postulat. Wer dieses Buch liest, hat diese These bereits akzeptiert.
Ohne Annahme von Konstanten des Erlebens wäre jeder Versuch zu kommunizieren
nur eine Art absurdes Theater, in dem jeder in seiner eigenen Welt befangen bleibt
und am anderen vorbeiredet.

Grundsätzlich müssen wir zwischen **Norm** und **Normalität** unterscheiden. In der Diskussion und in wissenschaftlichen Veröffentlichungen ist die Verständigung darüber gelegentlich erschwert, weil das Adjektiv abnorm sich auf beide Begriffe beziehen kann.

4.1.1 Norm

Norm ist der Begriff für eine allgemein akzeptierte Regel, die ein bestimmtes Verhalten
erzwingt und abweichendes Verhalten mit Sanktionen belegt. Norm wird nach Konvention und Vereinbarung gesetzt und kann sich unter wechselnden sozialen Bedingungen ändern. Mit dieser Bedeutung ist ein Wertbegriff verbunden, deshalb sprechen
wir auch von Wertnorm oder Idealnorm.

Die Idealnorm orientiert sich an einem Wert, der von der Gemeinschaft als Norm vorgegeben ist. Die Normsetzung kann sich unter dem Einfluß der gesellschaftlichen Entwicklung verändern. Verstöße ergeben sich aus Unkenntnis, vielleicht aber auch aus einer Abweichung von der Normalität.

Beispiel:
Eine Norm ist die Tabuisierung von Wörtern mit obszöner oder aggressiver Bedeutung in bestimmten Situationen (die in den letzten Jahren in den Medien weitgehend aufgehoben ist).
Verstöße lassen sich aus äußeren Einflüssen und Unkenntnis verstehen, sie können durch Erziehung bedingt sein. Sie ergeben sich manchmal auch aus psychotischem Erleben, dann wäre
der Normverstoß ein Indikator für eine Veränderung der Normalität des Erlebens.

Andererseits kann man Norm aber auch als Durchschnittsbegriff verstehen. Norm ist in
dieser Bedeutung der Mittelwert von Meßdaten. Wir sprechen von einer Durchschnittsnorm oder einer statistischen Norm.

Die **statistische Norm** ist die statistisch ermittelte Verteilung von Eigenschaften, die wir mit der normalen Funktion (= Normalität) verbinden. Sie enthält Angaben über die Häufigkeit eines Merkmals in einer Population, wobei der Gipfel der Verteilung in einer Gaußschen Kurve als Mittelwert angenommen wird.

Beispiel:
Der durchschnittliche Wortschatz innerhalb einer Population oder der Gebrauch von einzelnen Wörtern oder grammatischen Konstruktionen. Der Mittelwert der Schulleistungen einer Population (in der PISA-Studie).

Mißverständnisse ergeben sich manchmal daraus, daß die Unterscheidung gesund/krank einen anderen Akzent setzt als die Unterscheidung normal/abnorm.

Gesundheit ist für uns ein Wertbegriff. Bei physiologischen Abläufen orientieren wir uns hingegen an der Durchschnittsnorm. Wir gehen zwar davon aus, daß in der Physiologie die Durchschnittsnorm häufig der Gesundheit entspricht, aber die Begriffe sind nicht synonym. Wir würden nicht von „gesunden" physiologischen Abläufen sprechen, denn der statistische Mittelwert enthält kein Werturteil. Der Mittelwert entspricht aber auch nicht immer der Normalität. Die Mehrzahl der Mitteleuropäer hat einen Spreiz- und Senkfuß. Das ist die Durchschnittsnorm. Wir würden das nicht als „normal" bezeichnen, lediglich weil es bei der Mehrheit nachgewiesen wird.

Solche Überlegungen haben dazu geführt, daß man in der Psychologie und der Psychopathologie eine Dreiteilung des Normbegriffs verwendet:
die Wert- oder Idealnorm (was wünschenswert, gesund oder gut ist),
die statistische Norm (was dem Durchschnitt entspricht),
die funktionale Norm oder Normalität (was regelhaft funktioniert).

Abweichungen von der Wertnorm sind Verstöße gegen Gebräuche oder Sitten, Gesetzesübertretungen aus Unachtsamkeit und Unkenntnis, aber auch aus Absicht. Bei absichtlichen Verstößen wird man wieder fragen müssen, ob das Motiv zu dieser Normabweichung nicht in einem gestörten Erlebenzu suchen ist, d.h. einer Abweichung von der Normalität.

Beispiel:
Wenn ein Deutscher mit seinem Porsche in der Schweiz auf der Autobahn 180 km/Stunde fährt, ist dies ein Verstoß gegen die Norm der schweizerischen Verkehrsgesetze, die er vielleicht nicht kannte oder übersehen hat. Fuhr er aber so schnell, um schädlichen Strahlen von einem Fernsehturm oder extraterrestrischen Verfolgern auszuweichen, ist eine Abweichung von der Normalität (nämlich eine Icherlebensstörung oder ein Wahn) Anlaß zu der Verletzung der Norm.

Verstöße gegen die Wertnorm lassen sich objektivieren, weil wir das Handeln an ihnen messen. Bei der Beurteilung der Normalität des Erlebens werden wir dagegen immer objektive und subjektive Kriterien miteinander verbinden (*Berner* 1977).

4.1.2 Normalität

Normalität ist die Regelhaftigkeit eines Vorgangs. Normalität erfaßt physiologische Zustände oder Abläufe, die wir mit ungestörtem Leben oder auch mit Gesundheit gleichsetzen.

Abweichungen von der Normalität sind Störungen der Funktion oder pathologische Entgleisungen von physiologischen Vorgängen sowie Störungen des Erlebens (Zwangsgedanken, Halluzinationen, Wahn), der Intelligenz (Oligophrenie), des Bewußtseins (Verwirrtheit, Desorientierung) oder des Verhaltens (Handlungsschablonen, Ticks).

Die Annahme von konstanten Erlebnisqualitäten bei einem anderen Menschen ist subjektiv und wird nur von der Reaktion des anderen, die wir wahrnehmen (oder wahrzunehmen meinen) bestätigt. Wir schließen von unserem Erleben auf das der anderen und machen damit das eigene Erleben zum Maßstab. Aus dieser Sicht können nur die Extrempositionen „extrem auffällig" und „absolut unauffällig" sicher festgelegt werden. Zwischen beiden Extremen liegt eine Übergangszone, in der abweichendes Verhalten abhängig von der Situation oder der individuellen Erfahrung als gerade noch tolerierbare Variante oder bereits als abnorm empfunden wird. Die Grenze zwischen normalem und abnormem Erleben innerhalb der Übergangszone wird durch soziale, kulturelle und persönliche Faktoren mitbestimmt. Diese Unsicherheit läßt sich nicht umgehen. In der Psychopathologie können wir uns nicht am naturwissenschaftlichen Begriff der Normalität orientieren, den wir in der somatischen Medizin anwenden. Aber auch in der somatischen Medizin weiß man, daß der Kranke mit einer körperlichen Beeinträchtigung unterschiedlich umgehen kann, indem er sie kompensiert oder doch wenigstens hinnimmt.

Viele Patienten empfinden die Diagnose einer psychischen Störung als Makel, weil sie die Abweichung von der Normalität des Erlebens mit einem Werturteil verbinden. Unsere Vorstellungen von Normalität beziehen sich nicht allein auf die beobachteten Vorgänge wie in der Physik oder in der Physiologie, sondern sie ergeben sich aus dem Verhältnis des Menschen zu sich selbst und zu der Gemeinschaft, in der er lebt.

Akzentuierungen einzelner psychischer Funktionen, die jedem Menschen eine unverwechselbare Individualität geben, liegen innerhalb der Spannbreite der Normalität. Abnormität nehmen wir erst an, wenn Selbstverständnis, Realitätsbewußtsein oder realitätsbezogenes Handeln durch die Veränderung beeinträchtigt werden.

Abweichungen von der Normalität des Erlebens sind oft an Störungen der Kommunikation oder der Anpassung an Normen erkennbar.

4.2 Seelische Gesundheit

Seelische Gesundheit beziehen wir nicht allein auf die Normalität einzelner psychischer Funktionen, denn es gibt ein Übergreifendes, das beeinträchtigte Funktionen ausgleichen kann. So lange ein solcher Ausgleich zwischen den Funktionen möglich ist, können wir von seelischer Gesundheit sprechen.
Wenn die WHO Gesundheit als körperliches, seelisches und soziales Wohlbefinden bezeichnet, so ist dies nur ein anderes Etikett und keine Definition. Man müßte fragen, was „Wohlbefinden" ist, und damit wäre man auf den Ausgang zurückgeführt.

 Die Vorstellung von seelischer Gesundheit verbinden wir mit der Balance der psychischen Funktionen, die ichbezogen erlebt werden und ein Bild der Wirklichkeit geben, das von anderen Menschen geteilt wird.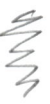

Mit diesem groben Raster ist eine erste Orientierung möglich. Zur seelischen Gesundheit gehört außerdem die Fähigkeit zum angemessenen Umgang mit Konflikten. Kein Mensch ist frei von Konflikten, die durch äußere Einflüsse oder widerstrebende innere Tendenzen und Bedürfnisse ausgelöst werden.

! Der Nachweis von Konflikten (wer hätte sie nicht) bedeutet nicht in jedem Fall Krankheit oder psychische Störung.

Der Begriff der seelischen Gesundheit umfaßt auch Varianten des Psychischen, denen man mit Verständnis und Toleranz begegnen muß. Kein Mensch entspricht in allen Zügen seines Wesens der postulierten Idealnorm. Und keiner wird im Fühlen und Denken das Ideal erreichen, das er sich selbst gesetzt hat. Solche Varianten sind noch keine Abweichung von der Normalität des Erlebens. Erst wenn die Veränderung für den Betroffenen oder seine Mitmenschen zu einer Belastung oder Gefahr geworden ist, werden wir eine Störung annehmen.

Nicht auszuschließen ist, daß Varianten des Psychischen, die an sich keinen Krankheitswert haben, für den Betroffenen in seinem Selbstverständnis zu einer Belastung werden, aus der heraus sich psychische Störungen entwickeln können. Wenn jemand einem alternativen Lebensstil folgt (meist hat er ihn nicht „gewählt"), sind psychische Belastungen und entwicklungsbedingte Akzentuierungen der Persönlichkeit häufig nicht zu vermeiden. Das kann zu psychischen Störungen führen, die für einen solchen Lebensstil typisch sind, deshalb sollte der Psychiater sie kennen, auch wenn er den Lebensstil selbst nicht als Störung definieren möchte (vgl. S. 350).

Unsere Vorstellungen von psychischer Normalität und Gesundheit beziehen sich auf den einzelnen Menschen. Die Gesellschaft, in der dieser Mensch lebt, ist nur ein Spiegel, auf den sich die Veränderung projiziert. **Abnormes** wird nicht „zugeschrieben" (durch die Gesellschaft oder den Psychiater als „Agenten" der Gesellschaft), sondern es **wird vom Patienten erlebt**.

Bei den Abweichungen von der Normalität unterscheiden wir psychische Störung und psychische Krankheit. Die beiden Begriffe überschneiden sich.

4.3   Psychische Störung

Psychische Störung ist ein allgemeiner Begriff, der besagt, daß die angenommene Normalität des Erlebens passager oder auf Dauer in irgend einer Weise beeinträchtigt ist. Die Störung kann einzelne Funktionen (Wahrnehmen, Denken, Fühlen, Wollen, Stimmungen, Antriebe, Intelligenz, Ichbewußtsein) betreffen, die aber, da das Psychische eine Struktur ist, wieder auf das Erleben insgesamt und auf die Erlebensbereitschaft zurückwirken.

Fallbericht:
4 Ein Beamter, der, wie es heißt, schon früher etwas pedantisch war, steht in den letzten Jahren unter dem Zwang, im Dienst und zu Hause alles zu kontrollieren, was er getan hat. Anfänglich hat er versucht, sich dagegen zu wehren, weil er sein Handeln absurd fand, aber wenn er dem Impuls nicht folgte, wurde ihm schlecht und er war von Angst gepeinigt und so hat er es schließlich doch getan. Er muß ständig prüfen, ob ihm nicht Fehler unterlaufen sind. Manchmal holt er aus der Poststelle seiner Behörde Briefe zurück, um sie noch einmal durchzulesen und zu verbessern, aber wenn sie dann in der Post sind, hat er Angst, daß er doch etwas übersehen haben könnte. Außerdem könnte sich bei der Korrektur ein anderer Fehler eingeschlichen haben. Er ist nie sicher. Auch zu Hause muß er alltägliche Vorgänge kontrollieren und er wird böse, wenn seine Frau ihn daran hindern will. Wenn er ausgeht und die Haustür verschlossen hat, geht er nach einer Minute zurück, um sich zu vergewissern, ob er sie nicht aus Versehen offen ließ. Er schließt die Tür auf und wieder zu, rüttelt an der Klinke, geht, aber dann ist die Angst wieder da und er muß zurück, vielleicht auch ein drittel Mal. Je öfter er zurückkommt, desto stärker ist die Unsicherheit, daß er nicht vielleicht doch bei der letzten Kontrolle etwas falsch gemacht hat. Er empfindet das als verrückt, wie er sagt, aber er kann dagegen nichts tun. Inzwischen wird diskutiert, ob er vorzeitig pensioniert werden soll. **Diagnose:** Zwangsstörung.

5 Ein junger Mann wird in die Klinik gebracht. Er ist aufgeregt und abgelenkt, läßt sich aber ohne Widerstand auf die Station führen. Er jammert, es würde ihm sehr schlecht gehen und er braucht Hilfe. Er hört ständig Stimmen, die ihm Befehle geben und sein Tun mit Kommentaren begleiten. Es sind Stimmen von fremden Leuten, Frauen und Männern. Er hat keine Ahnung, was die vorhaben, aber er vermutet, daß sie ihn vernichten wollen. Er hat ihnen keinen Grund gegeben, wirklich, er fühlt sich unschuldig. Aber ihm ist klar, daß die Leute im Auftrag von Mafia-Banditen hinter ihm her sind. Sie würden in schwarzen Limousinen hinter ihm herfahren, das habe er gesehen. Und sie würden sein Denken beeinflussen und höhnisch über ihn

reden. Manipulationen hätten sein Leben verändert, das sei unheimlich. Er ist sehr gequält und ratlos und versteht nicht, wie man so mit ihm umgehen kann.
Diagnose: akute schizophrene Störung.

Bei beiden Patienten diagnostizieren wir eine psychische Störung. Der eine steht unter Zwängen, die ihn einengen und sein Leben verändern. Er empfindet das selbst als ungewöhnlich und „verrückt", aber er kann sich dagegen nicht wehren. Der andere hört Stimmen und fühlt sich von außen beeinflußt und verfolgt und empfindet sich als Opfer einer Verschwörung, für krank hält er sich nicht.

In der Internationalen Klassifikation der psychischen Störungen ICD-10 und im DSM IV der Amerikanischen Psychiater-Vereinigung hat man sich, um die schwierige Abgrenzung von Störung und Krankheit zu vermeiden, darauf beschränkt, lediglich von psychischen Störungen (disorder) zu sprechen. Damit ist das Problem aber nicht gelöst, sondern nur umgangen. In der ICD-9 war noch von Krankheit (disease) die Rede. Der Wechsel fällt nicht auf, weil die Abkürzung ICD in beiden Fällen identisch ist. Die Beschränkung auf Syndrom-Einheiten (Abweichung, disorder) ist ein Rückschritt in das Denken des 19. Jahrhunderts. Wir haben dadurch erreicht, daß der Statistiker seine Daten besser berechnen kann (das steckt auch dahinter), aber da die Syndrome unspezifisch sind, haben wir uns gleichzeitig vom Individuum und seinem Leiden entfernt. Diese Kapitulation vor der Statistik ist um so bedauerlicher, weil man bereits aus dem Auftreten und dem Verlauf von einigen psychopathologischen Phänomenen ableiten kann, daß sie Ausdruck einer Krankheit sind.

4.4 Psychische Krankheit

Von **psychischer Krankheit** spricht man, wenn die Störung eine besondere Verlaufsform hat und auf Dauer zu einem Ausfall oder einer Einschränkung der Funktionen führt. Gelegentlich wird dieser Begriff auch bei psychischen Störungen verwendet, die mit einer Aufhebung oder Beeinträchtigung des Realitätsbewußtseins einhergehen. Gesichert ist die Diagnose einer Krankheit, wenn parallel zu den psychischen Störungen regelhaft somatische Veränderungen nachweisbar sind, die eventuell mit einer Progredienz einhergehen. Dies entspricht den Vorstellungen der klassischen Psychiatrie von den organisch begründeten psychischen Krankheiten.

Fallbericht:
6 Ein fünfzigjähriger Geschäftsmann wird nach einer durchzechten Nacht gegen seinen Widerstand in die Klinik eingeliefert, nachdem er in einer Bar aggressiv wurde und, wie er sagt, aus Übermut, die Flaschen hinter dem Tresen ins Publikum warf. Wie die Angehörigen berichten, hatte er sich bereits einige Monate vor dem Zwischenfall psychisch verändert. Eine Zeit lang war er depressiv und lustlos, dann fiel er durch taktlose und aggressive Handlungen auf. Im Geschäft hatte er grobe Fehlentscheidungen getroffen. Bis dahin galt er als ein korrekter und verläßlicher Kaufmann. Auf der Station erregte er sich und verlangte drei Sekretärinnen, aber sofort, besser wären vier, er hätte viel zu tun. Außerdem brauchte er Schreibmaschinen und zwei Telefone, er müsse, verdammt noch mal, arbeiten und es wäre keine Zeit zu verlieren. Plötzlich wurde er weinerlich und klagte, daß niemand seine Anweisungen befolgt. Die Stimmung wechselte erneut und er verlangte reizbar nach dem Innenminister, der könnte einmal etwas für ihn tun, er hätte auch etwas für ihn getan und seine Partei. Er erregte sich zunehmend. Die Sprache war zeitweilig verwaschen, die entrundeten Pupillen reagierten nicht auf Licht. Neurologische Ausfälle waren nicht nachweisbar. Aber im Liquor fand sich eine lymphozytäre Pleozytose und die Wassermannsche Reaktion war positiv (heute würde man den TPHA-Test machen und im Liquor IgG-Antikörper nachweisen – er ist einer der ersten psychisch Kranken, die ich 1951 in einer Famulatur gesehen habe).
Diagnose: Neurolues, progressive Paralyse.

In solchen Fällen kann man nicht mehr von einer „Störung" sprechen. Die psychischen und körperlichen Veränderungen und der Verlauf sind typisch für eine Krankheit. Ich bin überzeugt, daß sich in den nächsten Jahrzehnten auch bei anderen psychopathologischen Auffälligkeiten eine körperliche Verursachung wird nachweisen lassen. Die

Transmitter-Veränderungen bei Psychosen sind zwar nicht die Ursache der Störung, aber doch ein Hinweis darauf, wo man die Ursache zu suchen hat.

Häufig werden wir gar nicht entscheiden können, ob es sich um eine psychische Krankheit handelt, solange wir uns allein auf den psychopathologischen Befund und die Verlaufsbeobachtung stützen. Das gestörte Erleben eines anderen Menschen können wir nur unvollkommen erfassen, weil Introspektion und Analogie dazu nicht ausreichen. Da ist etwas Neues, Ungewohntes und Fremdes aufgetreten, das wir nicht nachvollziehen können. Auch die gestörte Interaktion hilft uns nicht weiter. Sie kann vom leichten Unbehagen bis zu Ärger, Aggressivität oder Angst reichen. Ein erster Hinweis auf psychische Störung ist manchmal das abweichende Verhalten. Doch Verhalten ist nicht Erleben. Wenn jemand sich auffällig oder unangemessen verhält, müssen wir prüfen, welches veränderte Erleben dahinter stehen könnte.

Beispiel:
Wenn jemand die Jacke links herum anzieht, um, wie er sagt, Bestrahlungen aus dem Radio abzuwehren, ist die Empfindung von den schädlichen Strahlen abnorm, aber auch die Überzeugung, daß die falsch angezogene Jacke dagegen hilft. Eine Abweichung von der Normalität wäre es auch, wenn der Kranke den Mißgriff in seiner Kleidung gar nicht bemerkte, weil er desorientiert, verwirrt oder betrunken ist. Auffällig, aber keineswegs abnorm, wäre das Verhalten dagegen, wenn die Kleidung lediglich aus Ulk oder infolge einer Wette falsch angelegt wurde. Man müßte dann aber wieder fragen, in welcher Situation jemand solch eine Wette eingeht und dann auch danach handelt.

Das Urteil über psychische Störungen ist auch von der Situation abhängig, die wir bei dem Patienten unterstellen. Identische Verhaltensweisen können durch den veränderten Bezug zu unterschiedlichen Diagnosen führen.

Einen Hinweis auf gestörtes Erleben gibt möglicherweise die veränderte Sprache. Der Psychiater muß für solche Veränderungen sensibel sein. Er muß auch verdeckte Hinweise wahrnehmen. Andererseits sollte er sich mit seinem Urteil über Abweichungen von der Normalität zurückhalten. Er darf nicht auf bloßen Verdacht hin urteilen, denn das weitere Schicksal des Patienten könnte dann von einer solchen leichtfertigen Etikettierung abhängen. Auf jeden Fall wird er sich von Vorstellungen über die möglichen Störungen des Erlebens leiten lassen. Das ist nur möglich, wenn er über Erfahrung im Umgang mit psychisch Kranken und über Phantasie verfügt.

Fallbericht:
7 Eine junge Frau wird in der Klinik dem Psychiater vorgestellt, weil sie seit einigen Tagen nicht mehr spricht. Sie hat sich in ihr Zimmer zurückgezogen, verweigerte das Essen. Ein besonderer Anlaß ist nicht bekannt. Die Angehörigen haben erfahren, daß es Ärger auf der Arbeitsstelle gab. Die junge Frau sitzt jetzt vor uns, den Kopf zur Seite geneigt, sie lächelt. Sie scheint uns zu verstehen, folgt unserer Bitte, sich hinzusetzen, unterbricht dann aber die Bewegung, bleibt stehen. Sie beantwortet keine Fragen. Wir überlegen, weshalb sie nicht spricht. Wir denken an eine Hemmung oder Unsicherheit. Ihre Haltung drückt aber etwas anderes aus. Außerdem ist die Störung zu abrupt aufgetreten. Wir fragen, ob sie Angst hat. Sie bewegt die Lippen, stumm, und lächelt. Wir denken, wenn sie ängstlich wäre, würde sie nicht lächeln. Welche Motive könnte sie also haben? Vielleicht bindet sie ein religiöser Vorsatz. Doch weder ihr Verhalten noch die Vorgeschichte passen zu dieser Hypothese. Aber auch mit der Annahme, daß ein religiöser Vorsatz sie bindet, wären wir nicht weiter gekommen, wir müßten fragen, was zu solchen religiösen Einstellungen führt und damit wären wir wieder am Anfang. Man kann auch an eine Wette denken. Aber diese Gedanken verwerfen wir sofort. So weit wird keiner eine Wette treiben, und wenn er es dennoch tut, hat er andere Motive. Vielleicht lehnt sie uns ab. Oder sie protestiert gegen die Klinik. Aber ihr Schweigen war der Anlaß, daß man sie in die Klinik brachte. Der Klinik-Aufenthalt ist Folge, nicht Ursache des Schweigens. Sie läßt sich auch durch andere nicht zum Sprechen bewegen. Damit bliebe, wenn man an dem Protest als Erklärung festhält, nur ein allgemeiner Protest gegen die Gesellschaft oder das Leben überhaupt. Doch das ist zu allgemein. Damit wäre alles erklärt – und nichts. Eine Überlegung, die sich im Allgemeinen bewegt, ist schwer zu widerlegen, aber den

einzelnen, dem wir doch helfen sollten, verlieren wir dabei aus dem Auge. Also wenden wir uns wieder der jungen Frau zu, die weiter lächelt und schweigt. Dieses Lächeln ist fremd, es paßt nicht zu der Situation, wie wir sie erleben. Wir fühlen Ärger in uns aufsteigen, weil unser Bemühen ohne Resultat bleibt. Aber wir korrigieren uns, denn das ist nur unsere Empfindlichkeit und Reaktion auf das vergebliche Bemühen, die junge Frau zum Sprechen zu bringen. Wir fragen uns, in welcher Weise das Erleben der Patientin verändert sein könnte. Wir denken an Sinnestäuschungen. Vielleicht hört sie Stimmen, die ihr verbieten zu sprechen. Das können wir nicht beweisen, so lange sie nicht spricht. Aber der fehlende Beweis schließt nicht aus, daß es so ist. Die Frage bleibt offen. Es könnte auch sein, daß die Patientin unter dem Eindruck von Wahnideen steht. Vielleicht denkt sie, daß ein Unglück geschieht, wenn sie spricht, oder sie fühlt sich bestrahlt, beeinflußt, erpreßt. Es gibt viele Möglichkeiten. Keine ist zu beweisen. Erst wenn die junge Frau das Gespräch wieder aufnimmt, wenn sie unsere Fragen beantwortet, werden wir (vielleicht) erfahren, was sie erlebte, als sie schwieg. Genau werden wir es auch dann nicht wissen, denn wir bleiben auf ihre Aussagen angewiesen, die unvollständig oder aus den verschiedensten Motiven heraus sogar bewußt falsch sein können.

Das Beispiel soll einen Eindruck vermitteln, wie der Psychiater im Gespräch mit einem Kranken fühlt und denkt. Die Darstellung ist unvollständig, denn nicht alle Motive, die unser Handeln bestimmen, werden uns bewußt. Man kann auch gar nicht alle Möglichkeiten bedenken, die Auffälligkeiten im Verhalten erklären würden. Die Auswahl wird häufig durch Eindrücke bestimmt, die unterhalb der Bewußtseinsschwelle bleiben. Der Psychiater muß nicht nur die psychopathologischen Phänomene und ihre Verknüpfung zu Symptomen kennen, er muß auch von den psychischen Krankheiten und ihrem Verlauf eine Vorstellung haben. Er darf jedoch nicht von seinen eigenen Konzepten abhängig werden. Sobald wir eine Diagnose gestellt haben, laufen wir Gefahr, daß wir nur noch die Fakten wahrnehmen, die in das vorgegebene Schema passen. Wir sollten deshalb gerade auf Hinweise achten, die sich in unsere Krankheitshypothese nicht einfügen.

! Kriterium des ärztlichen Handelns ist nicht ein theoretisches Konzept vom Menschen, sondern die praktische Erfahrung, die sich immer wieder neu aus der Begegnung mit dem Kranken ergibt.

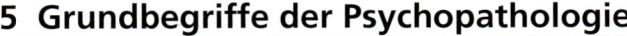

5 Grundbegriffe der Psychopathologie

Fragen:
Was ist Psychopathologie? Ist Psychopathologie überflüssig? Welche Beziehungen gibt es zwischen Psychopathologie, Psychologie und Psychoanalyse? Was kennzeichnet die psychopathologische Methode?

5.1 Psychopathologie

Psychopathologie ist die Lehre von den abnormen und krankhaften Veränderungen des Erlebens, ihrer Abgrenzung und Bezeichnung und ihrer zeitlichen Beziehung zueinander.

Da Psychopathologie, wie bereits die Wortbildung zeigt, eine Pathologie der psychischen Phänomene sein will, wäre es naheliegend, wenn man die Psychopathologie der Psychologie zuordnete, wie die Pathologie der Physiologie. Dies ist nur bedingt richtig, denn nicht jedes psychopathologische Phänomen hat eine Entsprechung im Normalpsychologischen, aus der es als Entartung, Steigerung oder Hemmung entstanden sein könnte.

5.2 Das Psychische als Struktur

Befunde und Syndrome sind künstliche Gebilde. Wir heben sie durch Sprache und Begriffsbildung aus dem Kontext des Gesamtpsychischen heraus. Das Psychische ist eine Struktur. Als Struktur bezeichnen wir ein Gefüge von Beziehungen oder Wechselwirkungen zwischen einem Ganzen und seinen Teilen (*Dilthey* 1889, *Piaget* 1973). Ein anschauliches Beispiel für eine Struktur ist die Sprache. Die Elemente einer Struktur kann man entweder synchronisch oder diachronisch beschreiben.

5.2.1 synchronisch und diachronisch

Als **synchronisch** bezeichnen wir das Vorgehen, wenn die Elemente einer Struktur in ihrem Bezug zueinander in einem festgelegten Zeitpunkt beschrieben werden.

Beispiel:
Die Bedeutung und gegenseitige Abgrenzung aller Wörter einer Sprache in einer bestimmten Zeit.

Diachronisch dagegen ist das Vorgehen, wenn die Entwicklung eines einzigen Elements der Struktur durch die Zeit verfolgt wird.

Beispiel:
Der Bedeutungswandel eines Wortes vom Mittelalter bis zur Neuzeit.

Der Unterschied wird deutlich an den adverbialen Bestimmungen „in der Zeit" für die synchronische und „durch die Zeit" für die diachronische Beschreibung (vgl. *de Saussure* 1916). Synchronisch sehen wir einen Menschen in einer bestimmten Zeit, als Säugling oder als erwachsenen Mann. Die diachronische Betrachtung zeigt, wie sich das Gesicht dieses Menschen von der Kindheit bis zum Alter verändert. Wenn man beide Methoden unzulässigerweise vermischt, liefe das in der Analogie darauf hinaus, daß man einen Säugling mit Bart abbildet.

Die Unterscheidung von synchronisch und diachronisch findet sich in der Psychopathologie wieder.

5.2.2 deskriptiv und dynamisch

Die **deskriptive Psychopathologie** geht synchronisch vor. Sie beschreibt Phänomene des bewußten Erlebens und versucht, sie mit Begriffen zu belegen und voneinander abzugrenzen.

Mit dem Adjektiv deskriptiv wird das methodische Vorgehen charakterisiert. Wir beschränken uns darauf, die Phänomene, die wir im Psychischen erschließen, zu benennen und die verwendeten Begriffe gegenüber anderen deutlich abzugrenzen. Die vermutete Genese der Störung spielt dabei keine Rolle. Dieses Vorgehen hat sich bewährt, weil psychopathologische Phänomene unspezifisch sind und die beschriebenen Veränderungen sich nicht mit einer einzigen Ursache oder Bedingung in Zusammenhang bringen lassen (S. 26).

Die **dynamische Psychopathologie** hypostasiert neben bewußten oder bewußtseinsfähigen auch unbewußte psychische Kräfte, die aus den deskriptiv faßbaren Veränderungen erschlossen werden. Ihr Vorgehen ist diachronisch.

Es ist irreführend, wenn die dynamische Psychopathologie einer statischen (d.h. deskriptiven) Psychopathologie entgegengesetzt wird. Wie das Psychische sind auch die psychopathologischen Störungen unaufhörlich in Bewegung und ihre Anteile verändern sich ständig in ihrem Bezug gegeneinander. Die Deskription ist lediglich ein erster Schritt, mit dem wir uns den Phänomenen nähern. Zuerst muß man die Zeichen erkennen und beschreiben, bevor man ihre Beziehungen untereinander feststellen kann.

Beispiel:
Mit der Methode der deskriptiven Psychopathologie beschreiben wir Trauer, Verzweiflung, Schwunglosigkeit, Lebensüberdruß, Angst, die sich zu einem depressiven Syndrom zusammenfassen lassen.
In einem zweiten Schritt (aber nicht unabhängig davon) könnte man Zusammenhänge der psychopathologischen Veränderungen mit äußeren Einflüssen und Erlebnissen oder unbewußten Regungen aufzudecken suchen. Man würde vielleicht von einer enttäuschenden Liebesbeziehung sprechen, von unbewußten Erwartungen an den Partner oder von Tendenzen zur Selbstzerstörung oder Selbstbestrafung.
Allein diese Beispiele zeigen, daß der subjektive Faktor mit Einführung der möglichen auslösenden Bedingungen für die Störung zunimmt.

Zunächst muß man fragen, welche psychischen Phänomene zeitgleich (synchronisch) auftreten, erst dann kann man versuchen, die Entwicklung einzelner Phänomene im Zeitablauf (diachronisch) zu verfolgen. Eine wichtige Regel ist:

■ Synchronie geht vor Diachronie.

Diachronische Aussagen verlieren an Wert, wenn sie ohne Bezug zur synchronischen Deskription sind. Auch in einer sprachlichen Struktur kann man den Bedeutungswandel eines Wortes erst dann beurteilen, wenn man vorher die aktuelle Bedeutung beschrieben hat.

5.3 Psychopathologische Methoden

Alle Erkenntnisse in der Psycho(patho)logie sind methodenabhängig. Die verschiedenen Methoden können von der Struktur des Psychischen immer nur einzelne Aspekte deutlich machen. Wir müssen jedoch bei dem Patienten, dem wir helfen wollen, über die Teilaspekte hinausgehen und eine Vorstellung vom Ganzen seines Erlebens und Empfindens entwickeln, so schwierig das auch ist. Das gelingt nur, wenn man die Methode, mit denen man die Teilaspekte wahrnahm, relativiert und andere Methoden auch gelten läßt. Wir müssen uns immer von mehreren Methoden leiten lassen.

Fallbericht:
8 Ich stelle fest, daß jemand in meiner Vorlesung die Jacke verkehrt herum angezogen hat (Beobachtung des Verhaltens). Das ärgert mich, weil ich es als Aggression empfinde (Interaktion). Die anderen lachen über ihn und haben ihn ausgegrenzt (soziale Betrachtung). In dem anschließenden Gespräch erfahre ich, daß der Student sich verfolgt fühlt und Bedrohungen abwenden möchte. Ich frage, was das sein könnte und erwähne Stimmen, aber er geht nicht darauf ein. Es könnten auch Beeinflussungen sein, bemerke ich, doch ich könnte mich täuschen. Da fühlt er sich verstanden, schaut mich an, zögert und berichtet dann von Mißempfindungen auf der Haut, vor allem links, die er sich mit Strahlen erklärt, mit einem Mal sei alles anders (Gespräch, Exploration). Es könnte eine schizophrene Störung sein, aber er wirkt auf mich anders. Er ist bewußtseinsklar, aber irgendwie eingeengt. Der körperliche Status und die Reflexe sind normal (körperliche und neurologische Untersuchung), aber im CT finden sich Zeichen für einen Hirntumor, der neurologisch noch nicht auffällig geworden ist. Demnach handelt es sich um eine grob-organisch begründete psychische Störung, ein Durchgangssyndrom.

5.3.1 Methodenpluralismus

Psychopathologie setzt immer einen **Methodenpluralismus** voraus. Auch in der somatischen Medizin ist Methodenpluralismus üblich, er führt da aber weniger zu Widersprüchen, weil die einzelnen Methoden nicht mit dem Anspruch vertreten werden, daß sie allein gültig sind. Man kann die Erregungsleitung eines Nerven sowohl elektrophysiologisch als auch biochemisch definieren, aber niemand wird behaupten, daß die eine Untersuchung richtig und die andere falsch ist.

5.3.2 Unschärfe des Urteils

Allerdings gibt es einen Unterschied zur somatischen Medizin. Der liegt in der **Unschärfe der psychopathologischen Urteile**. Man kann die Psyche eines anderen nicht „vorurteilsfrei" beschreiben wie ein „Objekt", sagen wir, wie die Fassade eines gotischen Doms (was auch nicht gelingen wird).
Diese Unschärfe ergibt sich aus verschiedenen Bedingungen:
- dem Filter der Sprache
- der Interaktion
- dem Fremdseelischen
- der Einstellung des Beschreibenden
- der Einstellung des Patienten
- der Introspektionsfähigkeit des Patienten.

Der **Filter der Sprache** wird uns erst bewußt, wenn wir die Sprache wechseln. Dann erkennen wir, daß einzelne Verknüpfungspunkte in den Beschreibungen und Definitionen der Psychopathologie durch das Beziehungssystem der Sprache vorgegeben sind. Die Abgrenzung der psychischen Phänomene vollzieht sich nicht unabhängig von den Wörtern, die wir verwenden.

Die psychischen Phänomene werden uns nur in der sprachlichen Abgrenzung bewußt. Die Grenzen zwischen den Begriffen, die Psychisches bezeichnen, sind nicht in jeder

Sprache identisch. Wo die eine Sprache Grenzen betont, scheinen sie bei anderen gerade verwischt, so daß der Akzent sich verlagert. Grundsätzliche Widersprüche entstehen dadurch nicht, weil sich die verschiedenen Ausdrücke auf dasselbe Phänomen beziehen (es wird nur anders beleuchtet). Allerdings kann es durch die Übersetzung von psychopathologischen Begriffen zu Mißverständnissen kommen. Am deutlichsten zeigt dies der Re-Import des psychoanalytischen Begriffs Verdrängung aus den USA. „Verdrängung" konnte im Englischen nur mit „repression" übersetzt werden. Das englische Wort hatte aber auch die Bedeutung „Unterdrückung". Auf diese Weise erhielt die Verdrängung einen politischen Inhalt und Hintergrund, so daß man schlußfolgern konnte, die bürgerliche Erziehung ziele mit Absicht auf die Verdrängung, um die politische Repression durch die herrschende Klasse vorzubereiten (*Fromm* 1970).

Noch kurioser ist, daß „Trieb" via „drive" als „Instinkt" aus den USA zurückgekommen ist. In der DDR wurde durch einen Übersetzungsfehler vorübergehend aus der höheren Nerventätigkeit von *I.P.Pavlov* die „höchste" Nerventätigkeit.

In diesen Zusammenhang gehört auch, daß in allen angloamerikanischen Lehrbüchern der Psychiatrie die Depression von der Traurigkeit (depressed mood) abgeleitet wird, während deutsche Publikationen das Nicht-traurig-sein-Können hervorheben. Von dem Ausdruck depressed mood zur Depression ist sprachlich nur ein kleiner Schritt. Die Wörter Traurigkeit und Depression machen uns aber bereits sprachlich einen Unterschied deutlich, der im Englischen durch die Wortwahl zunächst verstellt ist.

Die **Interaktion** hat Einfluß auf psychopathologische Urteile. Der Fragende und der Befragte stehen in einer Wechselwirkung, der sie sich nicht entziehen können. Sie beeinflussen sich gegenseitig, vor allem im Emotionalen. Urteile über andere sind niemals „neutral", weil keiner von seiner Erfahrung absehen kann. Es genügt nicht, daß der Psychiater sich das Erleben des Kranken verstehend vergegenwärtigt, er muß auch sensibel sein für seinen eigenen Anteil an den Auffälligkeiten, die er beurteilt (es könnten Reaktionen auf das eigene Verhalten sein).

Beispiele:
Ein Psychiaterin, die selber Alkoholprobleme hatte, reagierte ablehnend und aggressiv auf Patienten, die wegen Alkoholismus auf ihrer Station aufgenommen wurden, speziell auf Frauen. Dadurch war der Behandlungserfolg von vornherein gefährdet. Die Situation besserte sich erst, nachdem die Kollegin in einer Selbsterfahrungsgruppe gelernt hatte, wie sie mit ihren Reaktionen auf die Patienten umgehen kann.
Ein Psychotherapeut ist irritiert und verärgert (und zeigt es), als er erfährt, daß ein Patient vor Entscheidungen, die notwendig sind, feige zurückweicht und sich in der Gemeinschaft nicht durchsetzen kann. Er aber ist selbst unsicher und hat es sich oft zum Vorwurf gemacht, daß er in Diskussionen seine Meinung nicht zu vertreten wagt und in einer Auseinandersetzung mit Kollegen schnell aufgibt.

Urteile über **Fremdseelisches** sind immer begrenzt. Wir können uns nicht in das aktuelle Erleben des Kranken einklinken, wir bleiben außerhalb, auch wenn wir versuchen, sein Erleben nachzuvollziehen. Und wenn wir meinen, wir würden erleben, was der andere erlebt, so bleiben wir doch von unserer Erfahrung, unseren Gewohnheiten und Vorurteilen, Ängsten und Hoffnungen abhängig. Das Fremdseelische erscheint immer auf dem Hintergrund unserer Erfahrung.

Die **Einstellung des Untersuchers** gegenüber dem Patienten oder seiner Störung hat indirekt Einfluß auf den psychopathologischen Befund. Es geht dabei nur selten um die Frage, ob etwas abnorm ist oder nicht, sondern um die Akzentuierung der Störung oder einzelner Merkmale der Störung. Die Einstellung ergibt sich aus der individuellen Erfahrung des Psychiaters. Auch dies ist ein Grund dafür, daß wir uns in der deskriptiven Methode auf das Beschreiben der psychopathologischen Phänomene beschränken.

Aber wir können nur beschreiben, was wir erlebt haben und in unserem Erleben des anderen sind wir nicht frei.

Beispiel:
Wenn jemand nicht gelernt hat, sich auf Gefühle einzulassen, weil das in seiner Familie nicht üblich war oder als beschämende Weichheit angesehen wurde, hält er es vielleicht für affektiert oder haltlos, wenn er einen Vater weinen sieht, der gerade erfahren hat daß sein Kind bei einem Unfall lebensgefährlich verletzt wurde. Und gleichzeitig ist er ratlos, weil er fühlt, daß er einer Qualität nicht gerecht wird, die in belastenden Situationen das Leben eines Menschen bestimmen kann.

Aber auch durch die **Einstellung des Patienten** kann das Bild, das der Untersucher sich von ihm macht, verzeichnet werden. Die Information, die ein Patient uns gibt, ist niemals das Erleben selbst, sondern nur Ausdruck, Interpretation und Gleichnis. Was der Patient uns über sich sagt, wird auch von seiner Fähigkeit zur Selbstbeobachtung, seiner Ausdrucksfähigkeit und Aussagebereitschaft abhängen.

Übung:
Überlegen Sie, wie schwierig es ist, wenn Sie die eigenen Stimmungen und Gefühle verständlich in Worten ausdrücken wollen. Und welche Mühe sie haben, das zu tun, wenn sie aufgeregt, unsicher oder bedrückt sind. Wie soll einer präzis beschreiben, daß er „Stimmen" hört, wenn er zugleich ahnt, daß das etwas Krankhaftes ist und nicht sein dürfte und er sich deswegen geniert oder sogar verachtet.

Auch die Bedeutung der Introspektionsfähigkeit des Patienten für die Beschreibung eines psychopathologischen Befunds darf man nicht unterschätzen. Manchmal werden wir uns nur unvollkommen oder gar nicht auf die Information des Patienten stützen können, weil dieser die Veränderungen in seinem Wahrnehmen, Denken und Fühlen nicht mit Worten wiedergeben kann. Oder sie bleiben ihm verborgen, weil sie für ihn in das normale Erleben integriert sind.

Der Psychopathologe erfaßt mit seinen Begriffen immer nur einen Aspekt des Psychischen. Neben dem Abweichenden und Abnormen gibt es fast immer auch normale Reaktionen, die manchmal auch (was sehr belastend ist) dem Patienten im Ansatz wenigstens eine Stellungnahme gegenüber dem krankhaften Erleben möglich machen.

! Das Besondere einer psychischen Störung ist das Nebeneinander von normalen und abnormen Phänomenen innerhalb der Struktur des Psychischen.

5.3.3 Denken und Sprache

Denken ist an Sprache gebunden. Diese beiden Aspekte unseres Bewußtseins sind aber nicht identisch, wie sich zeigt, wenn wir die Sprache wechseln. Jede Fremdsprache eröffnet eine andere Möglichkeit im Denken, nicht nur durch das Vokabular. Wenn wir in einer Fremdsprache diskutieren wollen, die wir noch nicht beherrschen, stehen uns für die intendierte Argumentation nicht immer die passenden Wörter und Wendungen zur Verfügung. Es bleibt ein vages Gefühl oder die Empfindung einer Leere, bis die fehlenden Wörter und Begriffe dem „Gedanken" Kontur geben.

Geläufig ist auch die Erfahrung, daß man bei der Formulierung eines Textes in der vertrauten Sprache nicht gleich einen befriedigenden Ausdruck findet. Woher könnte man wissen, daß der Text den „Gedanken" nur unzureichend ausdrückt, wenn Sprache und Denken dasselbe wären? Man prüft den Satz, den man niedergeschrieben hat, an einer Vorstellung, die nicht sprachlich ist.

5.3.4 Methodologisches Bewußtsein

Unsere Erkenntnis von der Struktur des Psychischen und möglichen psychopathologischen Veränderungen ist methodengebunden. Durch die Methoden, die wir anwenden, werden jeweils einzelne Aspekte des Psychischen aus dem Gesamt der Phänomene herausgehoben. Wenn wir synchronisch vorgehen und einzelne Symptome beschreiben, gerät uns vielleicht die Dynamik aus dem Blick. Versuchen wir aber diachronische Vorstellungen über die Dynamik innerhalb der psychischen Struktur zu entwickeln, verflüchtigen sich die Phänomene, die wir mit dieser Methode eigentlich erfassen wollten. Hier drängt sich ein Vergleich mit der Heisenbergschen Unschärferelation* auf.

Voraussetzung für wissenschaftliches Arbeiten in der Psychopathologie ist **methodologisches Bewußtsein** (*Jaspers* 1946, S. 46), d.h. man sollte sich immer fragen, durch welche Methode man zu einer bestimmten Erkenntnis gelangt ist. Wenn wir die Methode wechseln, ändert sich der Blickwinkel, unter dem der Gegenstand unserer Forschung erscheint.

Eine theoretische Ordnung der psychopathologischen Phänomene ist nicht möglich. Psychopathologische Phänomene sind nur nach den Methoden, mit denen wir sie erfahren, zu ordnen. Aus dem Zugang ergibt sich die Ordnung. Dogmen, Theorien oder Ideologien vermitteln nur eine Scheinsicherheit und erschweren den Zugang zu den Problemen (nicht nur in der Psychopathologie). Die Beschränkung auf den methodischen Zugang läßt uns dagegen offen für neue Erkenntnisformen, die sich aus neuen Methoden ergeben. Wenn der Physiologe bei einer Untersuchung der Nervenfunktion vom physikalischen auf das biochemische Experiment wechselt, wird das Phänomen der Nervenleitgeschwindigkeit für ihn deutlicher.

Die Gliederung nach Methoden ist in der Psychopathologie sachgemäß. Methoden kann man wechseln, ändern, verwerfen. Die großen theoretischen Entwürfe hingegen lähmen die Erkenntnis, wenn man dogmatisch an ihnen hängen bleibt.

5.3.5 Die phänomenologische Methode

Was der psychopathologische Befund erfaßt, ist nicht objektiv im Sinne der somatischen Medizin. Das Psychische ist, wenn wir es bei anderen erleben, nur **Phänomen** (Erscheinung), weil es uns nur mittelbar zugänglich wird. Das körperliche Sein des Patienten dagegen ist nicht Phänomen, sondern Objekt. Es wird uns zwar ebenfalls durch Sinneseindrücke vermittelt, aber dieser Eindruck ist direkt und unmittelbar. Objekte können wir messen, Phänomene können wir uns nur vergegenwärtigen. Wenn wir sie „messen" oder in Skalen quantifizieren, dann messen wir unseren Eindruck, nicht das Phänomen.

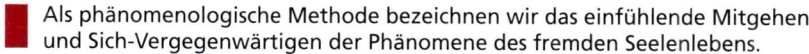 Als phänomenologische Methode bezeichnen wir das einfühlende Mitgehen und Sich-Vergegenwärtigen der Phänomene des fremden Seelenlebens.

Phänomenologisch ist im Grunde auch die Selbstbeobachtung von seelischen Vorgängen. Das Psychische ist auch in diesem Fall nicht Objekt wie andere Objekte. Bei der Selbstbeobachtung werden die Phänomene zwar direkt erlebt, aber sie sind flüchtig und wenn wir versuchen, sie zu reproduzieren, hat sich bereits der Kontext unseres Erlebens verändert. Die psychischen Phänomene bilden insgesamt ein Kontinuum, von dem wir, ohne daß wir Einfluß darauf hätten, weitgehend bestimmt werden, aus dem wir aber einzelne Aspekte betrachten und ausgliedern können.
Ein grundsätzlicher Unterschied besteht zwischen dem Erleben der eigenen seelischen Abläufe und dem Erleben des eigenen Körpers. Unter dem Blickwinkel des Erlebens ist der Körper für uns Objekt.

---

* Die Heisenbergsche Unschärferelation aus der Kernphysik besagt, daß Ort und Zeit eines Teilchens niemals gleichzeitig mit einer vergleichbaren Genauigkeit bestimmt werden können.

Was wir uns phänomenologisch vergegenwärtigen, läßt sich manchmal auch auf Körperliches zurückführen. Damit verlassen wir den phänomenologischen Bereich und suchen einen Bezugspunkt im Körperlichen und seinen Veränderungen. Zwischen den
psychischen Phänomenen und den naturwissenschaftlichen Fakten sind jedoch nur
grob orientierende Zuordnungen möglich. Wir sind auf Annahmen und die klinische
Beobachtung angewiesen.

Beispiel:
Das depressive Syndrom (S. 80) könnte als erste psychische Veränderung bei einem Hirntumor
entstehen, noch bevor neurologische Ausfälle nachweisbar sind, oder es ist Folge einer chronischen Intoxikation, einer zerebralen Durchblutungsstörung, vielleicht wird es auch durch
eine schwere körperliche Erkrankung ausgelöst, die (über Kreislauf und Stoffwechsel) die
zerebralen Funktionen beeinträchtigt.
Das gleiche Syndrom könnte sich aber auch als Reaktion auf ein schmerzliches Ereignis (den
Tod eines nahen Angehörigen) entwickeln.

Phänomenologisch identische psychopathologische Störungen können die verschiedensten Ursachen oder Entstehungsbedingungen haben. Von dem psychopathologischen
Syndrom allein kann man nicht oder nur mit Einschränkung auf die Entstehung zurück-
schließen.

■ Die psychopathologischen Syndrome sind unspezifisch.

Diese These wird uns bei der Betrachtung der einzelnen Störungen und Krankheitsbilder beschäftigen. Sie wurde zunächst an den sogenannten organischen Psychosyndro-
men erarbeitet (*Bonhoeffer* 1911). Dabei wurde nachgewiesen, daß die psychopathologischen Syndrome nicht wie neuropsychologische Störungen (Aphasie, Agnosie) als
Hinweis auf eine Schädigung in bestimmten Hirnregionen anzusehen sind. Wir müssen
davon ausgehen, daß die Veränderungen des Psychischen, die durch zerebrale Störun-
gen bedingt sind, sich auf einige Reaktionsmuster beschränken:
- Herabsetzung des Bewußtseins (von der Bewußtseinstrübung bis zum Koma),
- Vereinfachung des Erlebens (Schwachsinn, Demenz),
- Veränderungen der Stimmung (depressive oder manische Störungen, Instabilität der
 Gefühle),
- Dissoziation des Erlebens (schizophrene Syndrome, delirante Zustände).

Die Vielfalt der Syndrome ergibt sich aus der Kombination dieser Grundstörungen und
zusätzlich aus dem individuellen Erleben, das den Inhalt bestimmt. Der Inhalt ist für die
Abweichung ohne Belang, d.h. für die Beurteilung eines pathologischen Befundes ist es
gleichgültig, ob jemand Stimmen oder Musik oder weiße Mäuse halluziniert. Es handelt sich in jedem Fall um Sinnestäuschungen, bei denen Wahrnehmungen ohne entsprechenden Sinnesreiz auftreten (S. 57). Die Inhalte können zwar unterschiedliche
Auswirkungen für den Patienten haben (Musik ist lästig, Stimmen sind bedrohlich),
aber die Qualität der Störung wird davon nicht betroffen. Und auch die Therapie wird
sich gegen die Halluzination richten und nicht etwa gegen den Inhalt.

Die deskriptive Psychopathologie stützt sich auf die phänomenologische Methode. Wir sehen vom Inhalt ab und beschäftigen uns mit den Veränderungen des Wahrnehmens, Fühlens, Erlebens, die wir beschreiben, wie wir sie aufgenommen und nachvollzogen haben. Wir halten uns an die Beschreibung der psychopathologischen Symptome oder Syndrome. Durch diese Beschränkung auf das synchronische Vorgehen wird der subjektive Fehler gemindert. Ganz beseitigen kann man ihn nicht, weil auch bei der deskriptiven Psychopathologie sich Einflüsse unserer Einstellung, Erfahrung und Erwartung niemals ausschließen lassen, denn wir erleben das Erleben des anderen, bevor wir es beschreiben können.

Bei einigen psychopathologischen Störungen werden wir Einflüsse aus der individuellen Entwicklung annehmen (jemand erregt sich und schimpft, weil er geärgert wurde). Diese Ableitung ist aber nicht so verläßlich wie die einfache Deskription eines Zustands, was sich leicht nachweisen läßt, wenn wir in unserem Beispiel die Folgen des Ärgers variieren (jemand weint, wird stumm, fühlt sich gelähmt, weil er geärgert wurde). Wir müssen aber auch die Bedingung betrachten, die zu der psychischen Veränderung geführt hat (was heißt „ärgern" – eine Beschimpfung, eine häßliche Geste, vielleicht aber auch ein freundliches Wort, das aus irgendeinem Grunde falsch aufgefaßt wurde).

Die dynamische Psychopathologie orientiert sich am Inhalt. Anders sind wir gar nicht in der Lage, Bezüge herzustellen. Die deskriptive Psychopathologie beschränkt sich auf das Formale, das jedoch den Inhalt voraussetzt.

Mit dem Schritt zur Diachronie und zum Inhalt wird die Variabilität unserer Aussagen unüberschaubar. Die formale Gliederung ist begrenzt, die Zahl der Inhalte dagegen unendlich groß.

Alle Bewußtseinszustände stehen in einem kontinuierlichen zeitlichen Zusammenhang. Unser bewußtes Erleben ist ein ununterbrochener Strom. Wenn man Teile unterscheidet, was notwendig sein kann (wie jetzt, bei dieser Überlegung), muß man sich klar darüber sein, daß allein durch diese Unterscheidung der Zusammenhang verändert wahrgenommen wird. Aber wie soll man in der Beschreibung des Psychischen „Zustände" von „Beziehungen zwischen diesen Zuständen" unterscheiden? Was hier „Zustand" genannt wird und entsprechend unserer Definition den Gegenstand der deskriptiven Psychopathologie darstellt, ist lediglich ein sprachlicher Artefakt. Betrachten wir die Feststellungen:
- er hat Angst,
- er ängstigt sich,
- er ist ängstlich.
Ist „Angst" ein Tatbestand, etwas, das man hat? Ist „sich ängstigen" eine Tätigkeit? Ist „ängstlich" ein Zustand, wie es in dieser Formulierung die Sprache nahelegt? Das Problem wird noch deutlicher, wenn wir die Aussage ergänzen:
- Er hat Angst, seine Gefühle anzunehmen.
Hier ist eine Beziehung hergestellt zwischen Gefühl und Angst und damit das Gebiet der deskriptiven Psychopathologie verlassen. Wenn wir das tun, sind wir zunehmend auf Vermutungen angewiesen.

Um den subjektiven Fehler möglichst klein zu halten, gehen wir in diesem Buch von der deskriptiven Psychopathologie aus. Es wird zu zeigen sein, daß wir damit schon relativ weit in der Differentialdiagnose kommen.

5.4 Die Partitur des Psychischen

Im Psychischen laufen gleichzeitig viele Intentionen und Tendenzen ab, die miteinander konkurrieren, sich überschneiden, überdecken oder aufheben. Nehmen wir einmal an, wir würden bei einem Patienten feststellen, daß in seinen Symptomen und Träumen eine unbewußte Ablehnung des Vaters ihren Ausdruck findet, dann wird der Patient, wenn er sich um Wahrheit bemüht, erschreckt nachdenken und vielleicht auch eingestehen, daß er solche Gedanken tatsächlich einmal hatte. Haben wir uns (und ihn) damit aber nicht unerlaubt eingeengt? Werden wir in unserem Erleben und Handeln wirklich nur von einem einzigen Motiv beherrscht, das man in einem Satz ausdrücken könnte? Die Sprache engt uns ein, weil wir Überschneidungen von Gefühlen und Gedanken immer nur sukzessiv ausdrücken können, nicht aber synchron, wie wir sie erleben. Ist der Satz „ich wünsche den Tod meines Vaters" erst einmal ausgesprochen, wirkt er aus sich heraus weiter fort, drängt sich auf, auch gegen Widerstand, und wird angereichert mit analogen Bildern und Wünschen, die vergessen waren, was dazu führt, daß Vorstellungen und Motive, die dem entgegenstehen, verblassen. Um das wiederzugeben, was ein Mensch denkt, fühlt, leidet, träumt und was ihn zum Handeln bewegt, müßte man sehr viele Sätze untereinander stellen, Sätze, die sich ergänzen, steigern, abmildern, widersprechen und aufheben.

Der psychopathologische Befund ist nur in einer Partitur zu erfassen. Die Ablehnung des Vaters (man bedenke, welche Assoziationen allein das Wort Haß weckt) hätte nur eine Stimme in dieser Partitur. Daneben würden wir, noch im selben Takt, auch die Liebe des Kindes zum Vater finden, oder Vertrauen, Zweifel, Mitleid, vielleicht auch die Erfahrung mit eigenen Kindern und vieles andere, das mit der Eltern-Kind-Beziehung gar nicht zusammenhängt. Erst aus der Bündelung der gleichzeitig wirkenden Motive und Stimmungen und ihrer Interferenz ergibt sich in jedem Augenblick ein anderer „Klang", der sicher auch noch durch die Umwelt und die Situation beeinflußt wird.

! Ein Hinweis für Psychotherapeuten: Man sollte niemals an einem Satz kleben bleiben, auch wenn der plausibel ist, sondern die Partitur zu erfassen versuchen, in die dieser Satz sich eingliedert.

5.5   Der psychopathologische Befund

Ziel der deskriptiven Psychopathologie ist ein **psychopathologischer Befund**, d.h. die Beschreibung von Veränderungen im Erleben des Kranken, die er oder die Umwelt als Störung empfindet. Diese Definition orientiert sich an der somatischen Medizin.

! Die Feststellung, daß ein psychopathologischer Befund vorliegt, ist prinzipiell von Vermutungen über die Entstehung der Störung abzugrenzen.

Es gibt keine „reinen" Befunde, ausgenommen der Extremfall des Bewußtseinsverlusts bei zerebraler Schädigung. Der Befund wird immer auch mit einer Störung der Interaktion einhergehen. Diese sekundäre Störung der Interaktion darf aber nicht mit der Störung im Erleben des Patienten verwechselt werden, denn in diesem Fall ist die veränderte Interaktion nicht Ursache, sondern Folge der Störung. Aus der Unterscheidung von Erleben und Interaktion ergeben sich die folgenden psychopathologischen Auffälligkeiten:

5.5.1   Individuelle Befunde, die auf Veränderungen im Erleben des Kranken verweisen, die unabhängig von Einflüssen der Umwelt sind.

Beispiel:
Verwirrtheit, Wahn oder Halluzinationen bei einem deliranten Patienten. Auch wenn die Umwelt wechselt, bleiben die Halluzinationen oder die Bereitschaft dazu bestehen.

5.5.2   Interaktionelle Befunde, bei denen die Veränderungen im Erleben des Kranken durch eine Auseinandersetzung mit der Umwelt ausgelöst werden. Diese Veränderungen sind durch die Interaktion bedingt, sie stabilisieren sich und wirken dann eventuell unabhängig davon weiter.

Beispiel:
Erröten zunächst in einer peinlichen Situation, später in ähnlichen Situationen, dann durch ängstliche Erwartung verstärkt als Errötungsfurcht.

5.5.3 Gestörte Interaktion bezeichnet Veränderungen im Erleben des Patienten, die sich an der besonderen Reaktionsweise eines Menschen lediglich für die Dauer des Kontaktes entwickeln und dann abklingen.

Beispiel:
Spannungen und wechselseitige Reizbarkeit oder Empfindlichkeit zwischen zwei Menschen, die sich eventuell in konträren Haltungen ausdrückt, so daß der eine sich beherrschend und der andere sich unterwürfig erlebt.

Wahn und Halluzinationen sind eindeutig dem Seelenleben des Patienten zuzuordnen und gehören zu den individuellen Befunden. Der Wahn des Patienten ist unabhängig von der emotionalen Reaktion des Untersuchers. Allenfalls die Mitteilung und Ausgestaltung (oder die Verleugnung!) des Wahns werden durch die gleichwohl stets vorhandene emotionale Interaktion beeinflußt.

Auch die Reizbarkeit bei zerebral geschädigten Patienten ist ein Befund. Sie ist groborganisch begründet. Der Gesprächspartner kann durch sein Verhalten die Auswirkung der Reizbarkeit modifizieren. Das ändert aber nichts an dem Befund, der unabhängig von der Interaktion vorhanden ist.

Der psychopathologische Befund stützt die Diagnose, er darf jedoch nicht mit ihr gleichgesetzt werden.

5.6 Form und Inhalt

Wir unterscheiden Form und Inhalt der psychischen Phänomene. Ohne Inhalt wird die Form nicht deutlich, aber ohne Form ist der Inhalt nicht denkbar. Seelischer Inhalt ist immer in einer bestimmten Form gegeben, als
Wahrnehmung: ich sehe einen Menschen,
Vorstellung: ich stelle ihn mir vor,
Gefühl: ich finde ihn sympathisch,
Gedanke: ich denke an seine Worte.

Eine pathologische Form des Psychischen ist die Halluzination, die wir als Wahrnehmung ohne adäquaten Sinnesreiz definieren (S. 57). Die Inhalte sind so vielfältig wie die sinnliche Wahrnehmung, aber formal bleibt es eine
Halluzination   der Patient „sieht" einen Menschen / hört Stimmen, die über ihn reden oder ihm Befehle geben / „fühlt" eine Berührung oder Strahlen auf der Haut.
Wahrnehmung, Vorstellung oder Halluzination sind formale Kriterien. Der deskriptive Psychopathologe konstatiert Veränderungen der Form. Inhalte sind für ihn nur Hinweise auf die Form. Der Inhalt selbst ist für den psychopathologischen Befund einer Halluzination unerheblich, d.h. für die Feststellung, daß eine Halluzination vorliegt, ist es gleichgültig, was und in welcher Weise halluziniert wird.

Im normalen Verhalten und *bei psychoreaktiven Störungen* neigen wir dazu, den inhaltlichen Beziehungen eine Bedeutung zu geben. Wenn jemanden ausgerechnet bei der notariellen Beurkundung eines Vertrages ein Schreibkrampf befällt, ist der Gedanke naheliegend, daß er unsicher ist und die Entscheidung lieber zurückstellen möchte. Bei solchen Ableitungen muß man aber vorsichtig sein, daß man in der Partitur des Psychischen nicht unerlaubt ein einzelnes Motiv hervorhebt.

Grob-organisch begründete psychische Störungen kann man nicht aus dem Inhalt ableiten. Wenn ein Patient sich im Alkoholdelir gegen halluzinierte Vorwürfe seiner Frau verteidigt, ist nicht der Streit mit der Frau die Ursache des Delirs, sondern die durch den Alkohol bedingte Stoffwechselstörung.

Auch bei psychotischen Störungen (Schizophrenie, endogene Depression, Manie) ergibt sich aus den Inhalten kein Hinweis für den Anlaß der krankhaften Veränderungen. Inhalte sind keine Ursachen (*Gruhle* 1956).

5.7   Verstehen und Erklären

Das Verstehen ist die Grundlage der phänomenologischen Methode. Dem Verstehen wird das Erklären gegenübergestellt *(Dilthey* 1889*)*. Der alltägliche Sprachgebrauch kennt diese präzise Unterscheidung nicht. Was über Erschließen und Beobachten gesagt wurde (S. 3), gilt auch hier.

Erklären ist Zurückführen auf eine reale Ursache, es bezieht sich auf beobachtbare Objekte.

Verstehen ist mitfühlendes Sich-Vergegenwärtigen, es bezieht sich auf psychische Phänomene, die wir lediglich erschließen können.

Der Unterschied wird deutlich, wenn wir den Begriff der Kausalität einführen. Die Kausalität zwischen Objekten folgt den Naturgesetzen, während die Kausalität zwischen psychischen Phänomenen, die wir unterstellen, nur indirekt und gestützt auf eigenes Erleben erschlossen werden kann. Kausalität, die den Naturgesetzen folgt, ist reproduzierbar; man kann die Folgen voraussagen. Kausalität zwischen psychischen Phänomenen ist vielleicht plausibel, aber nur im Einzelfall vorhersehbar. Sie gilt nicht allgemein und man kann nicht voraussagen, ob die erwarteten Folgen eintreten. In der Tat beschränkt man sich meist darauf, eine Handlung im nachhinein mit Motiven zu unterlegen. Man kann nicht sicher voraussagen, wie ein anderer Mensch sich in einer bestimmten Situation entscheiden wird.

Beispiel:
Wenn wir die delirante Erregung eines Alkoholkranken auf eine Stoffwechselentgleisung oder eine zerebrale Schädigung zurückführen, ist das eine naturwissenschaftliche Erklärung. Wir gehen davon aus, daß derartige Schädigungen häufig und regelhaft solche psychischen Störungen hervorrufen. Sehen wir dagegen die Erregung eines Menschen als Folge einer Kränkung an, ist die Aussage weniger zuverlässig. Wir meinen den Erregten zu verstehen und vielleicht ist es auch richtig, aber Enttäuschungen und Kränkungen müssen nicht regelhaft zu einer Erregung führen, nicht einmal bei dem gleichen Menschen. Der Gekränkte könnte auch verstummen, sich zurückziehen, traurig sein.

Das Wort Verstehen kann unterschiedliche Bedeutungen haben, die man kennen muß, weil sich einzelne psychopathologische Methoden darauf beziehen.

Phänomenologisches Verstehen hat die Bedeutung Auffassen, Wahrnehmen: Ich verstehe, was ein anderer sagt, meint oder fürchtet.

Einfühlendes Verstehen wird an Stelle von mitfühlen oder vergegenwärtigen gebraucht: ich verstehe, wie ein Mensch empfindet.

Genetisches Verstehen heißt, verständlich ableiten oder auf eine Bedingung zurückführen: ich verstehe, weshalb ein Mensch sich fürchtet.

Für das genetische Verstehen wird häufig das Wort „erklären" verwendet. Man sollte sich dann aber darüber klar sein, daß diese Kausalität nur erschlossen ist.

5.7.1 Verstehensgrenze

Das genetische Verstehen ist begrenzt. Wir können Halluzinationen oder Wahn, wenn ein Kranker darüber berichtet, zwar phänomenologisch verstehen und die besondere Bedeutung dieser Phänomene für ihn wenigstens annähernd einfühlend nachvollziehen, den Zusammenhang dieser Störung mit anderen psychischen oder psychopathologischen Phänomenen können wir aber nicht ohne die Annahme von spekulativen Zwischengliedern genetisch verstehen.

Verstehensgrenze bedeutet, daß ein psychisches Phänomen außerhalb der Erlebnisnorm liegt. Wir können solche Phänomene nicht mehr nachvollziehen oder ableiten.

Die Forderung nach einem genetischen Verständnis wird keineswegs bei allen psychopathologischen Phänomenen erhoben. Wenn eine zerebrale Störung als Ursache oder Auslösung einer psychischen Störung nachgewiesen ist, begnügt man sich mit der Deskription, denn die Therapie wird, wie man weiß, durch ein weitergehendes Bemühen um Verständnis nicht gefördert, vielleicht sogar aufgehoben.

Beispiel:
Ein Patient mit einer Epilepsie hat Absencen, d.h. kurzfristige Anfälle von Bewußtseinsstörung, die für andere wie Zustände von Abwesenheit aussehen. Er selbst hat keine Erinnerung daran. Ihr Auftreten wird für ihn (im nachhinein) daran erkennbar, daß ihm Gegenstände aus der Hand gefallen sind, z.B. die Geburtstagstorte seiner Frau.
Im EEG finden wir als körperliches Korrelat der psychischen Störung spike-wave-Komplexe. Damit ist der psychopathologische Zustand erklärt und auf eine körperliche Ursache zurückgeführt. Trotz dieser Erklärung bleibt noch vieles offen, aber man wird nicht versuchen, die Störung aus Psychischem verständlich abzuleiten oder mit einer belastenden sozialen Situation in Beziehung zu setzen. Zwar gibt es Situationen, in denen die Anfallsneigung stärker zum Ausdruck kommt (Schlafentzug, Streß), doch man wird nicht das Auftreten des Anfalls aus einer unbewußten Ablehnung der Ehefrau zu erklären versuchen (weil der Patient die Geburtstagstorte fallen ließ). Und selbst wenn sich herausstellte, daß die Frau einen Freund hat und der Ehemann davon weiß, wäre dies nur eine von vielen Stimmen aus der Partitur des Psychischen und die somatische Störung wäre damit nicht erklärt.

6   Psychopathologische Untersuchung

Fragen:
Wie spricht man mit psychisch Kranken? Sind Sie schon einmal psychisch Kranken begegnet? Wie haben Sie reagiert? Inwieweit wird Ihre Einstellung zur Psychiatrie davon bestimmt?

Über den psychopathologischen Befund, aber auch über die psychische Entwicklung und die soziale Situation orientieren wir uns im Gespräch. Das Gespräch ist die Grundlage der psychiatrischen Untersuchung. Im Gegensatz zur körperlichen Untersuchung hängt unser Urteil in der Psychiatrie sehr viel mehr von der Mitarbeit des Patienten ab.

6.1   Das Gespräch

Zunächst müssen wir die Mitarbeit des Patienten gewinnen (für das erste Gespräch, die folgenden Gespräche und die Therapie).

Im Gespräch orientiert sich nicht nur der Arzt über den Patienten, sondern auch der Patient über den Arzt

6.1.1 Zugang

Vordringlichstes Ziel ist der **Zugang** zum Patienten. Die Wege, die den Zugang eröffnen, sind zweitrangig. Man sollte sich deshalb auch nicht zu eng an ein Schema halten. Auch schwer gestörte psychotische Patienten merken, ob wir mit ihnen sprechen oder Daten abfragen. Ein Schema kann immer nur Orientierungshilfe sein. In der aktuellen Situation wird man häufig die vorbereiteten Fragen aufgeben und sich von der Interaktion mit dem Patienten bestimmen lassen.

Unser Verhalten wechselt mit der Situation. Zu unterscheiden ist die Untersuchung im Notfall (S. 469) und die eingehende psychiatrische Untersuchung (S. 36).

6.1.2 Emotionale Beziehung

Das Gespräch vermittelt zunächst eine **emotionale Beziehung** zwischen den Partnern. Diese emotionale Beziehung ist weitgehend unabhängig vom Inhalt (Themen, logische Argumentation). Auf diese Beziehung gestützt, stellen wir unsere Fragen.

6.1.3 Einstimmung

Das wichtigste ist die **Einstimmung** auf den Patienten. Wenn die emotionale Einstimmung fehlt, bleiben die Fragen, die wir stellen, ohne Resonanz und auch die Antworten erreichen uns nicht. Die Einstimmung ist ein künstlerischer Aspekt der Arbeit des Psychopathologen. Man kann sie nicht lehren, sondern nur aufweisen. Die Einstimmung vermittelt uns einen Eindruck.

6.1.4 Eindruck

Als **Eindruck** bezeichnen wir das noch ungestaltete, aber durch affektive Resonanz in der Richtung festgelegte Urteil über einen Menschen oder eine Situation. Der Eindruck hat immer einen subjektiven Anteil. Er hängt von der Eindrucksbereitschaft, der Einstellung und der Erfahrung ab.

Wir lassen den Patienten auf uns wirken (Verhalten, Kleidung, Haltung, Frisur, Sprache, Auffälligkeiten) und werden dies später stichwortartig in dem Protokoll des Gesprächs an erster Stelle notieren. Über den Eindruck erinnert man sich häufig besser an den

Patienten als über den psychopathologischen Befund, der unpersönlich bleibt, solange er nicht mit typischen individuellen Inhalten verbunden ist.

Nicht übersehen darf man, daß die Erfahrung nicht nur von der Eindrucksbereitschaft und der Einstellung geprägt ist, sondern auch über die Erwartung auf diese Eigenschaften zurückwirkt, so daß ein Zirkel entsteht, der mit der Zeit unsere Erlebnisfähigkeit auf bestimmte Vorgänge oder Deutungsmöglichkeiten einengen kann. Dieser Einengung können wir nur entgehen, wenn wir uns das eigene Vorgehen bewußt machen und für andere Ansichten offen bleiben.

Der erste Eindruck von einem Menschen wird uns meist nicht bewußt, er wird aber unser Verhalten oder zumindest Art und Richtung unserer Fragen bestimmen. Man kann lernen, sich dem Eindruck zu überlassen, ohne von ihm abhängig zu werden. Der Eindruck ist Teil der Interaktion, die von beiden Seiten das Gespräch trägt. Auch der Patient hat einen Eindruck von uns!

6.1.5 Vertrauen

Wichtig ist das **Vertrauen** des Patienten zum Arzt. Vertrauen gewinnt man nicht durch Anbiedern oder Besserwisserei, sondern durch Glaubwürdigkeit und Festigkeit. Gelegentlich hängt das Vertrauen vom ersten Eindruck ab, auf beiden Seiten.

6.1.6 Zuhören

Nach Möglichkeit sollte man den Patienten sprechen lassen. Die einleitenden Worte des Arztes dienen lediglich als Anstoß und Ermunterung. Natürlich muß man das Gespräch strukturieren, aber wir sollten dem Patienten auch das Gefühl vermitteln, daß er frei sprechen kann. Der Arzt sollte zeitweilig bewußt Zuhörer sein. **Zuhören** kann man lernen.

Übung:
Prüfen Sie, wie oft Sie einen anderen in der Diskussion unterbrechen.

6.1.7 Verhalten und Gestik

Was der Patient uns berichten kann, ist immer nur ein Teil seines Erlebens, vielleicht sogar eine bewußte Auswahl. Deshalb werden wir im diagnostischen Gespräch fortlaufend sein Verhalten (Mimik, Gestik, Bewegung, Klang der Sprache, Pausen) mit unserem ersten Eindruck korrelieren. Beobachtung und Eindruck werden so zu einem **Gesamteindruck**, der ständig korrigiert wird. Das Bild, das wir auf diese Weise vom Erleben des Patienten gewinnen, kann den ersten Eindruck bestätigen, manchmal wird es aber auch von ihm abweichen.

Was wir hören, versuchen wir nachzuvollziehen. Wir achten dabei auf Widersprüche, Brüche im Ablauf des Berichts und mögliche Auslassungen.

6.1.8 Fragen

Durch unsere **Fragen** wird das Gespräch strukturiert. Wir lenken das Gespräch auf Themen, die für das Verständnis der Situation des Patienten wichtig sind. Wir beharren aber zunächst nicht auf einer Frage, sondern lassen uns in gewissen Grenzen vom Patienten bestimmen. Manche Bereiche wird man zurückstellen können. Die ausführliche Sexualanamnese erhebt man nicht in der ersten Stunde (auch nicht, wenn dies angeboten wird). Der Patient braucht Zeit. Und auch wir müssen erst den Patienten näher kennen, bevor wir Fragen nach dem Intimleben stellen. Bewährt hat es sich, wenn man nach den Lebensumständen fragt und sich Tagesplan und Arbeitsablauf (eventuell bis in Details und Handreichungen) erklären läßt. Man kann den psychisch Kranken nur aus seiner sozialen Situation verstehen.

Widersprüche bei den Antworten sind Anlaß zu weiteren Fragen. Manchmal verbirgt sich hinter den Widersprüchen ein pathologisches Erleben, über das der Patient nicht sprechen möchte.

Andere Fragen setzen da an, wo wir eine Spannung zwischen dem Mitgeteilten und dem emotionalen Ausdruck zu spüren meinen. Man lernt mit der Zeit, sich einem solchen „Gespür" zu überlassen.

Man sollte sich während des Gesprächs erste Vorstellungen darüber bilden, wie der Patient aufgewachsen ist, wie Eltern und Geschwister zu ihm standen, welches soziale Milieu ihn geprägt hat, welchen Wünschen, Forderungen, Hoffnungen er nachgegangen ist, wie er sich selbst sieht und seiner Meinung nach von anderen gesehen wird. Erst vor diesem Hintergrund können wir die Bedeutung der psychopathologischen Veränderung begreifen.

6.2 Exploration und Interview

Die Gesprächsführung wird von der Verdachtsdiagnose beeinflußt. Bei **psychotischen und/oder grob-organischen Störungen** werden wir den Akzent auf die deskriptive Psychopathologie legen (psychopathologischer Befund), bei **psychoreaktiven und neurotischen Störungen** liegt der Akzent hingegen auf der diachronischen Psychopathologie (Biographie).

Exploration nennen wir das Gespräch mit akut psychotischen oder grob-organisch gestörten Patienten. Unsere Aufmerksamkeit richtet sich dabei auf die formalen Änderungen im Erleben und auf den psychopathologischen Befund. Die Exploration ist kein Verhör, sie wird durchgehend von der emotionalen Interaktion getragen. Auch wenn der Patient abgelenkt, zerfahren, verstimmt oder gleichgültig ist, können wir davon ausgehen, daß er gegenüber dem Verhalten und den Emotionen des Arztes äußerst sensibel bleibt.

Interview hat sich als Begriff für das Gespräch mit neurotischen Patienten eingebürgert. Im Interview richtet sich unsere Aufmerksamkeit mehr auf den Inhalt der Aussagen und auf die Störung der Interaktion (von beiden Seiten).

Exploration und Interview sollte man aber nicht, wie das manchmal geschieht, als unterschiedliche Einstellungen gegenüber dem Patienten ansehen, die sich gegenseitig ausschließen. In Wirklichkeit wird man im Gespräch mit dem Patienten ständig zwischen den beiden Vorgehensweisen wechseln.

6.3 Interferenz

Als **Interferenz** bezeichnen wir die Wechselwirkung zwischen verschiedenen normalen und psychopathologischen Phänomenen, die durch die verschiedenen psychopathologischen Methoden zugänglich sind (S. 22) und sich am ehesten in einer Partitur des Psychischen (S. 27) darstellen lassen.

Das psychopathologische Syndrom kann man nicht isoliert betrachten. Die psychische Veränderung, die wir als Syndrom abgrenzen, hat Beziehung zu anderen, normalen oder pathologischen psychischen Phänomenen. Alles Psychische ist miteinander verbunden und wirkt wechselseitig aufeinander im Sinne einer Struktur (S. 20), auch für unbewußte Vorgänge trifft das zu. Was wir am Psychischen erkennen und eventuell als pathologisches Syndrom bezeichnen, ist stets eine Resultante aus unzähligen interferierenden Funktionen.

Die Störung des psychisch Kranken bezieht sich niemals auf eine einzige Funktion. Direkt oder indirekt sind in der Partitur des Psychischen stets mehrere Funktionen betroffen. Durch Interferenz werden einzelne Anteile verschoben, überlagert, unterdrückt oder akzentuiert. Auch psychotische Patienten können neurotisch reagieren. Die Vorstellung (nicht der Begriff) von interferierend aufeinander wirkenden Phänomenen hat das ärztliche Handeln in der Psychiatrie schon immer bestimmt. Psychiatrische Diagnostik und Therapie beziehen sich auf den ganzen Menschen und nicht auf gestörte Teilfunktionen.

Eine psychiatrische Erkrankung ist immer ein Ensemble aus akuten und chronischen psychischen Störungen und normalen Reaktionen. Die einzelnen Aspekte können dabei im klinischen Gesamteindruck zu verschiedenen Zeiten und unter wechselnden äußeren und inneren Einflüssen stärker oder weniger deutlich hervortreten, was eventuell auch zu Fehleinschätzungen führt. Allein aus der Beurteilung der Interferenz läßt sich die Wertigkeit der einzelnen Phänomene für die aktuelle Situation ableiten.

Fallbericht:

9 Ein Patient hat plötzlich Wahnideen, Halluzinationen und fühlt sich durch Fernsehsendungen beeinflußt und ausspioniert (psychotische Symptome). Auf diese Erlebnisse reagiert er mit Angst und Abwehr, nicht anders, als er das ein Leben lang bei Belastungen getan hat (normale Persönlichkeitsvariante). Gelegentlich, unter dem Druck der Wahnideen, verstärkt sich die Angst zur Panik, er spricht wie ein Kind und klammert sich demonstrativ-hilfesuchend an andere (neurotische Reaktion). Er wird mit Neuroleptika behandelt, einige Wochen, mit einer ziemlich hohen Dosierung. Nach anfänglicher Beruhigung ist er zeitweilig benommen und desorientiert (organische Komponente, Überdosierung!). Das verstärkt seine ängstliche Abwehr und Unsicherheit und er möchte alle Medikamente weglassen (normale Reaktion). Wenn wir ungeduldig werden, wird er aggressiv sein oder ängstlich, aber wir könnten ihn auch mit Geduld an eine sachlich-distanzierte Beurteilung heranzuführen versuchen (Interaktion). **Diagnose:** akute schizophrene Episode.

Hinweis:

Durch die Neuroleptika hat sich das Erscheinungsbild der schizophrenen Störungen gewandelt, in manchen Fällen bleibt unter der medikamentösen Behandlung nur ein Rest von neurotischen oder psychoreaktiven Veränderungen oder sie werden von dem Patienten an Stelle der abgeschwächten psychotischen Erlebnisse angeboten, weil er die Diagnose fürchtet und davon ablenken will.

Mit einer einzigen Methode oder Deutung können wir diesem Patienten nicht gerecht werden. Ein Mensch ist niemals nur schizophren oder depressiv oder neurotisch, aggressiv, unglücklich, ängstlich, ratlos, liebebedürftig oder was man noch sagen kann – er ist alles zur gleichen Zeit. Die Sprache reicht nicht, um die wirklichen Verhältnisse wiederzugeben; denn Sprache kann die Verflochtenheit von Gefühlen und Meinungen immer nur sukzessiv darstellen. Am ehesten erfassen wir diese Vielfalt mit einer **Partitur des Psychischen**. Und diese Partitur verändert sich ständig, aus einer Dynamik des Krankhaften oder aus Gesetzmäßigkeiten des Verlaufs, aber auch aus dem Umgang der Angehörigen und des Arztes mit dem Patienten. Durch unseren Umgang mit dem Patienten kann manches aktiviert, anderes überspielt werden, das eine wird aufgegeben oder verblaßt, anderes setzt sich durch. Den Schwerpunkt der Veränderungen bezeichnen wir als **psychopathologisches Syndrom**, aber alles andere ist gleichzeitig da und die Therapie, die wir versuchen, wird häufig auch von der Persönlichkeit des Kranken abhängen und nicht nur von den gestörten Anteilen seines Erlebens.

Fragebogen dienen der Dokumentation und statistischen Übersicht, sie sind unverzichtbar. Aber sie sind keine diagnostischen Instrumente, sondern nur ein grobes Raster für Abgrenzung und Zuordnung eines psychopathologischen Syndroms.

Übung:
Nehmen Sie irgend einen Fragebogen zur psychopathologischen Befunderhebung und studieren Sie die angekreuzten Items. Was wissen Sie dadurch von dem Erleben des Patienten? Der Fragebogen gibt nur Hinweise auf den formalen Aspekt, von den Inhalten wissen Sie nichts. Der Mensch, den Sie behandeln sollen, bleibt Ihnen fremd, solange Sie nicht mit ihm gesprochen haben. Allenfalls über das Geburtsdatum ließe er sich identifizieren.

Die verschiedenen psychopathologischen Befunde, die wir aus dem Erleben des Patienten ausgegliedert haben, müssen, ergänzt durch „normale" Funktionen, aufeinander bezogen werden. Das Einfühlen in den Kranken ist mit der Feststellung eines psychopathologischen Befundes nicht zu Ende. Der Befund muß erweitert werden auf normale und krankhafte Reaktionen, die sich mit der ursprünglichen Störung überlagern, sie verändern und vielleicht zeitweilig aufheben.

Der deskriptive psychopathologische Befund sollte in eine Partitur des Psychischen eingegliedert werden, in der interferierend die verschiedenen Aspekte der Störung erscheinen:

die **primäre Störung** (Wahn, Halluzinationen, Veränderungen des Icherlebens, Zwänge, unbegründete und unerklärliche Angst);

normale Reaktionen (Angst vor der Störung, Unsicherheit, Verleugnen, Verstimmung);

neurotische Fehlgewohnheiten (Anklammern, Infantilismen, depressiv-hysterische Reaktionen);

pharmakologische Effekte (durch das Gewahrwerden der zurücktretenden primären Störung bedingte Ängste, Dämpfung, Schwerbesinnlichkeit, Libido-Minderung, oder auch extrapyramidal-motorische Störungen, auf die wieder normal oder neurotisch reagiert wird).

Häufig wird die primäre Störung durch „normale" Reaktionen überlagert. Bei schizophrenen Patienten provozieren vielleicht Stimmen und Halluzinationen Angst vor der Krankheit oder Verzweiflung und depressive Verstimmungen. Die Phänomene lassen sich im Gespräch mit dem Kranken zunächst nur schwer voneinander trennen. Aber man sollte die Reaktionen auf das gestörte Erleben nicht der Krankheit zurechnen. Noch schwieriger wird es, wenn durch die primäre Störung oder die Behandlung mit Psychopharmaka typische neurotische Reaktionen freigesetzt werden. Da der schizophrene Patient dazu neigt, die Angaben über seine Beschwerden zu manipulieren, denn er möchte nicht psychotisch sein, wird er lieber über die neurotischen Störungen sprechen (Versagensängste, Verstimmungen), so daß der Arzt am Ende die ganze Störung als neurotisches Syndrom auffaßt und statt einer Schizophrenie eine Borderline-Störung diagnostiziert (vgl. S. 246).

6.4 Gesprächsführung

Das Gespräch mit dem psychisch Kranken macht einen ständigen Wechsel des Bezugs notwendig. Die Aufmerksamkeit des Arztes ist grundsätzlich auf die Interaktion zentriert, verlagert sich zeitweilig auf den Befund, bleibt aber auch dann auf die Interaktion (oder deren Störung) gerichtet.

! Man sollte niemals Befunde abfragen (und erst recht nicht Algorithmen zur ICD-Diagnose).

Manchmal widerspiegeln wir durch unsere Fragen dem Patienten den Eindruck, den wir von der Gesprächssituation haben. Wir erwähnen auch Widersprüche oder Zweifel an dem Geschilderten, aber nie drängend oder fordernd, sondern lediglich informativ. Die abweichende Meinung wird als Möglichkeit oder Vermutung hingestellt.

Beispiel:
Das ist mir nicht klar geworden… Da scheint mir ein Widerspruch zu sein zwischen… Sie haben das so gesagt, aber mir wäre es einleuchtender, wenn… doch das sehen Sie anders, ich weiß.

Besonders schizophrenen Patienten, die unter dem Druck psychotischer Erlebnisse stehen und nicht darüber sprechen können (vielleicht, weil es ihnen „verboten" ist), sollte der Arzt durch solche Äußerungen das Gefühl geben, daß er sie versteht oder sich um Verständnis bemüht. Man darf nicht ungeduldig werden. Es genügt eine Bemerkung, wie beiläufig, dann wechselt man das Thema. Aber man wird irgendwann, noch im Laufe des Gesprächs, wieder darauf zurück kommen.

Häufig sind die Patienten für derartige Hinweise dankbar, auch wenn sie das nicht sofort äußern können. Die Bemerkung vermittelt ihnen ein Gefühl für die Kompetenz des Arztes, das für die Vertrauensbildung und die therapeutische Kooperation entscheidend ist.

■ Das Bemühen um die Diagnose ist von Anfang mit Ansätzen zur Therapie verbunden.

Wichtig ist speziell bei akut psychotischen Patienten eine **intransitive Einstellung** *(Hill* 1955*),* bei der man sich mit der Formulierung einer Annahme begnügt, die man gleich wieder aufgibt und nicht fordernd oder „zielend" (transitiv) dem Patienten aufzudrängen versucht.

Beispiele:
Ich könnte mir denken, daß Sie jetzt noch nicht über alles sprechen können, das Sie bedrückt. Das braucht Zeit, gerade bei solchen Problemen…
Die Angst hat vermutlich noch andere Ursachen, über die Sie jetzt nicht sprechen wollen, vielleicht fehlen auch die Worte dazu, so etwas gibt es…
Ich habe den Eindruck, daß Sie etwas Unerklärliches erlebt haben, das Sie nicht gut ausdrücken können.
Ich denke, daß Sie noch nicht alles gesagt haben, lassen Sie sich Zeit, ich komme darauf zurück, aber ich kann mich irren.
Sie sind nicht krank, wie Sie sagen, aber es ist schon sonderbar, was Ihnen da passiert ist (und nach einer Pause) ob es nicht doch Krankheit oder Überreizung der Nerven sein könnte?

Andererseits gibt es Situationen, in denen man (zeitweilig!) die intransitive Gesprächsführung aufgeben muß. Manchmal braucht ein Kranker, den abnormes Erleben bedrängt, nur einen **Anstoß**, um sich darüber zu äußern. Allerdings kann der Eindruck auch täuschen, daß der Patient sich dem Arzt anvertrauen möchte. Auch wenn wir provozierende Fragen stellen, müssen wir auf den Patienten und seine Reaktion eingestimmt bleiben und auf seine Vorbehalte eingehen. Die Beziehung muß von der Interaktion her für eine solche Belastung tragfähig sein.

Beispiele:
Sie wollten mir jetzt sagen, was Sie bedrückt.
Da hat Sie eben etwas abgelenkt, was haben die Stimmen gesagt?
Wer beeinflußt Sie? Warum?
Reden Sie doch von den Stimmen.

Aus den Beispielen ergibt sich, daß jemand, der Fragen stellt, auch wissen muß, welche abnormen Erlebnisse es gibt und wie Patienten darauf reagieren.

! Voraussetzung für den Erfolg des diagnostischen Gesprächs ist die **Kenntnis der möglichen psychopathologischen Veränderungen**, die man nur im Umgang mit den Patienten erwerben kann.

Daneben brauchen wir *Erfahrung vom Leben* (nichts Konstruiertes, Angelesenes und vor allem keine Ideologie!). Man muß ein Gefühl dafür haben, in welche Situation ein Mensch geraten kann. Und wir brauchen auch Respekt vor den Verirrungen eines anderen. Es ist gar nicht so leicht, das Leben zu bestehen – auch wenn Jüngere den Gedanken daran lieber verdrängen möchten.

Die Vorstellungen vom Leben des Patienten, die sich in uns bilden, prüfen wir auf den inneren Zusammenhang, d.h. auf ihre **Schlüssigkeit**. Wir stützen uns dabei auf die eigene Erfahrung, denn anders kann man das Erleben eines anderen nicht nachgestalten. Andererseits dürfen wir das erschlossene Erleben des Patienten nicht direkt mit unserer Erfahrung und der sich daraus ergebenden Erwartung in Verbindung bringen. Die eigene Erfahrung ist nur Basis und Bezugspunkt. Wie man dies auch bei der Betrachtung eines Kunstwerks tun würde: Wenn ein Gemälde uns anspricht, werden wir dem Maler nicht unsere Motive unterstellen, sondern lediglich eine partielle Übereinstimmung zwischen seinem und unserem Empfinden.

Rationale Überlegung und emotionale Interaktion sind miteinander verflochten. Das Gespräch wird von der Interaktion getragen. Im Emotionalen entscheidet sich, ob wir etwas vom Patienten erfahren. Es genügt nicht, wenn wir eine Störung der Interaktion feststellen, wir müssen immer auch fragen, welcher *Befund* (d.h. welche Veränderung auf Seiten des Patienten) diese Störung begünstigt oder verursacht.

Beispiel:
Der Patient ist scheu, mißtrauisch, spricht zögernd, offensichtlich sagt er nicht, was ihn bedrückt. Das könnte eine Folge unseres Verhaltens sein: Vielleicht waren wir ungeduldig, ärgerlich, reizbar, oder wir wirkten auf den Patienten aus irgendwelchen Gründen (die nicht nur bei uns liegen müssen) überheblich. Aber auch Veränderungen im Erleben des Patienten sind denkbar, die gar nichts mit uns und unserer Reaktion zu tun haben. Er könnte Stimmen hören, die ihm das Sprechen verbieten. Oder er fürchtet diagnostische Konsequenzen, wenn er zugibt, daß er sich verfolgt fühlt. Oder er schämt sich für seine Krankheit.

Schizophrene Patienten haben häufig eine Vorstellung, welche diagnostische Bedeutung den psychotischen Symptomen zukommt. Deshalb verschleiern oder leugnen sie die (erkannten!) Symptome, insbesondere wenn sie eine medizinische Vorbildung haben.

Bei Patienten mit psychoreaktiven oder neurotischen Störungen ist die emotionale Interaktion gelegentlich gestört oder unzureichend, aber niemals aufgehoben. Das Erleben des Patienten bleibt einfühlbar, auch wenn die einzelnen Veränderungen (Zwang, Phobie) extrem sind. Für den Patienten sind die Veränderungen ein Teil seines Wesens und das sagt er auch. Sie sind zwar lästig, genierlich, ärgerlich und sie widersprechen seinem Selbstbild, aber es sind seine Gedanken, Gefühle und Impulse, über die er klagt, sie sind ihm nicht von außen eingegeben.

Ein wichtiges Kriterium ist die **Echtheit** der Schilderungen des Patienten, auch sie wird in der Interaktion spürbar. Gelegentlich wirken die Äußerungen „aufgesetzt", sie verdecken dann mehr als sie mitteilen (auch dem Patienten selbst). Bei neurotischen Patienten sollte man das nicht hinnehmen. Manchmal genügt der Hinweis, daß in der Schilderung etwas „nicht aufgeht". Wenn der Patient sich daraufhin korrigiert, gewinnt seine Schilderung an Tiefe und man ist dem tatsächlichen Erleben näher.

7 Psychopathologische Syndromlehre

Anmerkung:
Sie werden Zeit brauchen, um sich mit den psychopathologischen Symptomen und Syndromen vertraut zu machen. Bei der ersten Durchsicht werden die Begriffe Sie verwirren, weil Ihnen die klinische Erfahrung fehlt. Die Orientierung an Syndromen bietet sich an, weil alle diagnostischen Überlegungen vom Syndrom ausgehen. In den Kapiteln der Krankheitslehre werden Sie dann lernen, daß Symptome und Syndrome ihre Bedeutung im Kontext verändern. Zunächst sollten Sie sich einige Begriffe einprägen. Sicherheit in der Beurteilung von psychopathologischen Syndromen gewinnen Sie erst nach wiederholten Gesprächen mit den Patienten.

Das psychopathologische Syndrom ist die Grundlage der psychiatrischen Diagnostik. Das Syndrom ergibt sich aus einer Kombination von bestimmten Symptomen oder Merkmalen. Eine systematische Ordnung der einzelnen Symptome nach einem übergeordneten Prinzip ist nicht möglich. Die Ordnung hängt von den Methoden ab, durch die wir zu den psychopathologischen Befunden gelangen. Wir müssen zunächst einige Begriffe festlegen.

7.1 Psychische Funktionen

Bevor wir uns den psychopathologischen Syndromen zuwenden, ist ein *Überblick über die psychischen Funktionen* notwendig, denen wir die Syndrome zuordnen. Psychopathologische Syndrome sind immer auf das Erleben eines Menschen bezogen, sie sind Teil der Partitur des Psychischen. Jeder sollte vom Aufbau dieser Partitur eine Vorstellung haben, bevor er sich dem Studium der psychopathologischen Veränderungen zuwendet.

Einen groben Überblick über den psychischen Status erhalten wir, wenn wir uns an den folgenden Stichworten orientieren:

- Bewußtseinslage, Orientierung, Aufmerksamkeit,
- Gedächtnis,
- Verhalten und Psychomotorik, Antrieb,
- Affektivität,
- Denken (formale und inhaltliche Störungen),
- Intelligenz,
- Wahrnehmung (Halluzinationen),
- Icherleben,
- vegetative Reaktionen,
- Selbst- oder Fremdgefährdung.

Die Reihenfolge dieser Liste ist unbedeutend, wir werden uns bei der Exploration auch nicht daran halten, denn das würde den Fluß der Rede und die Interaktion stören. Die Aufstellung hilft bei der Gliederung des psychopathologischen Befunds im Protokoll.

Wir urteilen zunächst über die **Bewußtseinslage** des Patienten. Anders können wir uns gar nicht vergegenwärtigen, was der Patient erlebt. Relativ leicht läßt sich feststellen, ob jemand bewußtseinsklar, benommen oder verwirrt ist. Wir fragen nach der örtlichen oder zeitlichen **Orientierung** und haben damit auch häufig schon eine Aussage über Konzentrationsvermögen und **Aufmerksamkeit**.

Nach einem längeren Gespräch wird man auch einen Eindruck über das **Gedächtnis** des Patienten haben. Wir registrieren, wie der Patient über Vergangenes berichtet, ob er Aufforderungen versteht und ob er sich an einen Vorgang auch einige Minuten später trotz Ablenkung wieder erinnern kann.

Zur gleichen Zeit hat man auch das **Verhalten** und die **Psychomotorik** beurteilt. Das ergibt sich aus dem ersten Eindruck, den man in jedem Fall später im Protokoll festhalten sollte. Dabei werden uns auch **Antrieb** und Beweglichkeit des Patienten auffallen und die Kraft, die hinter seinen Intentionen steht. Es ist wichtig, daß man Veränderungen dieser Funktionen erfaßt.

Wir orientieren uns auch über die **Affektivität**. Das ist manchmal das Erste, das uns auffällt, weil es sich aus der emotionalen Interaktion ergibt. Wir prüfen, welchen Eindruck wir von den Empfindungen des Patienten haben und ob er seine Gefühle ausdrücken kann. Ist er überschwenglich, heiter, humorvoll oder verstimmt, traurig, verschlossen? Reagiert er reizbar? Welche Stimmungen weckt er in mir?

Über das **Denken** werden wir uns im Gespräch inzwischen eine Vorstellung gebildet haben, die wir ständig korrigieren und ergänzen. Das Denken kann man formal oder inhaltlich betrachten.
Formale Denkstörungen sind zu auffällig, als daß man sie übersehen könnte. Sie betreffen das *Wie* des Denkablaufs (verlangsamt, beschleunigt, gehemmt, eingeengt, weitschweifig, unzusammenhängend).
Inhaltliche Denkstörungen sind schwerer zu fassen. Bei ihnen ist der Inhalt der Gedanken ungewöhnlich oder er widerspricht dem allgemeinen Konsens. Wir fragen, was in den Gedanken ausgedrückt wird (und ob sie im Widerspruch zur Realität stehen). Der Wahn gehört zu den inhaltlichen Denkstörungen. Er gehört zu den *psychotischen Veränderungen des Erlebens*, die wir besonders beachten müssen.

Vorstellungen über die **Intelligenz** des Patienten ergeben sich aus dem Urteil über Denken und Sprache.
Grobe Ausfälle (Schwachsinn, Demenz) werden uns bereits im ersten Gespräch auffallen. Zur Präzisierung wird man Intelligenztests anwenden.

Im Gespräch machen wir uns auch ein Bild über die **Wahrnehmungen** des Patienten. Bei einem Ausfall von Sinnesorganen werden wir fragen, wie der Patient damit umgeht und wie er die Störung kompensiert. Wichtiger für den psychopathologischen Befund ist der Nachweis von Sinnestäuschungen und Halluzinationen, über die der Patient nicht immer offen sprechen wird. Unser Urteil über psychotische Sinnestäuschungen ist unsicher, es ergibt sich häufig erst nach einer längeren Beobachtung und wiederholten Gesprächen. Der Psychiater sollte sich immer fragen: Weshalb vermute ich, daß der Patient Halluzinationen hat? Bin ich sicher? Was hat der Patient gesagt? Wie komme ich zu dem Urteil?

Gleichzeitig müssen wir uns vergegenwärtigen, ob das Icherleben des Patienten intakt ist. Auf das Vorhandensein einer **Icherlebensstörung** schließen wir, wenn der Patient sich über Beeinflussung, Gedankeneingebung oder Gedankenübertragung beklagt.

Man sollte nicht vergessen, nach **vegetativen Störungen** zu fragen (Schlaf, Appetit, Sexualität).

Das ärztliche Verhalten wird endlich auch davon bestimmt, ob man bei dem Patienten Hinweise für eine **Selbst- oder Fremdgefährdung** findet, insbesondere bei depressiven und schizophrenen Störungen können Suizidtendenzen auftreten.

Diese Auflistung ist kein Schema, das wir abfragen. Aber wir erinnern uns daran, während wir mit dem Patienten sprechen. Da psychotische Patienten dazu neigen, ihr abnormes Erleben zu verheimlichen oder zu bagatellisieren, muß der Psychiater die psychopathologischen Störungen kennen, auf die er im Gespräch und im Umgang mit dem Patienten zu achten hat.

Der Psychiater muß wissen, welche psychopathologischen Veränderungen möglich sind.

Bei der Besprechung der psychopathologischen Symptome und Syndrome werden wir nicht dieser Einteilung folgen, die wir hier lediglich als Übersicht und Erinnerungshilfe angegeben haben. Von manchen Syndromen sind mehrere dieser Funktionen betroffen. Das Pathologische läßt sich nicht immer als Steigerung oder Abwandlung aus dem Normalen ableiten. Psychotische Störungen folgen eigenen Gesetzen. Wir orientierten uns zunächst im Gespräch an den normalen Funktionen, die psychopathologischen Merkmale, sofern wir auf sie stoßen, führen uns dann aber in eine andere Richtung, nämlich zur Diagnose und Therapie.

7.2 Das psychopathologische Symptom

Das **psychopathologische Symptom** ist die kleinste unterscheidbare Untersuchungseinheit in der Psychopathologie *(Scharfetter* 1985*)*. Es ist das Zeichen für eine partielle Veränderung des Erlebens. Die Veränderung sollte konstant sein und sie muß sich auf die Struktur des Psychischen und auf das Verhalten auswirken.

Psychopathologische Symptome können nicht isoliert beurteilt werden. Ihre Bedeutung ergibt sich aus dem Kontext des Psychischen. Sie treten häufig kombiniert auf und ordnen sich zu Syndromen.

7.3 Psychopathologische Syndrome

Psychopathologische Syndrome sind relativ konstante Merkmalskombinationen, die für bestimmte Erkrankungen und Krankheitsverläufe typisch sind. Eine ätiologische Zuordnung der Syndrome ist nicht möglich. Wir wiederholen noch einmal:

! Psychopathologische Syndrome sind unspezifisch.

Die psychopathologischen Syndrome ermöglichen lediglich eine erste diagnostische Orientierung. Sie lenken das diagnostische Vorgehen in eine bestimmte Richtung.

Psychopathologische Syndrome sind keine starren Kategorien, die einander ausschließen. In der Klinik überwiegen die Übergänge und Mischbilder. Alles Psychische ist in ständiger Beziehung, Veränderung und Bewegung. Jedes Syndrom ist ein Konstrukt, das zeitweilig festschreibt, was in Bewegung ist. Aber die Bewegung hat typische Akzente, insofern besteht die Unterscheidung zu Recht. Man sollte sich mit einem groben Raster von Syndromen begnügen. Je detaillierter die deskriptive Unterscheidung ist, desto häufiger kommt es zu Überschneidungen.

Die Ausgrenzung der Syndrome stützt sich auf die klinische Empirie. Nicht jedes Syndrom ist „komplett", insbesondere zu Beginn einer Erkrankung. Außerdem muß man immer damit rechnen, daß verschiedene Syndrome und normale Reaktionen miteinander interferieren. In der Klinik wird man nur selten ein „reines Syndrom" nachweisen können.

Beispiele:
Ein älterer Mann hat ein depressives Syndrom, er ist aber gleichzeitig reizbar und desorientiert, was wir einem grob-organischen Psychosyndrom zurechnen. Wenn der Pfleger ihn mit „Opa" anredet, wird er ärgerlich.

Eine junge Sekretärin ist depressiv und verzweifelt und fürchtet, daß sie einen Fehler in der ihr übertragenen Korrespondenz gemacht hat, die sie immer wieder durchsehen muß. Von den Kollegen hält sie sich zurück. Sie kann nicht mehr mit der U-Bahn zur Arbeit fahren (ihr

Ehemann muß sie bringen). Sie ist ängstlich und unsicher, weiß sich aber energisch zu verteidigen, als sie in eine andere Abteilung versetzt werden soll.

Symptome und Syndrome sind für den Patienten Teil seines Erlebens. Er wird sie häufig gar nicht als etwas Besonderes erkennen oder als Störung empfinden.

Die psychiatrische Diagnostik stützt sich auf typische Syndrome, die im weiteren durch Kriterien des Verlaufs und den Nachweis organischer Veränderungen bestimmten Krankheitseinheiten (oder entsprechenden hypothetischen Vorstellungen von solchen Einheiten) zugeordnet werden.

7.4 Syndrom-Modalitäten

Psychopathologische Syndrome sind Ausdruck einer typischen Modifikation des Psychischen. Sie sind zwar unspezifisch, lassen sich aber nach verschiedenen Modalitäten einteilen, aus denen sich ein Hinweis auf die Diagnose ableiten läßt:

- grob-organisch/ nicht grob-organisch,
- psychotisch/ nicht psychotisch,
- akut/ chronisch.

7.4.1 Grob-organisch und nicht grob-organisch

Zu dieser Kategorie ist eine Bemerkung notwendig. In der klassischen Psychopathologie wurde von „organischen" Syndromen gesprochen. Da wir aber überzeugt sind, daß alles Psychische organisch begründet ist, wäre dieser Begriff mißverständlich. Mit der Bezeichnung „grob-organisch" wird die Minderfunktion oder der Ausfall einer großen Anzahl von Neuronen beschrieben.

Die Unterscheidung von grob-organischen Syndromen stützt sich auf den Nachweis von Merkmalen, die allein bei einer diffusen zerebralen Schädigung auftreten. Diese Merkmale lassen keinen Schluß auf die Art der zerebralen Schädigung zu. Es ist aber denkbar, daß sie sich aus dem Ausfall von größeren Neuronen-Gruppen oder einer Störung der Integration und Synchronizität von nervalen Erregungen ergeben, die wir hinter dem Phänomen des Bewußtseins annehmen. Aus dem psychopathologischen Befund kann man allenfalls Rückschlüsse auf die Intensität der Störung ziehen. Der Nachweis eines grob-organischen Syndroms ist für eine zerebrale Störung beweisend.

! Das Fehlen von grob-organischen Zeichen schließt eine diffuse zerebrale Schädigung nicht aus.

Bei den grob-organischen Syndromen orientieren wir uns an Leitsymptomen, die wir im diagnostischen Gespräch aus dem Gesamtleben des Kranken ausgliedern. Man sollte aber bedenken, daß diese Symptome nur selten isoliert auftreten, wie man dies vielleicht aus den Beschreibungen (Kapitel 8) ableiten könnte, die vorwiegend eine didaktische Funktion haben. Man lernt mit der Zeit, aus den Antworten des Patienten und aus seinem Verhalten Rückschlüsse auf bestimmte Störungen zu ziehen.

Die wichtigsten grob-organischen Leitsymptome sind Bewußtseinstrübung, Desorientiertheit, Verwirrtheit, Reizbarkeit, Konzentrationsstörung, Ausfall von Erinnerung und Gedächtnis, Unfähigkeit zur Koppelung von Aufgaben.

7.4.2 Psychotisch und nicht psychotisch

Auch die Begriffe psychotisch und nicht psychotisch ergeben sich aus der deskriptiven Psychopathologie. Die klinische Empirie spricht dafür, daß beide Störungen unterschiedlichen Gesetzen folgen. Wenn man diese Unterschiede übersieht oder ignoriert, verlieren alle diagnostischen und therapeutischen Überlegungen ihren Sinn. Die psychotische Störung ist etwas qualitativ Neues und kann nicht als Steigerung oder Entartung der allgemeinen (normalen) psychischen Vorgänge verstanden werden. Der Patient selbst empfindet ihr Auftreten als einen Qualitätssprung gegenüber anderen Störungen.

Psychose ist eine psychische Störung, bei der durch typische, häufig gemeinsam auftretende psychopathologische Veränderungen:
Wahn,
Halluzinationen,
Icherlebensstörungen und
extreme Stimmungsschwankungen,
die sich nicht in die normalen psychischen Abläufe integrieren, der Realitätsbezug partiell oder im Ganzen aufgehoben ist.

Psychose in diesem Sinn ist weder eine Diagnose, noch ein nosologischer Begriff (dazu wissen wir zu wenig), sondern eine **Syndrom-Verlaufs-Einheit**. Psychotische Störungen können durch die verschiedensten körperlichen Ursachen (Intoxikation, Trauma, Hirntumor, Infektion) hervorgerufen werden. Ihre Merkmale sind dann phänomenologisch mit Symptomen verbunden, die wir den grob-organischen Störungen zurechnen. Beispiele dafür sind das Delir und der Rausch. Daneben gibt es psychotische Syndrome, die nicht mit grob-organischen Veränderungen einhergehen und bei denen die typischen grob-organischen Ausfälle nicht nachzuweisen sind. Diese Psychosen wurden von der klassischen Psychopathologie als endogen bezeichnet.

Mit dem Terminus „endogen" sollte ursprünglich eine individuelle Anlage zur Geisteskrankheit bezeichnet werden (*Moebius* 1893), später wurde der Begriff mit „anlagebedingt" und in einer weiteren Einengung mit „somatogen" gleichgesetzt. Heute wird der Begriff nur noch (wenn überhaupt) als Sammelbezeichnung für die Gruppe der nicht grob-organischen Psychosen verwendet. Theoretisch ist denkbar, daß bei den sogenannten endogenen Psychosen nur begrenzte Systeme des ZNS (Synapsen, bestimmte Transmitter) von der Störung betroffen sind. Bei den körperlich bedingten psychopathologischen Syndromen dagegen können wir von der Annahme einer diffusen zerebralen Veränderung ausgehen, die in den meisten Fällen auch anatomisch oder histologisch nachzuweisen ist.

Die ICD (Internationale Klassifikation der Krankheiten oder Störungen – S. 136) definiert Psychosen abweichend:

Psychosen sind psychiatrische Erkrankungen, bei denen die Beeinträchtigung der psychischen Funktionen* ein so großes Ausmaß erreicht hat, daß dadurch die Einsicht und die Fähigkeit, einigen der üblichen Lebensformen zu entsprechen, oder der Realitätsbezug erheblich gestört sind. *Es handelt sich um keinen exakten oder genau definierten Begriff. Die Oligophrenien gehören nicht dazu.*

Der Begriff ist sehr viel weiter gefaßt, als die oben gegebene Definition, deshalb mußten die Autoren der ICD die hier kursiv gesetzten Sätze auch einfügen. Die in diesem Buch verwendete, an der Psychopathologie orientierte engere Fassung des Begriffs erhält man, wenn man an der mit* gekennzeichneten Stelle die Worte einfügt: „durch Wahn, Halluzinationen, Icherlebensstörungen und extreme Schwankungen der Stimmung".

Die für eine psychotische Störung typischen Symptome *Wahn, Halluzination, Icherlebensstörung* und *extreme Stimmungsschwankung* treten bei psychisch Gesunden gar nicht auf oder werden bereits im Ansatz im Kontext des Psychischen korrigierend aufgehoben.

43

7.4.3 Fehlgewohnheiten

Mit dem Begriff **Fehlgewohnheit** bezeichnen wir eine Gruppe von psychopathologischen Störungen, die *nicht grob-organisch begründet sind* und *sich nicht* durch einen Qualitätssprung mit psychotischen Symptomen vom normalen Erleben abgrenzen.

Sie haben, was vermutlich mit ihrer Entstehung zusammenhängt, einen kontinuierlichen Übergang zu den Varianten des normalen Erlebens und sind manchmal als Akzentuierung oder Zuspitzung von normalen Verhaltensweisen und Regungen aufzufassen. Aus einer anderen Sicht kann man diese Fehlgewohnheiten als **neurotische Störungen** definieren. Man muß sich dabei aber klar machen, daß der Begriff Neurose bereits Vorstellungen über die Genese der Störung impliziert, die über den Begriff der Fehlgewohnheit hinausgehen. Dies war wohl auch einer der Gründe, weshalb die ICD-10 auf den Begriff verzichtet hat (S. 137). So weit möchte ich nicht gehen. Der Begriff Neurose ist brauchbar, man muß nur seine Grenzen kennen.

Neurose nennen wir eine psychische Störung, die als überzeichnete Reaktion oder Fehlgewohnheit imponiert und vom Patienten selbst, dessen Realitätssinn nicht gestört ist, als unangebracht oder krankhaft empfunden wird. Die Symptome dieser Störung sind nicht auf grob-organische zerebrale Veränderungen zurückzuführen und sie haben auch nicht die veränderte Qualität der psychotischen Phänomene.

Die diachronische Betrachtung führte zu der Annahme, daß innerseelische Konflikte, die nicht adäquat verarbeitet werden, das Auftreten von neurotischen Störungen begünstigen. Aber die Hypothesen über die Verbindung von typischen Konflikten mit bestimmten Symptomen, die symbolhaft den Konflikt widerspiegeln, ist nicht ausreichend valide und auch nicht reliabel. Ein konfliktfreies Leben gibt es nicht, deshalb lassen sich bei jeder psychischen Störung, wenn man nur danach fragt, auch Konflikte nachweisen. Außerdem bleibt die Frage offen, ob der Konflikt, den man nachgewiesen hat, *in jedem Fall* auch als Auslöser der Störung angesehen werden kann.

! Auch neurotische Syndrome sind unspezifisch, obgleich wir sie mit einer psychoreaktiven Konstellation verbinden.

Es bleibt immer offen, welcher von den möglichen Einflüssen oder Konflikten tatsächlich zu der Störung geführt hat und welchen Anteil die Anlage und das Reaktionsvermögen des Patienten hat. Das Auftreten von neurotischen Störungen ist nicht allein durch innere oder äußere Konflikte bedingt. Neurotische Reaktionsmuster liegen in irgendeiner Weise in jedem Menschen als Folge der persönlichen Entwicklung bereit (deswegen ist er nicht krank), aber in bestimmten, individuell typischen Situationen können sie aktiviert werden (dann empfindet er sich als krank und er ist es vielleicht auch für die anderen). Auslöser sind manchmal Konflikte, aber auch grob-organische Veränderungen (bei Hirntumor, Durchblutungsstörungen, Intoxikation) oder beginnende psychotische Störungen (Schizophrenie).

Bei den neurotischen Störungen orientieren wir uns an Merkmalen, die wir als nicht grob-organisch und nicht psychotisch charakterisieren:

- *Angst,*
- *Kontaktstörung,*
- *Gehemmtheit,*
- *illusionäre Verkennung,*
- *Zwang und*
- *Phobien,*
- sowie *vegetative* und *somatische Störungen.*

Diese Symptome können auch im gesunden Leben auftreten. Jeder kennt sie und hat sich in der einen oder anderen Weise mit ihnen auseinandergesetzt. Sie sind lästig, vielleicht auch amüsant (eine Melodie, die man nicht aus dem Kopf bekommt), werden dann aber überwunden oder vergessen und verlieren sich. Gelegentlich können diese Symptome auch haften und zunehmend das Leben einengen. Dem Betroffenen ist dann das Pathologische bewußt, er leidet darunter, möchte gern anders, bemüht sich darum, aber es glückt nicht. Die vergebliche Auseinandersetzung mit dem Symptom lenkt häufig von den Entscheidungen des Lebens ab. Solche neurotischen Störungen haben einen fließenden Übergang zum Normalen, was von Laien (und nicht nur von Laien) manchmal ganz allgemein als Paradigma der psychischen Störung angesehen wird – aber bei Psychosen gibt es keinen fließenden Übergang.

Entfremdungserlebnisse (S. 69) und Vitalgefühlsstörungen (S. 70) wird man mit Einschränkungen dieser Gruppe zurechnen, obwohl sie, wenn sie das Syndrom bestimmen, auch ein Merkmal von psychotischen Störungen sein können.

7.4.4 Akut und chronisch

Die Unterscheidung akut/chronisch bezieht sich nicht auf den zeitlichen Ablauf einer psychopathologischen Störung, sondern auf typische Akzente ihres Auftretens: Intensität der Symptome, Veränderung der Persönlichkeit, Affektivität.

Akute psychopathologische Symptome sind weitgehend reversibel. Ein Übergang in chronische Störungen ist jedoch möglich. Die chronische Veränderung kann in der akuten Störung bereits vorgebildet sein, manchmal ist sie durch Interferenz mit den akuten Phänomenen überdeckt.

Mit dem Adjektiv *akut* meinen wir Auftreten und Intensität einer Störung. Mit dem Begriff *reversibel* gehen wir über das deskriptiv Faßbare hinaus und urteilen über den Verlauf, der aber in dem Augenblick, in dem sich die akute Veränderung zeigt, nicht sicher beurteilt werden kann.

7.4.5 Theorie

Anmerkung:
Diesen Abschnitt können Sie zunächst überspringen. Die darin enthaltenen Gedanken werden erst interessant, wenn Sie klinische Erfahrung haben oder Neugier Sie treibt, Ihre Ansichten zu überprüfen.

Die psychopathologischen Symptome lassen sich nicht nach einer höheren Ordnung gliedern. Die Erfahrung der klassischen Psychopathologie, die wir hier festhalten wollen, hat aber gezeigt, daß psychopathologische Symptome und Syndrome sich nach ihrer **klinischen Bedeutung** einteilen lassen. Da jeder Psychiater in dieser Weise vorgeht, werden hier zunächst die Syndrome in dieser Ordnung dargestellt, zusätzlich mit Hinweisen für das weitere Vorgehen bei der Diagnostik der psychischen Störungen.

Wir werden uns bewußt auf die **entscheidenden Syndrome** beschränken, die man mit großen Schubfächern vergleichen könnte. Diese psychopathologischen Syndrome vermitteln eine erste Orientierung. Die Diagnostik muß dann weiter gehen zur psychischen Störung oder Krankheit und zur individuellen Variante der Reaktionen des Patienten. Wenn man die Syndrome zu detailliert beschreibt (in wissenschaftlichen Publikationen wird das manchmal getan), erreicht man nur wenige Patienten, man hat die orientierende Phase der Syndrome gewissermaßen übersprungen und beschäftigt sich von vornherein mit der individuellen Veränderung oder Diagnose. Dadurch werden die differentialdiagnostischen Überlegungen ausgeblendet, die für die Beurteilung der Störung und die Planung der Therapie wichtig sind.

Die Kliniker und Psychopathologen des letzten Jahrhunderts haben eine **Ordnung der Syndrome** herausgearbeitet, die insofern beachtenswert ist, weil sie (ohne Kenntnis der anatomischen und biochemischen Grundlagen) Tatsachen vorweggenommen hat, die wir heute, wenigstens zum Teil, nachweisen können.

Wir ordnen die psychopathologischen Syndrome nach ihrer Bedeutung für das weitere diagnostische Vorgehen in
- **grob-organische Syndrome** (1) und
- **psychotische Syndrome** (2).
Eine Kombination von beiden sind die grob-organisch psychotischen Syndrome, die den grob-organischen Störungen zugerechnet werden.
Unabhängig davon gibt es
- **normale** und **neurotische Reaktionen** (3),
die mit den anderen Syndromen interferieren können.
Auf diese Unterscheidung stützte sich das triadische System der Klassifikation von psychiatrischen Diagnosen (S. 135). Eine weitere Variante ergibt sich dadurch, daß die psychischen Störungen akut oder chronisch auftreten.

Die klassische Psychopathologie sprach von „organischen Syndromen". Das sollten wir aufgeben, weil wir davon ausgehen, daß **alles Psychische und jede psychische Störung eine organische Entsprechung hat**. Aber der Unterschied zwischen den grob-organischen und den nicht organischen Syndromen ist offenkundig, wir sollten in der Psychopathologie weiter damit arbeiten. Deshalb spreche ich von grob-organischen oder hirndiffusen Störungen. Hier muß man davon ausgehen, daß ganze Abschnitte des Gehirns, einzelne Kompartimente oder Gruppen von Neuronen geschädigt oder ausgefallen sind. Der Nachweis von grob-organischen psychopathologischen Störungen ist beweisend, *das Fehlen schließt eine grob-organische zerebrale Schädigung nicht aus.*

Bei den psychotischen Störungen ist die Annahme begründet, daß eine Transmitterstörung an bestimmten Synapsen bei ihrem Auftreten eine Rolle spielt. Die Wirkung der Neuropsychopharmaka, so weit sie bekannt ist, könnte für diese Hypothese sprechen. Eindeutig ist der Unterschied zwischen beiden Syndromgruppen, auch wenn es Störungen gibt (im Alter, bei Hirntraumen, nach Hirnoperationen), in denen beide Störungen gemeinsam auftreten, die wir demnach grob-organisch-psychotisch nennen müßten. Hier ist also denkbar, daß neben dem Ausfall von Neuronen auch eine größere Anzahl von Transmitter-Funktionen gestört ist. Diese Störungen können akut sein (nach Intoxikation, eingreifenden Operationen mit extrakorporalem Kreislauf), sie sind aber häufig chronisch (seniler Abbau, Demenz), dann häufig verbunden mit intermittierenden akuten Verschlechterungen des Zustands.

Bei den neurotischen Störungen (wir wollen den alten Begriff hier stehen lassen) drängt sich der Eindruck auf, daß es sich überwiegend um eine fehlerhafte *Bahnung* von psychischen Reaktionen handelt.

Bahnung ist die zeitliche oder dauernde Steigerung der Erregbarkeit einer Gruppe von Neuronen oder der sie verbindenden Synapsen, durch die bestimmte Reflexabläufe gefördert werden. Denkbar ist, daß die Erregungsleitung in Synapsen durch eine Verbesserung der Summation von erregenden Impulsen begünstigt wird. Das Ausmaß der Bahnung ist variabel. Gesichert ist, daß nach der *Hebbschen Regel* (Hebb 1949) durch Wiederholung eines bestimmten Reizes die Bahnung gefördert wird, so daß spätere Reize, die eigentlich eine andere (vielleicht die entgegengesetzte) Reaktion auslösen würden, doch noch zur Verstärkung des wiederholt provozierten Reflexes dienen. Diese Beobachtung könnte sich mit dem klinischen Befund decken, daß ein Zwangsimpuls nicht durch Widerstreben und Auflehnung, sondern allein durch praktisches Handeln (mit neuer Bahnung) überwunden werden kann.

Diesem hypothetischen Ansatz zufolge würden den psychopathologisch unterscheidbaren Syndromen (grob-organisch, psychotisch, neurotisch) auch unterschiedliche zerebrale Strukturen entsprechen, was erklären würde, weshalb die verschiedenen Syndrome sich mischen und der Patient auch in der Lage ist, psychotische von neurotischen Syndromen zu unterscheiden. Man muß ihn nur danach fragen.

Die Theorie ist wie jedes theoretische Konstrukt zu falsifizieren. Mit ihr läßt sich aber die Kombination und Interferenz zwischen verschiedenen psychopathologischen Phänomenen begründen. Es gibt viele hirnorganisch geschädigte Patienten, die in irgend einer Weise neurotisch oder hysterisch reagieren. Und nicht selten erlebt man bei medikamentös anbehandelten Schizophrenen, daß sie überschießend depressiv reagieren oder anklammernd in kindlich-neurotischer Attitüde Hilfe suchen.

Theorie ist Überbau. Mir scheinen die hier vorgelegten theoretischen Überlegungen plausibel (gegenwärtig, bei meinem Stand des Wissens), andere Kollegen werden sich vielleicht anders entscheiden. Aber ich denke, daß man sich in einem anschließenden Diskurs auf eine allgemein gültige Ansicht einigen könnte. Theorien sind Instrumente, man muß bereit sein, sie zu verändern, wegzulegen, zu ersetzen. Sie dürfen nicht zur Ideologie gerinnen. Sobald man gezwungen ist, durch Zusatzhypothesen und ergänzende Annahmen (ptolemäische Schleifen, (S. 112) eine Theorie den empirischen Fakten anzupassen, sollte man nach anderen theoretischen Ansätzen suchen.

8   Grob-organische Symptome

Fragen:
Welche Merkmale verbinden Sie mit Syndromen, denen eine grob-organische oder hirndiffuse Störung zu Grunde liegt? Was bedeutet grob-organisch? Vergegenwärtigen Sie sich das triadische System der Psychopathologie.

Kennzeichnend für grob-organische Störungen sind Veränderungen des Bewußtseins, von denen wir aus Erfahrung wissen, daß sie durch grobe Schädigungen des Gehirns verursacht werden können. Wir rechnen dazu
- *Bewußtseinstrübung, Koma,*
- *Bewußtseinseinengung,*
- *Desorientiertheit,*
- *formale Denkstörungen,*
        Verwirrtheit – Denkhemmung – Haften – Perseveration – Umständlichkeit – Inkohärenz,
- *Reizbarkeit,*
- *Konzentrationsstörung,*
- *Störung der mnestischen Funktionen,*
        Störung der Merkfähigkeit und des Gedächtnisses – Konfabulation – Amnesie,
- *Störung der Affektivität*
        Affektinkontinenz – Affektlabilität – Affektstarrheit – Euphorie/Dysphorie – Apathie.

8.1   Bewußtseinstrübung

Als Bewußtseinstrübung bezeichnen wir eine gleichsinnige Minderung aller psychischen Funktionen, die graduell über verschiedene Stadien bis zum vollständigen Bewußtseinsverlust fortschreiten kann. Die Störung reicht von der
- *Benommenheit* (Schwerbesinnlichkeit und Schwerfälligkeit, die durch Reize vorübergehend zu durchbrechen sind) über
- *Somnolenz* (zusätzlich Schläfrigkeit, aus der man die Patienten wecken kann, obgleich sie benommen bleiben) und
- *Sopor* (bei dem Wecken nur mit stärkeren Reizen möglich ist) bis zum
- *Präkoma* (der Patient ist nicht weckbar, einzelne Sehnenreflexe sind erloschen, die zentralen Reflexe jedoch erhalten) und
- *Koma* (Erlöschen aller Reflexe).
Vorkommen:
bei schwerer zerebraler Schädigung aus den verschiedensten Ursachen (Trauma, Intoxikation, Ischämie).

8.2   Bewußtseinseinengung

Unter diesem Begriff versteht man eine Einengung des Bewußtseins auf einzelne Vorstellungen oder Handlungsschablonen, eventuell mit gleichzeitiger Abkehr von der Wahrnehmung der Außenwelt.
Vorkommen:
bei zerebraler Schädigung, Epilepsie, sowie bei Dämmerzuständen, die aber auch *psychoreaktiv* ausgelöst werden können.
Eine isolierte Bewußtseinseinengung tritt unter normalen Bedingungen bei hoher Konzentration auf, sowie in der Meditation, in Hypnose oder bei den Übungen des autogenen Trainings.
Davon zu unterscheiden ist die Einengung des Denkens bei einer sonst unveränderten Bewußtseinslage auf bestimmte, fast immer von negativen Emotionen besetzte Themen (Grübeln).

8.3 Desorientiertheit

Desorientiertheit ist die Beeinträchtigung oder Aufhebung der Fähigkeit, sich in Raum und Zeit und zur eigenen Person zu orientieren. Beeinträchtigt ist die zeitliche Ordnung der Erfahrung, die räumliche oder örtliche Vorstellung und gelegentlich auch das Ichbewußtsein. Nur bei hochgradiger Störung schwindet die Orientierung zur Person, meist wird auch dann noch der eigene Name richtig angegeben.
Vorkommen:
bei zerebraler Schädigung (Intoxikation, Korsakow-Syndrom, Demenz).

8.4 Formale Denkstörungen

Bei den formalen Denkstörungen ist der *Ablauf* des Denkens gestört und nicht der Inhalt. Wenn Inhalte betroffen sind, dann ergibt sich das nur indirekt aus dem Verlust des Zusammenhangs oder der sprachlichen Ordnung. Typisch für grob-organische zerebrale Veränderungen sind alogische und formale Denkstörungen. Wir unterscheiden
- *Verwirrtheit,*
- *Denkhemmung, Haften, Perseveration,*
- *Umständlichkeit und*
- *Inkohärenz.*
Zerfahrenheit, Begriffszerfall und Ideenflucht kommen hauptsächlich bei psychotischen Syndromen vor und werden dort besprochen.

8.4.1 Verwirrtheit

Verwirrtheit oder Inkohärenz des Denkens bezeichnet eine Bewußtseinsstörung, bei der die Ordnung der einzelnen Bewußtseinsinhalte und der Bezug zwischen ihnen aufgehoben ist, was sich im Verhalten und in der Sprache sowie im Verlust der Selbstbestimmung der Kranken äußert. Bei einer intensiven Störung sind die Patienten desorientiert und hilflos. Sie können nicht über sich selbst verfügen. Gelegentlich scheint die Störung mit einem Traumerleben verbunden zu sein.
Vorkommen:
zerebrale Schädigung, Durchblutungsstörung, Intoxikation, somatische Psychose.

Von einigen Autoren wird die Zerfahrenheit der Schizophrenie und das inkohärente Denken den symptomatischen Psychosen zugerechnet, andere fassen die Begriffe als Synonyme auf (*Scharfetter* 1985).

8.4.2 Denkhemmung

Die Denkhemmung zeigt sich in einer Verlangsamung des Denkablaufs und in einer Verarmung an Einfällen. Das Denken bleibt auf ein Thema oder einen Ausdruck beschränkt. Den Patienten wird die Störung häufig bewußt und sie leiden darunter.
Vorkommen:
bei Erschöpfung, Unsicherheit oder als Merkmal eines depressiven Syndroms,
aber auch bei diffuser zerebraler Schädigung.

8.4.3 Haften

Beim Haften ist die Umstellung auf neue Denkziele gestört. Die Patienten „kleben" an einem Gedanken, können ihn nicht aufgeben. Die Anomalie wird von den Betroffenen selbst nicht wahrgenommen. Der Begriff hat eine Beziehung zu dem der Perseveration, setzt aber einen anderen Akzent.
Vorkommen:
bei epileptischer oder hirnorganischer Wesensänderung.

8.4.4 Perseveration

Perseveration bezeichnet die Wiederholung von Wörtern oder einem Gedanken, gelegentlich auch einer Bewegung. Das Denken ist verlangsamt, schwerfällig, eingeengt. Im Gegensatz zum Haften, bei dem ein Gedanke festgehalten und in den verschiedensten Varianten ausführlich umschritten wird, kommt es hier zu einer Wiederholung der gleichen Formulierung.
Vorkommen:
bei zerebraler Schädigung, Wesensänderung, Abbau.

8.4.5 Umständlichkeit

Der umständliche Patient verweilt bei Nebensächlichkeiten, die das eigentliche Denkziel, das nicht aufgegeben wird, überlagern.
Vorkommen:
in leichter Form als Persönlichkeitsvariante,
auch passager bei Ermüdung;
als chronische Veränderung bei zerebraler Schädigung, Wesensänderung und Demenz.

8.4.6 Inkohärenz

Kennzeichen der Inkohärenz ist verworrenes und unzusammenhängendes Denken bei gleichzeitiger *Bewußtseinstrübung.*
Der Begriff setzt einen anderen Akzent als Verwirrtheit, weil bei ihm die Denkstörung im Vordergrund steht.
Die Störung läßt sich von der Zerfahrenheit abgrenzen, die bei *klarem Bewußtsein* auftritt und als schizophrenes Merkmal gilt.
Vorkommen:
bei grob-organischen Störungen.

8.5   Reizbarkeit

Als Reizbarkeit bezeichnen wir eine übersteigerte Reizbeantwortung, die meist starraggressiv abläuft und sich an einzelnen Themen oder bestimmten Situationen entzündet. Der Anlaß ist nicht oder nur unvollständig nachzuvollziehen. Die besondere Erregbarkeit steht im Gegensatz zum Verhalten des Patienten *vor* der Erkrankung, im anderen Fall wäre es eine Persönlichkeitsvariante.
Vorkommen:
zerebrale Schädigung (Durchblutungsstörung, Intoxikation),
beginnende degenerative Hirnprozesse wie Alzheimersche Erkrankung oder M. Pick.

8.6   Konzentrationsstörung

Konzentration bezeichnet die Hinlenkung der Aufmerksamkeit auf einzelne Gedanken, Vorstellungen, Handlungen. Es ist eigentlich ein passiver Vorgang des Sich-Überlassens und der Hingabe an das vorgegebene Thema. Bei dem Versuch, sich mit Willensanstrengung zu konzentrieren, wird häufig nur die angestrengte Bemühung, Nebengedanken wegzudrängen, im Bewußtsein festgehalten und die störenden Gedanken bleiben.

Beispiel:
Ein Student, der bei der Prüfungsvorbereitung ein Lehrbuch durcharbeitet und dabei ungeduldig die Seiten zählt (die er gelesen hat oder noch lesen muß), wird häufig den Inhalt des Buches nicht behalten, obwohl er ihn doch behalten wollte. Wenn er daraufhin, entmutigt, das Buch weglegt und einen Krimi liest, kann er dem komplizierten Ablauf folgen und die Geschichte am nächsten Tag seiner Freundin erzählen.

Die Konzentration wächst mit dem Interesse am Gegenstand. Bei Ablenkung sollte man nicht ärgerlich von der ablenkenden Vorstellung wegstreben, sondern zu der Aufgabe *hinstreben*, dann verblassen die störenden Gedanken von selbst.

Konzentrationsschwäche ist eine störende Ablenkbarkeit durch äußere Reize oder Gedanken, die mit der Zielvorstellung nicht übereinstimmen.
Vorkommen:
Länger dauernd als erster Hinweis auf eine zerebrale Schädigung (zerebrale Leistungs-minderung).
Passager bei Ermüdung und Erschöpfung, aber auch als Ausdruck einer neurotischen Fehlhaltung (Neurasthenie).
Bei manischen Zuständen kann als Folge einer Ideenflucht der Eindruck einer Konzentrationsschwäche entstehen.
Desgleichen kann die bei akuter Schizophrenie auftretende Ablenkung durch Halluzinationen eine Störung der Konzentration vortäuschen.
Konzentrationsschwäche kann aber auch im Vorfeld einer schizophrenen Störung als Prodrom auftreten, sie gehört zu den typischen Basissymptomen der Schizophrenie (S. 221).

8.7 Störung der mnestischen Funktionen

Die mnestischen Funktionen umfassen Erinnern und Gedächtnis. Die mnestischen Funktionen ermöglichen das Behalten (Merken) und das Wiedervergegenwärtigen (Erinnern, Ekphorieren) von früheren Erfahrungen.

Erinnerung bezeichnet sowohl den Gedächtnisinhalt als auch dessen Aktivierung. Die Reproduktion von Gedächtnisinhalten (das Ekphorieren von Engrammen) erfolgt unter der Gewißheit, daß es sich um schon einmal Erlebtes handelt. Inzwischen wurde nachgewiesen, daß die Gedächtnisinhalte beim Vorgang des Erinnerns durch gleichzeitige Aktivierung von Neuronenverbänden aus den verschiedensten Hirnregionen zusammengesetzt werden. Es gibt kein komplettes Erinnerungsbild, das im Ganzen gespeichert würde. Durch diese *Rekonstruktion* ist eine unbeabsichtigte Verfälschung des Erinnerten durch äußere Einflüsse, Vorurteile oder spätere Erfahrungen nicht nur verständlich, sondern auch naheliegend. Das Erinnern kann absichtlich und unbeabsichtigt ausgelöst werden. Die Vorstellungen, die wir erinnern, liegen nicht unverändert im Unbewußten wie fotografische Platten in einem Archiv. Das Aktivieren von früher Erlebtem oder von „unbewußten Bildern" (durch Hypnose, freie Assoziationen) hängt immer auch von der Einstellung und Erwartung des Untersuchers ab, deshalb sollte man bei der Beurteilung von erinnerten oder „verdrängten" Erlebnissen zurückhaltend sein.

Die Begriffe Gedächtnis und Erinnern überschneiden sich. **Gedächtnis** ist Merkfähigkeit plus Erinnerungsfähigkeit. Auf Grund der neurobiologischen Untersuchungen in den letzten 20 Jahren haben wir Anlaß, verschiedene *Gedächtnissysteme* von wechselnder Struktur und Funktion anzunehmen.

Das **Arbeitsgedächtnis** (Kurzzeitgedächtnis, working memory) besteht aus Strukturen, die für sehr kurze Zeit Informationen zwischenspeichern und für eine Modifikation des Verhaltens bereit halten. Bis etwa eine Stunde nach der Aufnahme des Wahrgenommenen sind die Inhalte labil und leicht löschbar (durch neue Eindrücke, Ablenkung, Streß), was über diese kritische Phase hinaus festgehalten wird, ist für lange Zeit stabil, eventuell ein Leben lang.

Wenn man die unterschiedlichen mnestischen Funktionen berücksichtigt, lassen sich vier weitere Gedächtnissysteme gegeneinander abgrenzen, die jedes für sich gestört sein können.

Für diese verschiedenen Systeme werden andere Formen der Lokalisation und Speicherung angenommen. Man unterscheidet das *episodische* und das *semantische Gedächtnis*, die als explizites (deklaratives) Gedächtnis zusammengefaßt werden, sowie das *prozedurale Gedächtnis* und das *Priming*, die das implizite (nicht deklarative) Gedächtnis bilden.

Das **episodische Gedächtnis** umfaßt biographische Ereignisse, Episoden und Situationen, während das **semantische Gedächtnis** sich auf Sprachen, Begriffe, allgemeines Wissen und generelle Zusammenhänge bezieht. In beiden Fällen werden uns die Gedächtnisinhalte sprachlich bewußt.

Das **prozedurale Gedächtnis** speichert motorische Fertigkeiten und Handlungsabläufe. Die mit dem Begriff **Priming** bezeichnete Funktion ermöglicht den Vergleich von ähnlichen, eventuell auch unvollständigen Mustern oder früher erlebten Situationen. Die Inhalte des impliziten Gedächtnisses lassen sich zwar sprachlich umschreiben, sie sind aber nicht sprachlich (der Bewegungsablauf beim Schwimmen, die undeutliche Form eines Gesichts).

Das Gedächtnis verhilft auch zu einer Zeitempfindung. Gedächtnis korreliert nicht immer mit der Intelligenz, bei angeborenem oder früh erworbenem Schwachsinn werden gelegentlich besondere partielle Gedächtnisleistungen beobachtet.

Die Schädigung des Gedächtnisses ist meist nicht global, sondern sie betrifft die einzelnen Gedächtnissysteme.

8.7.1 Störung der Merkfähigkeit

Die Störung der Merkfähigkeit äußert sich in einer herabgesetzten oder aufgehobenen Engrammbildung. Betroffen sind vorwiegend kurze Zeit zurückliegende Ereignisse, während weiter zurückliegende erinnert werden. Im auffälligen Gegensatz zum Ausfall des Kurzzeitgedächtnisses ist das Langzeitgedächtnis häufig noch sehr gut erhalten.
Vorkommen:
bei chronischer zerebraler Schädigung.

8.7.2 Konfabulation

Als Konfabulation oder Pseudoerinnerung bezeichnen wir es, wenn Erinnerungslücken durch phantasierte Vorgänge ausgefüllt werden, die in einem gewissen logischen Zusammenhang zu den fehlenden Erinnerungen stehen. Wenn man die Frage kurz darauf wiederholt, werden andere Details konfabuliert, weil die vorher gegebene Antwort nicht mehr erinnert wird.
Vorkommen:
bei zerebraler Schädigung, Alzheimer-Krankheit, Korsakow-Syndrom.

Beispiel:
Eine liebenswürdige alte Dame mit einem Alzheimer-Syndrom, zählt bei der Frage, was sie eine Stunde vorher zum Mittag erhielt, ein ganzes Menu auf mit Suppe, Braten, Nachtisch. An diesem Tag hatte es aber nur Eintopf gegeben. Man ist beeindruckt über die lebendige Schilderung ihrer Unternehmungen am Vormittag, sie war aber nicht unterwegs, sondern hatte sich in der Beschäftigungstherapie mit einer Handarbeit beschäftigt, mit der sie nicht zu Rande kam.

Ungenaue Erinnerung, die nicht ergänzt oder verfälscht wird, findet man bei Ermüdung, Erschöpfung, aber auch
bei Intoxikation oder
beginnender zerebraler Schädigung (Hirnleistungsschwäche).

8.7.3 Amnesie

Amnesie ist eine zeitlich und inhaltlich begrenzte Gedächtnislücke. Entweder geht das Bewußtsein für frühere Ereignisse verloren (retrograde Amnesie, Störung des Altgedächtnisses) oder es können die neuen Ereignisse nicht mehr gespeichert werden (anterograde Amnesie).

Vorkommen:
beide Formen treten als Folge einer zerebralen Schädigung auf,
eine retrograde Amnesie kann aber auch psychoreaktiv ausgelöst werden, dann finden sich meist noch andere Merkmale einer neurotischen Störung (Vorgeschichte!).

8.8 Störungen der Affektivität

Affekt ist eine kurzfristige intensive Gemütsbewegung mit körperlichen (vegetativen) Begleiterscheinungen, eventuell mit Einengung des Bewußtseins und Verlust der Kontrolle (Freude, Wut, Begeisterung, Schreck). Es gibt eine Überschneidung mit den Begriffen *Affektivität, Emotion, Gefühl, Stimmung.*

Affektivität wird verwendet als zusammenfassender Begriff für Affekte, Stimmungen, Emotionen und die Gefühle von Lust und Unlust *(E.Bleuler)*. Die Affektivität bestimmt Richtung, Kraft und Einheitlichkeit des Handelns. Sie prägt die persönliche Reaktionsweise, den Charakter.

Emotion wird als Synonym für Gefühl oder Gefühlsinhalt verwendet. **Emotionalität** ist etwa gleichbedeutend mit Affektivität. Affekte haben einen Bezug zu äußeren Reizen, Emotionen vebinden wir mit der Gestimmtheit.

8.8.1 Affektinkontinenz

Affektinkontinenz bezeichnet die verringerte Steuerungsfähigkeit der Gefühlsäußerungen. Sie ist erkennbar an der übermäßig leichten Auslösung von starken affektiven Reaktionen, was den Betroffenen bei beginnender Störung (vgl. Affektlabilität) häufig peinlich ist. Später wird die Störung ohne Reaktion hingenommen. Die Provokation von schmerzlichen oder sentimental getönten Erinnerungen oder Vorstellungen ruft heftiges Weinen hervor, das aber durch Ablenkung oder einen Scherz ebenso schnell in ein Lachen verwandelt werden kann.

Vorkommen:
bei zerebraler Schädigung oder Abbau (relativ früh nachweisbar).

8.8.2 Affektlabilität

Unter Affektlabilität verstehen wir den schnellen, meist durch geringfügige Reize auslösbaren Wechsel der Grundstimmung und das ungebremste Eingehen auf Affekte, die im Gespräch angeboten oder durch die Situation provoziert werden.
Im Gegensatz zur Affektinkontinenz wird die Schwankung dem Betroffenen bewußt, aber sie wird hingenommen und häufig gar nicht als krankhaft oder beschämend erlebt.

Vorkommen:
bei Kindern und Heranwachsenden als normales Entwicklungsstadium, bevor eine Differenzierung der Affektivität einsetzt;
persönlichkeitsgebunden bei Erwachsenen, die bei bestimmten Situationen, denen sie sich passiv hingeben können (Seifenopern im Fernsehen), Tränen in den Augen haben und das eventuell genierlich finden;
aber auch bei Beginn einer zerebralen Schädigung (hier Überschneidung mit dem Begriff der Affektinkontinenz).

8.8.3 Affektstarrheit

Als Affektstarrheit bezeichnen wir die Minderung oder den Verlust der affektiven Modulationsfähigkeit, bei der die Grundstimmung (reizbar, depressiv, dysphorisch, gehoben) ungeachtet des Wechsels der äußeren Einflüsse über längere Zeit festgehalten wird.
Vorkommen:
bei zerebraler Veränderung oder Altersabbau (relativ früh).

8.8.4 Euphorie

Euphorie bezeichnet eine flach-heitere Stimmung mit subjektiv empfundenem Wohlbehagen, das nach objektivem Urteil unbegründet ist und zur Situation des Patienten keinen Bezug hat. Der Zustand ist häufig auch mit einer Enthemmung und einer unkritischen Einstellung gegenüber der Zukunft verbunden.
Vorkommen:
typisches Merkmal eines manischen Syndroms, gelegentlich auch bei akuter schizophrener Störung;
in Kombination mit grob-organischen Zeichen als Hinweis auf eine zerebrale Schädigung:
Intoxikation (Opioide), Stirnhirnläsion, zerebraler Abbau, präsenile Demenz, progressive Paralyse.

8.8.5 Dysphorie

Der Begriff beschreibt eine gedrückte Stimmung und reizbare Verstimmtheit, die gelegentlich mit Reizbarkeit oder Antriebsminderung verbunden ist, jedoch im Gegensatz zur depressiven Verstimmung durch entsprechende Außenreize zeitweilig aufgehoben oder verstärkt werden kann. Die Zukunft wird pessimistisch gesehen.
Vorkommen:
zusammen mit Leistungsabfall manchmal als erstes Zeichen bei grob-organischer Schädigung oder organisch begründeter depressiver Verstimmung, insbesondere bei chronischer Intoxikation (Schlafmittel, Alkohol, Kokainentzug);
bei Kombination mit einem manischen Syndrom (reizbare Manie, dysphorisch-reizbare Nachschwankung) sollte man eine zerebrale Schädigung oder eine Schizophrenie ausschließen.
Die Störung tritt auch als Persönlichkeitsvariante auf. Sie findet sich gelegentlich bei Jugendlichen (Null-Bock-Einstellung) als Durchgangsstadium der Entwicklung, man sollte aber auch prüfen, ob Drogenkonsum dabei eine Rolle spielt.

Im Englischen bedeutet „dysphoria" Unbehagen oder Unsicherheit und mangelndes Selbstwertgefühl (Vorsicht bei Übersetzungen!).

8.8.6 Apathie

Apathie ist eine bei Bewußtseinsklarheit auftretende Gleichgültigkeit und Teilnahmslosigkeit an äußeren Ereignissen, die den Patienten eigentlich berühren müßten. Der Zustand wird später erinnert. Der Begriff wird speziell im Kontext mit körperlich begründeten Störungen verwendet. Das Syndrom tritt ebenfalls bei psychotischen Störungen auf und wird dort als „Antriebsminderung" beschrieben (S. 62). Es ist zu unterscheiden von dem Gefühl der Gefühllosigkeit (S. 80).
Vorkommen:
bei Erschöpfung, depressiver Verstimmung;
oder als Reaktion auf erschütternde Ereignisse (Schreck, Gefahr, Unfall);
aber auch bei Intoxikation, Stirnhirnschädigung (Hirntumor).

9 Psychotische Symptome

Fragen:
Erinnern Sie sich an die Definition des Begriffs Psychose. Welche psychotischen Störungen kennen Sie? Kennen Sie Patienten mit psychotischen Störungen?

Unter psychotischen Symptomen verstehen wir psychopathologische Merkmale, die durch Verfälschung und Dissoziation des Wahrgenommenen zu einem Fehlurteil über die Wirklichkeit führen. Die Patienten selbst empfinden häufig das Auftreten von psychotischen Symptomen als einen Bruch und eine bedrohliche Veränderung in ihrem Erleben, vielleicht gerade deshalb neigen sie zunächst zum Dissimulieren. Wenn die Störung länger dauert, vielleicht über Jahre, kommt es zu einer Gewöhnung, häufig verbunden mit einer affektiven Stumpfheit. Die psychotischen Merkmale treten meist bei klarem Bewußtsein auf, sie können aber auch mit grob-organischen Veränderungen verbunden sein, was beweist, daß auch diese Störungen unspezifisch sind.

Zu den typischen psychotischen Symptomen rechnen wir
- *Wahn* in allen seinen Formen,
- *Halluzinationen,*
- *Icherlebensstörungen,*
- *psychotische Verhaltensstörungen* und
- *psychotische Veränderungen des Antriebs.*

9.1 Wahn

Wahn ist eine Störung des Erlebens der Wirklichkeit. Wahn teilt sich in Urteilen mit und wird zu den inhaltlichen Denkstörungen gerechnet. Wahn äußert sich im Denken, ist aber nicht als eine Störung des Denkvorgangs aufzufassen, denn das Vermögen, zu denken und zu urteilen, bleibt erhalten, es geht nur von falschen Prämissen aus (die der Patient nicht korrigieren kann) und wird dem Wahn dienstbar gemacht.

Inhaltliche Denkstörungen von eindeutig psychotischem Charakter sind Wahnideen und wahnartige Ideen, als nicht psychotische inhaltliche Denkstörungen gelten überwertige Ideen und Zwangsideen (S. 67).

9.1.1 Wahneinfall

Als **Wahneinfall** oder **Wahnidee** (Wahngedanke) bezeichnet man plötzlich und mit unmittelbarer Evidenz auftretende Überzeugungen, die mit subjektiver Gewißheit gegen alle Argumente festgehalten werden, obwohl sie im Widerspruch zur Wirklichkeit und zur Erfahrung der Mitmenschen stehen und auch der eigenen Erfahrung des Patienten vor der Erkrankung widersprechen.

Beispiele:
Die Überzeugung, bei der Geburt vertauscht worden zu sein und eigentlich von Kleopatra abzustammen. / Andere Menschen sind Roboter und werden von Außerirdischen programmiert. / Die Gewißheit, für ein bestimmtes Ereignis verantwortlich zu sein (eine Überschwemmung in Argentinien, über die in der Zeitung berichtet wurde).

9.1.2 Wahnwahrnehmung

Bei der **Wahnwahrnehmung** ist eine inhaltlich korrekte Wahrnehmung mit einer abnormen Bedeutung verbunden. Die Bedeutung tritt mit der Wahrnehmung auf und wird unmittelbar erlebt (es wird nichts gedeutet oder interpretiert), sie stellt das Wahrgenommene in eine besondere Beziehung zum Patienten, zur Menschheit oder zum

Kosmos. Bei der Beschäftigung mit dieser Störung sollte man sich klar machen, daß alles Wahrgenommene für uns eine Bedeutung hat: Ein Apfel ist eine Frucht, etwas zum Essen oder erinnert an den Baum der Erkenntnis – wir werden uns dessen gar nicht bewußt. Wahnbedeutungen erlebt der Patient nicht anders (der Apfel ist rot, d.h. der Patient ist Kommunist, oder er soll geerntet werden). Der Wahnkranke stellt seine Meinung gar nicht in Frage, er weiß es einfach.

Beispiele:
Ich sah den gelben Hund vor dem Haus und da wußte ich, daß der Weltuntergang festgelegt ist. / Siehst du den Kondensstreifen am Himmel, das ist der Finger Gottes, der uns erscheint, während ich dir das sage. / Da standen zwei Frauen im Gespräch, die eine hob die Hand, sie wollte mich vor dem Geheimdienst der Außerirdischen warnen.

9.1.3 Wahnstimmung

Eine **Wahnstimmung** als Gefühl des Unheimlichen und einer unfaßbaren, bedrohlichen Veränderung der Welt kann dem Wahn vorausgehen oder den Ausbruch der Störung begleiten. Wahn ist aber nicht aus einer Störung der Affektivität ableitbar.

Beispiel:
Ein Patient berichtet: Mit einem Mal war alles verändert, ich wußte nicht, was das war, aber es war deutlich und es hat mich erschreckt. Mein Leben war nicht mehr wie früher. Da war irgend etwas anders und es war gegen mich gerichtet, so viel war sicher, doch ich konnte es nicht fassen. Ich war dem ausgeliefert und ich war allein und ich wartete darauf, daß etwas geschehen würde. Irgend etwas würde sogleich geschehen. Es war unheimlich, wirklich, so etwas war mir noch nie passiert.

Wahnhaft oder **wahnähnlich** nennen wir eine dem Inhalt nach verständliche, aber durch affektive Störung (Manie, Depression) ins Irreale übersteigerte Idee.

Überwertige Idee ist dagegen ein von Affekten belegter Gedankengang, der alles Denken und Handeln richtunggebend beeinflußt. Solche Ideen sind zwar pathologisch, speziell in ihren Auswirkungen für den Betroffenen und seine Umgebung, sie sind aber nicht psychotisch. Überwertige Ideen in Ansätzen findet man bei jedem Menschen. Manche Menschen sind allerdings in der Lage, ihre überwertigen Ideen auszugestalten. Politiker mit überwertigen Ideen können Völker ins Verderben führen.

Da das bloße Aufzählen von Symptomen ermüdet und das Beschriebene nicht haften bleibt, lassen wir hier wieder die Patienten sprechen. Vertraut wird man mit diesen neuen Begriffen erst im Umgang mit vielen Patienten und bei dem Versuch, sich über die Symptome klar zu werden.

Beispiele:
Ein Patient berichtet verängstigt, daß er verfolgt wird, er weiß nicht, warum. Er sagt: „Die wollen mir was anhängen, die wollen mich vernichten, das ist wie eine Treibjagd. Das ist die Mafia, ich weiß gar nicht, wie die auf mich kommen, aber sie sind hinter mir her. Gestern, im Schwimmbad, da waren zwei Frauen neben mir, die schauten immer zu mir her, die waren beauftragt, mich zu kontrollieren. Das war nicht das erste Mal…"

Die junge Frau, die mit einem Messer einen Politiker am Hals verletzte, tat dies, weil sie überzeugt war, daß unter den Rollbahnen einiger Flugplätze in Deutschland die Menschen zu Robotern umfunktioniert werden. Darauf wollte sie durch ihre Tat aufmerksam machen, damit sie endlich gehört wird und die Politiker Konsequenzen ziehen. Sie hatte die Neuroleptika weggelassen. Das beunruhigte die Angehörigen. Da sie aber keine Beweise für eine Gefährdung vorbringen konnten, wurde die gerichtliche Unterbringung in einer psychiatrischen Klinik abgelehnt.

Die diagnostische Bedeutung des Wahns werden wir bei den psychopathologischen Syndromen darlegen (Kapitel 11). Hier sei aber schon darauf hingewiesen, daß Wahn nicht allein bei schizophrenen Störungen vorkommt. Es gibt einen typischen depressiven Wahn (bei älteren Patienten) und auch grob-organisch psychotische Störungen gehen sehr häufig mit Wahnideen oder Wahnwahrnehmungen einher. Daneben gibt es spezielle Formen des Wahns, die in keine der Kategorien einzuordnen sind (Eifersuchtswahn).

9.2 Halluzinationen

Halluzination ist eine Sinnestäuschung, bei der Wahrnehmungen ohne den entsprechenden Sinnesreiz auftreten.

Alles Wahrgenommene kann Inhalt von Halluzinationen sein. Man unterscheidet
- *akustische* Halluzinationen (Stimmen, Geräusche),
- *optische* Halluzinationen (Figuren, Farben, szenische Abläufe, kleine Tiere),
- *olfaktorische* Halluzinationen (schlechter Geruch, Gas),
- *taktile* Halluzinationen (Berührung, Parasiten in der Haut),
- *coenästhetische* Halluzinationen (unbestimmte körperliche Mißempfindungen).
Gelegentlich treten Halluzinationen gleichzeitig in mehreren Sinnesgebiete auf.

Beispiel:
Man sieht und hört einen Menschen, spürt seine Berührung auf der Haut, fühlt die Wärme seines Körpers.

Halluzinationen variieren in Bezug auf Intensität, Deutlichkeit und Objektivitätscharakter des Erlebens. Diese Qualitäten können im Verlauf der Erkrankung wechseln, auch unter dem Einfluß von Psychopharmaka. Parallel dazu verändert sich das Realitätsurteil des Patienten.

9.2.1 Pseudohalluzinationen

Pseudohalluzinationen sind Sinnestäuschungen, bei denen den Betroffenen bewußt bleibt, daß es sich um etwas Fiktives handelt. Sie treten bei Intoxikation (Drogen) oder im Einschlafen auf, gelegentlich auch bei älteren Menschen mit visueller Beeinträchtigung (Charles-Bonnet-Syndrom). Ähnliche Zustände können in der Hypnose, im autogenen Training oder in der Meditation ausgelöst werden.

9.2.2 Akoasmen

Akoasmen sind akustische Halluzinationen von Lärm, Geräuschen, Reiben, Klopfen, Knallen.

Beispiel:
Ein Patient im Alkoholdelir hört furchtbaren Lärm, Kanonenschüsse, es ist unerträglich. Draußen laufen Leute, die sind auf der Flucht, er muß Deckung nehmen. Seine Frau ruft: Du dreckiger Lümmel. Und dann sind da auf einmal viele kleine Tiere, Kakerlaken, ekelhaft, er muß schreien (Akoasmen, akustische und optische Halluzinationen).

9.2.3 Stimmen

Als Stimmen (Phoneme) bezeichnet man die Halluzination von einer oder mehreren Personen, die über den Patienten reden, ihm Befehle geben, sein Verhalten oder seine Gedanken kontrollieren, meist banal, dümmlich, aber auch eindringlich, drängend, fordernd, flüsternd oder überlaut klar. Die Stimmen werden manchmal außerhalb des

Ohres in einem Arm oder im Bauch lokalisiert. Stimmen in Rede und Gegenrede, kommentierende Stimmen und imperative Stimmen gehören zu den *Symptomen ersten Ranges*, mit denen die Diagnose einer schizophrenen Störung sehr wahrscheinlich wird (S. 218).

Beispiel:
Ein schizophrener Patient hört Stimmen von einer Frau und einem Mann, er überlegt, wer das sein könnte, kommt aber nicht darauf. Es sind kurze, dumme Sätze, die gerade deshalb aufregen: Den kriegen wir – jetzt schaut er sich um – der hat keine Ahnung – doch, die hat er – wollen wir ihn laufen lassen? – der entgeht uns nicht – na warte... Die Stimmen sind im rechten Ohr lauter als im linken, jedenfalls kommt es ihm so vor.

9.2.4 Coenästhesien

Coenästhesien sind unbestimmt zu lokalisierende Empfindungen, die meist nicht zu einer bewußten Wahrnehmung führen und häufig in Relation zu Außenreizen auftreten und längere Zeit anhalten: Wohlbefinden, Unbehagen, Schwäche, Müdigkeit.
Coenästhetische Mißempfindungen sind Ausdruck einer krankhaften Störung (vgl. coenästhetische Schizophrenie, S. 242).

9.2.5 Extrakampine Halluzinationen

Bei dieser Form der Störung werden die Halluzinationen außerhalb des Sinnesfeldes erlebt. Der Patient sieht eine Person hinter sich, als ob er sie vor Augen hätte (er stellt sie sich nicht vor!).
Vorkommen:
bei akuten, unbehandelten schizophrenen Störungen (heute selten).

9.2.6 Oneiroide Halluzinationen

Der Begriff bezeichnet traumähnliche halluzinatorische Erlebnisse von szenischen Abläufen, in die der Patient einbezogen ist.
Vorkommen:
vorwiegend bei grob-organischen Störungen, Delir, Intoxikation. Für die akute Schizophrenie ist das Symptom nicht typisch.

9.2.7 Hypnagoge Halluzinationen

Halluzinatorische Erlebnisse, die beim Einschlafen auftreten, sie sind meist kurzfristig und flüchtig. Im allgemeinen wird das Fiktive bewußt, wenn man auch nicht danach handelt – also sind es eher Pseudohalluzinationen.

9.3 Icherlebensstörung

Icherlebensstörung wird erlebt als ein Verlust der Abgrenzung des Ich gegenüber dem Nicht-Ich. Es kommt zu einer Aufhebung oder Beeinträchtigung der Fähigkeit, die Funktion des Ich von äußeren Einflüssen zu unterscheiden.
Die Kranken fühlen sich von außen gelenkt oder beeinflußt oder haben den Eindruck, daß sie die Entscheidungen anderer Menschen durch ihre Gedanken beeinflussen könnten.

Anmerkung:
Im Klinik-Jargon wird häufig von Ichstörungen gesprochen. Ich vermeide das, weil der Begriff Ichstörung sehr viel allgemeiner ist und Persönlichkeitsstörungen (Labilität, mangelndes Selbstbewußtsein) mit umfaßt oder auf die Ich-Instanz der psychoanalytischen Theorie bezug nimmt.

Icherlebensstörung ist ein deskriptiver Begriff. Zu den Störungen des Icherlebens rechnen wir

- *Gedankenbeeinflussung,*
- *Gedankeneingebung,*
- *Gedankenentzug,*
- *Gedankenabreißen,*
- *Gedankenlautwerden,*
- *alle Gefühle der körperlichen und seelischen Beeinflussung,*
- *das Gefühl des Gemachten.*

9.3.1 Gedankenbeeinflussung

Gedankenbeeinflussung ist die Überzeugung, daß Ablauf und Inhalt der Gedanken von außen (durch Hypnose, Strahlen, Funk) beeinflußt und verändert würden oder daß der Patient die Gedanken anderer beeinflussen kann. Die Beeinflussung kann sich in *Gedankeneingebung* und *Gedankenentzug* äußern.

Bei der **Gedankeneingebung** ist der Patient überzeugt, daß ihm fremde Gedanken aufgezwungen werden. Er muß mitdenken, was andere denken. Häufig ist dieses Erlebnis mit Angst oder Entfremdungsgefühlen verbunden, gelegentlich auch mit dem Gefühl der Beglückung und Auserwähltheit.

Gedankenentzug bezeichnet das Empfinden der Patienten, daß ihm Gedanken entzogen oder weggenommen würden, einzeln oder in Gruppen oder in bezug auf bestimmte Themen. Manchmal wird Gedankenentzug auch als Erklärung für Gedankenabreißen oder Sperrung angegeben.

9.3.2 Gedankenabreißen

Bei **Gedankenabreißen** wird der Gedankengang mitten im Gespräch, manchmal mitten im Satz unterbrochen und der Patient hat den Eindruck, daß dies durch einen Eingriff von außen geschieht. Gelegentlich wird Gedankenentzug angegeben. Das gleiche Phänomen wird mit unterschiedlicher sprachlicher Akzentuierung als **Sperrung** beschrieben. Die Unterscheidung ergibt sich aus dem Vorgehen der klassischen Psychopathologie, die ihre Beobachtungen an unbehandelten schizophrenen Patienten machte, die selbst die Störung, bei der ihre Gedanken blockiert schienen, nicht beschreiben konnten.
Vorkommen:
Die Störung ist klassisch für die chronische Schizophrenie. Sie ist heute viel seltener als früher, vermutlich bedingt durch die frühzeitige Behandlung mit Psychopharmaka (S. 248).

Gedankenlautwerden

Gedankenlautwerden ist die wahnhafte Überzeugung, andere würden die Gedanken hören oder abfragen (Icherlebensstörung).
Manchmal *hören* die Patienten aber ihre eigenen Gedanken oder die Stimmen sprechen ihre Gedanken aus (dann würde es eine Halluzination sein).
In beiden Fällen würde man eine schizophrene Störung annehmen, obgleich es sich nicht um eine Icherlebensstörung handelt.

Davon zu unterscheiden ist die relativ häufig von älteren depressiven Patienten geäußerte Befürchtung, andere könnten ihnen ihre Schlechtigkeit ansehen und wissen, daß sie unkeusche Gedanken haben oder ein Versager sind.

9.3.3 Das Gemachte

Das **Gemachte** bezeichnet alle Gedanken, Gefühle oder vegetativen Reaktionen, die der Patient durch andere Menschen oder unbekannte Mächte als „gemacht" oder ihm gegen seinen Willen auferlegt erlebt. Der Ausdruck wurde von den Patienten geprägt. Für den Begriff gibt es keine normalpsychologische Entsprechung, er findet sich in allen Kultursprachen (französisch: on m'a fait ça).

Diagnostische Bedeutung: Alle Störungen des Icherlebens gelten als *Symptome ersten Ranges* für eine Schizophrenie (S. 218).

9.4 Psychotische Verhaltensstörungen

Zu den psychotischen Symptomen rechnet man auch bestimmte grob-auffällige Veränderungen des Verhaltens, die heute unter dem Einfluß der Psychopharmaka seltener beobachtet werden: *Maniriertheit, Mutismus, Negativismus, Befehlsautomatie*.

9.4.1 Maniriertheit

Maniriertheit ist eine Störung des Ausdrucksverhaltens, die Mimik, Gestik und alle Formen der Bewegung betrifft. Die beabsichtigten und in ihrem Endeffekt richtigen Bewegungen werden mit bizarrer Gestik und ritualisiert durchgeführt. Entsprechende Veränderungen zeigen sich auch in der Sprache (Überbetonung einzelner Silben, gespreizter Stil, ausgefallene Wortwahl) und in der Schrift (Schnörkel in den Buchstaben oder im Aufbau des Schriftbildes).
Vorkommen:
vorwiegend bei der katatonen Schizophrenie, die heute selten geworden ist (S. 239).

9.4.2 Mutismus

Mutismus bezeichnet das Verstummen des Patienten, das aber nicht aus Trotz erfolgt (und dann in einer veränderten Situation aufgegeben wird), sondern meist als äußerer Zwang oder auferlegte Veränderung erlebt wird. Die Kranken sprechen überhaupt nicht oder nur bestimmte Wörter und Silben, obwohl die Sprachfunktion und das Verständnis der Sprache intakt sind.
Vorkommen:
im depressiven Stupor,
manchmal psychoreaktiv und zeitlich begrenzt (auf Schreck, bei akuter Belastung),
vor allem im Zusammenhang mit katatonen Symptomen bei Schizophrenie.

9.4.3 katatone Automatismen

Negativismus ist die Form eines Automatismus, bei dem nach einer Aufforderung automatisch das Gegenteil getan wird. Auch jeder äußeren Einwirkung wird Widerstand entgegengesetzt. Dagegen bezeichnet **Befehlsautomatie** das mechanische Befolgen von Befehlen, manchmal auch, wenn die Anweisung einem anderen gegolten hat.
Vorkommen:
beide Störungen treten bei katatoner Schizophrenie auf.

9.5 Psychotische Störungen des Denkens und der Sprache

9.5.1 Zerfahrenheit

Bei der **Zerfahrenheit** oder dem dissoziierten Denken haben Denken und Sprechen bei *klarem Bewußtsein* (!) keinen logischen Zusammenhang, obwohl die äußere Form der Rede zunächst erhalten bleibt. Die Gedankenfolge dagegen ist unlogisch und sprunghaft. Der Satz zerfällt, in späteren Stadien besteht die Rede nur noch aus unzusammenhängenden Wörtern oder Silben, die ohne grammatische Ordnung sinnlos aneinander gereiht werden.
Vorkommen:
bei (medikamentös unbehandelter) chronischer Schizophrenie, heute relativ selten.
Bei der *verworrenen Manie* wird man prüfen müssen, ob der Patient die Zwischenglieder zwar noch denkt, aber einige wegen der Beschleunigung des Denkablaufs im Gespräch ausläßt (Ideenflucht).

9.5.2 Begriffszerfall

Neben der Zerfahrenheit beobachtet man häufig einen **Begriffszerfall**, bei dem die Begriffe ihre feste Abgrenzung verlieren und sich ihre Bedeutung verwischt. Gegensätzliches und Widersprüchliches wird (eventuell nach rein formalen und phonetischen Gesichtspunkten) gleichgesetzt und miteinander verschmolzen. Die Verschmelzung von Wörtern zu einer unlogischen inhaltsleeren Wortverbindung bezeichnet man als *Kontamination*.

Zu den formalen Denkstörungen gehört die **Ideenflucht** (S. 200), die man aber auch als Störung des Antriebs auffassen kann.

9.6 Störungen des Antriebs

Zu den psychotischen Symptomen rechnen wir verschiedene typische Veränderungen des Antriebs.

Antrieb ist eine allen psychischen Vorgängen und allen Bewegungsabläufen als zugrunde liegend angenommene ungerichtete Kraft. Trieb ist auf ein Ziel gerichtet; Antrieb ist dagegen ein hypothetisches Konstrukt, etwa vergleichbar dem Begriff Lebensenergie. Die Unterscheidung von Antrieb und Wille, d.h. von ungerichteter Kraft und zielgerichteter Intention wird nur in der deutschen Psychiatrie vorgenommen.

Antriebsstörung ist ein vager Begriff, der alle Abweichungen von der normalen, für das Individuum typischen Antriebslage umfaßt, die entweder durch ein Zuviel oder ein Zuwenig an Antrieb charakterisiert sind.

9.6.1 Antriebshemmung

Als **Antriebshemmung** bezeichnen wir das häufig vom Patienten selbst geäußerte Gefühl, den eigenen Intentionen würde ein Widerstand entgegenstehen, der nur mit Mühe überwunden werden kann. Denken und Sprechen sind schwerfällig, es kommt zu einer Verarmung des Ausdrucks, was der Patient manchmal selbst als peinlich empfindet.
Vorkommen:
in leichter Form bei Aufgaben, mit denen man nicht vertraut ist (eine Seminararbeit, Vorbereitung zum Examen);
von krankhafter Bedeutung beim depressiven Syndrom,
aber auch bei grob-organisch begründeten Störungen.

9.6.2 Antriebsminderung

Die Begriffe **Antriebsminderung** oder **Antriebsmangel** werden verwendet bei fehlendem oder unzureichendem Spontanantrieb, der sich in Bewegungsarmut und verlangsamten Reaktionen bei ungestörtem Bewußtsein anzeigt. Die Patienten wirken träge, gleichgültig, stumpf, schwerfällig. Durch Fremdantrieb kann der mangelnde Eigenantrieb passager ausgeglichen werden. Die Bezeichnungen werden speziell im Kontext psychischer Störungen verwendet. Das Symptom tritt auch bei grob-organischen Störungen auf und wird dort als *Apathie* (S. 54) bezeichnet.
Vorkommen:
bei depressiver Verstimmung,
häufig grob-organisch begründet (Anamnese, neurologischer Befund), gelegentlich auch reaktiv.

9.6.3 Antriebsschwäche

Antriebsschwäche kennzeichnet Verlust oder Mangel des spontanen Antriebs und der normalen affektiven Dynamik. Der Begriff überschneidet sich mit dem der Antriebsminderung. Er wird insbesondere bei Persönlichkeitsstörung mit Adynamie, geringer Belastbarkeit und fehlendem Eigenantrieb verwendet.
Vorkommen:
bei asthenischer Persönlichkeit,
gelegentlich als Symptom bei grob-organischen Störungen (hier gleichbedeutend mit Antriebsminderung).

9.6.4 Antriebsverarmung

Antriebsverarmung bezeichnet den Verlust des ursprünglich vorhandenen Antriebs, meist auf Dauer.
Vorkommen:
bei chronischen zerebralen Prozessen,
in Verbindung mit affektiver Verflachung und Zerfahrenheit auch bei chronischer Schizophrenie.

9.6.5 Antriebssteigerung

Antriebssteigerung ist charakterisiert durch ein Übermaß an Spontanantrieb, der sich in allen Bereichen des Psychischen anzeigt. Handlungsimpulse und Assoziationen folgen schnell aufeinander, manchmal drängend (vgl. Ideenflucht). Parallel dazu kommt es zu einem reduzierten Schlafbedürfnis.
Vorkommen:
in ausgeprägter Form bei manischen Störungen und einigen Formen der Schizophrenie; passager in Streß-Situationen (Abwehr, Flucht) oder
abgeschwächt und kontinuierlich als Persönlichkeitsvariante,
sowie bei Schwachsinn, erethischen Kindern.

9.6.6 Enthemmung

Enthemmung bezeichnet ebenfalls eine Antriebssteigerung, der Akzent des Begriffs liegt aber auf dem Verlust an Selbstkontrolle. Er umfaßt Erregung, die sich bis zum Toben steigern kann, sowie distanzloses, unkontrolliertes Reden, Ideenflucht, Taktlosigkeit, aber auch gesteigerte Triebhaftigkeit.
Vorkommen:
unter Drogeneinfluß oder nach Alkoholkonsum;
man sollte immer auch an eine grob-organische Verursachung denken;

bei schizophrenen oder manischen Störungen ist der Begriff Antriebssteigerung vorzuziehen.

9.6.7 Logorrhoe

Logorrhoe beschreibt den ungehemmten Redefluß, der durch den Gesprächspartner nicht zu bremsen ist. Die Logorrhoe läßt sich als eine extreme Antriebssteigerung, aber auch als Enthemmung auffassen. Sie ist manchmal Folge einer Ideenflucht. Meist wird überaus schnell und gedrängt über wechselnde Themen gesprochen, ohne daß der sprachliche Zusammenhang verloren geht.
Vorkommen:
als Verhaltensvariante bei hyperthymen Personen, vor allem aber als Symptom von submanischen und manischen Zuständen;
gelegentlich bei akuter Schizophrenie (dann häufig mit wahnhaftem Inhalt oder Zerfahrenheit),
im Zusammenhang mit Bewußtseinsstörung oder Aphasie als Zeichen einer Enthemmung nach zerebraler Schädigung oder Demenz.

9.7 Störungen der Affektivität

9.7.1 Affektive Verflachung

Als **affektive Verflachung** oder affektive Verblödung wird eine auffallende Störung bezeichnet, die sich speziell auf die emotionale Interaktion auswirkt. Der Patient ist affektiv stumpf und unbeteiligt, nicht gleichgültig (das könnte man noch ertragen), sondern abwesend, flach, er schwingt nicht mit. Die affektive Unbewegtheit steht häufig im auffälligen Gegensatz zu dem, was der Patient selber sagt. Wenn man mit dem Gesprächspartner nicht mehr mitschwingen kann, ist dies ein feiner Indikator für die Störung der emotionalen Interaktion
Vorkommen:
die Störung ist Merkmal eines schizophrenen Residualzustands,
gelegentlich beobachtet man bei Drogenabhängigen, die nach jahrelangem Abusus clean sind, ein ähnliches Verhalten, so daß man überlegt, ob sie nicht eine schizophrene Erkrankung durchgemacht haben könnten (was meistens nicht der Fall ist).

10 Allgemeine und neurotische Merkmale

Bei den psychopathologischen Symptomen, die wir jetzt besprechen, gilt weder das Charakteristikum grob-organisch noch das Attribut psychotisch. Typisch ist, daß diese Symptome sowohl unter normalen Bedingungen als auch bei psychopathologischen Störungen auftreten. Die Unterscheidung ist nur eine Frage der Gewichtung und der Intensität der Störung. Manche Hinweise gewinnt man auch aus dem Kontext. Der Patient wird aber immer infolge der Intensität oder der Einschränkung aussagen können, ob die Störung als krankhaft, lästig oder genierlich zu charakterisieren.

Merkmale, die weder für eine grob-organische noch für eine psychotische Störung sprechen sind
- *Angst,*
- *Kontaktstörung,*
- *Gehemmtheit,*
- *illusionäre Verkennung,*
- *Zwang und*
- *Phobie.*
In einem gewissen Sinn gehören *Entfremdungserlebnisse* und *Vitalgefühlsstörungen* auch in diese Gruppe.

10.1 Angst

Angst ist die Empfindung von Beklemmung, Unsicherheit und unruhevoller Spannung als Reaktion auf eine Bedrohung oder die Vorstellung einer Gefahr, des Versagens oder des Verlusts von Ansehen, Geltung und Macht, die in Erregung und Unruhe, zeitweilig auch in das Gefühl einer Lähmung (Angststupor) übergehen kann. Auslöser ist die Erschütterung von festgefügten Vorstellungen, sofern diese dem Individuum Sicherheit und Geborgenheit gegeben haben. Auch Triebimpulse können eine solche Erschütterung bewirken, wenn sie nicht akzeptiert sind. Gleichzeitig mit dem Gefühl der Angst (franz.: anxiété) können auch körperliche Empfindungen auftreten: Kopfdruck, Schwindel, Atemnot, Pupillenerweiterung, Schweißausbruch, Herzklopfen, Mundtrockenheit, eventuell auch Übelkeit, Erbrechen, Harn- und Stuhldrang. Die körperlichen und vegetativen Symptome (franz.: angoisse) treten manchmal hinter den psychischen Phänomenen zurück. In bestimmten Situationen kann Angst auch mit Lust oder lustvoller Spannung erlebt werden (engl.: thrill, thriller).

Durch das Überwinden der Angst und die mit diesem Erlebnis verbundene Erschütterung kann sich die Haltung des Menschen verändern.

Angst ist eine normale ubiquitäre Reaktion auf ungewohnte Situationen, Krankheiten oder Änderungen der Umwelt, die jeder kennt, auch wenn der einzelne unterschiedlich mit ihr umzugehen gelernt hat. Psychopathologisch bedeutsam wird Angst, wenn sie unangemessen stark und ohne erkennbaren Grund oder bei geringfügigem Anlaß auftritt.

10.1.1 frei flottierende Angst

Als **frei flottierend** bezeichnet man Angstzustände, die ohne Bezug zu faßbaren Befürchtungen oder einer realen Bedrohung auftreten. Gerade deshalb wird die Angst von den Betroffenen als krankhaft empfunden. Die Angst tritt plötzlich auf, dauert Stunden oder Tage und geht mit den typischen vegetativen Begleiterscheinungen einher, aber der Patient kann nicht angeben, welches Ereignis diesen Zustand ausgelöst hat. Er wäre erleichtert, wenn er der Angst einen Anlaß zuordnen könnte. Aber gerade das Fehlen eines solchen Anlasses steigert das Gefühl der Angst.

Vorkommen:
bei neurotischen Störungen (Phobie, Zwang, Angsterkrankung, Panikattacke), aber auch im Vorfeld von depressiven Verstimmungen.

Sekundär kann Angst als normale oder neurotische Reaktion bei allen psychischen Störungen auftreten, insbesondere bei psychotischem Erleben. Beim depressiven Syndrom ist Angst ein bestimmendes Merkmal.

10.1.2 Panikattacken

Panikattacken sind wiederholte, überraschend auftretende, kurze Anfälle von Angst mit den entsprechenden vegetativen Störungen, die sich von generalisierten Angstzuständen abgrenzen lassen (S. 166). Einen Auslöser können die Patienten nicht nennen. Die Panikzustände können mehrmals am Tag auftreten, dauern meist nur einige Minuten. Besonders quälend sind die körperlichen Symptome wie Tachykardie, Erstickungsgefühl, Schwindel oder Entfremdungserlebnisse. Später entwickelt sich häufig zusätzlich eine Angst vor dem Wiederauftreten der Angstanfälle.
Vorkommen:
als eigenes Krankheitsbild, aber auch bei neurotischen Störungen und depressiven Zuständen;
nach übermäßigem Kaffeegenuß oder Mißbrauch koffeinhaltiger Schmerzmittel (koffeininduzierte Panikattacke).

10.2 Kontaktstörung

Kontakt ist die körperliche Berührung oder seelische Nähe zu anderen Menschen. Die Zuwendung zu anderen wird immer von einer emotionalen Wechselbeziehung getragen.

Kontaktbereitschaft bezeichnet die eventuell von äußeren Umständen abhängige Offenheit zur Kontaktaufnahme.
Sie ist zu unterscheiden von der **Kontaktfähigkeit**, die bei den einzelnen Individuen unterschiedlich entwickelte, von Lebensalter, Erfahrung und äußeren Umständen abhängende Fähigkeit, mit anderen (fremden) Menschen Beziehungen aufzunehmen. Die Kontaktfähigkeit hängt weniger von Absicht oder Willen ab, sondern vorwiegend von einer affektiven Einstellung.
Die Kontaktbereitschaft drückt dagegen aus, daß der Betreffende sich in einer bestimmten Situation der Kontaktfähigkeit bedienen möchte.

10.2.1 Gesteigertes Kontaktstreben

Kontaktstörung kann sich (quantitativ) als **abnorme Steigerung des Kontaktstrebens** äußern, die in vermehrter Zuwendung und spontaner Gesprächsbereitschaft, verbunden mit Antriebssteigerung oder Unruhe ihren Ausdruck findet.
Die Steigerung des Konaktstrebens reicht von **übertriebener Kontaktfreude** bis zur offenkundigen **Distanzlosigkeit** .
Vorkommen:
bei manischen Störungen, aber auch bei grob-organischer Schädigung, eventuell auch bei Intoxikation.

10.2.2 Kontaktschwäche

Kontaktschwäche zeigt sich in einer Einbuße oder Hemmung der Kontaktfähigkeit, die der Betroffene häufig selbst empfindet.
Vorkommen:
bei depressiven Episoden, neurotischer Störung, gelegentllich bei Alkoholismus.

10.2.3 Kontakterschwerung bei psychischer Störung

Der Kontakt kann auch indirekt (qualitativ) gestört sein durch Verstimmung, Mißtrauen, Aggressivität oder psychotisches Erleben.

Vorkommen:
Persönlichkeitsstörung,
grob-organische Schädigung,
depressive oder schizophrene Psychosen.

10.3 Gehemmtheit

Zustände des Gehemmtseins kennt jeder Mensch. Es ist die quälende Erfahrung, daß man trotz (oder gerade wegen) angestrengter Bemühung zeitweilig im Denken, Sprechen, Handeln behindert ist. Gehemmtheit wird erlebt als Verlangsamung oder Lähmung der intendierten psychischen Abläufe. Die Verlangsamung beruht nicht auf einem Mangel an Schwung (Antriebshemmung), sondern sie wird als Blockierung empfunden. Denken und Handeln erfolgen wie gegen einen Widerstand. Mitunter kreisen die Gedanken ständig um Vorstellungen des Versagens, der Ohnmacht. Der Gehemmte hat jedoch dabei das Empfinden, daß er denken und handeln könnte. Die Hemmung ist Folge von Zweifeln oder Gegenvorstellungen in ungewohnten Situationen, die Selbstbeobachtung und Kontrolle auslösen.
Vorkommen:
als normale (verständliche) Reaktion in bestimmten Situationen,
bei neurotischen Störungen, meist in Verbindung mit Unsicherheit und Angst,
bei depressiver Verstimmung.

10.4 Illusionäre Verkennung

Illusion ist eine Sinnestäuschung, bei der reale Sinneseindrücke (meist Sehen und Hören) verfälscht wahrgenommen werden. Das tatsächlich Vorhandene wird für etwas Anderes gehalten (verkannt). Im Unterschied zur Halluzination ist ein Wahrnehmungsgegenstand vorhanden. Die Richtung der Umgestaltung ergibt sich aus der Erfahrung und der Situation des Betroffenen, so daß die Verkennung auch Rückschlüsse auf das Erleben eines Menschen zuläßt. Bei der **Affektillusion** ergibt sich die Störung aus einer affektiven Spannung. Das inkomplette Reizmuster wird im Sinne der Gestimmtheit (Erwartung, Befürchtung) ergänzt. Illusionäre Verkennungen sind korrigierbar, zumindest im nachhinein.
Vorkommen:
bei Ermüdung, Intoxikation, Angst und affektivem Druck;
schwer korrigierbar sind dagegen illusionäre Verkennungen, die im Zusammenhang mit Bewußtseinsstörungen auftreten, bei grob-organischen Störungen oder Delir.

Beispiel:
Nach einem aufregenden Fernsehfilm geht jemand nachts durch den Wald, der ihm schon immer unheimlich war. Er ist nicht allein, sonst hätte er die Abkürzung durch den Wald nicht genommen. Plötzlich sieht er hinter einem Strauch einen Menschen und erschrickt. Es könnte jemand sein, der auf zufällige Passanten lauert. Aber der beherzte Freund zeigt ihm, daß es nur ein abgebrochener Baum ist. Da lachen beide.

10.5 Zwang

Von einem **Zwang** spricht man, wenn Gedanken, Vorstellungen oder Handlungsimpulse sich innerhalb des Erlebens gegen Widerstand durchsetzen. Die Zwangsinhalte werden als dem Ich zugehörig erlebt, obwohl ihre Tendenz oder der Zeitpunkt und die

Häufigkeit ihres Auftretens als unangemessen und unsinnig empfunden werden. Der Zwang wird als störend und fremd erlebt (insofern als unvereinbar mit den Intentionen des Ich), er ist aber nicht „ich-fremd", wie die Störungen des Icherlebens, die als von außen auferlegt empfunden werden.

Die gelegentlich bei einer zerebralen Schädigung auftretenden zwangsähnlichen Zustände (z.B. Perseverieren bei Enzephalitis), können den neurotischen Zwängen nicht gleichgesetzt werden. Der organisch Kranke kämpft gegen den *Vorgang*, der Zwangsneurotiker gegen seinen *Inhalt*.

10.5.1 Zwangsantriebe

Zwangsantriebe sind in Art und Richtung (nicht nur in der Intensität) von der Normalität abweichende Triebe, die sich unabweisbar aufdrängen, aber meist unterdrückt werden können. Sie betreffen meist sinnlose oder abwegige Handlungen. Manchmal sind sie mit geradezu magischen Umweltbezügen verbunden (z.B. Zählzwang).
Vorkommen:
in Andeutungen und beherrschbar bei jedem Menschen,
verstärkt und einengend bei neurotischer Störung oder Zwangskrankheit,
häufig bei Kindern;
aber auch bei schizophrenen Störungen (vielleicht nur als Ausdruck für Beeinflussungserleben) und bei depressiven Zuständen;
dagegen als starres Ritual bei Enzephalitis.

Beispiele:
Der Gedanke oder die Vorstellung, man würde bei einer feierlichen Handlung anfangen, laut zu lachen. Die Furcht, die sich aufdrängt, man könnte das Kind, das man trägt, aus dem Fenster werfen. Man steht auf der Terrasse eines Hochhauses am Rande der Brüstung, schaut hinab und hat plötzlich den Impuls, man könnte hinunterspringen.

10.5.2 Zwangsgedanken

Von **Zwangsgedanken** spricht man, wenn Gedanken, die zwar als unsinnig oder unbedeutend erkannt werden, gegen den Willen des Betroffenen immer wieder auftauchen, sich durchsetzen und aufdrängen.
Vorkommen:
passager bei psychisch Gesunden,
in stärkerer Intensität und einengend bei Zwangsstörungen und Zwangskrankheit.

Beispiele:
Jemand kann die Frage nicht abweisen, ob er einen anderen im Gespräch gekränkt hat. Oder er verliert eine Formulierung nicht aus dem Kopf, die er zufällig gehört hat (und die ihn gar nichts angeht). Zu den „normalen" Zwängen gehört auch eine Melodie, die man morgens im Radio hörte und der man sich dann längere Zeit halb-bewußt überläßt.

10.5.3 Zwangshandlungen

Handlungen, die sich aufdrängen und als absurd und sinnlos erlebt werden, aber dennoch ausgeführt werden müssen, weil die Spannung, ihnen zu widerstehen, unerträglich wird. Das Ausführen der Handlung bringt vorübergehend Erleichterung. Die Handlungen dienen der Abwehr von Zwangsängsten oder der Erfüllung von Zwangsantrieben.
Vorkommen:
selten bei psychisch Gesunden,
vor allem bei Zwangsstörung und Zwangskrankheit, meist verbunden mit chronischer

Dysphorie und Angst, depressiver Verstimmung, Anspannung;
der bei Heranwachsenden und Jugendlichen auftretende Zwang, obszöne Wörter aus-
zusprechen, kann Ausdruck eines Gilles-de-la-Tourette-Syndroms sein, das auf eine
Schädigung im Bereich der Basalganglien zurückgeführt wird;
Zwänge treten auch bei schizophrenen Störungen auf, manchmal wird jedoch von den
Patienten Beeinflussungserleben in Zwänge umgedeutet (hier sollte man rückfragen!).

Beispiele:
Rituale zum Überprüfen, ob die Haustür verschlossen wurde, eventuell mehrfach hintereinan-
der. Waschzwang (Hände, Kleider), ohne daß man einen vernünftigen Grund angeben kann
(manchmal wird einer erfunden, weil der Patient sich schämt, dem Zwang ausgeliefert zu
sein).

10.5.4   Zwangszeremoniell

Zwangszeremoniell oder **Zwangsritual** nennt man ein formelhaft starres, meist in einer
bestimmten Anzahl von Einzelhandlungen mit einem festgelegten Ablauf bestehendes
Verhaltensmuster, bei dem bereits die Unterlassung eines Teils der Handlung oder Veränderungen im Ablauf Angst und Unbehagen hervorrufen. Das Ritual kann das natürliche Verhalten des Patienten weitgehend blockieren, in schweren Fällen ist Berufsun-
fähigkeit die Folge.
Vorkommen:
Zwangskrankheit,
in Andeutung bei neurotischen Störungen,
aber auch (Differentialdiagnose!) bei schizophrenen Störungen.

Beispiel:
Die Tür wird abgeschlossen, dann exakt drei Mal an der Klinke gerüttelt, erneut, auf- und zu-
geschlossen, die Klinke drei Mal bewegt, das Ganze mehrfach wiederholt.

Zwangsstörungen verstärken sich, wenn man den Zwängen folgt. Hier läßt sich ein
„Bahnungseffekt" beobachten. Deshalb sollte man den Patienten zu Beginn der Behandlung bereits darauf hinweisen, daß ein Zwang desto stärker wird, je öfter man ihn
befolgt (S. 46).

10.6 Phobie

Phobien oder **Zwangsängste** sind zwanghaft sich aufdrängende Befürchtungen vor bestimmten Situationen oder gegenüber Objekten, obwohl die Unbegründetheit der Befürchtungen eingesehen wird und häufig auch ein innerer Widerstand der aufkommenden Angst entgegensteht. Der Inhalt der Phobien kann alle Lebensbereiche
betreffen. Ängste vor Tieren (Mäuse, Ratten, Schlangen, Spinnen), die das normale Unbehagen übersteigen und von den Patienten selbst als unangebracht oder „kindisch"
angesehen werden. Angst vor der Fahrt im Lift, im Auto, in der Eisenbahn. Angst vor
dem Fliegen. Angst vor Höhen, vor einer Brücke, vor dem Überqueren einer Straße, vor
einer Ansammlung von Menschen, vor engen Räumen. Manchmal sind die Gefahren
absurd und der Kranke kann sie gar nicht präzisieren. Nicht selten ist auch die Befürchtung, man könnte aus Fahrlässigkeit andere Menschen schädigen, verletzen oder töten
oder ungewollt ein Verbrechen begehen.
Vorkommen:
angedeutet bei jedem Menschen, bei dem sie aber im Kontext des Psychischen untergehen, persistierend bei neurotischen Störungen (relativ häufig).

Agoraphobie bedeutete zunächst Furcht vor Plätzen und Straßen. In der ICD-10 wurde
der Begriff erweitert. Er bezieht sich jetzt auch auf die Angst vor einer größeren An-

zahl von Menschen und die Schwierigkeit, sich aus der Menge jederzeit an einen sicheren Platz oder in ärztliche Betreuung begeben zu können. Als typisch für diese Störung wird die Auslösung durch das Fehlen eines sofort nutzbaren Fluchtweges angesehen.

Eine **Phobophobie** als Angst vor dem möglichen Auftreten der Angst entwickeln die Patienten relativ schnell. Damit wird das Auftreten der phobischen Ängste weiter begünstigt. Es handelt sich um einen Prolongationseffekt (S. 142).

In der Geschichte wurden verschiedene Namen für bestimmte Phobien geprägt, die aber zum Verständnis der Störung nicht beitragen. In der Klinik sind heute nur noch wenige Begriffe gängig: die **Bakteriphobie** (Angst vor Bakterien) und **Carcinophobie** (Angst vor Krebs) und in neuester Zeit auch die **AIDSphobie**. Andere Bezeichnungen haben nur noch eine historische Bedeutung.

Mit Vorbehalt gehören in diese Gruppe der neurotischen Symptome auch gewisse *Entfremdungserlebnisse* und die *Störungen* des *Vitalgefühls*, die sowohl als normale Reaktion oder als Ausdruck von neurotischen Veränderungen auftreten, aber auch Merkmal von psychotischen Syndromen sein können.

10.7 Entfremdungserlebnisse

Als **Entfremdungserlebnisse** werden *Derealisation* und *Depersonalisation* zusammengefaßt. Die Umwelt, eigene Handlungen, die eigenen Gefühle und das Ich werden zeitweilig oder auf Dauer als verfremdet, unecht und unwirklich erlebt.

10.7. Derealisation

Derealisation bezeichnet die Entfremdung gegenüber dem Wahrgenommenen. Alle Menschen und Gegenstände sind für das Empfinden des Betroffenen fremd und unwirklich und sonderbar abgerückt.
Die Störung tritt häufig zusammen mit Depersonalisationserlebnissen auf. Sie provoziert Angst und Unsicherheit, was eventuell die Empfindlichkeit gegenüber diesem Erlebnis steigert.
Vorkommen:
kurzdauernd und wenig nachhaltig bei neurotischen Störungen und in Krisensituationen, vor allem bei Jugendlichen;
aber auch gemeinsam mit Icherlebensstörungen bei Schizophrenie,
manchmal als Prodrom einer schizophrenen Störung (Differentialdiagnose, Verlaufsbeobachtung!).

10.7.1 Depersonalisation

Depersonalisation ist eine Störung der Vorstellung vom eigenen Ich, das als fremd empfunden wird. Gelegentlich beschränkt sich die Störung auf das eigene Denken und Handeln. Auch Teile des Körpers können als fremd oder unwirklich erlebt werden. Unter Umständen werden vertraute Menschen als roboterhaft, starr und leer oder unwirklich empfunden. Oder die Kranken fühlen sich wie Automaten und hören sich nur noch von ferne sprechen.
Die Störung tritt häufig zusammen mit einem Gefühl der Derealisation auf, was die Unsicherheit steigert.
Vorkommen:
als flüchtige leichte Störung bei neurotischen Veränderungen und Zwangskrankheit, aber auch als normale Reaktion in Krisensituationen;
als stärkere Störung mit Fehlen der kritischen Einsicht in das abnorme des Vorgangs bei schizophrenen Psychosen.

10.8 Vitalgefühlsstörung

Als **Vitalgefühle** bezeichnen wir leibliche Empfindungen, die nicht bestimmten Körperregionen zugeordnet sind und eine positive oder negative Gefühlstönung tragen (Hunger, Durst, Sättigung, sexuelles Verlangen, Spannung, Entspannung).

Mit dem Wort **Vitalgefühlsstörung** werden krankhafte Veränderungen einzelner Vitalgefühle beschrieben. Relativ häufig wird über einen unbestimmten Druck im Kopf geklagt, über Spannung in der Brust oder ein Gefühl der Schwere (die Patienten suchen zunächst einen Internisten auf).
Vorkommen:
gelegentlich bei Erschöpfung,
vor allem aber bei schwerer depressiver Verstimmung, eventuell als einziges Symptom.

Vitale Traurigkeit *(K. Schneider)*
bezeichnet das bei einer schweren depressiven Episode auftretende Gefühl des Abgeschlagenseins, der Mattigkeit, das die Kranken von einer Trauer über einen Zustand oder ein Ereignis deutlich unterscheiden können.

11 Psychopathologische Syndrome

Die Syndrome werden in diesem Kapitel zugleich mit den differentialdiagnostischen Überlegungen dargestellt, die sich für jeden Psychiater während einer Untersuchung ergeben.

! Die Ordnung der Syndrome folgt den psychopathologischen Modalitäten.

Während wir bisher allgemein die psychopathologischen Symptome und Syndrome beschrieben haben, mit denen man bei der Arbeit mit psychisch Kranken konfrontiert werden kann, ordnen wir jetzt die Syndrome nach Grundsätzen der klinischen Diagnostik. Wir unterscheiden:

- *akute grob-organische Syndrome,*
- *grob-organisch psychotische Syndrome und*
- *chronische grob-organische Syndrome,*
- die jeweils auf eine zerebrale Schädigung verweisen, sowie

- *psychotische Syndrome,*

- *neurotische Syndrome.*

Psychopathologische Syndrome sind vielfältig, sie können sich überlagern und interferierend miteinander verflochten sein. Aber es lassen sich einige typische Syndrome herausstellen, mit denen der Kliniker arbeitet. Wir werden uns bewußt auf diese Syndrome beschränken. Weil wir von der Erfahrung ausgehen, daß es besser ist (auch für den Patienten), wenn der Arzt sich zunächst mit dem Typischen vertraut macht. Die individuellen Schwankungen und Variationen zu unterscheiden, lernt man ohnehin erst durch die tägliche Arbeit in der Klinik.

Der Einwand, daß es sich bei diesen Syndromen lediglich um „Eindrucksurteile" handeln würde (*Poeck* 1982) ist nicht unbegründet. Aber wenn man als Arzt auf sich gestellt ist und einen Patienten beurteilen muß, sind die psychopathologischen Syndrome häufig der erste und einzige Hinweis auf die notwendigen diagnostischen und therapeutischen Maßnahmen.

11.1 Grob-organische Syndrome

Hinweisen sollten wir noch auf die Unterscheidung von *symptomatisch* und *grob-organisch*, die häufig verwendet wird.

Symptomatisch sind psychische Störungen, die bei einer körperlichen Erkrankung oder Stoffwechselentgleisung (Hungerdystrophie; Infektion, Intoxikation) auf eine durch metabolische Störungen ausgelöste Schädigung der zerebralen Funktionen zurückgeführt werden können.

Als **grob-organisch** bezeichnen wir allgemein alle psychischen Störungen, die entweder eine direkte Folge von einer zerebralen Erkrankung oder Schädigung sind (Verletzung, Tumor, Ischämie), oder indirekt durch eine körperliche Erkrankung, Stoffwechselstörung oder Intoxikation entstehen, die im Gehirn Schäden oder Ausfälle mit entsprechenden psychischen Alterationen verursachen. In diesem Fall könnte man auch von einer symptomatischen Störung sprechen.

1 Zerebrale Leistungsminderung

Eine *chronische* Veränderung der zerebralen Leistung, die allmählich beginnt und häufig zunächst übersehen wird, auch von der Familie des Patienten oder diesem selbst.

Merkmale:
(die bestimmenden Symptome sind *kursiv* gesetzt!):
Konzentrationsmangel,
Störung von Aufmerksamkeit und Auffassung,
Störung des Arbeitsgedächtnisses (Merkfähigkeit),
schnelle Ermüdbarkeit,
Verlangsamung der psychischen Funktionen (Reaktionsvermögen, Denken),
Unfähigkeit, mehrere miteinander gekoppelte Aufgaben zu überschauen
(Autofahren!),
Verarmung und Vereinfachung der psychischen Vorgänge,
starres Festhalten an eingeschliffenen Gewohnheiten,
Zuspitzung von Charakterzügen,
Reizbarkeit,
Affektinkontinenz.

Vorkommen:
bei körperlicher Erschöpfung, Übermüdung, Intoxikation,
als Beginn von Altersveränderungen (meist kompensiert),
im Übergang zu leichter Wesensänderung;
passager nach schwerer körperlicher Erkrankung oder Operation im Alter.

Zu Beginn sind die Veränderungen flüchtig, es sind auch nicht alle Merkmale gleichzeitig nachweisbar. Die Intensität wechselt. Die emotionale Seite der Persönlichkeit bleibt lange Zeit erhalten.

! Übergang in ein hirndiffuses Psychosyndrom (S. 78).

2 Bewußtseinstrübung

Eine gleichsinnige Minderung aller psychischen Funktionen, die graduell bis zum Bewußtseinsverlust fortschreiten kann.

Merkmale:
Benommenheit,
Schwerbesinnlichkeit,
später Somnolenz (möglicher Übergang ins Koma),
Verlangsamung und Unklarheit des Denkens,
Desorientiertheit (örtlich, zeitlich – nicht zur Person),
Störung der Aufmerksamkeit und Auffassung.

Vorkommen:
Leitsyndrom der akuten körperlich begründbaren Psychosen.

! Wenn die Störung bei der Psychopharmakotherapie von schizophrenen Störungen auftritt, ist an eine Überdosierung zu denken.

Eine Sonderform ist das **apallische Syndrom** (Coma vigile, Dezerebration), bei dem der Patient durch eine Unterbrechung der Verbindung zwischen Cortex und Mittelhirn nicht mehr über die kognitiven Fähigkeiten verfügt, während die vegetativen Funktionen ungestört sind. Der Patient ist wach, hat die Augen geöffnet, kann aber nicht fixieren, nicht reagieren, nicht sprechen, nicht erkennen.

3   Verwirrtheit

Synonyme: Amentia, amentielles Syndrom.

Der Begriff bezeichnet Bewußtseinsstörungen mit Aufhebung der Ordnung des bewußten Erlebens.

Merkmale:
Inkohärenz des Denkens,
Desorientierung,
Ratlosigkeit,
Angst,
manchmal auch Halluzinationen,
vielleicht auch wahnhafte Erlebnisse (die schwer nachzuweisen sind).

Vorkommen:
bei Hirntraumen,
Intoxikation,
schweren (die zerebrale Funktion beeinträchtigenden) körperlichen Krankheiten,
eventuell (kurzfristig) im Vorfeld einer Demenz.

Das Syndrom tritt selten isoliert auf, es bestimmt jedoch wesentlich den Eindruck, den man von dem Kranken hat.

! Zu unterscheiden ist die Unordnung der Denkvorgänge des Verwirrten von der Zerfahrenheit des Schizophrenen, der bei klarem Bewußtsein ist.

Verwirrtheit kann wie die Bewußtseinstrübung ein Aspekt der verschiedenen groborganischen Syndrome oder Psychosen sein:
Delir,
Dämmerzustand,
Rausch,
körperlich begründbare Psychose.

Die Überschneidungen zeigen, daß die psychopathologischen Syndrome, die wir beschreiben, nur bestimmte Aspekte oder artifizielle Ausschnitte der psychischen Veränderung sind.

11.2 Grob-organisch psychotische Syndrome

4   Rausch

Rausch ist eine akute psychotische Störung, zumeist ein Effekt der kurzfristigen Einwirkung von psychotropen Substanzen (Alkohol, Drogen).

Merkmale:
temporäre Bewußtseinstrübung verschiedener Intensität,
Antriebssteigerung,
Enthemmung,
Lockerung der Assoziationen,
Kritikschwäche,
Veränderungen der Affektivität (Euphorie, aber auch Gereiztheit),
verbunden mit dem subjektiven Eindruck einer gesteigerten Erlebnisfähigkeit und Leistung.
Mit zunehmender Intensität verschieben sich die psychopathologischen Phänomene von der Enthemmung zur Hemmung und Desorganisation mit Müdigkeit, Apathie, Benommenheit, illusionären Verkennungen, Sinnestäuschungen. Parallel dazu treten neurologische und vegetative Störungen auf:
- Zunächst eine Störung der Feinmotorik und des Reaktionsvermögens,
- dann gröbere Ausfälle der Bewegungskoordination,
- unsicherer Gang,
- verwaschene Sprache,
- Erweiterung der Hautgefäße, Tachykardie
- und (bei letalem Ausgang) zentrale Atemlähmung.
Schwere Rauschzustände sind mit partieller oder totaler Amnesie verbunden.
Die Wirkung ist abhängig von Dosis und Dauer der Exposition, vor allem aber von der Geschwindigkeit des Anstiegs des Wirkstoffspiegels im Blut. Entscheidend ist die körperliche und psychische Ausgangslage und die Gewöhnung.

Vorkommen:
Bei Rauschzuständen wird man zunächst an eine Intoxikation durch Alkohol (Foetor!) oder Drogen denken.
Ein Rausch kann aber auch nach einem Hirntrauma oder im Abklingen einer Narkose auftreten.
Reaktive rausch-ähnliche Zustände mit einer als beglückend empfundenen gesteigerten Erlebnisfähigkeit sind kurzfristig und an einzelne Situationen oder Erlebnisse gebunden (Nahrungsentzug, religiöse Erschütterung, Suggestion) und setzen eine bestimmte Persönlichkeitsstruktur voraus (S. 156).
Ähnliche Veränderungen treten gelegentlich auch im Vorfeld von schizophrenen Psychosen auf.

Übung:
Vergleichen Sie die Beschreibung mit eigenen Erfahrungen. Wie reagieren Sie auf Alkohol? Versuchen Sie, die gesellschaftlichen und sozialen Bedingungen abzugrenzen (Renommieren mit alkoholischen Exzessen, Trinkrituale, Gewohnheiten). Prüfen Sie die individuellen Wünsche oder Zielsetzungen.

Als **pathologischen Rausch** bezeichnet man einen bei Alkoholintoleranz (durch Alter, Krankheit, zerebrale Schädigung) bereits durch geringe Mengen Alkohol provozierten Dämmerzustand (vgl. S.76) mit Erregung, Angst oder Wut, der höchstens einige Stunden anhält. Der pathologische Rausch kann mit Desorientiertheit, illusionären Verkennungen, Halluzinationen verbunden sein und eventuell zu persönlichkeitsfremden Gewalttaten führen. Für den Zustand besteht Amnesie.

5   Delirantes Syndrom

Delir ist ein akut oder subakut auftretender halluzinatorischer Verwirrtheitszustand mit gesteigerter psychomotorischer Aktivität und vegetativen Störungen.

Merkmale:
Bewußtseinstrübung von wechselnder Intensität,
Verwirrtheit,
partielle oder totale Desorientierung (Raum und Zeit),
Inkohärenz des Denkens,
illusionäre Verkennungen,
Halluzinationen und gelegentlich, daran anknüpfend,
wahnhafte Befürchtungen.
Die Sinnestäuschungen betreffen vorwiegend den optischen Bereich:
- *komplexe Bilder,*
- *szenische Abläufe, realistisch* und mit Halluzinationen aus anderen Sinnesbereichen.
Die Halluzinationen *lassen sich durch Einflüsse von außen provozieren und in der Richtung bestimmen* (S. 303). Sie gehen einher mit
- Verstimmung,
- Reizbarkeit,
- Angst, Panik,
- aber auch mit amüsierter Distanz oder Galgenhumor.
Die delirante Verwirrtheit steigert sich häufig nachts, sie ist mit einem *gestörten Schlaf-Wach-Rhythmus* verbunden.
Eine gefährliche Komplikation beim unbehandelten Delir sind die *vegetativen und körperlichen Veränderungen:*
- Schwitzen,
- Tachykardie,
- Kreislaufkrisen,
- Tremor,
- Temperaturanstieg,
- Exsikkose, Störungen im Mineralhaushalt.

Vorkommen:
bei Intoxikation oder schweren zerebralen oder körperlichen Erkrankungen, die mit einer Stoffwechselentgleisung einhergehen;
gelegentlich auch nach eingreifenden Operationen (Herz-Lungen-Maschine).

! Delirante Zustände können auch durch Antidepressiva oder Neuroleptika provoziert werden.

Das Neuroleptika-bedingte Delir unterscheidet sich phänomenologisch nicht von dem paranoid-halluzinatorischen Syndrom, gegen das die Neuroleptika eingesetzt wurden, allenfalls kann die Bewußtseinstrübung einen differentialdiagnostischen Hinweis auf ein delirantes Syndrom geben (vgl. malignes Neuroleptika-Syndrom, S. 448).

Mit den Begriffen **Subdelir**, **abortives Delir** oder **Prädelir** wird die leichte oder inkomplette Form der Störung bezeichnet, die sich manchmal nur in einer Benommenheit oder Verwirrtheit anzeigt.

Beim **Oneiroid**, der traumhaften Verwirrtheit, überwiegen phantastische traumartige Erlebnisse mit szenischen Abläufen, denen sich der Patient passiv und mit einer gewissen affektiven Beteiligung überlassen kann.
Ein vergleichbares psychopathologisches Bild kann passager, aber ohne Bewußtseinstrübung (!), auch bei unbehandelten schizophrenen Patienten auftreten.

6 Dämmerzustand

Merkmale:
Bewußtseinseinengung mit verminderter Reaktion auf Außenreize, erkennbar an der herabgesetzten oder aufgehobenen Umweltbeziehung,
die Patienten wirken *zerstreut* und *unaufmerksam*, manchmal *abgelenkt*,
der Gesichtsausdruck ist *starr, ohne Beteiligung und Mienenspiel*,
die Psychomotorik ist wenig moduliert, aber sonst unauffällig, manchmal sind die Patienten unruhig und getrieben,
gelegentlich kommt es aus dem Zustand heraus zu persönlichkeitsfremden Handlungen (eventuell Gewalttaten).

Eine Variante ist der **orientierte Dämmerzustand**, bei dem das äußere Handeln geordnet erscheint, Denken und Urteilen sind jedoch eingeengt. Der Zustand kann Stunden oder Tage dauern. Komplexe Handlungen sind möglich, sie laufen jedoch automatenhaft ab und hinterlassen eine partielle oder komplette Amnesie. Mit solchen Veränderungen können die Patienten eine Reise antreten, die Fahrkarte lösen und eventuell den Zoll passieren und fallen dabei nicht auf.

Vorkommen:
Der typische Dämmerzustand kann grob-organische Ursachen haben, aber auch psychoreaktiv ausgelöst werden. Dieser Doppelaspekt der Störung erscheint uns verständlich, weil wir davon ausgehen, daß alles Psychische eine somatische Repräsentanz hat – hier scheinen nur von zwei unterschiedlichen Seiten die gleichen Strukturen gestört zu werden.

Ein **organischer Dämmerzustand** wird bei verschiedenen zerebralen Schädigungen beobachtet,
vor allem bei Epilepsie (neurologische Untersuchung, EEG-Kontrolle!),
manchmal als Folge einer Intoxikation oder
im pathologischen Rausch.

! Ein phänomenologisch gleiches Syndrom kann auch **psychogen** ausgelöst werden.

Psychogene Dämmerzustände können durch extrem starke Affekte (Wut, Schmerz, Angst) oder durch affektive Reaktionen auf erschütternde Ereignisse (Bombenangriff, Erdbeben, Katastrophen) ausgelöst werden.

Auch in der Hypnose oder in Meditation läßt sich eine vergleichbare Bewußtseinseinengung mit temporärem Erlöschen der Bewußtseinskontinuität einstellen, die Veränderung ist aber durch sprachlichen Rapport steuerbar und mit dem Erlebnis der Ruhe verbunden.

11.3 Zusammenfassende Begriffe

Die bisher dargestellten grob-organischen und organisch-psychotischen Syndrome können unter den Begriffen *akuter exogener Reaktionstyp* und *Durchgangssyndrom* zusammengefaßt werden. Diese Begriffe haben sich aus der Historie der Psychiatrie ergeben und heben jeweils einen bestimmten Aspekt der Phänomene hervor. Die Begriffe werden in der Klinik verwendet, deshalb sollte man mit ihnen vertraut sein.

11.3.1 Akuter exogener Reaktionstyp

Der unüberschaubaren Vielfalt der möglichen zerebralen Schädigungen steht nur eine begrenzte Zahl von Reaktionen gegenüber, die sich in den grob-organischen psychopathologischen Syndromen ausdrücken. Mit der Begriffsbildung vom **akuten exogenen Reaktionstyp** (*Bonhoeffer* 1912) wird dieser Beobachtung Rechnung getragen, das Gehirn wird dabei als „exogen" (außerhalb) der psychischen Funktionen aufgefaßt – im Unterschied zu den „endogenen" Psychosen, bei denen man zu dieser Zeit eine Entstehung aus psychischen Gesetzmäßigkeiten annahm. Dem akuten exogenen Reaktionstyp wurden zugeordnet:
- *Delir,*
- *Dämmerzustand,*
- *Verwirrtheit,*
- *Erregung (bei Epilepsie),*
- *reizbare Schwäche,*
- *Bewußtseinsstörungen.*

11.3.2 Durchgangssyndrom

Unter dem Begriff **Durchgangssyndrom** (*Wieck* 1956) werden alle körperlich begründbaren psychopathologischen Syndrome, die *nicht mit einer Bewußtseinsstörung* einhergehen, zusammengefaßt. Dies sind vorwiegend grob-organische depressive, paranoide oder paranoid-halluzinatorische Syndrome. Mit der Wortprägung Durchgangssyndrom wird bei diesen Formen des akuten exogenen Reaktionstyps ein anderer Akzent gesetzt. Der grundlegende Gedanke ist, daß diese reversiblen Syndrome Durchgangsstadien bis zur Bewußtseinstrübung und zum Koma sind. Da die Veränderungen reversibel sind, kann die Entwicklung von jedem Stadium wieder rückläufig verlaufen. Ob dabei in jedem Fall die Durchgangssyndrome wieder in umgekehrter Reihenfolge auftauchen, ist aus der klinischen Praxis nur sehr schwierig zu beweisen. Das menschliche Leben mit seinen Gefährdungen läßt sich nicht in ein einfaches mathematisches Schema pressen. Der Kliniker muß offen bleiben für das Überraschende, Unberechenbare, das sich auch aus der Begrenztheit unserer Erkenntnis ergibt.

Die akuten Störungen sind grundsätzlich reversibel, die chronischen ergeben sich aus irreversiblen Veränderungen. Die Begriffspaare akut/chronisch und reversibel/irreversibel dürfen aber nicht synonym verwendet werden, da sie unterschiedlichen Kategorien angehören.

11.4 Chronische grob-organische Syndrome

Chronische organische Störungen sind
das *hirndiffuse Psychosyndrom* und
die *Demenz.*
Die beiden Syndrome beschreiben unterschiedliche Akzentuierungen einer Störung: beim hirndiffusen Psychosyndrom stehen die Veränderungen der Persönlichkeit, bei der Demenz der Abbau der intellektuellen Fähigkeiten im Vordergrund. Das organische Psychosyndrom entwickelt sich in Richtung auf die Demenz.

7 Hirndiffuses Psychosyndrom

Synonyme: organische Wesensänderung, psychoorganisches Syndrom (*E.Bleuler* 1916), organische Persönlichkeitsstörung.

Merkmale:
Eine aus einer zerebralen Leistungsminderung (S. 72) erwachsene
Persönlichkeitsveränderung mit Bewußtseinsklarheit, die im deutlichen Kontrast zum prämorbiden Verhalten steht, erkennbar an
Hirnleistungsschwäche,
Beeinträchtigung von Lernvermögen und Merkfähigkeit,
Verlust an Interessen,
Verlangsamung im Denken, Schwerbesinnlichkeit,
Stimmungsschwankungen (labil, euphorisch, dysphorisch),
Reizbarkeit,
gelegentlich Enthemmung, Entdifferenzierung der Persönlichkeit,
Zuspitzung des Charakters,
pseudoneurotische Reaktionen.

Die Störung beginnt häufig mit einer *zerebralen Leistungsminderung*. Auffallend ist eine Beeinträchtigung der *Merkfähigkeit* und des *Gedächtnisses* (bei der in der Regel das Altgedächtnis am längsten erhalten bleibt).
Ein weiteres frühes Zeichen ist eine gesteigerte *Reizbarkeit*, die auch der Gesunde im Zustand extremer Ermüdung kennt. Die *affektiven Reaktionen* sind *überstark*, klingen aber schnell wieder ab.
Die emotionale Grundhaltung bleibt lange Zeit erhalten. Hinzu kommen *Stimmungs-schwankungen*, meist *depressiv-dysphorisch*, gelegentlich auch *manisch* oder *eupho-risch* und unbegründet heiter. Das *Denken* ist meist *verlangsamt, umständlich, haftend,* auch in der Manie fehlt ihm die Frische und Beweglichkeit der Assoziationen.
Auffallend sind Veränderungen, die man als *Zuspitzung des Charakters* bezeichnet hat:
- der Sparsame wird geizig,
- der Vorsichtige wird mißtrauisch,
- der Unzufriedene ist verbittert.
Akute delirante Episoden oder Zustände von *Verwirrtheit* können das Krankheitsbild komplizieren.
Der Abbau der kognitiven Funktionen scheint gewisse (für die Biographie des Patien-ten typische) *neurotische Reaktionsmuster* freizusetzen, die bis dahin überdeckt waren.
Man könnte von einer Schwächung der bis dahin wirksamen Dominante (S. 115) reden.
Neurotische Reaktionen sind im Alter gar nicht so selten, wie angenommen wird. Sie sind lediglich mit den organischen Veränderungen legiert (vgl. Interferenz, S. 34). Es ist meines Erachtens nicht zutreffend, wenn man hier von einer Regression spricht, ei-gentlich handelt es sich um eine Enthemmung.

Vorkommen:
Wesensänderung oder hirndiffuses Psychosyndrom sind Folge einer nach dem Abschluß der zerebralen Entwicklung einsetzenden Schädigung. Es gibt einen fließenden Über-gang zu gröberen Altersveränderungen.
Häufig ist die Störung bei (unzureichend behandelter) Epilepsie.
Auslösende Ereignisse sind Traumen, Enzephalitiden, Blutungen oder eine kontinuierli-che Belastung durch Alkohol, Drogen, Industriegifte.
Eine andere Ursache kann ein fortschreitender Hirnprozeß sein:
multiple Sklerose,
Alzheimersche Krankheit,
Morbus Pick.
Ein Übergang in Demenz ist möglich.

8   Demenz

Ein durch zerebrale Schädigung bedingter, weitgehend irreparabler Verlust oder Abbau von bereits entwickelten intellektuellen Fähigkeiten.

Merkmale:
Beeinträchtigung der kognitiven Leistungen,
Störungen von Merkfähigkeit und Gedächtnis,
herabgesetztes Urteilsvermögen,
Störung von Aufmerksamkeit, Konzentration, Orientierung,
Vergröberung der Affektivität,
eventuell Angst.

Vorkommen:
bei den *primär degenerativen Formen* wie Alzheimer-Krankheit, Multiinfarktdemenz, Morbus Pick, Chorea Huntington;
die *sekundären Demenzen* sind Folge von schweren Allgemeinerkrankungen, Intoxikation, Herz- und Kreislaufstörungen.

9   Oligophrenie

Synonym: Schwachsinn.

Merkmale:
eine angeborene oder unmittelbar nach der Geburt erworbene *Störung der intellektuellen Entwicklung,*
- Urteilsschwäche,
- mangelnde oder aufgehobene Kritikfähigkeit und Gedächtnisstörungen.

! Gelegentlich überraschende Leistungen auf partiellen Gebieten wie Schach, Behalten von Geschichtszahlen oder Daten aus dem Kalender

weitere Symptome sind:
- herabgesetzte oder aufgehobene Bildungsfähigkeit,
- häufig affektive Störungen,
- körperliche Dysplasien,
- vegetative Entgleisungen,
- stereotype Bewegungen oder Verhaltensweisen,
- gelegentlich Aggressivität gegenüber anderen oder sich selbst.

Das Syndrom ist von der Demenz zu unterscheiden. Die Herabsetzung der Bildungsfähigkeit dient zur Einteilung in verschiedene Stadien der Störung. Eine selbständige Lebensführung ist erschwert. Die Patienten sind im Handeln stärker von Affekten und plötzlichen Einfällen beeinflußt, die sonst durch Urteil und Überlegung korrigiert werden. Sie können sich vom Einzelerlebnis nicht lösen. Die Stimmung schwankt zwischen den Polen gleichgültig-stumpf (apathisch) und reizbar-umtriebig-aggressiv (erethisch). Die Störung betrifft nur selten sämtliche Funktionen. Das individuelle Bild kann deshalb sehr schwanken.

Vorkommen:
Anomalien der Hirnentwicklung, Geburtstraumen, anlagebedingte Stoffwechselstörungen, Erkrankungen des ZNS im frühen Kindesalter (vor Einsetzen der intellektuellen Entwicklung).

11.5 Psychotische Syndrome

Unter diesen Begriff fassen wir alle Syndrome zusammen, die typische psychotische Merkmale aufweisen oder sich um diese Merkmale gruppieren. Da psychopathologische Syndrome unspezifisch sind, können auch psychotische Syndrome erste Anzeichen einer grob-organischen Schädigung sein. Eine neurologische Untersuchung ist deshalb in jedem Fall notwendig. Für die erste Orientierung über den psychopathologischen Zustand des Patienten ist die Unterscheidung jedoch sinnvoll. Man muß sich nur darüber klar sein, daß im Verlauf einer Erkrankung noch immer eine Veränderung möglich ist. Gegenüber den neurotischen Veränderungen sind die psychotischen Syndrome (! mit Ausnahme des depressiven Syndroms) durch einen Qualitätssprung deutlich abgegrenzt.

10 Depressives Syndrom

Ein überaus häufiges Syndrom, das unter unterschiedlichen Bedingungen und auslösenden Ursachen auftreten kann. Das Syndrom ist ubiquitär wie etwa die Angst.

Merkmale:
Traurige Verstimmung, *Herabgestimmtsein*,
die Traurigkeit wird als erdrückend, manchmal geradezu körperlich empfunden (Druck in der Brust, eine Last),
die Patienten sind *ernst, starr, nicht mehr schwingungsfähig*,
häufig sind Klagen über das *Nicht-traurig-sein-Können*,
Gefühl der Leere,
alles erscheint tot, kalt, abgerückt, auch Landschaften, Situationen oder Menschen, eine besondere Form ist das *Gefühl der Gefühllosigkeit*,
Störungen der Vitalgefühle äußern sich in einem unbestimmten Gefühl von Schwäche, Qual oder körperlichem Schmerz, das mit Trauer über einen bestimmten Anlaß nicht zu vergleichen ist, vitale Traurigkeit.
Angst und *Ratlosigkeit* sind manchmal beherrschend,
die Angst wird als lähmend empfunden, kann sich aber auch zu Unruhe und Agitiertheit steigern.
Antriebsmangel äußert sich in
Hemmung, Entschlußlosigkeit, Verlangsamung, Aspontanität.
Durch die Beeinträchtigung des Antriebs, vor allem die Verlangsamung des Denkens wirken die Patienten dement oder vorgealtert, was durch die körperlichen und vegetativen Veränderungen noch verstärkt wird (Pseudodemenz).
Das Denken ist auf *quälende, eventuell wahnhaft veränderte Ideen* eingeengt, es kreist immer um die gleichen Vorstellungen und Befürchtungen, *Grübelzwang*.
Die Patienten halten sich für schuldig, schlecht, verdorben, verworfen, sie klagen sich an.
Suizidalität (daraus folgernd) ist eine sehr ernsthafte Komplikation, manchmal ist die schwere Antriebshemmung der einzige Schutz vor Suizidhandlungen.

! Cave bei Medikation mit Antidepressiva, die erst den Antrieb und dann die Verstimmung beeinflussen.

Der *depressive Wahn* ist überwiegend auf die Grundängste des Menschen beschränkt:
- Angst um die wirtschaftliche Sicherung (Verarmungswahn),
- Sorge um die Integrität des Körpers (hypochondrischer Wahn),
- Angst um das Heil der Seele (Versündigungswahn, Schuldwahn).
Depressiver Wahn tritt vor allem bei älteren Menschen auf.
Die Patienten erleben sich als verblödet, einfallslos, verbraucht, schwachsinnig oder dement.

Das Erleben der depressiven Verstimmung führt häufig zu einer **reaktiven *Verstärkung des Krankheitsbildes*** (die unterschiedlichen ätiologischen Anteile, die wir hier hypostasieren, sind nur schwer voneinander zu trennen).

Die Kranken wirken *niedergeschlagen, ängstlich-verzweifelt* oder *ausdruckslos-schwerfällig.*

Die *Bewegungen* sind müde, *verlangsamt*, kraftlos, aber auch hastig-unsicher, unruhig, *ziellos.*

Auffallend sind ***vegetative und körperliche Veränderungen***, die gelegentlich das einzige Krankheitssymptom sind:
- *Schlaflosigkeit,*
- Schweißausbrüche,
- Übelkeit,
- *Kopfdruck* oder Kopfschmerzen,
- *Herzbeschwerden,*
- Obstipation,
- Gewichtsabnahme,
- Dysmenorrhoe,
- Frigidität,
- Impotenz.

Häufig kommt es zu ***Tagesschwankungen*** der Intensität der Störung (abends ist das Befinden besser als am Morgen).

Interaktion: Depressive Störungen rufen, vielleicht weil sie ubiquitär sind, häufiger als andere psychopathologische Syndrome reizbare Abwehr, Ungeduld oder Ärger hervor. Die daraus resultierende Isolierung des Patienten ist ein zusätzlicher Faktor für eine reaktive Verstärkung der Störung.

Die Klinik kennt typische Akzentuierungen einzelner Merkmale, aus denen sich Facetten des depressiven Syndroms ergeben:
- ängstliche Depression,
- gehemmte Depression,
- agitierte Depression (Jammerdepression),
- vegetative oder larvierte Depression (die vorwiegend vegetative Zeichen hat),
- vitale Depression (Überwiegen unbestimmter Mißempfindungen).

Aus diesen Akzentuierungen lassen sich gelegentlich Hinweise auf die diagnostische Zuordnung der Störung gewinnen. Für die Therapie haben sie keine Bedeutung.

Vorkommen/Differentialdiagnose:
Agitation und Unruhe (Jammern) überwiegen bei älteren Menschen.
Bewußtseinstrübung, Verwirrtheit, Ratlosigkeit, Reizbarkeit sprechen für eine grob-organische Schädigung unterschiedlichster Genese. Neurologische Untersuchung.

! Als Ursache ist eine Psychopharmaka-Überdosierung auszuschließen.

Mißmut, Antriebsmangel, Lustlosigkeit, manchmal demonstriert (Null-bock) – bei Heranwachsenden und Jugendlichen als Verhaltensstörung oder Protest, auch bei Drogenabhängigkeit.

Dysphorisch-reizbare Verstimmung – bei hirnorganischer Schädigung, Ermüdung, aber auch bei ungünstigen oder als ungünstig angesehenen Lebensverhältnissen.

Mißtrauisch-ablehnend, verschlossen – gelegentlich bei grob-organischer Schädigung, diese Symptomkonstellation sollte aber Anlaß sein, nach schizophrenen Symptomen zu fragen.

Patienten mit einer typischen Depression schließen sich selten ab, sie sind offen in ihren negativen Gefühlen und sprechen auch über Selbstvorwürfe und Angst vor Bestrafung.

Pessimistisch-resignierend mit Hemmung und Antriebsmangel, eventuell *vitaler Traurigkeit,* als Bruch bei sonst beweglichen heiteren Menschen im 3.-4. Lebensjahrzehnt auftretend (nicht früher!) – typische depressive Episode (endogene Depression).

Unter dem Einfluß der Psychopharmaka ist das Syndrom heute häufig verwaschen und nicht mehr so deutlich abgesetzt. Außerdem müssen Übergänge und Überschneidungen mit reaktiven, neurotischen oder grob-organischen (chronische Intoxikation!) depressiven Zuständen berücksichtigt werden.

Eine seit der Kindheit bestehende Tendenz zur depressiven Ausdeutung des Erlebten, manchmal *quängelig-anklagend,* in der Intensität wechselnd, aber *kontinuierlich* das Leben *bestimmend* – bei neurotischer depressiver Verstimmung (ICD-10: Dysthymie) oder Persönlichkeitsstörung (das Fehlen von Tagesschwankungen ist kein verläßliches Kriterium!).
Differentialdiagnose zur endogenen oder involutiven Depression: Neurotische Patienten sind leicht ablenkbar, zumindest reagieren sie stärker auf die Umwelt.

Manchmal wird das *Depressive geradezu genüßlich aufgezeigt,* eventuell mit einem Bedauern, daß auch *dieser* Behandlungsversuch nichts gebracht hat – beim Überwiegen einer hysterischen Komponente, oder einer depressiv-hysterischen Persönlichkeitsstruktur, meist bei älteren Menschen mit einer längeren hysterisch bestimmten Krankheitskarriere.
Patienten mit einer endogenen oder involutiven Depression sind stärker auf sich bezogen, auf ihre Schuld oder ihr Versagen, und nicht auf die Reaktion der Umwelt oder des Arztes.

Im Zusammenhang *mit verständlichem Anlaß* als überschießende oder prolongierte Trauerreaktion, häufig aufgepfropft auf eine neurotische Störung oder einen Konflikt – als reaktive depressive Verstimmung, an die Möglichkeit einer grob-organischen Mitverursachung sollte man aber denken.

! Wenn jemand nach einem unauffälligen Leben von 30 oder 40 Jahren „depressiv-neurotisch" wird, ist zu prüfen, ob eine grob-organische Schädigung (z.B. ein Hirntumor) vorliegt oder eine beginnende schizophrene Psychose, auch wenn Lebensumstände und Dynamik, so weit erkennbar, die Annahme einer neurotischen Störung nahelegen.

Besonders häufig sind Mischbilder (endo-reaktiv, grob-organisch plus neurotisch). Entscheidend ist dabei immer die Wertigkeit der einzelnen Anteile der Störung für den Verlauf und die Therapie.

11 Manisches Syndrom

Erhebliche Stimmungsschwankung mit krankhafter Steigerung des Lebensgefühls (in etwa das Gegenstück des depressiven Syndroms).

Merkmale:
Gehobene, heitere Stimmung,
Euphorie,
aber Umschlagen in *reizbare Erregung* (insbesondere, wenn man versucht, den manischen Überschwang zu bremsen),
Antriebssteigerung in Form einer Beschleunigung aller psychischen Funktionen (Denken, Vorstellen, Wechsel der Stimmung und der Sprache, aber auch gesteigerte Aktivität, häufig sind
sinnlose Einkäufe,
leichtsinnige Projekte,
unsinnige Pläne,
Vor Einführung der Psychopharmaka: *hochgradige Erregungszustände,* Toben, Zerstören der Wohnungseinrichtung (sobald sich die Patienten behindert fühlten).

! Gewalttätigkeiten gegenüber Personen sind selten.

In der Sprache kann sich die Antriebssteigerung als unstillbarer Rededrang äußern: **Logorrhoe.** Bei einer leichten Störung sind die Inhalte zunächst noch zusammenhängend und übersichtlich und der Zuhörer wird lediglich durch den Redeschwall und die Fülle des Angebotenen (das häufig nicht ohne Witz ist) irritiert. Wenn sich der manische Zustand steigert, entwickelt sich aus der Logorrhoe eine Ideenflucht, eventuell auch mit einem Verlust des Sinnzusammenhangs.
Die mit der Antriebsstörung einhergehende **Enthemmung** kann sich in taktlosen Bemerkungen anzeigen, die im allgemeinen Redeschwall untergehen, aber auch in sexuellen Anspielungen und Tätlichkeiten.
Die Patienten sind *schwingungsfähig,* manchmal überraschend sensibel für emotionale Zwischentöne der Interaktion, können aber wegen der starken *Ablenkbarkeit* den Eindruck nicht festhalten oder vertiefen, es reicht gerade für ein Scherzwort oder eine bissige Bemerkung.
Das *Denken* ist *beschleunigt, ideenflüchtig,* es gerät leicht auf Nebenwege (eventuell angestoßen durch Klangassoziationen). In leichten Formen sind die Patienten witzig und schlagfertig. Sie erfassen die Situation, bleiben angepaßt. Bei schwerer manischer Störung wird die Fülle der andrängenden Assoziationen von den Patienten selbst als quälend empfunden.
Körperlich wirken die Patienten *jugendlich, frisch, beweglich,* was besonders auffällig ist, wenn vorher ein depressives Syndrom bestanden hat. Sie fühlen sich gesund und leistungsfähig und haben meist keine Krankheitseinsicht.
Vegetative Veränderungen: intensive Durchblutung und vermehrter Turgor der Haut, Tachykardie.
Veränderung der Vitalgefühle äußern sich in herabgesetztem oder gesteigertem Hungergefühl oder vermehrter Spannkraft.
Das Schlafbedürfnis ist gering. Dem Maniker genügen wenige Stunden Schlaf, aus dem er frisch und mit Tatendrang erwacht. Der Depressive schläft sicher mehr, aber er fühlt sich beim Aufwachen zerschlagen und ohne Schwung.

Bei leichteren Störungen können die Patienten noch sehr überzeugend wirken. Ihre Dynamik reißt die anderen mit. Es gibt eine weite Skala zwischen den gerade noch normalen Phasen einer gehobenen Stimmung mit erhöhter künstlerischer oder wissenschaftlicher Produktivität bis hin zu einem krankhaft übersteigertem Selbstgefühl mit leerem Tatendrang.

Wie beim depressiven Syndrom lassen sich auch bei der Manie phänomenologisch unterschiedliche Bilder gegeneinander abgrenzen:
- expansive Manie (überwiegend Größenideen und Betriebsamkeit),
- reizbare Manie,
- verworrene Manie (Ideenflucht, unklares Denken),
- geordnete Manie (ohne Ideenflucht, in Grenzen steuerbar),
- Hypomanie (nicht deutlich ausgeprägtes Krankheitsbild, Persönlichkeitsstörung).

Mit „Überkochen" einer Manie bezeichnet man das zusätzliche Auftreten von Wahn und Halluzinationen (! Differentialdiagnose zur Schizophrenie).

Vorkommen/Differentialdiagnose:
Die endogene (zyklothyme) Manie ist wie die endogene Depression phänomenologisch nicht eindeutig abzugrenzen. Wichtige diagnostische Kriterien gewinnt man aus dem Verlauf.

Reizbarkeit bei einer erstmalig im mittleren Lebensalter auftretenden Manie ist möglicherweise ein Hinweis auf eine schizophrene Störung.

Starrheit von Mimik, Bewegung, Sprache sprechen für eine grob-organische Komponente der Störung (zerebrale Schädigung, chronische Intoxikation).

Im Wechsel mit depressiven Episoden als Teil einer bipolaren affektiven Störung (Typ I).

Der *kurzzeitige Wechsel zwischen Manie und Depression* (täglich oder mehrmals täglich) wird am ehesten durch schizophrene Störungen vorgetäuscht, das sogenannte rapid cycling (S. 202) ist selten.

Bei wiederholten manischen Phasen kann es zu einer Intensivierung mit Reizbarkeit und wahnhaften oder wahnhaft anmutenden absurden Überzeugungen kommen, was Anlaß zur Überprüfung der Diagnose sein sollte. Gelegentlich wird nach Jahren ein Übergang in ein paranoides oder paranoid-halluzinatorisches Syndrom beobachtet (S. 211).

12   Wahnstimmung

Das Gefühl des Unheimlichen und einer unfaßbaren bedrohlichen Veränderung der Welt, das alles Wahrnehmen und Handeln bestimmt und dem sich der Patient nicht entziehen kann.

Vorkommen:
überwiegend bei schizophrenen Störungen,
manchmal dem paranoid-halluzinatorischem Syndrom vorauslaufend,
gelegentlich bei Intoxikation (Drogen).

Die Wahnstimmung läßt sich abgrenzen gegenüber neurotischen Episoden von Derealisation, bei der die Veränderung aus einer gewissen Distanz erlebt wird (auch wenn der Patient sich darüber aufregt).
Derealisationsphänomene können sich aber auch zu einer Wahnstimmung steigern.
Insbesondere bei der akuten (beginnenden) Schizophrenie sind manchmal die psychotischen Erlebnisse in eine Wahnstimmung eingebettet.

13   Halluzinatorisches Syndrom

Das Auftreten von Halluzinationen der verschiedensten Art, entweder episodisch (Durchgangssyndrom), oder als ungeordnete, fast ununterbrochen ablaufende Folge von Sinnestäuschungen. Die Stimmung ist meist nicht alteriert, zumindest nicht in einer den Erlebnissen angemessenen Weise. Bei chronischem Verlauf wirken die Patienten häufig unbeteiligt.

Vorkommen:
bei zerebraler Schädigung und Intoxikation,
aber auch bei schizophrenen Störungen – hier nicht isoliert (nach Icherlebensstörungen und Wahn fragen!).

Der Begriff überschneidet sich mit dem der *Halluzinose*, der das isolierte Auftreten von Sinnestäuschungen bei sonst intakten (oder scheinbar intakten) psychischen Funktionen herausstellt.

Halluzinose

Ein vorwiegend oder ausschließlich von Halluzinationen bestimmtes Krankheitsbild mit ungeordneten, fast ununterbrochen ablaufenden (akustischen, optischen, taktilen) Sinnestäuschungen. Die Erscheinungen gehen ohne Bewußtseinsstörung einher, obwohl sie meist im Zusammenhang mit organischen Schäden (Intoxikation, zerebrale Durchblutungsstörung, Abbau) auftreten.

Die **akustische Halluzinose** ist relativ selten. Die Sinnestäuschungen bestehen aus Akoasmen (Geräusche, Lärm) und Phonemen (Stimmen), die meist einige Wochen oder auch Monate anhalten. Das Bewußtsein ist nicht getrübt. Es besteht keine Desorientiertheit, optische Halluzinationen fehlen. Die Psychomotorik ist meist normal, sofern die Kranken nicht von Angst beherrscht werden und fliehen wollen. Häufig hören die Patienten Stimmen, die miteinander (abfällig) über sie reden, sie beschimpfen, oder ihnen Vorhaltungen machen.
Vorkommen/Differentialdiagnose:
Vorwiegend bei chronischem Alkoholismus als Alkoholhalluzinose. Das Fehlen von optischen Halluzinationen und Bewußtseinstrübung unterscheidet die Störung vom Alkoholdelir (S. 302).

Optische Halluzinose: Eine grob-organische und psychotische Störung mit vorwiegend verändertem Farberleben und einer Auflösung und Verselbständigung der Formen.
Vorkommen:
Bei Intoxikation mit Halluzinogenen (Cannabis, LSD, Mescalin, Psilocybin).

Taktile Halluzinose (oder Dermatozoenwahn) bezeichnet Mißempfindungen in der Haut (Kribbeln, Beißen, Jucken), die als Folge eines Parasitenbefalls erlebt werden. Die Patienten suchen meist einen Dermatologen auf, sie sind durch Gegenargumente nur schwer zu überzeugen. Die durch ständiges Kratzen, Schaben, Waschen und Desinfizieren der Haut entstandenen Artefakte werden als „Beweis" für die Annahme vorgewiesen.
Vorkommen:
Häufig im Rahmen einer präsenilen Psychose. Akute Formen werden nach Amphetamin-Abusus, aber auch beim Alkoholdelir beobachtet.

Das *Oneiroid* (S. 58) ist im Unterschied zum halluzinatorischen Syndrom häufig mit einer Bewußtseinsstörung verbunden. Die Störung ist von *szenischen Phantasien Hysterischer* zu unterscheiden, in denen sich eine Stimmung ausdrückt, in die der Gesprächspartner nicht selten hineingezogen wird.

14   Paranoides Syndrom

Das isolierte oder überwiegende Auftreten von Wahnphänomenen, die manchmal aus einer Wahnstimmung erwachsen, jedoch selten damit verbunden sind (der Wahn bringt Gewißheit). Sämtliche Inhalte des Wahns (S. 55) können vertreten sein. Vor allem werden abnorme Beziehungen erlebt mit Ideen von Beeinträchtigung, Verfolgung, Bedrohung, manchmal auch Größenideen. Der Patient braucht keine Begründung, er weiß es einfach. Gegenargumente erreichen ihn nicht.

Vorkommen/Differentialdiagnose:
bei zerebraler Schädigung (Durchblutungsstörung, Altersabbau), chronischem Medikamentenmißbrauch oder als partielle Störung bei Schizophrenie,
relativ häufig bei chronischem Kokainabusus (dabei eventuell verbunden mit der Empfindung, Würmer unter der Haut zu haben).
Übergänge zu dem sehr viel häufiger auftretenden paranoid-halluzinatorischem Syndrom sind möglich.
Manchmal werden die Halluzinationen (Stimmen!) vom Patienten geleugnet, weil er die für ihn damit unausweichliche Diagnose einer schizophrenen Störung vermeiden will.

! Bei Verdacht auf eine Schizophrenie geduldig nachfragen, aber die vermutete Störung nicht postulieren, sondern nur als möglich hinstellen (damit der Patient erkennt, daß der Arzt den Umfang seiner Beschwerden abschätzen kann).

Paranoia

Mit dem heute nur noch selten verwendeten Begriff Paranoia bezeichnet man das isolierte Auftreten von Wahnthemen. Man versteht darunter die schleichende Entwicklung eines dauerhaften, unerschütterlichen Wahnsystems bei erhaltener Klarheit und Ordnung im Denken, Wollen und Handeln und intakter Persönlichkeit, so daß außerhalb der Wahnthematik keine Auffälligkeit nachweisbar ist.
Die Patienten sind meist intelligent, häufig in ihren beruflichen Tätigkeiten sicher, aber auf bestimmte wahnhafte Themen fixiert. Logik und Argumentation stehen im Dienst des Wahns.
Vorkommen:
Selten, gelegentlich als Form einer Schizophrenie (Nachweis von anderen typischen Veränderungen).

Depressiv-paranoide Psychose

Chronische depressive Verstimmung mit wahnhaften Überzeugungen. Die meist älteren Patienten sind dysphorisch, reizbar, mißtrauisch. Sie sind überzeugt, daß man sie bestohlen hat oder in der Wohnung etwas veränderte und sie versuchen, diese Manipulationen nachzuweisen. Oder man will sie aus der Wohnung heraustreiben (junge Leute, die laut Musik hören und Lärm machen!). Typisch ist in der Vorgeschichte der häufige Wechsel der Wohnung.

Die Diagnose ist zusätzlich erschwert, wenn die Patienten tatsächlich bestohlen wurden. Man sollte sich durch den nachgewiesenen Diebstahl nicht von einer weiteren Diagnostik abbringen lassen.

Vorkommen:
als Variante der Altersdepression.

! Der Wahn ist mit Psychopharmaka schwer zu beeinflussen (**Cave:** Überdosierung).

Seniler Eifersuchtswahn

Die wahnhafte Überzeugung, der Partner hätte ein Verhältnis, vielleicht schon seit Jahren. Dem Beschuldigten wird nachspioniert, um ihm auf die Schliche zu kommen. Scheinbeweise werden vorgelegt. Er soll sich rechtfertigen, wird beschimpft, Freunde und Bekannte, auch Fremde werden in die Auseinandersetzung einbezogen („ich bin doch nicht verrückt, so kann man mit mir nicht umgehen"). Halluzinatorische (meist haptische) Erlebnisse können in die Störung als Beweis für Mißhandlungen integriert werden. Illusionäre Verkennungen und wahnhafte Verfälschungen der Wahrheit sind relativ häufig.

Vorkommen:
fast ausschließlich bei Frauen – man hat den Eindruck, daß sich in dieser Störung die Enttäuschungen eines langen bürgerlichen Lebens ausdrücken.

Depressiver Wahn

Die typische Thematik des depressiven Wahns wurde bereits erwähnt (S. 82). Bei hypochondrischem Wahn kann es zu absurden Vorstellungen kommen (der Kopf ist leer, die Eingeweide sind total verfault, von Syphilis zerfressen).

15   Paranoid-halluzinatorisches Syndrom

Das gemeinsame Auftreten von paranoiden und halluzinatorischen Phänomenen. Im allgemeinen stellt das paranoid-halluzinatorische Syndrom jedoch durch Qualität und Verlauf mehr als die bloße Kombination der paranoiden und halluzinatorischen Störungen dar, die in der Mehrzahl eher als abortive (vielleicht auch nicht vollständig erkannte!) Formen des paranoid-halluzinatorischen Syndroms aufzufassen sind.

Merkmale:
Halluzinationen,
Wahnideen,
Icherlebensstörungen,
relativ häufig (bei akuten Störungen) mit vorübergehenden Zuständen von Erregung, Antriebssteigerung.
Beginn der Störung (eventuell nach einem Stadium der Wahnstimmung) mit dem Gefühl, beobachtet oder verfolgt zu werden, meist durch eine Gruppe von Menschen (Verwandte, Ausländer, Geheimagenten, Sektenmitglieder, Freimaurer, Kommunisten...).
Zusätzlich kann es zu *Beeinflussungs- und Beeinträchtigungsphänomenen* kommen, oder der Patient fühlt sich abgehört und von außen gesteuert.
Die Mehrzahl der Patienten hört Stimmen oder hat andere Halluzinationen (Geruch, Berührung, seltener visuelle Sinnestäuschungen).
Relativ spät können (bei unbehandelter Störung) katatone Symptome auftreten.
Die Veränderungen treten zunächst episodisch auf, manchmal auf einige Stunden oder selbst Minuten begrenzt. Im späteren Verlauf scheint die Störungt das Erleben zu bestimmen, die Patienten können dies aber lange Zeit überspielen.
Die Beeinträchtigungserlebnisse führen (im Beginn!) zu starker seelischer Erschütterung und werden offenbar auch als abnorm („ungewöhnlich") erlebt und als Ausdruck einer Psychose erkannt.
Gelegentlich nehmen die Störungen nur ganz allmählich zu und der Patient bleibt für die Umgebung unauffällig. Vielleicht erkennt er auch das Krankhafte und weiß es zu verbergen. Später kann sich eine chronische Veränderung entwickeln, die sich vorwiegend in einer affektiven Verarmung anzeigt (s. schizophrenes Residuum S. 90).

Das pathologische Erleben wird durch normale und neurotische Reaktionen kompliziert, die das Gesamtbild der Störung beeinflussen.

Bei *Wiederholung*, eventuell auch nach Jahren, sind die Inhalte im wesentlichen identisch, allenfalls durch unbedeutende Details angereichert oder erweitert. Das Syndrom hat eine **individuelle Prägung**.

Nach wiederholten Schüben verringert sich die affektive Beteiligung: Der Patient ist nicht mehr so erschüttert wie beim ersten Mal. Er hat sich mit dem Abnormen arrangiert, es ist Teil seiner Erfahrung geworden.

! Die affektive Abstumpfung tritt (bei unbehandelten Patienten) etwa nach fünf Jahren ein. Sie ist ein wichtiges Kriterium für die Beurteilung des Verlaufs.

Vorkommen/Differentialdiagnose:
Vorwiegend bei einer schizophrenen Störung, die beim Nachweis von Symptomen ersten Ranges (S. 218) als gesichert gelten kann.

Auszuschließen sind grob-organisch begründete Psychosen, die meist flüchtiger sind oder im Verlauf mit Bewußtseinstrübung oder neurologischen Ausfällen einhergehen. Bei Intoxikation mit Rauschdrogen sind die Veränderungen isoliert und zeitlich begrenzt, Icherlebensstörungen sind selten. Es gibt aber Übergänge. Wichtig ist die Beobachtung des Verlaufs, denn es ist denkbar, daß nach einem gelegentlichen Drogengenuß (als Ablenkung, Versuch einer „Behandlung") die ersten Syndrome einer schizophrenen Störung sichtbar werden.

! In jedem Fall ist eine neurologische Untersuchung notwendig.

16 Katatones Syndrom

Eine Kombination von psychischen und psychomotorischen Veränderungen und bizarren Verhaltensweisen, die heute sehr selten geworden ist (Neuroleptika-Effekt?), früher aber in der Klinik bei etwa der Hälfte der chronischen schizophrenen Patienten beobachtet wurde. Häufig mit paranoiden oder paranoid-halluzinatorischen Symptomen oder Icherlebensstörungen verbunden, die aber wegen der psychomotorischen Auffälligkeiten (zunächst) nicht nachweisbar sind.

Merkmale:
Kennzeichnend für das Syndrom sind auffallende *psychomotorischen Störungen*.

Die Bewegungen sind ausfahrend und eckig,

sie erstarren zu *Stereotypien* und leeren Ritualen oder

Manierismen, in denen bestimmte Bewegungsabläufe wiederholt werden (sich verbeugen, die Arme spreizen und wieder verschränken, vor jedem Bissen, der zum Munde geführt wird, in die Hände klatschen usw.),

alles erfolgt in einer starr festgelegten Reihenfolge, die auch durch äußere Reize oder Ablenkung nicht zu unterbrechen ist.

Die Motivierung zu solchen Bewegungsabläufen ist unklar, manchmal werden im nachhinein psychologisierend Gründe angegeben, die der Untersucher erwartet (*Gruhle* 1932) – nach Schilderung von medikamentös gebesserten Patienten erfolgen die Bewegungen „von innen heraus" wie unter einem Zwang.

Zusätzlich kommt es zu *Störungen des Verhaltens*: Die Patienten nehmen immer wieder die gleichen Stellungen ein, suchen bestimmte Plätze auf, stehen in einer Ecke, erstarrt, für Stunden und wehren sich, wenn man sie in eine andere Lage bringen will, oder sie liegen bewegungslos im Bett.

Gestik und Mimik sind verändert in Form von anfallsweisem oder dauerndem Grimassieren oder einem Vorschieben der Lippen im Schnauzkrampf (die Störung ist nicht von den Neuroleptika abhängig, die ähnliche Nebenwirkungen haben können!).

Typisch sind *Veränderungen der Sprache*: Die Patienten wiederholen stereotyp Wörter oder ganze Sätze oder einen Ausruf, der keine Bedeutung hat. Oder es werden Wörter umgestaltet, mit neuen Bedeutungen belegt oder neue Wörter, *Neologismen*, gebildet, vielleicht um psychopathologische Phänomene auszudrücken.

Als *Hyperkinesie* bezeichnet man gesteigerte, überschießende Bewegungen, bei denen die Kranken ständig in Bewegung sind, ohne erkennbaren Grund. Sie gestikulieren, machen Faxen, schlagen um sich. Gelegentlich steigert sich die Unruhe zu *Erregung*, Toben. Die hyperkinetische Unruhe kann aber auch (unvorhersehbar) mit Stuporzuständen wechseln.

Stupor ist ein Zustand von Bewegungslosigkeit, in dem die Kranken nicht mehr auf Außenreize antworten, obgleich die Wachheit (wie man eventuell später feststellen kann) nicht beeinträchtigt ist. Manchmal hat man den Eindruck, die Patienten wären durch Halluzinationen oder Wahnerlebnisse abgelenkt. Unerwartet kann die scheinbare Ruhe durch Krisen höchster Erregung oder Aggressionshandlungen abgelöst werden.

Flexibilitas cerea (wächserne Biegsamkeit) bezeichnet den Widerstand, der vom Kranken unbeabsichtigt einer passiven Bewegung seiner Glieder entgegensteht. Der Arm, dessen Lage man verändern will, ist steif und kann nur ruckweise bewegt werden. Die aufgezwungene unbequeme Haltung wird über lange Zeit beibehalten, ohne daß die Muskeln ermüden. Die Patienten verharren wie erstarrt in der einmal eingenommenen Haltung: *Kataplexie*.

Typisch für diesen Zustand ist auch das *Phänomen des angehobenen Kopfes*. Die Patienten liegen stundenlang mit angehobenem Kopf im Bett, ohne zu ermüden, als ob sie von einem Kissen gestützt würden.

Bei länger dauernden Störungen kann *Negativismus* auftreten, bei dem Befehle und Anregungen (auch wenn sie dem Patienten gar nicht gelten) die jeweils entgegengesetzte Handlung provozieren. Gelegentlich sind die Patienten gegenüber ihren eigenen Antrieben negativistisch: Sie setzen zu einer Handlung an, werden unterbrochen, „angehalten" oder abgelenkt.

Ein Gegenstück dazu ist die *Befehlsautomatie*, bei der alle Aufforderungen befolgt werden, manchmal gegen das bewußte Widerstreben des Patienten oder wenn sie ihm gar nicht gelten.

Ähnliche Phänomene werden mit den Begriffen *Echopraxie*, *Echomimie* und *Echolalie* erfaßt, die das zwanghafte Nachahmen von Handlungen, Ausdrucksbewegungen und sprachlichen Äußerungen bezeichnen. Diese Phänomene sind von dem allgemeinen Trieb zur Nachahmung abzugrenzen, der eine kritische Stellungnahme und Korrektur jederzeit zuläßt.

Anmerkung:

Dieses Syndrom (das hier grob skizziert wurde und keineswegs vollständig ist) wird heute kaum oder nur abortiv und in einzelnen Symptomen beobachtet und es ist denkbar, daß selbst ältere Kollegen nur wenige katatone Patienten gesehen haben. Allenfalls in gut recherchierten Filmen sieht man gelegentlich solche Krankheitsbilder, weil sie so eindrücklich sind. Vor Einführung der Neuroleptika wurde das Syndrom bei einem Drittel der Patienten beobachtet, die mit der Diagnose einer akuten schizophrenen Störung ins Krankenhaus kamen. Unter den hospitalisierten chronischen Schizophrenen war der Anteil höher.

Zur besseren Anschauung wird auf ältere Publikationen verwiesen (*E. und M. Bleuler* 1984, S. 41, sowie den von *K. Wilmanns* herausgegebenen 9. Band des Handbuchs der Geisteskrankheiten 1932).

Vorkommen/Differentialdiagnose:

Als bestimmendes Syndrom der katatonen Schizophrenie ist die Störung heute extrem selten. Differentialdiagnostische Überlegungen betreffen nur einzelne Aspekte des Syndroms. Katalepsie, Echopraxie, Stupor und Erregungszustände sind mehrdeutig, sie werden auch bei grob-organischen Veränderungen beobachtet. Bei isoliert auftretenden kataleptischen Störungen sollten grob-organische Erkrankungen (Enzephalitis),

hysterische Störungen oder eine Neuroleptika-Überdosierung (S. 447) ausgeschlossen werden.
Hysterische Zustände sind zeitlich begrenzt, anfallsartig und (häufig) situationsbezogen.

Patienten mit einem malignen Neuroleptikasyndrom (S. 448) folgen dem Untersucher mit den Augen, bewegen die Lippen, als wollten sie ihm etwas sagen, der angehobene Arm sinkt langsam zurück. Der katatan schizophrene Patient schaut durch den Untersucher hindurch, bleibt, auch wenn er zu sprechen versucht, abgewandt, in einer Art Traumwelt befangen.

In keiner Weise vergleichbar ist die Kataplexie mit der in der Hypnose hervorgerufenen kataleptischen Starre.

17 Schizophrenes Residuum

Eine chronische psychotische Veränderung der Affektivität, die sehr häufig bei (unbehandelten) schizophrenen Erkrankungen auftritt, d.h. nach einem paranoiden, paranoid-halluzinatorischen oder katatonen Syndrom, das vier oder fünf Jahre bestanden hat.

Merkmale:
Flache Affektivität. Die Patienten wirken unbeteiligt, gleichgültig-stumpf, obwohl ihre Worte manchmal das Gegenteil ausdrücken.
Starrheit der Bewegung (auch wenn die Patienten nicht unter dem Einfluß von Neuroleptika stehen).
Auffallend ist auch, vielleicht als Relikt einer Denkstörung, eine *Ungenauigkeit, Verschwommenheit* oder *Vagheit des Denkens*, die sich in einer Vorliebe zu allgemeinen oder sogar philosophischen Themen äußern kann (*Mayer-Gross* 1932).
Die Veränderung von Aktivität und Antrieb führt immer auch zu *Urteilsstörungen*, insofern ist auch die Intelligenz beeinträchtigt, aber in anderer Weise als bei der Demenz (*Weitbrecht* 1972).
Das *Denken* (und Sprechen) ist häufig *zerfahren*, in den leichteren Fällen scheint es nur eingeengt zu sein.
Aus der veränderten Emotionalität ergeben sich in der Interaktion „Schwebungen", so daß man unsicher wird, was gemeint ist und wie man sich verhalten soll. Dabei ist immer wieder verblüffend, mit welcher Sensibilität und Empfindsamkeit der Patient Gefühlsregungen bei anderen wahrnimmt.
Charakteristisch ist der *soziale Rückzug* und die *berufliche Rückstufung*, die sich aus fehlender Initiative und Konzentrationsschwäche erklärt.
Die Patienten wirken gleichgültig.
Episoden der akuten Psychose (Wahn, Halluzinationen, Icherlebensstörung) können in das Erleben eingesprengt sein. Gelegentlich kann das Psychotische persistieren. Die Patienten sind meist gleichgültig, abgestumpft, sie scheinen sich mit dem pathologischen Erleben arrangiert zu haben.
Wenn paranoide oder paranoid-halluzinatorische Erlebnisse oder katatone Veränderungen persistieren (was heute unter der Medikation mit Psychopharmaka kaum beobachtet wird), ergeben sich durch die zusätzliche chronische affektive Störung sehr variable Krankheitsbilder, die von den Psychiatern früher als inhaltliche Verflachung, energetische Entleerung oder *„Versanden"* beschrieben wurde.

Vorkommen/Differentialdiagnose:
Typischer chronischer Zustand einer schizophrenen Störung.
Ähnliche Zustände werden auch bei Personen beobachtet, die längere Zeit Drogen eingenommen haben und dann clean sind – wobei offen bleibt, ob sie vielleicht, bevor sie

Drogen nahmen, von der Umgebung unbemerkt eine schizophrene Episode überstanden haben. Da alle psychopathologischen Syndrome unspezifisch sind, wäre die Annahme eines dem Residuum vergleichbaren Zustands nach Drogenabusus jedoch kein Widerspruch.

Die Diagnose ist erschwert, wenn sich die Störung auf einen sogenannten *reinen Defekt* (*Huber* 1983) beschränkt, bei dem die Patienten, die ansonsten unauffällig sind, über Schwäche, Erschöpfung, Leistungsabfall, Gefühlsverarmung, Verlust an Spannkraft, erhöhtes Schlafbedürfnis und gleichzeitig verstärkte Beeindruckbarkeit klagen (vgl. Basisstörungen, S. 221). Da solche Veränderungen nicht nur nach schizophrenen Störungen auftreten, sondern auch Ausdruck einer Erschöpfung oder einer Persönlichkeitsstörung sein könnten, sollte man bei der diagnostischen Zuordnung zurückhaltend sein.

Die Bezeichnungen „schizophrene Demenz" und „schizophrene Verblödung" (Dementia praecox!) gelten als obsolet. Man sollte sich aber klar machen, daß die Wortprägung unter dem Eindruck des medikamentös unbeeinflußten Verlaufs der schizophrenen Störung erfolgte. Unter diesen Bedingungen waren die Endzustände ein sehr viel stärkerer Eingriff in das Leben des Patienten.

Grobe Residualzustände sind seit Einführung der Neuroleptika seltener geworden, häufig beschränken sich die Störungen auf den „reinen Defekt". Allerdings kann es bei einer unangepaßt hohen Dosierung zu einer Überlagerung mit der sedierenden oder abstumpfenden Wirkung der Neuroleptika kommen, was gelegentlich zu der Fehleinschätzung führte, der Defekt sei lediglich ein medikamentöser Artefakt.

Negative Symptome

Synonym: Minussymptome.
Die in den USA bei der Diagnose einer schizophrenen Störung übliche Unterscheidung von positiven und negativen Symptomen bezieht sich auf die gleiche Erfahrung, die von der klassischen Psychopathologie in anderer Weise festgeschrieben wurde. Als positive Symptome werden Halluzinationen, Wahn, formale Denkstörungen und Auffälligkeiten des Verhaltens bezeichnet, bei denen etwas Neues, wenngleich Pathologisches auftritt. Minussymptome oder negative Symptome drücken dagegen einen Verlust oder eine Minderung von psychischen Funktionen aus:
- *affektive Verflachung,*
- *Störung der gedanklichen Verknüpfung* (Alogie),
- *sozialer Rückzug,*
- *Apathie* und
- *Beeinträchtigung der Aufmerksamkeit.*
Diese Auflistung der negativen Symptome (*Andreasen* 1983) entspricht in etwa dem Begriff des schizophrenen Residuums.

Von einer **negativen Schizophrenie** wird gesprochen, wenn zwei von diesen fünf Symptomen nachgewiesen werden. Die Diagnostik derartiger Störungen mit Hilfe von Fragebogen (PANSS) kann jedoch zu Mißverständnissen führen, wenn man allein damit die pharmakologisch bedingte Rückbildung eines schizophrenen Residuums dokumentieren will. Einen therapeutischen Effekt sollte man erst annehmen, wenn sich die Mehrzahl der fünf Symptome unter der Medikation zurückgebildet hat. Sonst könnte allein durch eine Antriebssteigerung ein positiver Effekt vorgetäuscht werden, wenn vorher „Apathie" das bestimmende Merkmal für die diagnostische Zuordnung war.

11.6 Neurotische Syndrome

Wir wollen die neurotischen Syndrome pragmatisch als Symptomverbände definieren, die weder grob-organisch, noch psychotisch sind und als Reaktionsmuster auftreten, die sich im Laufe der individuellen Entwicklung gebildet haben. Auch hier beschränken wir uns auf die psychopathologische Deskription. Die neurotischen Syndrome sind vielgestaltig. Eine deutliche Trennung zwischen den einzelnen Syndromen ist selten, häufiger beobachten wir Übergänge und Mischbilder. Ich denke, man sollte davon ausgehen, daß auch diese Syndrome **unspezifisch** sind, d.h. sie lassen sich nicht auf eine auslösende Bedingung oder eine Ursache zurückführen. Es wurde immer wieder versucht, einzelne neurotische Störungen mit einer bestimmten Psychodynamik in Zusammenhang zu bringen (S. 119). Dem steht aber die klinische Erfahrung und auch die Vielfalt der psychotherapeutischen Ansätze entgegen, die gelegentlich durchaus wirksam sind, aber vermutlich weniger auf Grund des theoretischen Überbaus, der aus ihrem Vorgehen entwickelt wurde, sondern mehr aus der Zuwendung gegenüber den Patienten.

Manche der neurotischen Syndrome werden überwiegend von einem Symptom bestimmt (Angst, Zwang), bei anderen stützt sich die Diagnose neben den psychischen Veränderungen auch auf funktionelle körperliche Störungen (Konversion). Im einzelnen unterscheiden wir
Angstzustände,
phobische Zustände,
das Zwangssyndrom,
hysterische Syndrome,
das neurasthenische Syndrom.

18   Angstzustände

Anfallartig auftretende schwere Angstzustände, gegen die sich der Patient nicht wehren kann und deren Auftreten er auch in der störungsfreien Zeit fürchtet.

Merkmale:
Anfälle von Angst, die Stunden, vielleicht auch Tage anhalten und
eine ängstliche Stimmung und **Erwartungshaltung** hinterlassen,
meist **ohne erkennbaren Grund** auftretend, gelegentlich (nachträglich psychologisierend) als Folge von banalen alltäglichen Belastungen aufgefaßt.
Der Zustand wird vom Patienten als unnatürlich, unbegründet, krankhaft erlebt,
er setzt sich gegen Widerstand durch, vielleicht sogar wegen des Widerstands (weil auch die Verneinung eine Form der Zuwendung ist!).
Die Angst ist häufig mit einem Gefühl des Ausgeliefertseins oder von etwas unfaßbar Bedrückendem verbunden und
steigert sich in **Unruhe, Spannung**, Getriebensein,
hinzu kommen **vegetative Störungen** (Kreislaufstörungen, Schwitzen, Übelkeit).
Die wechselseitige Steigerung von „anxiété" und „angoisse" (S. 64) ist ein typisches Charakteristikum des Syndroms.

Vorkommen:
Angst ist zunächst eine natürliche Reaktion auf Gefahr oder Bedrohung, Angst dient der Abwehr oder der Bereitschaft zu Abwehr und Flucht. Mut ist die aktive Überwindung von Angst, Unbehagen oder Bequemlichkeit, und nicht etwa das Keine-Angst-Haben (das wäre eher ein pathologisches Phänomen).
Im allgemeinen kann jeder Mensch „normale" Angst von krankhaften Angstzuständen unterscheiden. Maßstab ist die Intensität, das Betroffensein und die (fehlende oder in

Bezug auf die Reaktion unangemessene) Auslösung sowie der Umgang mit dem Gefühl (das Ausgeliefertsein) und die (unbeherrschbaren) vegetativen Begleiterscheinungen. Die Unterscheidung der französischen Psychiatrie zwischen dem Gefühl der Angst und der gelegentlich damit einhergehenden und manchmal auch das Bild beherrschenden vegetativen Störung wurde hier erwähnt, weil manche Psychopharmaka mehr das Angstgefühl als die ängstliche vegetative Krise beeinflussen und umgekehrt.

Angstzustände können auch als quasi normale Reaktion im Vorfeld oder als bestimmendes Merkmal von grob-organischen, organisch-psychotischen oder psychotischen Störungen auftreten.

Sie treten isoliert auf bei Angstneurose oder im Zusammenhang mit anderen neurotischen Störungen. Die ICD-10 (S. 136) unterscheidet
F 41.1 **generalisierte Angststörung** (generalisiert und anhaltend, ohne erkennbaren Anlaß) und
F 41.0 **Panikattacken** (episodische paroxysmale Angst).

19 Phobische Zustände

Anfallartige Zwangsängste von begrenzter Dauer, die durch eine bestimmte Situation oder allein schon durch die Vorstellung davon ausgelöst werden.

Merkmale:
Die Vorstellungen betreffen *Situationen, die aus dem Gewohnten herausfallen* (Gerichtstermin, Vortrag, Überqueren von Brücken, Fahren im Lift, in der Straßenbahn usw.),
aber auch *Tiere* (Spinnen, Schlangen, Mäuse, Würmer),
oder *körperliche Krankheiten* (Herzinfarkt, Krebs, AIDS)
und gehen mit *störenden vegetativen Reaktionen* einher (Herzjagen, Schweißausbruch, Schwindel).
Die *auslösenden Situationen und Reize werden ängstlich gemieden*, dabei kann sich gelegentlich
ein *ritualisiertes Verhalten* entwickeln.
Besonders belastend sind Situationen, bei denen der Patient einer *Fremdbestimmung* unterliegt, in der er, wenn die Störung auftritt, sich nicht unauffällig zurückziehen kann (bei einem festlichen Essen, im Theater, bei einer Konferenz).

Eine *angespannte Erwartungshaltung* kann, wie die Patienten häufig selbst erkennen, die Auslösung einer Störung begünstigen. Es ist mitunter gerade das angestrengte Bemühen, den Anfall zu vermeiden, das ihn zu fördern scheint.
Die Patienten können im Intervall meist sachlich und distanziert über die Störung sprechen. Ungeachtet dieser Einsicht werden sie sich den Befürchtungen, sobald sie auftreten, doch ausgeliefert fühlen.

Vorkommen:
angedeutet bei psychisch Gesunden,
mit Krankheitswert von einer genierlichen Marotte bis zur krankhaften Einengung im fließenden Übergang;
als krankhafte Phobie meist zusammen mit Angstzuständen.
Relativ häufig ist eine Kombination mit einem Zwangssyndrom oder einer anankastischen Persönlichkeit (S. 158).

Kurzfristig auftretende phobische Zustände können auch Vorboten einer zerebralen Schädigung sein.

20   Zwangssyndrom

Ein überwiegend durch Zwangsphänomene bestimmtes Syndrom, das sich häufig auf der Grundlage einer zwanghaften (anankastischen) Persönlichkeit entwickelt.

Merkmale:
Typisch sind *Zwangsideen*, die sich dem Patienten gegen seinen Willen ständig aufdrängen. Sie betreffen
- mögliche *Fehlhandlungen* (das Nicht-Verschließen der Tür usw.)
- *unbeabsichtigte Provokation von groben Fehlern anderer*,
- *Versäumnisse*, die nicht wieder gut zu machen sind.
Hinzu kommen *Zwangsimpulse*, die nicht oder nur mit Mühe abgewiesen werden können:
- die Hände oder die Kleider zu waschen,
- ausgeführte Handlungen zu kontrollieren,
- Berührungen zu vermeiden.
Die Zwänge werden als *Beeinträchtigung* empfunden,
Der Kranke ist zunehmend mit seinen Zwängen beschäftigt, die er als abnorm, aber sich zugehörig empfindet.
Im Verlauf kann es zu einer stärkeren Abhängigkeit kommen, die ungewollt ist, es werden immer mehr Bereiche und Vorgänge in die zwanghaften Impulse einbezogen. Wenn der Patient den Zwangsimpulsen nachgibt, bringt dies nur vorübergehend Erleichterung. Durch Wiederholung werden die Zwänge bekräftigt. Es scheint sich eine Art „Zwangsgedächtnis" zu entwickeln, wie dies auch von anderen neurotischen Störungen oder Gewohnheiten bekannt ist.

Fallbericht:
10 Eine Kellnerin hat Angst, daß durch ihre Unachtsamkeit Nadeln in das Bier geraten könnten und der Gast daran zu Schaden kommt. Sie muß häufig ein Glas ausschütten, ein neues nehmen. Eine Nadel hat sie noch nie gefunden, aber immerhin könnte es sein. Sie ist unsicher, ob nicht vielleicht doch etwas passiert sein könnte. Wenn sie mit Bus, Taxi oder Straßenbahn fährt, muß sie zurückschauen und prüfen, ob nicht jemand überfahren wurde. Manchmal ist sie unsicher, ob sie nicht einen Unfall übersehen hat. Sie kauft Zeitungen und kontrolliert, ob sich im Lokalteil Hinweise auf einen Unfall finden. Sie wagt nicht, die Zeitungen wegzuwerfen, weil sie etwas überlesen haben könnte. Sie hat Angst, an Baustellen vorbeizugehen, weil sie fürchtet, sie könnte die Arbeiter ablenken, so daß sie irrtümlich einen Passanten einbetonieren. Diese Befürchtungen hält sie für verrückt und sie findet es beschämend, daß sie nicht dagegen angehen kann, obwohl sie weiß, daß es nur ihre dummen Gedanken sind. Aber sie kann sich nicht gegen den Zwang wehren. Der Ehemann hat Verständnis für ihre Nöte, das gibt ihr Rückhalt. Die Arbeit hat sie noch nie aufgegeben. Der Gastwirt weiß von ihrer Schwäche, aber er weiß auch, daß sie verläßlich ist.
Diagnose: Zwangskrankheit. Bei der über 10-jährigen Nachbeobachtung haben sich nie Hinweise auf eine schizophrene Störung gefunden.

Bei einer besonderen Steigerungsform des Syndroms, der Zwangskrankheit, sind die Patienten wie eingemauert in die Zwänge. Aber hier ist eine Beobachtung festzuhalten:

! Die Behinderung geht nur so weit, wie sie ökonomisch und sozial für den Patienten gerade noch tolerabel ist (*E. und M. Bleuler* 1983, S. 532).

Vorkommen/Differentialdiagnose:
Überwiegend als Ausdruck einer neurotischen Fehlhaltung oder bei zwanghafter Persönlichkeitsstörung.
Es gibt fließende Übergänge zwischen normalen und pathologischen Zuständen. Aus den harmlosen Zwangsgedanken, die jeder Gesunde kennt (habe ich den Gashahn zugedreht, habe ich das Licht ausgemacht?), können zwanghafte Einengungen und Behinderungen erwachsen mit deutlichem Krankheitswert, gegen die der Patient sich nicht mehr wehren kann.

! Bei jüngeren Menschen sollte man daran denken, daß schwere zwanghafte Symptome gelegentlich auch im Vorfeld einer schizophrenen Störung auftreten.

Da bei der Psychopathologie der borderline-Störung als eines der typischen Merkmale „Zwang im Übergang zum Wahn" angegeben wird (S. 246), sollten wir auf die Unterscheidung der beiden Störungen noch einmal eingehen.

Zwang wird von den Betroffenen als Teil der eigenen Gedanken und Impulse erlebt, die sich aufdrängen und nicht abweisen lassen, sie werden aber dem Ich zugehörig empfunden. Im Grunde können wir alle dies bestätigen, denn leichte Formen des Zwangs (Impulse, Gedanken, Melodien) kennt jeder. Diese Erlebnisse werden aber nicht als fremd oder „eingegeben" erlebt, was gerade das Peinliche und Beunruhigende ausmacht.

Wahnideen (und nur um die kann es sich handeln) sind befremdliche Überzeugungen, die vom allgemeinen Konsens über die Realität abweichen und dennoch unverrückbar gegen alle Argumente festgehalten werden. Sie werden aber gar nicht in Frage gestellt, nicht einmal als krankhaft erlebt. Den Patienten beunruhigt allenfalls ihr Inhalt, aber nicht, daß sie da sind.

Wenn bei einer beginnenden Schizophrenie zunächst eine Zwangskrankheit diagnostiziert wird, kann es auch daran liegen, daß der Patient den Wahn als eigentlichen Anlaß seines auffälligen Verhaltens in einen Zwang umdeutet.

Beispiel:
Der Zwangskranke beklagt sich, daß er ständig seine Hände waschen müsse, weil ihn die Idee nicht losläßt, daß er mit Bakterien in Berührung gekommen sei. Natürlich wisse er, daß seine Sorge unbegründet ist, aber der Zwang sei stärker. Es ängstigt ihn, daß er solche verrückten Ideen hat.
Der Schizophrene wäscht sich auch die Hände, wirkt dabei zwanghaft (!), aber wenn er darüber spricht, erfährt man, daß er dies tut, weil seine Feinde ihn vergiften wollen und mit allen möglichen Tricks Bakterien auf seine Hände oder seine Kleidung bringen. Ihm bleibt gar nichts anderes übrig, als sich dauernd die Hände zu waschen. Es ist ein Schutz. Er hat keine verrückten Ideen und er könnte das Waschen auch aufgeben, wenn die anderen ihn in Ruhe lassen würden.

21 Hysterische Syndrome

Eine sehr facettenreiche Störung mit Angst, körperlichen Mißempfindungen, Störung des sprachlichen Ausdrucks, der Gestik und des Verhaltens, die sich aus dem Sog von (negativen) Vorstellungen ableiten läßt.

Merkmale:
Überakzentuierung des Ausdrucks und der Sprache (aus Neigung zur dramatischen Selbstdarstellung und Inszenierung),
die Sprache ist rezitativ und nicht vom Gefühl durchdrungen – oder von einem falschen Gefühl, das „aufgelegt" scheint,
lebhafte Klagen über diverse Beschwerden, Schmerzen, Unwohlsein,
hohe *Suggestibilität*,
die Schmerzen und Parästhesien folgen nicht dem Innervationsbereich, sie lassen sich durch Hinweise und Fragen in der Lokalisation beeinflussen (sie wandern, vom linken Arm zum Hals und in die rechte Schulter),
überzogene Schilderung von Begebenheiten,
egozentrische Einstellung (nicht nur bei der Schilderung von Beschwerden),
wichtig: das Kriterium der Echtheit fehlt.

Abgleiten in Rollen. Die Rollen wirken aufgesetzt, das Eigentliche der Person des Betroffenen (das in Krisensituationen und Katastrophen zum Ausdruck kommen kann) wird von der Rolle überdeckt.

Wechselnde Stimmungen und Launenhaftigkeit.

Gelegentlich *dramatische Verhaltensweisen und Gesten*, wobei die Vielfalt für das Unspezifische der Störung spricht:
- Schreien, Zittern, Weinen, Weinkrämpfe,
- Übelkeit, Erbrechen,
- Erregung, Stupor, Dämmerzustände,
- häufig kombiniert mit Angstzuständen, Phobien oder depressiver Verstimmung.

Erlebnisse von *Derealisierung* oder **Depersonalisation**, die vom Patienten erschreckt, mit Angst, aber auch mit einer gewissen leidvollen Befriedigung dargestellt werden.

Besonders auffällig sind *funktionelle körperliche Störungen*:
- Krämpfe, Lähmungen, Anästhesien,
- Blindheit, Taubheit,
- Aphonie, Heiserkeit.

Anfälle, bei denen der Patient mit einem Schrei hinstürzt und dann in extremer Anspannung des Körpers, den Bauch hochgewölbt, daliegt, manchmal nur auf Kopf und Fersen gestützt (arc de cercle).

Unfähigkeit zu gehen und zu stehen, obwohl im Liegen die entsprechenden Muskeln normal innerviert werden können (Astasie/Abasie),

Lähmungen einzelner Glieder, unabhängig von den anatomischen Verhältnissen, nach funktionellen Zusammenhängen, ein Finger, die ganze Hand, beide Beine, meist isoliert bei bestimmten Tätigkeiten,

Schreibkrampf,

röhrenförmige Einengung des Gesichtsfelds, dessen Areal mit der Entfernung nicht zunimmt,

Druckgefühl im Bereich von Kehlkopf und Speiseröhre (Globus hystericus),

bohrender Schmerz im Schädelbereich, „als ob ein Nagel in den Schädel geschlagen würde",

Quaddeln, Blasenbildung, Hautblutungen in bestimmten Körperpartien,
- z.B. Handinnenfläche (Stigmata),

psychogenes Fieber ist eine seltene Komplikation (*E.* und *M. Bleuler*), man sollte aber daran denken.

Vorkommen/Differentialdiagnose:

Die psychopathologischen Veränderungen lassen sich einerseits der Persönlichkeit zuordnen (hysterische oder histrionische Persönlichkeit), andererseits sind sie als Reaktionen aufzufassen, die grundsätzlich jeden Menschen betreffen können. Auslöser sind quälende Enttäuschung, Verlassensein, belastende Ereignisse oder Katastrophen. Starke Eindrücke oder akute Gefährdungen können aber auch den Zwang einer hysterischen Rolle durchbrechen.

Für Auftreten und Ausgestaltung der Störung hat immer auch die Resonanz des Publikums eine Bedeutung, die Patienten laden sich am emotionalen Feedback der Zuschauer auf.

Ein wichtiges Merkmal für hysterische Störungen ist der Eindruck des Unechten.

Man darf sich davon aber nicht verführen lassen, denn hysterische Entäußerungen sind eine unspezifische Reaktion auf Belastungen oder Unsicherheiten: es sind deshalb auch schwere körperliche Erkrankungen oder psychische Störungen (grob-organisch, psychotisch) auszuschließen.

Unter Psychopharmaka (Labilisierungsphase) treten hysterische Reaktionen leichter auf.

Bei Wesensänderung werden häufig auch hysterische Reaktionen beobachtet, vermutlich weil die Hemmung wegfällt.

Prognostisch schwierig ist die depressiv-hysterische Reaktionsweise, weil die Rolle konstant in negative Bilder abgleitet.

Eine besondere Variante ist die **Hyperventilationstetanie**, bei der es durch Angst oder Erregung und die dadurch ausgelöste Hyperventilation zu einer sekundären Alkalose kommt, die, beginnend mit Taubheitsgefühl und Kribbeln in den Fingern, über Schweißausbruch, Tachykardie, Schwindel zu einer neuromuskulären Übererregbarkeit mit schmerzhaften Krämpfen der Gliedmaßen, speziell der Hände (Pfötchenstellung) führt, die ihrerseits wieder Anlaß zu Angst und Hyperventilation sind. Dieser Zirkel kann als Modell für hysterische Verhaltensweisen und Reaktionen dienen.

Anmerkung:
Im DSM III-R und im ICD-10 wird das hysterische Syndrom in eine histrionische Störung und eine dissoziative Störung unterteilt.
Das Wort „histrionic" bedeutet im Englischen schaustellerhaft, theatralisch. Der Begriff „dissoziativ" soll einen passageren Verlust der normalen Integration von Erinnerungen an die Vergangenheit, des Identitätsbewußtseins der unmittelbaren Empfindungen und der Kontrolle der Körperbewegungen beschreiben. Er umfaßt auch die Konversionssymptome.

Durch diese Aufteilung wird meines Erachtens das Gemeinsame der Störungen verwischt: Man sollte sich zumindest vergegenwärtigen, daß diese sehr unterschiedlichen Veränderungen von einer Bewußtseinseinengung infolge bedrängender oder erwünschter Vorstellungen getragen werden.

Das Argument, man sollte das Wort „hysterisch" aus politischer Korrektheit vermeiden, weil es den Patienten diskriminiert, überzeugt nicht. In der hier dargelegten Definition ist nichts Diskriminierendes. Daß Wörter auch diskriminierend gebraucht werden, kann uns nicht veranlassen, sie mit einem Tabu zu belegen, weil es immer um die Haltung dessen geht, der die Wörter benutzt. Die Argumentation ergibt sich aus einer Art magischem Denken, dem man besser nicht folgt. Im übrigen ist histrionisch inzwischen dem gleichen Mißbrauch ausgesetzt.

Das Ganze erinnert an die victorianischen Zeiten, in denen die Damen weder eine Brust noch einen Hintern hatten, zumindest durfte man nicht darüber sprechen. Aber das führte dann geradewegs, wie bekannt ist, in histrionisch-dissoziative Störungen.

22   Neurasthenisches Syndrom

Synonym: Reizbare Schwäche.
Ein sehr verbreitetes Syndrom mit Übergang zum normalen Verhalten, so daß die Benutzung des Begriffs besonders heikel ist, wenn bei Krankheitsbildern, die einer gewissen Mode unterliegen, allein auf diese Veränderungen Bezug genommen wird. Dieses im Grunde sehr vage Syndrom mit Allerweltsbeschwerden findet man häufig beim sog. Burn-out-Syndrom, der Amalgam-Vergiftung oder Mobbing-Schäden.

Merkmale:
Rasche Ermüdbarkeit,
Schlafstörungen,
Abgeschlagensein,
Konzentrationsmangel,
Mißempfindungen,
Kopfschmerz,
Schwäche, verminderte Belastbarkeit,
vegetative Labilität,
hypochondrisch-ängstliche oder dysphorische Verstimmung.

Vorkommen/Differentialdiagnose:
! Das neurasthenische Syndrom ist **unspezifisch**, es imponiert wie die Übersteigerung einer normalen Reaktion (Ermüdung, Abgespanntsein), kann aber auch durch hysterische Reaktionen überlagert werden.
Gelegentlich im Vorfeld einer neurotischen Erkrankung.
Bei extremer Belastung oder Ablenkung können alle unangenehmen Empfindungen oder Ängste von einer Minute zur anderen aufgehoben sein. Die Kranken, die vorher noch lebhaft klagten und unsicher waren, sind plötzlich aktiv, angepaßt, zielstrebig (so daß man annehmen kann, die veränderte Situation hätte einen Dominanzwechsel erzwungen – vgl. S. 405).

Beispiel:
Aktivitäten, die uns unbefriedigt lassen oder zu denen wir keine Lust haben (Prüfungsvorbereitungen!), rufen häufig ein Gefühl des Abgeschlagenseins und der Erschöpfung hervor. Wir werden unzufrieden, sind unbeteiligt, unkonzentriert und fühlen uns müde. Nach dem Anruf eines lieben Menschen kann sich das aber schnell ändern.

In der älteren Literatur wird die Neurasthenie bei körperlicher Erschöpfung (durch Krankheit, übermäßige Belastung, erzwungene Schlaflosigkeit) von der neurotischen Pseudoneurasthenie unterschieden. Im Grunde handelt es sich um den gleichen Vorgang: ob die Anforderung tatsächlich zu groß ist oder lediglich durch einen neurotischen Konflikt so groß erscheint, ist für den Leidenden zunächst ohne Belang.

12   Bemerkungen zur diachronischen Psychopathologie

Fragen:
Was ist diachronische oder dynamische Psychopathologie? Welche Vorstellungen verbinden Sie mit dem Begriff Psychodynamik? Können Sie Begriffe nennen, die Beziehungen zwischen psychischen Phänomenen ausdrücken?

Bei den psychopathologischen Phänomenen, die weder auf eine grobe Schädigung des Gehirns zurückzuführen sind, noch als Ausdruck einer psychotischen Störung auftreten, lassen sich häufig Einflüsse der individuellen Entwicklung aufweisen. Bei grob-organischen und psychotischen Phänomenen ist eine solche Rückführung nicht möglich. Wenn ein zerebrales Trauma oder eine Intoxikation einen deliranten Zustand mit Verwirrtheit, Halluzinationen, psychomotorischer Erregung und vegetativen Störungen hervorgerufen hat, ist die Psychodynamik zwischen den einzelnen psychopathologischen Phänomenen für die Entstehung des Delirs irrelevant.

Allerdings sind die psycho(patho)logischen Phänomene, die wir verstehen und uns vergegenwärtigen, nichts Statisches. Sie stehen in intensiver Wechselbeziehung zu anderen psychischen und psychopathologischen Phänomenen. Sie verändern sich ständig und sind so, wie wir sie beschreibend festhalten, nur der momentane Ausschnitt von Veränderungen, wie ein Standfoto aus einem Film. Wir müssen deshalb auch Vorstellungen über Beziehungen, Abläufe, Abhängigkeiten oder Einflüsse gewinnen.

Alle Bewußtseinsphänomene stehen in einem kontinuierlichen zeitlichen Zusammenhang. Unser bewußtes Erleben ist ein ununterbrochener Strom. Wenn man Teile unterscheidet (was notwendig sein kann, wie jetzt, bei dieser Überlegung), muß man sich klar darüber sein, daß allein durch diese Unterscheidung der ursprüngliche Zusammenhang verändert wahrgenommen wird. Die Unterscheidung von psychischen Zuständen und Beziehungen, die zwischen den Zuständen wirksam sind, ist nicht selten ein sprachlicher Artefakt.

Die Beschreibungen der deskriptiven Psychopathologie orientieren sich am Formalen, das jedoch den Inhalt voraussetzt. Für die dynamische Psychopathologie ist allein der Inhalt bestimmend, denn nur so lassen sich Bezüge zwischen den Phänomenen herstellen. Mit dem Schritt zur Diachronie und zum Inhalt wird die Variabilität der Aussagen unüberschaubar. Die formale Gliederung ist begrenzt, die Zahl der Inhalte dagegen unendlich groß.

Annahmen über die Bedingungen und Kräfte, die Psychisches in Erscheinung treten lassen, sind nur indirekt möglich. Wir gehen dabei hinter die Phänomene zurück, die uns doch selbst nur indirekt zugänglich sind. Das beeinträchtigt die Verläßlichkeit unserer Aussagen, weil wir die erschlossenen Phänomene nun zusätzlich mit Bedingungen oder Kräften verknüpfen, die wir aus diesen Phänomenen spekulativ ableiten.

Die Annahme von psychodynamischen Zusammenhängen ist niemals empirisch so gesichert wie die einfache Beschreibung der Phänomene. Die deskriptive Psychopathologie beschränkt sich auf das bewußte psychische Geschehen (*Jaspers* 1946), während die psychodynamische Psychopathologie sich auf Konstrukte stützt, die sie im Unbewußten hypostasiert.

Das Unbwußte ist aber nur indirekt zugänglich, denn es wird aus den bewußten psychischen Phänomenen erschlossen. Alle Beschreibungen oder Vorstellungen über das Unbewußte stützen sich aber auf theoretische Antizipationen, die in das Ergebnis der Untersuchung eingehen.

12.1 Psychodynamik

Der Begriff Psychodynamik umfaßt verschiedene Beziehungsformen des Psychischen, die man sorgfältig unterscheiden sollte. Wir unterscheiden
intrapsychische Dynamik,
psychodynamische Wirkung,
Interaktion,
Psychogenese.

Der Begriff **intrapsychische Dynamik** wird verwendet zur Bezeichnung der Wechselwirkung von psychischen Phänomenen untereinander.

Als **psychodynamische Wirkung** bezeichnen wir die Veränderung der Konstellation der psychischen Phänomene durch die Rezeption von äußeren Reizen.

Interaktion bezieht sich auf die zwischenmenschliche Beziehung und wird definiert als Wechselwirkung der vorwiegend unbewußten psychischen Vorgänge oder Tendenzen zwischen zwei oder mehreren Menschen.

Psychogenese bezeichnet dagegen die Entstehung von psychischen oder psychopathologischen Phänomenen, direkt oder über Zwischenglieder.

Die zwischen Personen feststellbare Dynamik (Interaktion) kann nicht mit der *intrapsychischen* Dynamik gleichgesetzt werden, obwohl sich äußere Einflüsse natürlich in der Konstellation der intrapsychischen Bedingungen auswirken. Durch die Analyse von äußeren Einflüssen in Vergangenheit und Gegenwart wird nur ein Teil der intrapsychischen Funktionen verdeutlicht. Vorstellungen über die intrapsychische Dynamik sind nur Annäherungen. In der Seele des Menschen bleibt immer ein Anteil, der sich der Analyse entzieht.

In der *psychoanalytischen Theorie* wird das Wechselspiel zwischen den „Instanzen" Ich, Es und Über-Ich als Psychodynamik bezeichnet. Die Instanzen sind jedoch Konstrukte, mit denen wir uns bereits vom Beobachtbaren entfernt haben. Einen Beleg für Kräfte, die zwischen ihnen wirken, gibt es nicht und wir haben keinen Grund, den Begriff Psychodynamik der psychoanalytischen Nomenklatur zu reservieren.

12.2 Psychischer Determinismus

Wir komplettieren aus einzelnen Befunden die Struktur des Psychischen. Wir tun das jederzeit im Umgang mit anderen Menschen, denn wir können das Einzelne nur vor dem Hintergrund und im wechselseitigen Einfluß mit den Teilen der Struktur begreifen. Uns leitet das Bedürfnis, aus den beobachteten Phänomenen auf die psychischen Abläufe und die Reaktionsbereitschaft des anderen zu schließen, oder umgekehrt: die Reaktionen aus den beobachteten Einflüssen und Stimmungen abzuleiten. Man maße sich aber nicht an, daß man bei sich und anderen gewissermaßen ein Vektordiagramm der psychischen Kräfte aufstellen könnte. Die Voraussagbarkeit des menschlichen Handelns (ein Wunschtraum von Meinungsforschern und Politikern) ist begrenzt. Man kann sich immer nur einem Verstehen annähern. Ein zusätzliches Hindernis liegt darin, daß wir Motive, Beweggründe, und mögliche Verletzungen, die aus dem Unbewußten wirken, immer nur *rückblickend* konstruieren.

Fallbericht:
11 Ein junger Mann, 21 Jahre alt, der wiederholt wegen Eigentumsdelikten (Autodiebstahl, Einbruch, räuberische Erpressung) vorbestraft war, steht erneut vor Gericht. Er hatte unter Alkoholeinfluß eine Freundin, die sich von ihm trennen wollte, mit einem Brotmesser niedergestochen, als er sie in der Wohngemeinschaft, der sie beide angehörten, mit einem Rivalen

überraschte. Das Mädchen überlebte den Anschlag. Der Angeklagte konnte sich später nur unvollkommen erinnern, was an diesem Abend vorgegangen war, er wußte aber, daß die Freundin ihn einen „Versager" genannt hatte.

Das Wort „Versager" bedeutete für ihn, wie sich aus der Biographie ergab, eine besonders schwere Kränkung. Die Mutter, die ihn ablehnte, weil sie seinetwegen heiraten mußte, hatte ihn Versager genannt. Der Vater, ein Alkoholiker, machte sich über ihn lustig, vor allem wegen seines Versagens in der Schule. Von einer Bande von Jugendlichen wurde er als Versager und Feigling ausgeschlossen, nachdem er vor dem Jugendgericht Mitglieder der Bande verraten hatte, die an einem Autodiebstahl beteiligt waren. Er wurde zu einer Jugendstrafe mit Bewährung verurteilt, begann zu trinken. Zwei Lehrstellen gab er auf, eine dritte verlor er, nachdem er bei einem Einbruch in das Werkstattbüro des Lehrherrn gefaßt wurde. Die Jugendstrafe wurde mit der ersten zusammengezogen und erneut zur Bewährung ausgesetzt. Eine erste Annäherung an eine Frau mißlang. Er war zu aufgeregt und „versagte". Einen Tag später bedrohte er die Verkäuferin eines Fotogeschäfts mit einer Pistole, unmaskiert, und verlangte Geld. Er wurde noch am gleichen Abend festgenommen, weil die Verkäuferin ihn identifizieren konnte. Er hatte eine Woche vorher im selben Geschäft Paßfotos anfertigen lassen und Namen und Adresse angegeben. Diesmal wurde er zu einer Haftstrafe verurteilt. Die Eltern sagten sich von ihm los, für sie war er endgültig ein Versager. Nach der Haft vermittelte ihn ein Betreuer in eine Wohngemeinschaft. Dort freundete er sich mit einer Studentin an. Einige Wochen war er glücklich. Er ging regelmäßig zur Arbeit, gab das Trinken auf. Er wollte das Abitur nachholen. Die Studentin zog sich plötzlich von ihm zurück und wandte sich einem anderen Mitglied der Wohngemeinschaft zu. Er fühlte sich von allen im Stich gelassen. Als er die beiden überraschte, hatte er die Arbeit verlassen und war betrunken. Es gab eine erregte Debatte, während der das Mädchen ihn einen Versager nannte. Das war der Anstoß zur Tat.

Fragen:

Können Sie die Tat verstehen? Was halten Sie von dem Täter? Wenn die Angaben zur Vorgeschichte richtig sind, hatte er eine Möglichkeit, anders zu handeln?

Die Vorgeschichte führt über das Schlüsselwort „Versager", wie es scheint, geradewegs zur Tat. Eine Schwäche dieser Sichtweise liegt allerdings darin, daß die Beurteilung der Motive retrospektiv erfolgt, im Rückblick auf die Tat, die bereits geschehen ist. Unsere Ableitung verliert an Überzeugungskraft, wenn wir die Tat, von der wir ausgegangen sind, durch eine andere ersetzen. Eine einfache Überlegung zeigt uns auch andere Möglichkeiten in der gleichen Situation: Der junge Mann konnte sich weinend abwenden, die Studentin ohrfeigen, sie bedrohen, sich mit dem Rivalen prügeln, das Messer gegen sich selbst richten oder mit Wucht in den Tisch hauen. Auch diese Taten ließen sich aus der vorerwähnten Psychodynamik schlüssig ableiten. Sie sind austauschbar. Also fehlte in unserer Überlegung ein Faktor, von dem die Ausführung gerade dieser Tat in dieser Situation abhängig war.

Wir überschauen immer nur begrenzte Aspekte und Strebungen – und auch diese unvollkommen und durch eigene Erfahrung begrenzt oder verformt. Man hüte sich vor Vereinfachungen und voreiligen Schlüssen und vor allem vor der Tendenz, daß man alle Erscheinungen des Lebens auf ein einziges Prinzip zurückführen möchte.

■ Wer alles erklären kann, hat nichts verstanden.

Aus dieser Einschränkung darf nicht gefolgert werden, daß menschliches Handeln überhaupt nicht determiniert sei. Im Hinblick auf Vergangenheit und Zukunft erleben wir uns (in Bezug auf Handeln, Entscheiden) determiniert. Die Motive lassen sich aufweisen, wenigstens prinzipiell. Wir stützen uns in jeder Kommunikation auf die Annahme einer Determiniertheit des Psychischen. Diese Annahme aber besagt nicht, daß wir alle Motive, die uns bestimmen, *bewußt* erleben oder nachweisen können.

Die Frage des **freien Willens** betrifft das gleiche Problem. Wir alle gehen davon aus, daß wir Inhalt und Ziel unseres Wollens frei bestimmen können. Daran ändert auch die Erfahrung nichts, daß uns manchmal die soziale Situation bindet und wir nur scheinbar frei sind. Oder wir sehen zwei gleichwertige Entscheidungsmöglichkeiten und zögern, ehe wir uns festlegen. Wenn wir dann aber die Entscheidung treffen, haben wir den Eindruck der Freiheit, obgleich sich *im Nachhinein* Gründe aufzeigen lassen, weshalb wir in diesem Augenblick so und nicht anders entschieden haben.

Die Spannung zwischen Betrachten und Handeln ist eine Alltagserfahrung. Wenn jemand sich bemüht, die Motive seines Handelns im Voraus zu ergründen, wird er die Entscheidung zum Handeln erschweren, wenn nicht gar verhindern. Durch den ständigen Rückbezug auf eigenes Denken und Fühlen werden immer wieder neue Konstellationen geschaffen, die selbst wieder als Motiv reflektiert werden können, wodurch jedes Mal eine veränderte Konstellation entsteht, genau so beachtenswürdig wie die vorhergehenden. Auf diese Weise kann man in der Introspektion verharren. Man bedenkt eine Entscheidung, betrachtet das Für und Wider, entscheidet mit Ja (sagen wir: zu heiraten), reflektiert über dieses Ja, erkennt die Konstellation, die dazu führte, nimmt, aus Kenntnis dieser Konstellation, die Entscheidung zurück, betrachtet auch dies, entscheidet erneut, jetzt anders, aber auch dies wird reflektiert und die Handlung wird weiter verzögert. Bis hierher erscheint alles determiniert, aber in dem Augenblick, in dem man handelt und alles Betrachten hinter sich läßt, ist die Determiniertheit für einen Augenblick aufgehoben. Das Handeln durchbricht den Zirkel der Betrachtungen. *Nur in der Gegenwart sind wir frei.*

12.3.1 Methoden der diachronischen Psychopathologie

Die diachronische oder dynamische Psychopathologie sucht Zusammenhänge zwischen den bewußten Phänomenen aufzuspüren, bemüht sich aber auch um einen Zugang zu den nicht bewußten Vorgängen, die hinter den bewußten Abläufen angenommen werden, sowie um die Kräfte, die solche Zusammenhänge und Abhängigkeiten möglich machen. Zu Vorstellungen von den Kräften, die bewußte Abläufe bestimmen, und den unbewußten Beweggründen, die wir hypostasieren, gelangen wir mit Methoden, die jeder von uns, wenn er mit anderen umgeht, verwendet, die aber von *Sigmund Freud* und seinen Nachfolgern speziell ausgearbeitet worden sind. Diese Methoden sind
Introspektion,
Interpretation,
freie Assoziation und
Traumbeurteilung.

12.4 Introspektion

Durch Selbstbeobachtung gewinnen wir Erfahrung vom eigenen Erleben. Wir tun dies fortwährend, solange wir bei Bewußtsein sind, mitunter auch im Traum. Die Intensität der Introspektion wechselt. Sie ergibt sich häufig aus der Situation (die schnelles Handeln erfordert oder Zeit läßt zur Reflexion). Sie wird von der Persönlichkeitsstruktur beeinflußt, die relativ stabil bleibt, aber auch von Einstellungen, die sich wandeln können. Mit bestimmten Entwicklungsphasen ist eine verstärkte Selbstreflexion verbunden. Manche Menschen haben ein starkes Bedürfnis nach Selbstbeobachtung und Kontrolle. Sie reflektieren ihr Handeln, ihre Entscheidungen, Absichten oder Gefühle und sind unsicher in der Entscheidung. Andere dagegen entscheiden impulsiv und ohne Reflexion, die eventuell erst hinterher einsetzt.
Die Möglichkeiten der Selbstbeobachtung sind begrenzt. Das Ergebnis ist nicht unabhängig von unserem Selbstbild. Die Beobachtung wird durch Einstellung, Haltung, Erwartung verzeichnet. Außerdem entziehen sich einzelne Erlebnisse der Introspektion, wenn wir z.B. von Affekten bestimmt werden oder unmittelbar auf äußere Reize reagieren. Manche Handlungsimpulse können sich ohne bewußte Absicht durchsetzen (im Affekt, in Notsituationen) und wir betrachten im Nachhinein vielleicht mit Erstaunen, wie wir gehandelt haben.

Unser Erleben wird durch Introspektion verändert. Es verliert die Spontaneität. Das Erleben ist „gebrochen", weil man sich nicht unbefangen einem Impuls überläßt, sondern den Impuls betrachtet und zu verändern versucht. Damit verliert auch das Handeln die Frische und die intendierte Kommunikation mißlingt, was dann wieder zum Anlaß zur Kritik und Selbstbeobachtung werden kann, mit den entsprechenden Folgen für Erleben und Handeln.

Psychotherapeutische Methoden, die Introspektion zur Voraussetzung haben (S. 416), können manchmal zu einer Einengung führen. Die Introspektion kann, auch wenn sie therapeutisch gemeint ist, die Ich-Bezogenheit des Patienten verstärken.

Introspektion darf den Psychiater nicht dazu verleiten, daß er in Analogie zum eigenen Erleben ähnliche oder gleiche Konflikte oder Bedürfnisse bei Patienten unterstellt.

12.3.2 Interpretation

Interpretation (Deutung) ist die wichtigste Methode der diachronischen Psychopathologie. Der Begriff hat verschiedene Bedeutungen:

Verweis auf den **Ausdrucksgehalt** von Symptomen oder Syndromen in Bezug auf den Kontext.

Beispiel:
Angst vor einem Flug in die USA bei einem Menschen, der allem Neuen gegenüber ängstlich ist und auch vor anderen Unternehmungen zurückschreckt.

Zuordnung eines **Sinnes**, der in den beobachtbaren Phänomenen nur angedeutet, unvollständig oder verschlüsselt zum Ausdruck kommt.

Beispiel:
Angst vor dem Flug in die USA, weil der Betreffende, der vielleicht schon oft geflogen ist, die Reise nicht antreten will.

Zurückführen eines Phänomens auf Annahmen über die unbewußte **intrapsychische Dynamik**, die nur erschlossen werden kann.

Beispiel:
Angst als Ausdruck der Spannung zwischen uneingestandenen Bestrebungen, die sich gegenseitig ausschließen. Mit dem Flug nach New York könnte der Patient ehrgeizige berufliche Pläne verwirklichen, aber er fürchtet gleichzeitig die Trennung von seiner Frau.

Rückführung auf **unbewußte Motive**, wobei die Orientierung überwiegend am Konzept des Untersuchers über das Unbewußte erfolgt.

Beispiel:
Angst vor dem Fliegen überhaupt als „Aufgeben des festen Grundes", Ausdruck des „Sich-nicht-anvertrauen-Könnens", oder als Symbol „eines nicht zugelassenen sexuellen Begehrens" – die Deutungen sind unerschöpflich.

Wenn eine Deutung einleuchtet, sollte man umgehend versuchen, sie zu falsifizieren (*Popper* 1969), indem man die entgegengesetzte Deutung auf ihre Schlüssigkeit prüft. Wenn die entgegengesetzte Deutung auch „evident" ist, sollte man sich auf die Deskription des psychopathologischen Phänomens beschränken.

Für die Therapie können Deutungen sinnvoll sein, wenn man in ihnen lediglich eine Chance sieht, mögliche Zusammenhänge zu erhellen. Man darf aber bei einem solchen Modell nicht stehen bleiben. Modelle können das Wahrnehmen selektiv beeinflussen, so daß sie scheinbar durch das Wahrgenommene oder die Erinnerung daran bestätigt werden (die Entwicklung der Psychoanalyse ist ein Beispiel dafür).

Mit der Diachronie wächst die Gefahr der Fehlbeurteilung, weil der Anteil der subjektiven Deutungen von Arzt und Patient zunimmt. Was jemand in der Vergangenheit erlebte, läßt sich in der Gegenwart nie vollständig reaktivieren. Rückwärts gewandtes Erleben erhält immer einen Standort, den das ursprüngliche Erleben nicht hatte; es wird deshalb niemals zu dem zurückliegenden Erleben, auf das es gerichtet ist.

12.3.3 Freie Assoziationen

Über die Beziehungen zwischen psychischen Phänomenen kann man sich informieren, wenn man sich unkontrolliert und ohne Zensur seinen Assoziationen überläßt. Man sollte zu vorgegebenen Themen, Gedanken, Gefühlen oder Reizworten ohne Ausnahme alle Einfälle aussprechen.

Art und Dichte der Assoziationen wechseln, das Assoziationsfeld ist individuell außerordentlich variabel, es wechselt aber auch in den Lebensabschnitten des Einzelnen. Durch die Methode der freien Assoziation soll die rationale Kontrolle umgangen werden. Die Assoziationen bilden sich über gefühlsbetonte Vorstellungen, Stimmungen, Phantasien, Erinnerungen und führen über eine Kette von Beziehungen zu unbewußten Themen oder Motiven, die zu dieser Zeit aktuell sind.

Offen bleibt die Frage, inwieweit zwischen dem, das assoziativ verbunden ist, auch wechselseitige Wirkungen und Kräfte angenommen werden dürfen. Manche Assoziationen folgen lediglich formalen Prinzipien (Reim, Klang). Bei anderen ist ein zeitlicher Bezug denkbar (Gleichzeitigkeit der Engrammbildung, bedingter Reflex). Auch ein zufälliges Zusammentreffen läßt sich nicht ausschließen (Erregung benachbarter Neuronen). Erst wenn die Assoziationen sich um ein bestimmtes Thema gruppieren, wird man eine besondere Bedeutung dieses Themas annehmen können, wenigstens in der aktuellen Situation.

Die Assoziationen geben eventuell Hinweise auf den Auseinandersetzungsstil (S. 142) und eingeschliffene Reaktionsweisen des Menschen.

Die Motive oder Beziehungen, auf die wir durch Assoziationen gelenkt werden, sollte man nicht mit unbewußten Absichten gleichsetzen. Zur Absicht gehören Plan und Kalkül. Das Unbewußte plant nicht, jedenfalls wissen wir nichts davon. Es scheint ein Reservoir von Strebungen, Tendenzen, Erinnerungen, Reaktionsmustern, Gefühlen und unerfüllten Möglichkeiten zu sein, positiven wie negativen. Mit Assoziationen erfahren wir allenfalls etwas über das „nicht Ausgewählte", das sehr vielfältig und widersprüchlich sein kann. Inwieweit es die Auswahl beeinflußt, läßt sich nicht eindeutig sagen.

Mit der Methode der freien Assoziation erfahren wir lediglich etwas über die Akzente und aktuellen Schwerpunkte des Erlebens.

Der Arzt sollte darauf achten, daß er die Assoziationen nicht mit den eigenen Erwartungen und theoretischen Konstrukten verbindet (was leicht geschieht). Zumal der Patient bei länger dauerndem Kontakt dazu neigen wird, den Erwartungen seines Arztes zu entsprechen, indem er ihm in seinen Assoziationen die eigenen Thesen zurückspielt.

12.3.4 Traumbeurteilung

Es ist besser, wenn man von Traumbeurteilung spricht und nicht von Traumdeutung. Wenn sich die Interpretation auf Träume bezieht, vergrößert sich die Unsicherheit der Aussagen. *S. Freud* ist in dem Buch „Traumdeutung" (1900) mit seinen Schlußfolgerungen über die Phänomenologie des Traumes hinausgegangen. Wir wollen uns hier auf das Beobachtbare beschränken.

Die Trauminhalte sind vielgestaltig wie das Leben des Träumenden. Auffällig sind Verschiebungen oder Verknüpfungen von Bildern, Personen und Fakten, die der Erfahrung widersprechen, was manchmal im Traum auch registriert wird: Der Freund trug Züge des Vaters, war aber jünger; das Haus stand in einem Garten und war eigentlich ein Zelt und die Straße ging mitten hindurch.

Es ist nicht möglich, einem bestimmten Trauminhalt eine vom Kontext des Traumes unabhängige Bedeutung zuzuweisen. *Freud* betrachtete den Traum als die „Via regia zum Unbewußten". Er sah im Traum den Ausdruck von unbewußten Impulsen, Wünschen und Phantasien, die unter dem Druck einer Zensurinstanz verschlüsselt dargestellt werden. Für Psychoanalytiker ist der Traum nur Symbol und Gleichnis, einem Bilderrätsel vergleichbar. Von *C.G.Jung* wurde dagegen der manifeste Trauminhalt als eine Art fremder und unverständlicher Text aufgefaßt, dessen Bedeutung nur aus dem Kontext aller psychischen Phänomene zu erschließen ist. Alle Deutungsversuche wecken Bedenken, die bereits bei der Interpretation und der freien Assoziation dargelegt wurden.

Für den Träumer hat jeder Traum eine typische **Gefühlsqualität**, die sich häufig auch in dem Bericht niederschlägt und von anderen nachempfunden werden kann. Die Bilder und Szenen eines Traumes wecken Stimmungen oder werden von Stimmungen getragen. Die Gefühlsqualität bleibt über eine Reihe von Träumen (5 – 10 Tage, manchmal länger) stabil. Wenn man die Gefühlsqualität der Träume beobachtet, gewinnt man wichtige Eindrücke über Stimmungen und Gefühle des Träumers, die diesem selbst vielleicht noch gar nicht bewußt geworden sind. Darauf hingewiesen, lernt er schnell, sich über die Stimmung seiner Träume Rechenschaft zu geben, was selbst wieder Rückwirkungen auf die Gefühlsqualitäten der nachfolgenden Träume haben kann. Hier zeigt sich ein therapeutischer Ansatz (S. 417).

Unerwähnt bleibt bei solchen Überlegungen die **physiologische Funktion des Schlafs und der Träume**. Vielleicht ist der Träumer nur Zuschauer von physiologischen Abläufen, die bei der Speicherung und Ordnung und dem Aussortieren von Erinnerungen eine Rolle spielen.

In der **Neurobiologie des Träumens** wurde nachgewiesen, daß im Schlaf abwechselnd unterschiedliche Phasen ablaufen, darunter das REM-Stadium mit schnellen Augenbewegungen (englisch: rapid eye movements). Wer in diesem Stadium geweckt wird, erinnert sich fast immer an einen bildhaften Traum. Allerdings wird auch in anderen Schlafphasen geträumt, solche Träume sind jedoch kürzer und weniger eindringlich, so daß der REM-Schlaf zu recht als eine Entsprechung des Traums angesehen wird. Der REM-Schlaf ähnelt in vielen physiologischen Parametern dem Wachzustand. Im REM-Schlaf kommt es im Gegensatz zu den anderen Schlaf-Phasen zu einer vermehrten Aktivität der Großhirnrinde. Über absteigende Nervenbahnen werden die motorischen Neurone des Rückenmarks gehemmt, was zu einer Verminderung des Muskeltonus führt. Der niedrige Muskeltonus scheint zu verhindern, daß der Träumer im Schlaf Handlungen ausführt und sich und andere dadurch in eine gefährliche Lage bringt. Außerdem wurden im Hippokampus langsame Wellen mit einer Frequenz von 6/sec abgeleitet, die in Analogie zum EEG als Theta-Wellen bezeichnet werden. Diese Theta-Rhythmen werden bei allen höheren Säugetieren beobachtet. Sie treten nicht nur in

Situationen auf, die für das Überleben wichtig sind, sondern auch im REM-Schlaf. Man hat daraus abgeleitet, daß sie Ausdruck einer Langzeitpotenzierung von Gedächtnisinhalten sein könnten. Die Verstärkung von neuronalen Verbindungen steht offenbar im Zusammenhang mit dem NMDA-Rezeptor (NMDA = N-Methyl-D-Aspartat) in der Zellmembran der Neuronen (vgl. auch S. 306). Informationen, die für lebenswichtige Situationen Bedeutung haben, werden vermutlich im REM-Schlaf noch einmal bewertet und mit früheren Erfahrungen abgeglichen. Am Menschen fand sich bei PET-Untersuchungen im REM-Schlaf eine hohe Aktivität in Strukturen des Hirnstamms, die mit der Steuerung von Gefühlen zu tun haben. Es ist denkbar (und die klinische Beobachtung spricht dafür), daß im Traumschlaf Gefühle eine große Rolle spielen.

Natürlich kann man sich über den Umweg der Traumbilder unausgesprochenen Gefühlen oder unbewußten Tendenzen nähern, aber dies ist nicht die Funktion des Traums.

Die Traumbeurteilung sollte immer vom Kontext anderer Träume ausgehen. Man sollte Träume sehr zurückhaltend interpretieren, da man sich dabei auf zwei verschiedene Ebenen bezieht: die physiologische Funktion des Schlafs und das Erleben eines Anteils dieser Funktionen im Traum.

13 Psychodynamische Konstrukte*

Uno itinere non potest parvenire ad tam grande secretum (Symmachus)

Die Mehrzahl der psychodynamischen Begriffe wurde in der psychoanalytischen Praxis erarbeitet, einige haben wiederholt ihre Bedeutung gewechselt (vgl. *Laplanche* und *Pontalis* 1973). Grundsätzlich sollte man bei diesen Begriffen die klinische Beobachtung von den theoretischen Akzidentien trennen.

Die Begriffe werden hier aufgeführt, weil sie allgemein bekannt sind und auch von Laien gern zitiert werden. Sie sind plausibel und vermitteln den Eindruck, man würde etwas vom Unbewußten oder den psychischen Problemen verstehen. In Wirklichkeit beruhen viele von ihnen auf unerlaubten Verallgemeinerungen, was sich allein schon dadurch beweisen läßt, daß sie immer nur retrograd angewendet werden. Eine Voraussage ist mit ihnen nicht möglich, auch nicht in Annäherung, was man bei grob-organischen Störungen zumindest versuchen kann. Es kann so gewesen sein, gewiß, und manchmal war es vielleicht auch so, aber es könnte in vielen Fällen auch anders gewesen sein, genau umgekehrt, und auch das könnte man mit der gleichen Methode „beweisen". Also ist es besser, wenn man sich nicht darauf stützt (siehe dazu auch die Anmerkungen zur Psychotherapie, S 403).

Da selbst die Verhaltenstherapeuten diese Begriffe übernommen haben, müssen wir auf sie eingehen. Sie sind Allgemeingut geworden und der gebildete Intellektuelle geht damit um. Damit ist ihr Wahrheitsgehalt aber noch nicht bewiesen. Im sowjetischen Imperium waren die Zweifler an *Marx* in der Minderheit, aber sie hatten Recht, wie sich inzwischen herausgestellt hat. Was übrigens jedermann hätte nachvollziehen können, wenn es nur erlaubt gewesen wäre, darüber nachzudenken.

Auffallend ist der Streit der Schulen in der dynamischen Psychopathologie, der damit zusammenhängt, daß Meinungen vertreten werden und keine Fakten. Aber wenn die einzelnen Schulen nicht darauf bestehen würden, daß sie allein Recht haben, würde das Gemeinsame zwischen ihnen leicht aufzuweisen sein. Eigentlich brauchen wir eine Verbindung zwischen den verschiedenen Ansätzen, es gibt viele Wege, die uns der Erkenntnis der psychischen Vorgänge näher bringen.

Die speziellen **psychoanalytischen Konstrukte** sind Gleichnisse, ein Code, aber nicht die Realität, auch nicht vergleichbar mit deskriptiven Phänomenen wie Wahn oder Halluzination. Es sind Annahmen, derer man sich gelegentlich mit Erfolg bedienen kann, die man aber nicht mit den Fakten verwechseln darf, für die sie stehen. Sie illustrieren etwas. Wenn wir sie nicht mehr als Gleichnis sehen, verdecken sie die Wirklichkeit. Unter diesen Voraussetzungen werden diese Begriffe hier dargestellt. Ich werde auch aufzeigen, wo diese Codes mit der Wirklichkeit der klinischen Psychiatrie nicht übereinstimmen.

13.1 Phänomen und Konstrukt

In der theoretischen Auseinandersetzung wird häufig der Unterschied zwischen Phänomen und Konstrukt übersehen. Konstrukte sind Hilfsvorstellungen, mit denen wir die angenommenen, hinter den Phänomenen stehenden Kräfte zu verstehen versuchen. Die psychischen Phänomene sind Teil des bewußten Erlebens. Die hypothetischen Konstrukte sind nicht bewußt, sie werden aus den Phänomenen erschlossen. Wenn wir

---

* Dieses Kapitel sollte der Leser zunächst übergehen, weil die Themen, die darin angesprochen werden, erst verständlich sind, wenn er sich mit der psychiatrischen Krankheitslehre vertraut gemacht hat.

Konstrukte aufstellen, folgen wir dabei unseren theoretischen Ansichten, so daß die Konstrukte unversehens zu einer „Bestätigung" unserer Theorie werden. Wir sollten uns aber klar sein, daß wir mit Gleichnissen oder Chiffren umgehen und nicht mit den Phänomenen selbst.

Beispiel:
Die Situation wird uns deutlich, wenn wir uns vorstellen, daß wir eine Theateraufführung besuchen. Die Schauspieler, das Bühnenbild, die Kulissen sind „Phänomene". Wie die Kulissen auf der von uns abgewandten Seite aussehen und wie sie bewegt werden, können wir uns nur ausdenken, wir sehen es nicht. Und wir können uns auch vorstellen, daß Menschen hinter der Bühne sind, die die Kulissen bewegen oder die Beleuchtung bedienen. Wir könnten die Spekulation weiter treiben und uns ausmalen, wie die Menschen hinter der Bühne „organisiert" sind oder daß einige von den Bühnenarbeitern sich hinter den Kulissen streiten. Aber es bleibt Ausgedachtes, anders als die „Phänomene", die wir auf der Bühne beobachten.

Das Ausgedachte kann instruktiv sein, solange es als Annäherung und Gleichnis verstanden wird. Es kann aber auch in die Irre führen. Die folgenden psychodynamischen Begriffe sind lediglich Gleichnisse. Das erklärt auch, weshalb in den psychotherapeutischen Schulen von Anfang an ein Meinungsstreit bestanden hat. In der Psychodynamik gibt es keine Fakten oder aufweisbare „Phänomene", sondern Meinungen.

Man darf die angenommenen Prinzipien der beobachteten Phänomene nicht mit den Phänomenen selbst gleichsetzen (*W.Kretschmer* 1982).

13.2 Entwicklung

Als Entwicklung bezeichnen wir die zeitliche Aufeinanderfolge von Strukturen und Funktionen, bei denen die späteren aus den früheren (unter dem Einfluß fördernder und hemmender Faktoren) mit innerer Notwendigkeit hervorgehen. Entwicklung erfolgt im Ablauf der Zeit aus der Spannung zwischen vorgegebenen Bereitschaften und einem äußeren oder inneren Anlaß. Leben ist immer Entwicklung, auch im Alter. Entwicklung ist häufig mit einer Einschränkung der Möglichkeiten durch Differenzierung verbunden.

Beispiel:
Die befruchtete Eizelle besitzt alle Möglichkeiten des entwickelten Organismus, die differenzierte Nervenzelle hat nicht einmal die Möglichkeit zur Reproduktion.

Übung:
Vergegenwärtigen Sie sich die Einengung, die Sie mit der Wahl eines bestimmten Berufs (z.B. durch das Medizin-Studium) bewußt auf sich nehmen. Diese Einengung ist Teil der Entwicklung, vermeiden läßt sie sich nicht. Wer der Entwicklung ausweicht, weil er sich alle Möglichkeiten offen halten will, wird am Ende keine verwirklichen können, denn für jeden Entwicklungsschritt gibt es eine optimale Zeit.

Wir können die Entwicklung des Menschen biologisch, psychisch, emotional, kognitiv, sozial, moralisch oder sexuell definieren, aber keiner dieser Aspekte ist ohne den anderen denkbar. Die Entwicklung gliedert sich in bestimmte Phasen, die jeweils Voraussetzung der nächstfolgenden sind. Unter Umständen kann ein früh einsetzender (oder fehlender) Reiz die Richtung der folgenden Entwicklungsschritte verändern, vielleicht sogar zu einer Beeinträchtigung führen, obwohl die einzelnen Entwicklungsschritte in sich nicht gestört zu sein brauchen.

Die einzelnen Aspekte der Entwicklung sind in den unterscheidbaren Phasen nicht gleichsinnig betroffen. Die kognitive Entwicklung setzt später ein als die emotionale, sie wird dann von der Sprache aufgenommen, die wieder die soziale und moralische Entwicklung begünstigt.

Die Entwicklung des Sexualverhaltens in der Pubertät ist ohne die gesamte vorbereitende Erfahrung nicht denkbar. Es kann dabei offen bleiben, ob man alle emotionale und soziale Erfahrung, die in die Sexualität integriert wird, bereits als kindliche Vorformen des sexuellen Erlebens auffassen darf. Ein Trieb, der den reifen Menschen ganz erfaßt, zumindest erfassen kann, wird in seiner Erscheinung wesentlich vom Grad der Persönlichkeitsentwicklung bestimmt sein.

Bei der Geburt verfügt der Mensch über eine Reihe von Reaktionsmustern, die durch bestimmte Reize ausgelöst, durch andere unterdrückt, gesteigert oder abgeschwächt werden. Angeboren ist auch, wie bereits beim Primaten, die Bereitschaft zur Bindung.

Im Gegensatz zu anderen Säugetieren ist der Mensch eine „physiologische Frühgeburt", denn die arteigenen Merkmale der Sprache, des aufrechten Ganges und der Bindungsfähigkeit werden erst am Ende des ersten Lebensjahres erreicht.

Die frühkindliche Erfahrung hat Einfluß auf die spätere Leistungsfähigkeit des Zentralnervensystems. Bei der Geburt sind zum Beispiel noch nicht alle Neurone des optischen Systems fest miteinander verbunden. Die präzise Verschaltung entwickelt sich erst unter dem Einfluß der visuellen Erfahrung. Die visuelle Erfahrung bedingt eine Auswahl der zunächst in der Überzahl angelegten Synapsen. Wenn man jungen Affen unmittelbar nach der Geburt ein Auge verschließt, verliert das Tier auf Dauer die Fähigkeit zum binokularen Sehen. Das gleiche gilt für nervale Strukturen, die speziell bei der Wahrnehmung von Formelementen und Bewegungen erregt werden. Bleibt der spezifische optische Reiz während der kritischen Phase der Entwicklung aus, ist die Struktur irreversibel geschädigt (*Hubel* und *Wiesel* 1979, *Singer* 1984).

Beispiel:
Das Sehvermögen läßt sich durch Operation einer seit Geburt 5 – 6 Jahre bestehenden Hornhauttrübung nicht wiederherstellen. Das Gehirn ist nach diesem Intervall nicht mehr imstande, die nunmehr von den Augen übermittelten Reize zu verarbeiten.

Mit Hilfe elementarer Verhaltensschemata (Saugen, Greifen, Beißen, Nachblicken) werden in der ersten Lebensphase wichtige Erkenntnisse über die Umwelt assimiliert. Ein paar Wochen später entwickeln sich Lächeln und erste Lautbildungen, nach einigen Monaten Kriechen und Gehen. Bei ihrem ersten Auftreten sind diese Verhaltensweisen noch einfach strukturiert. Die auslösenden Reize werden nur grob unterschieden. Vermutlich hat jede Reaktion eine bestimmte Periode, in der sie optimal geprägt werden kann, zu einem früheren Zeitpunkt spricht sie nicht an, später kann sie nicht mehr unbeeinträchtigt ausgebildet werden.

Zum Ende des ersten Lebensjahres hat sich zwischen dem Kind und der Mutter ein typisches Interaktionsmuster oder *Bindungsverhalten* entwickelt. Wie in jeder Interaktion hängen Qualität und Stabilität des Verhaltens von beiden Partnern ab. Eine größere Hilfsbedürftigkeit des Kindes (durch chronische Krankheit) steigert die Fürsorge der Mutter und entsprechend das Anspruchsverhalten des Kindes. Äußere Ablenkung der Mutter (durch familiären Zwist, Scheidung) erschwert die Reaktionsbereitschaft der Mutter, verstärkt aber gleichzeitig die Intensität der Forderungen des Kindes. Durch die Geburt eines jüngeren Geschwisters wird das Gleichgewicht verändert, von beiden Seiten.

Das im ersten Lebensjahr ausgebildete Bindungsverhalten verändert sich unter normalen Bedingungen in der Folge nur wenig; lediglich die diesem Verhalten dienenden Reaktionen werden differenzierter. Die Entwicklung des Persönlichkeitstypus eines Menschen wird bereits in den ersten drei Lebensjahren deutlich (vgl. *Bowlby* 1975).

13.2.1 Psychoanalytische Entwicklungslehre

Die **psychoanalytischen Vorstellungen** über die frühkindliche emotionale Entwicklung setzen einen anderen Akzent. Sie wurden an Störungen von neurotischen Patienten erarbeitet. „Die Annahme der prägenitalen Organisation des Sexuallebens ruht auf der Analyse der Neurosen und ist unabhängig von deren Kenntnis kaum zu würdigen" (S.*Freud* 1905, V, S. 73).

Prägenital ist eine psychoanalytische Bezeichnung für die (hypothetischen) Phasen der frühkindlichen Sexualität, bei denen die Partialtriebe noch nicht unter dem Primat der Genitalzone stehen. In Analogie dazu werden auch psychische Störungen (Fixierungen, Regression) als prägenital aufgefaßt, sofern angenommen wird, daß sie auf dieses Entwicklungsstadium zurückzuführen sind.

In der psychoanalytischen Theorie werden drei Phasen (Stufen) der prägenitalen Sexualität unterschieden: *oral, anal* und *phallisch*, denen eine sogenannte Latenzphase folgt.

In der **oralen Phase**, die etwa dem ersten Lebensjahr zugeschrieben wird, erfolgt die Triebbefriedigung des Säuglings vor allem über die Mundzone. Daneben bilden Pflege, Ernährung, Betreuung durch die Mutter oder eine Bezugsperson wichtige Faktoren für die Entwicklung des Kindes. In Ergänzung zu dieser Einteilung wurde später ein Unterschied zwischen der frühen oralen und der späteren oral-sadistischen Phase gemacht, die (nach dem Wachsen der ersten Zähne) durch Beißen und Einverleiben von Objekten charakterisiert wird (*Abraham* 1924).

Im zweiten und dritten Lebensjahr, in denen das Kind lernt, die Körperschließmuskeln zu beherrschen, folgt die **anale Phase** mit einer Abgrenzung zwischen Innen und Außen. Es heißt, daß in dieser Phase die Leitzonen der emotionalen und kognitiven Strukturierung vom Mund auf Enddarm und After verlagert werden. Das Zurückhalten der Exkremente und die damit verbundene Lust werden mit der Freude am Besitz verglichen. Störungen in dieser Phase (durch übergenaue Sauberkeitserziehung) sollen sich später beim Erwachsenen in Sammeltrieb, Geiz, Geldgier oder Pedanterie äußern (sog. analer Charakter). Reihenuntersuchungen in den USA haben diese Vorstellungen nicht bestätigt.

Die **phallische** oder **ödipale Phase** (infantil-genitale Phase) wird dem 4. bis 6. Lebensjahr zugeordnet. Das Lusterleben wird in dieser Phase erstmals an den genitalen Bereich gebunden. Das Kind soll in dieser Phase ein intensives sexuelles Verlangen auf den gegengeschlechtlichen Elternteil erleben, das mit einer aggressiven Rivalität zum gleichgeschlechtlichen Elternteil verbunden ist. Diese sog. Ödipuskonstellation wird der psychoanalytischen Theorie zufolge von jedem Kind durchlebt, das dabei lernt, sich mit dem gleichgeschlechtlichen Elternteil zu identifizieren. Wenn diese Identifikation ausbleibt, kommt es zu einer Störung der sozialen Entwicklung. Diesen Thesen wurden von der analytischen Psychologie (*C.G. Jung*) und der Neopsychoanalyse (*Horney, Sullivan, Fromm, Schultz-Hencke*) zwar kritisiert oder überhaupt abgelehnt, die Methode jedoch, die zu diesen Thesen führte, wurde von den Kritikern nicht in Frage gestellt, so daß ihre Vorschläge im Grunde nur auf eine Variante der Theorie hinausliefen.

Der Begriff Ödipuskomplex ist irreführend, denn die Tragödie des Sophokles vom König Ödipus ist ein klassisches Schicksalsdrama und hat mit der Eifersucht zwischen Kindern und Eltern nichts zu tun (wenn man nicht unterstellt, daß Neid und Haß hier nur verschleiert zum Ausdruck kommen). Die Eltern setzten den Sohn aus, weil sie das Orakel erhalten hatten, er würde seinen Vater töten und die Mutter heiraten. Der Sohn überlebte, wurde von Pflegeeltern aufgezogen, die er für die eigenen hielt und sehr liebte. Als er erwachsen war, erhielt auch er vom Orakel die gleiche Prophezeiung, die seine leiblichen Eltern erschreckt hatte. Um diesem Schicksal zu entgehen, verließ er die Pflegeeltern, und gerade auf dieser Irrfahrt traf er einen alten Mann, den er im Streit erschlug. Den Getöteten hielt er nicht für seinen Vater, den er, wie er meinte, doch gerade verlassen hatte. Die Witwe (die er nicht mit dem Totschlag in Zusammenhang brachte) wurde seine Frau, weil er die von ihr regierte Stadt von einem Ungeheuer befreit hatte. Die antike Tragödie darf nicht als Beweis für ein mystisches Wissen um den Ödipuskomplex angeführt werden.

Übung:
Lesen Sie das Original oder (aus dem gleichen Sagenkreis) Antigone.

Kritik: Man darf nicht vergessen, daß die psychoanalytischen Thesen und Konstrukte rückblickend aus dem Gespräch mit neurotisch gestörten Patienten entstanden sind, denen die Therapeuten vielleicht vorher, ungewollt, durch Deutung ihre Ansichten vermittelt hatten. Zwar ist denkbar, daß zwanghafte, besitzergreifende Personen sich (auf Befragen!) erinnern, sie hätten den Stuhl verweigert. Aber solche Aussagen sind nicht allgemeingültig. Außerdem fehlen Belege, daß jemand, dem Sauberkeit brutal aufgezwungen wurde, später zwanghaft oder geizig ist. Manche Psychoanalytiker werden das nicht gelten lassen und darauf verweisen, daß selbst Menschen, die später leichtsinnig das Geld zum Fenster hinausschmeißen, mit der Theorie im Einklang stehen, wenn man nur annimmt, sie hätten den Geiz unbewußt in die gegenteilige Haltung umgesetzt – doch mit solchen Argumenten kann man alles erklären. Außerdem blieb in den ursprünglichen Konstrukten die Konstitution unberücksichtigt, die bei der Persönlichkeitsentwicklung eine entscheidende Rolle spielt.

Es erscheint angebracht, wenn wir hier ein Zitat von *M. Bleuler* anführen (aus *E.* und *M Bleuler* 1983, S. 158):

„Es ist mir vorgeworfen worden, daß ich Freuds Ödipuskomplex nur verwässert darstelle... Überlege ich mir meine Einstellung dazu, so berühren mich Erinnerungen aus ganz früher Kindheit: 1905-1909 lebten mein Vater und sein damaliger Oberarzt C.G.Jung mit ihren Familien zusammen in der Klinik. Ich spürte irgendwie, daß sie uns – ihre kleinen Kinder – beobachteten und über uns sprachen. Heute weiß ich, wie lebhaft ihr Interesse an Freuds Lehren war und wie lebhaft sie auch in Bezug auf uns Kleine darüber diskutierten. Dumpf spürte ich, daß mein Vater erwartete – oder sogar befürchtete – ich könnte etwas gegen ihn haben (heute weiß ich, daß er an den Ödipuskomplex dachte). Ich hatte aber gar nichts gegen ihn. Ich hatte ihn gern."

13.3 Instanzen

Die Instanzen von Es, Ich und Über-Ich sind psychoanalytische Konstrukte, die von *S.Freud* 1923 zur Differenzierung des „psychischen Apparats" eingeführt wurden.

Das **Es** bezeichnet den triebhaft-unbewußten Pol des Psychischen.

Das **Über-Ich** faßt die moralischen Beschränkungen (Gewissen, Selbstbeobachtung, Idealbildung) zusammen, die aus Geboten und Verboten der Eltern abgeleitet werden. Das Über-Ich soll sich im Anschluß an die ödipale Phase bilden und wird als ein Zensor aufgefaßt, der die aus dem Es aufsteigenden Triebe zulassen, abwehren oder verändern kann.

Das **Ich** wirkt als Mittler zwischen Es und Über-Ich und der Realität.

Kritik: Die hypothetischen Vorstellungen wurden von *Freud* wiederholt verändert, ergänzt, verworfen und neu formuliert (vgl. *Laplanche* und *Pontalis* 1973). Die Schwierigkeit ergibt sich aus dem Versuch, unbewußte Vorgänge, die dem Denken nicht direkt zugänglich sind, analytisch zu erfassen. Im Bewußtsein „gerinnt" die Dynamik des Unbewußten zu abgrenzbaren Gedanken, Gefühlen, Wünschen, Willensäußerungen und „Instanzen". Auf diese Weise widerspiegelt die Aufgliederung des Unbewußten lediglich die (sprachliche!) Struktur des Bewußtseins.

An eine grundsätzliche Erfahrung sollte hier erinnert werden: Wenn Empirie und Theorie in Widerspruch stehen, werden komplizierte Konstrukte und Hypothesen notwendig – wie die Schleifen der Planetenbahnen im ptolemäischen Weltbild. Da die ptolemäischen Astronomen von der zentralen Position der Erde ausgingen, mußten sie den Planeten, deren Lauf sie korrekt beobachtet hatten, bestimmte Schleifen und rückläufige Bahnen zuschreiben, die sie am kristallnen Spiegel des Himmelsgewölbes vollzogen. Die Beobachtung war richtig, aber die theoretische Zuordnung war falsch.

Zweifellos gibt es im Psychischen bewußte und unbewußte Bereiche, in denen die in der Kindheit aufgenommenen Gebote und Verbote gespeichert werden als ein „du mußt" oder „das tut man nicht". Die Wortbildung Über-Ich ist anschaulich. Das Konstrukt der Instanzen sollte uns aber nicht dazu verführen, an abgegrenzte oder feststehende Bereiche zu denken – wie Länder mit überwachter Grenze, zwischen denen Züge hin- und herfahren (manchmal mit verbotener Fracht).

13.4 Libido

Der Begriff Libido findet sich ursprünglich bei *Moll* (1891) als Ausdruck für die sexuelle Appetenz. Er wurde zum Kernbegriff der Psychoanalyse und bezeichnete zunächst eine mit dem Sexualverhalten verbundene Energie, später die jeden Trieb begleitende Energie, die in der Summe konstant bleibt. Libido steht im Bezug zur Liebe wie der Hunger zum Nahrungstrieb. Die Libido kann sich ganz oder teilweise einem Objekt zuwenden.

Die **Libidobesetzung** kann das eigene Ich betreffen (Ich-Libido, narzißtische Libido) oder ein äußeres Objekt, meist eine Person (Objekt-Libido).

Unter **Organisation der Libido** versteht die Psychoanalyse die Koordination der Partialtriebe, die sich aus dem Primat einer bestimmten erogenen Zone und einer besonderen Objektbeziehung ergibt. Die Entwicklung der Libido wird in Stufen gegliedert. Der genitalen Stufe gehen die prägenitalen Stufen oral, anal und phallisch voraus (vgl. Entwicklung).

Der Libidobegriff wurde von *C.G.Jung* zu einer undifferenzierten autonomen Energie erweitert.

Kritik: Der Begriff hat allenfalls Gleichnischarakter, er betrifft nicht die Phänomene, sondern bezieht sich auf eine Kraft die hinter den Phänomenen als wirksam angenommen wird. Man entfernt sich noch weiter von dem Beobachtbaren, wenn man überlegt, wie diese hypothetische Kraft sich organisieren könnte.

13.5 Narzißmus

Das psychoanalytische Konstrukt des Narzißmus beruht auf der Annahme, daß die kindliche Libido im Vorfeld der prägenitalen (speziell der oralen) Phase auf das Ich gerichtet ist, weil zwischen Ich und Objekt noch nicht unterschieden werden kann. Dieses Stadium wird als *primärer Narzißmus* bezeichnet. Die normale Entwicklung führt dann nach der Theorie zu einer Teilung der Libido zwischen Ich und Objekt, wobei der überwiegende Teil beim Objekt bleibt. Beim sogenannten sekundären Narzißmus dagegen wird die Libido den Objekten entzogen und erneut an das Ich gebunden. Die Schizophrenie wird als eine Regression aufgefaßt, die zu einem *sekundären Narzißmus* führt.

Kritik: Die Annahme, über die es inzwischen viele Publikationen gibt, ist nicht zu belegen. Narzißmus steht hier an Stelle von Egoismus oder Selbstbezogenheit, gibt dem Phänomen aber einen wissenschaftlichen Touch, was die Beliebtheit bei Laien und Literaten erklären mag. Die schizophrenen Störungen folgen sicher anderen Gesetzen.

13.6 Affektbetrag

Der psychoanalytische Begriff stützt sich auf die Beobachtung, daß die affektive Erregung, die mit einer Vorstellung verbunden ist, in andere Bereiche irradiieren und sich mit anderen (eventuell entgegengesetzten) Vorstellungen verbinden kann. Keine Vorstellung ist ohne Gefühl, aber die Intensität des Gefühls hängt nicht allein von der korrespondierenden Vorstellung ab, sondern von der **Gestimmtheit**, d.h. der Konstellation der bereits vorhandenen affektiven Erregung (die als Dominante wirkt). In der psychoanalytischen Theorie ist der Affektbetrag ein quantitativer Faktor, der als Substrat des subjektiv erlebten Affekts postuliert wird und selbst bei einem Wechsel der Vorstellungen konstant bleibt.

Kritik: Die Beobachtung läßt sich aus der klinischen Erfahrung und dem Alltagsleben bestätigen, die theoretische Zuordnung des Phänomens muß offen bleiben.

Übung:
Überlegen Sie, wie unterschiedlich Sie in Abhängigkeit von der affektiven Ausgangslage auf ein bestimmtes Ereignis reagieren, z.B. auf eine Reifenpanne: nach einer gut oder einer gar nicht bestandenen Prüfung, nach einem Streit, nach einer Enttäuschung, oder auf einer vergnügten Fahrt mit einem lieben Menschen. Suchen Sie Beispiele.

13.7 Konflikt

Konflikt bezeichnet den Zusammenstoß von zwei entgegengesetzten (in ihrer Tendenz unvereinbaren) Trieben oder Bedürfnissen. Der Konflikt kann sich aus inneren Bedingungen ergeben oder durch die äußere Situation ausgelöst und gefördert werden. Das Zusammentreffen widersprüchlicher Tendenzen führt häufig zu einer Verzögerung der Entscheidung, was wieder mit zunehmender Spannung und Unlust verbunden ist. Vom normalen Konflikt, dem sich niemand entziehen kann (es gibt kein konfliktfreies Leben), wird der neurotische Konflikt unterschieden.

Als **neurotischer Konflikt** werden überwiegend unbewußte Widersprüche zwischen angeborenen oder in der Kindheit bewährten Reaktionsmustern und der veränderten Situation angesehen, die nur mit neuen Reaktionsweisen bewältigt werden können. Auch intrapsychische Widersprüche zwischen unterschiedlichen Bedürfnissen und Haltungen (z.B. Angst vor Hingabe und sexuelles Bedürfnis, das Hingabe erfordert) können zu einem neurotischen Konflikt und damit zu manifesten neurotischen Störungen führen. Das neurotische Symptom imponiert häufig als ein Kompromiß zwischen den widersprüchlichen Bestrebungen.

Im *psychoanalytischen Verständnis* wird der Konflikt als Auftreten von unvereinbaren Forderungen und Bedürfnissen in den psychischen Vorgängen angesehen. Der Konflikt kann manifest (bewußt) oder latent (unbewußt) sein. Unbewußte Konflikte können in entstellter Form auftreten oder sich in neurotischen Symptomen oder in neurotischen Verhaltensweisen und Veränderungen des Charakters äußern. Alle neurotischen Symptome werden auf den Vorgang Konflikt – Verdrängung – Ersatz durch Kompromißbildung zurückgeführt. Ursprünglich sah *Freud* den Konflikt allein zwischen der Sexualität und einer verdrängenden Instanz, von der für das Ich unerträgliche sexuelle Vorstellungen abgewehrt werden. In einem zweiten topischen Modell wurde der Begriff des Konflikts erweitert. Es wurde nun auch ein innerer Widerspruch in einer der unbewußten Instanzen einbezogen, z.B. zwischen dem väterlichen und dem mütterlichen Identifizierungspol im Über-Ich. Als Kernkonflikt des Menschen wird der Ödipuskomplex (S. 110) bezeichnet, in dem der Widerspruch zwischen dem sexuellen Begehren des gegengeschlechtlichen Elternteils und dem Verbot durch das mit Angst und Schuld belegte Inzesttabu entstehen soll.

Kritik: Die Begriffe Entwicklung und Konflikt haben in der psychoanalytischen Theorie eine zusätzliche Bedeutung erhalten. Man kann die Wörter in dieser Weise definieren, das ist nur eine Frage der Konvention. Aber man entfernt sich dann von den deskriptiven Phänomenen des Seelischen, und das sollte man sich jederzeit bewußt machen.

13.8 Aggressivität

Aggressivität ist die Tendenz, auf wirkliche oder vermeintliche Kritik, Einengung oder Bedrohung mit einem Angriffsverhalten zu reagieren. Die Aggression richtet sich gegen Personen, Gegenstände oder Institutionen, manchmal nur verbal. Aggressivität ist aber nicht nur eine Eigenschaft, die bei Patienten mit Persönlichkeitsstörung oder zerebraler Schädigung auftritt, sie kann unter bestimmten Bedingungen auch Ausdruck eines Selbstwertgefühls sein. Häufig wird sich in der emotionalen Interaktion mit dem komplementären Verhalten des Partners ein Gleichgewicht einstellen. Deshalb kann man Äußerungen der Aggressivität nicht unabhängig von der Situation betrachten, unter der sie zum Ausdruck kommen. Denkbar ist auch eine positive Aggressivität, die sich gegen Mißstände und Unrecht richtet.

Die Aggressionshandlung ist auf die Unterdrückung, Beeinflussung oder Destruktion von Personen oder Gegenständen gerichtet. Der größte Teil solcher Impulse wird im Kontext des Erlebens unterdrückt. Die aggressive Haltung kann aber psychomotorisch (an Gestik, Mimik, Haltung) erkennbar sein oder sich verbal (Beschimpfungen, herabsetzende Formulierungen, Wortwahl) äußern. Der dem aggressiven Verhalten zugrunde liegende (hypothetische) Trieb wird in sehr unterschiedlicher Weise interpretiert: als Willen zur Macht und das Erkämpfen einer Befriedigung (*Alfred Adler* 1908) oder als Bündelung von verschiedenen Elementartrieben, die in ihrer Zusammensetzung der jeweiligen Beeinträchtigung oder Bedrohung angepaßt ist.

Für die psychoanalytische Theorie ist Aggressivität die Folge von verdrängten Trieben und Frustrationen. Aggressive Bedürfnisse sollen sich am Ende der oralen und der analen Phase entwickeln. Das Kind muß lernen, mit ihnen fertig zu werden, sie in Teilen anzunehmen, aber auch zu unterdrücken. In seiner letzten (dualistischen) Triebtheorie hat *S. Freud* 1920 Aggressivität und Destruktionsstreben zum Todestrieb zusammengefaßt und der Libido als Lebenstrieb gegenüber gestellt. Im normalen Leben sind beide Triebrichtungen, Lebenstrieb (Eros) und Todestrieb (Thanatos), in wechselnder Akzentuierung miteinander verbunden, in krankhaften Zuständen soll es zu einer „Entmischung" kommen, so daß unter Umständen der Todestrieb das Über-Ich eines Patienten völlig beherrscht.

Kritik: Die Diskussion um die menschliche Aggressivität wird kontrovers geführt, es bleibt offen, ob es sich um einen angeborenen Trieb handelt oder um ein erlerntes Verhalten. Beide Faktoren spielen vermutlich eine Rolle. Die Lehre vom Todestrieb ist auch innerhalb der Psychoanalyse umstritten (vgl. *Laplanche* und *Pontalis* 1973). *Freud* selbst hat zugestanden, daß die Hypothese gegen theoretische Einwendungen nicht voll gesichert ist (1930).

13.9 Abwehr und Dominanz

Als **Abwehr** bezeichnet man psychische Vorgänge und Reaktionen, mit denen das Gleichgewicht zwischen den psychischen Funktionen gesichert wird. Eingeschliffene Reaktionen können aus sich heraus einen protektiven Effekt gegenüber Störungen haben. Der Begriff Abwehr unterstellt eine Zielgerichtetheit, die aber nicht nachweisbar ist, die ablaufenden Prozesse wirken sich für den Betrachter nur als Abwehr aus. Wenn wir auf jeden Reiz sofort reagieren würden (und ihn nicht „abwehren" könnten), wären wir der Umwelt ausgeliefert und unfähig zu zielgerichtetem Handeln.

Abwehr ist nur ein Aspekt der Stabilisierung von psychischen Vorgängen, der andere ist die Dominanz. Wenn abgewehrt wird, muß gleichzeitig anderes dominieren. Psychisches, wie wir es erleben, resultiert aus einem Fließgleichgewicht zwischen gegenläufigen Funktionen, zwischen den dominierenden und den zeitweilig unterdrückten Tendenzen. Unser Handeln erwächst in jedem Fall aus einem solchen Fließgleichgewicht und ist niemals aus einer Tendenz allein motiviert (vgl. Partitur des Psychischen, S. 27).

Dominante ist ein Begriff der Neurophysiologie (*Uchtomskij* 1926) für einen im ZNS gelegenen Erregungsherd (Focus), der die anderen Zentren zuströmenden Reize anzieht und auf diese Weise den eigenen Erregungsgrad verstärkt, so daß die Reaktion von der Dominante bestimmt wird und nicht von dem System, das der Reiz ursprünglich getroffen hatte. Einen ähnlichen Vorgang beschreibt die Hebbsche Regel, die festlegt, daß eine synaptische Verbindung, die wiederholt aktiviert wurde, einen Reiz leichter weiterleitet und demzufolge auch neutrale Reize an sich zieht, weil die postsynaptische Struktur empfindlicher geworden ist (*Hebb* 1949). Das gleiche gilt vermutlich für Neuronenensembles, die sich infolge der Aktivierung durch einen äußeren oder inneren Reiz bilden und bei Wiederholung von identischen oder ähnlichen Reizen reaktiviert werden.

Im Wechselspiel zwischen Dominanz und Abwehr entscheidet sich das bewußte Erleben, die Motivation, das Handeln und das Erinnern.

Die psychoanalytische Theorie sieht in der Abwehr einen Sammelbegriff für überwiegend unbewußt ablaufende Vorgänge, mit denen sich die Instanz des Ich gegen Reize zu schützen sucht, indem sie Triebregungen, die von der Zensur nicht gebilligt werden, in eine andere Form psychischer Energie überführt (*A. Freud* 1936).

13.9.1 Abwehrmechanismen

Als **Abwehrmechanismen** (Synonyme: Abwehrmaßnahmen, Abwehrvorgänge) lassen sich alle psychischen Funktionen definieren, mit denen destabilisierende Reize aufgefangen, in ihren Auswirkungen verändert oder neutralisiert werden, so daß die intrapsychische Homöostase erhalten bleibt. Die Reaktionen werden durch Wiederholung gefestigt. Das Störende, das abgewehrt wird, ist nicht in jedem Fall eine Bedrohung oder Schädigung, es steht nur im Widerspruch zur dominanten Erregung.

Entscheidend ist immer die Zuordnung des Vorgangs. Ein von außen kommender destabilisierender Reiz könnte zum Beispiel auch eine therapeutische Zielsetzung haben. Für die Psyche (und das biologische System) bedeutet er zunächst eine Störung, die demzufolge mit den gewohnten Reaktionen abgewehrt wird – auch wenn der Patient selbst die Notwendigkeit der therapeutischen Intervention erkannt haben sollte.

Im Wechselspiel der Funktionen kann praktisch jede Funktion als Abwehr von anderen oder jeweils entgegengesetzten aufgefaßt werden. Es ist eine Frage des Standpunkts, ob man bei einem Menschen das Engagement im Beruf als Abwehr sexuellen Verlangens oder die sexuelle Aktivität als Abwehr von beruflichen Pflichten oder dem Eingeständnis des Versagens im Beruf interpretiert. Man hüte sich vor einem Spiel mit Worten.

Es gibt typische individuelle Abwehrmechanismen, die vorwiegend in der frühen Kindheit erworben werden. Erst wenn diese Reaktionen den eventuell veränderten Anforderungen nicht mehr genügen, werden sie zur auslösenden Bedingung oder zum Symptom einer Störung. Psychische Störungen sind häufig auch als ein pathologisches Persistieren der Dominanz aufzufassen. Die vorbereitete Reaktion dominiert, auch wenn die Situation sich geändert hat und eine Variante der eingeschliffenen Reaktion der Anpassung besser dienen würde. Die Folge der Fehlanpassung ist selbst wieder ein destabilisierender Reiz, der mit dem vorbereiteten Reaktionsrepertoire beantwortet wird.

Erst in der veränderten Situation wird die normale Abwehr zum störenden (neurotischen) Abwehrmechanismus (vgl. Prolongation, S. 142).

Das grundsätzliche Problem jeder Psychotherapie ist der **Dominanzwechsel**. Wenn jemand erkannt hat, wie er sich verhalten sollte, ist noch keineswegs sicher, daß er sich auch so verhält. Die rationale Einsicht allein verändert das Leben nicht. Die Veränderung wird erst möglich, wenn intensive Gefühle dazu kommen und (durch Hebbsche Vorgänge!) die neue Vorstellung dominiert.

Abwehr und Dominanz lassen sich bei jedem Menschen nachweisen. Es gibt dabei einfache und komplexe Reaktionen. Die komplexen Reaktionen werden häufig bewußt erlebt oder durch die Reaktion der anderen ins Bewußtsein gebracht, sie bilden den individuellen Auseinandersetzungsstil.

Als **Auseinandersetzungsstil** bezeichnen wir das regelhafte Auftreten von bestimmten komplexen Reaktionen auf äußere und innere Reize und die daraus abgeleitete typische Art, sich sozialen oder allgemeinen Problemen zu stellen. Häufig setzen sich dabei Reaktionsweisen durch, die sich in der Vergangenheit bewährt haben, auch wenn sie den aktuellen Anforderungen nicht oder nur unzureichend entsprechen.

Das Auseinandersetzunngsstil gehört zu den Konstanten, die bei der Genese von psychoaktiven Störungen eine Rolle spielen. (S. 142)

Abwehrmechanismen im Sinne der Psychoanalyse sind unbewußte Vorgänge, die das Ich gegen Gefahren schützen, die aus der Realität kommen oder aus der Triebstärke des Es oder dem Über-Ich erwachsen. Die Instanz des Ich trägt die wichtigste Rolle der Abwehr, da sie zwischen dem vom Lustprinzip bestimmten Es und der Realität vermittelt. Verschiedene Abwehrmechanismen sind denkbar.

1. Sie ergeben sich aus einer zeitweiligen Blockierung von Erinnerungen und Vorstellungen oder der ihnen komplementären Affekte durch
Verdrängung, Verneinung, Verleugnen,
oder durch die Umdeutung des Impulses infolge
Sublimierung,
oder durch die Veränderung des Bezugs bei
Identifikation, Projektion, Introjektion.
Das bedeutet aber stets, daß andere, vielleicht sogar entgegengesetzte Vorstellungen mit ähnlichen oder abweichenden Bezügen dominieren.

2. Der affektive Gehalt der störenden Vorstellungen kann aufgehoben oder entschärft werden durch
Isolierung, Intellektualisierung, Rationalisierung,
oder er verbindet sich mit anderen Erlebnissen durch
Verschiebung, Verkehrung ins Gegenteil, Konversion,
oder er wird im entgegengesetzten Gefühl bewußt bei
Reaktionsbildung.
Man könnte auch sagen, daß dominierende Vorstellungen die affektive Erregung an sich ziehen.

Verdrängung bedeutet, daß Anteile des Erlebens, die der dominierenden Stimmung nicht entsprechen (Impulse, Wünsche, Vorstellungen, aber auch Handlungen und Erlebnisse), unvollkommen oder gar nicht erinnert werden, obwohl sie unbewußt weiter wirken und eventuell an Träumen, Fehlhandlungen oder neurotischen Symptomen zu erkennen sind. Thesen, auf die wir nicht eingestimmt sind, werden nicht oder nur verfälscht wahrgenommen. Der Vorgang der Verdrängung wird nicht bewußt.

Beispiele:

Was die Stimmung stört (ein schwieriger Brief, das Ausfüllen der Steuererklärung, Schulaufgaben), gerät leicht in den Hintergrund und bleibt unbeachtet.
Jemand hat sich von seiner Partnerin innerlich entfernt und vergißt ihren Geburtstag.
Nur widerstrebend haben wir eine Einladung angenommen, sie fällt uns erst ein, wenn der Termin vorüber ist.

Übung:

Das Schwierige tun wir zumeist zuletzt. Prüfen Sie diese These. Fallen Ihnen Beispiele ein (vielleicht die Examens-Vorbereitungen)?

Verdrängung ist häufig weniger ein Wegschieben des Unerträglichen, sondern die *Akzentuierung und Dominanz des Erträglichen*, d.h. der dem „Verdrängten" entgegenstehenden Handlungsimpulse und Vorstellungen. Der Effekt wäre in beiden Fällen identisch, nur die psychische Dynamik würde anders interpretiert. Was nicht bekräftigt wird, bleibt unbewußt. Was stört, geht in konträren Vorstellungen unter, sofern diese nur stabil genug sind. Bestimmte Bilder, Vorstellungen, Reaktionen oder Gefühle können sich gegen andere durchsetzen (sie verdrängen), weil sie sich bewährt haben und in sich stabil sind.

Verdrängung ist so verstanden ein Vorgang der psychischen Ökonomie und Ordnung, der erst unter bestimmten Bedingungen, inneren wie äußeren, eine pathologische Bedeutung haben kann. Wenn jemand in Frankreich französisch spricht, hat er das Deutsche nicht verdrängt, er kann es nur nicht brauchen. Anders ist es, wenn jemandem einzelne Wörter oder Namen nicht einfallen, weil damit unangenehme Erinnerungen verbunden sind. Das Vergessen eines Namens kann aber auch durch Unachtsamkeit, Gleichgültigkeit oder Abgelenktsein bedingt sein, dann wäre der Name nicht verdrängt, sondern gar nicht erst bewußt wahrgenommen und gespeichert worden – was man aber auch wieder (nicht immer) auf einen unbewußten Abwehrvorgang zurückführen könnte.

Wenn man den Begriff der Verdrängung mit dem der Dominanz (Betonung, Akzentuierung) verbindet, wird das Wechselspiel zwischen den psychischen Vorgängen deutlich. Gegen die isolierte Verwendung des Wortes Verdrängung spricht, daß man allein durch die Wortwahl versucht ist, eine Instanz anzunehmen. Da im Unbewußten prinzipiell alles möglich sein kann, läßt sich das nicht widerlegen. Wir sollten aber stets die einfachste Hypothese wählen, die mit möglichst wenig spekulativen Annahmen auskommt. Wahrscheinlich kommen wir der Wirklichkeit näher, wenn wir von einer unübersehbaren Vielfalt von bewußten und unbewußten Tendenzen, Strebungen oder Bedürfnissen ausgehen, zwischen denen sich eine (jederzeit gefährdete) Balance herstellen muß.

Die psychoanalytische Theorie betrachtet den Abwehrmechanismus der Verdrängung als einen universellen psychischen Vorgang bei der Bildung des Unbewußten und als eigenen seelischen Bezirk. Durch den unbewußten Vorgang der Verdrängung versucht das Subjekt, die mit einem Trieb zusammenhängenden Vorstellungen, Gedanken, Bilder und Erinnerungen in das Unbewußte zurückzustoßen oder dort festzuhalten. Ziel der Verdrängung ist die Vermeidung von Unlust. Die verdrängten unbewußten Inhalte werden als „getrennte psychische Gruppe" durch die Gesetze des Primärvorgangs beherrscht.

Primärvorgang wird als Umschreibung für das Lustprinzip verwendet, demzufolge alle psychischen Vorgänge auf den Gewinn von Lust und die Vermeidung von Unlust ausgerichtet sind. Der Primärvorgang wird als Denkweise des sehr jungen Kindes angesehen. Bei Erwachsenen soll sich das Lustprinzip lediglich in Träumen, Phantasien und Tagträumen durchsetzen. Seine Charakteristika sind Verdichtung, Verschiebung, Zeitlosigkeit, Fortfall der Logik (hier wird vom Traumerleben auf das frühkindliche Denken zurückgeschlossen!). Inhaltlich deckt sich der Begriff mit dem des **dereistischen Denkens** (E.*Bleuler* 1912), einem unlogischen Denken, das von Gefühlen und Stimmungen bestimmt wird und eine Auseinandersetzung mit der Wirklichkeit umgeht. Der von Bleuler verwendete Begriff bleibt deskriptiv, während die psychoanalytische Wortbildung eine theoretische Annahme über die Genese antizipiert.

Sekundärvorgang ist das logische, syntaktisch geordnete, auf Zeitablauf und Realität bezogene Denken des Erwachsenen, das den entwicklungsgeschichtlich früheren Primärvorgang überlagert, aber nie ganz ersetzt.

Verleugnung ist ein psychoanalytischer Begriff, den *Freud* zunächst (1924,1925) auf den Penismangel und den postulierten Penisneid der Mädchen bezog, die den Mangel nicht wahr haben wollten. In den späteren Arbeiten wird der Begriff für das Nicht-wahrhaben-wollen von Fakten der Außenwelt verwendet, die unabweisbar sind. Wenn ein Student sich nach der Mitteilung, daß er im Staatsexamen durchfiel, bei dem Prüfer für das bestandene Examen bedankt, ist denkbar, daß die unbewußte Einstimmung auf einen positiven Bescheid eine Dominante bildete, die sich in dieser Situation durchsetzte, wobei freilich offen bleibt, weshalb sich diese Dominante bilden konnte.

Verneinung ist ein psychoanalytischer Begriff, der sich partiell mit dem der Verleugnung überdeckt. Der Vorgang wird häufig auch als Form eines Widerstands (S. 122) interpretiert.

Isolierung bezeichnet in der Psychoanalyse die isolierte Verdrängung von Affekten und Gefühlen aus der Vorstellung eines Ereignisses. Das Erlebnis ist nicht vergessen, aber vom Affekt entblößt, und seine assoziativen Beziehungen sind unterdrückt oder unterbrochen (S. *Freud* 1926 XIV, S. 151). Häufig kann ein bestimmter Inhalt erinnert werden, es fehlen aber die entsprechende Emotion und naheliegende (weil kränkende) assoziative Verbindungen.

Die **Verkehrung ins Gegenteil** wurde von *Anna Freud* (1936) unter die Abwehrmechanismen eingereiht. Der Begriff wurde zunächst für die Beobachtung eingeführt, daß einzelne Triebe während der individuellen Entwicklung temporär oder auf Dauer in das Gegenteil umschlagen können. Der Vorgang wird mit dem Übergang von der Aktivität zur Passivität in Zusammenhang gebracht, so daß sich Paare von entgegengesetzten Trieben darstellen lassen: Sadismus/Masochismus, Voyeurismus/Exhibitionismus. Im allgemeinen sind die Rollen aber stärker festgelegt, so daß ein Umschlag nicht die Regel ist (speziell das zweite Beispiel scheint konstruiert).

Projektion wird seit *Freud* (1895) als Abwehrmechanismus aufgefaßt, gestützt auf die Beobachtung, daß jeder Mensch dazu neigt, den Ursprung von Unlust zunächst im Äußeren zu suchen. Die eigenen Affekte, Gefühle, Gedanken und Motive werden als Eigenschaften der wahrgenommenen Person erlebt oder mit den sozialen Beziehungen verbunden. Das Phänomen der Projektion wird in sogenannten Projektionstests (S. 130) zur Persönlichkeitsdiagnostik verwendet.

In der Neurophysiologie bezeichnet Projektion dagegen die Repräsentanz von Erregungsmustern in bestimmten Hirnarealen.

Man sollte aber kritische Äußerungen, die das Selbstgefühl verletzen, nicht als Projektion des Kritikers abweisen. Solche Interpretationen lassen sich zwar leicht konstruieren, aber sie fördern die Wahrheitsfindung nicht, auf beiden Seiten. Der Ängstliche erlebt vielleicht die Zuwendung eines anderen als Aggression. Man könnte dies als Projektion deuten, indem man sagt, daß er Aggressionen, die er nicht ausleben kann, auf den anderen projiziert. Das Nicht-Ausleben eigener Aggressionen könnte ihn aber auch gegenüber verdeckten Aggressionen sensibel gemacht haben. Dann hätte er nichts projiziert, er wäre nur überempfindlich. Zur Projektion gehört auch die Unfähigkeit, Erfahrungen, die einem anderen zugeschrieben werden, auf sich selbst anzuwenden.

Introjektion ist die Übernahme des Abbilds (Imago) eines anderen, geliebten oder gehaßten Menschen in das eigene Ich, was dazu führt, daß der äußere zu einem inneren Konflikt umgestaltet wird (*Ferenczi* 1909, *S. Freud* 1915).

Ungeschehenmachen ist die Tendenz, einzelne Erlebnisse, Handlungen, Gedanken oder Impulse durch die ihnen entgegengesetzten zu neutralisieren und damit die Erinnerung zu blockieren. Gelegentlich wird die aufkommende Erinnerung durch geradezu magische Rituale überdeckt.

Regression ist das passagere Zurückfallen auf kindliche Reaktionsmuster, die sonst von differenzierteren Reaktionsweisen überlagert sind. Die regressiven Phänomene werden besonders deutlich am Kontrast gegenüber dem Verhalten, das dem Patienten sonst eigen ist (oder man auf Grund seines Alters erwartet). Auslöser sind Situationen, die mit dem Gefühl von Hilflosigkeit, Angst, Abhängigkeit oder Ratlosigkeit verbunden sind. Regression ist partiell als das Gegenteil der Entwicklung aufzufassen. In der Regression wird der Erwachsene aber nicht zum Kind, es setzen sich lediglich einzelne kindliche Verhaltensmuster durch.

Fixierung bezeichnet das Entwicklungsstadium, bis zu dem die Regression erfolgt (z.B. bis zur oralen oder analen Phase, S. 110).

Bei der **Verschiebung** wird die affektive Erregung in der Erinnerung von einem Erlebnis auf ein anderes übertragen, oder umgekehrt: Die Vorstellung, die mit dem Affekt verbunden ist, wird substituiert. Diese Form der Abwehr oder Dominanz läßt vermuten, daß die affektive Erregung relativ unabhängig von den Vorstellungen oder Erinnerungen, denen sie ursprünglich entspricht, in Erscheinung treten kann (vgl. Affektbetrag, S. 113). Verschiebung ist an sich nicht krankhaft, das Krankhafte ergibt sich aus der Situation und der Zeit.

Beispiele:
Die gegen den ungerechten Chef aufgestaute Aggression entlädt sich bei der Ehefrau und den Kindern. Ein peinliches Ereignis läßt uns gleichgültig, ein damit (zeitlich, assoziativ, zufällig) in Zusammenhang stehendes harmloses Ungeschick dagegen ruft starkes Unbehagen hervor, und die Erinnerung daran drängt sich immer wieder auf.

Reaktionsbildung bedeutet in der psychoanalytischen Theorie ein Abwehrverhalten, bei dem bestimmte, vom Ich nicht akzeptierte Triebwünsche in entgegengesetzte Handlungen und Interessen umgesetzt werden. Der verdrängte Impuls wird dabei mit der konträren Zielsetzung bewußt: Exhibitionistische Tendenzen äußern sich in Scham und Prüderie, Aggressivität in kämpferischen Pazifismus, Unordnung in Pedanterie.
Zu warnen ist aber vor einer zu weitgehenden Generalisierung des Prinzips. Durch Reaktionsbildung entstandene Verhaltensweisen sind häufig an ihrer Starrheit erkennbar und wirken unecht.

Aus einer anderen Sicht wird der gleiche Vorgang durch den Begriff der **Überkompensation** beschrieben, bei dem durch das Streben nach Ausgleich eine Organminderwertigkeit oder eine körperliche oder soziale Schwäche durch positive Leistung über das notwendige Maß hinaus kompensiert wird. Anlaß dazu ist ein **Minderwertigkeitskomplex** (*Alfred Adler* 1907).

Sublimierung ist nach *Anna Freud* (1936) ein Abwehrmechanismus, bei dem sozial wenig akzeptierte Triebbedürfnisse durch künstlerische oder intellektuelle Tätigkeiten, die anerkannt sind, ersetzt werden. Die Abwehrreaktion wird häufig über den Anlaß hinaus als Haltung oder Einstellung festgehalten. Der Fähigkeit zur Sublimierung wird eine große kulturbildende Kraft beigemessen.

Identifikation (Synonym: Identifizierung) ist die unbewußte Angleichung an das Wesen und Verhalten eines anderen Menschen. Die Identifikation ist ein Lernvorgang, der die Persönlichkeit des Kleinkindes mitgestaltet. Es werden von der Mutter oder der Erziehungsperson Verhaltensweisen, Meinungen, Motive, Haltungen übernommen (assimiliert).

Rationalisierung bezeichnet die nachträgliche Begründung von triebhaften oder unbewußten Reaktionen durch vernünftige logische Argumente.

Konversion ist die Umwandlung eines psychischen Konflikts in ein körperliches Symptom. Der psychoanalytische Begriff wurde von *S. Freud* (1894) eingeführt, weil er annahm, daß die durch den Verdrängungsvorgang von der ursprünglichen Vorstellung abgetrennte libidinöse Energie in eine somatische Innervation konvertiert wird. Dies sollte ein fehlgeschlagener Lösungsversuch für den unbewußten Konflikt sein. Den Konversionssymptomen wird eine symbolische Bedeutung zugeschrieben, der Körper drückt die verdrängten Vorstellungen aus. Einige der Konversionssymptome lassen sich jedoch auf biologisch vorgebildete primitive motorische Reaktionsschablonen zurückführen, die durch unbewußte Wünsche in Notsituationen aktiviert werden (Gefühlssturm, Totstellreflex, Zittern). Zunächst mehr zufällig entstanden, werden sie durch Wiederholung bekräftigt, bis sie schließlich vom Willen unabhängig in vergleichbaren Situationen und Konflikten auftreten (*E. Kretschmer* 1923).

Konversionssymptome können in Form von „Anfällen" (grobe Bewegungen, Zittern, oder Hinstürzen mit dramatischer Gestik – aber ohne Bewußtseinsverlust und Verletzung) auftreten oder als Sensibilitätsstörungen (Anästhesie oder Parästhesie in umschriebenen Bereichen, die nicht mit der Innervation korrespondieren), migrierenden Schmerzen, Lähmungen und Ausfall von Sinnesfunktionen (vgl. hysterische Syndrome, S. 95, 170).

Eine sorgfältige körperliche Untersuchung ist notwendig, denn Konversionssymptome können sich auch auf „Schwachstellen" aufsetzen, oder körperliche Ausfälle werden (zeitweilig) in neurotische Reaktionen integriert.

13.10 Übertragung und Gegenübertragung

Die psychoanalytische Theorie bezeichnet als **Übertragung** das Erleben von positiven oder negativen Gefühlen bei einer Person, die sich auf frühere Erfahrungen beziehen und unbewußt (oder unwissentlich) auf die aktuelle Situation *übertragen* werden. Manchmal wird die Übertragung lediglich von Stimmungen ausgelöst. Der Tonfall des Partners, eine Geste, der Raum, Gerüche und andere, vielleicht gar nicht bewußt wahrgenommene Sinnesreize können Assoziationen wecken, von denen das Erleben und Handeln beeinflußt wird. Die Reaktion ist dann eventuell der erinnerten Stimmung besser angepaßt als der aktuellen Situation.

Beispiele:
Ein Student erlebt den Lehrer, der zu seiner Arbeit Vorschläge macht, wie seinen Vater. Er fühlt sich abgelehnt, kritisiert, herabgesetzt und reagiert aggressiv darauf. Aber der Lehrer war wohlwollend und wollte ihn fördern, er fand die Arbeit gut.
Der Umgang mit dem Arzt oder Psychotherapeuten wird stets durch frühere Erfahrungen mit Eltern, Lehrern oder wichtigen Bezugspersonen beeinflußt. Das kann durch das Setting (Couch, Anordnungen, Abhängigkeit) gefördert werden. Gelegentlich muß der Arzt sich mit Vorwürfen auseinandersetzen, die weder durch sein Verhalten, noch durch die aktuelle Situation begründet sind.

Übertragung ist ein Grundphänomen des menschlichen Verhaltens und nicht ein Artefakt der Psychotherapie. Gelegentlich wird der Psychotherapeut vom Patienten auch als

Mensch mit außergewöhnlichem Verständnis und Einfühlungsvermögen aufgefaßt, was seinem Selbstgefühl schmeichelt und möglicherweise nicht ohne Rückwirkung auf den Umgang mit dem Patienten ist.

Gegenübertragung ist das der Übertragung entsprechende Gefühl auf Seiten des Arztes und Psychotherapeuten. Übertragung und Gegenübertragung sind besondere Aspekte der emotionalen Interaktion. Dies bezieht sich jedoch nicht allein auf die therapeutische Situation. Man sollte nicht außer acht lassen, daß in jeder Begegnung von Menschen das Erfahrungsrepertoire der Partner wechselseitig ins Spiel kommt. Man könnte von *interagierenden Übertragungen* sprechen, wenn man sich dabei klar macht, daß diese Einflüsse nur selten isoliert unser Handeln bestimmen, meist werden sie unseren Entscheidungen nur eine gewisse Färbung geben.

Die psychoanalytische Theorie geht davon aus, daß die Beziehung des Patienten zu den Elternfiguren in der Übertragung wiedererlebt wird. In der Übertragung werden kindliche Erfahrungen mit Vorbildern wiederholt und als real und aktuell erlebt. Prinzip der psychoanalytischen Therapie ist es, daß der Patient in der *Übertragungssituation* mit dem Analytiker *frühere Konflikte nacherlebt, durcharbeitet und zu lösen versucht.*

13.11 Ich-Fremdheit

Ich-Fremdheit ist ein psychoanalytischer Begriff, der nicht mit dem der Icherlebensstörung gleichgesetzt werden darf. Es wird postuliert, daß neurotische Symptome wie Zwänge, Phobien oder organisch-funktionelle Ausfälle vom Patienten als ich-fremd empfunden würden (*Waelder* 1963). Die Störung wird aber nicht als fremd im Sinne von „gemacht" oder „von außen eingegeben" erlebt, sondern den Patienten *geniert* die Störung, die sein Selbstgefühl beeinträchtigt (wie jemand hadert, daß er eine Glatze oder einen zu kleinen Busen hat).

Der Zwangsneurotiker spricht von seinen dummen Gedanken, während der schizophrene Patient von *fremden* Gedanken spricht, die ihm eingegeben werden.

Übung:
Vergleichen Sie diese Aussage mit dem Stichwort „Icherlebensstörung (S. 58). Suchen Sie Beispiele für beide Störungen und machen Sie sich den Unterschied klar. Er wird in vielen Publikationen vernachlässigt (auch im GK).

13.12 Versagung

Versagung ist ein psychoanalytischer Begriff, der in der englischen Übersetzung Frustration zu einem gängigen Schlagwort geworden ist. Gemeint ist der durch äußere und innere Bedingungen (Realität und Über-Ich) erzwungene Verzicht auf die Befriedigung von Triebwünschen und Erwartungen. Versagung wird als Auslösung einer neurotischen Störung angesehen, die neurotischen Symptome sollen dann der Ersatz für die versagte Befriedigung sein, speziell die sexuelle Befriedigung, die zunächst gemeint war (*Freud* 1917, XI).

Als **Frustrationstoleranz** bezeichnet man die Fähigkeit, die psychische Spannung, die sich aus einer Versagung ergibt, über längere Zeit zu ertragen. Der gesunde Erwachsene hat gelernt, Versagungen hinzunehmen und seine Bedürfnisse den realen Möglichkeiten anzupassen.

Der von *Freud* verwendete Ausdruck Versagung bezeichnet eine Beziehung zwischen Verlangen und Ablehnung. Durch das Wort Frustration wird dagegen die Vorstellung geweckt, daß ein Mangel an Fürsorge passiv erduldet wird.

13.13   Widerstand

Als **Widerstand** wird die Erschwerung der bewußten Auseinandersetzung mit eingeschliffenen Reaktionen und Gewohnheiten oder unbewußten Haltungen und Tendenzen bezeichnet. Die Umgewöhnung von jahrzehntelang ablaufenden Reaktionsmustern (z.B. im Englischen die falsche Aussprache des th) ruft immer Unsicherheit und Spannung hervor. Sobald bestimmte Reaktionsmuster sich eingeschliffen haben, wird es schwierig, wenn man versucht, andere Abläufe durchzusetzen, auch wenn sie als zweckmäßig oder zutreffend erkannt worden sind. Das wird zwar als „Widerstand" empfunden (als ob man einen rotierenden Kreisel senkrecht zur Drehachse verschiebt), es ist aber nur die Schwierigkeit des **Dominanzwechsels**. Das durch Gewöhnung stabilisierte Verhalten ist zur **Dominante** geworden, die sich gegenüber neuen Reaktionsmustern durchsetzt.

! Je öfter ein Reaktionsmuster durch Wiederholung bekräftigt wurde, desto schwieriger ist es zu verändern.

Beispiel:
Der kontinentale Europäer wird in England lange Zeit mit dem Linksverkehr Schwierigkeiten haben. Er ist an den Rechtsverkehr gewöhnt und hat nicht etwa Widerstand nach rechts zu schauen, wenn er die Straße überqueren will (weil da sein Vater stand), sondern die Bewegungen sind seit Jahren beim Überqueren der Straße auf den Blick nach links eingespielt.

Wenn bedingte Reflexe mit einer entgegengesetzten Tendenz gleichzeitig ausgelöst werden, provoziert dieses Zusammentreffen Unsicherheit, Unruhe und Angst. Selbst wenn man die Notwendigkeit des Dominanzwechsels eingesehen hat (wie im obigen Beispiel), stellt sich dieses Unbehagen ein.

Fragen:
Haben Sie einmal etwas Vergleichbares erlebt? Erinnern Sie sich an einen England-Besuch? Sind die Gedanken in diesem Buch neu für Sie und fühlen Sie sich vielleicht irritiert?

Wenn Patienten, die sonst beweglich und schlagfertig sind, während einer psychotherapeutischen Behandlung plötzlich begriffsstutzig und umständlich werden, vielleicht reizbar, und wenn sie sich eine Woche später an den Verlauf der Stunde nicht mehr erinnern können, kann man gewiß sein, daß die besprochenen Themen ein wesentliches Problem (eine Dominante) berührt haben. Unbehagen tritt bei jedem Wechsel der Dominante auf. Widerstand ist vielleicht garnicht Folge einer zielgerichteten Opposition im Unbewußten (davon können wir nichts wissen), sondern lediglich Ausdruck der Schwierigkeit der Umstellung, weil die intendierte neue Gewohnheit auf eine eventuell durch Jahrzehnte gefestigte Gegenvorstellung stößt.

Das Phänomen, das wir mit dem Wort Widerstand beschreiben, spielt häufig auch bei der Prolongation von neurotischen Reaktionsmustern eine Rolle. Auch bei dem Versuch der Korrektur von neurotischem Fehlverhalten bedienen wir uns der Reaktionsweisen, die zu diesem Verhalten geführt haben (S. 142). Wir sind pedantisch und übergenau und leiden darunter und machen einen sorgfältigen Plan, um uns die Pedanterie abzugewöhnen, aber damit verfestigt sich die störende Haltung erst recht.

Jede psychotherapeutische Beeinflussung wirkt zunächst als Störung, sie ist dem Zusammenstoß von zwei entgegengesetzt wirkenden bedingten Reflexen (*Pavlov* 1930) vergleichbar. Das biologische System kann nicht unterscheiden, daß der eine der Reize therapeutisch gemeint ist und den anderen korrigiert. Jede therapeutische Korrektur provoziert einen Konflikt. Und es gehört **Mut** dazu, sich diesem Widerspruch zu stellen, wenn man sein Leben ändern will.

Die psychoanalytische Theorie hat Widerstand, wie bereits die Wortwohl zeigt, als Abneigung gegen das Bewußtwerden von verdrängten Impulsen und Wünschen definiert. Was immer die Fortsetzung der Arbeit stört, ist Widerstand (S. *Freud* 1900).

Widerstand und Abwehr sind zu unterscheiden. Abwehr richtet sich gegen Triebimpulse und führt damit zu einem Konflikt. Widerstand richtet sich gegen das Aufdecken eines unbewußten Konflikts.

Nicht unerwähnt bleiben sollte, daß im übertragenen Sinn auch die Kritik an den Thesen der Psychoanalyse als Widerstand bezeichnet wird (vgl. *S. Freud* 1925: Die Widerstände gegen die Psychoanalyse). Aber mit solchen Argumenten hat sich die Psychoanalyse jeglicher wissenschaftlicher Überprüfung entzogen.

13.14   Kollektives Unbewußtes

Der Begriff des **kollektiven Unbewußten** wurde von der analytischen Psychologie von *C.G.Jung* eingeführt für unbewußte Vorgänge mit überpersönlichen Inhalten, die nicht erworben wurden, sondern ererbt sind wie Instinkte. Dazu gehören Archetypen als ererbte Vorstellungen und Bilder, die allen Menschen gemeinsam sind und sich in Mythen und Märchen widerspiegeln. Ähnliche Bilder werden in Phantasien, Träumen oder deliranten Zuständen beobachtet.

Die **Archetypen** und Triebe sind die Bedingung und Grundlage der Psyche überhaupt (*C.G.Jung* 1921). Sie beziehen sich auf Geburt, Tod, Verhältnis der Geschlechter, Entwicklung, Wandlung, Krankheit, Auseinandersetzung mit der Welt. Beispiele sind Anima und Animus, der Schatten, der alte Weise, die große Mutter. Hier sollte man aber einwenden, daß es nicht verwunderlich ist, wenn gleiche genetische Anlagen zu gleichen oder ähnlichen Phantasien führen. Vor der Mythisierung von solchen allgemein menschlichen Phänomenen sollte man sich hüten. Die Inhalte des persönlichen Unbewußten sind im Unterschied dazu gefühlsbetonte Komplexe.

Die Begriffe **Anima** und **Animus** bezeichnen nach *C.G.Jung* halbbewußte gegengeschlechtliche Tendenzen, die in jedem Menschen in wechselnder Stärke wirksam werden und eventuell auch die Beziehungen zwischen Mann und Frau verstellen. Sie werden beim Individuationsprozeß deutlich. Diese Vorstellungen ergaben sich aus der Annahme, daß Mann und Frau psychisch prinzipiell verschieden sind.

Als **Individuation** wird das Prinzip der individuellen Reifung und Entwicklung bezeichnet, bei der sich das kollektive Unbewußte allmählich zu einem Selbst gestaltet (*C.G.Jung* 1921). Unter **Selbst** wird die Integration aller bewußten und unbewußten Anteile der Psyche verstanden. Der Begriff drückt die Einheit der Persönlichkeit aus. **Persona** dagegen ist der Aspekt der Persönlichkeit, der nach außen gerichtet ist wie eine Maske (persona) im antiken Drama. Die Persona umfaßt die berufliche Aktivität und die Auseinandersetzung mit der Welt, die sich an den Erwartungen der Gemeinschaft orientiert.

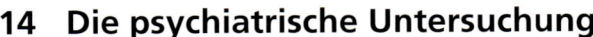

14 Die psychiatrische Untersuchung

Die **psychiatrische Untersuchung** muß den Doppelaspekt des Fachs berücksichtigen. Zwar wird sich die Diagnose stets an der psychopathologischen Veränderung orientieren, sie wird sich aber auch auf die körperliche, insbesondere die neurologische Untersuchung stützen.

Da alle psychopathologischen Störungen (auch die neurotischen!) unspezifisch sind, läßt sich nicht ausschließen, daß sie auch durch körperliche Veränderungen und Krankheiten ausgelöst werden.

Beispiel:
Depressive Verstimmungen, akute psychotische Syndrome ohne Bewußtseinsstörung oder überraschend auftretende neurotische Symptome können auch die psychopathologische Entsprechung eines Hirntumors sein, der noch keine neurologischen Ausfälle hervorgerufen hat.

Der psychopathologische Befund allein ist noch keine psychiatrische Diagnose. Die psychiatrische Untersuchung muß fünf verschiedene Bereiche umfassen:

1. den psychopathologischen Befund (S. 28),
2. die psychische Entwicklung des Patienten,
3. die soziale Situation,
4. den körperlichen Befund und
5. den Verlauf der Störung.

Besondere Aufmerksamkeit gilt den drei ersten Bereichen. Alarmiert sollte man sein, wenn sich im Verhalten und den sozialen Kontakten ein grober Bruch der Entwicklung anzeigt. Solche Veränderungen können Anlaß, aber auch Folge einer psychischen Störung sein.

Nach Möglichkeit sollte man sich vom Patienten selbst die Ängste und Befürchtungen, unter denen er leidet, beschreiben lassen. In das erste Gespräch sollte man möglichst unbefangen und ohne Vorurteile eintreten. Auch wenn der Kranke die Anwesenheit eines anderen toleriert oder zur Bedingung macht, sollte er selbst seine Beschwerden schildern. Auf jeden Fall wird man verhindern, daß die Angehörigen konstant an Stelle des Patienten antworten, obwohl dieser in der Lage ist, das selbst zu tun.

Eine Orientierung durch **Angehörige** oder **Bezugspersonen** vor dem ersten Gespräch ist nur begründet, wenn der Patient über sich selbst keine verläßliche Auskunft geben kann (bei akuter Psychose, Verwirrtheit), oder wenn er gegen seinen Willen zum Arzt gebracht wird.

Hinweis:
Bevor Sie weiter lesen, sollten Sie noch einmal das Kapitel 6 „Die psychopathologische Untersuchung" durcharbeiten.

! Voraussetzung der psychiatrischen Untersuchung ist, daß man weiß, wonach man zu fragen hat.

14.1 Psychischer Befund

Am Ende der ersten Unterredung sollte der Untersucher den **psychischen Zustand** des Patienten in etwa abschätzen können. Dazu gehören:

- Eindruck,

- Ausdruck, Verhalten, Psychomotorik,
  Bewußtsein und Orientierung,
  Auffassung,
  Gedächtnis,
  Affektivität (Angst?),
  emotionale Resonanz,
  Kontaktfähigkeit,
  Denken.

Darus ergeben sich Hinweise auf die Art der psychopathologischen Störung

- grob-organisch?
  psychotisch?
  neurotisch?

Zusätzlich wird man *Spannungen* oder *Widersprüche* zwischen Rede und Ausdruck oder zwischen psychischen Funktionen aufzuweisen suchen, aber auch
auffallende (neurotische) *Akzente* im Erleben,
eine mögliche *Interferenz* (Gewichtung),
Übertreibungen oder
absichtliche Täuschung und *Dissimulation*.

Wichtig ist auch, ob der Patient sich früher anders erlebt hat und in welcher Weise. Er sollte, sofern er das kann, den Beginn der Beschwerden schildern. Manchmal wird dabei ein präzises Datum angegeben, in anderen Fällen fehlt ein Gefühl für die Veränderung, obgleich sie für andere offensichtlich ist.

Bei der **Niederschrift** des psychischen Befundes werden die **Inhalte der Störung** festgehalten. Es genügt nicht, wenn man konstatiert, daß der Patient Wahnideen hatte. Man muß aufschreiben, *welche* Wahnideen aufgefallen sind (Verfolgung durch eine Mafia-Gruppe, Erhobensein durch Gott, Verschwörung durch Roboter im Dienste eines Großunternehmens usw.), wie diese Ideen zusammenhängen und wie der Patient sich dazu stellt (ob er aufgeregt, angespannt, gleichgültig war). Da die psychotischen Inhalte für jeden Kranken typisch sind und sich im Verlauf der Erkrankung nur unwesentlich ändern, ist ihre Kenntnis für die Führung und Behandlung des Patienten entscheidend, auch für die Übernahme durch andere Ärzte. Bei dem Protokoll sollte man sich auch noch einmal über die Interaktion Gedanken machen:
Wie reagierte der Patient auf mich und wie reagierte ich auf ihn? Wie finde ich den Patienten? Was stört mich? Und warum?

Gespräche mit psychisch Kranken sind auf Wiederholung angelegt. Das gilt insbesondere bei Patienten mit neurotischen Störungen. Jeder diagnostische Schritt hat auch Einfluß auf die Therapie. Wer übereilt vorgeht, kann sich den späteren Zugang zum Patienten erschweren. Der Patient braucht Zeit, damit er den Inhalt des Gesprächs in seine Erfahrung integrieren kann. Erinnern sollte man sich auch an die Regel:

! Das Wichtigste sagt der Patient zumeist zuletzt.

14.2 Entwicklung und sozialer Status

Der psychopathologische Befund muß ergänzt werden durch Informationen über die Entwicklung und die **soziale Situation** des Patienten. Im ersten Gespräch wird man noch nicht ins Detail gehen, aber der Untersucher wird sich wenigstens grobe Vorstellungen bilden zu folgenden Fakten:

Situation im Elternhaus,
Vater (Persönlichkeit, Beruf),
Mutter (Persönlichkeit, Beruf),
wichtige Bezugspersonen (Großeltern, Tante usw.),
Geschwister,
Verhältnis des Kranken zur Familie,
Verhältnis der Familie zum Kranken,
Wohnverhältnisse,
Wohnort,
Ortswechsel (häufig? Anlaß?),
bei älteren Patienten: Kriegserlebnisse.

Einen wichtigen Hinweis für die Bewertung kann auch der **Ausbildungsgang** des Patienten geben. Wir werden deshalb immer auch nach der Schule fragen:

Schule (Wechsel, Wiederholung),
Stellung in der Klasse,
Schulabschluß,
Berufsausbildung (Wechsel, Abbruch),
ausgeübter Beruf,
Einstellung zum Beruf.

Dies ist der Hintergrund, vor dem die psychischen Veränderungen deutlich werden. Hinzu kommen Kenntnisse über den **Familienstand**:

Partnerschaft,
Einstellung zum Ehepartner, zu den Kindern,
Scheidung oder Veränderungen (Gründe!).

Diese Bereiche werden nicht „abgefragt", sie sollten sich aus dem Gespräch ergeben. Unsere Information über das Leben des Patienten ist wie ein Mosaik, das sich allmählich von verschiedenen Stellen her Stein um Stein zusammenfügt. Es werden Lücken bleiben beim ersten Gespräch, aber auch später. Vielleicht werden Steine aus dem Mosaik unter einer späteren Korrektur ihren Platz wechseln oder ganz verworfen werden.

14.3 Das Protokoll

Ein **Protokoll** des Gesprächs und der Untersuchungsbefunde ist notwendig. Man sollte sich aber nicht während des Gesprächs Notizen machen (höchstens einige Daten, deren präzise Fixierung eine besondere Bedeutung hat), weil dadurch der Austausch mit dem Kranken beeinträchtigt wird. Das Gespräch ist kein Verhör. Außerdem sollte sich der Untersucher auf den Patienten konzentrieren und nicht auf die Niederschrift.

Man notiert die Eindrücke unmittelbar nach dem Gespräch, zumindest noch am gleichen Tag. Protokolliert werden Inhalt und Verlauf des Gesprächs, auch die emotionale Dynamik (bei beiden Gesprächspartnern). Wichtige Details der Gesprächsführung, vielleicht auch Versäumnisse werden manchmal erst bei der Niederschrift deutlich, wenn man, um Formulierung bemüht, den Vorgang noch einmal erlebt.

In das Protokoll gehören auch differentialdiagnostische Überlegungen und Angaben von Angehörigen oder Bezugspersonen. Ein Kollege sollte später in der Lage sein, die Schlußfolgerungen des Untersuchers bei der Lektüre nachzuvollziehen. Deshalb sind auch Angaben über die Inhalte von Wahn und Halluzinationen wichtig (möglichst wörtlich und in der Ausdrucksweise des Patienten). Da bei psychischen Störungen häufig der Verlauf über die diagnostische Zuordnung entscheidet, sollten Veränderungen der Diagnose ausdrücklich mit Bezug auf frühere diagnostische Entscheidungen dokumentiert werden. Dieser Teil der Krankenunterlagen gehört nicht in die Hände des Patienten oder seines Anwalts. Auch nach Abschluß einer psychiatrischen Behandlung hat der Patient kein Einsichtsrecht in die Krankenunterlagen, wenngleich es dem Arzt frei steht, im Einzelfall die Einsicht zu gewähren (BGH VI ZR 177/81 vom 23.11.1982).

14.4 Bezugspersonen

Zur psychiatrischen Untersuchung gehört auch die Befragung von Bezugspersonen (Angehörige, Ehepartner, Kinder, Freunde, Arbeitskollegen). Wir sollten erfahren wie der Patient auf seine Umwelt gewirkt hat, und uns vergegenwärtigen, welchen Eindruck die Menschen, die er beschreibt, auf uns machen. Der Patient ist manchmal gar nicht in der Lage, seine Situation und die Entwicklung der Störung zu beurteilen. Psychotische Patienten sind häufig auch daran interessiert, die Intensität der Störung herunterzuspielen. Sie geben sich gesünder, als sie sind, und dissimulieren die Krankheit, was man auch als einen Hinweis dafür ansehen kann, daß sie die Veränderung und ihre Auswirkungen erkannt haben.

14.4.1 Die Fremdanamnese

Durch die Fremdanamnese erhalten wir Informationen über das Verhalten des Patienten. Auch wenn die Angehörigen die Veränderungen nur unsicher beschreiben können, wird man häufig durch typische Bilder und Erklärungsversuche auf die Diagnose hingewiesen. Die Angehörigen haben häufig die Tendenz, psychopathologische Auffälligkeiten psychologisch und aus der Situation in der Familie oder am Arbeitsplatz zu deuten. Hinzu kommt, daß sie, wenn sie mit dem Patienten zusammenleben, in irgendeiner Weise auch in die Störung einbezogen sind. Sie können die Wahnthemen übernehmen, die Umgebung beschuldigen, oder sich zurückziehen.

Im Gespräch mit den Angehörigen sollte man auch klären, ob nahe Verwandte (Eltern, Geschwister, ein Onkel usw.) psychisch krank sind.

Für die Prognose ist von Bedeutung, ob der Arzt die Angehörigen des Patienten zur Kooperation gewinnen kann. Die Klärung der Einstellung ergibt sich aus folgenden Fragen:

Wie haben Sie den Patienten erlebt?
Wie stehen Sie zu ihm und wie steht er zu Ihnen?
Welche Veränderungen sind Ihnen aufgefallen?
Wann traten diese Veränderungen auf und unter welchen Bedingungen?
Oder haben Sie gar nichts bemerkt? Warum?
Akzeptieren Sie die Diagnose (z.B. Schizophrenie)?
Akzeptieren Sie die Therapie (z.B. Medikamente)?
Weshalb nicht?
Haben Sie Einfluß auf den Patienten?
Lehnen Sie den Patienten ab?
Haben Sie Schwierigkeiten mit dem Patienten?
Hatten Sie diese Schwierigkeiten überhaupt, oder erst jetzt, seitdem er krank ist?
Wie stellen Sie sich die gemeinsame Zukunft vor?

14.5 Neurologische Untersuchung

Zur Diagnose einer psychischen Störung gehört auch die neurologische Untersuchung. Bereits während des Gesprächs sollte man offenkundige neurologische Ausfälle (Lähmungen, Gangstörungen, Aphasie) oder Hinweise auf mögliche körperliche Störungen (Schädelasymmetrien, Dysplasien, Defekte der Schädelkalotte usw.) registrieren.

Kenntnisse in Neurologie sind für den Psychiater unerläßlich, sie gehören zu den Grundlagen seines Fachs.

Unabhängig von den Vorschriften der Weiterbildungsordnung sollte ein angehender Psychiater mindestens zwei Jahre in Neurologie und Neurochirurgie tätig sein, nach Möglichkeit vor dem Arbeitsbeginn in der Psychiatrie.

Viele Erkrankungen des Nervensystems gehen mit psychischen Störungen einher, auch viele körperliche Erkrankungen (indirekt, über eine Schädigung des Nervensystems). Wer allein darauf spezialisiert ist, die psychische Störung zu sehen, wird möglicherweise die körperliche Veränderung, die ihr zugrunde liegt, falsch einschätzen oder zu spät erkennen. Der Psychiater sollte deshalb wichtige neurologische Erkrankungen kennen und so weit vorgebildet sein, daß er rechtzeitig an die Möglichkeit einer neurologischen Ursache denkt.

Daneben hat der Umgang mit der Neurologie für den Psychiater eine **methodologische Bedeutung**. Der neurologische Untersuchungsgang zwingt zu streng logischem Denken. Diese Denkweise und Disziplin braucht der Psychiater in besonderem Maße, weil die psychischen Phänomene nicht von sich aus seinem Denken eine Struktur auferlegen.

! Wenn schon nicht die Phänomene strukturiert sind, sollten es wenigstens die Fragen sein.

„Es ist klar, daß die Elemente eines psychischen Vorgangs für die Darstellung biegsamer und bildsamer sind als die eines physischen; sie leisten offenbar der bildenden Phantasie des Berichterstatters einen minder zähen Widerstand als die dürren medizinischen Fakten" (*H. Neumann* 1860).

14.6 Psychologische Tests

Der psychopathologische Befund sollte durch psychologische Tests ergänzt werden. Das diagnostische Gespräch läßt sich aber durch Tests nicht ersetzen.

Als **klinische Psychologie** bezeichnet man die Anwendung von psychologischen Methoden und Tests zur Diagnostik der psychischen Störungen und zur Kontrolle des Verlaufs und des Behandlungserfolgs.

Psychologische Tests sollen objektive und quantifizierte Aussagen über das Verhalten und Erleben des Patienten vermitteln. Sie müssen die folgenden Kriterien erfüllen:
- *Objektivität* – Unabhängigkeit der Ergebnisse von der Einstellung oder Interpretation des Untersuchers,
- *Reliabilität* – Verläßlichkeit der Ergebnisse bei Wiederholung,
- *Validität* – Gültigkeit der Resultate für das angegebene Merkmal.

Bei der Anwendung von Tests wird man bedenken müssen, daß psychometrische Methoden immer nur Merkmale oder Gruppen von Merkmalen erfassen, niemals den ganzen Menschen in seiner Eigenart. Eine psychiatrische Diagnose kann man mit psychologischen Tests nicht erstellen. Insbesondere bei Patienten mit einer akuten schizophrenen Erkrankung wird der Psychologe nur vermuten können, daß irgendeine zusätzliche Störung das Verhalten bestimmt. Das Gespräch des Psychopathologen führt hier weiter.

Das Vorgehen bei den einzelnen psychologischen Tests wird hier nicht beschrieben. Der Psychiater sollte in der Anwendung einzelner Tests geübt sein, so daß er die Validität der Ergebnisse einschätzen kann. Es werden drei Gruppen von psychologischen Tests unterschieden:
Leistungs- und Intelligenztests,
Persönlichkeitsfragebogen,
projektive Tests.

14.6.1 Leistungstests

Leistungstests sind standardisierte Verfahren, mit denen eine individuelle Leistung ermittelt wird. Mit dem Attribut „standardisiert" wird die Beziehung zu einer Norm ausgedrückt. Intelligenztests sind eine besondere Form von Leistungstests.

Einfache Leistungstests sind Rechenaufgaben, Merken oder Nachsprechen von Zahlenreihen (eventuell in umgekehrter Reihenfolge), Suchen von Oberbegriffen und Gemeinsamkeiten, Markieren von Buchstaben oder Fehlern in einem Text, Kopieren von einfachen und komplizierten Zeichnungen, Zusammensetzen einer Figur aus einzelnen Elementen u.a.
Vorteil: Die Beschränkung auf bestimmte meßbare Leistungen, die einer mathematischen Bearbeitung am ehesten zugänglich sind („objektive" Tests).
Nachteil: Überschätzung der Objektivität; Überbewertung einzelner Leistungen im Hinblick auf das Ganze; Vernachlässigung der Situation, aber auch der Vorbildung, Vorbereitung und Stimmung des Probanden.

Testbeispiele:
Arbeitskurve (*R. Pauli* 1938),
Benton-Test (*Benton* 1945),
HAWIE, Hamburg-Wechsler-Intelligenztest für Erwachsene (*Hardestry* et al. 1956),
HAWIK, Hamburg-Wechsler-Intelligenztest für Kinder (*Hardestry* et al. 1966),
WIP, Kurzform des HAWIE (*Dahl* 1972).

14.6.2 Persönlichkeitstests

Persönlichkeitstests sind überwiegend Fragebogen, mit denen die Persönlichkeit als Ganzes und die unterschiedlichen qualitativen Aspekte des Verhaltens erfaßt werden. In den Fragebogen soll der Proband zu Gefühlen, Tendenzen, Verhaltensweisen Stellung nehmen, meist nicht nur mit „ja" oder „nein", sondern nach Intensität differenziert.
Vorteil: Die Fragebogen können vom Probanden selbst ausgefüllt werden. Gelegentlich sind für die Beurteilung Schablonen vorgesehen. Die Validität ist relativ gut zu überprüfen.
Nachteil: Abhängigkeit von Kooperationsbereitschaft und Introspektionsfähigkeit des Patienten. Starrheit der Vorgabe von Fragen, die nicht alle Möglichkeiten erfassen. Beeinträchtigung durch subjektive Faktoren, eventuell auch bewußte Verfälschung. Ausweg kann hier die Verwendung einer Batterie von verschiedenartigen Tests oder von Kontroll- und Fangfragen sein.

Testbeispiele:
FPI, Freiburger Persönlichkeitsinventar (*Fahrenberg* et al. 1978),
MMPI, Minnesota Multiphasic Personality Inventory (*Hathaway* et al. 1951),
IIP-D, Inventar zur Erfassung interpersonaler Probleme (*Horowitz* et al. 1994).

14.6.3 Projektive Tests

Bei projektiven Tests wird der Proband durch die Vorgabe von Formen, Bildern oder unvollständigen Texten veranlaßt, etwas aus seinem Erleben nach außen zu projizieren. Grundlage ist das Konstrukt der Projektion (S. 118). Die Deutungen, die dem Probanden einfallen, lassen in gewissen Grenzen Rückschlüsse auf die aktuelle Konstellation des Erlebens, die Persönlichkeitsstruktur und unbewußte Tendenzen zu.
Vorteil: Die Persönlichkeit wird als Ganzes erfaßt, der Test ermöglicht Aussagen über Begabung, Affektivität, unbewußte Tendenzen, Kontaktfähigkeit, Persönlichkeitsstruktur und Umgang mit Konflikten.
Nachteil: Fragliche Validität. Unsicherheit der „Deutung", die durch den Untersucher zum zweiten Mal gedeutet werden muß (nämlich auf die angenommene unbewußte Tendenz und Persönlichkeitsstruktur).

Testbeispiele:
Baumtest (*Koch* 1959),
Farbpyramidentest (*Heiß* und *Halder* 1951),
Lüscher-Test (1949),
Rorschach-Test (1922),
Szeno-Test (*von Staabs* 1939),
TAT, Thematic Apperception Test (*Morgan* and *Murray* 1935),
Wartegg-Zeichentest (1953).

Das Ergebnis psychologischer Tests gilt immer mit Einschränkung, denn Tests vereinfachen und erfassen nur einen Ausschnitt des Psychischen. Auch wenn ein Test zutreffend ist, bezieht er sich auf einen Teilbereich. Man sollte Testergebnisse nicht unkritisch übernehmen. Andererseits kann das Ergebnis eines psychologischen Tests auch Anlaß sein, daß wir den psychopathologischen Befund, wie er sich uns darstellte, überprüfen.

Psychologische Tests repräsentieren Teilfunktionen, Reaktionsbereitschaften oder Beziehungen zwischen einzelnen Funktionen, insofern sind sie wertvolle Untersuchungsinstrumente. Ihre Ergebnisse müssen aber immer in den Gesamtbefund integriert werden, der zu einer Diagnose führt.

15 Psychiatrische Diagnosen und Klassifikation

Fragen:
Was haben Sie über psychiatrische Diagnosen gelernt? Nennen Sie diagnostische Kriterien. Wo liegt der Unterschied zwischen den Diagnosen der Psychiatrie und der somatischen Medizin? Was ist das Gemeinsame? Unter welchen Bedingungen ist eine Klassifikation psychischer Störungen möglich?

15.1 Die psychiatrische Diagnose

Psychiatrische Diagnosen sind weniger eindeutig definiert als die Diagnosen der somatischen Medizin, die sich an der Schädigung von Organen oder biologischen Systemen orientieren.

> Die psychiatrische Diagnose ergibt sich aus der Integration von
> psychopathologischen,
> biographischen
> und somatischen Befunden.

Der **psychopathologische Befund** ist in Bezug auf die Ursachen *unspezifisch*, er wird aber häufig über die Richtung der Diagnose entscheiden, weil er uns über den grob-organischen, den psychotischen oder den funktionellen (reaktiven, neurotischen) Charakter der Störung orientiert (S. 42).

Die **somatischen Veränderungen** sind, sofern man sie nachweisen kann, als Ursache von psychischen Störungen und Ausfällen eindeutig, von ihnen kann man aber nur eingeschränkt ein Urteil über die Art und die Intensität der psychopathologischen Veränderungen ableiten, weil die Kompensationsmöglichkeiten des Gehirns (Plastizität) und die Einflüsse der Persönlichkeit nicht vorauszusehen sind.

Allenfalls sind Schlüsse über grob-organische psychopathologische Veränderungen möglich. Die zerebrale Repräsentanz von psychotischen Störungen und neurotischen Auffälligkeiten bleiben hypothetisch.

Der **biographische Status** ist *unspezifisch*, auch wenn gelegentlich der Eindruck entsteht, daß psychische Traumen oder Erlebnisse das Verhalten in eine bestimmte Richtung lenken. Es gibt immer auch andere Möglichkeiten des Reagierens. Aus der Dynamik des Psychischen (wie wir sie uns vorstellen!) läßt sich das Auftreten von psychischen Störungen oder Fehlgewohnheiten nicht mit Sicherheit ableiten. Die Vermutungen, die über solche Zusammenhänge vorliegen, wurden immer retrospektiv erarbeitet, d.h. von der psychopathologischen Auffälligkeit zurück auf ein in der Biographie nachgewiesenes Ereignis.

Wenn wir diese drei Aspekte betrachten, wird uns bewußt, daß die psychiatrische Diagnose lediglich ein **Ausschnitt aus einem Kontinuum** ist. Der Akzent der Störung kann sich verlagern, Ausfälle werden kompensiert, neue Veränderungen treten hinzu. Auch in der somatischen Medizin wird man häufig eine Grundstörung (z.B. Herzinsuffizienz) mit den dadurch provozierten Ausfällen anderer Systeme in Verbindung bringen (Ascites, kardiales Asthma).
Wenn die Grundstörung die psychischen Funktionen betrifft, sind weitreichende psychische und psychosomatische Veränderungen denkbar, die man in ihrer wechselseitigen Abhängigkeit und ihrer Bedeutung für den Kranken allenfalls annähernd abschätzen kann.

Aus der psychopathologischen Untersuchung und der Beobachtung des Verlaufs wurden Ende des 19. Jahrhunderts hypothetische **Krankheitseinheiten** entwickelt, die durch folgende Kriterien charakterisiert sind:
- *typischer psychopathologischer Befund,*
- *regelhafter Verlauf* der psychopathologischen Veränderungen,
- *einheitliche* oder zumindest in den Vorgängen *ähnliche* Ätiologie,
- *vergleichbare Pathogenese.*

Ätiologie bezeichnet die (körperlichen) Ursachen einer Störung. **Pathogenese** ist die Gesamtheit der zu einer Krankheit führenden Faktoren. Beide Begriffe hängen voneinander ab. Am Anfang der Pathogenese muß eine Ursache stehen.

In Bezug auf die Psychiatrie ist **Nosologie** die Beschreibung von unterschiedlichen Krankheitseinheiten, die gekennzeichnet sind
- durch eine typische Konstellation von Symptomen oder Syndromen,
- einen regelhaften zeitlichen Verlauf,
- eventuell typische neurologische Veränderungen und
- eine nach Möglichkeit eindeutige Ätiologie und Pathogenese.

Diese Begriffe der somatischen Medizin lassen sich jedoch nur mit Einschränkung auf psychische Störungen anwenden, denn identische psychopathologische Befunde können unterschiedlichen Kategorien von Krankheiten zugeordnet werden.

Beispiel:
Das depressive Syndrom kann als reaktive Störung (Trauer über einen Todesfall), neurotische Veränderung (Konflikt, depressive Persönlichkeitsstruktur), Ausdruck einer grob-organischen Störung (Verletzung, Durchblutungsstörung, Tumor) oder als endogene Störung (depressive Episode einer affektiven Psychose) aufgefaßt werden. Manchmal sind Mehrfachzuordnungen denkbar (depressive Stimmungsschwankung und reaktive oder pharmakogene Verstimmung bei Schizophrenie). In einigen Fällen hat das Syndrom nur einen indirekten Bezug zur primären psychischen Störung (depressive Verstimmung bei Drogenabhängigkeit).

Im Gegensatz zur somatischen Medizin muß die Diagnose in der Psychiatrie Angaben über psychopathologische, somatische und biographisch-soziale Fakten enthalten, die aus verschiedenen Ebenen der Erkenntnis stammen. Es ist aber möglich, daß im Verlauf einer Erkrankung der Akzent sich zwischen diesen Faktoren verschiebt.

Beispiel:
Bei alleinstehenden Patienten, die wegen einer Altersdepression (grob-organisch und psychotisch) stationär mit Erfolg behandelt wurden, verschlechtert sich das Befinden manchmal (psychoreaktiv), sobald ihnen der Entlassungstermin bekannt gegeben wird.

Das Prinzip der **Interferenz** hat auch für die psychiatrische Diagnose Geltung. Die Diagnose einer Schizophrenie schließt nicht aus, daß der Patient auch eine neurotische Fehlhaltung hat (die eventuell während der Behandlung zeitweilig das Krankheitsbild bestimmt. Bei älteren Patienten oder unter hochdosierter Psychopharmakotherapie können organisch begründete Psychosyndrome zusätzlich auftreten.

Fallbericht:
12 Ein junger Arzt ruft aus dem Nachtdienst seinen Chef an und sagt: „Lassen Sie mich bitte ablösen, ich habe eine akute Schizophrenie". Bei der stationären Aufnahme, einige Stunden später, ist er akut psychotisch, er hört Stimmen, fühlt sich beeinflußt, ist von Ängsten getrieben, bemüht sich aber ständig um eine kritische Stellungnahme. Er erhält 5 mg Haloperidol i.m. In den folgenden Tagen bildet sich unter einer relativ niedrigen Dosierung die Störung so schnell zurück, daß die nachbehandelnden Ärzte an der Diagnose zweifeln. Inzwischen hat der Patient ein depressiv-neurasthenisches Bild entwickelt. Er quält sich über sein Versagen, klagt sich an, grübelt, zweifelt an der Diagnose (die er doch selbst gestellt hatte). Auf Veranlassung von Freunden wird er von einem Psychotherapeuten beraten, der jedoch mit den Ärz-

ten keinen Kontakt aufnimmt. Es wird eine Beziehungsstörung mit der Ehefrau festgestellt, die gerade das erste Kind bekommen hat. Eine intensive Familientherapie mit Einbeziehung der Eltern des Patienten, mehrfach in der Woche, soll Hilfe bringen. Die Neuroleptika werden weggelassen. Sechs Wochen später hat der Patient erneut Symptome einer schizophrenen Störung: Er fühlt sich verfolgt, beeinflußt, hört Stimmen. Er wird in derselben psychiatrischen Klinik aufgenommen. An der Diagnose ist kein Zweifel. Die Neuroleptika werden wieder angesetzt. Mit der beginnenden Entaktualisierung führt er sachliche Gespräche mit seinem Arzt und ist kooperativ. Auf die Rückbildung der Störung nach 14 Tagen reagiert er mit Selbstzweifeln, depressiver Verstimmung, Suizidphantasien. Nach der Entlassung wird gegen den Rat der Klinik die Familien-Psychotherapie fortgesetzt. Drei Monate später tritt erneut eine schizophrene Störung auf, die jetzt länger dauert und höhere Neuroleptika-Dosen notwendig macht. Der Patient klagt über Nebenwirkungen. Er ist eingeengt, verlangsamt, gerät in eine depressiv-ängstliche Verstimmung, drängt vorzeitig auf Entlassung. Es folgen noch mehrere stationäre Aufnahmen und diverse Psychotherapie-Versuche. Nach zwei Jahren hat der Patient bei einer erneuten Exazerbation der schizophrenen Störung Suizid begangen.
Diagnose: akute Schizophrenie.

An diesem Beispiel (jeder Psychiater mit klinischer Erfahrung verfügt über ähnliche) ist neben der Interferenz unterschiedlicher Störungen, die in der Diagnose berücksichtigt werden müssen, auch die Progredienz der schizophrenen Krankheitserscheinungen auffällig. Diese Progredienz von schizophrenen Veränderungen, die auch unter Psychopharmaka beobachtet wird, hat die Psychiater der älteren Generation zu der Hypothese veranlaßt, die Schizophrenie als eine Krankheit mit vermutlich körperlicher Ursache anzusehen. Durch die Beschränkung der modernen Klassifikationssysteme auf den Begriff „Störung" (disorder) wurde dieser Unterschied verwischt.

Ein klassisches Beispiel für eine psychiatrische Diagnose, die den nosologischen Kriterien entspricht, ist die **progressive Paralyse**, bei der
- konstante *psychopathologische Veränderungen* (psychotisch oder auch grob-organisch psychotisch),
- variiert durch die *Persönlichkeitsstruktur*,
- ein *typischer Verlauf* und
- bestimmte *körperliche (neurologische) Veränderungen* sowie
- eine eindeutige *Ursache* bekannt sind.

Eine psychische Störung, die sich diesem nosologischen Schema zuordnen läßt, können wir als Krankheitseinheit ansehen. Aber eine körperliche Ursache ist bisher nur bei wenigen psychischen Störungen nachgewiesen worden. Andererseits haben sich gerade in den letzten Jahren durch Forschungen der biologischen Psychiatrie Ansätze dafür gefunden, daß die psychotischen Störungen durch Ausfälle in bestimmten zerebralen Systemen (Transmitter) gefördert oder mitverursacht werden.

Vier Kriterien sichern eine psychiatrische Diagnose, auch wenn einige von ihnen nicht immer nachweisbar sind:

der **psychopathologische Befund**, der *unspezifisch* ist,

Aussagen über die **Persönlichkeit**,

der **Verlauf**, der – retrospektiv (bis zur Störung hin) oder prospektiv (vom Beginn der Störung) beurteilt werden kann,

körperliche Veränderungen, die möglicherweise einhergehen mit
- Bahnung, Prägung (bei neurotischen Störungen),
- Affektivitätsniveau (bei neurotischen und psychotischen Störungen),
- Diskrimination (bei psychotischen Störungen),
- Integration (bei Bewußtseinsstörung).

Bahnung ist die erhöhte Bereitschaft für Ablauf oder Auslösung einer Reaktion, wenn diese wiederholt unter den gleichen Bedingungen ausgelöst wurde. Bahnung ist das Prinzip aller Lernvorgänge. Der Zustand ist reversibel. Bei fehlender Bekräftigung (Übung, Wiederholung) kann die Bahnung gelöscht werden.

Prägung ist ein der Bahnung vergleichbarer Vorgang, der aber an ein bestimmtes Stadium der Entwicklung gebunden ist. Das durch die Prägung ausgelöste Reaktionsmuster ist irreversibel. Wenn der auslösende Reiz in der sensiblen Phase fehlt, ist das Reaktionsschema nicht oder nur unvollkommen verfügbar (siehe auch S. 335).

Als **Affektivitätsniveau** bezeichnen wir die Grundstimmung, die zwischen den Extremen „heiter-euphorisch-überaktiv" und „traurig-dysphorisch-apathisch" wechseln kann, sich aber überwiegend in einer mittleren Lage einpendelt. Extreme Auslenkungen sind immer psychotisch oder grob-organisch. Schwankungen im mittleren Bereich sind Ausdruck der Persönlichkeit, aber auch abhängig von der Situation.

Diskrimination nennen wir das Vermögen, Dominanten des Erlebens zu bilden und alle Impulse, die dieser Dominante nicht entsprechen, zeitweilig zu verdrängen, zu unterdrücken oder als Vorstellung, Gedanke, flüchtige Intention dem Wahrgenommenen und Gewollten unterzuordnen. Diskrimination (vgl. auch Dominanz und Abwehr) ist ein wichtiges Prinzip der Ökonomie des Erlebens. Die Schizophrenie läßt sich als eine Diskriminationsstörung auffassen (S. 223).

Die **Integration** der nervalen Funktionen des ZNS könnte man als physiologische Entsprechung des Bewußtseins ansehen (eine theoretische Annahme). Sobald Bewußtseinstrübung, Desorientiertheit oder Verwirrung auftreten, muß man mit einer diffusen zerebralen Störung rechnen.

15.2 Klassifikation psychischer Störungen

Unter **Klassifikation** versteht man die Einteilung von Zuständen oder Begriffen, die durch gemeinsame Merkmale miteinander verbunden sind, in überschaubare Gruppen, die sich jeweils durch eine Besonderheit auszeichnen und von den anderen Gruppen abgrenzen lassen.

Die Lehre von den Krankheiten führt aus dem therapeutischen Anspruch heraus zu dem Versuch einer Ordnung und Klassifikation der Diagnosen. Die Psychiatrie orientiert sich zwar am Beispiel der somatischen Medizin, aber eine Einteilung nach Organen und Organstrukturen oder biologischen Systemen ist nicht möglich. Kriterium der Klassifikationsversuche von psychischen Störungen kann nicht eine umfassende Systematik sein (wie in der Botanik nach Linné), sondern allein die therapeutische Brauchbarkeit und die Hilfe bei der Verständigung der Ärzte untereinander. Die Klassifikation der psychischen Störungen ist immer ein Kompromiß zwischen der therapeutischen und kommunikativen Absicht, dem Wissensstand der Medizin und den Konzepten, die zeitgebunden von einzelnen Forschern entwickelt werden.

Das Diagnosenschema ist der Versuch einer klinisch-empirischen Einteilung der psychischen Störungen und Krankheiten,
die alle diagnostischen Einheiten umfaßt,
für jede Krankheit aber nur eine einzige Stelle innerhalb des Systems zuläßt.

15.3 Das triadische Diagnosenschema

Das triadische Diagnosenschema der Psychiatrie hat sich seit seiner Formulierung durch *Kraepelin* (1899) in der ganzen Welt durchgesetzt. Es geht von einer Dreiteilung der psychopathologischen Phänomene aus, und unterscheidet
- körperlich bedingte (grob-organische) psychische Störungen,
- endogene Psychosen,
- psychoreaktive Störungen.

Die **körperlich bedingten psychischen Störungen** sind nosologisch relativ übersichtlich. In diese Gruppe gehören die akuten Störungen der *grob-organischen Psychosen* sowie die chronischen Störungen *Wesensänderung, Demenz* und *Oligophrenie.*

Die **endogenen Psychosen** zeichnen sich durch die besondere Qualität der psychopathologischen Phänomene aus, denn sie verbinden Bewußtseinsklarheit mit Wahn, Halluzinationen, Icherlebenstörungen oder einer extremen und andauernden Auslenkung der Stimmung. Diese „psychotischen" Syndrome (S. 43, 45) lassen sich in zwei unterschiedliche Syndrom-Verlaufs-Einheiten gliedern:
- die affektiven Psychosen mit depressiven oder manischen Syndromen und
- die Gruppe der schizophrenen Störungen mit paranoiden, katatonen oder paranoid-halluzinatorischen Syndromen.

Die schizophrenen Erkrankungen treten häufig in Kombination mit affektiven Störungen auf. Gar nicht so selten ist dagegen bei typischen affektiven Störungen im Verlauf ein Übergang von der affektiven zur schizophrenen Syndromatik (aber nicht umgekehrt!) festzustellen, manchmal erst nach wiederholten affektiv-psychotischen Episoden.
Ursachen oder Bedingungen der endogenen Psychosen sind nicht bekannt. Die Psychopharmakaforschung hat in den letzten Jahrzehnten Hinweise für eine Veränderung der Transmitterfunktion an den Synapsen erbracht. Für eine somatische (zerebrale) Grundkrankheit spricht auch der Verlauf der unbehandelten Schizophrenie.

Die Gruppe der **psychoreaktiven Störungen** ist äußerst unübersichtlich und vielgestaltig, weil die psychopathologischen Veränderungen in abgemildeter Form bei jedem Menschen auftreten können. Sie sind funktionell und situationsbezogen. Zwischen der funktionellen Störung und einer möglichen nervalen Veränderung (vgl. Bahnung) läßt sich nur hypothetisch eine Verbindung herstellen. Zu diesen Störungen gehören die
- *krankhaften psychischen Reaktionen* und die
- *neurotischen Fehlgewohnheiten,* aber auch
- die *Persönlichkeitsstörungen*, obgleich hier eine Anlage-Komponente zumindest vorausgesetzt wird.

Das triadische Diagnosenschema ist inzwischen in Frage gestellt worden. Es ist unschwer zu erkennen, daß die drei Gruppen jeweils nach einem unterschiedlichen Einteilungsprinzip gebildet werden, was den Regeln einer Klassifikation widerspricht. Die organisch begründeten psychischen Störungen werden naturwissenschaftlich definiert, der deskriptive psychopathologische Befund gibt lediglich einen Hinweis. Bei den endogenen Psychosen orientieren wir uns am deskriptiven psychopathologischen Befund und am prospektiven Verlauf. Die neurotischen Fehlgewohnheiten werden zunächst deskriptiv und dann mit Hilfe der dynamischen Psychopathologie entsprechend dem retrospektiven Verlauf diagnostiziert.

In allen Fällen gibt jedoch die psychopathologische Deskription eine erste Möglichkeit zur Unterscheidung und Zuordnung der psychischen Störungen. Man sollte sich daran halten.

Da die psychiatrische Diagnostik *mehrdimensional* ist, müssen neben dem psychopathologischen Befund weitere psychische, soziale und somatische Auffälligkeiten festgehalten werden:
- Besonderheiten des Verlaufs,
- normale oder für das Individuum typische Reaktionsweisen,
- soziale Kontakte,
- körperliche Veränderungen und Krankheiten,
- eventuell auch Infektionen oder
- die Einwirkung toxischer Substanzen.

Im Allgemeinen sind in der Psychiatrie *Mehrfachdiagnosen* notwendig, d.h. bei der Beurteilung des psychisch Kranken werden Haupt- und Nebendiagnosen unterschieden. Die Mehrfachdiagnose drückt gelegentlich auch die Interferenz verschiedener Störfaktoren aus.

Beispiel:
Bei der Diagnose „beginnende Schizophrenie mit hysterischer Reaktion bei depressiver Persönlichkeitsstruktur" ist die schizophrene Störung das Entscheidende. Die Therapie wird sich zunächst gegen die akuten schizophrenen Symptome richten (Neuroleptika!). Man wird aber auch gleichzeitig bei der Therapieplanung die anderen Anteile der Störung berücksichtigen (psychotherapeutische Gespräche, soziale Hilfen, Verständnis).

15.3.1 ICD-10

Nach dem zweiten Weltkrieg gab es weltweit etwa 100 nationale Klassifikationen von psychischen Störungen. Mit der zunehmenden Kommunikation unter den Psychiatern wurde eine vergleichbare Einteilung der psychischen Störungen notwendig, auch wegen der Vergleichbarkeit der Ergebnisse der Psychopharmakotherapie. Zur Verständigung unter den Psychiatern ist ein internationales Diagnosenschema unerläßlich.

Heute wird im allgemeinen die von der WHO erarbeitete **internationale Klassifikation der Krankheiten, ICD** (International Classification of Diseases) verwendet, die jetzt – in der 10. Revision vorliegt (in der das **D** zu einem Kürzel für **D**isorder geworden ist).

Die ICD-10 ist inzwischen mit Rücksicht auf internationale Vergleichbarkeit und Akzeptanz der Diagnosen auf eine umfangreiche Liste angewachsen. Das Kapitel V (F) enthält die klinisch diagnostischen Leitlinien mit über 700 Ziffern, die bei einem bewußten Verzicht auf Krankheitseinheiten auf die Ebene der Syndrome bezogen werden. Das ist im Grunde ein Rückschritt ins 19. Jahrhundert, in die Ära vor *Kraepelin*. Während die älteren Klassifikationsschemata (in Deutschland: das Würzburger Schema) sich mit groben diagnostischen Gruppen begnügten, die immerhin eine epidemiologische Forschung zuließen, geht das neue Schema zu sehr ins Detail, was den Überblick über die Wandlung der Störungen und mögliche Zusammenhänge erschwert.

Gegenüber der ICD-9, die noch weitgehend dem klassischen Ansatz der deutschsprachigen Psychiatrie folgte, wurde die ICD-10 wesentlich verändert. Die Klassifikation ist eindeutig am strukturierten Fragebogen orientiert, damit aber entfallen die emotionalen und interaktionellen Zwischentöne, die das individuelle Bild der Störung und die daran anknüpfende Interventionstechnik des Arztes entscheidend beeinflussen. Wahrscheinlich muß man dies hinnehmen, wenn man eine Klassifikation anstrebt, die übergreifend die unterschiedlichsten Kulturen, sowie abweichende soziale und medizinische Voraussetzungen berücksichtigt. Doch eine solche Entscheidung bringt auch die Gefahr mit sich, daß die Eindrücke des individuellen Schicksals des Patienten gegenüber der Datenflut verblassen, die im Computer gesammelt und miteinander verglichen werden. Auf diese Weise wird nicht mehr das individuelle Erleben des Wahns und die Interferenz mit normalen und neurotisch verzeichneten Reaktionen erfaßt, obwohl hier die Therapie ansetzen muß, sondern nur die formalen Fakten (Vorhandensein, Intensität, Dauer). Die Codierung der Diagnosen sollte lediglich eine Ergänzung der psychopathologischen Diagnostik sein.

In der ICD-10 wurden die Begriffe Neurose, Psychose und Endogenität eliminiert, weil sie mit einer theoretischen Antizipation verbunden sind. Der Begriff Krankheit wurde konsequent durch „Störung" ersetzt. Beim Demenz-Begriff fehlen die Veränderungen der sozialen Rolle, wie die zunehmende Unsicherheit, eine Arbeitsstelle zu finden oder zu behalten, wegen der großen transkulturellen Unterschiede hinsichtlich der beruflichen Position und der Möglichkeit einer Arbeitsaufnahme. Der Benutzer sollte aber nicht vergessen, daß der psychopathologische Befund durch biologische und soziale Fakten ergänzt werden muß, wenn man dem Patienten gerecht werden will. „Weitreichende Aspekte der Psychopathologie, der Psychodynamik wie auch der Psychophysiologie, vor allem aber die Besonderheiten der einzelnen Patienten dürfen wir dabei nicht aus dem Auge verlieren" (*Dilling, Mombour* und *Schmidt* im Vorwort zur deutschen Übersetzung der ICD-10).

Seit dem Jahre 2000 muß in Deutschland gegenüber Krankenkassen, bei Abrechnungen und Arbeitsunfähigkeitsbescheinigungen eine Verschlüsselung nach der ICD-10 erfolgen. Deshalb werden in der Krankheitslehre dieses Buches bei den einzelnen Diagnosen Codierungen angegeben, sofern dies möglich ist.

Durch die Einführung der ICD-10 wird dem Psychiater eine doppelte Buchführung auferlegt, weil mit dem Gesetz praktisch eine neue Krankheitslehre eingeführt wurde, die weder in Frage gestellt, noch begründet werden kann. Der psychopathologische Befund, der uns zur Diagnose führt, ist auf Merkmale reduziert, an denen man mittels Algorithmen in einem Auswahlverfahren die Störung festlegen kann. Inzwischen scheint sich die Vorstellung durchzusetzen, daß „Störung" ein Synonym für „Krankheit" ist (*Peters* 2003). Durch den Begriff der Störung wird die psychopathologische Erfahrung entwertet, die Generationen von Psychiatern mit ihren Patienten erarbeitet haben. Wenn alles „Störung" ist, hat dies auch Konsequenzen für die Unterscheidung von Krankheitsbildern und dem für sie typischen Verlauf, aber auch für die Abgrenzung von psychischer Krankheit gegenüber nicht krankhaften Veränderungen des Befindens.

15.3.2 DSM III R

Neben der Klassifikation der WHO existiert seit 1980 die **DSM III** (**D**iagnostic and **S**tatistical **M**anual of **M**ental Disorders) der American Psychiatric Association, die von der ICD-Klassifikation erheblich abweicht. Sie ist ein Versuch, die psychischen Störungen neu zu ordnen. Einige ihrer Prinzipien wurden in der revidierten Fassung der ICD-10 übernommen. In der DSM III R wurden vielfach Bezeichnungen eingeführt, die in der deutschen oder französischen Psychiatrie keine Entsprechung haben. Es werden aber auch manche traditionelle Begriffe mit einer veränderten Bedeutung verwendet.

Die Autoren der DSM III R unterscheiden fünf Achsen der Zuordnung. Diese Zuordnungsformen müssen unabhängig voneinander betrachtet werden. Die einzelnen Störungen finden prinzipiell auf jeder Achse eine Position, auch wenn diese nicht in jedem Fall sogleich festgelegt werden kann:

I	alle psychischen Störungen, ausgenommen die unter II genannten,
II	Störungen von Entwicklung und Persönlichkeit,
III	körperliche Störungen,
IV	Schwere der psychosozialen Belastung,
V	Beurteilung der sozialen Anpassung.

Die psychische Störung (mental disorder) wird im DSM III-R definiert als „klinisch auffällige Störung der psychischen Funktionen und des Verhaltens, die als Syndrom oder Reaktionsmuster in Erscheinung tritt und mit einem Gefühl des Leidens (distress) oder der Beeinträchtigung wichtiger Funktionen verbunden ist".

Hervorgehoben wird im DSM III-R, daß zwischen einzelnen Störungen und dem normalen Zustand keine deutliche Abgrenzung möglich sei. Mit diesem Ansatz wird zwar aus einer anderer Sicht das Konzept der Interferenz (S. 34) aufgenommen. In dieser Absolutheit gilt die These aber nur für neurotische Störungen. Schizophrene und affektive Psychosen oder grob-organisch bedingte Störungen sind dagegen durch einen „Bruch" in der Entwicklung gekennzeichnet und grenzen sich deutlich gegenüber normalen psychichen Vorgängen ab, obwohl bestimmte normale oder neurotische Reaktionsmuster vor dem Hintergrund der Störung unverändert fortwirken können.

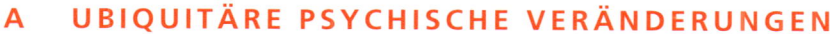

A   UBIQUITÄRE PSYCHISCHE VERÄNDERUNGEN

Reaktionen, neurotische Störungen, Persönlichkeitsstruktur

Vorbereitung
Zur Vorbereitung ist eine Beschäftigung mit den neurotischen Syndromen notwendig:

▶ Angstzustände
▶ phobische Zustände
▶ Zwangssyndrome
▶ hysterische Syndrome
▶ neurasthenisches Syndrom

16   Einteilung psychoreaktiver Störungen

Fragen:
Welche Vorstellungen verbinden Sie mit den Wörtern psychoreaktiv und psychogen? Ist Psychisches unabhängig vom Somatischen denkbar? Nennen Sie Formen von psychoreaktiven Störungen.

Wir beginnen die Krankheitslehre mit den psychoreaktiven Störungen, weil sie als Varianten des normalen Erlebens oder als neurotische Symptome (die den gleichen Gesetzen folgen) in irgendeiner Weise bei jedem Menschen nachweisbar sind.

Die Klassifikation der psychoreaktiven Störungen hat sich historisch entwickelt. Es gibt keine natürliche Einteilung, die sich an den Phänomenen oder gesicherten ursächlichen Bedingungen orientieren könnte.

Psychoreaktive oder psychogene Störungen werden insbesondere auf Umwelteinflüsse zurückgeführt, die sich aus dem sprachlichen Austausch und dem Verhalten der anderen sowie aus der Interaktion und dem Erleben der Situation ergeben. In jedem Fall kommt auch eine individuelle Reaktionsbereitschaft hinzu, die wieder von der Erfahrung des Betroffenen abhängt. Allein durch die vorausgehende Erfahrung können wertneutrale Reize für das Individuum eine positive oder negative Bedeutung erhalten. Nicht vergessen sollte man auch den Zeitfaktor, denn das Erleben ist keine Konstante, es verändert sich mit der Zeit. Auch deshalb wird man bei psychoreaktiven Störungen eine Grenze zwischen gesund und krank nicht immer eindeutig festlegen können, wie dies bei körperlich begründeten Störungen durchaus möglich ist.

Zu den psychoreaktiven Störungen rechnen wir:
- *abnorme Erlebnisreaktionen,*
- *neurotische Syndrome und Gewohnheiten,*
- *psychosomatische Krankheiten*
Von Bedeutung ist die psychoreaktive Genese auch bei den
- *Veränderungen der Persönlichkeitsstruktur.*

Da wir bei allen diesen Störungen vergleichbare Veränderungen der Psychodynamik unterstellen, unterscheiden sie sich vor allem durch den Akzent der Beeinträchtigung. Beim Auftreten von neurotischen Syndromen wird man häufig auch eine veränderte Persönlichkeitsstruktur annehmen.

Die psychoanalytische Theorie gibt nur eine Scheinsicherheit bei der Klassifikation der psychoreaktiven Störungen, weil die psychodynamischen Vorstellungen, die hypothetisch aus den Phänomenen abgeleitet wurden, in einem zweiten Schritt wieder zur Erklärung dieser Phänomene eingesetzt werden. Der Grund der Definition liegt nicht außerhalb der Phänomene wie beispielsweise bei dem Begriff der Entzündung. Wenn ich eine Entzündung als schmerzhafte Gewebsschädigung definiere, die als Reaktion des Organismus auf bestimmte Noxen aufzufassen ist, dann lassen sich die Veränderungen am Körper und die verschiedenen Noxen genau definieren, unabhängig davon, welche Form die Entzündung hat und wie der Erkrankte die Entzündung erlebt. Aus der entzündlichen Schwellung allein könnten wir vielleicht auf den Schmerz schließen, aber nicht auf die Ursache. Diese ergäbe sich erst aus der bakteriologischen Untersuchung. Wenn ich neurotische Syndrome auf einen unbewußten Konflikt in der frühen Kindheit zurückführe, ist nicht generell gesagt, daß derartige Konflikte bei allen Menschen vergleichbare Störungen provozieren. Die schädlichen Einflüsse in der Kindheit und die angenomme Vulnerabilität sind Konstrukte, die wir aus den Phänomenen erschließen. Und selbst wenn sich in der Anamnese Hinweise auf einen Konflikt finden, bleibt die Frage unbeantwortet, weshalb dieser Konflikt bei dem einen Patienten solche Auswirkungen hatte und bei einem anderen nicht. Obwohl im DSM III-R und in der ICD-10 deshalb der Begriff der Neurose eliminiert und durch „Störung" ersetzt wurde, behalten wir den Begriff der Neurose als deskriptive Einheit bei, wir verbinden ihn aber nicht mit Hypothesen über die mögliche Genese.

Bei allen psychoreaktiven Störungen lassen sich Konstanten aufweisen und beschreiben, die bei der Genese eine Rolle spielen:
Konstitution,
Disposition,
Disproportion,
Situation,
Auseinandersetzungsstil,
Prolongation,
Auslösung (Stimulation).

16.1 Konstitution

Konstitution nennen wir die **biologisch vorgegebene vererbte Ausgangslage**. Vererbt wird die Empfindlichkeit des Nervensystems oder einzelner Strukturen. Einflüsse der Umwelt sind ohne die Annahme einer Anlage nicht denkbar, schließlich muß eine Matrix für die äußeren Reize und Prägungen vorhanden sein. Diese Matrix wird bereits durch die Auswirkung des ersten Reizes (der erste Stillvorgang, die erste Berührung) modifiziert. Jeder nachfolgende Reiz trifft dann nicht mehr die Anlage, sondern einen **Anlage-Umwelt-Komplex**, der durch die Umwelt zunehmend verändert wird. Diese Veränderung führt zu einer selektiven Empfindlichkeit für bestimmte Reize. Nach einer Entwicklung von Jahren oder Jahrzehnten wird man aus der Verflochtenheit von Anlage und Umwelt nur hypothetisch die einzelnen Anteile herauslösen können. Es lassen sich allenfalls zwei Extrempositionen beschreiben:
1. Das Überwiegen der geschädigten oder besonders akzentuierten Anlage, die von Anfang an die Umwelteinflüsse verformt (Oligophrenie, Ausfall von Sinnesorganen).
2. Der Einfluß von extrem schädigenden Umweltreizen, die die Anlage oder einen bereits entstandenen Anlage-Umwelt-Komplex destabilisieren (Konzentrationslager, Katastrophen, Gefangenschaft).

Gegen die Annahme einer Konstitution wird gelegentlich argumentiert, daß die Akzeptanz von genetischen Einflüssen zu einer therapeutischen Resignation führen würde. Aber das Argument ist schief und kann nicht überzeugen. Das zeigt die folgende Überlegung: Wenn eine junge Frau unmusikalisch ist und keine Stimme hat, wird man sie besser nicht mit Gesangsstunden quälen, damit sie vielleicht doch eine Callas wird. Man kann nur fördern, was als Anlage gegeben ist.

Auch in bezug auf die seelische Anlage muß man lernen, Unveränderliches hinzunehmen (wie einen Buckel oder ein zu kurzes Bein). Freiheit ergibt sich erst aus der Erkenntnis des Möglichen. „So mußt du sein, dir kannst du nicht entfliehen" (*Goethe*: Urworte orphisch, 1817).

16.2 Disposition

Die **Disposition** umfaßt das **Reaktionsrepertoire der Persönlichkeit**, in dem sich Umwelt (Erlebnis) und Konstitution unentwirrbar miteinander verschränkt haben. Jedes Erlebnis ist auf eine unübersehbare Zahl von vorhergehenden Erlebnissen und die mehr oder weniger gefestigten Reaktionen aufgesetzt. Die Frage nach Anlage oder Umwelt kann immer nur den ersten Ausgangspunkt betreffen, denn alle späteren Umwelteinflüsse beziehen sich auf den bereits gebildeten Anlage-Umwelt-Komplex und nicht mehr auf die Anlage allein.

■ Aus Konstitution und Erfahrung entwickelt sich die Disposition.

Man kann davon ausgehen, daß die frühe Kindheit für die Disposition entscheidend ist, weil in diesem Lebensalter Umwelteinflüsse und Prägungen am nachhaltigsten wirken. In der Kindheit entwickeln sich dominante Reaktionsmuster und Reaktionsbereitschaften, die später nur schwer verändert werden können.

Die Disposition kann in einer bestimmten Situation zu psychischen Störungen führen. Aber auch der psychisch Gesunde wird auf extreme Situationen (KZ-Haft, Verfolgung) mit einer manifesten Störung reagieren.

! Nach welchen Kriterien bestimmen wir Normalität, wenn die Umwelt abnorm ist?

Grundsätzlich sollte man eine Variante der Norm (Genauigkeit, Gewissenhaftigkeit) von der manifesten Störung (einengende Zwänge, Pedanterie) unterscheiden. Die abnormen Reaktionen können einmalig und situationsgebunden auftreten (Schreckstupor bei Erdbeben) oder ständig und über längere Zeit ohne erkennbare situative Auslösung bestehen bleiben (Angstzustände, Phobien, Zwangsimpulse).

16.2.1 Disproportion

Disproportion ist die besondere Form einer Disposition, die durch Widersprüche in den psychischen Funktionen gekennzeichnet ist, weil einzelne Reaktionsmuster in einem Mißverhältnis zueinander stehen. Der Begriff Konflikt sagt in etwa das gleiche, er ist jedoch an die Motivation gebunden und manchmal erst Folge einer Disproportion.

Infantilismen

Eine besondere Form der Disproportion sind **Infantilismen**, d.h. das Mißverhältnis von einzelnen persistierenden oder reaktivierten kindlichen Reaktionsmustern zum altersgemäßen Entwicklungsstand der Persönlichkeit. Der Konflikt, der sich aus solchen Infantilismen ergibt, ist den Betroffenen nicht immer bewußt. Sie leiden mehr an den Auswirkungen oder an der Irritation ihrer Mitwelt.

16.3 Situation

Situation ist die Wechselwirkung des Menschen mit seiner Umwelt in der Gegenwart. Die Umwelt setzt Grenzen, fordert unser Handeln heraus. Nur handelnd können wir die Umwelt ändern (und ihren Einfluß auf uns). Nicht-Handeln ist keine Lösung; die Forderung bleibt bestehen, wird drängender, gefährdet vielleicht das innere Gleichgewicht. Die Umwelt kann die Entwicklung eines Menschen in verschiedener Weise verformen, nicht nur durch Druck, Zwang oder Einengung, sondern auch durch Nachgiebigkeit, Bequemlichkeit, Permissivität (die manchmal fälschlich zur „Toleranz" stilisiert wird).

In **Grenzsituationen** wird das Wesen der Existenz des Menschen erkennbar (*Jaspers* 1946, S. 275). Entscheidend ist, wie ein Mensch sich verhält, wenn seinem Dasein Grenzen gesetzt sind durch Tod, Schuld oder Krankheit. Man macht es sich zu einfach, wenn man neurotische Störungen als ein Versagen in Grenzsituationen definiert. Manchmal werden neurotische Reaktionsmuster gerade in solchen Situationen gelöscht.

Soziale Bedingungen spielen beim Auftreten und Persistieren einer neurotischen Störung zusätzlich eine Rolle. Die Intensität einer neurotischen Störung hängt nicht unwesentlich davon ab, wie die Gemeinschaft, in der der Patient lebt, die Äußerungen der Störung beurteilt.

Wenn es „schick" ist, Angst zu haben, wird der Leidensdruck vermindert. Die Störung wird eventuell zur Auszeichnung, eine Gefahr, die man bei der stationären Behandlung von neurotisch Kranken berücksichtigen sollte.

16.4 Auseinandersetzungsstil

Gewohnheiten und eingeschliffene Reaktionsschemata, die jeder Mensch von der Kindheit an entwickelt, bilden ein Stereotyp von Handlungsabläufen, mit denen Probleme angegangen werden. Wenn sich das Milieu verändert, sind gelegentlich die Reaktionsmuster untauglich, vielleicht sogar schädlich, die sich bis dahin bewährt haben. Die erworbenen Handlungsschablonen und Denkmuster können den therapeutischen Ansatz fördern aber auch erschweren.

Der aus dem Englischen übernommene Begriff **Coping Strategie** besagt in etwa dasselbe (engl. to cope = bekämpfen, auseinandersetzen, meistern).

16.5 Prolongation

Die **Prolongation** einer psychoreaktiven Störung ergibt sich aus dem Zusammentreffen von Disposition und Syndrom. Weil der Auseinandersetzungsstil, aus dem sich das neurotische Syndrom in einer veränderten Situation ergab, beibehalten wird, kommt es zu einer zusätzlichen Verfestigung und Prolongation der Störung. Solche Prolongationseffekte werden häufig mit der Neurose in Verbindung gebracht, sie sind aber unabhängig von unbewußten Absichten und eher als bedingter Reflex aufzufassen. Sie können die Therapie erschweren, jedoch handelt es sich dabei nicht um eine Form des „Widerstands" (S. 122).

Beispiel:
Während einer psychotherapeutischen Sitzung begreift eine Patientin, daß sie sich durch einen rationalen Lebensstil den Zugang zum Gefühl erschwert. Sie ist betroffen und zu Tränen gerührt. Am Ende der Stunde faßt sie sich und sagt, ehrlich um Veränderung bemüht: „Heute war es sehr aufregend, das wird mein Leben verändern, also, ich will es noch einmal systematisch zusammenfassen, erstens..."
Wir haben beide gelacht. Das hat ihr vermutlich geholfen.

16.6 Auslöser

Als Auslöser bezeichnen wir die auf die vorbereiteten Reaktionsmuster (Disposition) treffenden Reize, wobei Intensität, Spezifität und Dauer der Reize zu unterscheiden sind. Der Inhalt einer Störung (Angst vor dem Fliegen) läßt nur bedingt Rückschlüsse auf die auslösende Situation zu. Im Inhalt widerspiegeln sich häufig früh erworbene Reaktionsbereitschaften, von denen die Reizantwort verformt wird. Gelegentlich wirkt allein die affektive Erregung (unruhige Spannung, Ärger, Unbehagen) als Auslöser und nicht die spezifische Situation. Manchmal wird die Situation zu einem Auslöser, wenn die alten Reaktionsmuster unwirksam sind und ein Wechsel der Dominante notwendig wäre. Bei einer unausgeglichenen und in sich widersprüchlichen Disposition (Disproportion) ergibt sich die Störung bereits aus der intrapsychischen Dynamik.

16.7 Formen psychoreaktiver Störungen

Mit den eingeführten Grundbegriffen lassen sich typische Konstellationen der psychoreaktiven Störungen gegeneinander abgrenzen:
- normale Varianten des Erlebens (Kapitel 17.1),
- abnorme Erlebnisreaktionen (Kapitel 17.2),
- Persönlichkeitsstörungen (Kapitel 18),
- neurotische Störungen (Kapitel 19),
- Schlafstörungen (Kapitel 21),
- impulsives Verhalten (Kapitel 20),
- psychosomatische Störungen und Erkrankungen (Kapitel 23).

17 Abnorme Erlebnisreaktionen

Fragen:
Was könnte eine abnorme Erlebnisreaktion sein? Wo liegt das Gewicht der Störung, auf dem Erlebnis oder der Reaktion oder beidem? Welche Typen solcher Störungen sind denkbar? Haben Sie Menschen erlebt, die abnorm reagierten? In welcher Situation?

Wir beginnen mit Störungen, die sich aus der Kombination von Situation und Disposition ergeben. Die Reaktion wird als abnorm empfunden wegen
der Intensität,
der Dauer,
möglichen vegetativen Veränderungen und
dem Krankheitsgefühl.
Auslöser kann eine unerträgliche oder als unerträglich empfundene Situation sein, vielleicht auch eine zumindest zeitweilig oder auf Dauer herabgesetzte Widerstandsfähigkeit oder Kompensationsmöglichkeit des Betroffenen.

Die abnorme Reaktion unterscheidet sich durch Intensität und Dauer von den normalen Schwankungen des Erlebens und Verhaltens.

17.1 Normale Varianten des Erlebens

Die **normalen Varianten des Erlebens** sind bei jedem Menschen durch die individuelle Kombination von
Reaktionsmustern,
Haltungen und
Gestimmtheit
definiert. Flüchtige Ängste, Phobien oder Zwangsimpulse, die sich unterdrücken lassen, gehören zu den individuellen Varianten des Erlebens, von denen es einen fließenden Übergang gibt zur pathologischen Persönlichkeitsstruktur und zu den neurotischen Störungen (die sich nach gleichen Gesetzen entwickeln). Aber solche Varianten des persönlichen Ausdrucks, um derentwillen wir vielleicht einen Menschen lieben, sollte man nicht als Vorform einer krankhaften Störung interpretieren. Wir sollten sorgfältig zwischen dem Eigenen eines Menschen und der krankhaften Veränderung unterscheiden. Auch von Interessengruppen werden gelegentlich individuelle Varianten zu den Vorformen einer Störung gerechnet. Man sollte nicht in jedem gewissenhaften Menschen einen verkappten Zwangsneurotiker oder analen Charakter sehen.

17.2 Typen abnormer Reaktionen

Abnorme Erlebnisreaktionen sind situativ ausgelöste, passagere psychoreaktive Störungen mit Angst, Zittern, Ratlosigkeit, Stupor und vegetativen Veränderungen, die mit dem Erlöschen des Auslöser-Reizes abklingen. Gelegentlich kommt es zu Kreislaufstörungen und Bewußtseinsverlust. Die auslösende Situation ist häufig auch objektiv eine Belastung oder Bedrohung. Die psychopathologischen Störungen verschwinden relativ schnell nach Entlastung, die vegetativen Veränderungen hingegen klingen verzögert ab, eventuell erst nach Stunden oder einigen Tagen. Bei der Reaktion können (normale) Varianten der Persönlichkeit akzentuiert hervortreten.

Abnorme Reaktion ist im Gegensatz zur abnormen Erlebnisreaktion ein rein deskriptiver Begriff, mit dem weniger die situative Auslösung, sondern vor allem die extreme Auffälligkeit der Störung (überschießend, unkontrolliert) erfaßt wird. Beide Begriffe beziehen sich auf die gleichen psychopathologischen Phänomene.

Beispiel:
Erregungszustände, Schreien, Toben, Verwirrtheit bei einem zerebral geschädigten Patienten unter einer relativ geringen Menge Alkohol (vgl. pathologischer Rausch, S. 74).

Abhängig vom individuellen Auseinandersetzungsstil können abnorme Erlebnisreaktionen auftreten
- **in länger dauernden belastenden Situationen**
  (Gefangenschaft, Entwurzelung, Arbeitslosigkeit, Liebesverlust),
- **unter schwerwiegenden körperlichen Veränderungen**
  (Krankheit, Unfall, verstümmelnde Operation, Hinfälligkeit im Alter),
aber auch, bedingt durch eine Herabsetzung der Toleranz,
- **bei zerebralen Schäden**
  (Demenz, Hirntumor, Verletzung, Intoxikation).

Die Fehldiagnose einer abnormen Reaktion wird manchmal bei schizophrenen Patienten gestellt, die psychotische Erlebnisse dissimulieren.

Die Diagnose einer abnormen Erlebnisreaktion stützt sich auf Art und Intensität der psychopathologischen Auffälligkeit, sie enthält aber auch Hinweise auf die Persönlichkeitsstruktur (Disposition) und die auslösende Situation.

Wir unterscheiden folgende Typen von abnormen Reaktionen:
akute Belastungsreaktion,
Combat fatigue,
Primitivreaktion,
Kurzschlußhandlung,
dissoziativer Stupor,
Prüfungsangst,
Anpassungsstörung,
psychovegetative Allgemeinstörungen,
neurasthenische Reaktion,
depressive Reaktion,
chronische reaktive Depression,
tendenziöse Konfliktreaktion.

Akute Belastungsreaktion
(ICD: F 43.0)*

Als akute Belastungsreaktion bezeichnen wir eine passagere intensive psychische Störung bei einer bis dahin unauffälligen Person, die als Reaktion auf eine außergewöhnliche körperliche oder seelische Belastung aufgefaßt wird. Die Reaktion kann ängstlich oder depressiv sein, manchmal überwiegen vegetative Störungen oder Erregung, Stupor, Zittern, was für eine Abhängigkeit von der Persönlichkeitsstruktur oder Disposition spricht. Auslöser sind Erlebnisse, die mit dem Gefühl einer Bedrohung oder unausweichlichen Gefahr verbunden sind (Katastrophen, Erdbeben, Unfälle, Bombenangriff, Verbrechen, Vergewaltigung).

In diese Kategorie rechnet man auch die Begriffe **akute Krisenreaktion, psychischer Schock, combat fatigue.**

Bei der combat fatigue oder combat exhaustion, die meist für das Wort Kriegsneurose (S. 151) steht, unterscheidet man eine Form neurasthenischer Erschöpfung und einen Zustand mit hysterischen Entäußerungen.

---

* In diesem und in allen folgenden Kapiteln werden bei den Diagnosen die Code-Nummern der ICD-10 angegeben, die in etwa dem psychopathologischen Bild entsprechen. Für manche Diagnose, die sich aus der psychopathologischen Gliederung ergibt, läßt sich kein Code angeben, das wird dann an der entsprechenden Stelle vermerkt.

Primitivreaktion

Unmittelbar und unreflektiert auftretende akute Belastungsreaktion mit Toben, Schreien, aggressiven Handlungen. In der älteren deutschen Psychiatrie wurde der Begriff speziell für grobe überschießende Reaktionen bei undifferenzierter oder unreifer Persönlichkeit verwendet, z.B. Brandstiftung bei Heimweh.

Anfang des 20. Jahrhunderts wurde Brandstiftung aus Heimweh bei Dienstmädchen beschrieben, die durch ihre erste Stelle auf Monate von der Familie getrennt waren. In der ICD-10 findet sich für diese Störung keine Entsprechung, denn
F 63.1 pathologische Brandstiftung (Pyromanie) kennzeichnet die unmotivierte Brandstiftung aus Lust an allem, was mit Feuer und Brand in Verbindung steht, und
F 91.1 Störung des Sozialverhaltens bei fehlenden sozialen Bindungen setzt die Brandstiftung mit Diebstahl, Aggressivität und Schulschwänzen gleich.

Kurzschlußhandlung

Als Kurzschlußhandlung bezeichnet man unter starkem affektiven Druck auftretende relativ komplexe Handlungen mit Einengung des Bewußtseins, für die im nachhinein Amnesie besteht, z.B. dranghaftes Fortlaufen (Poriomanie), eventuell auch Kindstötung einer alleinstehenden Mutter oder Suizidhandlungen in einer akut bedrängenden Situation. Ein Vergleich mit der Primitivreaktion zeigt, daß beide Begriffe den gleichen Vorgang meinen.

Dissoziativer Stupor
(ICD: F 44.1)

Synonyme: Schreckreaktion, Angststupor, akute Angstreaktion.
Eine isolierte passagere Störung auf Extrembelastung oder eine tatsächliche oder befürchtete Lebensgefahr (Erdbeben, Verkehrsunfall, Feuer, Bombenangriff, Bedrohung) mit Angst und dem Gefühl des Ausgeliefertseins sowie vegetativen Störungen, eventuell krisenhaft gesteigert in Zittern, Herzjagen, Stuhldrang, Ohnmacht. Für den Zustand besteht häufig Amnesie.
Zum Begriff: Das Wort „dissoziativ" bezeichnet in der ICD-10 Störungen der Kontrolle von Bewegungen und den Verlust der normalen Integration von Erinnerungen, was in der älteren Psychiatrie dem hysterischen Syndrom zugeordnet wurde (S. 97).
Übergang: in Anpassungsstörung (Dauer des Reizes!) oder Phobie, Angstneurose. Gelegentlich als Ausdruck einer labilen Persönlichkeit. Man sollte aber auch nicht vergessen, daß es sich in Relation zur Belastung um eine „normale" Reaktion handeln kann.
Therapie: Spezielle therapeutische Maßnahmen sind nicht notwendig, eventuell (kurzfristig!) Tranquilizer.

Anmerkung:
Die drei letztgenannten Diagnosen sind im Grunde nur Varianten der akuten Belastungsreaktion, obwohl der Statistiker den dissoziativen Stupor wegen eines auffälligen Symptoms einer anderen Gruppe zugeordnet hat. An den verschiedenen Begriffen für eine vergleichbare Störung läßt sich der Einfluß sozialer Varianten auf die Beurteilung der psychischen Störungen ablesen. Primitivreaktion, Kurzschlußhandlung, Brandstiftung aus Heimweh widerspiegeln eine gesellschaftliche Situation, die wir heute nicht mehr nachvollziehen können, obgleich das Erscheinungsbild der Störung und das ihr zu Grunde liegende Reaktionsmuster sich nicht verändert haben.

Beispiele:
Ängstliche Reaktion und Stupor bei einem Autounfall, in dem man verwickelt war. Aber auch Angst und Panik bei Katastrophen, bei denen häufig das Verhalten der anderen Menschen die Reaktion bekräftigt (Schiffsuntergang, Brand in einem Kino).

Prüfungsangst

(In der ICD-10 nur unter der Ziffer F 40.2 spezifische Phobie)

Synonyme: einfache Konfliktreaktion, Lampenfieber, Examensstupor.
Angst, Unsicherheit, Antriebsstörung, Konzentrationsmangel oder Herzklopfen, Schweißausbruch, Zittern, Mundtrockenheit in einer Situation, die mit einer Leistung oder der Erwartung einer Leistung verbunden ist. Häufiger auch infolge von Befürchtungen vor der Situation auftretend mit Schlaflosigkeit, Klagen über Gedächtnisverlust, Versagensangst, Arbeitsstörungen.
Vorkommen:
Die Auslösung der Störung ist an eine erwartete (gefürchtete) Situation gebunden, eigentlich nur Übersteigerung einer natürlichen Reaktion. Als Lampenfieber auch bei erfahrenen Schauspielern oder Rednern nicht selten – es gehört zum Handwerk, die unruhevolle Spannung verfliegt, sobald das Stichwort gefallen ist. Aber auch bei Scheidungsterminen. Oder in der Prüfung, hier weniger durch die Prüfungssituation oder den Prüfer bedingt, als durch Disposition und Einstellung oder eine vorhergehende Fehleinschätzung des Arbeitsaufwands.
Übergang: In Angstneurose oder dissoziative Störungen (S. 170). Bei protrahiertem Verlauf ist auch daran zu denken, daß es sich um Prodromi einer schizophrenen Störung handeln könnte.
Therapie: Nach Möglichkeit keine Medikamente (Gewöhnung!). Autogenes Training, wenn noch Zeit dazu bleibt, sonst Ruhe-Hypnose. Änderung von Lebensgewohnheiten und Arbeitsstil. Wenn die Ängste Ausdruck einer Persönlichkeitsstörung sind, wäre auch eine weitergehende Psychotherapie indiziert. Bei Angst vorm Reden sollte man nicht zurückweichen, sondern sich wiederholt der Aufgabe stellen. Und übrigens: Bei Examensangst hat sich Arbeiten bewährt.

Anpassungsstörung

(ICD: F 43.2)

Synonyme: situative Konfliktreaktion, abnorme Trauerreaktion.
Eine als Antwort auf ein belastendes Ereignis oder eine entscheidende Lebensveränderung protrahiert einsetzende ängstlich gefärbte vegetative Störung, eventuell auch als Reaktion auf eine schwere körperliche Krankheit. Die Art der Reaktion wird weitgehend von der Disposition bestimmt. Die Störung wäre ohne die Belastung nicht entstanden, identische Reize (wir wollen dies einmal unterstellen) können jedoch unterschiedlich akzentuierte Reaktionen provozieren. Die Störung beginnt meist innerhalb eines Monats nach dem belastenden Ereignis mit neurasthenischen Symptomen, Angst und Unruhe. Im Unterschied zur Angstneurose können die Patienten aber für die Angst einen Grund angeben. Manchmal stehen vegetative Beschwerden im Vordergrund und die Angst wird auf die vegetativen Beschwerden bezogen. Die auslösende Situation ist dem Patienten fast immer bewußt, sie wird nur anders bewertet, manchmal bagatellisiert oder (in Umkehrung der Verhältnisse) als Folge der körperlichen Schwäche hingestellt.
Vorkommen:
Allgemein in Situationen, die als übermäßige (länger dauernde) Belastung erlebt werden. Die Belastung kann real sein oder wird von dem Patienten subjektiv überbewertet oder er manövriert sich auf Grund einer Disposition und neurotischen Fehlhaltung immer wieder in Situationen hinein, die ihn überfordern. Störungen auf Grund einer herabgesetzten Belastbarkeit können auch im Vorfeld oder als Vorboten von anderen Erkrankungen auftreten.
Übergänge: In Angstneurose, aber auch in eine phobische Störung (bei der das Wiederauftreten des unangenehmen Zustand befürchtet wird. Im weiteren Verlauf Interferenz mit hysterischen Symptomen oder psychosomatischen Erkrankungen.

147

Therapie: Änderung der Situation oder der Einschätzung der Situation durch den Patienten. Ablenkung. Autogenes Training, eventuell Hypnose. Wichtig sind Gegenvorstellungen und positive Erfahrungen: Der Autofahrer sollte möglichst bald nach dem Unfall wieder selbst ans Steuer.

Beispiele:
Die Angst einer Mutter, die ihr Kind in Gefahr sieht (bei einem Zimmerbrand). Sie rettet das Kind, löscht, verletzt sich, hat hinterher keine Erinnerung an Einzelheiten des Vorgangs. Nach der Entlastung setzten vegetative Störungen mit Herzklopfen und Angst ein. Sie denkt: Das ist doch vorbei, aber das Ereignis läßt sie nicht los.
Im Krieg. Eine junge Frau entgeht mit knapper Not einem Bombenangriff. Sie läuft durch brennende Straßen, vorbei an Toten, handelt zielstrebig, hilft. Sie reagiert aber später bei jedem Alarm mit Angst und Entsetzen, Zittern, Herzjagen. Noch Jahrzehnte nach dem Krieg hat sie ein unangenehmes Gefühl, wenn sie den Ton einer Sirene hört.
Ein 50-jähriger Angestellter, der seit Monaten mit einem (jüngeren) Abteilungsleiter einen Konflikt durchstehen muß, sucht wegen körperlicher Schwäche, Angst und Vergeßlichkeit seinen Hausarzt auf.

Psychovegetative Allgemeinstörungen

Synonyme: Psychovegetatives Syndrom, vegetative Dystonie, vegetative Reaktion.
Der Begriff der psychovegetativen Allgemeinstörung überschneidet sich weitgehend mit dem der Neurasthenie und dem der Anpassungsstörung, der Akzent wird hier lediglich auf die vegetativen Veränderungen gelegt.
Eine nach länger dauernder Belastung auftretende vegetative Störung, die von den Betroffenen meist als Erschöpfung oder Überarbeitung interpretiert wird. Die Beschwerden haben eine große individuelle Variabilität, sind jedoch bei Wiederholung, auch nach Jahren, auffallend konstant, eventuell unter völlig unterschiedlichen Belastungen und in einer veränderten sozialen Situation (was für einen Anteil der Disposition spricht).
Vorkommen:
Als normale Reaktion bei erheblicher, meist länger dauernder Belastung und bei Konflikten (Beruf, Partnerschaft, Lebensgestaltung), bei chronischem Schlafentzug, schweren körperlichen Krankheiten. Eventuell als Ausdruck einer Persönlichkeitsstörung (labil, sensitiv, wenig belastbar, zwanghaft) sowie im Vorfeld oder als Komplikation von neurotischen Zuständen und psychotischen Störungen.
Übergänge: in depressive Reaktion, Erschöpfungsdepression oder psychosomatische Störungen (d.h. aus der Reaktion wird eine Entwicklung). Die Störung kann auch Prodrom einer affektiven Psychose sein.
Cave: Ausgeschlossen werden muß eine beginnende schwere somatische Erkrankung. An diese Möglichkeit sollte man denken, wenn die Störung erstmals im mittleren oder höheren Lebensalter auftritt. Die „psychogene Überlagerung" darf nicht irritieren. Körperliche Untersuchung.
Therapie: Bei der typischen Reaktion genügt eine Änderung der Situation. Manchmal ist der Patient bereits durch Aussprache und Zuspruch entlastet. Andere Störungen verschwinden mit der Behandlung des Grundleidens.

Neurasthenische Störungen
(ICD: F 48.0)

Synonyme: Überforderungsreaktion, Versagenszustand, Erschöpfungsreaktion, combat exhaustion, Psychasthenie, asthenische Reaktion, „Nervosität".
In Belastungssituationen auftretendes neurasthenisches Syndrom mit deutlicher vegetativer Komponente und einem Krankheitsgefühl, gelegentlich mit depressiver Verstimmung, Müdigkeit, Antriebsmangel und Angst.

Der Begriff überschneidet sich mit dem der Anpassungsstörung (F 43.2), setzt aber einen anderen Akzent.

Vorkommen:
Vorwiegend bei situativer Belastung, insbesondere bei einer Leistungsanforderung, die innerlich nicht angenommen wird. Eine Leistung, die man freiwillig und mit Freude am Erfolg erbringt, führt nicht zu Erschöpfung, allenfalls zu angenehmer Müdigkeit. Auch in Notsituationen (Bedrohung, Unfall) führt die Belastung erst dann zu einem Erschöpfungssyndrom, wenn Zweifel am Sinn der Tätigkeit aufkommen oder die Erkrankung scheinbar einen Ausweg bietet (Krankheitsgewinn). Soziale und wirtschaftliche Belastungen können ebenfalls Auslöser sein, sofern alle Bemühungen um eine Änderung als nutzlos angesehen werden.

Übergänge: Fließend zu normaler Arbeitsunlust und Bequemlichkeit, aber auch bei Zuständen von Erschöpfung und körperlichem Versagen. Manchmal im Vorfeld von affektiven oder schizophrenen Störungen. Eventuell auch Ausdruck einer asthenischen Persönlichkeit oder bei anankastischen Menschen, die sich ständig überfordern und dadurch in eine chronische Erschöpfung hineingeraten.

Therapie: Stützende Gespräche und Erhellung des Konfliktes (der nicht unbewußt ist!). Korrektur der Lebensführung, eventuell auch Entlastung. Autogenes Training. Verhaltenstherapie. Medikamente (Tranquilizer) nur in Ausnahmefällen, z.B. bei Schlafstörungen.

Depressive Reaktion
(ICD: F 43.21)

Synonyma: reaktive Depression, Verlustreaktion, depressive Erlebnisreaktion.
Eine depressive Verstimmung als Reaktion auf ein Verlusterlebnis, Todesfall oder Trennung. Nach einer Latenz von Tagen oder Wochen, in denen der Patient starr und emotional unbeteiligt wirkt (auffallend „sachliches" Verhalten bei der Beerdigung), Auftreten einer traurigen Verstimmung mit Hemmung, Schuldgefühl, Selbstanklagen, vegetativen Störungen, Schwäche, Kopfschmerz, Atemnot, Schlaflosigkeit, Durchfall oder Obstipation, gelegentlich verbunden mit der hypochondrischen Angst, selbst sterben zu müssen. Weniger ausgeprägt beschränkt sich die Störung auf neurasthenische Klagen, die auf Trauer, Schuld und Todesangst bezogen sind.

Vorkommen:
Vielleicht bei ambivalenter Einstellung gegenüber dem auslösenden Ereignis (aber Vorsicht bei einer solchen Interpretation!). Häufiger bei Schwierigkeiten, die Veränderung anzunehmen. Vielen Menschen wird erst beim Verlust eines Angehörigen die Absolutheit des Todes bewußt (der Verstorbene kann nicht antworten, sich nicht rechtfertigen, die Fragen gehen ins Leere). Manchmal werden negative Einstellungen dem Toten gegenüber überbewertet (und in einen „Todeswunsch" umgedeutet). Denkbar sind auch begründete Vorwürfe wegen Versäumnissen oder einem eigenen Anteil an dem Ereignis (bei einem Autounfall).

Trauerarbeit ist der von *S. Freud* eingeführte Begriff für die Auseinandersetzung mit dem Verlusterlebnis, durch die sich allmählich eine neue Dominante von Gefühlen, Gedanken oder Bestrebungen bildet.

Übergänge: In Erschöpfungsdepression oder neurotische Depression, aber auch im Vorfeld einer depressiven Psychose. Gelegentlich manifestiert sich in der depressiven Reaktion eine depressive oder zwanghafte Persönlichkeitsstörung (Biographie!).

Therapie: Im Vordergrund steht das Gespräch mit dem Betroffenen, das nicht immer psychotherapeutischen Charakter zu haben braucht (mitmenschliche Zuwendung und „einfach da sein" ist manchmal wichtiger). Daneben auch fokale, d.h. auf den Konflikt zentrierte Psychotherapie. Eventuell wird man positive Gegenvorstellungen bekräftigen (z.B. mit dem Hinweis, daß neben vagen Todeswünschen auch Zuneigung, Mitgefühl und Hilfsbereitschaft bestimmend waren).

Cave: Prolongationseffekt durch die psychotherapeutische Beschäftigung mit dem Versagen oder der vermeintlichen Konstellation, die dazu führte.

Chronische reaktive Depression
(ICD: vielleicht F 62.0 Persönlichkeitsänderung
nach Extrembelastung)

Chronischer Angstzustand und anhaltende depressive Verstimmung nach einer Extrembelastung oder Gefährdung, die der Betroffene vielleicht als einziger überlebte. Typisch für diese Störung ist der Verlust des Vertrauens in sich selbst, in andere oder in das Leben. Die Betroffenen sind ängstlich und schreckhaft, verschlossen, klagen über Schlafstörungen, Alpträume. Sie fühlen sich schuldig, überlebt zu haben (bei KZ-Insassen, in jüngster Zeit auch bei Überlebenden des Anschlags auf das World Trade Center).
Übergang: In ein depressiv-neurotisches Krankheitsbild, bei älteren Menschen kann auch ein depressiv-paranoides Syndrom auftreten.
Therapie: In der Mehrzahl der Fälle werden Antidepressiva (niedrig dosiert) oder Neuroleptika Linderung verschaffen aber der Effekt ist nicht anhaltend. Wichtig ist das Verständnis der Arztes und der Mitmenschen und Angehörigen. Eine günstige Wirkung hat die Anregung zur tätigen Mithilfe in der Gemeinschaft.
Tiefenpsychologisch fundierte Psychotherapie sollte man nicht versuchen (sie geht an dem Problem vorbei).

Fallbericht:
13 Ein pensionierter Geschäftsmann sucht mit seiner Ehefrau die Praxis auf. Er kommt nach Anmeldung durch Freunde, nicht aus eigenem Antrieb. Beide haben Kinder und Enkelkinder, eigentlich geht es ihnen gut. Im Gespräch erwähnt er, daß er Jude ist und während des Krieges untergetaucht war. Die anderen Mitglieder der Familie sind im KZ umgekommen. Manchmal fühlt er sich schuldig, daß er überlebt hat. Häufige Themen seiner Träume sind Verfolgung, Flucht, Folter. Er fühlt sich kraftlos und müde und empfindet eine körperliche Schwäche, für die sein Hausarzt keine Ursache findet. In seiner Grundhaltung ist er skeptisch. Über die Vergangenheit spricht er ungern. Er ist überzeugt, daß ihn von den Jüngeren sowieso niemand versteht.
Diagnose: chronische reaktive Depression.

Die Überlebenden der Verfolgung sind auch nach Jahrzehnten noch verletzbar und reagieren empfindlich auf Situationen, die sie als Gefährdung erleben. Andererseits sind viele von ihnen bemüht, ihrem Leben in der Gemeinschaft einen Sinn zu geben und sich für das Gemeinwohl einzusetzen, als ob sie damit ein Vermächtnis der Opfer erfüllen würden (*Venzlaff* 1958, *Robinson* et al. 1990, vgl. auch *Louis Begley*: Lügen in Zeiten des Krieges, Suhrkamp 1994).

Traumatisch bedingte Angstbereitschaft

Die durch eine gefährliche Situation bedingte, im späteren Verlauf zunehmende Angst, sich einer ähnlichen Situation wieder zu stellen (z.B. nach einem Unfall wieder Auto zu fahren), meist anfallsweise auftretend oder anfallsweise verstärkt. Die Störung ist situativ ausgelöst und tritt häufig bei Menschen auf, die vorher unauffällig waren, vermutlich aber eine Disposition hatten (Biographie!).
Übergänge: In Angstneurose, oder ein phobisches Syndrom vielleicht auch eine depressiv-neurotische Störung (eventuell durch Prolongation, soziale Bedingungen, Einstellung der Umwelt).
Eventuell auch Entwicklung einer Rentenneurose (Tendenzneurose).
Therapie: Verhaltenstherapie, Dekonditionieren.

Eine alte Regel: Der Patient sollte die auslösende Situation (Straßenverkehr) nicht meiden, sondern ohne Verzug wieder aufsuchen, damit nicht die Befürchtung zur Dominante wird.

Tendenzielle Konfliktreaktion
(ICD: F 68.0)

Synonyma (die meist nur einen Aspekt der Störung erfassen): Unfallneurose, Kriegs-neurose, Kriegszittern, eventuell Ganser-Syndrom.
Eine überwiegend neurasthenische Störung mit affektiver Erregung, Angst, Verstim-mung, Reizbarkeit, aber auch mit dissoziativen Symptomen wie Lähmung, Zittern, Schmerzen, Verwirrtheit, die über den eigentlichen Anlaß hinaus festgehalten und eventuell aggraviert werden.
Vorkommen:
Auslöser sind Extremsituationen (Unfälle, Krieg, Haft), die Disposition (histrionische Persönlichkeitsstruktur) hat sicher auch Einfluß.
Übergänge: In dissoziative Störungen (hysterische Neurosen), manchmal auch in eine bewußte Ausgestaltung mit Ausnutzung von möglichen sozialen Vorteilen. Eine zerebrale Schädigung sollte ausgeschlossen werden, auch wenn die Tendenz offen-sichtlich ist!
Therapie: Krankheitsgewinn vermeiden! Sichere Führung der Patienten. Die Bearbeitung des Konfliktes wird in der akuten Phase nicht möglich sein, statt dessen Beruhigung, Ablenkung. Eventuell Verhaltenstherapie. Medikamente (Neuroleptika, Tranquilizer) wird man nur zu Beginn der Behandlung einsetzen.
Wichtig ist die Selbstkontrolle des Arztes: das scheinbar berechnende Verhalten des Patienten darf keine Aversion wecken, denn es ist lediglich die besondere Form seines Umgangs mit einer Notlage.

Ganser-Syndrom
(ICD: F 44.80)

Synonym: Pseudodemenz.
Eine psychotisch anmutende Störung (Danebenreden, Ratlosigkeit), die an einen Däm-merzustand erinnert, aber deutliche simulative Tendenzen erkennen läßt. Die Kranken können die einfachsten Aufgaben nicht lösen, sagen nach langem „angestrengten" Nachdenken, daß 2 x 2 = 5 ist. Die Diagnose stützt sich auf die Verschiedenheit und Wandelbarkeit der Störungen und den Ausfall von elementaren Kenntnissen, die bei grob-organischen Störungen zunächst erhalten bleiben.
Vorkommen:
Als Zweckreaktion bei starker situativer Belastung (Haft, Rentenbegehren). Eventuell werden aber auch von den Patienten die Symptome einer beginnenden grob-organi-schen Störung verzeichnet und tendenziell dargestellt. Deshalb sollte man auf Wider-sprüche zu den bekannten biographischen Daten achten. Eine neurologische Untersu-chung empfiehlt sich, auch wenn die Tendenz offensichtlich ist. Die Störung wurde zuerst bei Häftlingen beschrieben (*Ganser* 1898).
Therapie: wie bei der tendenziellen Konfliktreaktion.

18 Persönlichkeitsstörungen

[handwritten margin note: Reaktionsbereitschaft]
[handwritten margin note: ←→ Neuron : Reaktion , M. leidet darunter]

Fragen:
Was ist eine Persönlichkeitsstörung? Welche Unterschiede gibt es zwischen den Begriffen Psychopathie und Persönlichkeitsstörung? Inwieweit lassen sich die Persönlichkeitsstörungen von neurotischen Entwicklungen und abnormen Erlebnisreaktionen abgrenzen?

[handwritten margin note: abnormes Erleben / Verhalten]

Als Persönlichkeitsstörung bezeichnen wir eine Disposition mit einem Ungleichgewicht von Reaktionsbereitschaften (Disproportion), aus der sich bereits unter normalen Bedingungen typische Abweichungen im Erleben und Verhalten ergeben können, die wiederum die soziale oder emotionale Interaktion belasten. Die Persönlichkeitsstörung definiert sich an der Reaktionsbereitschaft, die neurotische Störung wird dagegen an den Reaktionen oder Abweichungen des Verhaltens diagnostiziert, die dem Patienten auffallen und unter denen er leidet. Die Persönlichkeitsstörung kann Voraussetzung sein, daß unter bestimmten Bedingungen neurotische Symptome auftreten. Aber vom Persönlichkeitstypus eines Menschen kann man nicht auf die Art der neurotischen Störung schließen, die er möglicherweise entwickelt.
! Auch neurotische Syndrome sind unspezifisch.

Beispiel:
Bei einem Menschen mit einer histrionischen (hysterischen) Persönlichkeitsstörung könnte sich auch ein phobisch-ängstliches Syndrom oder eine depressive Verstimmung entwickeln, während der Patient mit einer dysthymen (depressiven) Persönlichkeitsstörung auf bestimmte Belastungen vielleicht mit hysterischen Verhaltensweisen reagiert.

Die Art der Persönlichkeitsstörung entscheidet nicht über die Art der neurotischen Veränderungen, sie wird aber dem neurotischen Syndrom ein typisches Kolorit geben (vgl. Interferenz).

Die Übergänge von den Persönlichkeitsstörungen zu den normalen Varianten des Erlebens sind fließend. Was in der einen Situation noch als Eigenwilligkeit oder als Charakterfestigkeit angesehen wird, kann in einer anderen als Egoismus oder Gefühlskälte erlebt werden. Auch die Einstellung des Partners, der darüber urteilt, kann sich verändern. Im Alter kommt es häufig zu einer Zuspitzung von Persönlichkeitszügen, was unter Umständen einen Wechsel von der normalen Variante zur manifesten Störung bedingen kann. Ebenso kann es bei zerebraler Schädigung aus anderer Ursache (Tumor, Ischämie, Trauma, Operation) oder bei beginnender schizophrener oder affektiver Psychose zu typischen Akzentuierungen der Persönlichkeit kommen. Chronische schizophrene Residuen, aber auch Zustände nach langjährigem Drogenmißbrauch sind manchmal nur schwer gegen eine eventuell vorbestehende Persönlichkeitsveränderung abzugrenzen.

Beispiele:
1. Jemand liebt es, bei seiner Arbeit an einem aufgeräumten Schreibtisch zu sitzen und alle Schreibutensilien in einer bestimmten Weise zu ordnen, die Bleistifte wohlgespitzt. Er läßt einen Satz nicht stehen, wenn er fühlt, daß er den Gedanken noch besser ausdrücken könnte (und das vor Einführung des PC, der solche Änderungen erleichtert). Das ist ihm manchmal eine Last, aber auch ein Vergnügen. Er könnte anders, wenn er das wollte, aber er will nicht, dabei fühlt er sich frei. (Zwanghafte Persönlichkeit, normale Variante).
2. Ein anderer braucht dieselbe Ordnung, um schreiben zu können. Aber er ist umständlich und verliert manchmal viel Zeit mit Vorbereiten und Planen. Und er stellt sein Verhalten nicht in Frage. Wenn die Situation von ihm keine Anpassung verlangt, ist er unauffällig. (Zwanghafte Persönlichkeitsstörung).
3. Derselbe Patient wird jedoch ängstlich und unsicher und fühlt sich körperlich krank, wenn er mit Menschen zusammenarbeiten muß, die sich über ihn lustig machen, ihn kritisieren, schikanieren und seine mühsam erstellte Ordnung durcheinanderbringen. (Situative Konfliktreaktion bei zwanghafter Persönlichkeitsstörung).

4. Unabhängig von solchen äußeren Konflikten könnten bei einem Menschen mit einer zwanghaften Persönlichkeitsstruktur auch Kontrollzwänge auftreten: Er muß zwanghaft überprüfen, ob nicht ein Brief in den falschen Umschlag geraten ist, ob die Schriftsätze fehlerfrei sind und die Seiten richtig numeriert wurden. Abends geht er häufig zurück, um zu überprüfen, ob er die Bürotür oder den Aktenschrank abgeschlossen hat. Die diversen Kontrollen und Zwänge und die verschiedenen Rituale, mit denen er die Zwänge vermeiden will, engen ihn zunehmend ein und behindern ihn. Dabei hält er die Zwänge für absurd, abnorm, er empfindet sie als fremd, obwohl es seine Gedanken sind. Dem Arzt sagt er: "Ich habe immer die verrückte Idee, daß ich alles kontrollieren muß, ich muß das tun, je mehr ich mich dagegen wehre". (Neurotische Störung mit Zwängen).
5. Bei einem anderen Patienten mit einer ähnlichen Persönlichkeitsstörung treten auch Zwänge auf, er argumentiert aber anders. Es sind nicht seine Gedanken, sie werden ihm eingegeben. Er meint, irgend jemand wollte ihn testen, er weiß nur nicht wer und warum. Seine Handlungen dienen der Abwehr dieser Einflüsse. (Paranoide schizophrene Störung).

Die Gliederung der Persönlichkeitsstörungen orientiert sich an den Merkmalen der Abweichung, sie ist phänomenologisch, nicht systematisch. Der in den älteren Lehrbüchern der Psychiatrie verwendete Begriff der **Psychopathie** hatte die gleiche Bedeutung. Auch die Einteilung der Persönlichkeitsstörungen folgte dem gleichen Konzept (sie wurde von der ICD übernommen). Für die klassische Psychiatrie war Psychopathie die Folge einer gestörten Anlage. Dieses Konzept wurde verworfen, weil der Anlage-Faktor nicht zu beweisen war. Außerdem wurde argumentiert, daß die Annahme einer angeborenen Schädigung den therapeutischen Elan behindern könnte und die Patienten dadurch diskriminiert würden. Der Begriff der Persönlichkeitsstörung sagt nichts über die vermutete Ursache, das ist ein Vorteil. Allerdings wird in letzter Zeit diskutiert, ob die abnormen Persönlichkeitsvarianten nicht auf sogenannte „frühe Störungen" in den ersten Lebenstagen zurückzuführen sind. Damit wird im Grunde das alte Konzept, wenn auch durch psychoanalytische Gedanken verbrämt, wieder eingeführt. Je weiter die „Ursachen" einer psychischen Störung ins Unerkennbare zurückverlegt werden, desto leichter kann man mit solchen Begriffen operieren, aber eigentlich sind es nur Scheinerklärungen und den Betroffenen helfen sie nicht.

Einige psychoanalytische Forscher haben versucht, die einzelnen Persönlichkeitsvarianten den Phasen der frühkindlichen Entwicklung zuzuordnen (vgl. S. 110).
Hysterische Persönlichkeitsstörungen oder Neurosen sollen auf Probleme in der ödipalen Phase verweisen.
Die neurotische Depression wird als Regression oder Fixierung auf die orale Phase interpretiert.
Die Erwartung, daß es für jede Form einer neurotischen Störung eine spezifische Beeinträchtigung der Entwicklung geben müßte (was zwar plausibel ist, aber sicher zu weit geht), hat zur Aufstellung von Krankheitseinheiten geführt, die phänomenologisch nicht eindeutig abzugrenzen sind, z.B. die masochistische Reaktion oder Entwicklung und die narzißtische Persönlichkeitsstörung (S. 161 ff).

Wir gehen hier grundsätzlich von den Abgrenzungen der deskriptiven Psychopathologie aus. Auch in der klinischen Untersuchung werden wir uns stets vom deskriptiv Faßbaren dem Verständnis einer Störung nähern. Um es noch einmal zu wiederholen:

■ Synchronie geht vor Diachronie.

Wenn wir Persönlichkeitsstörung als Disposition definieren, sollten wir nicht übersehen, daß Leben auch Entwicklung bedeutet. Was uns phänotypisch als Persönlichkeitsstörung auffällt, ist nicht nur Disposition, sondern auch Folge einer an dieser Disposition ansetzenden Entwicklung. Wir werden deshalb bei den einzelnen Störungen auch Entwicklungstendenzen und Übergänge erwähnen, denn die Therapie wird vorwiegend an der Entwicklung einsetzen mit der Absicht, ungünstige Entwicklungen zu verhindern, abzuschwächen oder rückgängig zu machen.

18.1 Deskriptive Prägnanztypen

Mit der Unterscheidung von Persönlichkeitsstörungen erfassen wir lediglich Prägnanztypen, die das Verständnis der Vorgänge erleichtern. In der Klinik werden wir dagegen überwiegend mit Mischbildern konfrontiert. Im einzelnen kann man folgende Typen herausarbeiten:

Ein sehr umfassender, aber sehr vager Begriff ist die *neurotische Persönlichkeitsstruktur*.

Weitere Typen ergeben sich aus Akzentuierungen dieser Variante, die man kennen muß, weil die Differentialdiagnose und das therapeutische Vorgehen davon beeinflußt werden:

abhängige (asthenische) Persönlichkeitsstörung,
ängstliche (sensitive) Persönlichkeit,
haltlose Persönlichkeit,
emotional instabile Persönlichkeit,
histrionische (hysterische) Persönlichkeit,
gefühlsarme (dissoziale) Persönlichkeit,
zwanghafte (anankastische) Persönlichkeitsstörung,
depressive (dysthyme) Persönlichkeitsstörung,
hyperthyme Persönlichkeit,
paranoide Persönlichkeitsstörung,
schizoide Persönlichkeitsstörung,
zyklothyme Persönlichkeit.

Neurotische Persönlichkeitsstruktur
(ICD in etwa F 60.3, F 60.4, F 60.6 oder ohne nähere Bezeichnung: F 60.9)

Synonyme, manchmal mit abweichender theoretischer Antizipation über die Genese: Charakterneurose, Kernneurose, neurotischer Charakter, abnorme Persönlichkeit, abnorme Persönlichkeitsentwicklung, Psychopathie, Soziopathie eventuell auch Neurotizismus.
Neurotische Persönlichkeitsstruktur ist ein sehr weit gefaßter Begriff, der die Bereitschaft zu neurotischen Störungen hervorhebt, die man aber im Grunde bei jedem Menschen nachweisen kann.
Bei diesem Typus ist eine neurotische Störung nicht nachweisbar, solange keine Auslöser-Situation vorliegt, allenfalls zeigt sich eine Tendenz zu überschießenden Reaktionen, die selbst nicht pathologisch sind.

Abhängige (asthenische) Persönlichkeitsstörung
(ICD F 60.7)

Synonyme: psychasthenische Persönlichkeit, inadäquate Persönlichkeit, passive Persönlichkeit, triebschwache Persönlichkeit.
Die Störung wird von einem neurasthenischen Syndrom bestimmt, das sich anzeigt in einer allgemeinen vitalen Schwäche mit fehlender Spannkraft und Ausdauer, häufig verbunden mit hypochondrischen Ängsten, vegetativen Störungen, Müdigkeit oder körperlichen Mißempfindungen, über die lebhaft geklagt wird. Die Patienten haben die Tendenz, wichtige Entscheidungen anderen (Partnern oder Vorgesetzten) zuzuschieben, empfinden sich dann aber als abhängig. Wenn man ihnen Aufmerksamkeit zuwendet, verstärken sich die Beschwerden. In Situationen, die einen Dominanzwechsel erzwingen (Krieg, Katastrophen, Unfälle), können sie jedoch zeitweilig, solange

der Druck anhält, überraschend zielstrebig handeln. Die Unterscheidung zwischen asthenischer Persönlichkeitsstörung und Neurasthenie ist artifiziell. Es handelt sich um zwei Aspekte (Reaktionsbereitschaft/Reaktion) einer identischen Störung.

Interferenz: Mit selbstunsicheren, depressiven oder hypochondrischen Reaktionen und Angst. Die Unterscheidung gegenüber einer chronisch depressiven Reaktion (S. 150) ist nur unter Berücksichtigung der Biographie möglich.

Cave: Eine beginnende oder medikamentös beeinflußte depressive Episode kann als asthenische Störung in Erscheinung treten.

Übergänge: Die Störung wird im Vorfeld vieler krankhafter Veränderungen manifest, im Beginn von depressiven oder schizophrenen Psychosen sowie bei körperlicher Krankheit und organischer Wesensänderung ist ihr Auftreten fast die Regel – ein Hinweis, daß es sich um eine unspezifische Veränderung handelt. Aber auch Übergänge zu psychovegetativen Allgemeinstörungen, Angstzuständen, Phobien, Verstimmung und hypochondrischen Ängsten sind möglich.

Therapie: Mehr pädagogisch als psychotherapeutisch. Man sollte die Patienten ablenken, fordern, aktivieren und nicht durch ausführliche Gespräche auf die Beschwerden hinlenken. Suggestive Verfahren und autogenes Training können Entlastung bringen. Günstig ist eine Einbindung in die Gemeinschaft (Sportverein, Arbeitsplatz).

Ängstliche (vermeidende) Persönlichkeitsstörung
(ICD: F 60.6)

Synonyme: sensitive Persönlichkeit, selbstunsichere Persönlichkeit.

In diese Gruppe gehören selbstunsichere, äußerst empfindliche Menschen, die stark zu beeindrucken sind und sich leicht verletzt fühlen und zurückziehen, um Konflikte zu vermeiden. Sie haben nur geringe Durchsetzungskraft und fühlen sich gehemmt. Die Sensibilität kann aber mit einer gesteigerten Ausdruckskraft verbunden sein. Das ist, Begabung vorausgesetzt, ein positiver Aspekt dieser Disposition. Übermäßige Sensibilität führt aber auch häufig zu Konflikten. Im Umgang mit anderen wird manchmal die Verletzbarkeit als „Waffe" eingesetzt, um Nachgiebigkeit und Anpassung der Umwelt zu erzwingen.

Differentialdiagnose: In Belastungssituationen (ungewohnte Umgebung, neuer Arbeitsplatz, Prüfung) kann sich bei sonst unauffälligen Menschen eine besondere Sensibilität gegen einzelne Menschen oder Vorgänge entwickeln, die eventuell gewisse paranoide Züge enthalten (vgl. paranoide Persönlichkeit).

Interferenz: mit Selbstunsicherheit, Labilität, depressiven Verstimmungen, Angst, eventuell auch Reizbarkeit, Unzufriedenheit.

Übergänge: In verschiedene Formen von neurotischen Störungen und psychosomatischen Erkrankungen. Wenn die sensitive Persönlichkeitsstruktur partiell mit Willensstärke (asthenischer Haltung) verbunden ist, insbesondere in Bezug auf Anforderungen an sich selbst, kann es aus der Disproportion zwischen der sensitiven Kränkung des Selbstgefühls und den unbewußten Gegentendenzen zu einer paranoiden Entwicklung kommen (vgl. sensitiver Beziehungswahn, S. 258).

Therapie: Alle Formen tiefenpsychologisch fundierter Psychotherapie. Es besteht meist eine gute Motivation und Bereitschaft, die eigene Haltung in Frage zu stellen.

Haltlose Persönlichkeit
(in der ICD-10 nicht vorgesehen, eventuell F 60.7 oder F 60.3)

Merkmale dieser Persönlichkeitsstörung sind Willensschwäche und Beeinflußbarkeit. Betroffen sind weiche, passive Menschen mit großer Verführbarkeit, die auf Umweltreize schnell und ohne kritische Wertung reagieren. Der auslösende Reiz ist variabel, obwohl sich mit der Zeit aus bestimmten Schwachstellen spezielle Neigungen entwickeln können.

Sozialen Anforderungen sind die Patienten nicht gewachsen. Sie scheitern in Beruf und Ehe. Gelegentlich begehen sie kriminelle Handlungen (Diebstahl, Betrug).

! Bei Drogenabhängigen kann diese Persönlichkeitsvariante sekundär auftreten.

Interferenz: Mit einer geltungsstrebigen (hysterischen) oder gefühlsarmen Persönlichkeitsstruktur, eventuell auch mit asthenischen Charakterzügen. Eine Kombination mit asozialen Verhaltensweisen ist möglich (Verführbarkeit, Unfähigkeit, einen Vorsatz durchzuhalten).

Übergang: in die verschiedensten hysterischen Reaktionen, aber auch in bewußte Simulation mit Pseudodemenz (*Ganser*-Syndrom) oder Pseudologia phantastica (S. 180), bei denen es sich meist um primitive Abwehrvorgänge bei sozialen Konflikten handelt, die sich aus dem Fehlverhalten ergeben haben. Weitere Komplikationen sind Alkoholismus, Drogenabhängigkeit, Medikamentenabusus.

Therapie: Die Patienten sind für Psychotherapie schwer zugänglich, ihnen fehlt die Motivation. Einen begrenzten Wert haben soziotherapeutische Maßnahmen (feste Führung, Einbinden in ein Team, Kontrollen).

Emotional instabile Persönlichkeitsstörung
(ICD: F 60.3)

Synonyme: stimmungslabile Persönlichkeit, aggressive Persönlichkeit, pathologische Erregbarkeit, explosives Temperament.

Typisch für diese Störung ist die Unfähigkeit, affektive Erregungen zu steuern oder zu verarbeiten. Im Gegensatz zum haltlosen Menschen entspringt die Impulsivität des Stimmungslabilen der eigenen Dynamik. Die Patienten sind nicht passiv, sondern unkontrolliert. Aggressionen und Gewalttaten sind nicht selten. Bei der Kombination der Störung mit einem athletischen Körperbau kann, bedingt durch die Nachgiebigkeit der Umwelt, die Entwicklung über das in der Disposition Vorgegebene hinausführen.

Differentialdiagnose: Der erregbare Patient ist seinen Aggressionen ausgeliefert, der neurotische Patient überläßt sich ihnen oder er redet davon, daß er „Aggressionen los werden" möchte.

Interferenz: mit fanatischen, geltungsstrebigen und gemütsarmen Charakterzügen oder der Neigung zu asozialen Handlungen. Bei zerebraler Schädigung (Trauma, Epilepsie) können Reizbarkeit, Affektabilität oder klebrige Schwerfälligkeit die Störung komplizieren.

Übergang: relativ selten in typische neurotische Störungen. Wenn die Persönlichkeitsstörung erst im höheren Lebensalter auffällig wird, sollte man eine körperliche Ursache ausschließen.

Therapie: Soziotherapeutische Maßnahmen – keine zu weitgehende Anpassung an den Kranken, Grenzen setzen. Eventuell medikamentöse Dämpfung (Neuroleptika, keine Tranquilizer). Bei Patienten mit hirnorganischer Erkrankung Behandlung des Grundleidens.

Histrionische Persönlichkeitsstörung
(ICD: F 60.4)

Synonyme: hysterische Persönlichkeit, hysterische Charakterstruktur, geltungsstrebige Persönlichkeit, infantile Persönlichkeit.

Eigentlich ein unglücklicher Begriff (S. 97). Für die Störung ist kennzeichnend ein mehr oder weniger ausgeprägtes persistierendes hysterisches Syndrom, das bei normalen Anlässen, manchmal allein schon durch die normale Interaktion (Zuhörer, Publikum) ausgelöst wird und eventuell das Verhaltensrepertoire durchgehend bestimmt. Dabei entsteht der Eindruck des Unechten, Gespielten (was die Patienten auch selbst wahrnehmen, wenn man sie mit einer Tonbandaufzeichnung des Gesprächs konfrontiert). Weitere Merkmale sind Exzentrizität, Ichbezogenheit und Infantilismen. Kontakte zu anderen Menschen ergeben sich schnell, manchmal ohne Maß, aber die Beziehungen können nicht festgehalten werden. Auffallend ist im Kontrast zu der offensichtlichen Bindungsschwäche eine Überbetonung des Sexuellen. Die Patienten haben die Tendenz, vertrauten Situationen eine sexuelle Bedeutung zu unterlegen (auch der Therapie!).

Interferenz: Häufig sind Mischbilder mit anderen Persönlichkeitsstörungen (depressiv-hysterisch, haltlos-hysterisch). Typisch ist die Verbindung des Syndroms mit Angst oder hypochondrischen Befürchtungen, bei der die Patienten sich in die Rolle einer körperlichen Erkrankung hineinsteigern. Gelegentlich bildet sich ein stabiles Interaktionsmuster mit Partnern, die duldend, schuldbewußt oder gleichgültig die Ausfälle hinnnehmen. Gefühle für andere werden mehr dargestellt als erlebt, manchmal bewußt eingesetzt. Das Erleben bleibt ichbezogen. Im Alter können hysterische Züge erstmals als Zuspitzung des Charakters auftreten.

Übergang: In typische hysterische Entäußerungen, aber auch in andere Formen einer neurotischen Störung (Angstzustände, Phobien). Als Prodromi bei beginnender Schizophrenie oder vorübergehend bei Rückbildung der Psychose unter dem Einfluß von Psychopharmaka.

! Wenn hysterische Syndrome erstmals im mittleren Lebensalter auftreten, sollte man prüfen, ob es sich um Vorboten einer körperlichen Erkrankung oder eine schizophrenen Psychose handelt.

Arzt-Patient-Beziehung: Das hysterische Grundmuster des Verhaltens provoziert affektive Reaktionen (brüske Ablehnung, Mitgefühl), die von den Patienten häufig in eine ganz persönliche, nicht selten sexuelle Beziehung umgedeutet werden. Der Arzt muß sich deshalb für den Patienten erkennbar um eine Ausgewogenheit zwischen Mitgefühl und Distanz bemühen. Manchmal ist eine sachliche Konfrontation und Grenzsetzung für eine ungestörte Therapie notwendig.

Therapie: Tiefenpsychologisch fundierte Psychotherapie erreicht den Patienten kaum, eher wird er die durch die Therapie vermittelten Begriffe in seine Fehlhaltung integrieren und in der Folge für jedes Symptom eine psychoanalytische Erklärung anbieten. Bewährt haben sich kognitiv-emotive Methoden und Verhaltenstherapie (weil man sich dabei auf einzelne Themen und Lebensbereiche beschränkt). Eine passagere Verabreichung von Psychopharmaka (Neuroleptika niedrig dosiert, eventuell als Injektion) kann die Auslösung von weiteren Reaktionen limitieren.

Gefühlsarme Persönlichkeit
(ICD: eventuell F 60.2)

Synonyme: dissoziale Persönlichkeitsstörung, gemütlose Psychopathie, Persönlichkeitsstörung mit soziopathischem oder asozialem Verhalten, antisoziale oder amoralische Persönlichkeit.

Bestimmendes Merkmal dieser Störung ist der Mangel an Mitgefühl. Die Betroffenen können sich nicht in das Erleben eines anderen hineinversetzen und die eigene Schwingungsfähigkeit ist reduziert, so daß die emotionale Interaktion gestört ist. Im Sexuellen sind die Patienten rücksichtslos und egoistisch und entwickeln manchmal sadistische Tendenzen. Ihnen fehlt Scham und Verantwortung. Durch verständnisvolles Entgegenkommen kann man diese Haltung nicht ändern. Unter äußerem Druck wird man bei diesen Menschen allenfalls ein zweckbestimmtes Eingehen auf andere zeitweilig erreichen. Diese Disposition führt nicht selten auch zu kriminellen Handlungen.

Interferenz: Mit expansiven oder explosiblen Charakterzügen der erregbaren Persönlichkeitsstruktur. Gelegentlich wird eine zusätzliche hirnorganische Komponente nachgewiesen (perinatale Schädigung). Besonders heikel ist die Kombination mit einem hysterisch-geltungsstrebigen Charakter.

Übergang: In neurotische Reaktionen und Ausnahmezustände (speziell bei Begutachtung und in Haft). Im späteren Verlauf sind Einflüsse von Haft, Drogen und Alkohol zu berücksichtigen.
Differentialdiagnose: Eine blande verlaufende Schizophrenie sollte ausgeschlossen werden.
Therapie: Vor allem soziotherapeutische Maßnahmen und Konsequenz.

Zwanghafte Persönlichkeit
(ICD: F 60.5)

Synonyme: anankastische Persönlichkeitsstörung, zwanghafter Charakter, mit psychoanalytischer Antizipation auch: analer Charakter.
Das Zwanghafte ist wie das Depressive und das Hysterische ein Grundmuster des menschlichen Handelns, es reicht vom Normalen bis zu den schweren Formen der Zwangsneurose. Menschen mit einer anankastischen Persönlichkeit sind ordentlich, sparsam, aber auch eigenwillig. Sie neigen zur Pedanterie und zum Perfektionismus, was gelegentlich zu Konflikten mit Partnern und Arbeitskollegen führt. Das Streben nach Ordnung und Kontrolle beeinträchtigt die Spontaneität und häufig auch die intendierte Leistung, was erneut Zwänge in Gang setzt, so daß ein Zirkel entsteht, der als Einengung erlebt wird und depressive Reaktionen und Erschöpfung provoziert.
Übergänge: In Zwangsneurose oder andere neurotische Störungen (Phobien), aber auch in psychosomatische Krankheiten.
Differentialdiagnose: Bei schweren und länger dauernden Formen eines Zwangssyndroms ist die Abgrenzung von einer schizophrenen Störung mitunter schwierig.
Therapie: Tiefenpsychologisch fundierte Therapieformen, ibesonders dann, wenn sich aus der Persönlichkeitsstörung eine Zwangsneurose entwickelt hat.

Depressive (dysthyme) Persönlichkeitsstörung
(ICD: F 34.1*)

Die Menschen, die diesem Typus zugeordnet werden, sind ernst, schwerblütig, pessimistisch. Sie fühlen sich müde, abgeschlagen, depressiv. Ihre gesamte Lebenserfahrung hat eine negative Tönung. Sie leiden unter Schwermut und klagen über die Sinnlosigkeit des Lebens und äußern Lebensüberdruß, der sich aber nur selten bis zur Suizidalität steigert.
Interferenz: Mit sensitiven Persönlichkeitseigenschaften oder zwanghaften Charakterzügen (dann diszipliniert, konsequent, eventuell starr).
Bei der *depressiv-hysterischen Persönlichkeitsstruktur* wird die depressive Grundhaltung drängender, aggressiver und die Neigung zu Suizidhandlungen nimmt zu.
Differentialdiagnose: Die Abgrenzung zu einer chronischen depressiven Reaktion ist nur aus der Biographie möglich.
Übergänge: Die Störung kann in bestimmten Lebensphasen des reifen Menschen deutlich werden. Aber nicht jedem, der ernsthaft ist, sollte man eine dysthyme Persönlichkeit zuschreiben. Übergänge sind möglich in neurotische, involutive oder endogen depressive Episoden. Auch zwanghafte Störungen können auftreten. Der Übergang zur neurotischen Depression ist fließend, beide Begriffe beziehen sich auf das gleiche Phänomen.
Therapie: Die Störung ist schwer zu beeinflussen. Ein Versuch mit psychotherapeutischer Stützung und Zuspruch wird meist nicht ausreichen. Die passagere Verabreichung eines niedrig dosierten Antidepressivums mit einem Neuroleptikum bringt gelegentlich eine deutliche Besserung. Mit zunehmender Reife zeigt sich eine gewisse Selbst-

---

*Ein sehr weit gefaßter Begriff für eine chronische Verstimmung, die nicht die Kriterien der leichten bis mittelgradigen depressiven Episode einer affektiven Psychose erreicht)

heilungstendenz. Die Menschen gewinnen Abstand, finden vielleicht eine stille Heiterkeit. Im Alter kann sich aber (bezogen auf den Lebenslauf) eine Verbitterung mit hysterisch-aggressiven Zügen entwickeln.

Psychoanalytische Theorie: In den psychoanalytischen Publikationen wird die Deskription der psychopathologischen Phänomene verlassen. Depressiv strukturierte Menschen sollen eine Tendenz zu symbiotischen Bezügen haben, was sich in Anklammerungswünschen ausdrückt. Dies soll typisch für den oralen Charakter sein, der sich in einem drängenden Bedürfnis nach Identifikation oder Inkorporation äußert, aber auch über eine Reaktionsbildung (!) zu Askese und sozialer Isolation führen kann. Entscheidend für die Entwicklung eines oralen Charakters soll eine ambivalente Bindung an die Mutter sein, durch die das Kind gehindert ist, Eigenständigkeit zu erlangen.

Hyperthyme Persönlichkeit
(in der ICD nicht aufgeführt)

Typisch für die hyperthyme Persönlichkeit ist eine durchgehend heitere Grundstimmung mit lebhaft gehobenem Selbstgefühl und Antriebssteigerung. Hyperthyme Menschen schließen schnell Kontakte, sie sind voller Pläne und Aktivitäten. Solange die andrängenden Impulse die Balance nicht stören, sind sie anregende Gesellschafter und humorvoll. Wenn die Aktivität sich zu (hypomanischer) Betriebsamkeit steigert, wird sie häufig zur Ursache von Konflikten, aus denen sich wieder Unmut, Reizbarkeit oder Aggressivität entwickeln können.
Interferenz: Mit Erregbarkeit, Reizbarkeit, eventuell (bei älteren Menschen) auch mit Zeichen eines beginnenden zerebralen Abbaus.
Differentialdiagnose: Chronische Intoxikation mit Weckaminen.
Übergänge: Manchmal in länger dauernde depressive Verstimmungszustände, gelegentlich aber in Manie (obwohl zwischen der hyperthymen Persönlichkeit und der manischen Störung kein Zusammenhang besteht).
Therapie: Für eine psychotherapeutische Betreuung sind die Patienten nicht zu motivieren. Häufig fehlt ihnen die Einsicht in das Übersteigerte ihrer Stimmung. Eventuell akzeptieren sie eine medikamentöse Dämpfung durch Neuroleptika. Der Einsatz von Lithium sollte manischen Zuständen vorbehalten bleiben (wegen der Nebenwirkungen).

Paranoide Persönlichkeitsstörung
(ICD: 60.0)

Synonyme: querulatorische Persönlichkeit, fanatische Persönlichkeit, sensitiv-paranoische Persönlichkeit.
Im Charakter querulatorischer Menschen verbindet sich die besondere Sensibilität für soziale Beziehungen und rechtliche Normen mit einer extremen Tendenz zur Sicherung des eigenen Standpunkts, der insbesondere gegen Widerstände mit Beharrlichkeit vertreten wird. Mißerfolge, Demütigungen, tatsächliches oder vermeintliches Unrecht werden zum Anlaß einer kämpferischen Auseinandersetzung mit einzelnen Personen, Institutionen oder der Gesellschaft überhaupt. Die eigene, zunächst begründete Rechtsauffassung kann im Laufe dieser Entwicklung zur *überwertigen Idee* entarten, zu deren Durchsetzung auch Unrecht und Schaden für Unbeteiligte in Kauf genommen wird. Die Intelligenz ist nicht gestört. In Themen, die andere Bereiche berühren, bleibt der Patient einsichtig und ausgewogen im Urteil. Diese Entwicklung kann unterschiedlich interpretiert werden als
paranoid,
querulatorisch,
fanatisch

Der Paranoide ist überzeugt, daß er von anderen beeinträchtigt, bedroht oder verfolgt wird.

Der Querulant hält unnachgiebig an einem Rechtsanspruch fest, den er, allen Abweisungen zum Trotz, in verschiedenen Klagen immer wieder durchzusetzen versucht.

Der Fanatiker will seine Überzeugung ohne Rücksicht auf Gegenargumente und die Auswirkungen auf die Mitmenschen durchsetzen.

Die Geschichte gibt viele Beispiele für Fanatiker und Querulanten. In der Novelle "Michael Kohlhaas" hat *Heinrich von Kleist* eine typische querulatorische Entwicklung beschrieben.

Interferenz: Eventuell Kombination mit hyperthymen und zwanghaften Charakterzügen, bei älteren Menschen auch Reizbarkeit, Dysphorie.

Übergang: Typisch ist die Eskalation in eine chronische querulatorische Haltung, die mit ihrer extremen Einseitigkeit und mitunter verschrobenen Argumentation manchmal an schizophrene Endzustände erinnert. Wenn später eindeutige schizophrene Symptome auftreten (was relativ selten ist), sollte man die Diagnose überprüfen.

Differentialdiagnose: Für die paranoide Schizophrenie (S. 236) ist eine schillernde Vielfalt von zum Teil abstrusen Themen typisch, die mit wechselnder Akzentuierung, vielleicht auch spielerisch angeboten werden. Der Querulant hingegen hält ein einziges Thema fest, daß er dann allerdings auch bis ins Absurde steigern kann. Gelegentlich kann über die Diagnose nur der Verlauf entscheiden (wenn schizophrene Symptome ersten Ranges auftreten, S. 218).

Therapie: Der therapeutische Zugang ist schwierig. Dem Patienten fehlen Einsicht und Bereitschaft zur Kooperation. Psychotherapie erreicht die Patienten kaum. Eventuell ist ein Versuch mit Neuroleptika angebracht (wenn sie akzeptiert werden).

Schizoide Persönlichkeitsstörung
(ICD: F 60.1)

Schizoide Menschen erscheinen nach außen kühl und zurückhaltend und haben die Neigung, sich in Phantasien und eigenes Erleben zurückzuziehen. Sie sind kontaktgehemmt, wirken abweisend und starr, können aber empfindsam und kränkbar sein. Sie sind häufig mißtrauisch, was zu einem Teil auch Folge ihrer Entwicklung ist, denn die Kontaktstörung provoziert ein unsicheres und abwartendes Verhalten der Mitmenschen und beeinträchtigt die Interaktion.

Interferenz: Mit querulatorischen, depressiven oder anankastischen Charakterzügen. Es besteht kein Zusammenhang mit den schizophrenen Störungen, obwohl die Wortprägung „schizoid" (*Kretschmer* 1921, *E.Bleuler* 1922) den Gedanken nahe legt und auch ursprünglich so gemeint war.

Übergänge: In verschiedene Formen von Neurosen, die aber eigenen Gesetzen folgen.

Therapie: Die Patienten sind schwer zu motivieren. Häufig empfinden sie psychotherapeutische Gespräche bereits als zu weitgehend und wehren sie ab. Der Therapeut muß durch geduldige Annäherung versuchen, Vertrauen zu schaffen.

Zyklothyme Persönlichkeit
(ICD: F 34.0)

Synonym: Zyklothymia, zykloide Persönlichkeitsstörung.

Eine andauernde Instabilität der Stimmung, mit zahlreichen Perioden leichter Depression und leicht gehobener Stimmung, die sich meist im Erwachsenenalter entwickelt. Es gibt bei den Stimmungsschwankungen keinen Bezug zu Lebensereignissen.

Übergang: Gelegentlich in eine bipolare affektive Störung (S. 207). Ich halte es überhaupt für denkbar, daß diese Persönlichkeitsvariante häufig Ausdruck einer blande verlaufenden bipolaren affektiven Störung ist.

Therapie: Die Patienten kommen selten von sich aus in Behandlung. Bei stärkeren Schwankungen ist ein Versuch mit Lithium angezeigt.

18.2 Psychoanalytische Konstrukte

Der Vollständigkeit halber sollen zwei psychoanalytische Konstrukte erwähnt werden,
die *masochistische Persönlichkeit* und
die *narzißtische Persönlichkeit*,
die in der ICD-10 nicht mehr enthalten sind (aber vielleicht unter F 60.8 eingeordnet
werden können).
Beide Begriffe sind nicht deskriptiv. Die Definition geht von psychoanalytischen Annahmen aus, klinische Phänomene werden erst im nachhinein zugeschrieben. Aspekte dieser „Persönlichkeitsstörungen" finden sich in den verschiedensten Syndromen oder
Krankheitsverläufen.

Masochistische Persönlichkeit

Die Abgrenzung dieses Konstrukts stützt sich auf die Annahme, daß es neben dem sexuellen auch einen psychischen Masochismus gibt. Er ist verbunden mit einem strengen, strafendem Über-Ich, das in dem Individuum unbewußte Schuldgefühle und ein Strafbedürfnis provoziert. Wer sich unbewußt selbst bestraft, braucht sich seiner Schuld nicht bewußt zu werden. Die Patienten haben häufig keine bewußten Schuldgefühle (sie entdecken sie erst durch die Therapie!). Es wird angenommen, daß diese Persönlichkeitsstruktur bei depressiven Episoden, Angstzuständen, Zwängen, sensitiver, schizoider oder paranoider Persönlichkeit eine Rolle spielt.

Mit dem Begriff wird eine ubiquitäre Störung der Interaktion erfaßt. Sie betrifft aber nicht nur negative (hier: masochistische) Erlebnisse. Wir wissen aus Erfahrung, daß viele Menschen im Laufe ihres Lebens in immer die gleichen Situationen geraten. Jemand hat wiederholt Ärger mit wechselnden Vorgesetzten (obwohl die sich gar nicht ähnlich sind), ein anderer wird ständig gekränkt, gedemütigt, übervorteilt (obwohl es auch freundliche oder gutmütige Partner geben müßte), ein dritter muß immer wieder kämpfen, prozessieren (als ob alle gegen ihn wären), eine Frau verliebt sich stets in Männer, die sie ausnutzen und hintergehen (den verläßlichen Arbeitskollegen beachtet sie nicht). Man könnte die Liste verlängern. Erinnert sei auch an die Alkoholikerfrau, die sich scheiden läßt und wieder einen Alkoholiker heiratet. Ich finde es jedoch nicht gut, wenn man in solchen Fällen von einem unbewußten Strafbedürfnis spricht.

Durch den individuellen Auseinandersetzungsstil erfolgte offenbar eine Selektion der möglichen Partner. Man sollte diesem Faktum nicht noch eine Theorie unterlegen, mit der zusätzlich ein teleologischer Aspekt eingeführt wird.

Für die Therapie ist das Konzept der masochistischen Persönlichkeit, wie auch die Psychoanalytiker feststellen, ohne Belang. Man spricht von einer negativen therapeutischen Reaktion und geht dabei von der Annahme aus, daß eine Besserung im Befinden die unbewußten Schuldgefühle verstärken würde, die vorher durch das Erleben der Beeinträchtigung kompensiert waren (eine, wenn man es genau betrachtet, eher literarische Argumentation).

Kritik: Natürlich gibt es unbewußte, undeutlich oder eindeutig bewußte Selbstbestrafungstendenzen und Schuldgefühle. Sie sind Teil der menschlichen Existenz. Sie können, wenn sie verleugnet oder verdrängt werden, zu Störungen führen. Die Störung wird aber nicht unbedingt „masochistisch" sein, sondern sich vielfältig äußern, entsprechend der individuellen Konstellation und Ausgangslage.
Zu bedenken ist auch die Gefahr, daß man einen sensiblen Menschen im Rückschluß aus seinem Verhalten oder seiner Krankheit „unbewußte" Schuldgefühle oktroyiert (wer hätte sie nicht).

Narzißtische Persönlichkeitsstörung

Das psychoanalytische Konstrukt stützt sich auf die Hypothese, daß der Säugling primär narzißtisch ist, d.h. die Umwelt lediglich als einen Aspekt seines Selbst betrachtet. Das scheint plausibel, man wird aber fragen müssen, wie das Selbst des Säuglings beschaffen ist und ob man ihm die Überlegungen eines Erwachsenen unterstellen darf. Die narzißtische Phase ist charakterisiert durch die totale oder partielle Einverleibung des Objekts, z.B. der Mutterbrust. Durch eine „frühe Störung", so wird weiter gefolgert, kommt es dazu, daß diese Haltung persistiert und sich schließlich in grandiosen Größenideen und Allmachtsgefühlen des Erwachsenen äußert. Narzißmus wird dem *Selbst* zugeordnet, einer, wie es heißt, gemeinsamen Funktion von Ich, Es und Über-Ich, die eine konstante Selbstrepräsentanz vermittelt. Aus der normalen Eigenliebe des Kindes, kann sich, wenn elterliche Liebe, Zuwendung und Anregung fehlen, die narzißtische Störung entwickeln. Das Selbst bleibt dann rudimentär und aus Kompensation und Abwehr entwickelt sich eine egoistische Haltung. Der krankhafte Narzißmus soll durch eine sehr frühe Störung des Selbstbildes und der Objektbeziehungen bedingt sein. Da die Objektbeziehungen unzureichend sind, wird die Selbsteinschätzung übersteigert. Das Interesse wendet sich dem eigenen Selbst zu, das großartig und allmächtig erlebt wird.

Kritik: Die Ichbezogenheit des Menschen, die sich bei allen neurotischen Störungen positiv oder negativ akzentuiert, wird durch dieses Konzept zu einer Persönlichkeitsvariante und frühen Schädigung aufgewertet.

Die „frühe Störung" ist das psychoanalytische Pendant zum Psychopathie-Begriff der älteren Psychiatrie: die Erklärung ist so weit vorverlegt, daß alles vermutet und nichts bewiesen werden kann.

Es besteht kein Zweifel, daß viele Beobachtungen, auf die sich die psychoanalytische Theorie stützt, zutreffend sind. Schwierigkeit ergeben sich erst bei der Zuordnung des Beobachteten zur Theorie. Den Kritikern der Psychoanalyse geht es vor allem um die Theorie. Zur Verteidigung des theoretischen Konzepts wird von den Psychoanalytikern dann aber auf die Beobachtung verwiesen, die gar nicht bestritten wurde und mit der auch andere und abweichende Theorien gebildet werden könnten.

Zur Auseinandersetzung mit den Thesen der Psychoanalyse, die notwendig ist (obwohl nur wenige dazu bereit sind), scheint mir ein Hinweis auf ein Vorgehen angebracht, daß sich allgemein in den Wissenschaften bewährt hat. Sobald man auf Zusatzhypothesen und ergänzende Annahmen zurückgreifen muß, weil nicht mehr alle Beobachtungen mit der Theorie übereinstimmen, sollte man die Theorie überprüfen. Die Situation läßt sich an einem Beispiel aus der Astronomie erläutern. Auch die Anhänger des ptolemäischen Weltbilds hatten die Planetenbahnen richtig beobachtet. Da sie aber annahmen, daß die Erde sich im Zentrum der Welt befindet, mußten sie den Planetenbahnen eigenartige Schleifen und rückläufige Bewegungen zuordnen, die in sich sogar eine gewisse Regelmäßigkeit erkennen ließen. Erst durch eine Änderung des theoretischen Ansatzes wurde erkennbar, daß sich alle Planeten in elliptischen Bahnen um die Sonne bewegen. Die Beobachtung wurde dadurch nicht verändert, aber es waren keine Zusatzhypothesen (Schleifen) mehr notwendig.

Auch der Anfänger sollte Schlußfolgerungen, die er nicht nachvollziehen kann, nur mit Vorbehalt übernehmen. Es ist besser, wenn man zeitweilig etwas offen läßt.

19 Neurotische Störungen

Fragen:
Wie unterscheiden Sie neurotische und psychotische Störungen? Welche psychopathologischen Syndrome können Ausdruck einer neurotischen Störung sein? Welche psychodynamischen Vorstellungen verbinden Sie mit neurotischen Störungen?

Die neurotischen Störungen sind keine Krankheitseinheiten, sondern persistierende psychopathologische Syndrome von Krankheitswert. Durch die Störung ist das Realitätsbewußtsein des Patienten nicht beeinträchtigt, er leidet nur darunter, daß er auf die Realität nicht angemessen oder seinen Vorstellungen entsprechend reagieren kann. Die psychotischen Symptome sind dagegen eine Störung des Erlebens der Realität. Der Patient kann auf diese Veränderungen normal reagieren (wie jemand, der tatsächlich verfolgt wird, um Hilfe ruft), es können aber auch neurotische Verhaltensmuster aktiviert werden.

Beispiel:
Wenn ich in meinen Vorlesungen schizophrene Patienten, deren Symptome unter Neuroleptika abgeklungen waren, befragte, ob sie neurotische von psychotischen Störungen auseinander halten könnten, war ich immer wieder von der Reaktion überrascht. Das wäre doch gar nicht vergleichbar. Neurotische Ängste, das wäre ein Kinderkram, mal traurig sein, oder Angst im Fahrstuhl haben, aber das andere, das Psychotische, würde alles verändern. Und sie wandten sich manchmal direkt an die Zuhörer. „Das kann man gar nicht vergleichen", meinten sie, „in der Psychose bist du nicht mehr du selbst. Du fühlst es. Dem bist du wie ausgeliefert. Nein, das ist etwas völlig anderes."

Deskriptiv ist jede neurotische Störung ein Syndrom. Psychodynamisch werden hinter den neurotischen Syndromen jeweils sehr unterschiedliche Bedingungen und Kräfte angenommen. Aber das ist weitgehend Spekulation. Die These, daß *alle psychopathologischen Syndrome unspezifisch sind*, gilt auch für die neurotischen Störungen. Manche Symptome scheinen ein Symbol für unterdrückte oder verdrängte Impulse zu sein, aber **nicht jedes Symptom ist ein Symbol oder Gleichnis**, obwohl es nicht schwierig ist, es dazu zu machen.

19.1 Grundzüge neurotischer Störungen

Auch bei den neurotischen Störungen setzen wir den deskriptiven psychopathologischen Befund an den Anfang. In der Gruppe der nicht grob-organischen und nicht psychotischen Syndrome finden sich gewisse Konstanten, die für die neurotischen Störungen typisch sind. Weitere Hinweise gewinnen wir aus der Interaktion und dem Verlauf der Störung. Über die Genese dieser Störungen gibt es viele einander widersprechende Hypothesen. Einigkeit besteht jedoch darüber, daß die neurotischen Syndrome Ausdruck eines (meist unbewußten) psychischen Konflikts sind.

19.1.1 Deskriptive Konstanten

Die psychopathologischen Syndrome, die Ausdruck einer neurotischen Störung sein können, sind charakterisiert durch Angst, Phobien, Zwänge, Hemmung, Selbstunsicherheit, Verstimmungen, Aggressivität, Mißempfindungen, Schmerzen und funktionelle körperliche Ausfälle.

Die typischen Syndrome treten bei den neurotischen Störungen selten isoliert auf, in der Klinik sieht man fast immer Mischbilder. Manchmal wirken die neurotischen Syndrome brüchig, aufgesetzt oder unecht. Die Patienten selbst erleben die Störung häufig als der Situation unangemessen, einengend, inadäquat, vielleicht auch infantil und ihren Vorstellungen von der eigenen Persönlichkeit widersprechend. Die Kranken

leiden unter der Diskrepanz zwischen den gedachten oder gefühlten Möglichkeiten und ihrem tatsächlichen Verhalten. Das Bild wird weiter durch Eigenschaften kompliziert, die zwar in irgendeiner Weise bei jedem Menschen vorkommen, von denen man im Zusammenhang mit neurotischen Störungen aber besonders beeindruckt ist, zumal der Erfolg der Therapie häufig von ihnen abhängt:
Ichbezogenheit,
Unentschlossenheit,
Bequemlichkeit,
Ausweichen vor Belastungen,
fehlender Mut.

Ichbezogenheit kann im Verlauf der Erkrankung (nicht selten gefördert durch die Therapie!) zu einem wesentlichen Merkmal der Störung werden. Die quälenden Symptome und Zweifel und das ständige, auch therapeutisch unterstützte Bemühen um „Selbstverwirklichung" lenken den Blick von der Gemeinschaft und der Verantwortung für andere ab. Wahre Selbstverwirklichung ist nicht zu trennen von Verantwortung und Liebe.

Beispiel:
Eine 40-jährige Patientin, die wegen Angstneurose seit zwei Jahren stationär behandelt wird (und dabei eine Beziehung zu einem Mitpatienten einging), beklagt sich ständig über ihre Eltern, die versagt haben, vor allem die Mutter sei nie da gewesen, wenn sie ihre Hilfe brauchte. Dabei läßt sie unerwähnt, daß ihre beiden Kinder seit Jahren von eben jener Oma betreut werden.

Unentschlossenheit kann gleichfalls ein Merkmal neurotischer Störungen sein. Dringliche Entscheidungen werden hinausgeschoben und die Patienten klagen, daß man sie unter Druck setzen würde, was sie nicht ertragen können. Aber es ändert sich nichts, wenn der äußere Druck aufgehoben wird. Der Druck war meist Folge und nicht Ursache der Unentschlossenheit. Je länger man zwischen zwei Möglichkeiten, die sich ausschließen, verharrt, desto schwerer fällt die Entscheidung. Für das Phänomen bieten sich zwei Begriffe an: Ambivalenz und Ambitendenz.

Ambivalenz nennen wir das gleichzeitige Aufreten von Gefühlen, die sich gegenseitig aufheben. Zunächst verwendete *E.Bleuler* den Begriff, um eine der Grundstörungen der Schizophrenie zu bezeichnen (vgl. S. 219). Später wurde der Begriff in einem erweiterten Sinn auf die Einstellung von neurotischen Patienten übertragen. Im schizophrenen Erleben sind Liebe und Haß gleichwertig und zu einem komplexen Gefühl vereint. Der neurotische Patient hingegen erlebt Liebe und Haß als gleichgewichtig, so daß sein Handeln unentschieden in der Schwebe bleibt.

Ambitendenz ist eine Störung des Willens, bei der zwei entgegengesetzte Antriebe gleichzeitig wirksam werden. Auch diese Veränderung kann differentialdiagnostisch schizophrenen oder neurotischen Syndromen zugeordnet werden.

Beispiele:
Jemand möchte im Betrieb Karriere machen, fürchtet aber gleichzeitig die Verantwortung, die er dabei übernehmen müßte.
Ein Frau träumt von erfüllter Liebe, einem lieben Mann und Kindern, hat aber Angst vor der sexuellen Hingabe und der Heirat. Wenn sie intelligent ist, wird sie sich vielleicht damit begnügen, nachts am Telefon mit ihm leidenschaftliche oder klug-ausgewogene Gespräche zu führen und sich einreden, daß ihr das genügt.

Bequemlichkeit ist eine Einstellung, die jeder kennt. Es fehlt an Schwung, eine Arbeit zu beginnen, von deren Notwendigkeit man überzeugt ist. Die Anstrengung der Arbeit weckt Unlust und man verliert sich in Phantasien über Erfolge, die sich erst aus der Arbeit ergeben könnten. Bequemlichkeit und Riesenansprüche sind wesentliche Merkmale einer neurotischen Störung (*Schultz-Hencke* 1965). Man sollte hier nicht von

„Arbeitsstörungen" sprechen. Für die therapeutische Zielsetzung ist es besser, wenn man den Patienten mit seiner Bequemlichkeit konfrontiert.

Ausweichen vor Belastungen findet man ebenfalls häufig bei neurotischen Störungen. Wenn man von „Vermeidungen" spricht, hat man das Problem bereits sprachlich entschärft. Das Zurückweichen vor Problemen kann sich aus unterschiedlichen Bedingungen ergeben, aber es spielt nicht selten bei der Prolongation einer neurotischen Störung eine entscheidende Rolle.

Ichbezogenheit und fehlenden Mut wird man ungern als Merkmale einer neurotischen Störung nennen. Aber in der Sicht des Psychiaters beginnt die Störung häufig bei der Scheu des Patienen vor der Auseinandersetzung mit einem Problem, das ihm zumindest im Ansatz bewußt ist. Mit den Begriffen Unsicherheit und Angst ist dieser Aspekt keineswegs abgedeckt. Varianten dieser Verhaltensweisen findet man bei jedem Menschen. Das setzt aber ihre Bedeutung für die Therapie neurotischer Störungen nicht herab.

! Es gehört Mut dazu, wenn man sein Leben ändern will.

Zweifellos kann der innere Widerspruch, den wir bei einer neurotischen Persönlichkeit annehmen, auch schöpferische Impulse wecken. Die Auseinandersetzung mit neurotischen Störungen braucht nicht unbedingt in Lähmung und Resignation zu enden.

Alle psychoreaktiven Störungen entwickeln sich aus bestehenden Reaktionsmustern. Nach einer jahrelangen Arbeit mit neurotisch gestörten Patienten habe ich entgegen der generellen Meinung doch den Eindruck, daß der Typus des neurotischen Syndroms mehr von der **Disposition** abhängt als von der auslösenden **Situation**, so gravierend man sie sich auch vorstellen mag. Gelegentlich zeigt sich auch ein Mißverhältnis zwischen Disposition und Situation. Wenn die Störung länger anhält (und damit erst Krankheitswert gewinnt) kommt es eventuell zu einem **Prolongationseffekt**. Durch die Auseinandersetzung mit der Störung kann das Fehlverhalten die Funktion einer Dominante gewinnen. Dann dreht sich alles um die Bedingungen der Störung oder um die Furcht vor dem Wiederauftreten und damit wird das Fehlverhalten weiter bekräftigt. Meines Erachtens ist es ein Mangel von vielen psychotherapeutischen Maßnahmen, daß sie zu lange dauern und sich auf die „Bearbeitung" des Negativen konzentrieren. Ganz abgesehen davon, daß unsicher bleibt, ob die Konflikte, die dabei besprochen werden, wirklich die Auslöser der Störung sind. Es gibt kein konfliktfreies Leben. Konflikte sind immer nachweisbar, wenn man danach sucht. Mit der Zeit kann sich für den Patienten ein **Krankheitsgewinn** ergeben, weil er durch das Etikett der Störung oder die Behandlung von sozialen Verpflichtungen entlastet wird. Häufig spielt auch die **familiäre Interaktion** eine Rolle. Eine neurotische Störung kann man nicht isoliert betrachten. Der neurotisch Kranke steht immer in einer Wechselwirkung, mit der Familie und dem sozialen Umfeld. In Familien, Wohngemeinschaften oder sozialen Gruppen kann sich häufig ein starres neurotisches Ritual entwickeln, an denen alle beteiligt sind.

19.2 Prägnanztypen neurotischer Störungen

Wenn wir Symptome beschreibend herausheben und zu Syndromen ordnen, haben wir bereits Akzente gesetzt. Besonders im Bereich der neurotischen Störungen ist eine gewisse Willkür unvermeidbar. Man ordnet die Merkmale um ein besonders auffälliges Syndrom (Angst, Verstimmung, Zwang, Konversion), was bedeutet, daß die anderen Symptome, die gleichwohl vorhanden sind, weniger oder gar nicht beachtet werden. Eine hysterische (dissoziative) Störung geht auch mit Angst und depressiver Verstimmung oder Phobien einher. Bei phobischen Störungen wird man auch depressive oder histrionische Züge beobachten. Wenn man dann versucht, dem Syndrom, das bereits eine Vereinfachung ist, jeweils eine bestimmte Genese zuzuordnen, entfernt man sich weiter von dem klinischen Bild. Die durch Vereinfachung gewonnenen Prägnanztypen sollte man lediglich als Orientierungshilfe nutzen. Die individuelle Störung entspricht nur selten dem Typus. Es gibt immer Überschneidungen (die wichtigsten werden im Abschnitt Interferenz erwähnt).

Alle Versuche einer theoretischen Gliederung der neurotischen Störungen haben sich in der Klinik nicht bewährt. Aus diesem Grunde haben die Autoren der ICD-10 (dem DSM III folgend) den Begriff Neurose aufgegeben und sich auf die Beschreibung von typischen Störungen beschränkt:
Panikstörung,
generalisierte Angststörung,
phobische Störung,
Depersonalisationsstörung,
Neurasthenie,
dissoziative (hysterische) Störung,
hypochondrische Störung,
Herzphobie,
Schmerzsyndrome der verschiedensten Art und Lokalisation,
Zwangsstörung,
chronische Verbitterung,
neurotische Depression.

Panikstörung
(ICD: F 41.0)

Als Panikstörung (Panikattacke) bezeichnen wir eine episodisch auftretende paroxysmale Angst, die nicht durch eine besondere Situation oder durch Umwelteinflüsse ausgelöst wird. Das Auftreten der Angstanfälle ist nicht vorhersehbar. Wie bei anderen Angsterkrankungen können zusätzliche Symptome der Störung ein individuelles Gepräge geben: Herzklopfen, Brustschmerz, Atemnot, Schwindel, Entfremdungserleben, Furcht vor dem Tod.
Differentialdiagnose: Angst oder Panikzustände können bei depressiven Episoden oder bei Phobien auftreten. Für die Diagnose einer Panikstörung ist das Fehlen einer Auslöser-Situation entscheidend. Die Störung ist von Angstzuständen infolge körperlicher Erkrankungen abzugrenzen (Hyperthyreose, Hypoglykämie, Entzug von Sedativa oder Drogen).
Therapie: Bei Erstmanifestation sind häufig Benzodiazepine ausreichend (**Cave:** Gefahr der Gewöhnung). Wenn die Störung ausgeprägt ist und längere Zeit andauert, sind Antidepressiva (Serotonin-reuptake-Hemmer) in niedriger bis mittlerer Dosierung angezeigt. Psychotherapie hat nur stützende Funktion.

Generalisierte Angststörung
(ICD: F 41.1)

Synonyme: Angstneurose, Angstreaktion, neurotischer Angstzustand.
Die generalisierte Angststörung wird bestimmt durch ein anhaltendes **Angstsyndrom**, ohne daß eine Gefahr oder Bedrohung besteht oder dem Patienten bewußt ist. Die Angst ist frei flottierend, sie kann nicht auf eine bestimmte Situation bezogen werden, was besonders beunruhigend ist, weil es keinen Anlaß gibt, mit dem man sich auseinander setzen könnte. Die Angst macht die Patienten unsicher und hilflos. Sie ist häufig mit körperlichen Symptomen verbunden. Meist entwickelt sich eine typische individuelle Form der Störung aus: Kreislaufbeschwerden, Ohnmacht, Zittern, Atemnot, he-

chelnde Atmung, Schweißausbruch, Hunger, Magendruck, Durchfall oder Mißempfindungen. Der Übergang in psychosomatische Erkrankungen ist fließend.

Sekundär kann die Angst durch die ängstliche Erwartung von neuen Angstanfällen, die Angst vor der Angst, gesteigert werden. Die körperlichen Mißempfindungen, die mit dem Zustand einhergehen, können hypochondrische Ängste provozieren.

Interferenz: Die generalisierte Angststörung tritt selten isoliert auf. Sie kann mit phobischen Zuständen verbunden sein. Relativ häufig ist die Kombination mit einer sensitiven oder zwanghaften Persönlichkeit. Gelegentlich können auch hysterische Symptome auftreten (hochgradige Erregung, flüchtiges Derealisationserleben), die eventuell auch im körperlichen Bereich ihren Ausdruck finden (Zittern, Übelkeit, Erbrechen, Durchfall). Andererseits kann eine dissoziative Persönlichkeit auch das Auftreten von Angststörungen begünstigen.

Differentialdiagnose: Da Angst eine ubiquitäre Reaktion ist (und es gibt im Leben des Einzelnen durchaus Anlaß dazu), sollte man nicht jede Äußerung von Angst, auch wenn man sie selbst unbegründet findet, als neurotische Störung auffassen. Auch wenn Angstzustände im mittleren Lebensalter überraschend auftreten und zu der prämorbiden Persönlichkeit in Widerspruch steht (Biographie!), sollte man sich nicht mit der Diagnose einer neurotischen Störung begnügen. In einem solchen Fall müssen körperliche Erkrankungen (Hirntumor, Karzinom, Hyperthyreose) ausgeschlossen werden. Nach dem Abklingen einer körperlich begründeten Störung (Delir) kann längere Zeit eine ängstliche Verstimmung persistieren. Ein protrahiertes Angstsyndrom wird häufig auch bei Altersabbau und Demenz beobachtet. Eine intensive frei flottierende Angst ist nicht selten ein Symptom von depressiven Episoden oder beginnenden schizophrenen Störungen. Nicht vergessen sollte man, daß schizophrene Patienten gelegentlich die psychotischen Symptome dissimulieren und statt dessen von Angst, Panik und Verstimmungen reden.

Therapie: Zunächst symptomatisch, eventuell Verhaltenstherapie. Medikamentös Benzodiazepine oder (besser) Neuroleptika in niedriger Dosierung. Autogenes Training allein ist nicht ausreichend. Mit Hypnose läßt sich meist nur eine vorübergehende Besserung erzielen. Ein dauernder Erfolg ist von tiefenpsychologisch fundierter Psychotherapie zu erwarten.

Phobische Störungen
(ICD: F 40)

Synonyme: Zwangsangst, Angsthysterie, eventuell auch Angstneurose (siehe dort).

Bei phobischen Störungen wird ein **phobisches Syndrom** durch Handlungsimpulse oder bestimmte Objekte und Situationen, manchmal allein durch deren Vorstellung ausgelöst. Die Angst wird als absurd und unbegründet erlebt. Sie geht mit körperlichen Reaktionen und vegetativen Veränderungen einher, die zusätzlich ängstliche Reaktionen provozieren. In den Phobien (= Zwangsängste) sind zwanghafte und ängstliche Phänomene miteinander verbunden. In manchen Fällen überwiegen die körperlichen Begleiterscheinungen der Angst: Schweißausbruch, Zittern, Übelkeit, Herzklopfen, Schwindel.

Durch die ständige Auseinandersetzung mit der Störung wird der phobische Patient gegenüber den auslösenden Reizen zunehmend sensibilisiert, so daß mit der Zeit eine Generalisierung der Auslöser-Reize einsetzt, derzufolge immer häufiger zunächst unbedeutende Reize als Auslöser der Störung fungieren (vgl. auch *Hebbsche* Regel, S. 46).

Beispiel:
Der Patient verspürt zunächst Unbehagen und Angst auf einer bestimmten hohen und unübersichtlichen Brücke – dann ist er unfähig, über diese Brücke zu gehen – später entwickelt er eine Phobie vor allen Brücken – in der Folge breitet sich die Phobie auf freie Übergänge und Plätze aus – schließlich auf Straßen überhaupt – zuletzt hat er Angst, das Haus zu verlassen, vorausgesetzt, es ist jemand da, der ihn versorgt! (vgl. S. 94).

Phobische Inhalte können alle Tätigkeiten und Lebensbereiche betreffen. Die Befürchtungen beziehen sich auf Menschen, Tiere oder Handlungen, mit denen man sich oder andere gefährden könnte. Manchmal kann die Gefahr gar nicht benannt werden. Nicht selten ist die Furcht vor der zwanghaften und ungewollten Ausführung eines Verbrechens (das Baby aus dem Fenster werfen, jemanden in den Abgrund stoßen). Die Vorstellung taucht unerwartet auf und ängstigt den Patienten. Einige Zwangsbefürchtungen lassen sich als Übersteigerung von alltäglichen Ängsten verstehen. Bereits im 19. Jahrhundert wurden in der Psychiatrie Begriffe für bestimmte Formen des phobischen Syndroms eingeführt. Sie dienen der schnellen Verständigung in der Klinik, für die Therapie haben sie keine Bedeutung.

Höhenangst (Akrophobie)

Klaustrophobie (Angst vor geschlossenen Räumen)

Tierphobien (Hunde, Mäuse, Schlangen, Würmer, Spinnen).

Häufig sind auch Zwangsängste im Zusammenhang mit vermuteten oder befürchteten körperlichen Leiden wie die **Carcinophobie** oder die in den letzten Jahren zunehmend auftretende

AIDS-Phobie, bei der die Patienten fürchten, daß sie sich mit AIDS angesteckt haben, obwohl eine Infektion aus dem Sexualverhalten unwahrscheinlich ist und durch wiederholte Tests ausgeschlossen wurde.

Phobophobie bezeichnet die Angst vor dem Auftreten von (bereits wiederholt quälend erlebten) Zwangsbefürchtungen.

Interferenz: Mit allgemeinen Angstzuständen oder Zwängen, vor allem aber mit hysterischen (dissoziativen) Störungen. Eventuell im höheren Alter, verbunden mit Vergeßlichkeit, Umständlichkeit oder beginnender Wesensänderung. Unabhängig von der phobischen Störung bleiben die typischen Persönlichkeitszüge erhalten (sensitiv, asthenisch, anankastisch, hysterisch).

Differentialdiagnose: Im Unterschied zu den Zwängen oder Zwangsbefürchtungen, die jeder kennt, steht bei der neurotischen Störung das *Unabweisbare der Zwänge* im Vordergrund, obwohl das Absurde eingesehen wird (aber das steigert gerade den Leidensdruck). Phobische Phänomene bei schizophrenen Störungen werden dagegen von den Patienten als von außen kommend oder eingegeben erlebt. Gelegentlich können zerebrale Störungen mit einem phobischen Syndrom beginnen (Bewußtseinstrübung? Wesensänderung? Neurologischer Befund?).

Therapie: Ähnliches Vorgehen wie bei der Angstneurose. Indiziert ist ein Versuch mit tiefenpsychologisch begründeten Methoden (wobei man aber darauf achten sollte, daß es nicht zu einer therapie-bedingten Prolongation kommt). Verhaltenstherapie, eventuell durch hypnotische Imagination verstärkt. Übende Verfahren (autogenes Training), Ablenkung (durch intensive Aufgaben), Umstimmung (durch fordernde Sportarten wie Segeln, Reiten, Segelfliegen). Meist wird man ohne Medikamente nicht auskommen (Neuroleptika, Serotonin-reuptake-Hemmer, erst in zweiter Linie Benzodiazepine). Bewährt hat sich auch ein Verhaltenstraining, bei dem der Patient möglichst oft dem Auslöser-Reiz ausgesetzt wird, zunächst unter Assistenz und Betreuung, damit die Erinnerung an die Störung verblaßt und die pathologische Dominante sich zurückbilden kann. Die Tendenz zur Generalisation der Störung muß auch bei der Therapie beachtet werden. Dem Patienten ist einzuprägen, daß ein Zwang, den man befolgt, stärker wird.

Fallbericht:

14 Ein Geschäftsreisender, Anfang 50, leidet in der letzten Zeit unter einer Phobie vor fremden Hotelzimmern. Er verliert jedes mal viel Zeit vor Antritt einer Reise, um zu arrangieren, daß er immer im gleichen Hotel und vor allem auch im selben Zimmer untergebracht wird. Er kann sonst nicht schlafen, hat Schweißausbrüche und eine unerklärliche Angst. Manchmal hat er schon eine Reise deswegen abbrechen müssen. Schon wenn er im Auto sitzt, ist alles weg. Das alles findet er „zickig", aber er kann nichts dagegen tun. Er führt seine „Angst vor fremden Betten", wie er die Störung nennt, auf die Beziehung mit einer verheirateten Frau zurück, mit der er sich manchmal heimlich trifft (ohne phobische Ängste).

Diagnose: phobische Störung.

15 Bei einer 40-jährigen verheirateten Patientin, Mutter zweier Kinder, entwickelte sich eine Angst vor Partys und Festessen (umzufallen, aufzufallen). Vermeiden konnte sie die Anlässe nicht, aber sie hielt sich an den Ehemann und wich ihm nicht von der Seite. Sie konnte auch nicht allein Auto fahren, eins der Kinder oder der Ehemann mußten neben ihr sitzen, obwohl die Kinder erst 7 und 9 Jahre alt waren. Später generalisierte die Störung zu einer Agoraphobie (Plätze, Straßen) und der Unfähigkeit, in Geschäfte zu gehen. Die Therapie, anfangs durch Medikamente gestützt (Benzodiazepine), richtete sich sowohl auf die auslösende Konstellation (Disposition, Situation), als auch auf die Generalisierung und ängstliche Erwartungshaltung. Die Störung bildete sich zurück, aber die Party-Angst, mit der alles angefangen hatte, persistierte. Sie konnte erst mit einer Gegenvorstellung überwunden werden, die das gefürchtete Ereignis in einen ausfallend komischen Zusammenhang stellte. Die Patienten sollte sich ausmalen, was die Gastgeberin für ein dummes Gesicht machen würde, wenn sie diesmal tatsächlich einen Anfall hätte und dabei den Topf mit Roter Grütze, eine Spezialität der Dame, umwerfen würde. Da mußte sie lachen und die Phobie verlor das Bedrohliche (Lachen ist manchmal wirksamer als Wut!). Die Party verlief ohne Komplikation. In den folgenden Wochen begleitete die Patientin den Ehemann auf einer Geschäftsreise nach Asien. Sie war abgelenkt, glücklich über den Erfolg, wurde zunehmend sicher und vergaß schließlich die Ängste, obwohl sie relativ häufig an offiziellen Empfängen teilnehmen mußte. Nach der Reise traten die phobischen Zustände nicht wieder auf. Acht Tage später jedoch, am Tage vor dem vereinbarten Termin mit dem Psychiater, fühlte sie sich erstmals unfrei. Auf der Fahrt zur Behandlung (im eigenen Wagen, allein) verstärkte sich die Unsicherheit. Wir schlossen daraus, daß die Störung situationsbedingt, durch die Erinnerung an die intensive Auseinandersetzung mit dem Psychiater wieder aktiviert worden war. Deshalb wurde die Sitzung nach einem Gespräch über Urlaub, Flugverbindungen und Hotels abgebrochen mit der Auflage, daß sich die Patientin sofort melden sollte, wenn die Störungen wieder auftreten würden. Ich traf sie drei Jahre später bei einer Vernissage. Es ging ihr gut. Die Phobie ist auch in den folgenden beiden Jahren nicht wieder aufgetreten.
Diagnose: hysterische Neurose.

Depersonalisation und Derealisation
(ICD: F 48.1)

Synonyme: Neurotische Depersonalisation, Derealisationssyndrom. Flüchtige, gelegentlich oder protrahiert auftretende (und dann als lästig oder beängstigend empfundene) Depersonalisations- oder Derealisationserscheinungen. Äußere Objekte oder Teile des Körpers werden als unwirklich, verändert und fremd erlebt. Die isolierte Störung ist selten, sie tritt häufig im Kontext mit anderen (ängstlichen, depressiven, zwanghaften, hysterischen) Syndromen auf und wird dann auch durch den Patienten diesen nachgeordnet. Manchmal ist das Depersonalisationserleben nur der besondere Aspekt einer histrionischen Störung, dann wird es leidenschaftlich bewegt aufgezeigt.
Differentialdiagnose: Das isolierte Depersonalisationserlebnis ist flüchtig, manchmal an bestimmte Situationen gebunden (Flucht, fremdes Land). Der Patient ist geniert und um sachliche Distanz bemüht, behält aber das Erleben zunächst für sich. Hysterische Depersonalisation wird genüßlich-erschreckt demonstriert und die Ängste steigern sich in Gegenwart von Publikum.
Cave: Patienten mit einer akuten schizophrenen Störung sprechen gelegentlich von einem flüchtigen Derealisationserlebnis. Sie bleiben dabei sonderbar unterkühlt oder neckisch, als ob sie die Störung in Frage stellten.
Therapie: Wenn die Diagnose gesichert ist, ablenken, das Ereignis herunterspielen („ja, das ist typisch für diese Situation, so etwas passiert öfter…").

Neurasthenie
(ICD: F 48.0)

Ein meist über Jahre bestehendes, sich gelegentlich akkut verschlechterndes neurasthenisches Syndrom. In der ICD-10 werden die beträchtlichen kulturellen Unterschiede im Erscheinungsbild der Störung hervorgehoben. Kennzeichnend sind Klagen über vermehrte Müdigkeit und abnehmende geistige Leistungsfähigkeit, aber auch die Neigung zu überschießenden vegetativen Reaktionen und Vestimmungen oder Schmerzen. Das Krankheitsbild wird auch mit dem Begriff Erschöpfungssyndrom erfaßt. Oder es kann, aus einer anderen Sicht, den abnormen Erlebnisreaktionen oder der asthenischen Persönlichkeitsstörung zugerechnet werden (S. 154).

Das klinische Bild der Neurasthenie wird auch bei verschiedenen Störungen beschrieben, die in den Medien besondere Aufmerksamkeit gefunden haben (S. 97).

Therapie: Ablenkung, Aufgaben, die den Patienten fordern. Als Ergänzung autogenes Training. Die an sich geringfügige Störung sollte nicht durch eine „wissenschaftliche Diagnose" festgeschrieben werden.

Hysterische (dissoziative) Störung
(ICD: F 44)

Synonyme: Hysterische Reaktion, hysterischer Dämmerzustand, Konversionsstörung, Konversionsneurose.

Die Begriffe dissoziative Störung und Konversionsstörung sind in etwa deckungsgleich, doch mit dem Begriff Konversion (S. 95, 120) wird lediglich ein besonderer Aspekt der dissoziativen Störung erfaßt und gleichzeitig eine Vorstellung über die Genese antizipiert. Die Bezeichnung hysterisch, die ich vorziehe, erfaßt gleichzeitig die neurotische Störung und das Reaktionsrepertoire der histrionischen Persönlichkeit. Das Gemeinsame darf man nicht aus dem Auge verlieren, denn die Therapie ist identisch. Wer dissoziative Störungen hat, wird immer auch hysterische (meinetwegen: histrionische) Störungen haben. Wer mit hysterischen Reaktionen auffällt, ist zumindest gefährdet, daß er auch dissoziative Ausfälle entwickelt. Durch den reformerischen Elan der ICD-10 wurde die offensichtliche Krankheitseinheit, die sich aus der Psychopathologie ergibt, aufgegeben, so daß zwei Codierungen notwendig werden, obgleich es um ein und dieselbe Störung geht.

Die dissoziative Störung im engeren Sinn bezeichnet den partiellen oder totalen Verlust der Integration von Erinnerungen, des Identitätsbewußtseins, der Empfindungen sowie der Kontrolle der Körperbewegungen. Weder die Vorgänge selbst noch die auslösende Situation oder das den Vorgang anstoßende Bedürfnis sind völlig unbewußt. Es bleibt zumindest eine Ahnung davon und bei einigen Patienten gibt es Übergänge bis zur bewußt eingesetzten Zweckreaktion.

Fallbericht:

16 Eine Schriftstellerin hatte in einer Klinik, vermutlich begünstigt durch die einsetzende Wirkung eines Schlafmittels, einen „Wachtraum" vom Tod ihres Vaters, der so eindringlich war, daß sie sich später an jede Einzelheit erinnerte. Sie registrierte auch, daß die Nachtschwester den diensthabenden Arzt alarmierte, der schließlich einen zweiten Arzt aus dem Schlaf holen ließ. Sie schreibt darüber:... „und zwar, wie ich vermute, weniger, weil er allein nicht mit mir hätte fertig werden können, als weil er die Wildheit und verzweifelte Eindringlichkeit meines Halluzinierens klinisch so fesselnd fand, daß er das Phänomen seinem Kollegen nicht vorenthalten wollte (*Erika Mann*: Das letzte Jahr).

Typisch für die dissoziative Störung ist die Beweglichkeit der Vorstellungen. Der Patient kann sich schnell auf bestimmte positiv oder negativ belegte Rollen umstellen und sich ihnen eventuell bis zur Einengung des Bewußtseins überlassen. Die Vorstellungen können sich auf alle Bereiche beziehen. Sie sind meist ich-zentriert und von starken Affekten getragen.

Fallbericht:

17 Eine junge Frau hat Angst, in Kaufhäusern Treppen zu steigen, den Lift zu benutzen, mit dem Auto, dem Bus oder der Eisenbahn zu fahren. Die Intensität der Angst wechselt. Manchmal fühlt sie sich völlig frei und hat die Angst vergessen – insbesondere in vertrauter Umgebung oder wenn ihr Mann sie unterstützt. Sie hat Mühe, auf die Straße zu gehen. Einkäufe besorgt ihr Mann. Seine Dienstreisen sind ein besonderes Problem. Tage vorher, speziell nachts, hat sie Anfälle von Kopfschmerz, Erbrechen, Flimmern vor den Augen. In solchen Zuständen kann sie die Bewegungen nicht mehr kontrollieren. Der Körper wölbt sich im Anfall auf, so daß nur noch Fersen und Nacken die Unterlage berühren. Sie ist sehr geängstigt dabei. Eine genaue Erinnerung an diese Zustände hat sie nicht. Der Ehemann hat sich bereits um einen anderen Arbeitsplatz bemüht, damit er seine kranke Frau besser betreuen kann. Sie hat dem widersprochen. Sie denkt, daß eine Kur ihr helfen könnte. Beide haben keine Kinder. **Diagnose:** hysterische Störung, großer Anfall.

Der *Appellcharakter* der hysterischen Symptome ist häufig nicht zu übersehen. Eine Stellungnahme dazu ist den Patienten möglich, zumindest wenn sie gefordert wird. Die Resonanz und Betroffenheit oder Erschütterung des Publikums kann die Störung stabilisieren, gewissermaßen in einem emotionalen Feedback. Die Störung wirkt „aufgesetzt" und unecht. Wenn man mit einer Intervention im Laufe eines Gesprächs das hysterische Reaktionsmuster durchbricht, wird die Sprache dunkler, reifer, sie klingt anders, was auch dem Patienten bewußt wird, wenn man ihn mit einer Tonbandaufzeichnung seiner Aussagen konfrontiert. Patienten mit dissoziativen Störungen können die abnormen Zustände gelegentlich „einstellen". Das geht über die halbbewußte oder unbewußte Erwartung des Syndroms hinaus. Der Patient kann sich in solchen Situationen zuschauen. Man sollte auch aus diesem Grunde in der Therapie nicht nur über die Vergangenheit und die mögliche Genese der Störung reden (obgleich dies vorübergehend entlastet).

Eine besondere Bedeutung haben soziokulturelle Einflüsse für die Ausbildung und Verfestigung von dissoziativen Störungen. Ohne Umwelt (und sei sie auch nur vorgestellt) ist diese Form der Störung relativ selten. Die Abhängigkeit von den sozialen Umständen gilt im gewissen Sinne für alle neurotischen Störungen, ist aber bei den hysterischen Phänomenen besonders eindrücklich. Einfluß auf Inhalt und Intensität der Störung haben auch Geschlecht, Erziehung und Alter des Patienten. Entgegen einem verbreiteten Vorurteil können hysterische Reaktionen bei beiden Geschlechtern auftreten. Die großen Anfälle, die Anfang des 20. Jahrhunderts die Psychiater faszinierten, waren vermutlich auch ein Ergebnis der damaligen Lebensbedingungen. Heute sind sie seltener geworden, dafür zeigen sich die hysterischen Entäußerungen in Angst, Eßstörungen, Verstimmung oder phobischen Zuständen. Keineswegs handelt es sich um eine Störung von jungen und unreifen Menschen. Im Alter wechselt lediglich der Ausdruck der Störung. Nach einer gewissen Latenz im mittleren Lebensalter (die bei Männern mehr als bei Frauen beobachtet wird) ist mit zunehmender Involution und im Senium ein deutliches Ansteigen von hysterischen Symptomen zu beobachten, bei beiden Geschlechtern. Auffällig ist dabei häufig eine kindliche Attitüde der Patienten. Sie wirken viel jugendlicher als sie tatsächlich sind.

Die psychischen und somatischen Symptome der dissoziativen Störung lassen sich auf bestimmte Grundphänomene zurückführen: äußerst vielgestaltige psychische Ausfälle und Veränderungen, meist kurzfristig wechselnd und von schwankender Intensität (Angst, Phobien, Mißempfindungen), Bewußtseinseinengung auf bestimmte Vorstellungen oder Befürchtungen bis hin zu einem psychogenen Dämmerzustand (S. 76), instabile Affektivität oder schwer abzugrenzende „schillernde" Organstörungen mit wechselnder Lokalisation.

Interferenz: Mit anderen neurotischen Störungen (Angst, Phobie, Hypochondrie, Zwänge), aber auch mit depressiven Verstimmungen. Generell als Reaktion auf seelische Krisensituationen und körperliche Gefährdung. Gelegentlich können die seelischen Folgen von schweren körperlichen Erkrankungen, Verletzungen oder Amputationen mit hysterischen Phänomenen interferieren. Nicht selten bei medikamentös anbehandelten akuten schizophrenen Zuständen, vielleicht bedingt durch den Labilisierungseffekt der Psychopharmaka. Im höheren Alter Überlagerung mit den Zeichen einer organischen Wesensänderung, die Reaktionen sind dann starrer.

Differentialdiagnose: Die Unterscheidung von der Simulation ist bei gröberen Anfällen nicht immer leicht. Simulation wird bewußt eingesetzt. Der Simulant stellt etwas dar, von dem er weiß, daß es nicht stimmt. Hysterische Symptome werden erlitten. Der

Gefährdete gerät in den Sog einer „Rolle", die von Emotionen getragen wird und sich selbst gegen eine bewußte Stellungnahme durchsetzt.
Cave: Somatisch begründete Beschwerden können über eine hysterische Reaktion verstärkt werden. Der Nachweis einer psychoreaktiven Komponente schließt eine organische Erkrankung nicht aus.
Durch organische Leiden und Ausfälle werden häufig dissoziative Veränderungen provoziert. Wenn man formuliert, daß eine organische Störung „sekundär hysterisch verarbeitet" worden sei, unterstellt man bereits eine Absicht, die über die empirischen Fakten hinausgeht.
Therapie: Das Vorgehen unterscheidet sich, ob es sich um ein erstmaliges Ereignis handelt oder um eine prolongierte hysterische Reaktion. Die Störungen sprechen recht gut auf eine Gegensuggestion an, so lange sich die Reaktionen noch nicht verfestigt haben. Bei den chronifizierten dissoziativen Störungen muß die Therapie zusätzlich den Krankheitsgewinn und die Lust am Effekt des Abnormen überwinden. Die chronifizierten Störungen reagieren am ehesten auf Verhaltenstherapie und direktives stützendes Vorgehen des Arztes. Hypnose sollte nur von erfahrenen Hypnotherapeuten eingesetzt werden. Hysterische Patienten sind sehr suggestibel, sie können sich in eine Rolle hineinsteigern (das gehört zu ihrem Krankheitsbild), deshalb können sie auch bei einer hypnotisch gesetzten Suggestion in eigene Vorstellungen und Ängste abgleiten. Psychoanalyse und nicht-direktive Gespräche haben sich in akuten Stadien nicht bewährt, sie verstärken eher die Fehlhaltung. Eventuell ist vorübergehend eine Zusatzbehandlung mit Neuroleptika (als Depot-Injektion) angebracht.

Hypochondrische Störung
(ICD: F 45.2)

Zustände von andauernder ängstlicher Selbstbeobachtung und Krankheitsfurcht, die sich mit wechselnder Intensität und Dauer wiederholen und die verschiedensten Organausfälle und Krankheiten betreffen. Gelegentlich werden irreale oder abstruse Köpervorstellungen geäußert, die wahnhaft anmuten, aber die Patienten fühlen sich nicht von außen manipuliert. Ihre Befürchtungen beziehen sich auf bestimmte Erkrankungen und werden festgehalten, selbst wenn die Untersuchungsbefunde dem widersprechen. Im Verlauf werden immer wieder neue Krankheiten in die hypochondrischen Ängste einbezogen.
Die Störung ist häufig eine besondere Form und Ausdruck einer asthenischen Persönlichkeitsstörung (S. 154)
Interferenz: Mit Symptomen von Angstneurose und Phobien oder einer depressiven Verstimmung.
Übergang: Eventuell in affektive oder schizophrene Psychosen, aber auch als Prodrom von körperlichen Erkrankungen (!).
Differentialdiagnose: Die Unterscheidung gegenüber involutiver Depression (Alter, depressive Verstimmung, Suizidalität) oder schizophrenen Störungen (Absurdität der Körpervorstellungen oder Mißempfindungen, Beeinflussungserleben, eventuell Halluzinationen) ist mitunter schwierig. Leicht hypochondrische Ängste, die jeder hat, sind noch keine neurotische Störung. Mediziner werden sich daran erinnern, mit welchem Unbehagen sie in den ersten klinischen Vorlesungen auf die Vorstellung von eindrücklichen Krankheitsbildern reagiert haben.
Von einer hypochondrischen Störung sollte man erst sprechen, wenn die Befürchtungen persistieren und die Aufmerksamkeit auf sich ziehen.
Therapie: Psychotherapeutische Maßnahmen sind wenig erfolgreich, denn die Störung wird eher „festgeredet". Bei ausgeprägten Befürchtungen, die das Leben einengen, wird man relativ hoch dosiert Neuroleptika einsetzen. Manchmal bringt auch eine dramatische Ablenkung Besserung (aber die läßt sich nicht steuern).

Herzphobie
(ICD: F 45.30)

Synonyma: Herzangst, Herzhypochondrie, auch Herzneurose.
Ein anfallsartig auftretendes phobisches Syndrom, das sich auf die Vorstellung von einem drohenden Herzstillstand oder Infarkt bezieht, häufig verbunden mit Tachykardie, Beklemmung, Schweißausbruch, Zittern. Typisch ist der Prolongationseffekt: Durch die ängstliche Erwartung werden die Zustände in bestimmten Situationen immer häufiger ausgelöst. Mit der Zeit treten die körperlichen und vegetativen Anteile der Störung ganz in den Vordergrund. Betroffen sind neben Jugendlichen beiderlei Geschlechts vor allem Männer im mittleren Lebensalter (35-45 Jahre), diszipliniert und sensibel, die meist in einem Managementberuf äußerst erfolgreich sind oder sich das einreden. Als Auslöser wird manchmal der Herzinfarkt eines Freundes oder Arbeitskollegen genannt, der einige Wochen oder Monate zurückliegt.

Fallbericht:
18 Ein erfolgreicher Geschäftsmann, 42, in Scheidung lebend, erfährt vom Tod eines Schulfreundes an Herzinfarkt. Er ist sehr betroffen. Einige Wochen nach der Beerdigung wird er nach einer durchzechten Nacht während einer Verhandlung, die, wie er sagt, gar nicht schwierig war, von Angstzuständen, Herzklopfen, Schwindel, Schweißausbruch überrascht. Die Verhandlung bricht er unter einem Vorwand ab. Er fürchtet ein Herzversagen. In der Folgezeit treten solche „Anfälle", wie er sie nennt, immer häufiger auf. Mehrere Ärzte, die er konsultiert, können keinen krankhaften Befund feststellen. Auch ein Herzkatheter in einer auswärtigen Spezialklinik bringt keinen Hinweis auf eine Erkrankung. Seine Angst steigert sich jedoch. Er ist unsicher, hält sich für arbeitsunfähig. Den Auseinandersetzungen mit der Ehefrau fühlt er sich nicht mehr gewachsen.
Diagnose: Herzphobie.

Interferenz: Mit Angstzuständen und Phobien anderer Art und depressiver Verstimmung. Eventuell mit sensibler oder anankastischer Persönlichkeitsstruktur oder einer Kombination von beiden.
Übergang: In eine hypochondrische Entwicklung.
Differentialdiagnose: Bei Herzinfarkt sind die Schmerzen heftiger und die vegetativen Störungen sind deutlich stärker (Kreislauf). Internistische Untersuchung.
Therapie: Die Behandlung sollte möglichst frühzeitig einsetzen. Empfohlen werden tiefenpsychologisch fundierte Methoden. Verhaltenstherapie ist möglich. Am günstigsten ist ein Methodenpluralismus mit Gesprächen zur Aufdeckung des Konfliktes bzw. der widersprüchlichen Tendenzen und intensivem Verhaltenstraining (d.h. systematische Annäherung an auslösende Situationen). Übende Verfahren wie das AT dienen nur zur Unterstützung oder Ablenkung. Die Patienten, die sich meist für körperlich krank halten, sollten sich weiter belasten. Zumindest am Anfang werden Psychopharmaka unvermeidbar sein (Benzodiazepine).

Schmerzsyndrome
(ICD: F 45.4 anhaltende somatoforme Schmerzstörung)

Ein relativ häufiges Krankheitsbild (das möglicherweise an Stelle der hysterischen Störungen getreten ist, vermutlich in der Genese ähnlichen Mechanismen folgt). Andauernder schwerer und quälender Schmerz, meist wechselnd lokalisiert, der durch physiologische Vorgänge oder körperliche Veränderungen nicht erklärt werden kann. Ein Zusammenhang mit emotionalen Konflikten oder psychosozialer Belastung ist wahrscheinlich.
Therapie: Ablenkung, veränderte Aufgabenstellung. Eventuell Vorgehen wie bei einem hysterischen Syndrom. Bei Chronifizierung hilft auch die Verabreichung von Antidepressiva (Serotonin-reuptake-Hemmer) in niedriger Dosierung, ohne daß daraus die Diagnose einer depressiven Störung abgeleitet werden sollte.

Zwangsstörung
(ICD: F 42)

Synonyma: anankastische Neurose, Zwangssyndrom.
Ein chronisches Zwangssyndrom, meist in Episoden auftretend, die bei Wiederholung an Intensität zunehmen, aber auch als kontinuierlicher Zustand, der immer weitere Bereiche des Lebens (Gedanken, Vorstellungen, Impulse, Handlungen) erfaßt, eventuell mit Übergang in eine Zwangskrankheit. Häufig entwickelt sich die Störung aus den Zügen einer anankastischen Persönlichkeit. Männer und Frauen sind gleich betroffen. Die Zwänge betreffen entweder Impulse, die ungewollt auftauchen (eine unerlaubte oder unpassende Handlung zu begehen oder jemanden zu schädigen), oder Handlungen, mit denen eine Gefahr abgewehrt werden soll (Waschzwang). Von den gelegentlich im normalen Leben auftretenden Zwängen ist die Störung durch das Gefühl des Ausgeliefertseins abzugrenzen, über das die Patienten klagen. Es gibt Übergänge. Entscheidend ist, wie der Patient dem Phänomen begegnet, ob er widerstrebt oder es hinnimmt und abhängig wird.

Fallbericht:
19 Auf dem Weg zur Arbeit hat ein Ingenieur plötzlich die zwanghafte Idee, er müsse zurückfahren und nachsehen, ob er sein Haus richtig verschlossen hat. Er ist beunruhigt, möchte den Wagen wenden, findet den Vorgang aber absurd (es ist nicht das erste Mal). Schließlich sagt er sich verärgert, „dann soll eben die ganze Bude ausgeräumt werden" und fährt weiter. Nach einigen Kilometern hat er die Sache vergessen. Natürlich wäre ihm ein Diebstahl gar nicht gleichgültig gewesen. Aber mit der Entscheidung zum Risiko hatte die Zwangsidee an Bedeutung verloren.
Diagnose: Zwangsgedanken.

Alle Zwangssymptome haben die Tendenz, sich weiter auszubreiten. Die mit dem Zwang verbundenen Antriebsimpulse, Gedanken oder Vorstellungen werden durch Wiederholung bekräftigt. Sie werden zur Dominante. Grundsätzlich kann man davon ausgehen, daß ein Zwang, dem man nachgibt, stärker wird. Auch die negative Beschäftigung mit der Thematik des Zwangs (ängstliche Erwartung, bewußte Abwehr, Ärger) wirkt als Verstärker. Die ICD-10 unterscheidet zwei Unterformen:

F 42.0 vorwiegend Zwangsgedanken oder Grübelzwang mit zwanghaften Ideen, Vorstellungen oder Zwangsimpulsen, die sich auf unterschiedliche Inhalte beziehen, aber immer quälend sind und von Angst, Unruhe und depressiver Verstimmung begleitet werden.

Beispiele:
Eine Mutter wird durch den Gedanken erschreckt, sie könnte ihrem Kind mit einem Brotmesser die Kehle durchschneiden. Sie kommt von diesem Gedanken nicht los, findet ihn bedrohlich, Angst erfaßt sie.
Andere Patienten werden durch das zwanghafte Auftreten von obszönen oder aggressiven Phantasien beunruhigt. Sie müssen darüber nachdenken, was diese Bilder bedeuten und wie man ihnen begegnen kann. Ein Autofahrer hat auf der Autobahn die Idee, er müßte oder könnte gegen den Pfosten einer Brücke lenken, es ist wie ein Sog

F 42.1 vorwiegend Zwangshandlungen, die sich zu Zwangsritualen entwickeln und der Abwehr einer gefährlichen Situation dienen. Die Zwangshandlungen (Waschzwang, Reinigung von Kleidern) werden täglich, manchmal über mehrere Stunden durchgeführt und sind eine erhebliche Belastung, auch für die Angehörigen, die eventuell in das Ritual mit einbezogen werden.

Fallbericht:
20 Eine junge Frau wird von dem Gedanken beherrscht, daß ihre beiden Kinder durch Goldstaub geschädigt werden könnten; und sie ist ständig dabei, die Kinder zu waschen und ihre Kleider zu wechseln: Auch sich und dem Ehemann legt sie diese Zwänge auf. Sie hatte in dieser Zeit, was sie zunächst nicht mit der Störung in Zusammenhang brachte, eine Liebesaffäre

mit einem Jugendfreund, der ihr zufällig auf einem Empfang in der Dienststelle ihres Mannes begegnet war. Der Freund hatte vor Jahren die Stadt verlassen, nachdem die Familie der Patientin die Trennung brutal erzwungen hatte. Der Ehemann wußte nichts davon. Der Freund hatte in der Zeit ihrer ersten Beziehung sie „mein Gold" genannt. Durch offene Gespräche mit allen Beteiligten konnte eine Lösung gefunden werden. Der Freund ließ sich ins Ausland versetzen. Die Zwänge der jungen Frau hatten sich schon vorher zurückgebildet (aus *Weitbrecht*, 1963).
Diagnose: Zwangsstörung.

Zu erwähnen ist auch noch die von der älteren Psychiatrie klar definierte Zwangskrankheit, für die sich keine spezielle ICD-Nummer findet.

Bei der **Zwangskrankheit** wird der Patient zunehmend durch Zwänge eingeengt, bis sein Handeln in einem Zwangsritual erstarrt. Die Störung ist weitgehend therapieresistent, Psychopharmaka haben nur eine begrenzte Wirkung. Endzustände erinnern an chronische schizophrene Bilder oder eine hirnorganische Schädigung. Auffällig ist aber, daß die Erkrankung eindeutig eine Abhängigkeit von Umwelteinflüssen erkennen läßt. Die Erkrankung progrediert nur bis zu einem Stadium, in dem als lebensnotwendig angesehene Verhaltensweisen erhalten bleiben. Wenn der Kranke allein lebt, kann er, obwohl die Zwänge ihn sonst an die Wohnung fesseln, aus dem Hause gehen, um im nächsten Supermarkt Lebensmittel einzukaufen.
Interferenz der Zwangsstörungen: Mit anderen neurotischen Störungen, insbesondere depressiven Verstimmungen, aber auch Angst und Phobie. Relativ häufig in der Involution und im Senium oder als Prodromi eines zerebralen Tumors (dann auffallend starre Zwangsrituale), aber auch im Vorfeld affektiver Psychosen als Zwangsgrübeln. Gelegentlich bei beginnender Schizophrenie, vermutlich werden aber von den Patienten Icherlebensstörungen in Zwänge umgedeutet.
Differentialdiagnose: Eine Abgrenzung ist notwendig gegenüber „normalen", kurzfristig auftretenden Zwängen, die aus Distanz erlebt werden und für den Betroffenen nicht quälend, sondern allenfalls lästig sind (eine Melodie, die sich tagsüber aufdrängt, oder die Sorge, man könnte das Haus nicht verschlossen haben). Der Übergang zu einer anankastischen Persönlichkeitsstörung ist fließend. Schwierigkeiten können sich bei schizophrenen Störungen ergeben, die manchmal mit Zwangsphänomenen beginnen. Schizophrene Patienten erleben den Zwang als „gemacht". Sie argumentieren auch anders. Sie würden nicht über das Absurde ihres Waschzwangs klagen, sondern eine von außen kommende Schädigung benennen, die nur durch das Waschen abgewehrt werden kann. In einem eingehenden Gespräch lassen sich eventuell auch Wahnideen oder Icherlebensstörungen nachweisen. Zwangshandlungen, die grob-organisch bedingt sind (Enzephalitis), laufen automatisch ab wie ein Reflex.
Cave: Mißdeutung von schizophrenem Beeinflussungserleben als Zwangsstörung!
Therapie: Länger dauernde chronifizierte Störungen sind therapeutisch schwer zu beeinflussen. Tiefenpsychologisch fundierte Psychotherapie hat keinen verläßlichen Effekt, sie fördert eventuell die Prolongation. Günstiger wirken rational-emotive Methoden, konfliktzentrierte Gespräche, Aktivierung, Verhaltenstherapie. Man sollte dem Patienten Zeit lassen, bis er über mögliche Konflikte spricht. Allerdings muß immer erkennbar sein, daß der Arzt bestimmte Zusammenhänge vermutet oder für möglich hält. Medikamentös kann eine Kombination von Antidepressiva und Neuroleptika (beide niedrig dosiert) Erleichterung bringen. Auf Dauer wird man häufig nicht ohne Psychopharmaka auskommen.

Chronische Verbitterung

Eine relativ häufige Störung des mittleren und höheren Lebensalters, die jeder klinisch tätige Psychiater kennt, obwohl sie bisher nicht beschrieben wurde. Die Zuordnung nach ICD-10 könnte unter F 43.2 Anpassungsstörung oder F 62.8 andauernde Persönlichkeitsänderung vorgenommen werden.

Das Krankheitsbild wird bestimmt durch ein depressiv-reizbares Syndrom mit einer Grundhaltung von Verbitterung und Abwehr gegenüber den Menschen, den Lebensumständen oder dem Leben selbst. Die Haltung hat häufig etwas Appellatives: Der mit dem Verlauf seines Lebens Unzufriedene provoziert Mitgefühl, Interesse, Widerspruch und zieht affektiven Gewinn aus der Betroffenheit oder Angst der Menschen, die sich um ihn sorgen. Eine Kombination mit Mißtrauen und hypochondrischen Befürchtungen ist nicht selten. Manchmal wirkt das Verhaltensmuster aufgesetzt, es wird zur „Rolle", die, einmal gewählt, aus eigener Dynamik fortwirkt und das Handeln bestimmt. Daraus ergibt sich mitunter auch das „Hysterisch-Zweckmäßige" des Verhaltens, das vor allem bei nahe stehenden Menschen deutlich wird, in tatsächlichen Krisen jedoch (wenigstens anfangs) überspielt werden kann.

Interferenz: Mit Hypochondrie, depressiver Neurose, Angst, Zwanghaftigkeit. Im höheren Lebensalter ist die Störung häufig mit Wesensänderung oder der krankhaften Übersteigerung von Persönlichkeitszügen verbunden.

Beispiel:
Der Vater von Rüdiger Schildknapp in dem Roman Doktor Faustus von *Thomas Mann*, „der den verfehlten Aufbau seines Lebens die Seinen durch schlechte Laune entgelten ließ".

Therapie: Der therapeutische Zugang ist schwierig, weil die Patienten Hilfe nicht annehmen oder gutwillig Helfende in ihr Ritual von Ablehnung und Skepsis einbeziehen. Manchmal ist ein Verhaltenstraining nützlich, das am besten über die Gestaltung der Umwelt eingeleitet wird. Die Patienten sind meist noch gut in der Lage, sich an die Regeln von Institutionen und an Außenstehende (die sie als Autorität sehen) anzupassen, auch im Alter. Die Störung wird auch durch die Interaktion mitgetragen. Bei geriatrischen Patienten ist zusätzlich ein Versuch mit Neuroleptika in niedriger Dosierung angezeigt.

Neurotische Depression
(der Begriff ist in der ICD-10 als Persönlichkeitsstörung aufgefaßt und unter F 34.1 Dysthymia codiert)

Kennzeichnend für diese Störung ist ein depressives Syndrom (ohne depressiven Wahn!), das auf Verlusterlebnisse zentriert ist und mit Angst einhergeht, die einer stereotypen Thematik folgt: das Leben, die ungewisse Zukunft, Versagen, Schuld. Der Antrieb ist herabgesetzt, manchmal sind die Patienten auch umtriebig und agitiert. Häufig, aber nicht regelhaft, ist eine demonstrative Komponente erkennbar, bei längeren Verläufen wird z.B. auf das Nutzlose aller therapeutischen Bemühungen hingewiesen (und der Arzt bedauert). Man sollte hier nicht von einer „masochistischen Persönlichkeitsstörung" sprechen, auch wenn bei diesen Patienten mit der Zeit Suizidphantasien auftreten können. Selbstbestrafungstendenzen sind selten, manchmal werden sie nur in den Zustand hineininterpretiert.

Interferenz: Häufig mit Angstneurose, Zwangskrankheit oder Phobien. Auch mit hysterischen Reaktionen oder vegetativen Veränderungen ist eine Kombination möglich. Die depressive Verstimmung entwickelt sich manchmal auf dem Boden einer depressiven Persönlichkeitsstruktur. Im höheren Lebensalter kann eine organische Wesensänderung eine bereits vorhandene skeptische und verbitterte Lebenssicht verstärken.

Übergang: In chronifizierte Formen der depressiven Verstimmung. In organische Wesensänderung und zerebralen Abbau, eventuell als Prodrom einer schweren körperlichen Erkrankung. Neurotisch anmutende depressive Zustände werden manchmal bei beginnender oder chronisch verlaufender dissimulierter Schizophrenie beobachtet.

Differentialdiagnose: Das Etikett „neurotische Depression" wird gern global verwendet für die verschiedensten Störungen, denen allein eine anhaltende depressive Verstimmung gemeinsam ist. Dies ist sicher einer der Gründe, weshalb die ICD-10 auf den Begriff verzichtet hat. Die Diagnose sollte sorgfältig abgegrenzt werden gegenüber

F 62.0 andauernde Persönlichkeitsänderung nach Extrembelastung (chronische depressive Reaktion),
F 32.2 schwere depressive Episode (endogene Depression),
F 20 schizophrenen Störungen und
F 06.32 organisch begründete depressive Störung.

Der neurotische Patient ist stärker umweltbezogen, seine Verstimmungen wechseln mit der Situation oder sind zeitweilig aufgehoben (wenn lieber Besuch kommt). Patienten mit einer endogenen oder somatischen Depression wirken dagegen starr, festgelegt, abgewandt. Allerdings kann das Urteil erschwert werden, weil unter der Psychopharmakatherapie von endogenen Psychosen auch reaktive oder neurotische Veränderungen deutlicher hervortreten.
Therapie: Die Behandlung ist langwierig und wird durch Interferenzphänome kompliziert. Tiefenpsychologisch fundierte Methoden sind meist nicht wirksam. Die Ablenkung von der Gegenwart, die sich aus der Beschäftigung mit der frühen Kindheit ergibt, bringt nur vorübergehend Entlastung. Wenn man die Kooperation des Patienten gewinnt, ist ein Versuch mit Verhaltenstraining angebracht (Tagesplan, Systematik, Aufgaben, Erfolgskontrolle). Zumindest anfangs wird die Verabreichung von Psychopharmaka notwendig sein (Antidepressiva, eventuell in Kombination mit Neuroleptika oder Neuroleptika in niedriger Dosierung).

Suizidalität sollte beachtet werden. Sie ist seltener als bei depressiven Episoden, obgleich die Patienten schnell einmal davon sprechen. Aber Sprechen ist nicht Tun. Wenn man unsicher ist, ob die Andeutungen des Patienten ernst gemeint sind, sollte man zeitweilig zusätzlich Neuroleptika geben oder deren Dosis erhöhen.

20 Impulsives Verhalten

Fragen:
Was sind Störungen des Verhaltens? Wie unterscheiden Sie Erleben und Verhalten? Welche Beziehungen sind zwischen Erleben und Verhalten denkbar?

Verhaltensauffälligkeit ist ein sehr weit gefaßter Begriff, in dem die Mehrzahl der psychopathologischen Phänomene aufgeht. Die ICD-10 verwendet ihn, um psychische Veränderungen zu beschreiben, die nicht ohne weiteres in das triadische System eingegliedert werden können:
Eßstörungen (F 50 – S. 184 ff),
nicht organisch begründete Schlafstörungen (F 51 – S. 181 ff),
nicht organisch begründete Störungen des Sexualverhaltens (F 52 – S. 335 ff),
und die in diesem Kapitel besprochenen **Störungen der Impulskontrolle** (F 63).

Impuls bezeichnet das Aufkommen eines meist affektbesetzten Handlungsantriebs, der im Kontext des Psychischen erscheint und durch Gefühle und sachliche Überlegung korrigiert wird oder sich unmittelbar durchsetzt.

Abnorme Gewohnheiten und Störungen der Impulskontrolle (ICD: F 63) ist ein Sammel-Code für eine Reihe von Verhaltenstörungen und Fehlgewohnheiten, die den Betroffenen belasten und sein Zusammenleben mit anderen erschweren. Die Patienten selbst führen ihre Störung auf die Unfähigkeit der Impulskontrolle zurück. Sie können nicht anders, wie sie meist selbst sagen. Auslösende Ursachen oder Bedingungen sind unsicher. Festzustellen ist aber, daß der Reflex mit der Häufigkeit der Wiederholunen immer unwiderstehlicher wird. Auch hier ist demnach ein pathologischer Lerneffekt im Sinne der Hebbschen Regel (S. 46) anzunehmen.

Pathologisches Glücksspiel
(ICD: F 63.0)

Synonyma: Pathologisches Spielen, Spielsucht.
Die Störung ist unter dem Begriff Impulskontrolle sicher besser plaziert als unter Abhängigkeit oder Sucht (S. 285). Sie ergibt sich aus wiederholten Episoden mit einer dranghaften, unwiderstehlichen Neigung zum Glücksspiel, die zeitweilig alle Intentionen des Patienten beherrscht, eine vernünftige Lebensplanung blockiert und die sozialen Bindungen gefährdet. Die Patienten machen Schulden, erschwindeln sich Geldbeträge, setzen den Beruf und die soziale Sicherung der Familie aufs Spiel. Sie sind im nachhinein meist einsichtig, aber sie handeln nicht danach.
Ähnlich ist das Verhalten bei der Abhängigkeit vom Fernsehen, wenn jemand abends am Fernseher sitzt und von einem Kanal zum anderen zappt in der Erwartung, daß etwas geschieht, obwohl ihm das Sinnlose solcher Aktivitäten klar ist.
Bei dem Spieler kommt noch die Hoffnung auf einen Gewinn hinzu, die immer stärker wird, je mehr man verloren hat (vgl. auch *Dostojewskij*: Der Spieler).
Differentialdiagnose: Exzessives Spielen bei manischer Störung, von dem der Patient lassen kann, sobald sich die Störung zurückgebildet hat. Spielen oder Wetten als Gewohnheit wegen der Spannung oder Aussicht auf einen Gewinn ist schwer vom pathologischen Glücksspiel abzugrenzen. Der Übergang zwischen einer Gewohnheit, die man korrigieren kann, und der unbeherrschbaren Spielsucht ist fließend. Die Abgrenzung zwischen beiden Formen hat etwas Künstliches, ist aber nicht ohne Einfluß auf die Therapie.
Therapie: Die therapeutischen Möglichkeiten sind begrenzt. Voraussetzung ist eine gewisse Einsicht des Patienten in das Abnorme seines Tuns. Ein Versuch mit Verhaltenstherapie ist ratsam. Ziel der therapeutischen Intervention sollte eine Korrektur der Einstellung und eine bessere Impulskontrolle sein.

Pathologische Brandstiftung
(ICD: F 63.1)

Synonyma: Pyromanie.
Charakteristisches Merkmal der Störung ist die wiederholte unmotivierte, versuchte oder vollendete Brandstiftung und die Beschäftigung mit allem, was mit Feuer oder Feuerwehr in Zusammenhang steht. Die Patienten berichten über eine wachsende Unruhe und Spannung vor der Tat und eine starke Erregung bei der Ausführung.
Differentialdiagnose: Abzugrenzen gegenüber Brandstiftung zum Vertuschen einer Tat (Diebstahl, Mord) oder aus klar ersichtlichen Motiven (Versicherungsbetrug). Zu prüfen ist auch, ob die Brandstiftung Folge einer schizophrenen Störung ist (im Auftrag von Stimmen oder als „Fanal", um die Mitmenschen auf ein wahnhaft erlebtes Verbrechen oder eine Verschwörung aufmerksam zu machen).
Therapie: Tiefenpsychologisch fundierte Psychotherapie, Soziotherapie. Vielleicht auch Neuroleptika.

Trichotillomanie
(ICD: F 63.3)

Der dauernd auftretende unwiderstehliche Impuls, sich durch Drehen oder Zerren Haare herauszureißen, eventuell auch Wimpern oder Augenbrauen. Die Störung, die durch sichtbare Kahlstellen am behaarten Kopf erkennbar ist, tritt meist bei jüngeren Menschen auf. Auslöser können Konflikte am Arbeitsplatz oder in der Schule sein, Examensängste, Krankenhausaufenthalt, Ferienlager. Überraschend ist manchmal der Widerspruch zwischen der Intelligenz der Patienten (nach meiner Erfahrung mehr Frauen als Männer) und der dumpfen Zwanghaftigkeit der Handlung.
Differentialdiagnose: Die Störung kann auch im Vorfeld einer schizophrenen Erkrankung auftreten (Begründung erfragen!).
Therapie: Entsprechend der angenommenen Genese. In günstigen Fällen genügen Aufklärung, Ablenkung oder ablenkende Trainingsprogramme.

Selbstverletzungen

Selbstverletzungen (meist Schnittwunden an den Oberarmen) scheinen in den letzten Jahren häufiger aufzutreten. Sie werden meist der Borderline-Störung zugerechnet (S. 246), was mich nicht überzeugt. In vielen Fällen dürfte es sich um eine Variante des hysterischen Syndroms handeln.
Differentialdiagnose: Prodromi einer schizophrenen Störung, Schwachsinn.

Pathologisches Stehlen
(ICD: F 63.2)

Synonym: Kleptomanie.
Der dranghafte Impuls zu stehlen, der die Patienten in allen möglichen Situationen überfällt. Sie nehmen Arbeitskollegen Geld weg, stehlen in Läden, manchmal ist es, als ob sie darauf aus wären, daß man sie erwischt. Gelegentlich sind sie auf bestimmte Objekte festgelegt (Schuhe, Turnhosen). Eine Absicht zur Bereicherung ist selten vorhanden. Das gestohlene Objekt hat für den Patienten wenig Wert, es wird vielleicht sogar weggegeben. Es geht mehr um den Thrill bei der Ausführung des Diebstahls. Vor der Tat entwickelt sich eine zunehmende Spannung, die sich mit der Ausführung löst und kurzfristig einem Gefühl der Befriedigung Platz macht. Angst und Schuldgefühle können nach den Diebstählen auftreten, sie verhindern aber den Rückfall nicht.

Differentialdiagnose: Die Grenze zwischen Kleptomanie und gewöhnlichem Diebstahl ist nicht immer leicht zu ziehen. Nicht selten ist Kleptomanie auch eine Schutzbehauptung. Nicht vergessen sollte man, daß es eine Zeitlang schick war, am Zeitungskiosk oder im Supermarkt etwas zu klauen (nicht nur bei Jugendlichen). Kleptomanie wird von den Betroffenen als persönlichkeitsfremd empfunden.

Therapie: Voraussetzung ist eine sorgfältige Analyse der Vorgeschichte. Ziel der Behandlung ist eine Verbesserung der Impulskontrolle (Verhaltenstherapie) und ein Dominanzwechsel (Trainingsprogramm, Durchspielen von Alternativen).

Pathologisches Lügen

Ein alter Begriff, der sich in der ICD-10 nicht mehr findet
(eventuell F 63.8 sonstige abnorme Gewohnheiten und Störungen der Impulskontrolle).

Synonym: Pseudologia phantastica.

Vergangenheit und Gegenwart werden in einer der Stimmung oder dem Anspruch des Patienten gemäßen Weise umgedeutet, bis hin in skurrile Einzelheiten. Häufig werden die einzelnen Einfälle, die der Betroffene durchaus als Lügen erkennt, miteinander zu einem Lügengespinst verknüpft. Wenn man dem Patienten die Unwahrheit seiner Aussage nachweist, gibt er dies zu, fügt aber sofort wieder neuerliche Lügen und Einfälle als Entschuldigung an. Die Patienten können nicht begreifen, daß sie sich in einer Märchenwelt verloren haben.

Übergang: Pathologische Lügner haben oft ausgeprägte hysterische oder geltungstrebige Züge.

Das Krankheitsbild ist heute seltener geworden. In den 60-er Jahren habe ich es noch häufiger gesehen. Es ist nicht anzunehmen, daß die Einführung der Psychopharmaka auf die Rückbildung des Störung Einfluß hatte. Jetzt scheint die Vortäuschung von Krankheiten mit dem Ziel einer stationären Behandlung oder Versorgung an die Stelle der naiven ziellosen Pseudologie getreten zu sein.

Eine Variante dieser Störung ist das 1951 von *Asher* beschriebene **Münchhausen-Syndrom** (in der ICD-10 unter F 68.1 aufgeführt), bei dem es speziell um die Vortäuschung von Beschwerden und Krankheiten geht, mit der ein Krankenhausaufenthalt erzwungen wird. Die Patienten klagen über Behinderungen und Schmerzen oder verweisen auf Verletzungen, die sie sich selbst beigebracht haben. Sie geben dafür eine dramatische, zunächst plausible Vorgeschichte an. Die Angaben zur Biographie sind erlogen. Gelegentlich wird auch ein falscher Name genannt, wenn sie in anderen Kliniken bereits mit derselben Geschichte aufgefallen sind. Sie verlassen die Klinik meist ohne weitere Diskussion, wenn ihnen die Unwahrheit ihrer Beschwerden nachgewiesen wird (und suchen dann eine Klinik auf, in der sie noch nicht bekannt sind).

Therapie: Die Behandlung ist schwierig. Sie orientiert sich an den Bedingungen und möglichen Konflikten. Die Patienten brauchen eine konsequente Führung.

Mit einer gewissen Berechtigung könnte man die Eßstörungen, Anorexie und Bulimie, ebenfalls in diesem Kapitel besprechen. Aber bei diesen Störungen geht es weniger um den Verlust der Impulskontrolle als um eine zwanghafte Entwicklung, die durch unterschiedliche Anlässe in Gang gesetzt wird.

21 Schlafstörungen

Fragen:
Bei welchen psychischen Störungen oder Belastungen treten Schlafstörungen auf? Hatten Sie einmal Schlafstörungen? In welcher Situation? Was haben Sie getan?

Schlafstörungen sind relativ häufig. Sie sind nicht unbedingt Ausdruck einer Krankheit, können jedoch als Reaktion auf psychische Belastung und als Folge von psychischen Störungen oder körperlichen Krankheiten auftreten. Relativ häufig sind sie Folge von Gewohnheiten mit einer verfehlten Tagesplanung oder überzogenen Anforderungen an sich selbst, die, nachdem sie tagsüber verdrängt wurden, sich erst am Abend bei aufkommender Müdigkeit durchsetzen. Die ICD-10 unterscheidet Veränderungen der Dauer und Qualität des Schlafs von abnormen Episoden, die während des Schlafs auftreten.

Insomnie
(ICD: F 51.0)

Als Insomnie bezeichnet man die ungenügende Dauer und Qualität des Schlafs, die über Wochen und Monate besteht und als eine Abweichung von der individuell notwendigen Schlafdauer empfunden wird. Besonders häufig sind Einschlafstörungen. Manchmal aber ist der Schlaf flach und die Patienten wachen in der Nacht wiederholt auf und klagen über Durchschlafstörungen. Der Schlaf wird nicht als erholsam empfunden.

Differentialdiagnose: Vorübergehende Schlafstörungen bei psychosozialer Belastung sind als normale Reaktion anzusehen. Sie gehören nicht unter den Begriff Insomnie. Eventuell sind sie Teil einer akuten Belastungsreaktion oder einer Anpassungsstörung. Es wäre aber leichtfertig, wenn man die Störung grundsätzlich als eine neurotische Veränderung definieren würde. Insomnie kann sich auch aus den Lebensgewohnheiten und der Einstellung des Betroffenen ergeben, was unter den heutigen Bedingungen eher die Regel ist. Die Übergänge sind fließend. Typisch ist für die relativ häufige Schlafstörung von Menschen, die aktiv im Leben stehen, daß sie abends müde zu Bett gehen und unbedingt einschlafen *wollen* und von diesem Augenblick an zunehmend wacher werden und ärgerlich alle halbe Stunde auf die Uhr sehen. Wenn sie hingegen tagsüber einige Minuten ruhen möchten und sich hinlegen, schlafen sie sofort ein, obwohl sie eigentlich keine Zeit dazu haben.

Schlafstörungen treten auch häufig im Vorfeld von affektiven oder schizophrenen Psychosen auf, manchmal als erstes Symptom. Eine diagnostische Zuordnung ist erst durch den Verlauf möglich oder wenn bekannt ist, daß bei dem Patienten eine depressive Episode oder eine schizophrene Exazerbation mit Schlafstörungen beginnt.

Therapie: Bei den üblichen (nicht psychotischen) Schlafstörungen sollte man nicht gleich Medikamente einsetzen, obwohl der Patient vermutlich schon längst damit begonnen hat. Zu empfehlen ist eine Änderung der Lebensgewohnheiten, Sport oder Ablenkung. Der Patient sollte störende Gewohnheiten aufgeben (spätes Fernsehen oder Lesen).

Die Schlafstörung wird häufig auch durch die Erwartungsangst, daß sie wieder eintreten könnte, aufrecht erhalten. Deshalb sollte der Patient in der Nacht nicht auf die Uhr schauen. Die Patienten haben häufig auch eine falsche Vorstellung von der notwendigen Schlafdauer.

Autogenes Training ist hilfreich, Patienten mit einer zwanghaften Persönlichkeitsstruktur neigen jedoch dazu, auch diesen Effekt zu kontrollieren, und halten sich dadurch munter.

Bei älteren Menschen sollte man sich nicht scheuen, kontrolliert Schlafmittel einzusetzen. Meistens genügen Benzodiazepine, die nicht als Schlafmittel ausgewiesen sind.

Nichtorganische Hypersomnie
(ICD: F 51.1)

Hypersomnie bezeichnet eine exzessive Schläfrigkeit während des Tages oder Schlafanfälle, die nicht durch eine unzureichende Schlafdauer erklärt werden können, eventuell auch einen verlängerter Übergang zum vollen Wachzustand (Schlaftrunkenheit). Die Störung tritt meist in Perioden auf, gelegentlich gebunden an ein peinliches oder belastendes Ereignis, dem der Patient auf diese Weise ausweichen kann. Isoliertes Auftreten ist selten.

Differentialdiagnose: Eine sorgfältige neurologische Untersuchung ist zum Ausschluß einer somatischen Ursache notwendig. Die Störung ist häufig nur das Symptom einer anderen psychischen Auffälligkeit, z.B. einer rezidivierenden affektiven Störung oder einer depressiven Episode.

Sie ist von der Narkolepsie abzugrenzen, einem anfallweise auftretenden unüberwindlichen kurzfristigen Schlafzwang am Tage mit Tonusverlust der Muskulatur und hypnagogen Halluzinationen, der eventuell tagsüber wiederholt auftritt.

Die Schlafapnoe kann ähnliche Bilder vortäuschen, die entscheidenden Merkmale sind nächtliche Apnoephasen mit Schnarchen, Hypermotilität und Schwitzen.

Therapie: Diverse psychotherapeutische Methoden, entsprechend der Grundstörung auch Antidepressiva. Da sich hinter dem Syndrom die verschiedensten ursächlichen Bedingungen verbergen können, sollte man zu einem Methodenwechsel bereit sein. Keine Stimulantien.

Schlafwandeln, Pavor nocturnus
(ICD: F 51.3, ICD: F 51.4),

Schlafwandeln oder **Somnambulismus** ist ein Zustand veränderten Bewußtseins, in dem der Patient im Schlaf aufsteht und im Zimmer umhergeht oder (selten) das Haus verläßt. Er ist in diesem Zustand durch Unfälle gefährdet, findet aber meist ohne Hilfe ins Bett zurück. Für den Zustand besteht am nächsten Tag Amnesie. Eine Verbindung zum Pavor nocturnus scheint zu bestehen.

Beim **Pavor nocturnus** wird der Schlaf im ersten Drittel durch einen Aufschrei aus Angst oder einem Gefühl der Bedrohung unterbrochen. Die Patienten sind zeitweilig desorientiert.

Betroffen sind meist Kinder oder Jugendliche. Die Störung bildet sich relativ schnell zurück, speziell wenn sie keine übertriebene Beachtung findet.

Nächtliches Aufschreien oder Aufschrecken aus dem Schlaf gibt es auch relativ häufig bei Erwachsenen, nach meinem Eindruck bei Männern mehr als bei Frauen. Die Dunkelziffer ist groß, weil keiner gern drüber spricht (es ist meist der Partner, der es erwähnt).

Auslöser sind vermutlich emotionale Spannungen oder Lebensprobleme, mit denen sich der Betroffene tagsüber auseinandersetzt, so daß man die Störung auch als Hinweis auf eine Krisensituation oder eine Auseinandersetzung mit aktuellen Problemen auffassen kann.

Differentialdiagnose: Auszuschließen sind grob-organische Ursachen (Epilepsie, Hirntumor) durch EEG-Befund, neurologische Untersuchung. Hysterische Ausnahmezustände sind besser steuerbar als der Somnambulismus.

Therapie: Die Therapie ergibt sich aus den Bedingungen für die Störung. Bei erkrankten Kindern sollten die Eltern in die Therapie einbezogen werden. Einzelne Ereignisse dürfen aber auch nicht überbewertet werden. Medikamente sollten nur vorübergehend Verwendung finden (Thioridazin-Saft, Promethazin-Tropfen). Bei nächtlichem Aufschrecken von Erwachsenen ist eine bewußte Auseinandersetzung mit dem Konflikt zu empfehlen, der den Betroffenen meist schon bekannt ist.

182

Alpträume
(ICD: F 51,5)

Synonym: Angsttraum.
Lebhafte Träume über eine Bedrohung des Lebens oder eine akute Gefährdung, die auch nach dem Erwachen unangenehm in Erinnerung bleiben und belastend sind. Die Themen können sich in späteren Träumen wiederholen. Bei Kindern sind solche Zustände relativ häufig, haben aber meist keine Bedeutung. Bei Erwachsenen sprechen sie für eine belastende Situation, oder eine neurotische Fehlhaltung und Persönlichkeitsstörung. Psychopharmaka (Benzodiazepine) können die Traumarbeit steigern und gelegentlich auch Alpträume provozieren. Man unterscheidet mehrere Varianten der Störung:
NREM-Alpträume (night terrors), die außerhalb der REM-Phase auftreten, äußern sich in den ersten Stunden des Schlafs während der NREM-Stadien mit vegetativen und zum Teil heftigen motorischen Reaktionen. Sie sind relativ selten. Überwiegend werden bedrohliche Szenen (Ersticken, Erwürgen, Katastrophen) erlebt. Die Thematik wiederholt sich. Im Erwachsenenalter spricht das Auftreten von NREM-Alpträumen für emotionale Belastung, depressive Verstimmung, Phobie, Selbstunsicherheit.
REM-Alpträume (nightmares) beginnen meist in einer der späteren REM-Phasen. Sie werden kaum von vegetativen und motorischen Reaktionen begleitet. Der Traum wird fast immer erinnert und führt in der Folge zu einer länger dauernden Verstimmung oder einem Unbehagen. In diese Gruppe gehören vermutlich auch repetitive Angstträume, in denen sich der Trauminhalt manchmal nach Jahren weitgehend unverändert wiederholt.
Posttraumatische Alpträume sind stets durch ein psychisches Trauma ausgelöst und bestehen aus einer gut erzählbaren Traumepisode (was dem REM-Typ entspricht) und heftigen motorischen Entäußerungen, eventuell sogar aggressiven Handlungen (wie beim NREM-Typ). Auslösende Traumen sind Unfälle, Katastrophen, Vergewaltigung, KZ-Haft, Krieg (*Strunz* 1987).
Therapie: Im günstigsten Fall verschwinden Alpträume nach einiger Zeit von selbst. Man kann davon ausgehen, daß dies die häufigste Lösung ist, denn die Mehrzahl der Betroffenen geht nicht zum Arzt. Zur Pharmakotherapie werden Benzodiazepine empfohlen, die aber die Beschwerden steigern können. Die Wirkung von Antidepressiva ist unsicher. Keine Neuroleptika. Psychotherapie-Versuche stützen sich auf die Hypothese, daß Träume einen Kompensationsmechanismus darstellen (*C.G.Jung*).
Wenn man den Patienten auffordert, den Trauminhalt wiederzugeben und mit einer positiven Variante zu ergänzen, lassen sich mitunter sehr günstige Effekte erzielen.

22 Eßstörungen

Mit der Besprechung der Eßstörungen nähern wir uns dem Bereich der psychosomatischen Erkrankungen, denn zweifellos ist gerade an diesen Störungen der Einfluß des Psychischen (Absicht, Überzeugung, Zwang) auf das Somatische und die Rückwirkung des Somatischen auf das Psychische erkennbar. Es handelt sich um Änderungen des Eßverhaltens, die zunächst bewußt und mit Absicht herbeigeführt werden, sich später jedoch zwanghaft durchsetzen oder zu einer Einengung des Bewußtseins führen, was den Unterschied zu den eigentlichen psychosomatischen Krankheiten begründet.

Eßstörungen werden vorwiegend in der westlichen industriellen Wohlstandsgesellschaft beobachtet mit ihrem Überangebot an Lebensmitteln und dem dazu in Kontrast stehenden Schlankheitsideal der Frau, das in den Medien propagiert wird.

Die Eßstörung ist ein kulturgebundenes Syndrom, das mit den Werten, Normen und dem Lebenstil unserer Kultur verbunden ist. Für die Entstehung von Eßstörungen ist Überfluß notwendig. In der dritten Welt mit der häufig unzureichenden Versorgung treten Eßstörungen praktisch nicht auf, allenfalls in höheren sozialen Schichten, die unter westlichem Einfluß stehen.

Vom Krankheitstypus und Verlauf unterscheiden wir
Anorexie,
Bulimie und
Binge-Eating-Störung.

Anorexia nervosa
(ICD: F 50.0)

Synonyme: Pubertätsmagersucht, psychogene Magersucht, hysterische Anorexie.
Die Anorexie ist eine Störung des Eßverhaltens mit extremer Abmagerung, Verweigerung des Essens, eventuell bis zu Marasmus und Stoffwechselentgleisung, die fast ausschließlich bei Frauen, vorwiegend in der Pubertät, vorkommt. Die Störung ist meist mit Hyperaktivität, Diskussionsfreude und Neigung zu philosophischer oder ideologischer Verbrämung des Verhaltens verbunden. Die Familie der Patientinnen ist häufig zerstritten, mit der Tendenz der Eltern, die Kinder auf jeweils ihre Seite zu ziehen. Gar nicht so selten bereiten die Anorexie-Patientinnen ein Essen nach raffinierten Rezepten und setzen es der Familie vor. Sie schauen zu, während die anderen essen, wohlwollend, fragen, ob es geschmeckt habe, für sie selbst käme das nicht in Frage, das sei nicht nötig und außerdem seien sie ohnehin zu dick. Die Patientinnen klagen über Völlegefühl, bringen die Nahrung, die man ihnen aufdrängt, bei Seite. Die Nahrungsverweigerung führt schließlich zu Eiweißmangel, Hypoglykämie, Elektrolytstörungen oder Kreislaufkrisen. Relativ häufig kommt es zu einer Amenorrhoe. Die Mortalität ist hoch (10-15 %). Die Patientinnen selbst halten sich nicht für krank, weder körperlich noch seelisch. Sie neigen dazu, den Arzt und die Angehörigen in lange Diskussionen zu verwickeln. Hinweise auf das häßliche Aussehen oder das Bedrohliche des Zustands bleiben ohne Resonanz. Sie haben ein gestörtes Körperbild.
Gelegentlich kommt es zu einer exzessiven sportlichen Betätigung, die zunächst mit dem Vorsatz begonnen wurde, sich Pfunde abzutrainieren.
Die Verweigerung des Essens beruht bei der Anorexie nicht auf einer Appetitstörung (wie bei schweren körperlichen Erkrankungen), sondern auf einem gestörten Verhältnis zum Körperlichen. Die Patientinnen phantasieren sich in eine Scheinwelt von Intellektualität und Askese hinein, mit infantilen Vorstellungen von Reinheit und Keusch-

heit. Das Weibliche wird abgelehnt, mitunter geradezu gefürchtet (zumindest läßt sich dies im nachhinein erfragen).

In der Vorgeschichte ist auffallend, daß die Anorexie-Patientinnen bis zur Erkrankung meist problemlose Kinder waren, freundlich, aufgeweckt und fleißig, vielleicht auch zwanghaft. Zwillingsstudien sprechen für eine genetische Disposition.

Der Unerfahrene neigt leicht dazu, das Ausmaß der Störung (und die Gefahr!) zu unterschätzen. Die intellektuell aufgeweckten und beweglichen Patientinnen erwecken den Eindruck, daß sie kooperieren wollen, bis man schließlich feststellt, daß sie Nahrungsmittel heimlich verschwinden lassen oder vor dem Wiegen Steine in der Kleidung verstecken. Nach einer Besserung durch stationäre Behandlung kommt es relativ häufig zu einer Exazerbation des anorektischen Verhaltens.

Eine Chronifizierung der Störung muß in etwa einem Drittel der Fälle angenommen werden. Anorektische Störungen werden auch bei älteren Frauen beobachtet (hier nur seltener beschrieben). Die Grundhaltung ist die gleiche wie bei den jungen Mädchen, sie steht aber stärker im Kontrast zum Lebensalter und zur beruflichen Stellung und zur Sicherheit des theoretischen Urteils. Das Idealbild der keuschen, abstinent lebenden Mädchen-Frau wird beibehalten oder reaktiviert, obgleich manche Patientinnen verheiratet sind, vielleicht sogar Kinder haben. Meist werden die beruflichen Pflichten und Aufgaben überbetont. Die Argumentation wird gelegentlich mit religiösen Grundsätzen gestützt. Die Einstellung zur Sexualität ist spröde-unsicher, manchmal direkt ablehnend.

Typisch für die Persönlichkeitsstruktur der anorektischen Patientinnen ist die Infantilität im Gefühlsbereich. Die altklugen (durchaus ernst zu nehmenden) Reden über philosophische, ethische oder religiöse Themen stehen in sonderbarem Kontrast dazu. Die Praxis des Lebens wird nicht begriffen, denn die erwächst aus dem Gefühl.

Bei einer länger dauernden Störung mit erheblichem Untergewicht kommt es auf Grund neuerer Untersuchungen zu einer Herabsetzung der Hirnleistung mit einer Pseudoatrophie des Gehirns.

Eine vergleichbare Störung wird ausnahmsweise auch bei älteren, zurückgezogen lebenden Männern gesehen, die scheu und intelligent sind, eventuell von hypochondrischen Ängsten bestimmt werden und sich eine streng-biologische Diät auferlegt haben. Sie kommen nur selten in psychiatrische Behandlung. Bei jüngeren Männern sind anorektische Störungen fast immer Prodrome einer beginnende Schizophrenie.

Das klinische Bild der Anorexie ist augenfällig und alarmierend:

extremes Gewichtsdefizit,
livide Verfärbung und Hypothermie der Akren,
Haarausfall, eventuell Lanugobehaarung,
Bradykardie, eventuell EKG-Veränderungen,
sekundäre Amenorrhoe,
Obstipation,
Elektrolytstörungen,
Pseudoatrophie des Gehirns.

Hinzu kommen die psychopathologischen Auffälligkeiten:

fehlende Krankheitseinsicht,
Beeinträchtigung des Selbstwertgefühls,
Kaschieren des kachektischen Zustands durch konturlose Kleidung,
körperliche Hyperaktivität,
ängstliche Kontrolle der Nahrungsaufnahme,
Laxantienabusus, Erbrechen,
Störung des Körperschemas,
intellektueller Ehrgeiz, Leistungsstreben.

Interferenz: Fast immer mit anankastischen oder depressiven Störungen, seltener mit hysterischen Reaktionsweisen, gelegentlich auch mit asthenischer oder schizoider Persönlichkeitsstruktur.

Differentialdiagnose: Eine hypophysäre Magersucht kann vergleichbare klinische Bilder hervorrufen. Die Störung tritt überzufällig häufig im Vorfeld einer schizophrenen Störung auf. Sie ist vor allem eine Erkrankung des weiblichen Geschlechts.

! Wenn junge Männer anorektische Symptome zeigen, sollte man auf jeden Fall eine Schizophrenie ausschließen.

Theorie: Bei der Anorexie wird die somatische Störung eindeutig durch psychische Veränderungen (Einstellung, Selbstbild) in Gang gesetzt. Die psychischen Veränderungen lassen sich jedoch nicht allein aus neurotischen Störungen ableiten, obgleich neurotische Reaktionen immer mit dem Krankheitsbild interferieren. Die Bedingungen für das Auftreten der Störung sind vielfältig. Angenommen wird eine *Reifungskrise* (Ablehnung der weiblichen Rolle, Angst vor dem Erwachsenwerden).
Die prämorbide Persönlichkeit ist häufig durch Hypersensibilität, Perfektionismus, Ehrgeiz charakterisiert. Der Auseinandersetzungsstil ist rational. Auffallend ist die gestörte familiäre Beziehung, die offenbar die rationale Haltung zusätzlich fördert, weil dies nicht nur zur Entschärfung von Konflikten beiträgt, sondern auch zur Vermeidung von Konfrontationen oder einer direkten Stellungnahme. Möglicherweise spielen, zumindest nach längerem Verlauf, auch *hypothalamisch-hypophysäre Faktoren* eine Rolle. Etwa ein Drittel der Mädchen ist bereits vor dem Auftreten der Abmagerung amenorrhoisch. Die Sekretion von Gonadotropin ist reduziert, die von Wachstumshormon erhöht.

Therapie: Das therapeutische Vorgehen muß die verschiedenen Ebenen der interferierenden psychischen und körperlichen Störungen berücksichtigen. Wichtig ist insbesondere bei hochgradig abgemagerten Patientinnen mit einer Pseudo-Hirnatrophie, daß man zunächst für eine ausreichende Gewichtszunahme sorgt, weil sonst die psychotherapeutischen Ansätze die Patientin nicht erreichen.
Dies läßt sich in schweren Fällen nur im Rahmen einer **stationären Behandlung** verwirklichen. Bewährt hat sich als Basis die Verabreichung von Neuroleptika, vielleicht in Depot-Form, weil durch den Neuroleptika-Effekt nicht nur eine Sedierung, sondern über die metabolischen Veränderungen auch eine Gewichtszunahme erreicht werden kann.
In letzter Zeit wurden auch Antidepressiva vom SSRI-Typ mit Erfolg eingesetzt, was vielleicht als Hinweis dafür genommen werden kann, daß die Erkrankung mit einem gestörten Serotonin-Stoffwechsel einhergeht.
Die psychotherapeutische Führung setzt bei einem Eingehen auf die eigenwilligen Ansichten der Patientinnen an. Wir sollten uns aber nicht scheuen, Widersprüche oder Übertreibungen konsequent aufzuzeigen, denn dies ist die Voraussetzung, daß wir als Gesprächspartner ernst genommen werden – eine Aufgabe, denen die Eltern in den Augen der Patientin offenbar nicht gewachsen sind.
Vielleicht kann man den Eltern nahe bringen, daß sie das eingefahrene Ritual der Interaktion korrigieren. Sie sollten ihre Probleme nicht über das Kind austragen und die ideologischen Diskussionen über dick werden oder Diät oder den geistigen Wert des Schlankseins mit einer gewissen Robustheit ablehnen.
Im wesentlichen stützt sich die Therapie auf emotional-kognitive und verhaltenstherapeutische Maßnahmen. Eine geduldige Zuwendung ist notwendig, vor allem sollte man nicht enttäuscht sein, wenn die Patientin mit allen möglichen Tricks die Gewichtszunahme zu verhindern sucht. Ein häufiges Nahrungsangebot ist wichtig.
Bei der Gesprächsführung sollte man darauf achten, daß man sich nicht in die Diskussion von abstrakten philosophischen Problemen verliert, die von den Patientinnen gern angeboten werden (weil sie damit der emotionalen Auseinandersetzung ausweichen können).

Bulimie
(ICD: F 50.2)

Die Bulimia nervosa ist charakterisiert durch wiederholte Anfälle von Heißhunger (Eßattacken) mit selbstinduziertem Erbrechen und Laxantienabusus. Die übermäßig und unkontrolliert aufgenommene Speise wird unmittelbar nach dem Essen erbrochen. Das Erbrechen wird häufig von der Patientin selbst provoziert oder es ergibt sich aus der Überfüllung des Magens. Mit der Zeit bildet sich aus Essen und Erbrechen ein bedingter Reflex. Die Störung geht manchmal einer Anorexie voraus, sie kann sich aber auch anschließend entwickeln. Die an einer Bulimie Leidenden sind im allgemeinen älter als die Anorexie-Patientinnen. Betroffen sind auch bei dieser Störung deutlich mehr Frauen als Männer.

Auslöser scheint häufig das Bedürfnis zu sein, trotz gutem Essen eine schlanke Figur zu bewahren, wie dies in den Medien suggeriert wird. Das Erbrechen ist zunächst ein Trick, der eher spielerisch versucht wird. Später kann sich der Reflex verselbständigen. Bei manchen Frauen scheint sich auch eine Unzufriedenheit mit den Lebensumständen (unbefriedigende Ehe, gestörtes Verhältnis zu den Kindern) in der Störung auszudrücken.

Kriterien:

Eßattacken, bei denen große Mengen von Nahrung in sehr kurzer Zeit konsumiert werden,
Furcht, dick und unattraktiv zu werden,
Gegensteuern, um das Gewicht niedrig zu halten durch
- selbstinduziertes Erbrechen,
- Laxantienmißbrauch, Diuretika, Appetitzügler,
- Hungerperioden.

Die hohen Ausgaben für Nahrungsmittel können soziale Probleme verursachen. Risikogruppen sind Ballettänzerinnen und Models.

Therapie: Die Störung ist keine Variante der Anorexie, sondern ein eigenständiges Krankheitsbild, das therapeutisch (auch wegen des Altersunterschieds der Patientinnen) ein anderes Vorgehen notwendig macht. Am günstigsten erscheint ein Versuch mit Verhaltenstherapie. Berücksichtigen sollte man auch, daß zumindest am Beginn der Störung die Zielsetzung eine andere ist, denn die Bulimie-Patientinnen wollen ein weibliches Ideal, wie es ihnen in den Medien vorgespiegelt wird, verwirklichen, während die Mehrzahl der Anorektikerinnen sich dem Frauwerden verweigert.

Binge-Eating-Störung
(nach DSM-IV,)

Im Gegensatz zur Bulimie kommt es bei der Binge*-Eating-Störung zu wiederholt auftretenden Heißhungerattacken mit Kontrollverlust. Die Patienten stehen unter erheblichem Leidensdruck und beschäftigen sich ständig mit dem Essen und dem Gewicht, aber sie verfügen nicht über eine Gegensteuerung, die bei den Bulimie-Patientinnen exzessiv ausgeprägt ist. Das Gewicht liegt oberhalb der Norm.

---

* „binge" heißt englisch Saufgelage oder Fresserei

23 Psychosomatische Krankheiten

Fragen:
Wie definieren Sie den Begriff der psychosomatischen Krankheit? Welche Krankheiten rechnen Sie unter diese Gruppe? Wie entstehen solche Krankheiten? Welches Grundproblem der Medizin wird bei dieser Frage berührt?

Wir behandeln den erkrankten Menschen und nicht ein krankes Organ. Ausgenommen sind Ausfälle oder Mängel von Teilfunktionen (Verbinden einer Schürfwunde, Ruhigstellen eines verstauchten Fußgelenks, Verordnen einer Lesebrille). Aber auch dabei darf der Patient nicht den Eindruck haben, daß lediglich eine „Reparatur" vorgenommen wird.

Die **psychosomatische Medizin** untersucht die psychischen Bedingungen, durch die somatische Störungen gefördert oder verstärkt werden, und berücksichtigt diese Erkenntnis bei der Planung der Therapie.

Psychosomatische Krankheiten im engeren Sinne sind Störungen, bei denen primär das Psychische (bzw. die mit dem Psychischen verbundenen nervalen Erregungen) zu funktionellen oder strukturellen Veränderungen in Organen führt. In einem weiteren Sinn kann man auch alle körperlichen Beschwerden, die als Äquivalent für intensive Gefühlszustände anzusehen sind, zu den psychosomatischen Störungen rechnen (Herzjagen, Druck auf der Brust, Blutdruckerhöhung, Empfindungen von Spannung oder Schmerz).

Besondere Aufmerksamkeit gilt deshalb dem aktuellen Erleben des körperlich Kranken und den Ereignissen der Vergangenheit, die in die Gegenwart hineinwirken.

Bei den meisten epidemiologischen Untersuchungen werden psychosomatische und neurotische Störungen nicht deutlich voneinander getrennt, da man annimmt, daß neurotische Konflikte und Fehlverhaltensweisen sich direkt oder indirekt in funktionellen oder organischen Veränderungen ausdrücken können.

Die Diagnose einer psychosomatischen Störung muß einmal gegenüber rein oder überwiegend somatischen Krankheiten gesichert werden, aber auch gegenüber besonderen Formen von endogenen psychotischen Störungen (larvierte Depression, coenästhetische Schizophrenie).

Bei psychosomatischen Erkrankungen im engeren Sinne, von denen hier nur die Rede sein kann, ist Ziel der Therapie, die krankheitsfördernden Faktoren aufzudecken oder aufzuheben und gleichzeitig die positive Einstellung des Patienten zu stützen oder zu reaktivieren. Diesem Ziel dient das ärztliche Gespräch und verschiedene psychotherapeutische Methoden. Eine Kombination dieser Methoden ist möglich. Die vorübergehende Verabreichung von Psychopharmaka ist nicht kontraindiziert. Es wäre ein Denkfehler, wollte man annehmen, daß psychisch Entstandenes allein mit psychischen Mitteln behandelt werden darf.

Nicht übersehen sollte man die somatopsychische Komponente, bei der es zu normalen oder krankhaften psychischen Reaktionen auf körperliche Störungen und Krankheiten kommt, die ihrerseits wieder durch sekundäre psychosomatische Veränderungen das Krankheitsbild verstärken, vielleicht aber auch überdecken können.

! Auch bei somatischen Krankheiten kommt es darauf an, wie der Kranke die Krankheit erlebt.

Der Erfolg der somatischen Therapie hängt häufig von zusätzlichen psychischen Faktoren ab. Das gilt selbst für die Therapie mit Psychopharmaka im niedrigen bis mittleren Dosisbereich (d.h. solange der Patient die Therapie bewußt erlebt).

Die Relation zwischen Psyche und Soma ist jedoch nicht konstant. Sie kann sich mit dem Fortschreiten der Krankheit verändern. Zwischen den beiden Extremen der rein psychosomatischen und der rein somatopsychischen Korrelation sind alle Übergänge bei psychosomatischen Störungen denkbar.

23.1 Anlage und Umwelt

Psychosomatische Störungen sind „Beziehungskrankheiten". Die sozialen Einflüsse von Umwelt, Familie, Arbeitsplatz wirken auf die vorgegebenen Strukturen der Anlage, die sich unter diesen Bedingungen verändern, was zu einer selektiven Empfindlichkeit gegenüber einzelnen Umweltreizen führt. Daraus kann sich eine Krankheit entwickeln, die eventuell durch weitere Umweltfaktoren (Entlastung, Krankheitsgewinn) stabilisiert wird.

Unsicher ist, ob die Anlage sich bei psychosomatischen Störungen im Sinne einer Organdisposition auswirkt. In Zwillingsstudien fand man bei psychosomatischen Krankheiten eine deutliche Differenz im Konkordanzverhältnis zwischen eineiigen und zweieiigen Zwillingen. Die psychosomatischen Störungen sind demnach nicht allein Folge der sozialen Bedingungen, unter denen der Mensch lebt. Die Zivilisation und die gesellschaftlichen Verhältnisse können das Auftreten von Krankheiten begünstigen, man darf aber nicht übersehen, daß andere Krankheiten gerade unter diesen Bedingungen an Bedeutung verloren haben. Wer wollte schon im Mittelalter leben oder mit dem Faustkeil seinem Erwerb nachgehen (dann lieber doch das Handy und ein Auto, auch wenn die reduzierte Bewegung Hypertonie und Altersdiabetes fördert).

Wenn bestimmte psychosomatische Störungen in einer Epoche häufiger auftreten, werden andere dafür seltener. Manchmal wechselt auch nur die Bewertung der Krankheit. Andererseits kann die Entwicklung einer psychosomatischen Erkrankung auch durch zusätzliche psychische oder körperliche Belastungen zeitweilig blockiert werden (Lebensgefahr, Verletzung, Infektion), so daß in Krisenzeiten bestimmte Ausdrucksformen von psychosomatischen Störungen zurücktreten oder ganz verschwinden, während andere eindeutig zunehmen.

Beispiel:
Anfang des 20. Jahrhunderts traten Konversionssymptome (psychogene Lähmungen, Krämpfe) besonders häufig auf, heute sind die eindrücklichen Bilder selten geworden. Im Ersten Weltkrieg war die Zitterkrankheit eine typische psychosomatische Störung von Frontsoldaten, eine Reaktion auf das Trommelfeuer im Stellungskrieg. Mit der Krankheit, die nun unbewußt oder halb-bewußt ausgelöst war, kam man in die Etappe und damit in relative Sicherheit. Im Zweiten Weltkrieg wurden diese Störungen kaum gesehen, es hätte wohl auch kaum genutzt, wenn jemand beim Rückzug in Rußland mit einer Zitterkrankheit hilflos liegen geblieben wäre. Statt dessen häuften sich Magengeschwüre und andere gastrointestinale Erkrankungen.

Die psychosomatischen Erkrankungen haben eine multifaktorielle Genese, aber der Akzent wechselt zwischen den an der Genese beteiligten somatischen, psychischen und sozialen Faktoren. Im Einzelfall kann sich das Gewicht auch im Verlauf der Erkrankung oder während der Behandlung zwischen diesen Faktoren verschieben.

Der Versuch, psychische und soziale Ursachen für Krankheiten aufzuzeigen, darf nicht dazu führen, daß körperliche Krankheiten allein aus psychosozialen Bedingungen hergeleitet werden, die man durch Änderung der Lebensbedingungen, durch Erziehung, gesellschaftlichen Wandel oder Meditation nur zu korrigieren brauchte, um prophylaktische oder therapeutische Erfolge zu haben. Wir sollten nicht davon ausgehen, daß Krankheit in jedem Fall „machbar" ist und durch Änderung der Lebensumstände beeinflußt oder vielleicht sogar verhindert werden kann.

Dieser Gedanke enthält auch zusätzliche Gefahren für den Patienten, der zu der Annahme verführt werden könnte, daß körperliche Erkrankungen (Collum-Karzinom, Hepatitis, AIDS und selbst ein banaler Schnupfen) als Schuld oder „Versagen" aufzufassen sind.

Daß die Menschen unter anderen Verhältnissen und in anderen, einfachen Kulturen ungefährdet und konfliktfrei gelebt haben, ist eine Utopie. Erst an Widerständen und Konflikten entwickelt sich der Mensch.

Es gibt keinen Kranken, bei dem nicht in der Anamnese Konflikte nachweisbar sind, sofern man danach sucht. Auf keinen Fall sollte man Konflikte, die jeder hat, überbewerten und im nachhinein mit der Genese einer körperlichen Krankheit verbinden.

23.2 Deskription und Theorie

Auch bei den psychosomatischen Krankheiten beginnen wir mit der Deskription. Man sollte den körperlichen Befund klären, bevor man psychologische Vorstellungen einführt, die ihrerseits wieder von unterschiedlichen theoretischen Ansätzen abhängen.

23.2.1 Psychosomatische Symptome

Die typischen Symptome von psychosomatischen Krankheiten lassen sich in drei Gruppen ordnen, zwischen denen Übergänge möglich sind. Wir unterscheiden:
dissoziative Symptome,
vegetative Störungen,
psychosomatische Störungen.

Unabhängig davon werden Merkmale einer **Neurasthenie** (S. 97) als sogenannte Randsymptome (*von Uexküll* 1979) relativ häufig bei psychosomatischen Erkrankungen festgestellt. Aber diese Veränderungen sind *unspezifisch* und ihre Bedeutung für die Differentialdiagnose ist fraglich, weil sie in das Repertoire gehören, mit dem der Mensch auf Krisen jeder Art reagiert.

Dissoziative Symptome

Die dissoziativen oder Konversionssymptome (S. 120) treten überwiegend akut auf, als Anfälle, die sich wiederholen. Eine Prolongation ist möglich. Die Ausfälle betreffen die Willkürmotorik (Lähmungen, Tremor) oder die Sinneswahrnehmung und lassen sich mitunter als Ausdruck von intrapsychischen Widersprüchen oder Konflikten interpretieren. Bei dieser Deutung sollte man jedoch vorsichtig sein (siehe oben). Psychoanalytische Theoretiker sehen in den dissoziativen Symptomen die Scheinlösung eines Konfliktes, die sich als Kompromißbildung zwischen Abwehr und Triebwunsch darstellt.

Vegetative Störungen

Bei vielen psychosomatischen Erkrankungen treten vegetative Störungen kurzfristig und flüchtig auf, eventuell wiederholt (meist in einer individuell charakteristischen Form). Sie sind funktionell und betreffen vor allem die inneren Organe und die Haut. Die Auslösung ist indirekt und wird von der individuellen Empfindlichkeit der Organe bestimmt. Die Veränderungen laufen häufig auch parallel mit Stimmungsschwankungen und emotionalen Reaktionen, als deren Akzentuierung und Verstärkung sie aufzufassen sind.

Psychosomatische Störungen

Als eigentliche psychosomatische Störungen bezeichnet man körperliche Symptome und Ausfälle, die sich über vegetative und neurohumorale Veränderungen, eventuell im Anschluß an ein neurasthenisches Syndrom entwickeln. Sie betreffen innere Organe oder vegetative Funktionen und gehen häufig mit organischen Veränderungen einher. Sie lassen sich nicht unmittelbar einem intrapsychischen Konflikt zuordnen, drücken jedoch häufig das Konflikthafte der Haltung aus. Die Verknüpfung einer psychosomatischen Störung mit psychodynamischen Vorgängen oder Konflikten ist meines Erachtens zu einseitig. Die Erscheinungen des Lebens hängen vom Zusammenwirken vieler, auch gegenläufiger Kräfte ab. Es erschwert das Verständnis, wenn man, gestützt auf eine Theorie, einzelnes aus diesem Gemenge herauslöst. Zumindest muß man offen bleiben für Bedingungen, die außerhalb des eigenen theoretischen Ansatzes liegen. Die funktionellen Störungen haben allenfalls einen Ausdruckscharakter wie der Traum (S. 105). Sie drücken Belastungen, Unstimmigkeiten, Spannungen aus, dies wird aber in den meisten Fällen nicht über eine unspezifische Allgemeinreaktion hinausgehen. Gelegentlich drängen sich dem Untersucher symbolische Bedeutungen auf (wenn sich bei der notariellen Beurkundung eines Ehevertrags ein Schreibkrampf einstellt). Sehr viel häufiger werden sie aber vom Arzt erst deutend erschlossen.

Die meisten Patienten sehen keinen Zusammenhang zwischen der körperlichen Störung und einer seelischen Belastung. Sie halten sich „nur" für körperlich krank. Aber zwischen beiden Möglichkeiten ist eine Wechselbeziehung anzunehmen und man darf weder die eine noch die andere leichtfertig aus dem Wirkungsgesamt herauslösen.

23.3 Persönlichkeit und Krankheit

Die Annahme, daß intrapsychische Konflikte bei einer vorgegebenen Persönlichkeitsstruktur ganz bestimmte psychosomatische Symptome auslösen (*Alexander* 1961), hat sich nicht bestätigen lassen. Bei einigen psychosomatisch Kranken finden sich zwar typische Persönlichkeitsmerkmale, aber aus dem Persönlichkeitstypus läßt sich nicht die Art der Erkrankung voraussagen.

Allgemein kann man sagen, daß die Persönlichkeitsstruktur von psychosomatisch Kranken häufig durch Merkmale charakterisiert ist, die mit dem Begriff **Alexithymie** zusammengefaßt werden (*Sifneos* 1973). Die Patienten sind unfähig zur Introspektion, obgleich die Intelligenz nicht beeinträchtigt ist. Es fällt ihnen schwer, Gefühle auszudrücken oder sich ihnen zu überlassen und sie sind unsicher im sozialen Bereich.

Alexithymie ist eine besondere Disposition. Aus dieser Disposition entwickelt sich die Krankheit aber erst unter dem Einfluß äußerer Faktoren. Das können andauernde unausweichliche Belastungen sein (die innerlich nicht akzeptiert werden!) oder uneingestandene über Jahre fortwirkende äußere Konflikte. Wann sich eine Störung entwickelt und welches Organ betroffen wird, läßt sich aus der Persönlichkeitsstruktur nicht voraussehen. Den einzelnen psychosomatischen Erkrankungen läßt sich keine spezielle Persönlichkeitsstörung zuordnen.

Untersuchungen über die sogenannte Risikopersönlichkeit für Herzinfarkt haben zwei einander widersprechende Persönlichkeitstypen ergeben. Die Patienten vom Typ A sind hyperaktiv, betriebsam, krankheitsuneinsichtig und unkooperativ, auch wenn sie einen ersten Herzinfarkt überstanden haben. Patienten vom Typ B sind hypochondrisch, ängstlich und übervorsichtig. Da alle Patienten mit einer koronaren Erkrankung einer dieser beiden Typen zugeordnet werden können, sind im Grunde die hypostasierten Besonderheiten der Persönlichkeitsstruktur wieder aufgehoben. Natürlich kann man den einen Typ aus dem anderen durch Reaktionsbildung (S. 119) ableiten, aber dann verliert man sich noch mehr im Spekulativen, denn es werden zusätzliche Zwischen-Annahmen und Hypothesen notwendig und man entfernt sich von der Empirie.

Die Annahme, daß psychosomatisch Kranke eine besondere Persönlichkeitsstruktur haben, wird relativiert, wenn wir bedenken, daß jeder Mensch in bestimmten Situationen passagere psychosomatische Veränderungen bei sich beobachten kann (Übelkeit, Erbrechen, Durchfälle, Extrasystolen, Hautauschläge).

23.4 Theoretische Konzepte

Psychoanalytische Gedanken haben die theoretischen Vorstellungen über die Genese der psychosomatischen Erkrankungen weitgehend beeinflußt. Daneben gibt es physiologische und lerntheoretische Erklärungsversuche.

Die **psychosomatische Korrelation** ist noch weitgehend ungeklärt. Niemand vermag anzugeben, wie sich Psychisches auf somatische Funktionen und Strukturen auswirkt (und wie es, gestützt auf diese Funktionen, zustande kommt). Sicher gibt es eine unspezifische Korrelation zwischen affektiver Spannung und somatischen Veränderungen an verschiedenen Organen. Als Vergleich bieten sich hier die funktionellen Folgen von Angst und Ärger oder die Reaktion auf Bedrohung an. Schwieriger ist dagegen der Nachweis einer spezifischen Korrelation, bei der einzelne chronische Konflikte sich auf bestimmte Organe oder bestimmte funktionelle Systeme auswirken. Es gibt keine verläßlichen Kriterien für eine **Organwahl**. Selbst über den Ausdrucksgehalt der Störung (wie bei den Konversionssymptomen) läßt sich nur selten eine Verbindung der psychischen Alteration zu bestimmten Organen konstruieren. Möglicherweise spielt bei der Organwahl ein **somatisches Entgegenkommen** eine Rolle. Wenn dies der Fall wäre, drückte die körperliche Störung nicht (oder: nicht allein) die besondere psychische Alteration aus, sondern in ihr würde sich vorwiegend die Schwäche oder Störanfälligkeit des betreffenden Organs manifestieren. Das gestörte Organ wäre demnach Indikator der seelischen Belastung.

Die Unbestimmtheit der Organwahl ist auch an dem sogenannten **Syndrom-Shift** zu erkennen. Als Syndrom-Shift oder Wechsel der Symptome bezeichnet man das Alternieren von einer Krankheitsform in die andere, z.B. Wechsel zwischen Ulkuserkrankung und endogener Depression oder Wechsel zwischen Ulkuserkrankung und Asthma bronchiale (jeweils in beiden Richtungen). Die Symptome können von einem Organ zum anderen oder vom somatischen auf den psychischen Bereich wechseln. Für den Symptomwechsel gibt es keine Regeln.

Der Syndrom-Shift könnte als *Wechsel der Dominante* (S. 115) verstanden werden. Vergleichbare Vorgänge sind jedem Arzt aus der somatischen Medizin bekannt: Eine durch Ski-Unfall verursachte Fraktur läßt Zahnschmerzen zurücktreten oder verschwinden, arthrotische Beschwerden sistieren bei einer Verletzung der anderen Extremität. Auch affektive Erregung (Schreck, Lebensgefahr) läßt körperliche Beschwerden und neurotische Behinderungen zeitweilig zurücktreten. Denkbar ist auch, daß der Wechsel zwischen Asthma und Depression durch neurobiologische Faktoren ausgelöst wird.

Bei der veränderten Empfindlichkeit spielen vermutlich auch physiologische Vorgänge eine Rolle (vegetative Umstimmung, Streß, Aktivierung der Abwehr). Eine Anwendung findet diese Erfahrung in der Neuraltherapie, bei der Anästhetika lokal zur Behandlung von akuten und chronischen Beschwerden eingesetzt werden.

Physiologische Abläufe im Zentralnervensystem haben vermutlich immer eine partielle psychische Entsprechung, auch wenn diese zunächst im Kontext der Funktionen aufgehoben ist. Anderseits kann man sich Psychisches nur im Zusammenhang mit einer nervalen Erregung vorstellen. Als Mediatoren zwischen psychischen und somatischen Funktionen wirken das *Nervensystem*, das *hypophysär-endokrine System und das immunologische System.*

Wenn früher angenommen wurde, daß beim Stoffwechsel die einzelnen chemischen Substanzen in einer stabilen Zelle bewegt werden, so weiß man heute, daß die Zelle selbst eine in ständiger Veränderung befindliche Struktur ist (*Karlson* 1980). Eine dynamische Struktur wäre auch als Basis zwischen den somatischen und psychischen Vorgängen denkbar. Das Soma „trägt" nicht die Psyche und die Psyche „bedient sich" nicht des Soma. Das Somatische und das Psychische sind, soweit wir das erkennen, verschiedene Aspekte der lebendigen Struktur.

Die **psychoanalytische Theorie** sieht in der psychosomatischen Erkrankung die Folge einer regressiven Reaktion auf eine ebenso regressive Einschätzung der objektiven Lebensumstände (*Schur* 1955). Wenn man den sozialen Aspekt betont, kann man die psychosomatische Störung als eine sozialisationsspezifische „Verhaltensstrategie" interpretieren, in der zwischenmenschliche Konflikte eine pathologische Lösung gefunden haben (*Zepf* 1986). Von anderen psychoanalytischen Forschern wird eine prägenitale Reifungsstörung als Voraussetzung für die Entstehung und den Verlauf von psychosomatischen Störungen angenommen. Gelegentlich ist versucht worden, eine Verbindung zwischen der Störung von Phasen der kindlichen Triebentwicklung (S. 110) zu bestimmten Organstörungen zu konstruieren. So soll das Fehlen eines nahen Hautkontaktes für das Auftreten eines Säuglingsekzems oder von späteren neurodermitischen Reaktionen verantwortlich sein. Das geht mir zu weit. Widerlegen läßt sich das nicht, aber auch nicht beweisen.
Hier bewegt man sich in einem Bereich der Spekulation, in dem Widerworte keine Resonanz mehr haben.

Nicht gesichert ist auch die **Spezifitätstheorie** (*Alexander* 1951), die von der Annahme ausgeht, daß eine bestimmte psychodynamische Konstellation zusammen mit einem konstitutionellen Faktor bei einer typischen Auslöser-Situation *spezifische* körperliche Veränderungen hervorrufen kann. Von einer Spezifität der psychosomatischen Störungen kann keine Rede sein. Die vegetativen Reaktionsmuster sind einförmig und wenig plastisch und werden auf die verschiedensten Reize hin gleichförmig ausgelöst. Offenbar steht dem Organismus auch hier nur ein begrenztes Repertoire zur Verfügung. Vermutlich ist es mit den psychosomatischen Störungen nicht anders als mit den psychopathologischen Syndromen, die in jedem Fall unspezifisch sind.

Die **Theorie der zweiphasigen Verdrängung** (*A. Mitscherlich* 1953) besagt, daß nicht nur bewußte, sondern auch unbewußte (d.h. „abgewehrte") Affekte ein physiologisches Korrelat haben. Ein unbewußter Konflikt wird in der ersten Phase der Auseinandersetzung mit einer neurotischen Symptombildung beantwortet. Wenn diese Lösung nicht ausreicht, folgt in einer zweiten Phase die Verschiebung in körperliche Abwehrvorgänge. Die psychosomatische Störung wäre demnach die weitergehende Form einer Verdrängung und der Neurose vergleichbar. Der Theorie zufolge müßte die Behandlung der psychosomatischen Störungen retrograd über eine Aktivierung von neurotischen Phänomenen erfolgen.

Von einem anderen Autor wird das Auftreten von psychosomatischen Störungen als **Resomatisierung** aufgefaßt, d.h. als Regression des Individuums auf den Zustand des Säuglings, der Gefühle und Antriebe lediglich durch motorische oder vegetative Erregung ausdrücken kann (*Schur* 1955). Das heranwachsende Kind erlernt erst mit der Zeit, sein Erleben in einer sprachlich symbolischen Weise wiederzugeben. Diese im Übergang vom Primär- zum Sekundärprozeß (S. 117) erfolgte normale Desomatisierung wird durch Regressionsvorgänge rückgängig gemacht.

In allen theoretischen Ansätzen und Modellen zur Entstehung psychosomatischer Krankheiten finden sich fünf Faktoren, die von den Autoren unterschiedlich gewichtet werden:
- *eine alexithyme Haltung* blockiert eine adäquate Reaktion auf
- *eine belastende Situation,* die Emotionen weckt, das führt zu
- *intrapsychischen Spannungen* und auf Dauer zu
- *einer körperlichen Störung,* deren Lokalisation und Art durch
- *somatisches Entgegenkommen* bestimmt wird.

Diese Fakten können individuell sehr unterschiedlich akzentuiert sein. Phänomenologisch identischen Störungen (z.B. Ulcus ventriculi oder Asthma bronchiale) sind entweder durch die Psychodynamik oder die auslösende Situation, vielleicht auch durch körperliche Schwäche und somatisches Entgegenkommen bestimmt. Die Bedeutung der einzelnen Faktoren für die aktuelle Störung kann im Verlauf oder während einer Behandlung wechseln.

23.5 Typische psychosomatische Störungen

Im folgenden werden zur Erläuterung des Prinzips die psychosomatischen Aspekte einiger Krankheiten beschrieben. Die neueren pathophysiologischen Kenntnisse haben unsere Vorstellungen von der Ätiologie verändert. Nur wenige Krankheiten wird man ausschließlich auf psychische Einflüsse zurückführen können. Es ist immer eine Wechselwirkung zwischen psychischen Belastungen und somatischer Disposition oder Gefährdung durch Noxen oder Infektionen anzunehmen. Aber beim Umgang mit körperlich Kranken sollte man jederzeit auch die biographischen und psychosozialen Faktoren berücksichtigen.

Asthma bronchiale
(ICD: F 54; I 45)

Asthma bronchiale ist eine chronisch eosinophile Entzündung der Atemwege, die bei prädisponierten Personen zu einer variablen Atemwegsobstrusion mit bronchialer Hyperreaktivität führen kann. Bei der Erkrankung spielen vermutlich auch genetische Faktoren eine Rolle. Asthma-Patienten, denen eine Lunge von gesunden Spendern transplantiert wurde, hatten in den folgenden Jahren keine Anzeichen von Asthma, obwohl kurz nach der Operation die Asthma-Therapie eingestellt worden war (The Lancet 341, 1369-1371, 1993). In neueren Publikationen wird der psychoreaktive Anteil der Störung überhaupt nicht mehr erwähnt (*Magnussen* 1993, *Kroegel* et al. 1993, *Ulmer* 1993), man sollte jedoch seine Bedeutung für die chronische Erkrankung nicht unterschätzen. Eine spezielle Persönlichkeitsstruktur, die das Auftreten von Asthma unterstützt, ist nicht bekannt. Von einzelnen Untersuchern wurden hysterische und anankastische Tendenzen beschrieben. Häufig finden sich Anzeichen einer Alexithymie.
Die Vorstellungen zur Psychodynamik sind umstritten. Man wird auch kaum unterscheiden können, welche der psychopathologischen Auffälligkeiten als Ursache oder als Folge der Störung anzusehen sind. Psychoanalytische Forscher haben bei Asthmakranken eine pathologische Mutter-Kind-Beziehung mit einer deutlichen Ambivalenz zwischen dem Bedürfnis nach Anlehnung und Schutz und Bestreben nach Verselbständigung beschrieben. Die Mütter sind angeblich aktiv und dominierend und haben eine ambivalente Einstellung gegenüber dem erkrankten Kind, wobei offen bleibt, ob diese Haltung sich nicht vielleicht erst nach der Erkrankung entwickelt hat. Die Gefährdung oder Bedrohung der Bindung zur Mutter oder einer sie repräsentierenden Person wird als auslösende Situation für einen Asthmaanfall angesehen.
Therapie: Standard ist die Verabreichung von Steroiden und Bronchodilatatoren. Psychopharmaka (Benzodiazepine, Antidepressiva) können sinnvoll eingesetzt werden.

Psychotherapeutische Maßnahmen haben lediglich eine unterstützende Funktion. Von tiefenpsychologisch fundierten Gesprächen rate ich ab, das Gewicht sollte auf Übungsverfahren, Verhaltenstraining, Bio-Feedback liegen.

Ulcus ventriculi
(ICD: F 54; K 25)

Bei der Mehrzahl der Erkrankungen scheint eine Infektion mit Helicobacter pylori vorzuliegen. Das sogenannte Streß-Ulcus ist durch eine lokale Ischämie bei schweren operativen Eingriffen bedingt. Psychische Einflüsse haben den heutigen Vorstellungen zufolge bei der Genese der Erkrankung allenfalls einen *begünstigenden* Effekt.
Die psychodynamischen Vorstellungen über die Syndromgenese waren widersprüchlich. Als Auslöser wurde eine Situation angenommen, die Leistung und Verantwortung und eine reifere Lebensbewältigung erforderte und dabei womöglich die gewohnten sozialen Beziehungen und das eigene Selbstverständnis gefährdet. Aber diese Konstellation findet man auch bei anderen psychosomatischen Störungen (und bei Gesunden!). Vermutlich ist die Vorstellung oder Überzeugung von der Vergeblichkeit der Anstrengungen entscheidend. Als auslösende Situation werden auch Trennungserlebnisse beschrieben. Psychoanalytische Untersucher haben die Ulkuskrankheit aus infantilen Abhängigkeitswünschen abgeleitet, die sich auf dem Wege der Abwehr und Reaktionsbildung auch in Ehrgeiz und Erfolgsstreben äußern können. Gelegentlich wird der unbewußte Konflikt mit einer gestörten Mutter-Kind-Beziehung in Zusammenhang gebracht. Die Mutter soll zurückweisend oder überfürsorglich und in jedem Fall dominierend sein, während der Vater als schwach und zurückhaltend beschrieben wird.
Therapie: Die internistische Behandlung ist bestimmend. Der Psychiater kann eventuell durch das Angebot von autogenem Training oder Übungen die notwendige Umgestaltung der Lebensweise fördern.

Colitis ulcerosa
(ICD: F 54, K 51)

Die Colitis ulcerosa beginnt schleichend mit Blutbeimengungen im Stuhl, der meist breiig oder dünnflüssig ist und wiederholt am Tag, manchmal unter Tenesmen, entleert wird. Der Verlauf ist chronisch-rezidivierend. Ursache der akuten Erkrankung ist eine Entzündung der Mukosa in Rektum und Colon. Der chronische Verlauf führt zu Infiltrationen und Abszessen, eventuell mit lebensbedrohlichen Blutungen. Als Folge treten Anämie, Hypoproteinämie, Wasser- und Elektrolytverlust auf. Es wird diskutiert, daß die Auslösung der Störung bei den meisten Patienten mit dem realen, drohenden, oder auch nur eingebildeten Verlust einer wichtigen Beziehungsperson in Zusammenhang stehen könnte. Dieses Verlusterlebnis soll durch die Aktivierung von unbewältigten frühkindlichen Trennungsängsten pathologisch wirksam werden. Die Persönlichkeit des Kranken ist gekennzeichnet durch Infantilität, depressive Reaktionsbereitschaft und Aggressionshemmung. Eine Alexithymie ist häufig nachweisbar.

Essentielle Hypertonie

Für die essentielle Hypertonie wird eine multifaktorielle Genese angenommen, bei der sich heriditäre, konditionelle, soziale und psychodynamische Faktoren überschneiden. Eine einheitliche Persönlichkeitsstruktur findet sich nicht. Von psychoanalytischen Untersuchern ist auf die Aggressionsproblematik der Hochdruckkranken hingewiesen worden, die in einem Konflikt zwischen Aggression und Abhängigkeit bestehen soll, der sich aus der Primärsozialisation herleitet, weil das Kind, wenn es seine Aggressionen gegenüber den Eltern auszudrücken versucht, mit dem Verlust der Zuneigung rechnen muß.

Man ist aber wohl besser beraten, wenn man bei der Ätiologie der Erkrankung neben der Anlage auch Lebensstil, Ernährung, äußere Belastungen und mißglückte Streßbewältigung mit chronischer Überanstrengung und Angespanntsein berücksichtigt und dies in den Therapieansatz eingehen läßt.

Koronare Herzerkrankung, Infarkt

Auch bei diesen Erkrankungen geht man besser von einer multifaktoriellen Genese aus. Der direkte Einfluß von Emotionen und seelischen Belastungen auf das Herz verbindet sich mit psychosomatischen Störungen von Blutdruck und Stoffwechsel, aber auch mit einem psychologisch bedingten Risikoverhalten. Neben den somatischen und exogenen Risikofaktoren (Rauchen, übermäßige Ernährung, mangelnde Bewegung) wird ein bestimmter Persönlichkeitstypus angenommen. Gefährdet sollen Menschen sein, die ungeduldig nach sozialem Erfolg streben. Diesem Typ A wird aber ein Typ B mit einer ängstlich-besorgten Grundhaltung gegenüber gestellt, so daß die Zuordnung der Persönlichkeit zur Erkrankung nicht konsequent durchgehalten werden kann (vgl. S. 191).

Hautkrankheiten

Psychosomatische Erkrankungen der Haut werden relativ häufig beobachtet. Die Haut ist nicht nur Kontaktorgan zu anderen Menschen, sondern auch Ausdrucks- oder Darstellungsorgan. Akute Gefühlsbewegungen oder chronische seelische Belastungen haben häufig eine Repräsentanz in der Haut. Es besteht kein Zweifel, daß chronische psychische Belastungen sich in Veränderungen oder Erkrankungen der Haut ausdrücken können. Aber meines Erachtens geht die psychodynamische Deutung zu weit, wenn bei Neurodermitis im Kindesalter ein Zusammenhang mit der fehlenden mütterlichen Zuwendung diskutiert wird, die angeblich dazu führt, daß der kleine Patient in exhibitionistischer Weise die erkrankte Haut zur Schau stellt, weil er die Aufmerksamkeit der Mutter auf sich ziehen will. Auch wird man nur in Ausnahmefällen das Kratzen als masochistische Selbstbestrafung (für Masturbation) auffassen können, wie dies gelegentlich vorgeschlagen wurde. Im übrigen sollte man daran erinnern, daß nicht jedes vernachlässigte Kind ein Ekzem entwickelt. Das Kind braucht Fürsorge und Zuwendung, aber die Therapie der Neurodermitis wird in erster Linie somatisch orientiert sein.

Gynäkologische Störungen

Relativ häufig sind psychosomatische gynäkologiche Störungen. An eine mögliche psychoreaktive Mitverursachung sollte man vor allem bei funktionellen Zyklusanomalien, Mastodynie, Adnexalgie, Fluor genitalis, Kreuzschmerzen und Pruritus vulvae denken. Auch in diesen Fällen verbindet sich der auslösende Konflikt mit somatischen Ursachen, eventuell wird auch nur die Widerstandsfähigkeit gegenüber Infekten herabgesetzt. Es sind aber nur selten die grellen oder auffälligen Konflikte, die zu einer psychosomatischen Krankheit führen, sondern mehr die stillen Belastungen, die man hinnimmt, über Jahre, oder vielleicht gar nicht bemerkt.

Die psychosomatische Genese von Krankheiten läßt sich nicht regelhaft aus spezifischen psychodynamischen Vorgängen ableiten. Psychosomatik ist etwas sehr Individuelles. Im übrigen lernt man erst aus der klinischen Erfahrung, daß man manchmal alle theoretischen Konstrukte bei Seite lassen muß, damit man offen wird für das unmittelbare Erleben des Kranken, aus dem allein die wirksame Therapie und Hilfe gestaltet werden kann.

B   PSYCHOTISCHE STÖRUNGEN

Affektive Psychosen, Gruppe der Schizophrenien

Vorbereitung
Beschäftigen Sie sich noch einmal mit dem Begriff der Psychose und mit den
psychotischen Syndromen

- ▶ depressives Syndrom
- ▶ manisches Syndrom
- ▶ Wahnstimmung
- ▶ Halluzinatorisches Syndrom
- ▶ Paranoides Syndrom
- ▶ Paranoid-halluzinatorisches Syndrom
- ▶ Katatones Syndrom
- ▶ Schizophrenes Residuum

24   Affektive Psychosen

Fragen:
Was verstehen Sie unter affektiven Psychosen? Vergegenwärtigen Sie sich das depressive und
das manische Syndrom. Was ist eine Psychose? Wie grenzt man psychotische und neurotische
Störungen gegeneinander ab? Schließen sich beide Störungen gegenseitig aus?

Wegen der Unübersichtlichkeit in der Gliederung der affektiven Psychosen werden wir
neben den Begriffen der klassischen deutschen Psychiatrie, die sich auf die Einteilung
von *Kraepelin* stützte (und jetzt aus der Mode kommt), auch die internationale Termi-
nologie der ICD und DSM mit ihrer Beschränkung auf Syndrom-Einheiten setzen, die
eindeutig von der englisch sprachigen Psychiatrie bestimmt wird. Zwischen beiden Auf-
fassungen kommt es zu Überschneidungen, da beide Systeme sich auf dieselben psychopathologischen Phänomene beziehen, die jedoch unter verschiedenem Blickwinkel
aufgefaßt und beschrieben werden. Wir werden zunächst
die *Leitsyndrome*, an denen wir uns orientieren, wiederholen,
dann folgen *Häufigkeit* und *Heredität* der affektiven Psychosen,
der typische *Erkrankungsbeginn* nach psychopathologischen Kriterien,
der *Verlauf*,
die *diagnostischen Einheiten* von monopolaren und bipolaren Störungen,
die *Differentialdiagnose*,
der *Gestaltwandel*,
Vorstellungen zur *Ätiologie*
Und im letzten Absschnitt die *Therapie*, auf die in besonderen Fällen auch schon früher
verwiesen wird.

24.1 Leitsyndrome

Affektive Psychosen treten bei klarem Bewußtsein auf. Der Patient erlebt die psychopathologischen Veränderungen, er kann darauf reagieren und in Grenzen dazu Stellung nehmen; aber (und das ist entscheidend) er hat keine Distanz dazu, so daß er die
Wirklichkeit verändert erlebt. Wenn zusätzlich Bewußtseinsstörungen und Verwirrtheit
auftreten, lenkt dies die diagnostischen Überlegungen in Richtung auf die grob-organischen Störungen.

Bei den affektiven Psychosen orientieren wir uns am **depressiven Syndrom** oder am **manischen Syndrom**, bei denen durch ein Zuviel oder ein Zuwenig an Stimmung und Antrieb das Erleben der Wirklichkeit beeinträchtigt oder aufgehoben ist.

Leichtere Verstimmungszustände (in beiden Richtungen) werden von dieser Definition nicht erfaßt. Wir werden sie erst dann den affektiven Psychosen zurechnen, wenn bei dem Patienten bereits vorher ein voll ausgebildetes depressives oder manisches Syndrom diagnostiziert wurde, aber auch dann ist die Zuordnung schwierig.

In der ICD-10 wird hervorgehoben, daß die Klassifikation der affektiven Störungen unzuverlässig ist, weil bisher nicht geklärt wurde, welche Beziehungen zwischen Ätiologie, Symptomatik, dem Verlauf, möglichen biochemischen Veränderungen und dem unterschiedlichen Ansprechen auf die Therapie bestehen. Abweichend von den früheren Ausgaben faßt die ICD-10 unter dem Begriff „affektive Störungen" *alle* Stimmungsschwankungen zusammen, ohne Rücksicht darauf, ob sie psychotisch oder nichtpsychotisch (reaktiv) bedingt sind. Statt dessen wird der Schweregrad der Störung oder der Wechsel mit manischen Episoden hervorgehoben. Das hat dazu geführt, daß unter dem Einfluß der ICD-10 die Unterscheidung zwischen den einzelnen Störungen, die in der klassischen Psychiatrie üblich war, aufgegeben wurde. Die Grenze zwischen Krankheit und Nichtkrankheit wird nicht mehr klar erkannt (*Peters* 2003). Bei der ersten Begegnung mit dem Kranken lassen sich aber häufig schon Unterschiede aufweisen, an denen sich die Darstellung zunächst orientieren sollte.

24.1.1 Depressive Zustände

Die **endogenen affektiven Psychosen** treten aus voller Gesundheit auf, wie ausgestanzt und unbegreiflich (auch für den Patienten). Das gilt für die Depression wie für die Manie. Entscheidend für eine Gruppe der affektiven Psychosen ist der Wechsel der Stimmung zwischen depressiven und manischen Phasen. Diese bipolaren Störungen haben einen besonderen Verlauf. (S.207)

Reaktive affektive Störungen sind fast immer depressiv und dann mehr oder weniger deutlich auf einen Anlaß bezogen, um den die Gedanken des Patienten kreisen (Unfall, Schuld, wirtschaftliche Verluste, Trennung, Tod eines Angehörigen). Submanischen Überschwang und gesteigerten Antrieb findet man gelegentlich als *reaktive* Veränderung bei Ereignissen, die von den Betroffenen als Glück oder Gewinn empfunden werden (Verliebtheit, Beförderung, Sechs Richtige im Lotto), was nachvollziehbar ist. Solche Stimmungen sind aber nicht von Dauer.

Die **neurotisch bedingten depressiven Verstimmungen** lassen sich häufig schon aus der Anamnese erkennen, weil sich die Reaktionen wiederholen, meist in Kombination mit anderen neurotischen Symptomen. Sie stellen ein Grundmuster des Handelns dar, werden aber von den Patienten aus einer leidvoll-lustvollen Distanz gesehen und dargestellt. Depressiv-neurotische Störungen sind manchmal schwer von einer depressiven Persönlichkeitsstruktur abzugrenzen. Bei der einen Diagnose liegt der Akzent auf der Situation und Entwicklung, bei der anderen wird die Bedeutung der Anlage herausgestellt. Dieser Unterschied wird bei konstanter submanischer Auslenkung nicht gemacht, hier wird immer eine hyperthyme Persönlichkeit diagnostiziert. Vermutlich bleiben wir leichter im Depressiven haften, wenn es einmal aufgetreten ist.

Die **grob-organischen depressiven Störungen** beginnen allmählich mit Verstimmung und Reizbarkeit und haben eine Tendenz zum chronischen Verlauf. Sie gehen häufig mit wahnhaften Ängsten und Bewußtseinsstörungen einher. Chronische depressive Veränderungen sind für zerebralen Abbau typisch. In der Frühphase des Seniums sind manische Auslenkungen relativ häufig, manchmal als erstes Anzeichen einer beginnenden Demenz (die dann meist depressiv gefärbt ist). Manische Patienten mit senilem Abbau wirken bei aller Aufgeregtheit starr, im Gegensatz zum Schwung und zur Beweglichkeit der endogenen Manie.

Depressive und manische Störungen können auch Folge von *Intoxikation* und zerebraler Schädigung sein.
Als grobe Regel kann man sagen, daß die akute Intoxikation zur manischen Auslenkung führt (Rausch), die chronische dagegen zu einer mürrisch depressiven Verstimmung.

Über die **Intensität des depressiven Syndroms** informiert man sich durch die folgenden Fragen:

- Traurige Verstimmung ?
- Angst ? Unruhe?
- Antrieb ?
- Gehemmtheit ?
- Zwänge ?
- Reizbarkeit ?
- Bewußtseinsstörung ?
- Schlafstörungen ?
- Grübeln ?
- Wahnideen? Thema ?
- Vegetative Symptome ?
- Vitalstörungen ?
- Tagesschwankungen ?
- Suizidalität ?

Die *traurige Verstimmung* wird häufig als erstes von den Patienten empfunden, sie fällt auch Angehörigen und Arbeitskollegen auf. Anfänglich läßt sie sich vielleicht noch überspielen. *Angst* und *Unruhe* sind quälende Begleitumstände der Verstimmung, vor allem ältere Patienten werden dabei ziellos umtriebig oder sie klagen und jammern. Bei den meisten Patienten ist der *Antrieb herabgesetzt*, sie sind stumpf, unbeteiligt, haben das Bedürfnis sich zurückzuziehen und bleiben morgens im Bett. Sie fühlen sich gehemmt, halten sich für verblödet, vorgealtert, dumm. Gelegentlich kann sich die Hemmung mit *Zwanghaftigkeit* kombinieren, die häufig vor der Erkrankung als bestimmender Persönlichkeitszug nachweisbar war. Dies ist zu unterscheiden von einer Zwangskrankheit, die mit einer depressiven Verstimmung einhergeht, was relativ häufig ist. *Reizbarkeit* und *Bewußtseinsstörung* sprechen für eine grob-organische Ursache oder eine zusätzliche organische Komponente (Intoxikation, Medikamentenüberdosierung). *Schlafstörungen* sind häufig eines der ersten Symptome. Die Patienten liegen stundenlang wach und neigen zum *Grübeln*. Das Denken ist eingeengt auf begrenzte *Themen*, die bei älteren Menschen auch die Form eines *depressiven Wahns* annehmen können. Auffallend sind auch *vegetative Veränderungen* und *vitale Mißempfindungen* wie Kopfschmerzen oder Druck auf der Brust, die manchmal das Krankheitsbild über Wochen allein bestimmen und von den Patienten als Anzeichen einer körperlichen Erkrankung mißdeutet werden (sie gehen deshalb zum Hausarzt, der erst bei Rückfragen erfährt, daß eine depressive Veränderung vorliegt). Typisch für die endogene Psychose sind *Tagesschwankungen*.

! Viele depressive Patienten sind **suizidgefährdet**.

Patienten, die vor der Erkrankung aktiv und entscheidungsfreudig waren, können trotz augenfälliger depressiver Hemmung und Antriebslosigkeit überraschend Suizidhandlungen begehen, weil sie den depressiven Zustand als Versagen oder Schuld empfinden.

Fallbericht:
21 Der leitende Angestellte eines Stahlwerks im Rheinland, humorvoll, schlagfertig und beweglich, zeitweilig Vorsitzender eines Karnevalsvereins, fühlt sich im 48. Lebensjahr plötzlich wie gelähmt, erstarrt, unfähig zu produktiver Arbeit. Seine Stimmung ist negativ. Er klagt, er könne nicht einmal Trauer empfinden. Er sei leer, tot, ausgebrannt. Nachts liegt er schlaflos und grübelt über das Leben, dem er sich nicht gewachsen fühlt. Er empfindet sich als einen Versager, seine berufliche Karriere sei ein Mißverständnis. Er hätte nichts geleistet. Morgens bleibt er im Bett, er will niemanden sehen. Er redet von Schuld, die er auf sich geladen hat, aber es bleibt unklar, was ihn bedrückt. Um seine Aufgaben im Betrieb kümmert er sich nicht. Es hätte ohnehin alles keinen Zweck. Das Leben hat für ihn keinen Sinn mehr. Aufmunternde Worte der Frau und der Kinder erreichen ihn nicht. Er sei nicht wert, daß man sich um ihn kümmere. Die Familie versucht, ihm zu helfen. Eine Karnevalssitzung soll ihn ablenken. Er will nicht hingehen, wird überredet, begeht eine Stunde vor der Abfahrt zu der Veranstaltung einen Suizidversuch.
Diagnose: schwere depressive Episode (endogene Depression).

Bei einer unbehandelten länger dauernden depressiven Verstimmung wurde früher nicht selten der **Raptus melancholicus** beobachtet, bei dem die Patienten aus einem Zustand schwerer depressiver Hemmung unerwartet aggressive Handlungen gegen sich selbst und andere begingen. Auch Tötungsdelikte wurden beschrieben. Die Patienten konnten eine Begründung für die Tat nicht angeben. Es ist aber denkbar, daß es sich bei einigen der beschriebenen Fälle um das depressive Vorstadium einer schizophrenen Störung gehandelt hat.

24.1.2 Manische Zustände

Die Beurteilung der **Intensität des manischen Syndroms** ist weniger schwierig, da die Patienten
durch ihre Umtriebigkeit und übertriebene, häufig auch unangepaßte Aktivität in der Gemeinschaft schnell auffällig werden.

> Antriebssteigerung ? Intensität ?
> Geringes Schlafbedürfnis?
> Spannkraft ?
> Aktivität ?
> Jugendlich frisches Aussehen ?
> Beschleunigung der Gedanken ?
> Ideenflucht ? Gedankenjagen ?
> Übermut ?
> Größenideen ?
> Reizbarkeit ?
> Verwirrtheit ?
> Wahn?

Wir beurteilen die *Intensität* der *Antriebssteigerung*. Dabei fällt auf, daß manische Patienten trotz *geringem Schlafbedürfnis* eine auffallende *Spannkraft* und *Aktivität* und Beweglichkeit haben. Sie sehen *jugendlich frisch* aus, geradezu verjüngt, wenn die manische Störung unmittelbar auf eine depressive Episode folgt. Die Patienten sind schlagfertig, witzig. Der Gedankenablauf ist beschleunigt, mitunter kommt es zur *Ideenflucht* oder einem *Gedankenjagen*, so daß die Sprache mit den drängenden Gedanken nicht mehr mithalten kann. Außenstehende reagieren auf diese Veränderungen zunächst amüsiert, denn häufig ist die Fülle der Assoziationen beeindruckend und verblüffend. Später werden die Patienten zu einer Belastung. Wegen des *Übermuts* und der Antriebssteigerung begehen die Patienten erhebliche Fehlhandlungen. Viele Aktivitäten werden in Gang gesetzt, aber nicht zu Ende gedacht. Gelegentlich kommt es auch zu sexuellen Übergriffen, die den Patienten beim Abklingen der Störung fremd oder peinlich sind, nicht allein wegen der Folgen und der Reaktion der anderen.

Typisch sind *Größenideen* auf dem Höhepunkt der Manie. Hier muß man aber acht geben, ob sich nicht auch Zeichen für eine grob-organische Störung finden. *Reizbarkeit* kann auftreten, wenn man versucht, die Patienten von ihren ungebremsten Aktivitäten abzubringen. Die Diagnose ist jedoch zu überprüfen, sobald die Reizbarkeit unabhängig vom Eingreifen der Umwelt andauert oder mit Verwirrtheit kombiniert ist, die nicht nur aus einem „Überkochen" der Manie erklärt werden sollte. *Wahn* ist nicht typisch für die Manie. Auch manische Größenideen haben mehr etwas von Übermut und Leichtsinn und nicht die quälende Überzeugung, anders zu sein. Es bleibt offen, ob man dann von einer schizoaffektiven Psychose spricht oder vielleicht doch schon von einer Schizophrenie, weil sich mit den diagnostischen Annahmen auch der Behandlungsplan ändert.

24.2 Häufigkeit und Heredität

Die **Erkrankungswahrscheinlichkeit** für eine affektive Psychose liegt bei 0,6 %. Sie erhöht sich bei erblicher Belastung mit zunehmendem Verwandtschaftsgrad. Bei Eltern, Kindern und Geschwistern von Patienten mit einer manischen oder depressiven Störung beträgt sie 10-15 %. Eineiige Zwillinge sind zu 70 % konkordant, bei zweieiigen Zwillingen besteht mit 19 % kein Unterschied zu gewöhnlichen Geschwistern. Auch bei eineiigen Zwillingen, die seit frühester Jugend getrennt aufwuchsen, wurde die Konkordanz auf 67 % berechnet (*Zerbin-Rüdin* 1987). Diese Angaben sprechen für eine *hereditäre Komponente*. Bei der Genese der Störung müssen aber noch zusätzliche Bedingungen wirksam sein (körperliche Erkrankung, Stoffwechselanomalien, Alter, Konflikte, situative Belastung).

Depressive Episoden sind häufiger als manische. Die monopolare depressive Form der Erkrankung tritt bei Frauen im Verhältnis 7: 3 häufiger auf als bei Männern.

Gesellschaftliche Bedingungen haben kaum Einfluß auf die Häufigkeit der affektiven Psychosen. Die Erkrankungsrate ist in allen Kulturen etwa gleichbleibend (nur die Interpretation kann wechseln). Reaktive oder neurotische Depressionen werden heute häufiger diagnostiziert. Eindeutig ist die Zunahme der Altersdepressionen in den Industrienationen, die vermutlich eine Folge der höheren Lebenserwartung ist.

24.3 Erkrankungsbeginn

Bevorzugtes Erkrankungsalter ist das dritte oder vierte Lebensjahrzehnt (später als die Mehrzahl der schizophrenen Störungen). Da nach dem 45. Lebensjahr Ersterkrankungen einen anderen Verlauf haben, wurden Anfang des 20. Jahrhunderts Formen einer klimakterischen oder involutiven Depression herausgearbeitet. Von einer Spätdepression würde man sprechen, wenn die Störung im Zusammenhang mit einer altersbedingten zerebralen Leistungsminderung erstmals auftritt.

Affektive Psychosen von Kindern oder Jugendlichen sind nicht so selten, wie lange Zeit angenommen wurde (S. 369). Sie sind relativ schwer nachzuweisen. Als Differential diagnose kommen Autismus oder eine schizophrene Störung in Frage.

24.4 Verlauf

Die endogenen affektiven Psychosen verlaufen in zeitlich relativ gut abgrenzbaren Episoden (Phasen), die zunächst ohne verbleibende Störung abklingen, insofern unterscheiden sie sich von schizophrenen Erkrankungen.
In den letzten Jahren häufen sich jedoch Befunde, daß der chronisch rezidivierende Verlauf von affektiven Störungen zu bleibenden kognitiven Defiziten führen kann. Beeinträchtigt sind vor allem therapieresistente Patienten, bei denen sich die überwiegend depressiven Verstimmungen manchmal über Jahre hinziehen. Insbesondere bei

depressiven Zuständen klagen die Patienten über eine Beeinträchtigung des Neuge-
dächtnisses und der Aufmerksamkeit, was sich durch neuropsychologische Tests auch
objektivieren läßt. Solche Zustände wurden zunächst als depressionsbedingte Pseudodemenz aufgefaßt (S. 80), die Hirnleistungsstörungen scheinen aber phasenüberdau-
ernd zu sein.

Relativ häufig werden die kognitiven Einbußen bei manischen und depressiven Zuständen beschrieben, die mit Wahn und Halluzinationen einhergehen, gefährdet sind aber
auch bipolare Störungen, bei denen es zu einem schnellen Wechsel zwischen Manie
und Depression kommt. Bei diesen Verlaufsbildern sollte man aber bedenken, daß gar
nicht so selten schizophrene Patienten ihre Symptome dissimulieren und statt dessen
auf die gleichzeitig vorhandenen, von ihnen und der Gesellschaft eher tolerierten
depressiven Verstimmungen verweisen, was eventuell zu Mißverständnissen bei der
Zuordnung der Störung führt. Berücksichtigen sollte man auch, daß sich durch den
Einsatz von Psychopharmaka die Abgrenzung der Phasen gegenüber dem normalen
Erleben verwischt hat, so daß neurotische Störungen mehr in den Vordergrund treten.

Eine verläßliche Beschreibung der affektiven Psychosen kann sich nur an pharmakologisch unbeeinflußten Syndromen orientieren.

Die **Dauer der Phasen** wird bei unbehandelten Patienten im Durchschnitt mit 4 - 6 Monaten angegeben. Sie beträgt mindestens mehrere Tage. Es wurden aber auch Fälle beschrieben, bei denen die Rückbildung erst nach einigen Jahren erfolgte. Die bei den
Untersuchungen über den Verlauf erhobenen Befunde entsprechen den bereits im
Übergang zwischen dem 19. und dem 20. Jahrhundert beschriebenen, was den Schluß
zuläßt, daß die Pharmakotherapie nicht zu einer realen Verkürzung der Krankheitsepi-
soden geführt hat (*Angst* 1987).

Das **Intervall** zwischen zwei Phasen beträgt im allgemeinen einige Monate, eventuell
auch Jahre. Der Wechsel zwischen depressiver und manischer Verstimmung kann
manchmal jedoch innerhalb von Stunden erfolgen. Bei unbehandelten Patienten hatte
man den Eindruck, daß mit zunehmendem Alter die Intervalle kürzer wurden. Von
Patienten, die mit der Erkrankung Erfahrung haben, weil sie mehrfach an depressiven
und manischen Phasen erkrankt waren, kann der Umschlag von der einen in die andere Phase manchmal sehr präzise angegeben werden, auf die Minute genau. Meist
dauern die Phasen eine gewisse Zeit, bevor der Umschlag eintritt.

Prognostisch ungünstig ist der relativ schnelle Wechsel bei rapid-cycling-Verläufen, bei
denen es in einem Jahr wiederholt zu depressiven und manischen Episoden kommt.
Diese Form der affektiven Erkrankung spricht weniger gut auf die Lithium-Prophylaxe
an. Untypisch für affektive Psychosen ist es dagegen, wenn extrem kurze manische und
depressive Zustände mehrfach innerhalb eines Tages wechseln. Bei solchen ultra-rapid-
Zuständen, die gegenwärtig intensiv diskutiert werden, sollte man auch an die Diagnose einer schizophrenen Störung denken.

Depressive und manische Phasen treten überwiegend spontan auf, unvorhersehbar, aus
einer von dem Patienten als normal empfundenen Aktivität. Bei der Ersterkrankung ist
die Vorgeschichte unauffällig, was zumindest eine Hilfe gibt für die Abgrenzung zur
depressiven Persönlichkeit und depressiv-neurotischen Störungen. Da die Patienten unter Umständen aber auch auf das Erleben der Krankheit depressiv reagieren, wird es
mitunter schwierig, aus der Interferenz von psychopathologischen Veränderungen die
einzelnen Anteile herauszugliedern. Unklar bleibt, inwieweit eine schwere körperliche
Krankheit bei vorhandener Disposition eine affektiv psychotische Episode auslösen
kann. Zusammenhänge mit Lebensereignissen werden jedoch häufig bei der Auslösung
einer Spätdepression beobachtet (Umzugsdepression).

Im Durchschnitt rechnet man mit 8-10 manischen oder depressiven Episoden innerhalb von dreißig Jahren. Je früher die Krankheit einsetzt, desto größer ist das Risiko, daß die Frequenz der Phasen sich beschleunigt und eventuell auch ein Übergang in schizophrene Symptome erfolgt.

24.4.1 Verlaufskriterien

Aus Anamnese und Verlauf lassen sich diagnostische und therapeutische Hinweise ableiten. Allein aus der Anamnese ergeben sich die folgenden Fakten:

Handelt es sich um die erste depressive oder manische Phase?
Bei einer depressiven Ersterkrankung ist der weitere Verlauf offen, das Auftreten einer Manie als Ersterkrankung ist prognostisch ungünstig, auszuschließen ist eine Manie als Prodrom einer schizophrenen Störung.

Sind bereits in der Vergangenheit Stimmungsschwankungen aufgetreten, die eventuell von dem Patienten oder seiner Familie nicht als Krankheit interpretiert worden sind?
Das spräche für eine bipolare Störung.

Gab es im Verlauf nach depressiven Phasen häufig hypomanische Nachschwankungen?
Verdacht auf eine bipolare affektive Störung (Typ II, siehe unten) –
ausgeschlossen werden muß die Auslösung durch Antidepressiva.

Wechselten depressive und manische Phasen?
Bipolare affektive Störung (Typ I), bei der
eine Prophylaxe mit Lithium oder stimmungsausgleichenden Substanzen angezeigt ist.

Wie groß ist das Intervall zwischen den Phasen?
Mit dem Fortschreiten der Störung verkürzen sich die Intervalle.

Welche Dauer oder Intensität hatten frühere depressive oder manische Phasen?
Gibt es Hinweise auf Wahn, Halluzinationen oder Icherlebensstörungen?
Typisch sind lediglich Formen des depressiven Wahns bei älteren Patienten,
in allen anderen Fällen ist eine Änderung der Diagnose notwendig in schizoaffektive Störung oder eine Form der Schizophrenie.

Klinisch lassen sich **drei Formen von affektiven Psychosen** unterscheiden, die auch therapeutisch ein unterschiedliches Vorgehen notwendig machen
- *monopolar depressive Störungen,*
- *monopolar manische Störungen,*
- *bipolare affektive Störungen (*Typ I und Typ II*).*

Depressive und manische Episoden können sowohl einmalig, als auch periodisch auftreten. So lange die Auslenkung bei wiederholten Episoden immer in der gleichen Richtung erfolgt, sprechen wir von einer **monopolaren affektiven Störung.**

Wenn im Verlauf depressive und manische Phasen sich abwechseln (meist überwiegen die depressiven Phasen), nennen wir dies eine **bipolare affektive Störung.**

Die **Bipolar-I-Störung** ist durch ein Aufeinanderfolgen von depressiven und deutlichen manischen Phasen gekennzeichnet. Zu dieser Erkrankungsform werden auch manisch-depressive Mischzustände gerechnet, bei der eine depressive Stimmung mit einer zum Teil erheblichen Antriebssteigerung verbunden ist.
Zurückhaltend sollte man bei der Zuordnung sein, wenn manische oder depressive Zustände mit Wahn, Halluzinationen oder Icherlebensstörungen einhergehen.

Bei der **Bipolar-II-Störung** stehen die depressiven Phasen im Vordergrund und die manischen Auslenkungen sind undeutlich oder laufen als hypomanische Phasen ab.

Zwischen beiden Formen, deren Unterscheidung mir etwas künstlich erscheint, sehe ich in bezug auf den Verlauf und die Therapie keinen Unterschied, sofern man die Mischzustände mit Wahn und Halluzinationen ausnimmt.

Vor der Psychopharmaka-Ära konnte man nach abgeklungenen Phasen relativ häufig eine kurzfristige *Nachschwankung* mit entgegengesetzter Auslenkung der Stimmung beobachten, die z.B. nach überstandenen depressiven Zuständen nicht allein durch Entlastung zu erklären war. Auch nach der Rückbildung einer manischen Phase mit all ihren sozialen, familiären oder beruflichen Komplikationen kommt es nicht selten als Reaktion auf den angerichteten Schaden zu einer depressiven Verstimmung. Unabhängig davon können aber depressive Nachschwankungen auftreten, die einige Tage, vielleicht sogar Wochen anhalten. Gelegentlich sind manische oder depressive Nachschwankungen auch durch eine zu hoch angesetzte oder zu lange dauernde Medikation mit Antidepressiva oder Neuroleptika pharmakologisch bedingt.

24.5 Diagnostische Einheiten

Vorstellungen über nosologische Einheiten wurden aus dem Verlauf der psychopathologischen Veränderungen und auch aus neurologischen Daten entwickelt. Psychodynamische Konstrukte haben für das Verständnis der affektiven Psychosen keine Bedeutung.

Die affektiven Psychosen wurden früher unter der Bezeichnung **manisch-depressive Erkrankung** zusammengefaßt. Diese Bezeichnung ist plausibel, wenn man den Verlauf der unbehandelten Störung berücksichtigt. Inzwischen hat sich jedoch gezeigt, daß bestimmte Verlaufsformen auf Antidepressiva oder stimmungsstabilisierende Medikamente unterschiedlich ansprechen.

Monopolare affektive Störungen haben einen Verlauf in Richtung auf bipolare Erkrankungen (etwa 60-70%). Der Bipolar-I-Typ spricht relativ gut auf Lithiumsalze an. Bei einer überwiegend manisch bestimmten Störung wird man neben Lithium auch Valproat und Neuroleptika einsetzen können. Bei den depressiv bestimmten Bipolar-I-Formen und bei Bipolar-II-Störungen scheinen Lithiumsalze dagegen weniger wirksam zu sein.

Als **Synonyme** finden sich in der älteren Literatur die Bezeichnungen: endogene Depression, Melancholie, phasische Depression, depressive Phase, endogene Manie (im Gegensatz zur exogenen, d.h. körperlich begründeten Manie), manische Phase.

Die ICD-10 hat für den Begriff „endogen" (S. 43) das Wort somatisch eingeführt, es aber ausdrücklich den Attributen „melancholisch", „vital", „biologisch" oder „endogenomorph" gleichgesetzt.

Aus dem Englischen wurde vor etwa 30 Jahren der Begriff der „major depression" übernommen, der vor allem in klinischen Studien Verwendung fand und die Bezeichnung endogene Depression ersetzte, obwohl mit diesem Begriff nur eine Aussage über die Intensität der Störung verbunden wird.

24.5.1 Monopolare Depression

Depressive Episode
(ICD: F 32)

Kennzeichnend für diese Störung ist das **depressive Syndrom**. Stimmung und Antrieb sind herabgesetzt, die Konzentrationsfähigkeit läßt nach. Typisch sind vermindertes Selbstwertgefühl, Schlafstörungen, Grübelzwang, Schuldgefühle, aber auch vegetative Veränderungen und Störungen der Vitalgefühle.
! Besonders am Beginn einer Störung oder bei Rückbildung, die medikamentös bedingt sein kann (wenn der Antrieb noch nicht oder nicht mehr vermindert ist), sind depressive Patienten durch **Suizidalität** gefährdet.

Durch **Interferenz** mit anderen psychopathologischen Störungen kann sich das Erscheinungsbild der Erkrankung verändern, so daß
- *ängstlich-agitierte,*
- *hysterisch-demonstrative,*
- *zwanghafte* oder
- *hypochondrische Züge* im Vordergrund stehen.

Die ICD-10 unterscheidet leichte (F 32.0), mittelgradige (F 32.1) und schwere (F 32.2) depressive Phasen. Diese Unterscheidung hat etwas Willkürliches. Wer in der Klinik gearbeitet hat, weiß, wie schnell sich manchmal die Intensität einer Störung verändern kann.

Als **Somatisierung** (die ICD-10 spricht von einem somatischen Syndrom) bezeichnet man vegetative und körperliche Störungen oder Mißempfindungen, die Teil des depressiven Syndroms sind:

Die Patienten verlieren das Interesse,
haben keine Freude an sonst angenehmen Tätigkeiten,
eine freundliche Umgebung oder freudige Ereignisse wecken keine Emotionen.
Sie erwachen vor der gewohnten Zeit, meist ein oder zwei Stunden nach Mitternacht.
Die Störungen sind morgens besonders schwer (Morgentief, Tagesschwankungen).
Psychomotorische Störungen zeigen sich überwiegend in Hemmung, manchmal auch in Agitiertheit und Unruhe.
Die Patienten klagen über mangelnden Appetit, Gewichtsverlust, Kopfschmerzen, Herzbeschwerden oder herabgesetzte Libido.
Komplettiert wird das Bild durch typische Vitalgefühlsstörungen (S.70), die in der Liste der ICD nicht aufgeführt sind.

Wenn mindestens vier somatische Symptome nachweisbar sind, sollte man dies in der letzten Stelle der Diagnosenziffer mit einer 1 kennzeichnen. Daraus ergeben sich erweiterte Codierungen:
F 32.11 mittelgradige depressive Episode mit somatischem Syndrom,
F 32.10 ohne somatisches Syndrom.
Bei F 32.2 schwere depressive Episode ohne psychotische Symptome wird davon ausgegangen, daß eine Somatisierung ohnehin vorhanden ist. Diese intensive Störung wird auch als Melancholie, vitale Depression oder agitierte Depression bezeichnet.

Als „psychotische" Symptome bei affektiven Störungen gelten in der ICD alle Formen des depressiven Wahns (vergleiche aber die Definition der Psychose, S. 43). Wenn Halluzinationen auftreten, sollte man die Diagnose überprüfen, weil hier eher an eine grob-organische oder schizophrene Störung zu denken ist. Icherlebensstörungen sind mit der Diagnose einer depressiven Episode nicht vereinbar.

Fallbericht:
22 Ein Lateinlehrer, verheiratet, zwei Kinder, im Beruf erfolgreich und angesehen, in verschiedenen Funktionen ehrenamtlich tätig, zog sich plötzlich von seinen Aufgaben zurück mit dem Argument, daß er genug für andere getan hätte. Er vermied Kontakte mit Kollegen, weil er nicht wußte, was er sagen sollte, wenn sie ihn ansprachen. Vor dem Unterricht, der ihm sonst Freude machte, hatte er Angst. Er klagte über Arbeitsunlust, Herzdruck, Benommenheit. Das Denken fiel ihm schwer. Er hielt sich für alt, verblödet, dumm. Der Schlaf war gestört. Meist wachte er gegen 02.00 Uhr auf, lag dann wach, gequält grübelnd über den Unterricht und das Leben. Er konnte von der Ehefrau und den erwachsenen Kindern nur mit Mühe morgens auf den Weg in die Schule gebracht werden. Am Wochenende und in den Ferien blieb er im Bett, er verweigerte jegliche Aktivität. Und er erschreckte die Familie durch wiederholtes Flüstern „ich bring mich um". Auch im Lehrerzimmer hatte er das gesagt, gegen seinen Willen. Die Therapie erfolgte ambulant. Unter 40 mg Paroxetin/die besserte sich der Zustand. Nach fünf Wochen gab es einen Umschlag der Stimmung und er wurde aktiv, fröhlich, beinahe übermütig. **Diagnose:** depressive Episode.

Rezidivierende depressive Störung
ICD: F 33

Die Störung ist phänomenologisch mit der vorhergehenden identisch, es gelten die gleichen Untergruppen. Festgehalten wird mit dieser Kategorie nur, daß es sich um das wiederholte Auftreten einer depressiven Phase handelt und bisher keine Anzeichen für eine manische Episode bestanden.

24.5.2 Monopolare Manie

Manische Episode
ICD: F 30
Als manische Episode wird allgemein das erstmalige Auftreten eines **manischen Syndroms** bezeichnet. Weitere Unterscheidungen sind möglich in Bezug auf Intensität und Kombination mit psychischen Phänomenen.

Hypomanie
ICD: F 30.0

Leichte Form eines manischen Syndroms, das aber zu anhaltend und auffallend ist, um als Persönlichkeitsstörung (unter Zyklothymie F 34) klassifiziert zu werden.
Gehobene Stimmung und gesteigerte Aktivität, die eventuell mit einer Störung der sozialen Beziehungen (Partnerschaft, Beruf) einhergeht.

Manie ohne Wahn und Halluzinationen
ICD: F 30.1

Ein reines manisches Syndrom, euphorische Stimmung, gesteigerte Aktivität bei deutlich verkürztem Schlafbedürfnis. Schneller Gedankenfluß, Beweglichkeit der Assoziationen. Gelegentlich leichtsinnige Entscheidungen. Der Patient erlebt die Veränderung als Steigerung seiner Leistungsfähigkeit. Kritik der Umwelt wird abgewehrt oder bagatellisiert. Die Patienten bleiben aber steuerbar und behalten eine gewisse Übersicht über ihr Handeln, das sie trotzdem nicht verändern können oder auch nicht verändern wollen.

Fallbericht:
23 Eine Sekretärin, beweglich und aufgeschlossen, die schon Jahre in der gleichen Firma beschäftigt war, wurde von einem Tag zum anderen überraschend aktiv. Sie machte Überstunden, die sie nicht abrechnete, und war stolz, daß sie ihrem Chef die diktierten Briefe immer schon am nächsten Morgen zur Unterschrift vorlegen konnte. Der lobte sie, fragte aber nicht,wie die Leistung zustande kam. Sie arbeitete nachts, wurde hektisch, geriet in Streit mit Kollegen über deren mangelndes Engagement, was sich aber beheben ließ. Die Mitarbeiter fanden sie verändert, man hielt sie für überarbeitet. Sie trug plötzlich ein grelles Make up,

war nachts viel in Bars unterwegs und hatte kurzfristige Liebesverhältnisse, von denen sie im Büro ständig redete. Die Firma reagierte erst, als herauskam, daß sie, um die Korrespondenz zu beschleunigen, den Inhalt der Briefe telefonisch an die Adressaten in Ostasien und Südamarika durchgegeben hatte. Die Kosten für die Telefonrechnung über mehr als DM 5.000 wurden von ihr zurückverlangt. Sie protestierte, fühlte sich gekränkt und mißverstanden. Die Eltern veranlaßten die Klinik-Einweisung. Unter Neuroleptika beruhigte sie sich und wurde sachlicher in ihrem Urteil. Später war sie depressiv und geängstigt und machte sich Sorge, wie sie die Schulden abtragen könnte. Sie war inzwischen ohne Arbeit. Ein Mercedes, den sie gekauft hatte, war erst anbezahlt. Der Kaufvertrag konnte rückgängig gemacht werden. Die Firma verzichtete auf die Rückforderung der Telefongebühren. Die Kündigung wurde jedoch nicht zurückgenommen. Die Patientin fand eine neue Stelle. Sie blieb in ambulanter Behandlung mit einer niedrigen Dosis Neuroleptika (Lithium gab es zu dieser Zeit noch nicht).
Diagnose: manische Episode.

Anmerkung:

Die ICD-10 verwendet hier die Bezeichnung „Manie ohne psychotische Symptome", weil sie den Begriff „psychotisch" lediglich als psychische Störung mit Realitätsverlust definiert. Damit wird aber ein Einteilungsprinzip aufgegeben, daß meines Erachtens für Diagnose und Therapie große Bedeutung hat. Im Zweifelsfall werden wir uns daher für eine Differenzierung nach psychopathologischen Kriterien entscheiden.

Manie mit Wahn und Halluzinationen
ICD: F 30.2

Bei dieser Form der Erkrankung ist das manische Syndrom mit Wahn und Halluzinationen kombiniert. Die ältere Psychiatrie sprach von einer „überkochenden Manie". Die Wahnthemen können alle Bereiche betreffen und sind nicht immer aus der Selbstüberschätzung des Patienten abzuleiten. Aggression und Gewalttätigkeit sind möglich, sie werden nicht nur durch den Widerstand der Umwelt ausgelöst.
Die ICD-10 erwähnt die Differentialdiagnose zu schizoaffektiven und schizophrenen Störungen. Es ist aber auch an grob-organische Schädigungen zu denken.
Ich habe Zweifel, daß man berechtigt ist, typische schizophrene Symptome (Wahneinfälle, Stimmen) einer affektiven Störung zuzuordnen, lediglich weil sie mit einer Steigerung der Stimmung und des Antriebs einhergehen, zumal aus der Zeit vor Einführung der Psychopharmaka bekannt ist, daß akute schizophrene Störungen häufig mit Stimmungsschwankungen verbunden sind.

24.5.3 Bipolare Störungen

Bipolare affektive Störung
ICD: F 31

Synonyme: manisch-depressive Erkrankung, etwas weiter gefaßt ist der Begriff Zyklothymie, der einmal einen Persönlichkeitstyp bezeichnete (*E. Kretschmer* 1921), aber auch generell für die manisch-depressive Erkrankung vorgeschlagen wurde (*K. Schneider* 1939, *Huber* 1969).
Die Störung ist durch wiederholte, d.h. wenigstens zwei Episoden mit einer depressiven und einer manischen Auslenkung der Stimmung charakterisiert. Durch Zusätze bei der Codierung kann festgehalten werden, ob es sich aktuell um eine depressive oder eine manische Phase handelt.
Für die Therapie ist nicht von Bedeutung, ob es sich um einen Typ I oder einen Typ II dieser Form der affektiven Störung handelt. Allerdings sollte man sich davor hüten, daß man bei der Anamnese-Erhebung bereits geringfügige Stimmungsschwankungen („da ging es mir gut", „da fiel mir alles leicht") als Ausdruck einer unbemerkt überstandenen manischen Phase interpretiert.

! Von einer Manie sollte man erst sprechen, wenn der Patient auffällig gewesen ist und sein Verhalten von der Umgebung als ungewöhnlich, ungesund oder übertrieben charakterisiert worden ist.

Fallbericht:
24 Eine Endvierzigerin kam zu mir, weil sie nach dem Wegzug ihres Arztes eine neue Betreuung suchte. Sie nannte auch gleich die Diagnose: eine manisch-depressive Erkrankung, die seit sieben Jahren immer wieder rezidivierend zu manischen oder depressiven Zuständen geführt hatte. Bei der Besprechung fühlte sie sich wohl, es ging ihr nur um die Kontaktnahme. In den folgenden Jahren mußte sie wiederholt depressive und auch deutliche manische Phasen durchstehen. Sie war kooperativ, manchmal sehr gequält. Als ich ihr schließlich eine Lithium-Prophylaxe vorschlug, die damals gerade eingeführt wurde, ging sie sofort darauf ein. Sie hatte davon gelesen und mich danach fragen wollen. In der Folge waren die Stimmungsschwankungen leichter. Die Patientin meinte, sie würde die Veränderungen der Stimmung zwar spüren, aber sie könnte mit ihnen umgehen und sie überspielen. Sie war, wenn diese Zustände auftraten, äußerlich unauffällig.
Diagnose: bipolare affektive Störung, Typ I

24.6 Varianten

Durch lebensgeschichtliche Bedingungen oder Besonderheiten des Verlaufs sind Varianten der affektiven Psychosen möglich, die zeitweilig als eigene Krankheitseinheiten aufgefaßt wurden. In diese Gruppe gehören
die larvierte Depression und
die Involutionsdepression.
Umstritten sind die Begriffe *Wochenbettdepression* und *klimakterische Depression*. Sie charakterisieren zwar eine mögliche Auslösesituation, der Zusammenhang mit endokrinen Veränderungen ist jedoch nicht gesichert.

Larvierte Depression
ICD: F 32.8

Synonym: vegetative Depression.
Von einer larvierten oder vegetativen Depression spricht man, wenn die Erkrankung sich überwiegend oder ausschließlich in vegetativen Störungen und Veränderungen der Vitalgefühle anzeigt.
Die Patienten halten sich für körperlich krank und suchen zunächst ihren Hausarzt auf. Eine Interferenz mit neurotischen und psychosomatischen Störungen ist möglich, aber nicht die Regel. Für eine larvierte Depression sprechen körperliche Mißempfindungen und vegetative Beschwerden, Druckgefühl im Oberbauch, im Bereich der Brust oder als Ring um den Kopf (oben als Somatisierung zusammengefaßt). Gelegentliche geringgradige Stimmungsschwankungen können gleichzeitig mit den vegetativen Veränderungen auftreten, sie werden aber nicht beachtet oder den körperlichen Beschwerden zugeordnet. Hinzu kommt eine Vielfalt von Mißempfindungen und Schmerzen, die nicht auf eine körperliche Erkrankung zurückzuführen sind. Bei Nachfrage lassen sich eventuell psychopathologische Störungen aufdecken, die bis dahin dem Patienten nicht bewußt waren oder von ihm den körperlichen Beschwerden zugeordnet wurden. Der Begriff der larvierten Depression ist zeitweilig überbewertet worden (bedingt durch Marketing-Strategien der Pharmaindustrie).

! Nicht jede unklare vegetative Störung ist eine larvierte Depression. Auch andere Ursachen sind denkbar, da das Syndrom unspezifisch ist.

Therapie: Die vegetative Form der endogenen Depression wird mit Antidepressiva behandelt. Ein günstiges Ergebnis der Pharmakotherapie ist jedoch kein Beweis für die Richtigkeit der Diagnose, da vegetative Störungen auch auf diese Pharmaka ansprechen.

Spätdepression

Synonyme: Depression im Rückbildungsalter, Involutionsdepression. Der Begriff ist in der ICD-10 nicht enthalten. F 32.2 agitierte Depression erfaßt nur einen klinischen Aspekt der Störung.

Als Spätdepression oder involutive Depression bezeichnet man eine Gruppe von depressiven Störungen, die sich von den affektiven Psychosen des mittleren Lebensalters durch Auslösung, Verlauf und Thematik unterscheiden. Relativ häufig entwickelt sich ein depressiver Wahn. Gelegentlich finden sich Hinweise für eine psychoreaktive Auslösung oder Verstärkung:

Umzugsdepression,

Entlastungsdepression.

Zusätzliche Risikofaktoren können der Verlust des Partners, Milieuveränderung, körperliche Schwäche, Behinderung oder chronische Krankheit sein. Häufiger als bei depressiven Verstimmungen im mittleren Lebensalter kommt es bei der Spätdepression zu einer Steigerung des Antriebs mit Angst und Unruhe und ständigem Klagen:

ängstlich-agitierte Depression,

Jammerdepression.

Fallbericht:

25 Die Rentnerin war nach dem Tod ihres Mannes von Ostberlin nach Westberlin gezogen, es war noch zur Zeit der Mauer. Irgend jemand hatte ihr eingeredet, sie würde, da ihr Mann 40 Jahre bei der Reichsbahn war, im Westen eine anständige Rente bekommen. Sie gab das Häuschen am Müggelsee auf, in dem sie mit ihrem Mann in den letzten Jahrzehnten gelebt hatte und ging in den Westen. Die beiden Kinder blieben in der DDR. Die Rente war gut, wie vorausgesagt, und sie lebte nun in Westberlin in einem Hinterhof. Aber sie war allein. Der Kontakt zu ihrem vergangenen Leben beschränkte sich auf gelegentliche Besuche im Osten. Am liebsten wäre sie zurückgegangen, aber das Häuschen war längst in anderen Händen. Abends schaute sie ins Fernsehen, doch das konnte sie auch nicht von ihrem Elend ablenken. Sie weinte viel. Ein Angebot der Gemeinde lehnte sie ab, sie wollte mit niemandem reden. Sie fühlte sich schwach, müde, unfähig. Aufdringlich war der Lärm der Wasserspülung aus der oberen Wohnung. Das waren junge Leute, die machten das, um sie zu ärgern, vermutlich. Nach einem Selbstmordversuch kam sie in die Klinik. Die Besserung unter Antidpressiva zog sich hin. Ihre Stimmung blieb labil. Bei einer (unvorsichtigen) Ankündigung der Entlassung für das Ende der Woche erlitt sie einen Rückfall.

Diagnose: Altersdepression.

Affektive Störungen des Rückbildungsalters können monopolar und bipolar verlaufen. Depressive Phasen sind häufiger, sie dauern länger. Es besteht eine Tendenz zur **Chronifizierung**, vor allem, wenn sich zusätzlich grob-organische Ausfälle entwickeln. Frauen scheinen stärker betroffen zu sein. Bei längerer Erkrankung oder wiederholten Phasen kann sich eine

depressiv-paranoide Altersdepression entwickeln,

mit paranoiden Ideen,

die weniger die Grundthemen des depressiven Wahns betreffen (Schuld, Armut, Krankheit), sondern Verfolgung und Beeinträchtigung durch die Umwelt (Nachbarn wollen die Wohnung nehmen, machen absichtlich Lärm mit Disco-Musik, das Essen wird vergiftet). Nicht unterschätzen darf man das Suizidrisiko der Patienten.

Therapie: Die Spätdepression wird mit Antidepressiva behandelt (zunächst vorsichtig dosieren!). Bei Agitiertheit und Wahn ist ein Zusatz von Neuroleptika angebracht. Der depressive Wahn spricht im allgemeinen gut auf Antidepressiva an, er klingt mit der Depression ab. Die depressiven Beziehungs- und Beeinträchtigungsideen sind dagegen relativ therapieresistent, auch gegen Neuroleptika. Nicht vergessen darf man die Therapie von somatischen Erkrankungen (Herz, Kreislauf, Nierenfunktion, Elektrolyte); manchmal bilden sich die psychischen Störungen schon zurück, wenn die körperlichen Störungen erfolgreich behandelt worden sind. Individuelle psycho- und soziotherapeutische Hilfen sind bei den alten Patienten in jedem Fall notwendig.

Post partum-Depression

Synonym: Wochenbettdepression.

Affektive Episoden in der Schwangerschaft sind selten. Eine besondere Aufmerksamkeit verdienen dagegen länger dauernde depressive Störungen, die post partum auftreten. Als post partum-Depression werden schwere depressive Verstimmungen mit Antriebsminderung, Apathie, Schuldwahn und Angst bezeichnet, die bei jungen Frauen im Anschluß an eine Geburt auftreten, vorwiegend nach einer Latenz von 2 – 3 Wochen. Die wahnhafte Selbstbezichtigung, versagt und das Kind vernachlässigt oder gefährdet zu haben, kann Anlaß zu einem Suizidversuch sein.

Differentialdiagnose: Im allgemeinen kann man davon ausgehen, daß die Mehrzahl der depressiven Verstimmungen, die nach einer Geburt auftreten, nicht psychotisch sind. Reaktive oder neurotische depressive Verstimmungen mit Neigung zum Weinen klingen bereits nach einigen Tagen ohne Behandlung ab. Ernst nehmen sollte man dagegen, wenn die depressive Störung sich einige Wochen später allmählich entwickelt und die Patientin, obwohl das Kind gepflegt ist, darüber klagt, sie würde den Säugling nicht richtig versorgen und ihm keine gute Mutter sein. Auszuschließen sind Prodromi einer schizophrenen Störung (eingehendes Gespräch, Nachbeobachtung).

Therapie: Wenn ablenkende Gespräche, vielleicht auch niedrig dosierte Antidepressiva oder Tranquilizer keine Besserung bringen, ist ein Versuch mit Neuroleptika angezeigt. Verlaufskontrolle!

Endoreaktive Dysthymie

Mit den diagnostischen Begriffen **endoreaktive Dysthymie** (*Weitbrecht* 1960) und **Erschöpfungsdepression** (*Staehelin* 1955) wird, wie bereits die Wortprägung zeigt, speziell die Interferenz bei depressiven Störungen erfaßt. Sie beziehen sich auf Zustände, bei deren Genese, wie vermutet wird, sowohl endogene als auch reaktive Faktoren eine Rolle spielen. Betroffen sind vorwiegend Frauen im Alter zwischen 25-45 Jahren. Das depressive Syndrom mit Vitalstörungen entwickelt sich allmählich über neurasthenische Schwächezustände. Im Vordergrund stehen hypochondrische Klagen, die als Reaktion auf psychische Belastung, körperlichen Schmerz oder Krankheit verständlich sind. Die Thematik ändert sich während der Erkrankung nicht. Ein Umschlagen in manische Störungen wird nicht beobachtet.

Therapie: Antidepressiva, eventuell auch niedrig dosiert Neuroleptika; vor allem aber stützende Psychotherapie und Entlastung.

24.7 Prognose der affektiven Störungen

Im allgemeinen bilden affektive Episoden sich vollständig zurück, zumindest ist dies bei erstmaligem Auftreten die Regel. Je älter der Patient ist, desto langwieriger kann sich die Rückbildung hinziehen. Bei protrahiertem Verlauf treten gelegentlich kognitive Störungen auf, die das Abklingen der Phase überdauern. Wenn die affektive Störung im Vorfeld von Altersabbau und Demenz auftritt, ist ein Übergang in chronische Verstimmung und Demenz möglich.

Monopolare depressive Episoden haben eine günstigere Prognose als bipolare oder manische Störungen. Sie beginnen vorwiegend jenseits des 30. Lebensjahres und die Krankheitserscheinungen wiederholen sich seltener. Allerdings ist die Unterscheidung monopolar/bipolar auch von einem Zeitfaktor abhängig. Von einer monopolaren Erkrankung sollte man erst sprechen, wenn mindestens fünf Jahre nach einer Phase keine Störung mit entgegengesetztem Charakter aufgetreten ist. Aber man wird, bevor man sich festlegt, bedenken müssen, daß es auch noch später es zu einem Umschlagen in manische Zustände kommen kann.

Etwa die Hälfte der monopolar depressiven Erkrankungen bleibt ein einmaliges Ereignis, zumindest werden im Laufe des Lebens keine Störungen mehr beobachtet. Auch manische Störungen können ein flüchtiges Ereignis bleiben, das nach Stunden oder Tagen abklingt.

Bipolar erkrankte Patienten haben ein höheres Rezidivrisiko als monopolar Erkrankte, unabhängig davon, ob die Erstmanifestation depressiv oder manisch war. Jüngere Patienten mit depressiver Erstmanifestation haben ein erhöhtes Risiko für eine nachfolgende Manie.

24.8 Übergang und Differentialdiagnose

Im Verlauf kann sich nach Jahren oder Jahrzehnten mit wiederholten Episoden ein **Wechsel der Diagnose** ergeben. Bei den affektiven Störungen erfolgt der Wechsel stets in einer Richtung:
von der monopolaren depressiven (oder manischen) Episode, die sich wiederholt,
in eine bipolare Störung und später in eine
schizoaffektive Psychose (S. 244),
vielleicht auch in eine typische schizophrene Erkrankung.
Der Beginn mit einer manischen Auslenkung ist seltener. Manchmal handelt es sich auch um eine verdeckte oder dissimulierte schizophrene Störung.
.
Auch bei einer diagnostisch gesicherten bipolaren affektiven Psychose mit guter Rückbildung der Episoden können sich nach Jahren schizophrene Symptome entwickeln. Man sollte bei länger dauernder Behandlung bei jedem Neuauftreten der Störung bereit sein, die Diagnose zu überprüfen.

Die Progredienz könnte man als Intensivierung oder Generalisierung einer hypothetischen Grundstörung interpretieren.

Bei einem Übergang in Formen mit Wahn und Halluzinationen, für die es in der ICD-10 einen eigenen Code gibt, würde ich die Diagnose einer schizophrenen Störung vorziehen, sofern es sich nicht um die typischen Inhalte des depressiven Wahns handelt.

Relativ leicht lassen sich die affektiven Psychosen von *grob-organisch begründeten depressiven Verstimmungen* oder einer Persönlichkeitsstörung abgrenzen. Kriterien für eine grob-organische Genese sind Bewußtseinsstörungen. Die Diagnose wird durch den körperlichen Befund bestätigt, der dann auch das therapeutische Vorgehen bestimmt. Aber auch eine endogene Depression, deren Diagnose durch den Verlauf gesichert ist, kann unter bestimmten Bedingungen (Alter, Durchblutungsstörung, zerebrale Erkrankung, Tumor) eine grob-organische Färbung annehmen.

Beim ersten Auftreten einer affektiven Störung ist die Zuordnung nicht einfach. Meist wirken ältere Patienten mit einer endogenen Depression vorgealtert, verlangsamt und sogar dement, so daß man einen zerebralen Abbau oder eine Demenz als Diagnose in Erwägung zieht. Diese Veränderungen sind krankheitsbedingt, eventuell auch Folge einer zu hohen Dosierung von Psychopharmaka.

Schwierig kann auch die differentialdiagnostische Abgrenzung gegenüber depressiven Zuständen bei Schizophrenie oder einer schizoaffektiven Psychose sein. Hier sollte man den psychopathologischen Kontext (paranoide Ideen, Icherlebensstörungen) beachten und nicht allein die Stimmungslage.

Die länger dauernde Applikation von Neuroleptika oder Antidepressiva in relativ hoher Dosierung ruft gelegentlich ein chronisches depressives Syndrom mit mürrischer Reizbarkeit hervor (Absetzversuch!).

Unter dem Einfluß von Psychopharmaka können Patienten gelegentlich hysterische oder neurotisch-ängstliche Reaktionen entwickeln oder die depressiven Symptome tendenziell akzentuieren (Krankheitsgewinn). Solche Patienten sind meist weitgehend gebessert, zumindest nicht mehr so schwer krank, wie sie fürchten oder vorgeben zu sein. Zu derartigen Komplikationen kommt es vor allem bei älteren Menschen mit einer Spätdepression, die sich im Krankenhausmilieu geborgen fühlen (Fall 25).

24.9 Gestaltwandel

Unverkennbar ist in den letzten Jahrzehnten ein Gestaltwandel in Erscheinungsweise und Verlauf der endogenen depressiven Störungen. Typische Krankheitsbilder werden immer seltener, statt dessen häufen sich **chronisch depressive Verläufe mit eindeutig psychoreaktiven Anteilen**. Gelegentlich sind situative Einflüsse offenkundig. Die Patienten steigern sich in die Verstimmung, können die Symptome manchmal geradezu „ausklinken" oder „zurücknehmen", wenn die Situation dies erfordert. Dies gilt insbesondere für anbehandelte depressive Episoden. Es ist denkbar, daß die Antidepressiva eine vor der Erkrankung vorhandene neurotische Verhaltensweise aktivieren. Vielleicht wird auch durch die pharmakologische Abschwächung des depressiven Zustands und die damit verbundene vorübergehende Labilisierung die Neigung zu neurotischen Reaktionen begünstigt. Vermutlich interferieren auch in diesem Fall beide Mechanismen miteinander.

24.10 Ätiologie

Die Vorstellungen über Ätiologie und Pathogenese der affektiven Psychosen sind bisher unzureichend. Die verschiedenen Modelle und Hypothesen verdeutlichen jeweils nur einen Aspekt der möglichen pathogenetischen Faktoren. Man darf Erkenntnisse, die an Einzelfällen gewonnen sind, nicht auf alle affektiven Störungen übertragen. Hypothesen und Theorien sind lediglich Instrumente der Forschung.

Die naturwissenschaftliche Forschung stützt sich auf *biochemische* und *endokrinologische* Methoden. Das rhythmische Geschehen steht im Vordergrund der *chronobiologischen* Untersuchungen. Psychoanalyse und Verhaltenstherapie bemühen sich um eine *psychodynamische* Interpretation der affektiv-psychotischen Syndrome.

24.10.1 Biologische Hypothesen

Ein affektiv ausgeglichener Zustand scheint mit der Verteilung der Transmittersubstanzen **Noradrenalin** und **Serotonin** in den Stammganglien zusammenzuhängen. Viele Daten sprechen für die Annahme, daß ein Mangel oder eine Verschiebung in der Relation zwischen diesen biogenen Aminen sich in einer depressiven Verstimmung ausdrückt. Die Hypothese stützt sich auf die Erfahrung mit der Applikation von antidepressiv wirksamen Psychopharmaka.

Die Hoffnungen, die an den **Dexamethason-Suppressionstest** (DST) geknüpft wurden, haben sich nicht erfüllt. Nach Gaben von Dexamethason, einem synthetischen Glucocorticoid, kommt es über eine Rückkopplung im ZNS zu einer Hemmung der ACTH-Produktion. Diese Dexamethason-bedingte Unterdrückung der Cortisol-Sekretion wird bei endogen depressiven Phasen nicht beobachtet oder sie ist abgeschwächt. Dies wurde diskutiert als Hinweis dafür, daß die endogene depressive Verstimmung als Folge der Störung des zentralnervösen Rückkopplungsmechanismus angesehen werden könnte. Es wäre dann aber, wenn man die Klinik nicht außer acht läßt, zu fragen, wie das manische Syndrom aufzufassen ist. Wenn die depressive Phase sich zurückgebildet hat, soll die Cortisol-Sekretion wieder wie unter normalen Bedingungen im DST unterdrückt werden.

Die **Rezeptorhypothese** geht davon aus, daß eine verringerte postsynaptische (alpha-2-adrenerge) Rezeptorempfindlichkeit bei der Genese von depressiven Episoden eine Rolle spielen könnte. Vermutlich sind aber auch andere Neuronensysteme betroffen. Insgesamt sind die neurochemischen und neuroendokrinologischen Befunde bisher nicht eindeutig. Patienten mit affektiven Störungen lassen sich durch biochemische Untersuchungen und Labortests nicht von anderen psychisch Kranken oder von Gesunden unterscheiden. Andererseits ist durchaus denkbar, daß sich in diesem Bereich noch typische Veränderungen werden nachweisen lassen. Auch die Wirkung der Antidepressiva, so weit sie bekannt ist, spricht für diese Hypothese.

Untersuchungen zur **chronobiologischen** Verlaufsgesetzlichkeit der endogenen Depression haben gezeigt, daß verschiedene Körperfunktionen in der depressiven Phase nicht mehr mit dem 24-Stunden-Rhythmus der Umgebung synchronisiert sind. Auch dies könnte verschiedene Ursachen haben.
Es ist sehr wahrscheinlich. daß diese **Rhythmusveränderungen** (bei depressiven Patienten meist Verkürzungen) eine pathogenetische Bedeutung haben.

24.10.2 Verhaltenstheoretische Modelle

Entsprechend dem **Konzept der erlernten Hilflosigkeit** soll die Konfrontation mit einer Serie von unlösbaren Aufgaben, denen man nicht ausweichen kann, zu einem Zustand von Hilflosigkeit mit Apathie und Starrheit führen, sodaß äußere Reize nicht mehr angemessen beantwortet werden können. Diese Erfahrung, die man im Tierversuch reproduziert hat, wird als ein Modell für die Entstehung eines depressiven Syndroms angesehen. Die endogene Depression wäre diesen Vorstellungen zufolge ein fehlgeleiteter Lernvorgang, der durch „Aktivierung" und, wie es heißt, „konkrete Handlungsanweisungen" korrigiert werden kann.

Einem ähnlichen Ansatz folgt das **Konzept des Verstärkerverlustes** (*Lewinson*), demzufolge der Entzug einer gewohnten positiven Bekräftigung des Verhaltens zu Rückzug und Passivität führt, die über den eigentlichen Anlaß hinaus durch Generalisierung den Abbruch aller sozialen Kontakte zur Folge hat. Der Therapeut müßte demnach die Rolle eines „Verstärkers" übernehmen, indem er den Patienten über kleine, lösbare Probleme und die damit verbundenen Erfolgserlebnisse allmählich neue und erfolgreichere Verhaltensweisen vermittelt.

Die Schwäche des verhaltenstherapeutischen Vorgehens zeigt sich an den Therapie-Empfehlungen, die allenfalls bei einer begrenzten Anzahl von reaktiv depressiven Verstimmungen Erfolg haben dürften. Das Elementare der Störung und die Suizidalität werden unterschätzt. Der Wechsel zwischen Depression und Manie bleibt unbeachtet.

24.10.3 Psychoanalytische Theorie

Von psychoanalytischen Forschern wird das depressive Syndrom als Folge einer oralen Fixierung (S. 110) interpretiert. Der Objektverlust (Mutter, Bezugsperson) in der oralen Phase wird nicht verwunden und durch eine narzißtische Identifikation mit dem Objekt entwickelt sich aus der ursprünglich gegen das verlorene Objekt gerichteten Aggression der für den Depressiven typische Selbsthaß. In Erweiterung dieses Konzepts wird in letzter Zeit auf die Frustrationen hingewiesen, die sich aus der Diskrepanz zwischen dem überhöhten Über-Ich-Ideal und dem tatsächlichen (als ungenügend empfundenem) Vermögen des Kranken ergeben.
Auch dieser Ansatz erscheint mir nicht ausreichend, denn er korreliert nicht mit der klinischen Empirie.

24.11 Therapie*

Das therapeutische Vorgehen orientiert sich am Syndrom und der Verlaufsform (mono-polar, bipolar). Die Applikation von Psychopharmaka ist vorrangig.

Die Behandlung muß häufig schon zu einer Zeit einsetzen, bei der das Syndrom zwar diagnostiziert wurde, die nosologische Zuordnung aber noch unsicher ist. Die diagnostische Klärung wird dann unter Berücksichtigung der ersten Behandlungsergebnisse fortgesetzt.

Monopolare Depression

Eingesetzt werden **Antidepressiva**, einleitend nicht zu niedrig dosiert, der Schwere des Syndroms angepaßt. Zu den älteren, aber bewährten Mitteln gehört Amitriptylin, das bei ambulanter Applikation etwa mit 75-100 mg/die dosiert werden kann. Für ausreichenden Schlaf sollte man sorgen (Zusatzmedikation, eventuell höhere Einzeldosis am Abend). Wenn Unruhe und Angst überwiegen, wird man zusätzlich Neuroleptika oder Benzodiazepinderivate geben. Bei Hemmung sollte man Antidepressiva mit einer geringeren sedierenden Komponente wählen. In den letzten Jahren wurde durch Einführung neuer Substanzen mit einer antidepressiven Wirkung, die speziell die Neurotransmitter Serotonin und Noradrenalin beeinflussen (SSRI. SSNRI), ein wesentlicher Fortschritt erzielt.
Man sollte den Patienten über mögliche Nebenwirkungen informieren. Bei den älteren (trizyklischen) Antidepressiva waren dies die anticholinergen Nebenwirkungen: Mundtrockenheit, passagere Akkommodationsschwäche, Störungen der Kreislaufregulation. MAO-Inhibitoren sollten nur verwendet werden, wenn vorher eine Behandlung mit den klassischen Antidepressiva nicht ausreichend war (**Cave:** Suizidalität!).

Bei schweren depressiven Zuständen und Suizidalität ist eine stationäre Behandlung angezeigt, eventuell gegen den Willen des Patienten oder der Angehörigen (Unterbringungsgesetz).

! Niemals sollte man Angehörige mit der Überwachung eines suizidgefährdeten depressiven Patienten beauftragen.

Bei stationärer Therapie wird man etwa 2-3 mal höher dosieren als in der Ambulanz. Elektrokrampftherapie ist nur bei Therapieresistenz und chronischem Verlauf mit Suizidalität angezeigt (strenge Indikation!).

Begleitende **Psychotherapie** ist in jedem Fall notwendig. Der Patient sollte sich von Anfang an verstanden fühlen. Mit Wirkung der Psychopharmaka gewinnen die psychotherapeutischen Methoden an Gewicht: stützende Gespräche, Soziotherapie, aber keine psychoanalytischen Deutungsversuche.

Depression bei bipolarem Verlauf

Die Medikation ist nicht anders als bei der monopolaren Depression. MAO-Hemmeer sollte man unbedingt vermeiden (Provokation einer manischen Phase). Man sollte vorsichtig dosieren und den Patienten in kürzeren Abständen bestellen, damit man ein Umschlagen in eine Manie rechtzeitig erkennen kann.
Aus diesem Grund wird man sich bei dieser Indikation auch schneller für eine stationäre Behandlung entscheiden.

---

* Vergleiche auch den Abschnitt IV Psychiatrische Therapie

Eine günstige Beeinflussung des zirkulären Verlaufs ist von der **Lithium-Prophylaxe** zu erwarten, mit der man bereits in der akuten Phase der Störung beginnen kann. Eine klare Indikation zum Einsatz von Lithium ist Voraussetzung. Lithium scheint bei bipolaren Störungen mit Wahn und Halluzinationen (schizoaffektiven Störungen) weniger wirksam zu sein. Eine Alternative ist **Carbamazepin**, das ebenfalls die Intensität und Häufigkeit der Phasen günstig beeinflussen kann.

Manie

Bei schweren manischen Störungen ist auf jeden Fall eine stationäre Behandlung notwendig. Dabei werden sich häufig juristische Konsequenzen (Unterbringungsgesetz) nicht umgehen lassen.
Zur Dämpfung verwendet man **Neuroleptika** in hoher Dosierung (z.B. Haloperidol 5-10-20 mg oral oder i.m., auch i.v.). Die Dosierung sollte, sobald eine Beruhigung eingesetzt hat, von Tag zu Tag fühlbar reduziert werden, um zu vermeiden, daß ein Umschlagen in einen depressiven Zustand eintritt. Auch bei dieser Störung ist eine **Lithium-Prophylaxe** erforderlich, eventuell über Jahre.

Auch der manisch Kranke braucht psychotherapeutische Hilfe, insbesondere nach dem Abklingen der Phase, wenn ihm die sozialen Folgen der akuten Störung bewußt werden. Psychoanalyse ist nicht indiziert. Wichtig ist eine „Versachlichung" der Beschwerden und der Hinweis, wie man eine neuerliche Erkrankung rechtzeitig erkennt und eine Verschlechterung des Zustands verhindern kann. Es ist ratsam, wenn man die Angehörigen in die Betreuung mit einbezieht (sofern sie damit einverstanden sind).

25 Die Gruppe der Schizophrenien

Fragen:
Ist die Schizophrenie eine Krankheit, ein Syndrom oder ein Protest gegen die Gesellschaft? Was sind schizophrene Störungen? Wie werden sie behandelt? Kennen Sie schizophrene Patienten? Wie haben sie diese Kranken erlebt? Sollte man schizophrenen Patienten die Diagnose sagen? Wie würden Sie das tun? Würden Sie selbst die Diagnose wissen wollen?

Vorbereitung
Voraussetzung für das Verständnis dieses Kapitels ist die Beschäftigung mit den Syndromen, deren Nachweis uns an eine schizophrene Störung denken läßt:
► Wahnstimmung,
► halluzinatorisches Syndrom,
► paranoides Syndrom,
► paranoid-halluzinatorisches Syndrom,
► katatones Syndrom,
► schizophrenes Residuum.

Wir sprechen von der Gruppe der Schizophrenien (*E.Bleuler* 1911), da wir es als gesichert ansehen, daß es sich nicht um eine einheitliche Krankheit handelt. Schizophrenie ist zunächst ein Syndrom. Psychopathologische Syndrome sind unspezifisch, wie wir wissen, aber es gibt Veränderungen, die für schizophrene Störungen typisch sind. In Kombination mit einer Bewußtseinsstörung sprechen diese Syndrome für eine zerebrale Schädigung.

Schizophrenie ist eine unverständliche und beunruhigende Störung, nicht nur für den Betroffenen, sondern auch für jeden, der sie bei einem anderen erlebt. Die Symptome sind schillernd, variantenreich und widersprüchlich. Gesunde Reaktionen bleiben erhalten, wenigstens zeitweilig. Bei leichten Störungen ist der Patient noch in der Lage, Stellung zu nehmen oder das Krankhafte zu überspielen. Manchmal sind die Symptome erdrückend und verändern die Persönlichkeit. Die Schizophrenie kann akut und dramatisch verlaufen, aber auch schleichend und für Außenstehende kaum wahrnehmbar. Sie kann einmalig auftreten oder sich wiederholen und zu einer irreversiblen Veränderung führen. Sie kann abklingen, auch unbehandelt, oder sie schreitet unaufhaltsam fort, ohne daß Medikamente, die sonst wirksam sind, diesen Prozeß beeinflussen können. Voraussagen über den Verlauf sind beim Beginn der Erkrankung nicht möglich. Es gibt einige Regeln, die aus der klinischen Empirie abgeleitet wurden, aber ich habe oft genug erlebt, daß der Verlauf doch anders war, als wir erwartet hatten. Schizophrenie ist ein Schicksal, das jeden Menschen treffen kann. Er kann den Ausbruch der Störung nicht vorhersehen oder durch seine Lebensführung verhindern, aber sein Leben nimmt von da an einen anderen Verlauf. Wir sollten daran denken, wenn wir mit schizophrenen Patienten umgehen.

Die **Geschichte des Begriffs** der Schizophrenie widerspiegelt die Entwicklung der Psychiatrie. Das Krankheitsbild wurde zuerst von *Emil Kraepelin* in der sechsten Auflage seines Lehrbuchs (1899) beschrieben. *Kraepelin* stützte sich auf Vorarbeiten von *Hecker, Kahnbaum, Morel* und anderen deutschen und französischen Psychiatern. Er nannte die Krankheit Verblödungspsychose oder Dementia praecox. Der Begriff Schizophrenie wurde von *Eugen Bleuler* eingeführt (1911). Weitere Synonyme sind: Spaltungsirresein, Jugendirresein, Morbus Bleuler.

Eine gründliche Erforschung der schizophrenen Syndrome mit dem Versuch, ihnen jeweils bestimmte zerebrale Veränderungen zuzuordnen, erfolgte durch die Schule von *Kleist* (1934) und durch *Leonhard* (1972). Aus Studien über Zusammenhänge zwischen Körperbau und Charakter wurde die Vorstellung abgeleitet, daß mit der Anlage eines Menschen auch die Tendenz zu bestimmten psychotischen Störungen verbunden sei. Der Pykniker sollte zum manisch-depressiven Irresein neigen, der Astheniker dagegen zur

Schizophrenie (*Ernst Kretschmer* 1924). Diese Vorstellungen, die vorwiegend an süddeutschen Patienten gewonnen wurden, hielten sich Jahrzehnte in den Einleitungskapiteln der Psychiatrie-Lehrbücher. Sie wurden inzwischen aufgegeben, weil ein Beweis für diese Hypothese fehlt. Den Höhepunkt der klassischen deutschen Psychopathologie verbinden wir mit den Namen von *Gruhle, Wilmans* und *Mayer-Gross* (alle drei im Schizophrenie-Band, Nr. 9 des Handbuchs der Geisteskrankheiten 1932) und mit *K.Schneider* (1931). *Karl Jaspers* hatte, gestützt auf die klinischen Untersuchungen der Heidelberger Schule, das theoretische Fundament für die Psychopathologie geschaffen (1912).

Nach dem zweiten Weltkrieg erhielten psychodynamische Deutungsversuche ein stärkeres Gewicht. Der Versuch, die schizophrene Störung mit den Gedanken des Philosophen *Heidegger* im Sinne einer anthropologischen Psychiatrie als „Geworfensein" zu interpretieren (*Zutt* 1956) oder dem Schicksal des Kranken durch Daseinsanalyse näher zu kommen (*L.Binswanger* 1942), vertiefte vielleicht die Auseinandersetzung mit dem einzelnen Patienten, förderte aber auch, möglicherweise durch die Überbetonung der philosophischen Konstrukte, eine Gegenreaktion, die nunmehr das Gewicht auf die soziale Abhängigkeit legte und ihren stärksten Ausdruck in der Antipsychiatrie fand. Die Vertreter dieser Richtung sahen in dem Begriff Schizophrenie lediglich ein Etikett für sozialdeviante, unbequeme Menschen. Sie waren der Meinung, daß nicht der Patient krank sei, sondern die Gesellschaft. Mit solchen Thesen wurde eine Übertreibung gegen eine andere gesetzt. Andererseits hatte diese Auffassung der Schizophrenie etwas Verführerisches für Menschen, die mit der Psychiatrie nicht vertraut waren, weil sie den Faktor der Machbarkeit einführte. Wenn man die Gesellschaft verändern könnte, brauchte keiner krank zu werden. Zwar ist an der Labeling-Hypothese (*Laing* 1969, *Szasz* 1972) zutreffend, daß man nicht leichtfertig mit der Diagnose einer schizophrenen Störung umgehen sollte, diese Einsicht darf aber die klinische Erfahrung nicht verdecken, daß es schizophrene Störungen gibt.

Die Aufhebung der (zweifellos miserablen) psychiatrischen Krankenhäuser in einigen Regionen Italiens (*Basaglia* 1978) weckte bei Jüngeren, die mit psychisch Kranken keine Erfahrung hatten, die Hoffnung, es könnte genügen, daß man die schizophrenen Kranken in die Gemeinde integriert, um die fatalen Folgen der gesellschaftlichen Ausgrenzung zu vermeiden. Heute redet niemand mehr davon. Damals wurden die Anstalten aufgelöst und Kranke, die es sich leisten konnten, wechselten in Privatkliniken. Weniger bemittelte Patienten mußten schließlich wieder in den leer stehenden Klinik-Häusern versorgt werden, allerdings stand nun kein Arzt mehr zur Verfügung. Sie wurden jetzt „Gäste" genannt, was sich in der Statistik vorübergehend als ein Rückgang der Erkrankungen auswies.

In der gleichen Zeit wurden aber auch die Bemühungen um eine Vertiefung der klassischen Psychopathologie mit Publikationen über die verstehende Psychologie (*Gruhle* 1948) und die Diagnostik der schizophrenen Psychosen (*Weitbrecht* 1963, *Huber* 1968, 1972) fortgesetzt.

Mit Einführung der Neuroleptika (*Delay* und *Denicker* 1957) haben die psychiatrischen Kliniken ihren Charakter verändert. Es kam zu einem Gestaltwandel der schizophrenen Störungen, der gelegentlich zu einer Fehlinterpretation des Krankheitsbildes Anlaß gibt. Aber die Untersuchungen über die Pharmakodynamik der neuroleptisch wirksamen Substanzen haben in den letzten Jahrzehnten die Entwicklung einer biologischen Psychiatrie gefördert.

Die Forschung richtet sich im Übergang zum 21. Jahrhundert wieder mehr auf die verschiedenen Aspekte der zerebralen Funktionen. Das ändert nichts daran, daß wir zunächst immer das Gespräch mit dem Patienten suchen müssen. Denn die erste und entscheidende Orientierung über die schizophrene Störung und den Menschen, der an ihr leidet, gewinnen wir nach wie vor aus der Psychopathologie.

25.1 Leitsyndrome

Auch bei der Darstellung der schizophrenen Psychosen gehen wir von der unbehandelten Störung aus (die man im Kopf haben muß, wenn man ein diagnostisches Gespräch führt). Erst dann werden wir beschreiben, wie sich in den letzten vier Jahrzehnten unter dem Einfluß der Psychopharmaka das Krankheitsbild verändert hat.

Da alle psychopathologischen Veränderungen unspezifisch sind, lassen sich aus den einzelnen Symptomen nur Hinweise auf das Vorliegen einer schizophrenen Störung ableiten.

Verdacht auf die Störung, die wir schizophren nennen, ergibt sich bei einer **Wahnstimmung**, die aber auch bei zerebraler Schädigung, Intoxikation oder Dämmerzuständen auftreten kann. Das **halluzinatorische Syndrom** legt den Verdacht nahe, wenn dabei akustische Halluzinationen in Form von Stimmen in Rede und Gegenrede oder kommentierende Stimmen auftreten. Das **paranoid-halluzinatorische Syndrom** ist häufig ein begründeter Hinweis auf eine Schizophrenie, vor allem bei Jugendlichen oder Menschen im mittleren Lebensalter. Es kann aber auch bei grob-organischer psychischer Störung oder Intoxikation oder bei zerebralem Abbau und Demenz auftreten. Es ist nur dann charakteristisch für eine Schizophrenie, wenn es längere Zeit besteht. Man kann davon ausgehen, daß ein paranoid-halluzinatorisches Syndrom in ganz unterschiedlichen Verläufen der Schizophrenie immer wieder einmal vorkommt. Das **katatone Syndrom** gehört ebenfalls zu den klassischen schizophrenen Syndromen. Es wird heute nur selten beobachtet. Sein Auftreten könnte zwar auch durch eine Enzephalitis oder eine diffuse Hirnschädigung bedingt sein, aber die Mehrzahl der katatonen Störungen, die früher beobachtet wurden, waren sicher Ausdruck einer schizophrenen Erkrankung.

Selbst das sogenannte **schizophrene Residuum** ist nicht spezifisch, denn die typischen Veränderungen sieht man relativ häufig bei Drogenabhängigen nach dem Entzug, gelegentlich auch bei chronischen neurotischen Störungen. Ein Rückschluß auf eine blande abgelaufene schizophrene Störung ist zwar möglich, aber ich halte das für unerlaubt, solange nicht auch andere typische Merkmale nachweisbar sind.

25.1.1 Symptome ersten Ranges

Bei akuten psychotischen Störungen, die nicht grob-organisch bedingt sind, entscheiden die **Symptome ersten Ranges** für die Diagnose einer Schizophrenie (*Schneider* 1931):

Gedankenlautwerden,
Hören von Stimmen in der Form von Rede und Gegenrede,
Hören von Stimmen, die das eigene Tun mit Bemerkungen begleiten,
leibliche Beeinflussungserlebnisse,
Gedankenentzug und andere Gedankenbeeinflussungen,
Gedankenausbreitung,
Wahnwahrnehmung,
alles von anderen Gemachte und Beeinflußte auf dem Gebiet des Fühlens, Strebens (der Triebe) und des Wollens.

Diese Symptome sind eine diagnostische Orientierung, aber kein Versuch, die Symptome zu ordnen oder eine hypothetische Grundstörung festzulegen.

Nachdem *K.Koehler* (1974) mit seiner Publikation über „First rank symptoms of schizophrenia" die Schneiderschen Kriterien in die angloamerikanische Psychiatrie einführte, hat es sich auch in Deutschland eingebürgert, von „Erstrangsymptomen" zu sprechen.

Die **Symptome zweiten Ranges** haben geringere Bedeutung. Sie ergänzen das Bild, können aber die Diagnose allein nicht stützen. Zu ihnen gehören:

andere Sinnestäuschungen, Wahneinfall, Ratlosigkeit, Verstimmungen, die erlebte Gefühlsverarmung und der Verlust des phantasievollen realitätsbezogenen Denkens.

25.1.2   Weitere typische Symptome

Andere Einteilungsversuche von schizophrenen Symptomen haben heute mehr einen historischen Charakter. Man sollte sie aber nicht vernachlässigen, weil sie auf die unbehandelte Schizophrenie bezug nehmen, von der wir bei unserer Darlegung ausgehen.

In der sechsten Auflage seines Lehrbuchs beschrieb *Kraepelin* (1899) erstmals die schizophrene Störung, die er als Dementia praecox bezeichnete, um den ungünstigen Ausgang hervorzuheben, „der zwar nicht ausnahmslos eintreten muß", aber doch das Krankheitsbild im Wesentlichen bestimmt. Er betonte die Schädigung des Gemütslebens mit „gemütlicher Stumpfheit", Gleichgültigkeit, grundlosem Lachen, Verlust des Mitleids und des Humors, Schwinden des Feingefühls und das Auftreten von paradoxen Gefühlen. Auffallend sei auch ein „eigenartiges Zerstören des inneren Zusammenhanges der psychischen Persönlichkeit mit vorwiegender Schädigung des Gemütslebens und des Willens".

E.Bleuler beschrieb in seiner Monographie (1911) neben *Primär-* und *Sekundärsymptomen* auch die für die schizophrene Störung charakteristischen *Grundsymptome* und die *akzessorischen Symptome*. Er ging dabei von der Annahme aus, daß der schizophrenen Störung ein Prozeß zugrunde liegt. Diese Annahme drängt sich auf, wenn man den Verlauf der Störung bei unbehandelten Patienten beobachtet.

Primärsymptome werden als direkte Folge des hypothetischen zerebralen Krankheitsprozesses aufgefaßt. Ihnen wird die Lockerung der Assoziationen (d.h. das Abgleiten in Nebenassoziationen) zugerechnet, aber auch katatone Anfälle und eine Disposition zu Halluzinationen sowie Tremor und Pupillenanomalien.

Die **Sekundärsymptome** stehen dagegen nur indirekt mit dem Prozeß in Zusammenhang. *Bleuler* sah in ihnen mehr oder weniger mißglückte Anpassungsversuche an die ursprüngliche primäre Störung, die sich in Zerfahrenheit des Denkens, Affektstörungen, Automatismen und fehlendem Willensantrieb oder Negativismus äußern.

Diese Unterscheidung hat nur historische Bedeutung. Sie wird hier aber angeführt, weil die Begriffe in manchen Publikationen erwähnt werden und dann zu einer Verwechselung mit den Symptomen ersten Ranges führen, die lediglich ein diagnostischer Hinweis sind.

Typisch für die schizophrene Störung sind dagegen die **Grundsymptome** (die „vier **A**"):

Assoziationslockerung, die sich im Abbrechen, Drängen oder in der Sperrung der Gedanken anzeigt, sowie in paralogischen Verknüpfungen, Klangassoziationen und Verdichtungen.
Affektstörungen (Parathymie) mit „gemütlicher Verödung", Gleichgültigkeit, Depression, Angst, Wut, Manie, Fehlen einheitlicher Gefühlsäußerungen, Affektlabilität und Launenhaftigkeit.
Autismus bedeutet Loslösung von der Wirklichkeit mit relativem oder absolutem Überwiegen des nach Innen gerichteten Erlebens.
Ambivalenz bezeichnet das gleichzeitige Bestehen von miteinander unvereinbaren Gefühlen, Vorstellungen, Wünschen oder Absichten.

Diese Veränderungen werden häufig von **akzessorischen Symptomen** überlagert, die auch bei anderen Störungen auftreten. Sie sind für die Schizophrenie nicht typisch, man rechnet dazu
Halluzinationen,
Wahn,
Stereotypien und
Automatismen.

Mit dem Begriff der Assoziationslockerung werden, wenigstens zum Teil, auch die Icherlebensstörungen erfaßt.

Affektstörung, Autismus und Ambivalenz würden wir heute eher dem schizophrenen Residuum zuordnen. Man sollte aber daran denken, daß *Bleuler* und *Kraepelin* ihre Übersicht vorwiegend an chronisch schizophrenen Patienten erarbeitet haben.

Durch die spätere Forschung wurden der Wahneinfall und das Phänomen des Stimmen-Hörens aus der Gruppe der akzessorischen Symptome herausgenommen und den Symptomen ersten Ranges zugeordnet.

Übereinstimmung besteht darin, daß es einen Kernbereich von Symptomen gibt, der für eine schizophrene Störung typisch ist. Dazu gehören die Symptome ersten Ranges, aber auch die formale Denkstörung der Zerfahrenheit und anhaltende paranoid-halluzinatorische Erlebnisse.

Einen anderen Ansatz hat das in den USA entwickelte Konzept der Positiv- und Negativsymptome (*Andreasen* 1982, *Crow* 1980). Diese Aufstellung führte zur Definition von zwei unterschiedlichen Schizophrenie-Typen. bei denen entweder die positiven Symptome überwiegen oder die negativen Symptome sich im Krankheitsbild durchsetzen. Die Negativsymptome werden für den Verlauf der Krankheit als entscheidend angesehen. Bei ungünstigem Verlauf überwiegen die Negativsymptome, die im folgenden aufgelistet werden.

Negativsymptome:

Affektive Verflachung,
Alogie (Störung der gedanklichen Verknüpfung),
Verarmung der Sprache,
Apathie,
Beeinträchtigung der Aufmerksamkeit,
Anhedonie,
sozialer Rückzug.

Die Negativsymptome sind weitgehend mit den von *Bleuler* beschriebenen Grundstörungen identisch.

Auch bei den Positivsymptomen läßt sich ein Bezug zu den Prinzipien aufweisen, denen *Bleuler* bei seiner Unterscheidung von Grundsymptomen und akzessorischen Symptomen folgte. Wenn wir bei den US-amerikanischen Autoren lesen, daß sie Halluzinationen, Wahn, bizarres Verhalten und Denkstörungen zu den Positivsymptomen rechnen, läßt sich auch hier das Grundschema der akzessorischen Symptome erkennen.

Ein Vergleich zeigt, daß die Negativsymptome in dem Begriff des schizophrenen Residuums wiederkehren (S. 91, 243). Es ist jedoch begründet, daß man sie unabhängig von der chronischen Schizophrenie betrachtet, da sie bereits in der akuten Phase der Störung auftreten können.

25.1.3 Basissymptome

Als **Basissymptome** werden Störungen des Wahrnehmens und Denkens bezeichnet, die der Patient selbst erlebt (*Huber* 1966):

Gefühl, nicht richtig oder nur mühevoll zu denken,
Konzentrationsstörungen,
Irritation durch störende Nebenassoziationen,
Ordnungsverlust der Gedanken,
Verarmung an Einfällen („leerer Kopf"),
Verlangsamung im Denken,
Erschwernis, die Gedanken auf ein Ziel zu richten (Störung der gedanklichen Intentionalität),
Überempfindlichkeit gegenüber visuellen und olfaktorischen Reizen,
Wahrnehmungsveränderungen an anderen,
Wahrnehmungsveränderungen am eigenen Gesicht,
Akoasmen,
störendes Gebundensein durch Wahrnehmungsdetails,
Derealisation.

Die Aufstellung zeigt, daß sich auch hier wieder, wenigstens in Teilen, die Grundsymptome von *Bleuler* wiederholen. Allerdings wird durch die Basissymptome ein größeres Feld von Störungen abgedeckt, was man beachten muß, wenn man ihre diagnostische Bedeutung festlegen will.

Einige Autoren sind der Ansicht, daß die Basissymptome als Prädiktoren für die Früherkennung von schizophrenen Störungen geeignet sind. Da aber alle psychopathologischen Phänomene *unspezifisch* sind, ist bei der diagnostischen Zuordnung solcher Störungen eine sorgfältige Unterscheidung notwendig. Was vielleicht nur Gefährdung oder vorübergehende Schwäche ist, sollte nicht voreilig als Prodrom einer schizophrenen Störung angesehen werden.

Wichtig ist der Hinweis, daß die Basissymptome mit den gestörten zerebralen Strukturen korrelieren, die als Ursache oder Basis der schizophrenen Veränderungen angenommen werden. Aber das ist bisher nur Hypothese, die man sicher weiter verfolgen muß, aber die diagnostischen und therapeutischen Überlegungen in der Klinik kann man derzeit nicht davon abhängig machen.

! Man sollte sich bei der diagnostischen Zuordnung einer psychotischen Störung zur Schizophrenie an den Symptomen ersten Ranges orientieren.

Die schizophrenen Störungen sind auch dadurch gekennzeichnet, daß dem Patienten gesunde seelische Reaktionsformen erhalten bleiben (*E.Bleuler* 1911), die dann freilich, weil sie sich auf krankhaft veränderte Prämissen beziehen, unter Umständen die Störung zusätzlich vergröbern können.

Die ältere Psychiatrie hatte bereits festgestellt, daß neben dem Pathologischen immer auch gesunde Reaktionsweisen vorhanden sind (die allerdings mit dem Fortschreiten der Erkrankung zunehmend verdeckt werden). Durch die Erfahrung mit Neuroleptikabehandelten Patienten wurde inzwischen bestätigt, daß mit den schizophrenen Veränderungen auch normale und neurotische Reaktionen interferieren. Es scheint mir von Bedeutung, daß man im Umgang mit den schizophrenen Patienten diesen Aspekt besonders beachtet, denn die therapeutischen Veränderungen können wir nur erreichen, wenn wir mit dem Patienten über die Ziele der Behandlung einig sind und er unser Bemühen versteht.

25.1.4 Phänomenologie der schizophrenen Episode

Die psychotischen Veränderungen (Wahn, Halluzinationen, Icherlebensstörungen) haben ein **typisches individuelles Kolorit**, das sich auch in neuerlichen Krankheitsschüben wiederholt und allenfalls mit zusätzlichen Erlebnissen und Ängsten angereichert wird. Der erfahrene Psychiater wird noch nach Jahrzehnten einen Patienten, dessen Name ihm entfallen ist, an den Inhalten seiner Störung wiedererkennen.

Unabhängig von schizophrenen Erlebnissen kann der logische Ablauf der Gedanken ungestört sein, zumindest im Beginn der Störung. **Das Bewußtsein ist in keinem Fall getrübt**. Das gilt auch für die katatonen Verlaufsformen. Veränderungen des Bewußtseins lenken die diagnostischen Überlegungen in Richtung auf eine grob-organische Störung oder Intoxikation.

Die Diagnose ist erschwert, wenn der Patient im Gespräch die pathologischen Inhalte vermeidet oder der Arzt nicht danach fragt.

! Der Arzt muß wissen, wonach er zu fragen hat. Er muß die psychopathologischen Veränderungen kennen.

Manchmal genügt eine vorsichtige Anspielung auf das individuelle Wahnthema oder typische Befürchtungen (Strahlen, Verfolgung, Beeinflussung durch Fernsehen, Radio oder Zeitungsannoncen), damit das Gespräch über abnorme Erlebnisse in Gang kommt. Wenn wir uns mit psychologisierenden Deutungen begnügen, wird der Patient, der dies zwar anbietet, aber doch eine ganz andere Erfahrung hat, uns als Arzt nicht mehr ernst nehmen. Erwähnen wir dagegen die Möglichkeit von psychotischen Veränderungen, wird der Patient uns für kompetent halten, auch wenn er das nicht sogleich ausspricht und vielleicht weiter zögert, die Therapie zu akzeptieren.

Die Aussagen des Patienten oszillieren häufig zwischen dem Krankhaften und dem Normalen. Bei einem längeren Gespräch läßt sich gelegentlich ein Abgleiten in psychotisches Erleben beobachten. Andererseits kann man durch Appell an Selbstkontrolle und Aufmerksamkeit wenigstens für eine gewisse Zeit ein sachliches Gespräch möglich machen.

Fallberichte:
26 Eine junge Frau, die wegen einer schizophrenen Störung seit Jahren bei mir in Behandlung war, hatte die Medikamente abgesetzt oder reduziert und war wieder in eine psychotische Krise geraten. Sie war überzeugt, daß ihre Heirat bevorstand, mit einem Mann, der bei ihren paranoiden Ängsten immer eine Rolle spielte. Sie wollte diesen Mann nicht einladen, denn sie war überzeugt, daß er kommen würde. Alles sei so bestimmt. An Freunde und Bekannte hatte sie Einladungen verschickt. Ihre Wohnung war dekoriert, Kerzen brannten. Das Radio spielte laut, die Patientin sang, sie hörte Stimmen und meinte, im Auftrag von höheren Mächten zu handeln. Die Schwester, die von den Freunden alarmiert wurde, versuchte vergeblich die Kranke von den Wahnideen abzubringen. Die Patientin ging auf ihre Argumente nicht ein, schlug nach ihr und lachte. In dieser Situation rief die Schwester mich an. Ich ließ die Kranke ans Telefon kommen, die mir hektisch von der Heirat erzählte und wie glücklich sie sei. Ich sagte: „Du mußt jetzt ganz aufmerksam sein, hörst du, konzentriere dich, du kannst es, das weiß ich. Es ist schlimm, aber du bist krank, du mußt in die Klinik." Sie war still, schien zu überlegen. Dann sagte sie „ja" und nach einer Pause: „das ist wieder die Scheißkrankheit" und sie fing an zu weinen. Anschließend fuhr sie mit der Schwester in die Klinik.
Diagnose: chronische Schizophrenie.

Grundsätzlich bin ich dagegen, daß man Patienten duzt. Es darf dadurch kein Gefälle zwischen Arzt und Patient entstehen. Sie kam als Studentin in meine Behandlung und hatte das Studium später abgebrochen, in kritischen Situationen konnte ich ihr, wenn ich sie duzte, Empfehlungen vermitteln, die sie sonst nicht angenommen hätte. In den üblichen Gesprächen über die Krankheit blieb ich beim Sie.

27 Ein ehemaliger Pilot konnte, wenn man ihn danach fragte, sehr detailliert und präzise den Ablauf eines Fluges und die Flugsicherung erklären. Sobald man aber auf Mafia-Agenturen zu sprechen kam, die ihn beeinflußten und für Experimente willfährig machen wollten, geriet er trotz einer relativ hochdosierten Langzeittherapie mit Neuroleptika in eine akute psychotische Krise und klagte über Verfolgung, kommentierende Stimmen und Beeinflussung. Dann wurde es schwer, das Thema zu wechseln, aber wenn das gelang, konnte er erneut die Flugsicherung und den Kontakt mit den Fluglotsen beschreiben.
Diagnose: chronische Schizophrenie.

Offenbar ist auch bei schizophrenen Patienten eine Verlagerung des Akzents in der Partitur des Psychischen möglich. Ältere Autoren haben wiederholt berichtet, daß es bei chronischen Patienten nach Verlegung in eine andere Station zu überraschenden Besserungen kam. Durch Zuspruch, Aufforderung oder Wechsel der Situation wird zeitweilig das Denken und Fühlen von den psychotischen Phänomenen abgelenkt und die Dominante des normalen Erlebens setzt sich durch. Solche veränderten Zustände dauern nicht an, sie sind manchmal aber ausreichend, den Patienten zu motivieren, daß er freiwillig in die Klinik geht (Fall 26). Auffällig ist auch, daß bei zweisprachigen schizophrenen Patienten der **Wechsel der Sprache** für einige Zeit die psychotische Produktion unterbrechen kann. Der Patient antwortet in der anderen Sprache sachlich, verliert sich aber nach einigen Minuten wieder in die pathologischen Erlebnisse und Assoziationen. Bei einem Wechsel in die erste Sprache zurück wiederholt sich dasselbe, allerdings nicht mit der gleichen Intensität.

Im Beginn der Störung sind die Patienten manchmal zu einem klaren Urteil über die Erkrankung fähig, das sich dann aber (vielleicht glücklicherweise) im Verlauf der Erkrankung verliert.

Beispiel:
Ein Ingenieur kam mit einer schizophrenen Erkrankung erstmals in die Klinik. Ich hatte ihm gegenüber davon gesprochen, daß er an einer deliranten Störung litte, weil ich eine Belastung mit der Schizophrenie-Diagnose vermeiden wollte. Unter Neuroleptika, die er ungern einnahm, bildete sich die Störung zurück, so daß er entlassen werden konnte. Zu Hause besorgte er sich das Buch meines Lehrers Weitbrecht und reklamierte dann nach der Lektüre, daß ich eine falsche Diagnose gestellt hätte. Ein Delir wäre das nicht, es käme nur eine Schizophrenie in Frage. Aber den Begriff Schizophrenie oder Spaltungsirresein fand er nicht gut. Da sei nichts gespalten. Es sei eigentlich gleichzeitig alles da und man könnte nichts unterscheiden. In seinem Kopf wäre es, wenn ein Vergleich mit der Elektrotechnik erlaubt sei, wie bei einem alten Radio, dessen Trennschärfe gestört ist, so daß mehrere Sender gleichzeitig empfangen würden.
Es ist dies eine der besten Beschreibungen, die ich je von dem schizophrenen Erleben bekommen habe.

! Die schizophrene Psychose zeigt sich in einer Störung der Diskrimination des psychischen Erlebens.

25.1.5   Interferenz

Schizophrenes Erleben interferiert ständig mit normalen und neurotischen Reaktionen, eventuell auch mit körperlich bedingten Veränderungen (z.B. durch Genußgifte oder Psychopharmaka-Überdosierung). Psychotisches wird von derartigen Reaktionen überlagert oder unterdrückt, gelegentlich auch verstärkt.

Bei beginnender Schizophrenie oder unter Neuroleptika-Wirkung ist der Patient häufig in der Lage, in seiner Darstellung der Beschwerden bestimmte Aspekte hervorzuheben oder zu unterdrücken. Normale oder neurotische Reaktionen werden psychologisierend herausgehoben und psychotische Erlebnisse werden überspielt, bagatellisiert oder einfach geleugnet, um die Diagnose, die gefürchtet wird, zu verschleiern (obwohl der Patient manchmal besser als der befragende Arzt informiert ist).

Solche Dissimulationsversuche haben etwas Magisches. Man kennt das auch von somatisch Kranken. Jeder hat schon einmal gegen besseres Wissen gemogelt, um einer gefürchteten Diagnose auszuweichen. Die Neigung, eine beginnende schizophrene Störung zu dissimulieren, findet man speziell bei Patienten, die auf Grund ihrer Vorbildung die psychotischen Symptome einem Krankheitsbegriff zuordnen können.

Beispiel:
Eine Patientin mit einer schizophrenen Ersterkrankung schrieb mir einen Brief, nachdem sich die Psychose unter Neuroleptika zurückgebildet hatte: „Als ich richtig verrückt wurde, begann ich auf zwei Schienen zu denken. Ich wußte, die anderen würden mir nicht glauben, was ich erlebte und was ich dachte. Deshalb verheimlichte ich Ihnen meine verrückten Ideen. Ab und zu muß ich dann wohl doch etwas gesagt haben, es ging nicht anders. Das habe ich später einfach bestritten."

Fallbericht:
28 Ein Steuerberater, knapp 40, wurde von paranoiden Ideen und von Stimmen gequält, die ihn schulmeisterten und sein Handeln kommentierten. Er fühlte sich verfolgt, bedroht und stellte einen Bodyguard ein. In einer Psychotherapie, die sich über mehr als zwei Jahre hinzog, sprach er aber nur von allgemeinen Ängsten und Unsicherheiten, wie man sie so hat. Die Psychotherapeutin diagnostizierte eine Borderline-Störung, die Sache mit dem Bodyguard interpretierte sie mit einer narzißtischen Persönlichkeit. Der Patient kam erst über Umwege infolge einer akuten schizophrenen Krise in eine psychiatrische Klinik. Unter medikamentöser Besserung gewann er Abstand und berichtete seinem Arzt, daß die Stimmen ihn in den vorhergehenden Jahren ständig gequält hatten. Er mußte sich zusammennehmen, um die Mandanten in sein Zimmer zu bitten. Dann aber, im Gespräch, waren die Stimmen weg. Sie setzten aber sofort wieder ein, wenn die Mandanten gegangen waren. Er sprach während der Beratung schnell, immer in Angst, die Stimmen könnten ihn ablenken. Die Mandanten hätten nichts gemerkt und, davon könnte sich der Arzt überzeugen, er hätte sie gut beraten. Auf die Frage, was das denn für eine Krankheit gewesen sein könnte, wegen der er so lange in psychoanalytischer Behandlung war, sagte er beinahe empört: „Natürlich eine Schizophrenie". – „Und warum sind Sie da nicht eher gekommen?" – „Ach", meinte er vertraulich, „die meisten meiner Mandanten waren Ärzte und die sollten nicht wissen, daß ich eine Schizophrenie habe".
Diagnose: schizophrene Störung.

25.1.6 Operationale Definitionen

Operationalisierte Diagnosekriterien (wie in der ICD und im DSM) sollten die internationale Vergleichbarkeit der Befunde fördern. Die Praxis hat aber gezeigt, daß durch die Einführung eines Zeitfaktors und den bürokratischen Drang, möglichst detaillierte Syndrome zu unterscheiden, die Vergleichbarkeit eher gelitten hat (*Kendell* 1985). Vergleichbar sind in der Psychopathologie lediglich grobe Kategorien oder allgemeine Tendenzen. Das individuelle Erlebnis entzieht sich dem Vergleich. Wir werden uns deshalb im Folgenden an Gruppen von psychopathologischen Störungen und typische Verlaufskriterien halten und die ICD-Ziffern nur als Ergänzung anführen.

25.2 Häufigkeit und Heredität

Etwa 0,8-1,0 % der Gesamtbevölkerung (aller Kulturen und Volksgruppen!) erkranken zu irgend einer Zeit ihres Lebens an einer schizophrenen Störung. Zeitereignisse (Kriege, Hunger, Arbeitslosigkeit) sind auf die Erkrankungshäufigkeit ohne Einfluß, deshalb hat sie auch in den letzten hundert Jahren in der Statistik nicht zugenommen. Männer und Frauen sind gleich häufig betroffen, aber Männer erkranken deutlich früher. Der Gipfel liegt bei Männern zwischen dem 15. und dem 25. Lebensjahr, bei Frauen dagegen wird das höchste Erkrankungsrisiko zehn Jahre später angesetzt.

Man kann davon ausgehen, daß in der Altersgruppe der 15- bis 40-jährigen 0,4 % an schizophrenen Störungen leiden.

Schizophrene Patienten finden sich gehäuft in den unteren sozialen Schichten. Epidemiologische Studien haben aber gezeigt, daß die Erkrankung nicht primär von den Lebensbedingungen der Unterschicht abhängt. Es sind vielmehr die psychischen Veränderungen, die den sozialen Abstieg verursachen (Drift-Theorie).

Offensichtlich sind genetische Faktoren an der Entstehung der schizophrenen Störungen beteiligt. Dies ist durch Zwillings- und Adoptionsstudien belegt. Die Schizophrenie ist aber keine Erbkrankheit (dominant oder rezessiv), es müssen zusätzlich peristatische Einflüsse (Umwelt, Familie, Belastungen) angenommen werden, die eine Manifestation der Erkrankung fördern. Von der Erstmanifestation an scheint die Krankheit dann aber eigengesetzlich zu verlaufen. Der Patient schaut den psychopathologischen Veränderungen zu, er kann sie nicht eingreifend korrigieren (wie er das bei psychoreaktiven Störungen erlebt), sondern nur überspielen oder dissimulieren.

Die Mortalität ist bei Patienten mit einer schizophrenen Erkrankung gegenüber der gesunden Bevölkerung um etwa 10 % erhöht.
Im Unterschied zu der allgemeinen Morbidität an schizophrenen Störungen von 0,8-1,0 % in der Gesamtbevölkerung beträgt die **Erkrankungsrate**
bei Eltern von Schizophrenen etwa   10 %,
bei Geschwistern   10 %,
bei Kindern   10-15 %.

Aufschlußreich sind Untersuchungen an Zwillingen. Die Konkordanz der Erkrankung beträgt bei
eineiigen Zwillingen   50 % (in einigen Untersuchungen deutlich über 50 %),
bei zweieiigen Zwillingen   etwa 10 %.

Die Tatsache, daß trotz einer vergleichbaren Anlage bei den homozygoten Zwillingen beinahe die Hälfte nicht an einer schizophrenen Störung erkrankt, wirft die Frage auf, welche protektiven Faktoren dabei wirksam sind, die man möglicherweise therapeutisch nutzen könnte.
Die Konkordanz änderte sich nicht, wenn die Zwillinge getrennt in Adoptivfamilien aufwuchsen.

Fallbericht:
29 Ende der 20-er Jahre des vorigen Jahrhunderts wurden in der Universitätsklinik Breslau zwei Zwillingsbrüder wegen einer Schizophrenie aufgenommen, die von Geburt an in verschiedenen Familien aufgewachsen waren, der eine in Liegnitz, der andere in Oberschlesien. Beide waren 19 Jahre alt. Sie wußten nichts voneinander. Etwa zur gleichen Zeit wurden sie unruhig, fühlten sich verfolgt, verändert und hatten (vergleichbare!) Wahnideen. Sie hörten auch Stimmen und flüchteten, um der Verfolgung zu entgehen. Durch einen Zufall wurden sie schließlich im Abstand von einigen Wochen in der Breslauer Universitätsnervenklinik aufgenommen, in der sich dann erst herausstellte, daß es sich um Zwillinge handelte, die ohne Kontakt miteinander in unterschiedlichen Familien aufgewachsen waren.

25.2.1   Die beginnende Schizophrenie

Der beginnenden Schizophrenie wird ein eigener Abschnitt gewidmet. Auch Ärzte anderer Fachrichtungen und Psychologen sollten die Symptome der beginnenden schizophrenen Störung kennen.

Das erste Auftreten von akuten schizophrenen Störungen liegt zwischen dem 15. und dem 30. Lebensjahr. Bei einem späteren Beginn wird man, sofern eine grob-organische Ursache ausgeschlossen ist, prüfen müssen, ob sich nicht in der Anamnese Anzeichen für einen vorhergehenden Schub finden. Häufig wird es sich nicht um ein spätes Auftreten, sondern um eine späte Diagnose handeln.

Kindliche schizophrene Psychosen sind selten, aber auch schwer zu erkennen (S. 368). Bei einer Ersterkrankung im höheren Alter ist der Verlauf weniger dramatisch, möglicherweise weil die Persönlichkeit des Kranken stärker gefestigt ist. Jenseits des 60. Lebensjahres findet man bei einer schizophrenen Erstmanifestation häufig zusätzlich Anzeichen von grob-organischen Veränderungen, so daß unklar bleibt, wie man die Störung zuordnen soll. Typisch für Patienten dieser Altersgruppe ist das depressiv-paranoide Syndrom, aber es bestehen berechtigte Zweifel, ob man hier überhaupt von einer schizophrenen Störung sprechen darf. Schließlich sind alle psychopathologischen Syndrome unspezifisch.

! Die rechtzeitige Diagnose der Schizophrenie entscheidet über den Beginn der Pharmakotherapie und damit über das Schicksal des Patienten.

Nach epidemiologischen Untersuchungen vergehen jedoch im Durchschnitt mehrere Jahre, bis die Störung erkannt wird. Die beginnende schizophrenen Störung ist schwer zu diagnostizieren, die Prodromi sind meist verwaschen und undeutlich. Auch der Patient wird sie häufig nicht als psychotisch erkennen.

25.2.2 Prodrome

Als **Prodrom** bezeichnen wir unspezifische psychopathologische Veränderungen, die fließend in die Manifestation der psychischen Störung übergehen.

Von den Prodromen werden gelegentlich kurzfristige Episoden von psychopathologischen Veränderungen als **Vorpostensymptome** abgegrenzt.

Prodrome werden häufig erst im nachhinein der manifesten psychischen Störung zugeordnet, weil sie *unspezifisch* sind und zunächst in einem anderen Kontext auftreten. Die Prodromalsymptome reichen zur Diagnose einer schizophrenen Störung nicht aus, auch nicht, wenn eine familiäre Belastung nachweisbar ist. Sie sollten aber Anlaß sein, daß man den Patienten längere Zeit beobachtet und die Möglichkeit einer schizophrenen Störung in die diagnostischen Überlegungen einbezieht.

Als Prodromi einer schizophrenen Ersterkrankung werden speziell bei jüngeren Menschen diskutiert:

- Verstimmungen,
- Veränderungen des Gefühls und der emotionalen Resonanz,
- neurotische, manchmal hysterisch anmutende Reaktionen,
- grobe Auffälligkeiten des Verhaltens,
- Unberechenbarkeit,
- Leistungsabfall in der Schule,
- abgebrochene Ausbildung (meist mehrfach).

Diese Veränderungen können sich über Wochen hinziehen, klingen manchmal überraschend ab und verschwinden für längere Zeit, vielleicht für Monate oder Jahre. Gelegentlich bleibt die Störung ein einmaliges Ereignis, dann fällt sie gar nicht auf und wird später nur vage erinnert.

Typisch sind depressive oder dysphorische *Verstimmungen*, Unzufriedenheit, Apathie und Antriebsmangel. Solche Veränderungen wird man bei einem Oberschüler zunächst nicht als bedrohlich empfinden und mit einem Lehrerwechsel, der ersten Verliebtheit oder der Scheidung der Eltern begründen. Vielleicht werden auch gesellschaftliche Probleme angeführt. Eine Erklärung findet sich immer und der Patient wird dem häufig zustimmen. Gelegentlich werden auch ganz aktuelle, verständliche Sorgen vorgetragen, z.B. Ängste wegen der Umweltverschmutzung. Als verdächtig für eine beginnende schizophrene Störung (nicht als Beweis!) sollte man es ansehen, wenn wir diese Reaktionen oder die vom Patienten gegebene Begründung als überschießend, widersprüchlich oder nicht nachvollziehbar erleben. Alarmierend sind auf jeden Fall *Veränderungen des Gefühls und der emotionalen Resonanz*. Die Patienten wirken plötzlich kalt oder gleichgültig oder humorlos und sie sind im Gegensatz zu dem, was man von ihnen gewohnt ist, emotional unzugänglich und verschlossen. Nicht selten kommt es im Frühstadium der Erkrankung zu *hysterisch anmutenden Reaktionen*. Die jungen Patienten verhalten sich exaltiert oder sie brechen in Weinen aus und klammern sich an andere. Solche quasi-neurotischen Veränderungen kann man eventuell schon als Reaktion des Patienten auf das psychotische Erleben ansehen, aber im Vorfeld der Störung wird er noch nicht darüber sprechen – obwohl er vielleicht mit seinen diagnostischen Überlegungen der Familie und den Ärzten voraus ist. Bedenklich sind für die Familie *grobe Auffälligkeiten des Verhaltens*. Die Patienten provozieren Lehrer, Freunde, Angehörige. Sie werden *unberechenbar*, kleiden sich exzentrisch, verändern die Frisur, schneiden sich die Haare ab, laufen nackt durch die Schule, „erklären" das hinterher mit sonderbar oberflächlichen Argumenten und lächeln dabei. Aber auch in diesem Stadium bemühen sich die Angehörigen, den Patienten zu verstehen, und sie begründen das beunruhigende Verhalten mit einem Protest oder dem Einfluß von Drogen.

25.2.3   Akut psychotische Symptome

Die nach einer unterschiedlich langen Anlaufzeit auftretenden akut psychotischen Symptome bringen zunächst vielleicht für den Patienten subjektiv nach der beunruhigenden Unsicherheit und dem Gefühl des Verändertseins so etwas wie eine Entlastung. Zu den akuten Symptomen gehören
- *Halluzinationen* (Stimmen!),
- *Icherlebenstörungen*
- Beeinflussungen,
auf den Patienten bezogene Meldungen in Radio und Fernsehen) und später auch *Wahnideen*, denen der Patient mit einem Gefühl von Panik ausgeliefert ist.

In diesem Stadium wird der Patient schon wissen, daß er eine krankhafte oder zumindest eine ungewöhnliche psychische Veränderung hat. Aber damit ist noch nicht gesagt, daß er auch darüber spricht. Er wird die Symptome, die ihm Angst machen, herunterspielen und möglicherweise auf entsprechende Fragen bestätigen, daß ihn neurotische Ängste quälen (wer hätte die nicht).

Auffällig häufig wird ein „**Knick**" in der Entwicklung von schizophrenen Patienten beobachtet: Der Klassenbeste hat plötzlich und andauernd schlechte Leistungen, bleibt sitzen, gibt Hobbys auf oder sportliche Betätigungen, die ihm Freude machten. Eine vielversprechende berufliche Karriere wird aufgegeben.

Fallbericht:
30 Eine Schülerin, seit Jahren die Beste der Klasse, hat sich einige Monate vor dem Abitur auffallend verändert. Ihre Stimmung wechselt. Sie ist an manchen Tagen abweisend, reizbar oder traurig, an anderen Tagen wieder aufgedreht und unbegründet heiter. Sie klagt über Schlafstörungen. Die Eltern und der Hausarzt, der das Mädchen lange kennt, denken an eine pubertäre Störung. Das Mädchen hat kein Interesse an Fernsehsendungen, die sie sonst mochte. Sie zieht sich von ihren Freundinnen zurück. Eines Abends reißt sie die Tapeten in ihrem Zimmer ab, um, wie sie sagt, verborgene Mikrophone aufzuspüren. Sie fühlt sich durch eine Gruppe von Frauen und Männern überwacht, die ihre Gedanken lenken. Sie weiß nicht, was das für Leute sind, aber die haben etwas gegen sie. Vielleicht hat Gott sie auserwählt. Sie erklärt dies mit Nachdruck, wechselt dann den Ausdruck, wirkt verloren, flüstert etwas Unverständliches und lacht und legt den Zeigefinger gegen die Lippen. In den folgenden Stunden wechseln ihre Stimmungen, ihre Erregung nimmt zu. Sie singt, betet, schreit laut um Hilfe. Am nächsten Morgen wird sie von den Eltern in die Klinik gebracht.
Diagnose: beginnende schizophrene Störung.

25.2.4 Schleichender Beginn der Störung

Die Diagnose ist erschwert, wenn die schizophrene Störung allmählich einsetzt und der Patient die psychotische Veränderung zunächst gar nicht begreifen kann, weil sie nicht abrupt gegenüber dem normalen Erleben abgesetzt ist. Bei schleichendem Beginn finden sich
- *uncharakteristische* (als Mangel oder Einbuße erlebte) *Denkstörungen,*
- *Konzentrationsmangel,*
- *Leistungsschwäche,*
- *Affektlahmheit,*
- *Gleichgültigkeit und Kühle,*
die an anderer Stelle bereits als **Basissymptome** beschrieben worden sind. Hinzu kommen Beziehungsideen, depressive Verstimmungen, vegetative Störungen und Zwangsphänomene. Es kann Jahre dauern, bis Halluzinationen und Icherlebensstörungen auftreten oder nachweisbar sind (vgl. Schizophrenia simplex, S. 244).

25.2.5 Verspätete Diagnosestellung

Die schizophrene Störung wird meist zu spät erkannt. Dies liegt an den zunächst uncharakteristischen Symptomen, die eine Fehldeutung durch die Angehörigen oder die Patienten selbst begünstigen. Hinzu kommt, daß die Patienten sich durch die Veränderung bedroht fühlen. Sie spüren, daß ihre Identität in irgendeiner Weise gefährdet ist, aber gerade das möchten sie nicht wahr haben.

Ein weiteres Problem ergibt sich aus der Unsicherheit der Ärzte. Das betrifft nicht nur die Allgemeinmediziner und Hausärzte, die meist zuerst aufgesucht werden, sondern auch den Facharzt, der häufig zögert, die Diagnose zu stellen, weil er nicht voreilig ein Urteil aussprechen will, das pharmakotherapeutischen Fortschritten zum Trotz weiterhin den Lebensablauf und die Entwicklung des Patienten empfindlich einengt, wenn nicht gar zerstört. Der zögerliche Umgang mit der Diagnose Schizophrenie und die diagnostischen Nebenwege und Konstrukte, die in vielen Publikationen und auch in der ICD-10 ihren Niederschlag finden, läßt sich mit solchen Bedenken vielleicht erklären, er ist andererseits aber bereits ein Zeichen für die beginnende Ausgrenzung des Patienten.

Natürlich muß man die psychopathologischen Befunde kennen, wenn man die Diagnose nicht verfehlen will. Mit Fragebogen, die der Patient noch dazu selbst ausfüllen muß, wird man nicht auskommen. Wir brauchen den direkten und wiederholten persönlichen Kontakt zum Patienten und das Gespräch.

Es ist aber auch wegen der Beweglichkeit der Symptome bei der beginnenden Störung manchmal nicht leicht, eine Diagnose zu stellen. Ich erwähne hier eine meiner Fehldiagnosen, denn aus Fehldiagnosen lernt man am meisten (wenn man sie sich bewußt macht).

Fallbericht:
31 In der Bonner Klinik rief mich an einem Samstag die Kollegin aus der Ambulanz an, ob ich nicht eine akut schizophrene Patientin aufnehmen könnte, eine junge Frau, Schwesternschülerin, es sei dringlich. Unsere Station war überbelegt und ich verwies auf den Montag, an dem ich die Patientin gleich am Morgen aufnehmen könnte. Wir einigten uns, daß die Patientin, die mit ihrer Mutter gekommen war, eine Injektion von 5 mg Haloperidol i.m. erhielt, damit sie über das Wochenende etwas entlastet sei. Die Kollegin fand diese Lösung nicht gut, akzeptierte sie aber, weil die Patientin nicht suizidal war. Am Montag kam zu unserer Überraschung eine junge, im Verhalten geordnete Frau auf die Station. Sie war völlig unauffällig, hilfsbereit und kooperativ, ein nettes junges Mädchen. Auch die Stationsschwester, die seit Jahren im Dienst war, fand nichts Schizophrenes an ihr. Die Kollegin aus der Ambulanz wollte es nicht glauben, sie kam vorbei, fand das Mädchen verändert, sicher, aber am Samstag hatte sie eine ganz floride Schizophrenie. „Wenn das keine Schizophrenie war, dann verstehe ich

überhaupt nichts mehr", sagte sie. Aber wir kamen mit der Diagnose nicht weiter. Ich redete schließlich noch einmal eindringlich mit der Patientin, sie könne mir doch nicht einreden, daß sie sich an gar nichts erinnert. Das Ereignis lag eine Woche zurück, aber so etwas vergißt man nicht. Sie zögerte und beichtete mir schließlich, daß sie einige Wochen vorher zum ersten Mal mit ihrem Freund geschlafen hätte. Dann wäre die Regel ausgeblieben und das hätte sie so aufgeregt und durcheinander gebracht. Nachdem ihr aber die Frau Doktor die Spritze gab, hätte am Sonntag die verspätete Blutung eingesetzt und nun sei alles gut. Aber die Mutti dürfe davon nichts wissen, das sollte ich ihr versprechen. Die Kollegin in der Ambulanz fand das sonderbar und sie betonte noch einmal, daß sie ein typisches Bild gesehen hatte. Doch jetzt wirkte die Patientin anders. Sie war ein ganz normales Mädchen, freundlich und nun auch offensichtlich erleichtert. Und Symptome ersten Ranges waren nicht nachweisbar. Am 13. Tag nach der Aufnahme haben wir sie entlassen. In den Arztbrief schrieb ich als Diagnose: „Pubertäre Krise", das hatte ich mit der Patientin so vereinbart. Acht Tage später rief mich ein niedergelassener Kollege aus der Stadt an, erwähnte die Patientin und sagte: „Ich habe gerade Ihre pubertäre Krise hier sitzen, die hat eine akute Schizophrenie."
Wir haben die Patientin wieder aufgenommen und mit Neuroleptika behandelt. Aus dem Vorfall habe ich gelernt, daß man bei einer beginnenden Schizophrenie unter Umständen mit einer Ampulle Haloperidol (oder einem anderen Neuroleptikum) die Symptome für längere Zeit unterdrücken kann. Die Patientin selbst war gutgläubig, davon bin ich überzeugt. Sie hatte die Symptome nicht dissimuliert, sondern sich das Ganze eingeredet, weil sie an die schizophrene Erkrankung gar nicht denken wollte. Und außerdem habe ich gelernt, daß man sich besser auf die Diagnose eines Kollegen verläßt, der den Patienten zuerst und unbehandelt gesehen hat.
Diagnose: beginnende Schizophrenie.

Es gibt aber auch Situationen, in denen man sich gegen eine Diagnose wehrt, obwohl man weiß, daß sie richtig ist, weil man sich mit dem Patienten identifiziert und die Konsequenzen für sein Leben voraussieht.

Fallbericht:
32 Sie war eine attraktive sportliche Kollegin, Anfang dreißig, die in einer anderen Klinik arbeitete. Man kannte sich von Veranstaltungen der Nervenärztlichen Gesellschaft. Als sie sich im Zentrum unserer Stadt niederließ, haben wir manchmal am Telefon über Patienten gesprochen. Sie war sicher im Urteil und sympathisch. Irgendwann hörten wir, daß sie mit dem Leiter einer Sekte eine Auseinandersetzung hatte, aber das hat niemand ernst genommen. So etwas kommt vor. Sie klagte, daß er sie manipulieren wollte. Eigentlich hatten wir erwartet, sie würde ihm vorwerfen, daß er seine Anhänger manipuliert. Sie fühlte sich von ihm verfolgt, auch bedroht, und dann ging sie zu ihm in die Wohnung, in der sie ihn, wie sich später herausstellte, wiederholt besucht hatte. Sie war erregt und verbat sich seine Einmischung und schließlich hat sie ihn geschlagen. Sie kam durch die Polizei in unsere Klinik. Ihre Praxis hatte sie schon einige Tage nicht versorgt, das war ungewöhnlich und paßte nicht zu ihr. Als sie kam, war sie ruhig, über das Ungewöhnliche der Situation ging sie hinweg. Sie lächelte, was eigentlich nicht paßte. Es sei mit ihr durchgegangen, meinte sie, man wisse ja, wie solche Sektenleute sind, aber das war ungeschickt von ihr und sie hätte es nicht tun sollen. Getrunken hatte sie nicht, aber für die Polizei mußte sie auffällig gewesen sein, sonst hätte man sie nicht in die Klinik gebracht. Sie wollte einige Tage in der Klinik bleiben und wir sollten ihr eine Bestätigung geben, daß sie gesund sei. Wir einigten uns auf eine neurologische Untersuchung. Einige Stunden später bat mich die Stationsärztin um eine Rücksprache mit der Kollegin, die sei ihr unheimlich. Sie sagte: „Ich glaube, die hat eine Schizophrenie". Die Kollegin war betont sachlich, sie entschuldigte sich, daß man mich gerufen hatte. Und sie lächelte. Mit ihr sei alles in Ordnung. Im Laufe des Gesprächs fiel aber auf, daß sie sehr bedacht sprach und ihre Antworten immer so formulierte, daß sie mögliche Fragen nach psychopathologischen Störungen überflüssig machten. Sie kannte das Fach. Manchmal sagte sie es auch direkt: „Nee, beeinflußt fühlte ich mich nicht von dem", und fügte dann lauernd hinzu, „aber Sie können doch nicht ausschließen, daß es so etwas gibt!" Und neckisch: „Es wäre doch ganz hübsch, wenn man jemanden beeinflussen könnte, beispielsweise Sie." Außerdem gäbe es eine Veränderung, von der sie nicht sprechen könnte. Ich fühlte, sie dachte immer mit, war mir voraus, aber sie verschloß sich, doch dann machte sie Andeutungen und halbe Zugeständnisse, die sie erschreckt zurücknahm. Es blieb alles in der Schwebe. Manchmal war sie abgelenkt und schaute an uns vorbei. „Nein, da ist nichts", sagte sie, aber wir hatten gar nichts gefragt. Irgendwann brach ich das Gespräch ab. Als sie gegangen war, saßen wir schweigend, bis ich zu der Assistentin sagte: „Das ist schlimm, die hat eine Schizophrenie und sie weiß es." Später gab sie auch zu, daß sie psychotische Symptome hatte. Der neurologische Befund war unauffällig. Wir

behandelten mit Neuroleptika und ihr Zustand besserte sich. Aber mit der Besserung wurde sie auch störrisch. Sie brauchte die Medikamente nicht, schließlich hätte sie lange genug ihren Patienten das Zeug verschrieben. Und wir sollten gar nicht erst versuchen, ihr Haloperidol in den Kaffee zu geben, das würde sie merken, denn es schmeckt bitter. Wir konnten sie dann doch zu einer Therapie bereden. Sie war wieder wie früher, als sie nach einigen Wochen die Klinik verließ, sachlich und nicht ohne Charme. „Ich weiß nicht, wie ich damit umgehe", sagte sie. Ihre Arbeit wollte sie nicht aufgeben. Aber die Besserung hielt nicht an. Sie ließ die Medikamente weg und hatte einen Rückfall. Die Krankheit verlief dramatisch und sie mußte in einer Landesklinik untergebracht werden. Einige Jahre später habe ich sie dort gesehen. Sie war auf einer Abteilung für chronische Patienten und wurde hoch dosiert mit Neuroleptika behandelt. Sie lächelte, als sie mich sah, aber sie wollte nicht mit mir reden.
Diagnose: beginnende Schizophrenie, in chronischen Verlauf übergehend.

Weitere Schwierigkeiten, bei beginnender Schizophrenie rechtzeitig eine Diagnose zu stellen, ergeben sich aus der Neigung der Patienten, die Erkrankung psychologisierend zu deuten. Dies ist ein allgemeines Bedürfnis des Menschen. Ängste werden damit abgewehrt. Etwas ähnliches beobachtet man bei Probanden, die in Hypnose einen Auftrag erhielten und sich den posthypnotisch auftretenden Impuls (z.B. das Licht im Hörsaal zu dimmen), nicht erklären können, aber schnell eine plausible Erklärung nachschieben (indem sie sagen, das Licht hätte sie geblendet).
Mit solchen Deutungen darf man sich bei Patienten nicht zufrieden geben, was allerdings voraussetzt, daß man die Störungen kennt, die bei schizophrenen Psychosen auftreten können.

Fallberichte:

33 Eine Architekturstudentin wurde von der Polizei in die Klinik gebracht, weil sie in ein Haus im Berliner Westend eingedrungen war. Nachbarn hatten sie dabei beobachtet. Bei der Festnahme wirkte sie abwesend, sie schien die Situation nicht einschätzen zu können. In der Klinik erklärte sie ständig, daß es sich um ein Mißverständnis handeln müsse. Sie sei Architekturstudentin und da hätte sie das Jugendstilhaus interessiert. Bei wiederholter Rückfrage, zwei Tage später, gab sie zu, daß mit dem Haus etwas los gewesen sei. Und als wir weiter in sie drangen, sagte sie „Da war einmal in dem einen Fenster oben Licht, dann wieder unten, dann wurde das Licht ausgemacht." Es sei alles sonderbar gewesen, rätselhaft. Schließlich erwähnte sie auch, daß mit dem Licht Einflüsse verbunden waren, die aus dem Haus auf sie zu kamen, und Stimmen hätten sie dahin geführt. Schließlich wollte sie wissen, was dahinter stand und war über die Terrasse in das Haus eingebrochen.
Diagnose: akute schizophrene Episode.

34 Eine Schülerin wurde vom Hausarzt in die Klinik eingewiesen. Sie war in den letzten Wochen reizbar und aggressiv geworden und hatte an einem Abend völlig unerwartet auf die Eltern eingeschlagen. Ein Streit sei nicht vorhergegangen. Die Eltern sagten, sie sei ganz anders als früher, erschreckend gleichgültig und kalt. Das Mädchen wirkte unauffällig, wir gaben keine Medikamente. Sie gliederte sich in den Stationsbetrieb ein. Aber am Wochenende war sie plötzlich im Gemeinschaftsraum aufgestanden und hatte mit einem Stuhl gegen den Bildschirm des Fernsehers geschlagen. Der Fernsehapparat ging zu Bruch. Als ich sie am Montag bei der Visite darauf ansprach und fragte, was sie denn am Sonntag mit dem Fernseher gemacht hätte, korrigierte sie mich: es sei Samstag gewesen (also war sie zeitlich orientiert). Nun denn, Samstag, aber wieso machte sie den Fernseher kaputt? Sie darauf: „Das ist Umweltverschmutzung" (ein Argument, das einleuchtet, wenn man manche Sendungen bedenkt, das aber in diesem Zusammenhang eine etwas grelle Metapher war). Ich sagte, daß mir die Umweltverschmutzung schon einleuchten würde, aber deshalb haut man doch nicht mit dem Stuhlbein gegen den Bildschirm. Sie schwieg einen Augenblick und gestand dann, daß im Fernsehen, speziell in den Nachrichten, ständig Aufträge für sie veröffentlicht wurden, manchmal auch ihre Gedanken – und sie fragte, wo die das her haben.
Diagnose: beginnende schizophrene Störung.

Zu diesen Beispielen ist anzumerken: Wenn wir nicht quengelig weiter gefragt hätten, wäre uns die Störung vermutlich noch längere Zeit verborgen geblieben. Um so beharrlich zu sein, muß man allerdings wissen, wonach man zu fragen hat.

! Ein Zeitverlust in den ersten Stadien der Erkrankung ist nicht wieder gut zu machen.

25.2.6 Diagnostische Hilfen

Die beginnende schizophrene Störung ist schwer zu diagnostizieren. Die Veränderungen setzen meist allmählich ein, auch für den Patienten. Manchmal, wenn Angehörige und Freunde durch den Ausbruch einer schizophrenen Episode überrascht werden, ist es durchaus möglich, daß die psychotischen Veränderungen bereits Wochen oder Monate vorher auftraten, der Patient aber in irgendeiner Weise mit ihnen umgehen und sie vor anderen verbergen konnte, was dann plötzlich nicht mehr möglich war. Verständlich ist, daß man durch neurotische Reaktionen und Stimmungsschwankungen des Patienten von der Diagnose Schizophrenie abgelenkt werden kann. Außerdem wird man die Diagnose einer Schizophrenie nicht so unbefangen stellen wie die der meisten anderen psychischen oder somatischen Störungen, auch wenn diese mit einer Lebensbedrohung einhergehen.

! Die Diagnose einer Schizophrenie darf man nicht leichtfertig stellen, man sollte ihr aber auch nicht ausweichen.

Skurrile Kleidung wird gern als Eigenwilligkeit oder als Protest interpretiert, sie kann aber ein Hinweis auf schizophrenes Erleben sein. Allerdings unterscheiden sich schizophrene Patienten in ihrem Verhalten und in ihrer Kleidung häufig von sozialen Randgruppen (und sie werden von diesen ausgegrenzt!). Der Ausdruck „skurril" bezieht sich hier nicht auf Rockerkleidung oder Irokesen-Haarschnitt, sondern auf eine ungewöhnliche, bizarre Wahl von Formen und Farben, die sich nicht anpaßt, keine Vorbilder hat, vielleicht auch ein sonderbares Suchen nach Symmetrie erkennen läßt. Häufig ist die Begründung, die der Patient für seine Kleidung gibt, nicht plausibel und wirkt aufgesetzt. Das Motiv wird mit einer spielerisch-flachen Attitüde „nachgeliefert", hat aber das Handeln, wie man spürt, gar nicht bestimmt. Manchmal hat man vielleicht auch die Emfpindung von etwas Fremden, in das man sich nicht hineinversetzen kann.

Bei erstmals jenseits des 30. Lebensjahres auftretenden grob auffälligen **neurotischen Verhaltensweisen und Reaktionen** sollte man prüfen, ob nicht eine schizophrene Störung vorliegen könnte. Bei Jugendlichen kommt es im Vorfeld einer Hebephrenie häufig zu einem pseudoneurasthenischen Stadium, das auch als ein Bruch zu den früheren Gewohnheiten empfunden wird.

Lauernde Wachheit oder **Mißtrauen** sind nur selten mit einer depressiven Störung vereinbar und lassen eher an eine Schizophrenie denken. Neurotische Verstimmungen werden ausführlich mitgeteilt oder geradezu demonstriert, die Patienten sind auch nicht mißtrauisch. Dysphorische Jugendliche sind mißmutig oder skeptisch.

Abwegige Bilder und Vergleiche bei der Schilderung von körperlichen Beschwerden können Ausdruck von coenästhetischen Mißempfindungen oder Beeinflussungserlebnissen sein. Aber ungewöhnliche Vergleiche gibt es auch bei hypochondrischen Zuständen oder einer involutiven Depression.

Der mehrfach **tägliche Wechsel zwischen depressiver und manischer Verstimmung** spricht eher gegen die Diagnose einer affektiven Psychose, weil der Umschlag immer eine gewisse Anlaufzeit braucht. Rapid-cycling-Verläufe von bipolaren affektiven Psychosen (S. 202) sind relativ selten.

Psychiater mit langjähriger klinischer Erfahrung sprechen von einem **Praecox-Gefühl**, das sie bei der Diagnose von schizophrenen Störungen leitet. Dieses Gefühl ergibt sich offenbar aus der fehlenden affektiven Resonanz, die wir bei Patienten empfinden, die länger als fünf Jahre krank sind und in dieser Zeit unzureichend oder gar nicht behandelt wurden. Man ist irritiert, weil im Gespräch nicht Gefühle zurückkommen, wie man das gewohnt ist. Oder die Gefühle passen nicht zur Aussage des Patienten. Die Patienten wirken verschlossen und abgekehrt (nicht starr-rigide, wie bei einer hirndiffusen Schädigung!), schauen den Gesprächpartner unbewegt an oder reden an ihm vorbei. Das Praecox-Gefühl ist keine Diagnose und man sollte auch für Gegenargumente offen bleiben, die eine andere Diagnose nahelegen. Ähnliche Störungen der Affektivität können auch bei Suchtpatienten auftreten oder bei chronischen zerebralen Veränderungen (z.B. Morbus Wilson).

Differentialdiagnostische Überlegungen müssen auch in der umgekehrten Richtung gehen, von der Diagnose Schizophrenie weg zu anderen Störungen.

! Eine körperliche und neurologische Untersuchung inklusive EEG ist immer notwendig.

Zerebrale Formen der Lues sollten ausgeschlossen werden. Das Umdeuten einer neurotischen Störung in schizophrene Veränderungen ist unwahrscheinlich, weil die typischen psychotischen Merkmale fehlen. Schwieriger wird es bei affektiven Psychosen. Die reizbare („überkochende") Manie ist schwer von einer schizophrenen Störung abzugrenzen, hier entscheidet der Verlauf. Vor allem Altersdepressionen mit absurden hypochondrischen Ängsten oder Beeinträchtigungsideen machen manchmal die Unterscheidung schwer, einen Hinweis geben aber das Alter und die Vorgeschichte. Schizophrenie-ähnliche Bilder können bei Hirntumoren auftreten, aber auch bei Therapie mit Substanzen, die speziell in den zerebralen Stoffwechsel eingreifen (z.B. L-Dopa bei Morbus Parkinson). Grob-organisch begründete Psychosen lenken bereits wegen der Bewußtseinsstörung die Überlegungen in eine andere Richtung.

Andererseits wird durch die gesicherte Diagnose einer Schizophrenie eine andere somatische oder psychische Störung nicht ausgeschlossen. Durch Komorbidität und Interferenz der Störungen kann es zu Mischbildern kommen, in denen schizophrenes Erleben zeitweilig verdeckt ist. Bei manchen schizophrenen Patienten überwiegen hysterische oder hypochondrische Veränderungen. Die Diagnose ist erschwert, wenn die typischen Merkmale der schizophrenen Störung noch nicht voll ausgebildet oder nicht erkennbar sind und von anderen Symptomen überdeckt werden.

25.2.7 Therapie der beginnenden Störung

Prinzip der Therapie ist: Entlastung durch Medikamente und Zuspruch. Man sollte keine Zeit verlieren und das psychotische Erleben möglichst schnell durch Neuroleptika beenden. Hinzu kommt eine geduldige und behutsame Einführung in den Umgang mit der Krankheit, auch für die Angehörigen. Dem Patienten gegenüber vermeide ich das Wort Schizophrenie, auch wenn ich davon ausgehen kann, daß er den Begriff kennt und vielleicht die Diagnose schon vor mir gestellt hat. Ich spreche von Überempfindlichkeit und Erregung und erwähne eventuell die Gefahr, daß sich daraus eine „Psychose" entwickeln könnte, wobei ich offen lasse, was eine Psychose ist. Die Wirkung der Medikamente erkläre ich dagegen ausführlich. Es hat einen günstigen Effekt auf die therapeutische Kooperation, wenn man möglichst sachlich und naturwissenschaftlich die Wirkung der Medikamente erläutert.

Das gute Ansprechen der Erstmanifestation auf die Neuroleptika-Therapie führt gelegentlich dazu, daß man das Risiko eines Rückfalls unterschätzt.

! Auf keinen Fall darf man die Neuroleptika absetzen, wenn sich die schizophrenen Symptome unter der Medikation zurückgebildet haben.

Ein Auslaßversuch wird manchmal empfohlen, damit man sich davon überzeugen kann, ob die Medikation noch nötig ist. Ich gehe davon aus, daß man die Neuroleptika, wenn ihre Applikation schon notwendig wurde, noch zwei bis drei Jahre weiter verabreichen sollte. Was ist gewonnen, wenn man sie vorher absetzt? Bei einem Rückfall hat der Arzt zwar eine Bestätigung, daß die psychotische Störung andauert, aber der Schock des Rückfalls geht immer zu Lasten des Patienten. Deshalb stelle ich die Patienten von der ersten Stunde darauf ein, daß sie die Neuroleptika eventuell mehrere Jahre nehmen müssen. Über die tatsächliche Dauer entscheidet dann der Verlauf. Auch diese Entscheidung ist nicht immer einfach.

Fallbericht:

35 Die Mutter kam mit ihrer Tochter, einer 17-jährigen Oberschülerin, auf Veranlassung der Lehrerin. Das Mädchen war in den letzten Wochen in der Schule auffällig geworden. Bis dahin ausgeglichen und freundlich und mit einer Freundin seit Jahren im Wettbewerb um den Platz der Klassenbesten, den einmal sie und dann wieder die andere einnahm, wurde sie plötzlich kränkbar und ungeduldig und als die Lehrerin in Deutsch ihre Arbeit als Zweitbeste benotete, lief sie schreiend aus der Klasse. In Mathe gab sie ein leeres Heft ab, weil sie das Thema nicht interessierte. Sie war auch unzuverlässig und in ihrer Kleidung nachlässig geworden. Und sie zog sich von den anderen zurück. Wie es dazu kam, konnte sie in der Sprechstunde nicht sagen, es sei ihr peinlich, sie sei manchmal so aufgeregt. Als ich mit der Mutter allein war, vertraute diese mir an, daß sie sich mit 19 Jahren für zwei Jahre in einem ähnlichen Zustand befunden hatte. Sie wisse heute noch nicht, was damals mit ihr geschehen war. Sie blieb tagelang im Bett, brütete stumpf vor sich hin. Ich weiß nicht, wie es dazu kam, aber vielleicht ist es wichtig, sagte sie, nachher hat sich das gelegt, aber zu den alten Freunden fand ich keinen Kontakt mehr. Für eine Diagnose war der psychopathologische Befund des Mädchens zu mager. Aber die Vorgeschichte der Mutter ließ mich an eine beginnende Schizophrenie denken. Mit 1 mg Haloperidol täglich war die Tochter wieder wie früher, sie ging gern in die Schule, war erleichtert, konnte das auch sagen. Mit der Freundin verstand sie sich wieder gut. Die Wirkung des Medikaments war kein Beweis für eine schizophrene Erkrankung. Aber es gab ein anderes Problem. Mit dem neuen Schuljahr war ein Schüleraustausch mit einer Schule in London vorgesehen, um den sich die Patientin bereits vor der Krise bemüht hatte. Da sie keine Symptome zeigte und im Verhalten unauffällig war, habe ich zugestimmt. Mein Einspruch gegen den Aufenthalt in London, der eine Auszeichnung war, hätte die Patientin belastet und unsicher gemacht. Das wollte ich vermeiden, es hätte auch den Therapie-Effekt verdorben. Wir vereinbarten, daß sie, wie vorgesehen, für ein Jahr nach London geht. Während dieser Zeit sollte sie weiter 1 mg Haloperidol nehmen, die Mutter würde mit mir Kontakt halten und sie regelmäßig besuchen. Nach einem Jahr kam sie wieder zu mir, vergnügt und ausgeglichen. Wir haben dann das Medikament weggelassen. Sie integrierte sich gut in die alte Klasse und bestand ein Jahr später das Abitur, mit einem sehr guten Zeugnis. Ich habe dann später gehört, daß sie Mathematik studierte.
Welche **Diagnose** ich für die Störung, die ich behandelte, angeben soll, weiß ich nicht.

25.3 Verlauf

Der Verlauf der schizophrenen Störung ist unbestimmt und wechselnd und läßt sich beim ersten Auftreten nicht voraussagen. Auch aus der Intensität der Störung sind in diesem Stadium keine Rückschlüsse auf den Verlauf möglich. Wenn man den Patienten einige Jahre kennt, ist man versucht, die weitere Entwicklung vorauszusagen, aber auch da kann man Überraschungen erleben. Es gibt unerwartete Besserungen (meist bleibt ein Rest an affektiver Schwäche und Flachheit), häufiger aber kommt es auch unter Neuroleptika unerwartet zu Verschlechterungen.

Fallbericht:

36 Eine schizophrene Patientin, die ich seit Jahren behandle und etwa alle 10 Monate sehe, rief mich an, weil der Internist, den sie wegen unklarer Magenbeschwerden aufsuchte, ihr dazu geraten hatte. Sie spürte eine Veränderung im Magen oder in der Leber, einen Druck, etwas Unbestimmtes, Unklares, aber der Kollege hatte nichts gefunden. Wir vereinbarten einen Termin, ich sagte aber, daß sich gelegentlich eine Verschlechterung in solchen körperlichen Mißempfindungen anzeigen könnte. Davon wollte sie nichts wissen, sie meinte, daß sie ihre „bösen Gedanken" (ihr Code für psychotisches Erleben) kennen würde und diesmal wäre es das nicht. Einige Tage später rief sie noch einmal an und sagte, es wäre wohl doch ein Vorzeichen ihrer Krankheit gewesen, denn jetzt hätte sie tatsächlich diese „bösen Gedanken". Sie versicherte, daß sie die Medikamente in den letzten fünf Jahren, in denen es ihr gut ging, nicht reduziert oder weggelassen hatte. Das glaube ich ihr und es wird nach dem Verlauf bestätigt. Denn wir brauchten ein Jahr, bis sie wieder vollständig in der Balance war. Aber mit einem Unterschied in der Medikation: Vorher hatte sie 6 mg Perphenazin eingenommen, jetzt brauchte sie 12 mg Perphenazin und abends 5 mg Olanzapin (also mehr als das Doppelte der ursprünglichen Neuroleptika-Dosis). Inzwischen sind vier Jahre vergangen, es geht ihr gut, aber wir sind uns beide einig, daß wir die Dosis nicht verringern. Ich hätte es schon versucht, aber da lasse ich mich von der Patientin leiten.

Diagnose: chronische schizophrene Störung, Exazerbation unter Neuroleptika-Therapie.

Die unbehandelte Schizophrenie verläuft in **Schüben** einer akuten Verschlechterung mit den typischen psychopathologischen Veränderungen. Man kann nicht voraussehen, ob überhaupt und wann eine neue Episode auftritt. Sicher ist nur, daß beim Weglassen der Neuroleptika relativ häufig (in mehr als 80 %) erneut psychotische Phänomene auftreten. Man wird dabei davon ausgehen können, daß in solchen Fällen die Störung noch nicht abgeklungen war und durch die Psychopharmaka nur zeitweilig kompensiert wurde.

Wenn die Störung unbehandelt bleibt, entwickelt sich mit zunehmender affektiver Verflachung ein schizophrenes **Residuum**. Aber auch eine optimale medikamentöse Behandlung kann manchmal diese Entwicklung nicht verhindern.

Ich bin nicht sicher, ob die günstige Verlaufsprognose, die in letzter Zeit von einigen Autoren vertreten wird, tatsächlich zutreffend ist. Es ist auch eine Frage der Definition, was man unter Residuum versteht. Außerdem ist die Dunkelziffer groß, weil man davon ausgehen muß, daß nicht alle akuten Erkrankungen bekannt werden. Man hat es dann vielleicht mit einem Residuum zu tun, aber man weiß es nicht einzuordnen und faßt die Störung als eine Persönlichkeitsvariante auf.

Vor Einführung der Psychopharmaka war es die Regel, daß ein Patient, der erstmals wegen einer schizophrenen Störung in eine Klinik eingewiesen wurde, dort meist mehrere Jahre verblieb. Heute sind es im allgemeinen einige Wochen, was allerdings eher zu kurz ist, denn der Patient braucht Zeit, um sich an die neue Situation und die Veränderung seiner Lebensumstände zu gewöhnen. Und der Arzt braucht Zeit, damit er den Patienten auf die optimale Neuroleptika-Dosis einstellen kann.

Epidemiologische Studien sprechen dafür, daß etwa ein Fünftel der Ersterkrankten nach dem Abklingen einer schizophrenen Störung nicht wieder auffällig wird. Für ein solches einmaliges Ereignis hat die französische Psychiatrie den Begriff **bouffée delirante** geprägt (wörtlich: ein Angehauchtsein von Wahn), der eine akute Wahnpsychose bezeichnet, die sich dramatisch entwickelt und nach einigen Tagen oder Wochen nicht mehr nachweisbar ist. Wenn eine Intoxikation ausgeschlossen werden kann, würde man in der deutschen Psychiatrie diese Störung den schizophrenen Psychosen zurechnen.

Andererseits sollte man auch bedenken, daß nach den erwähnten epidemiologischen Studien vier Fünftel dieser Patienten im Laufe ihres Lebens erneut an einer schizophrenen Psychose erkranken. Unbehandelt liegt das Rezidivrisiko bei 80 %, unter einer Langzeittherapie mit Neuroleptika sinkt es auf 20 %.

Für den Kliniker ergibt sich die Frage, wann er bei einem Patienten die Medikamente absetzen kann. Ein solcher Schritt ist heikel, wir erleben es oft genug, weil die Patienten es von sich aus praktizieren. Der Schock des Wiederauftretens der Störung nach einer Periode der Ruhe und scheinbaren Sicherheit sollte nicht unterschätzt werden, denn das Wiederauftreten der psychotischen Symptome wird der Patient als einen Beweis für die „Unheilbarkeit" der Störung nehmen. Das wieder behindert die Kooperation mit dem Arzt.

25.4 Diagnostische Einheiten

Typische Formen der Schizophrenie ergeben sich durch die Akzentuierung von bestimmten Symptomen (Halluzinationen, Wahn), durch Besonderheiten des Verlaufs (früher Beginn) und zusätzliche psychomotorische Störungen (Katalepsie oder Stereotypien). Man unterscheidet:
die *hebephrene* Form,
die paranoide oder *paranoid-halluzinatorische* Form,
die *katatone* Form,
die *coenästhetische* Form,
die *Schizophrenia simplex* und
das *schizophrene Residuum*.

Die Zuordnung ist rein phänomenologisch, sie erlaubt keine Vorhersage über den Verlauf und die Prognose. Allerdings ist mit dem Begriff des schizophrenen Residuums bereits ein Urteil über die Prognose verbunden, aber auch da gibt es noch Änderungen.

Die Formen dürfen nicht als starre Einheiten aufgefaßt werden. Es gibt Übergänge und veränderte Akzentuierungen im Verlauf. Irgendwann zeigen sich fast immer paranoide Symptome. Auffallend stabil ist der Inhalt der psychopathologischen Erscheinungen. Die Thematik wiederholt sich bei jedem neuen Schub und wird meist ein Leben lang festgehalten. Einen Zugang zum schizophrenen Patienten findet der Arzt über die Inhalte. Die Feststellung, daß ein Patient Wahnideen hat, genügt allenfalls für die diagnostische Zuordnung, für die therapeutische Führung muß man auch wissen, auf welche Inhalte (Beeinträchtigung, Erwähltsein, Experimente usw.) sich der Wahn bezieht. Und man muß die Details kennen, weil nur aus dieser Kenntnis ein versachlichendes Gespräch mit dem Patienten möglich ist.

Hebephrene Schizophrenie
(ICD: F 20.1)

Synonyme: Hebephrenie, desorganisierte Schizophrenie.
Das Krankheitsbild wird von dem hebephrenen Syndrom bestimmt. Die Erstbeschreibung erfolgte durch *Hecker* (1871), der zunächst an eine eigenständige Form von seelischer Krankheit dachte. Die Zuordnung zu dem übergreifenden Begriff der Dementia praecox bzw. zur Gruppe der Schizophrenien wurde später vorgenommen (*Kraepelin* 1899, *E.Bleuler* 1911), nachdem sich durch Verlaufsbeobachtungen ergeben hatte, daß es im Fortgang der Erkrankung zu einem Wechsel im Erscheinungsbild der Störung kommt.
Betroffen sind von der hebephrenen Schizophrenie Jugendliche und junge Erwachsene. Nach den unspezifischen Prodromen, die meist unerkannt bleiben, kommt es zu folgenden Veränderungen:

affektive Verflachung,
inhaltlich inadäquate Gefühlsregungen (Parathymie),
ethische Abstumpfung
Neigung zu Handlungen, die andere belasten oder gefährden,
Querulieren,
Stimmungsschwankungen,
unangepaßt-heitere Stimmungslage, flaches Lächeln und Kichern,
Verlust an Antrieb und Initiative, aber auch leere Hyperaktivität,
faselig-flaches Gerede über philosophische oder religiöse Themen,
Zerfahrenheit,
Abnahme der Lernfähigkeit,
maniriert-bizarres Verhalten,
Wahn und Halluzinationen.

Die Störung wird durch affektive Störungen und grobe Auffälligkeiten des Verhaltens bestimmt. Hinzu können formale Denkstörungen kommen, auch Wahn und Halluzinationen. Die Prognose ist eher ungünstig.

Fallberichte:

37 Eine Oberschülerin, die kurz vor dem Abitur stand, wurde plötzlich depressiv verstimmt und fahrig oder umtriebig heiter. Die Eltern dachten, sie sei überarbeitet. Nach einigen Wochen besserte sich der Zustand und auf einer Party, die sie mit den Eltern aufsuchte, diskutierte sie angeregt mit einem alten Herrn das Theaterstück Die Heilige Johanna von Shaw, das sie in der Schule durchgenommen hatten. Über das Thema sollte sie einen Aufsatz schreiben und das beschäftigte sie. Die Eltern freuten sich über ihr Interesse. Sie fanden nichts Auffälliges an ihrem Verhalten. In der Nacht aber wurden sie von der Tochter geweckt, die nackt vor ihrem Bett stand, mit abgeschnittenen Haaren, und stammelte: „Ich bin Johanna, ich bin die Jungfrau von Orleans". Am nächsten Morgen wurde sie in eine psychiatrische Klinik verbracht, wo man eine schizophrene Erkrankung diagnostizierte. Aber die Eltern konnten die Diagnose nicht annehmen und wechselten die Klinik. Dies geschah mehrfach, immer wenn die Überlegung der Kollegen in Richtung auf eine schizophrene Störung ging (man sollte das nicht kritisieren, wer hat nicht schon einmal wegen eines Menschen, den er liebt, an einer Diagnose gezweifelt). Als die Patientin schließlich sechs Jahre später in unsere Klinik kam, war sie emotional und im Denken verändert. Sie redete zerfahren von der Weltesche Yggdrasil und von der heiligen Johanna. Sie hörte Stimmen, blieb aber freundlich-flach und unbeteiligt. Die Eltern hatten resigniert. Im Stationsbetrieb fiel die Patientin nicht auf. Als sie mitbekam, daß wir Patienten für den Untersuchungskurs aussuchten, wollte sie dabei sein. Und sie war gekränkt, daß sie ausgeschlossen war. Die Belastung durch den Kurs wollte ich ihr ersparen, aber am Ende ließ ich mich überreden. Sie sollte beim nächsten Kurs vorgestellt werden. Aber ich schickte sie nicht in den Hörsaal, sondern ich nahm sie in mein Zimmer und holte zwei Studenten. Nach der Begrüßung schaute die Patientin die jungen Leute an. Sie nannte ihren Namen und sagte: „Ich bin 24 Jahre alt, so wie ihr, und ich leide an einer Krankheit, die nennt man Schizophrenie. Das ist schlimm, ganz schlimm ist das." Und dann noch leise: „Dadurch ist mein Leben ganz verdorben." Ich war erschreckt und brach die Demonstration ab, brachte die Patientin in den Aufenthaltsraum zurück und alarmierte die Stationsschwester.: „Achten Sie bitte auf die Kleine, die ist suizidal." Ich gab nur eine kurze Erklärung und widmete mich dann den beiden Studenten, die noch auf das diagnostische Gespräch warteten. Aber die waren froh, als ich sie von der Station entließ. Ich war noch immer in Sorge um das Mädchen. Doch die Stationsschwester beruhigte mich: „Sie ist ganz unauffällig, redet mit den anderen und hat sich jetzt aufs Bett gelegt". Als ich zu der Patientin kam, schaute sie mich freundlich an und lächelte. Sie fragte: „Sind sie zufrieden mit mir, habe ich es recht gemacht?"
Diagnose: chronifizierte schizophrene Störung.

38 In der Weiterbildung einer psychiatrischen Klinik wurde eine 19-jährige Patientin vorgestellt, die einige Tage vorher, ihres Alters halber, von einer kinderpsychiatrischen Abteilung übernommen worden war. Dort war das Mädchen in den Jahren davor wiederholt wegen Verhaltensauffälligkeiten behandelt worden, zuletzt hatte man die Diagnose einer Borderline-Erkrankung erwogen. Das Mädchen blieb in der Tür stehen. Sie war schlank und wirkte kindlich. Sie schien niemanden zu sehen, hob den rechten Arm auf halbe Höhe, spreizte die Finger, die sie dann einzeln bewegte. Dann senkte sie den Arm und ging mit behutsamen Schritten zum Abteilungsarzt, der sie angesprochen hatte. Es war etwas Geziertes in ihren Bewegungen. Sie antwortete kurz auf seine Fragen, nicht unfreundlich, aber ohne Bezug und sie lächelte abwesend, als ob sie sich lustig machen wollte. Sie sprach leise und überakzentuiert, jeden Konsonanten hervorhebend.
Die **Diagnose** einer Hebephrenie konnte in der folgenden Woche durch den Verlauf bestätigt werden. Bei der Anlage der Krankenakten stellte sich heraus, daß die Mutter der Patientin wegen einer chronischen Schizophrenie schon wiederholt in derselben Klinik behandelt worden war.

Paranoide Schizophrenie
(ICD: F 20.0)

Synonyme: paraphrene Schizophrenie, Paraphrenie.
Diese schizophrene Störung tritt üerwiegend in Form eines **paranoiden Syndroms** auf, zumindest wird im Verlauf fast immer irgendwann einmal dieses Stadium durchlaufen. Wenn akustische Halluzinationen und andere Störungen der Wahrnehmung dazu kommen, kann man auch von einem **paranoid-halluzinatorischen Syndrom** sprechen.

Die Patienten sind bei der Ersterkrankung zwischen 25 und 35 Jahre alt. Im Verlauf oder nach wiederholten Schüben bleibt die individuelle Variante der Störung bestehen (Psychopharmaka haben darauf keinen Einfluß), die psychotische Veränderung wird aber durch das Überwiegen von Negativsymptomen anders akzentuiert. Ein Übergang in katatone Formen wird heute kaum noch beobachtet.

Die Inhalte der **Wahnideen** folgen offenbar der Erfahrung des Patienten, so daß sich in den letzten Jahrzehnten ein Wandel beobachten läßt.

Bestimmend ist weiter der *Verfolgungswahn* mit der Überzeugung, von anderen Menschen oder fremden Mächten beobachtet, kontrolliert oder verfolgt zu werden. In diese Wahnideen fügt sich häufig der
Beeinträchtigungswahn, bei dem verschiedene Formen der körperlichen und gedanklichen Beeinflussung und Steuerung eine Rolle spielen.
Anfang des 20. Jahrhunderts und auch noch vor 50 Jahren gab es in den Psychiatrischen Kliniken viele „Adlige", „Grafen", „Fürsten", oder verstoßene „Königskinder", die eifersüchtig ihre besondere Herkunft betonten, obwohl sie sich gleich hinterher zum Küchendienst oder zur Hilfe im Garten einteilen ließen.
Diese Formen des *Größenwahns* sind heute selten geworden. Vielleicht braucht es Zeit, bis sich solche Formen entwickeln.
Auch der *politische Wahn*, Macht oder Einfluß zu besitzen, hat an Bedeutung verloren. Ich erinnere mich kaum, daß in den letzten Jahren ein Patient auf seinen Bezug zu Politikern verwiesen hat, das scheint aber bereits, wie sich aus der Literatur ergibt (*Conrad* 1958), während des zweiten Weltkriegs zurückgegangen zu sein, wobei man nicht ausschließen kann, daß damals besonders heikle politische Themen in den Krankengeschichten unerwähnt blieben.
Unverändert sind dagegen die verschiedenen religiösen Wahnthemen. Die Patienten fühlen sich auserwählt, haben missionarische Aufgaben, müssen eine Fortsetzung der Bibel schreiben (und fangen auch damit an).
Auch über sexuelle Wahnthemen wird weiter berichtet. Allerdings hat die Furcht vor homosexueller Manipulation oder vor Anklage wegen Homosexualität abgenommen. Geblieben sind Ängste vor Mißbrauch, Verletzung oder zugefügter Impotenz.
Der hypochondrische Wahn ist nur bei jüngeren Patienten ein Hinweis auf eine schizophrene Störung, sonst ist er eher ein typisches Merkmal der Altersdepression (S. 80, 205).

Neben diversen Wahnthemen wird das Krankheitsbild auch von **Icherlebensstörungen** bestimmt. Gegenwärtig spielen zunehmend technische Beeinflussungen eine Rolle: Fernsehen, Radio, Radar, Mikrophone oder Wanzen (zum Abhören und Übertragen der Gedanken). Ausgesprochen häufig sind Beeinflussungen über Radio und Fernsehen oder durch Anzeigen in den Medien. Wenn man im diagnostischen Gespräch nicht weiter kommt, kann manchmal eine Frage nach Auffälligkeiten im Fernsehen eine detaillierte Schilderung von psychotischem Erleben in Gang setzen. Der Patient steht hier besonders unter Druck und ist gequält.

Über **Halluzinationen** sprechen die Patienten ungern. Stimmen verbinden die Patienten häufig mit der Diagnose einer Schizophrenie. Man muß danach fragen.

Wie die Aufstellung zeigt, finden sich bei dieser Schizophrenie-Form alle Symptome ersten Ranges:

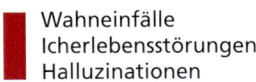

Wahneinfälle
Icherlebensstörungen
Halluzinationen

Fallberichte:

39 Ein erfolgreicher Geschäftsmann wurde von seiner Firma nach Südafrika geschickt, weil er dort die Leitung einer Tochtergesellschaft übernehmen sollte. Schon in den ersten Wochen meinte er, wie schon einige Jahre früher (was aber ohne Folgen geblieben war), daß irgend etwas gegen ihn im Gange sei. Es ist denkbar, daß er von den ansässigen Mitarbeitern der Firma tatsächlich abgelehnt wurde, weil seine Aufgabe darin bestand, Unkorrektheiten aufzudecken. Aber er fühlte sich zunehmend bedroht und überwacht, auch in seiner Wohnung. Schließlich floh er, ohne Rücksprache mit der Zentrale, zu seiner Familie nach Deutschland. Er fühlte sich entlastet, aber die Entlastung hielt nicht an. Die Verfolgung ging weiter, jetzt, wie er meinte, organisiert von der Firma, die ihm Fehler bei der Tochtergesellschaft anhängen wollte, möglicherweise auch Komplizenschaft mit den Gangstern, so genau wußte er das nicht. Auf Initiative der Ehefrau kam er in Behandlung. Den Job in Südafrika hatte er aufgegeben. Die Firma war aber bereit, ihn wieder in der alten Position in der Zentrale arbeiten zu lassen. Unter der Besserung mit Neuroleptika, die schnell einsetzte, kam es vorübergehend zu einer depressiven Verstimmung mit Schuldgefühlen: Er hätte versagt und sei für die Schwierigkeiten in Südafrika verantwortlich. Das besserte sich ohne Anpassung der Medikation. Später war er wieder sehr aktiv, er reiste viel und hielt Vorträge. Die Störung war beinahe vergessen, wie schon einmal. Aber nach zwei Jahren fühlte er sich im Urlaub erstmals wieder verfolgt, von der Firma. Im Freibad saßen zwei junge Frauen in seiner Nähe, die schauten zu ihm hin. Er hatte die Medikamente weiter genommen, 100 mg Parazin, doch die Ängste steigerten sich jetzt. Er war überzeugt, daß die Firma ihn fertig machen wollte (er sagte nie, wer das war, das kümmerte ihn nicht). Er wurde suizidal, weil er alles verloren sah, redete von Suizid, auch im Büro. Das wieder isolierte ihn und die Isolierung deutete er erneut in Machenschaften der Firma um. Jetzt hörte er auch Stimmen, irgend ein dummes Zeug, das hatte alles die Firma geplant. Auf die Erhöhung der Neuroleptika-Dosis reagierte er erneut mit einer depressiven Verstimmung. Wegen der Suizidalität wurde er in eine Klinik eingewiesen. Während der Fahrt dorthin redete er die ganze Zeit von Verfolgern und Spitzeln. Auch auf der Station redete er weiter davon. Er war in panischer Angst. Aber als am Abend der Chefarzt zu ihm kam, gab er sich zur Überraschung der Ehefrau ganz anders: Er wäre wohl überarbeitet und hätte sich da etwas eingeredet, natürlich gäbe es keine Verfolgung, wieso auch, und Stimmen höre er auch nicht.
Diagnose: chronische Schizophrenie.

40 Er hatte das Studium aufgegeben und sich einer alternativen Gruppe angeschlossen, die ihn aber nicht haben wollte. Dann versuchte er, mit Freunden eine kritische Zeitung herauszugeben, was mißlang. Er zog sich in das Elternhaus zurück, war scheu und ängstlich, ganz im Gegensatz zu seinem früheren Verhalten. Kontakte mit den alten Freunden lehnte er ab. Er fing an, die Speisen nach einem besonderen Plan zusammenzustellen. Er hörte viel Radio in dieser Zeit, aber hinter verschlossenen Türen. Er war mißtrauisch, auch den Eltern gegenüber. Täglich kaufte er Zeitungen, schnitt etwas heraus, verbarg die Ausschnitte. Und er wurde sehr wütend (auch dies ungewöhnlich), wenn die Mutter in sein Zimmer gehen wollte. Schließlich schloß er das Zimmer ab, stellte von innen einen Stuhl vor die Tür. Dann besorgte er sich Bretter, weil er die beiden Fenster in seinem Zimmer zunageln wollte. Die Eltern hatten das bis dahin hingenommen (junge Leute sind nun mal so), aber jetzt waren sie alarmiert. Die Hausärztin wollte ihn in eine psychiatrische Klinik einweisen. Er war dagegen und gegen seinen Willen konnte man nichts tun, weil eine Zwangseinweisung voraussetzt, daß er sich oder andere gefährdet. So vergingen wieder einige Jahre. Der Patient bestimmte mit seinen Ritualen den Tagesablauf in der Familie. Schließlich wurde er über den sozialpsychiatrischen Dienst in eine Klinik eingewiesen, weil er angefangen hatte, im Garten des elterlichen Hauses Zeitungen und Möbel zu verbrennen. Sein Zustand besserte sich unter Haloperidol. Nun berichtete er auch über Verfolgungen von einem rheinischen Großindustriellen. Der hätte es auf ihn abgesehen, vielleicht wegen der von ihm geplanten kritischen Zeitung (deren erste Nummer gar nicht erschienen war). Er ging nicht auf den Zweifel ein, daß ein Industrieller wohl kaum die Zeit aufbringen würde, einen Studenten mit allen möglichen technischen Tricks und über das Fernsehen zu verfolgen. Er sagte: „Wenn jemand so viel Geld hat, kann er sich das leisten, oder?" Nach der Entlassung aus der Klinik wurde er einige Jahre mit einem Depotpräparat behandelt. Er meinte, daß er nun gesund sei und Neuroleptika brauche er nicht. Aber die Sache mit dem Industriellen, da sei schon etwas dran, das ließe er sich nicht ausreden. Er war nur zu Hilfsarbeiten fähig, unter Anleitung. Die sozialen Kontakte waren dürftig. Eine Umstellung auf die orale Applikation eines atypischen Neuroleptikums wurde von ihm zunächst begrüßt. Aber später stellte sich heraus, daß er die Medikamente nach einigen Wochen nicht weiter eingenommen hatte. Die erneute Behandlung mit Depot-Injektionen verweigerte er. Inzwischen lebt er seit einigen Jahren wieder im Haus wie ehedem und die Eltern, die ihn, wie sie sagen, nicht mit Gewalt zur Therapie bringen wollen, haben sich auf seine Lebensweise eingestellt.
Diagnose: chronische Schizophrenie.

41 Die junge Schauspielerin hörte Stimmen und fühlte sich beeinflußt und sie litt unter dem Wahn, daß alle Katastrophen (über die in den Zeitungen und im Fernsehen berichtet wurde) von ihr verschuldet seien. Die Stimmen bestätigten das. Unter Neuroleptika besserte sich der Zustand. Aber sie war noch nicht frei von den Stimmen, als sie erneut eine Rolle übernahm. Ich hatte es verhindern wollen, es war mir zu früh. Aber ihre Freunde im Ensemble fanden es richtig und sie behielten recht, denn auf der Bühne hatte sie keine Schwierigkeiten. Sie hat auch in den folgenden Jahren nicht ein einziges Mal eine Vorstellung geschmissen. Zwar redeten anfangs die Stimmen noch auf sie ein, wenn sie in den Kulissen stand. Kam dann aber das Stichwort und sie stand auf der Bühne, waren die Stimmen weg. Sie fielen erst wieder über sie her, wenn sie nach ihrem Auftritt in die Kulissen zurücktrat: mit irgendwelchen dümmlichen Kommentaren, was höchst lästig war. Später verloren sich die Stimmen, doch sie mußte weiter Medikamente nehmen. Die Zuschauer haben nichts davon gemerkt.
Diagnose: chronische Schizophrenie.

42 Vor einigen Jahren erschienen in den Medien Berichte über einen sehr erfolgreichen Unternehmer aus den USA, Howard Hughes, der sich auf dem Gipfel der Macht überraschend von seinen Aktivitäten zurückgezogen hatte, alle Kontakte abbrach, selbst den Sekretär nicht mehr an sich heranließ und schließlich auch das Essen verweigerte. Nach seinem Tod wurden Bilder bekannt, die einen abgemagerten verwahrlosten Menschen zeigten, mit verfilztem Haar und langen Fingernägeln. Sicher haben seine Mitarbeiter irgendwann begriffen, daß das veränderte Verhalten ihres Chefs keine Marotte war. Aber sie wagten nicht, gegen seinen Willen eine Behandlung durchzusetzen, weil sie in seinem Lohn standen. Vielleicht hätten das auch die Richter nicht zugelassen. Er mußte unbehandelt sterben, weil er so reich war (hier irren die Sozialpsychiater).

Stimmen bei schizophrener Störung sind fast immer kurze, banal-dümmliche Sätze (den kriegen wir/ so ist es/ du kannst das nicht). Akustische Halluzinationen von Alkoholikern werden dagegen durch Selbstvorwürfe bestimmt (du säufst und schlägst deine Frau und die Kinder und machst alles kaputt).
Zum Auftreten von Stimmen und den Umgang mit ihnen sollte man noch erwähnen, daß es in letzter Zeit auch eine Website „stimmen-hören" gibt, die offenbar intensiv frequentiert wird. Auf dieser Seite (und es gibt sicher noch andere) können die Betroffenen Erfahrungen mit Stimmen austauschen und mit Menschen, die Stimmen hören, Kontakt aufnehmen. Ein Bezug zur Psychiatrie wird abgelehnt. Stimmen werden überwiegend als ein quasi-normales Phänomen beschrieben, das man hinnehmen muß.

Katatone Schizophrenie
(ICD: F 20.2)

Synonym: Spannungsirresein.
Das bestimmende Merkmal dieser Krankheitsform sind psychomotorische Störungen, die in der verschiedensten Weise und wechselnd auftreten können. Dazu kommen Wahnerlebnisse und Halluzinationen, aber auch Beeinflussungserlebnisse, die häufig hinter den psychomotorischen Erscheinungen zurücktreten.

Dieser Prägnanztyp der Schizophrenie ist in den letzten 40 Jahren äußerst selten geworden. Unter den chronisch schizophrenen Patienten der Landeskliniken waren früher fast die Hälfte kataton. Auch auf den akuten Stationen waren meist mehrere katatone Schizophrene. Ich erinnere mich an eine Vorlesung Anfang der 50-er Jahre, in der gleichzeitig vier katatone Patienten in bizarren Haltungen, unbewegt während der ganzen Stunde neben dem Pult des Dozenten standen. Das klingt heute befremdlich und wir würden es auch nicht mehr tun. Aber ich bin sicher, daß den Patienten der Vorgang nur undeutlich wahrgenommen haben und davon nicht betroffen waren, weil aus anderen Situationen überliefert ist, daß sich bei Belastung oder Gefahr normale Reaktionen gegenüber der katatonen Haltung zeitweilig durchsetzen konnten (vgl. auch Fälle 44, 45). Extrem gestörten katatone Patienten sieht man heute nur selten.

! Auf Fotografien von Katatonen in den Lehrbüchern von *E. Bleuler* (1983) und *Kraepelin* (1899) wird ausdrücklich verwiesen.

239

Die typischen (und auffallenden, bei Filmemachern beliebten) Merkmale der katatonen Schizophrenie sind:

- Stupor,
- Erregung,
- Abrupter Wechsel von Stupor und Erregung,
- Katalepsie,
- Verharren in Haltungen (aktiv und passiv),
- Steifigkeit,
- Stereotypien,
- Verbigerationen (Wiederholung von Wörtern),
- Negativismus,
- Befehlsautomatie,
- Echophänomene,
- Mutismus,
- Manierismen,
- bizarre Verhaltensmuster,
- impulsive Handlungen,
- Verwahrlosung.

Die katatone Störung trat vorwiegend im dritten Lebensjahrzehnt auf. Sie wurde zunächst als eigenständige Krankheit aufgefaßt (*Kahlbaum* 1874). Die Zuordnung zur Schizophrenie erfolgte durch *Kraepelin* und *E.Bleuler*. Man sprach ihr eine mit Einschränkungen günstige Prognose zu. *Pavlov* glaubte, daß der katatone Stupor die Funktion einer „Schutzhemmung" hätte.

Bei der katatonen Störung ist auffallend, daß extreme psychomotorische Äußerungen und psychopathologischer Zustände abrupt wechseln können. Auf die motorische Erstarrung im *Stupor* können unerwartet *Erregungszustände* mit unkontrollierten Ausbrüchen folgen. Typisch für diese Form der Störung ist auch die *Katalepsie*, bei der bestimmte, manchmal durchaus eigenwillige Haltungen längere Zeit (eventuell über Stunden) ohne Ermüdung eingenommen oder passiv auferlegte Haltungen beibehalten werden. Zu den Bewegungsanomalien gehören auch *Stereotypien* sowie andere *Störungen der Ausdrucksbewegung* wie Faxen, Grimassieren oder Manierismen und eine gezierte, in fortgeschrittenen Fällen selbst agrammatisch veränderte Sprache, Verbigerationen und Neologismen. Die *Verbigeration* ist eine sprachliche Stereotypie, bei der unsinnige Sätze oder Wörter ständig mit monotoner Stimme wiederholt werden. Eine Veränderung des Willens zeigt sich in *Befehlsautomatie*, *Negativismus*, *Echolalie* und *Echopraxie*. Manchmal können Befehlsautomatie und Negativismus einander abwechseln. Die Patienten sind häufig *mutistisch*. Im allgemeinen begleiten Wahnerlebnisse und Halluzinationen die Störung. Wenn diese nicht nachweisbar sind, sollte man prüfen, ob nicht eine grob-organische Schädigung die Ursache des Syndroms ist.
Differentialdiagnose: die verschiedensten zerebralen Schädigungen, Enzephalitis, aber auch das maligne Neuroleptika-Syndrom (S. 448).

Perniziöse Katatonie

Eine höchst gefährliche Komplikation ist die Verbindung der **katatonen Erstarrung** oder **Erregung** mit **Hyperthermie** (über 40°), **Rigor**, Kreislaufstörungen, Exsikkose, Zyanose oder Hämorrhagien, bei der ein sofortiges Eingreifen erforderlich ist. Therapie der Wahl ist der Elektrokrampf. Die Störung trat auch früher selten auf. Vielleicht wird sie durch eine tagelang anhaltende Starre der Muskulatur begünstigt, zu der es heute auch wieder kommen kann, weil die katatonen Symptome bedingt durch die Neuroleptika-Wirkung nicht mehr erkannt werden (Fall 44).

Fallberichte:

43 Der Patient war wegen einer schizophrenen Störung aus Kanada repatriiert worden, hatte aber in Deutschland keinen Arzt aufgesucht, sondern sich bei seinen Eltern verborgen. Er blieb bei ihnen einige Jahre, bis er begann, am Wochenende das rohe Fleisch des Sonntagsbratens aus dem Kühlschrank zu holen und zu essen, weil er ein Dinosaurier sei. Da brachten sie ihn in die Klinik. Er nahm das hin, gleichgültig. Manchmal stand er einige Stunden steif in einer Ecke (immer derselben), angeblich, wie er auf Befragen angab, um zu Meditieren. Dann war er wieder erregt und stürmte mit langen Schritten über den Flur, von einem Ende zum anderen und zurück, zwischendurch verbeugte er sich, wieder in dieser Ecke, und er blieb dort stehen. Die Flexibilitas cerea konnte man nicht prüfen, denn er ließ sich nicht anfassen. Er sprach in kurzen Sätzen, wechselte sprunghaft das Thema, wiederholte sinnlose Wörter. Gelegentlich sprach er aber auch über ein Wahnsystem, das mit der Zeit für die Ärzte immer deutlicher wurde. Er gehörte zum Clan der Dinosaurier und ihre Königin war Nofretete. Er stammte eigentlich aus Ägypten und hatte eine besondere Sprache, von der er gern Beispiele gab. Dabei fiel auf, daß er bestimmte Begriffe tatsächlich immer mit demselben Kunstwort belegte. Dann fiel er wieder in die starre Haltung zurück und verstummte. Wir haben ihn behandelt und das Drängende der Wahneinfälle bildete sich zurück, er wurde auch ruhiger. Aber damit wurde auch das schizophrene Residuum erkennbar, das bis dahin durch die Erregtheit und Umtriebigkeit überdeckt war. Im Grunde hatte er durch die Neuroleptika nichts gewonnen, denn eine objektivierende Distanz gegenüber seiner Störung konnte er nicht aufbauen, er war dadurch für seine Umwelt nur weniger irritierend.
Diagnose: schizophrenes Residuum.

44 Es war ein Glück, daß in dieser Nacht ein älterer Assistent in Bereitschaft war. Er rief mich an und berichtete, daß die Patientin N eine perniziöse Katatonie entwickelte. Die Patientin lag steif und unbeweglich im Bett, die Neuroleptika hatten nichts gebracht. Sie schaute durch den Untersucher hindurch und inzwischen war die Temperatur auf 40° gestiegen. Wir mußten etwas tun. Zunächst haben wir die Stationsschwester geweckt, weil wir den Elektrokrampf-Apparat nicht fanden. Der stand irgendwo abseits in einer Kammer, weil ihn niemand mehr brauchte. Er funktionierte noch. Es gab auf der Station auch noch die Medikamente zum mitigierten Einsatz der EKT, dadurch war der Krampf, den wir auslösten, nur schwach und leicht zu unterdrücken. Überraschend war dann aber, daß die Patientin, als sie erwachte, mit klarer Stimme fragte: „Was war eigentlich mit mir los?" Wir brauchten den Elektrokrampf nicht zu wiederholen, es ging ihr dann auch unter Medikamenten besser.
Diagnose: katatone schizophrene Störung.

Anmerkung:

Die in Fall 38 erwähnte Patientin hat auch katatone Symptome, haben Sie es herausgefunden?

Manchmal können katatone Patienten unter dem Druck äußerer Ereignisse zeitweilig die Stereotypien und Haltungsanomalien unterbrechen. Sie scheinen also nicht durchgehend autistisch zu sein. Obwohl es den Anschein hat, sie würden im katatonen Zustand die Realität nicht wahrnehmen, können sie zeitweilig bestimmte Erlebnisse ausfiltern, so daß sich vorübergehend eine andere Dominante durchsetzt. Im Zweiten Weltkrieg haben chronische Schizophrene sich bei Fliegeralarm meist angepaßt verhalten und eventuell das Personal beim Transport von Behinderten in den Luftschutzkeller unterstützt.

Fallberichte:

45 In der Literatur wurde über eine schizophrene Krankenschwester berichtet, die korrekt ihren Nachtdienst versehen konnte, am Morgen aber stets wieder kataton war. Der Autor vermutet, daß es im Gefüge des Autismus schwache Stellen gibt oder der Schizophrene in bestimmten Richtungen des Denkens und Fühlens mehr Beziehungsmöglichkeiten zur Wirklichkeit hat als in anderen (*M. Müller* 1930).

46 In einer westdeutschen Klinik, vor Einführung der Psychopharmaka, geriet ein Pfleger in der Badebehandlung durch einen Patienten, der ihn würgte, in Bedrängnis. Es war eine sehr gefährliche Situation und der Pfleger war allein. Da kam ihm ein Katatoner, der bis dahin seit Stunden unbewegt im warmen Wasser der Wanne gesessen hatte, zu Hilfe. Er erhob sich, stieg aus der Wanne und befreite den Pfleger, indem er die Hände des Kranken löste, so daß der Pfleger seine Kollegen zu Hilfe rufen konnte. Als er sich dann, noch immer schwer atmend, dem katatonen Patienten zuwenden wollte, saß dieser schon wieder unbewegt in der Badewanne.

Coenästhetische Schizophrenie
(ICD: F 20.8)

Bei der coenästhetischen Form der Schizophrenie treten unbestimmte, in der Intensität und Lokalisation wechselnde **körperliche Mißempfindungen** auf, denen das Kriterium des Gemachten fehlt. Sie werden von den Patienten aber als Störung wahrgenommen. Diese abnormen Leibempfindungen gehen häufig mit vegetativen, motorischen und sensorischen Veränderungen einher. Typische schizophrene Symptome treten nur in passageren Episoden auf und fehlen über weite Strecken oder sind nicht nachweisbar. Deshalb ist die Zuordnung bei einer einzigen Untersuchung unsicher.

Man darf auch nicht alle Mißempfindungen, die man nicht nachvollziehen kann, der Schizophrenie zurechnen, denn auch hier ist wieder daran zu erinnern, daß die psychopathologischen Syndrome *unspezifisch* sind.

Leitsymptome für die coenästhetische Form der Schizophrenie sind neben den abnormen Leibempfindungen die **Basisstörungen** (S. 221).

Die Diagnose einer schizophrenen Störung läßt sich aber nicht allein aus dem Nachweis von Basisstörungen ableiten. Eine sichere Beurteilung ist erst nach längerer Verlaufsbeobachtung möglich.

Fallberichte:
47 Der junge Informatiker fühlte sich schon längere Zeit krank, er war mürrisch und verschlossen, was eigentlich nicht zu ihm paßte. Schließlich vertraute er sich einem Arzt an: Er spürte ein sonderbares Reißen oder Brennen im Kopf, senkrecht, wie an einer Linie durch den Schädel. Erklären könne er sich das nicht, aber es sei so. Und manchmal hätte er den Eindruck, als würden sich die Schädelhälften rechts und links gegeneinander verschieben, es knirscht und reibt, was er als sehr unangenehm empfindet. Gelegentlich hätte er auch stechende Schmerzen in den Beinen. Eine körperliche Ursache war nicht zu finden. Er wurde an einen Psychiater verwiesen, von dem er aber nichts wissen wollte. Die Neuroleptika lehnte er ab, er war grundsätzlich gegen Pharmaka. Der Psychiater beriet sich mit einer Kollegin, die den Patienten, der weiter ablehnend blieb, untersuchte. Auch sie äußerte den Verdacht auf eine beginnende Schizophrenie, aber es gab keine Symptome, die man mit dieser Diagnose hätte in Beziehung setzen können. Erst drei Jahre später sah sie den Patienten wieder, er wurde von den Angehörigen gebracht. Jetzt hatte er einen Suizidversuch hinter sich und fühlte sich verfolgt und bedroht und körperlich beeinflußt. Er hörte auch Stimmen. Von den Mißempfindungen sprach er nicht mehr und er wich aus, als sie danach fragte. Der weitere Verlauf der Erkrankung war schwierig. Unter Neuroleptika (auf die er jetzt ansprach!) bildeten sich die psychotischen Symptome zwar zurück, aber er gewann keine Distanz. Er hatte jetzt eine typische paranoid-halluzinatorische Schizophrenie und es muß offen bleiben, ob es sich bei den Mißempfindungen um Prodrome oder eine eigene Form der schizophrenen Erkrankung handelte. Vielleicht hatte der Patient auch die psychotischen Symptome zu dieser Zeit noch dissimulieren können.
Diagnose: schizophrene Störung (mit Coenästhesien beginnend).

48 Ein 53-jähriger Landbriefträger wurde zur Psychotherapie überwiesen. Unter dem Arm trug er einen Schuhkarton mit den Beipackzetteln der Präparate, die ihm im Laufe der letzten acht Jahre wegen eines analen Juckreizes verschrieben wurden, der aber dadurch nicht zu beeinflussen war. Die körperliche Untersuchung ergab keinen pathologischen Befund. Der Patient selbst war überzeugt, daß seine Beschwerden durch kleine Käfer verursacht wurden, die ihm seine Kollegen immer wieder in die Hose praktizierten. Er war sicher, daß es sich um eine Verschwörung handelte, weil man ihn prüfen wollte, aber das wollte ihm keiner glauben. Er wußte nicht, was diese Leute eigentlich beabsichtigten. Unter 100 mg Perazin täglich bildete sich die Störung innerhalb einer Woche zurück. Er machte sofort einen Auslaßversuch und kam nach drei Wochen mit den gleichen Beschwerden wieder in die Sprechstunde. Doch er ließ sich überreden, die Neuroleptika weiter zu nehmen, was schließlich zu einer andauernden Besserung führte.
Diagnose: coenästhetische Schizophrenie (chronifiziert).

Schizophrenes Residuum
(ICD: F 20.5)

Synonyme: schizophrener Restzustand, chronische undifferenzierte Schizophrenie und (veraltet) schizophrener Defekt.

Das Residuum ist das typische Syndrom einer länger verlaufenden schizophrenen Erkrankung. Es ist etwa nach einem Verlauf von fünf Jahren zu beobachten und man kann auch umgekehrt, über den Nachweis der typischen Veränderungen eines schizophrenen Residuums bei einer akuten Episode feststellen, das die Störung schon längere Zeit bestanden hat. Bestimmend sind bei dieser Form der Erkrankung die **Negativsymptome**

Affektverflachung,
Verarmung der Sprache, Zerfahrenheit,
Apathie,
Passivität,
Anhedonie.

Gleichzeitig können aber auch unvermindert oder in Schüben verstärkt psychotische Exazerbationen auftreten, die unberechenbar sind. Früher sah man bei einer chronischen Schizophrenie auch häufiger katatone Veränderungen, die ritualisiert und automatenhaft abliefen.

Am auffallendsten ist beim schizophrenen Residuum, daß der Patient sich mit der Krankheit **arrangiert** hat. Es fehlt die entsetzte Aufregung und Empörung oder das verzweifelte (mitunter auch sexuelle) Sich-Anklammern an andere Menschen, das für die beginnende Schizophrenie typisch ist. Der Patient geht vielleicht der Arbeit nach, die man ihm zugewiesen hat, aber er redet gleichzeitig mit den Stimmen, widerspricht, kommentiert, antwortet. Oder er erstarrt in katatonen Stereotypien und Ritualen. Das Residuum ist so variantenreich wie die akute Störung. Gelegentlich kann es abrupt zu einer akuten Krise kommen. Die psychotischen Inhalte sind dann mit denen identisch, die in der akuten Phase aufgetreten sind.

Fallbericht:

49 Ein Fall aus der Geschichte sei hier erwähnt, der seinerzeit einiges Aufsehen erregt hat. Dr. Oskar Panizza (1853-1921) stammte mütterlicherweits aus einer mit Geisteskrankheit belasteten Familie, er studierte Medizin und promovierte in München mit summa cum laude. Von 1882-1884 war er neben Emil Kraepelin Assistenzarzt in der Oberbayerischen Kreisirrenanstalt München unter Bernhard von Gudden. Als Panizza sich selbst von einer Psychose bedroht sah, gab er die klinische Arbeit auf (!) und widmete sich fortan seinen literarischen Interessen. Er veröffentlichte psychiatriekritische, philosophische und politische Bücher. Die meisten seiner Werke wurden beschlagnahmt, aber Stil und Ausdruck fanden bei zeitgenössischen Schriftstellern Anerkennung (Fontane, Tucholsky). Wegen der Veröffentlichung des „Liebeskonzils" wurde er zu einem Jahr Gefängnis verurteilt. Er emigrierte in die Schweiz, gründete dort einen Verlag, wurde aber wegen Unzucht mit einer minderjährigen Prostituierten ausgewiesen und flüchtete nach Paris. Seit dieser Zeit fühlte sich Panizza vom deutschen Kaiser Wilhelm II verfolgt und entwickelte um diese Wahnidee ein expandierendes Wahnsystem mit der Überzeugung, daß Wilhelm II die ganze Hohenzollerndynastie ermordet und durch Doppelgänger ersetzt hätte. Belege fand er in französischen Zeitungen. 1901 wurde er wegen Majestätsbeleidigung angeklagt und durch Beschlagnahme seines Vermögens zur Rückkehr nach Deutschland gezwungen. Der psychiatrische Sachverständige stellte eine Paranoia fest, was von engagierten Anhängern seiner Thesen als Gefälligkeitsgutachten zurückgewiesen wurde. Panizza kehrte kurzfristig nach Paris zurück, kam aber 1905 wieder nach München und erzwang dort, getrieben von Wahn, Halluzinationen und Selbstmordgedanken, seine Aufnahme in die Kreisirrenanstalt (!). Er wurde wegen Paranoia entmündigt und lebte bis zu seinem Tod in verschiedenen Sanatorien in Bayreuth. Seine letzten Lebensjahre waren bestimmt von Halluzinationen, Stimmungsschwankungen und ungesteuerten impulsiven Handlungen. Der Zerfall der Persönlichkeit war bis zur Verwahrlosung fortgeschritten und das reale Geschehen berührte ihn nicht mehr (nach *J. Müller* 1999).

Schizophrenia simplex
(ICD: F 20.6)

Als Schizophrenia simplex bezeichnet man eine blande Form der Schizophrenie ohne auffällige produktiv psychotische Merkmale, die später erst aus dem Auftreten eines Residuums mit typischen schizophrenen Merkmalen rückblickend erschlossen werden kann. Denkbar sind auch Verläufe, in denen die Negativsymptome von Anfang an überwiegen. In diese Kategorie gehören vielleicht auch Patienten mit einer starken prämorbiden Persönlichkeit, die sich lange Zeit selbst gegenüber intensiven psychotischen Erlebnissen durchsetzen können. Ihre Störung bleibt unerkannt und unbehandelt (obwohl sie über die Diagnose Bescheid wissen) und sie geraten so in einen schizophrenen Endzustand, in dem sie dann vielleicht erst auffällig werden. Diese Fälle sind gar nicht so selten. Sie sprechen meines Erachtens gegen die These, daß man die schizophrene Störung auf eine Ichschwäche zurückführen kann, denn hier scheint es gerade die stabile Ichstruktur zu sein, die den fatalen Verlauf begünstigt, da die Patienten lange Zeit die Symptome überspielen können und deshalb unbehandelt bleiben.

25.5 Varianten

Das Provisorium der Klassifikationsversuche psychiatrischer Diagnosen wird an den Grenzfällen deutlich, die neben typischen schizophrenen Symptomen auch affektive Störungen aufweisen und damit sowohl die Kriterien der Schizophrenie als auch der manisch-depressiven Psychosen erfüllen. Man hat deshalb früher von Mischpsychosen gesprochen, weil sie Symptome der beiden hypothetischen Krankheitseinheiten vereinigen. Da aber etwa ein Drittel der schizophrenen Erkrankungen mit Stimmungsschwankungen einhergeht, sofern sie unbehandelt bleiben, ist die Unterscheidung sehr schwierig.

Schizoaffektive Störung
(ICD: F 25)
In der ICD-9 wurden die schizoaffektiven Störungen noch der Schizophrenie zugerechnet, die ICD-10 faßt sie als eigene Störung auf, betont aber den affektiven Anteil.

Synonyme: Emotionspsychosen, Mischpsychosen, atypische Psychosen.
Bei den schizoaffektiven Psychosen treten die typischen schizophrenen Symptome entweder in Kombination mit manischen (F 25.0) oder mit depressiven Störungen (F 25.1) auf.
Die **manische Variante** ist durch eine manische Auslenkung der Stimmung und paranoide oder paranoid-halluzinatorische Syndrome gekennzeichnet. Auch Icherlebensstörungen können auftreten. Neben Antriebssteigerung, Euphorie, Distanzlosigkeit und Größenideen sind gleichzeitig abstruse Wahneinfälle, Stimmen und Beeinflussungserlebnisse nachweisbar. Bei der **depressiven Form** der schizoaffektiven Störung treten die psychotischen Symptome vor dem Hintergrund einer depressiven Verstimmung auf.

Fallbericht:
50 Der 48-jährige Geschäftsmann hatte seinen Betrieb verkaufen müssen, weil er seit Jahren an einer schizomanischen Störung litt. Er hatte Verfolgungsideen, Beeinflussungserlebnisse und er hörte Stimmen, war dabei aber umtriebig, unkontrolliert und von ungebremster Aktivität, was zu Fehlentscheidungen führte, die seine Familie und auch seine wirtschaftlichen Möglichkeiten belasteten. Bei den stationären Aufenthalten, die immer häufiger wurden, berichtete er zwar jedesmal beschämt, aber auch mit einer gewissen Genugtuung über seine Exzesse, es schien ihn nicht zu berühren. Lithium blieb ohne Wirkung, es wurde abgesetzt. Erst die Kombination der Neuroleptika mit Carbamazepin brachte eine deutliche Besserung, die

über Jahre anhielt. Unter dieser Kombination hatte sich nicht nur die Antriebssteigerung, sondern erstmals auch die schizophrene Symptomatik zurückgebildet. Man konnte sachlich mit dem Patienten über die Krankheit und die erforderliche Behandlung reden.
Diagnose: schizomanische Störung.

Eine klinische Beobachtung darf bei der Diskussion über die schizoaffektive Störung nicht übersehen werden: Der Verlauf geht immer von der *affektiven zur schizophrenen Störung* und nie umgekehrt (S. 211). Wenn affektive Störungen erstmals auftreten, sind sie überwiegend monopolar depressiv, dann kann sich daraus im Laufe der Jahre eine bipolare Störung entwickeln und zuletzt treten bei einer Wiedererkrankung vielleicht auch schizophrene Symptome auf, die bei späteren Episoden persistieren. Ein schizophrenes Residuum kann sich anschließen. Einige Autoren haben darüber berichtet, daß sie bei schizoaffektiven Psychosen weniger Defektzustände gesehen hätten. Diese Meinung ist umstritten. Im Hinblick auf die unbehandelten Patienten, die ich gesehen habe, neige ich zu der Annahme, daß die schizoaffektiven Psychosen lediglich eine Variante aus der Gruppe der Schizophrenien sind. Dafür spricht auch, daß die Behandlung mit Lithium im allgemeinen zu keinem befriedigenden Ergebnis führt.
Differentialdiagnose: Unter der Neuroleptika-bedingten Abschwächung der schizophrenen Symptome werden häufig auch depressive Reaktionen auf das Krankheitsgeschehen beobachtet, die manchmal zusätzlich durch den Neuroleptika-Effekt gefördert werden (S. 211). In einem solchen Fall ist die Annahme einer speziellen Krankheitseinheit nicht begründet.
Therapie: Die Behandlung der schizoaffektiven Psychosen wird sich zunächst gegen die schizophrenen Symptome und erst sekundär gegen die affektive Auslenkung richten. Bei der schizomanischen Variante wird man Neuroleptika einsetzen. Bei einer schizodepressiven Störung sind Antidepressiva angebracht, niedrig dosiert und in Kombination mit Neuroleptika. Die Lithiumprophylaxe ist meist nicht ausreichend. Als Regel gilt, daß man Lithium absetzen kann, wenn man gleichzeitig hochdosiert Neuroleptika oder Antidepressiva verabreichen muß. Die Kombination mit Carbamazepin hat sich bewährt, neuerdings auch Lamotrigin.

Zykloide Psychosen

Zu den schizoaffektiven Störungen werden in der ICD-10 auch die zykloiden Psychosen (*Leonhard* 1958) gerechnet. Man versteht darunter Psychosen mit einer schizophrenie-ähnlichen Symptomatik und phasischem Verlauf, die wie bipolare affektive Störungen zwischen den Polen Erregung und Hemmung alternieren. Beschrieben wurden drei Formen, die im Gegensatz zur Schizophrenie eine günstige Prognose haben sollen:

- Angst-Glücks-Psychose,
- erregt-gehemmte Verwirrtheitspsychose,
- hyperkinetisch-akinetische Motilitätspsychose.

Durch das Konstrukt der zykloiden Psychosen, das durch die Prägnanz der Beschreibungen beeindruckt, werden polare Gegensätze gebildet, die wegen der Ordnung, die sie suggerieren, etwas Verführerisches haben. In der Klinik erleben wir die Störungen jedoch meist nicht so eindeutig. Nach Leonhard können Angst und Unruhe, die psychotisches Erleben begleiten, in Glücksgefühl und Euphorie umschlagen. Manchmal beobachtet man auch, daß auf dem Hintergrund einer hochgradigen Zerfahrenheit Erregung und Hemmung wechselnd auftreten. Bei der Motilitätspsychose wechseln dagegen Steigerung und Hemmung von Antrieb und Psychomotorik in Phasen von Monaten oder Jahren.
Ein Vergleich mit den Formen der Schizophrenie zeigt, daß es sich eigentlich nur um Varianten von chronisch paranoiden und (im letzteren Fall) katatonen Krankheitsbildern handelt.

Anhang: Borderline-Störung

Das psychoanalytische Konstrukt der Borderline-Störung wird in der ICD-10 nur als Unterform der emotional instabilen Persönlichkeit erwähnt. Es ist jedoch in den letzten Jahren in der psychiatrischen Klinik zunehmend beliebt geworden. Das Konstrukt faßt Widersprüchliches zusammen, blockiert aber häufig eine gründliche psychopathologische Untersuchung – zum Schaden des Patienten. Vielleicht sollte man die Borderline-Diagnose besser nicht verwenden, oder sich wenigstens auferlegen, daß man diese Diagnose ständig an den Fakten der deskriptiven Psychopathologie überprüft.

! Der schizophrene Patient wird sich nur dem Arzt anvertrauen, der sein Problem erkennt und eine Vorstellung davon hat.
Als **psychopathologische Befunde** der Borderline-Störung werden aufgeführt (nach *Kernberg* 1975, *Rohde-Dachser* 1992):
(I) Stimmungsschwankungen, Angst, Hypochondrie, Phobien, Störungen der Sexualität, dissoziative Reaktionen,
(II) depressive Verstimmung ohne Schuldgefühl, Wutausbrüche, Selbstbeschädigung,
(III) „Zwang im Übergang zum Wahn"?, Wahnideen, Pseudohalluzinationen und Störungen des Denkens und der Wahrnehmung.

Die unter (I) aufgeführten Symptome werden bei Varianten des normalen Lebens und bei neurotischen Störungen beobachtet. Bei (II) sollte man stutzig werden, denn eine depressive Verstimmung ohne Schuldgefühl ist für depressive Störungen nicht typisch. Die unter (III) aufgeführten Merkmale könnten eher zur Diagnose einer schizophrenen Psychose passen, abgesehen davon, daß mit der Bezeichnung „Zwang im Übergang zum Wahn" psychopathologische Begriffe verbunden werden, die miteinander unvereinbar sind. Entweder ist es ein Zwang oder es ist ein Wahn, die Begriffe sind klar definiert, auch wenn die Aussagen des Patienten nicht präzis sind, sollten wir es wenigsten mit unseren Begriffen sein. Zu berücksichtigen sind aber auch die Folgen für die Interaktion mit dem Patienten.

! Die auffällige Häufung von Borderline-Patienten mit Selbstverstümmelung in unseren Kliniken erinnert daran, daß große hysterische Anfälle immer da auftraten, wo sie besondere Beachtung fanden.
Eine Parallele zu hysterischen Syndromen ist auch darin zu sehen, daß manche als Borderline diagnostizierte Patienten mit den Symptomen geradezu spielerisch umgehen und den Arzt herausfordern.

Die **psychoanalytische Theorie** postuliert als Ursache der Störung in Anlehnung an das Konzept der narzißtischen Persönlichkeit (S. 162) eine Unfähigkeit zur Verdrängung, die dazu führt, daß Ich-schwächende Abwehroperationen aktiviert werden. Denn durch das Autonomieverbot der Mutter (oder des Vaters), so wird angenommen, werden bei dem 2-3 jährigen Kind die zur Individuation notwendigen Schritte blockiert. *Demzufolge* kann das Kind sich nur in „gute" Objektvorstellungen retten, was sich darin anzeigt, daß es an einer archaischen Phantasiewelt festhält. *Deshalb* entwickeln sich unterschiedliche Identifikationssysteme mit zusätzlichen Abwehroperationen wie primitiver Idealisierung, Projektion, Verleugnung, Omnipotenzphantasien, Abwehr der Affekte und sog. „Deckaffekte" (mit denen andere, unerträgliche Vorstellungen verdeckt werden). Die Affektstörung und die veränderte Objektbeziehung äußern sich in der Spannung zwischen „guten" und „bösen" Objektimagines. *Deshalb* kommt es nicht zu einer Verschmelzung der mit ihnen verbundenen Triebderivate (Libido, Aggression), woraus sich die archaische, destruktive Qualität der Aggression erklärt. Die Libido ist unmotiviert und kritiklos. *Deshalb* tritt eine krasse Schwarz-Weiß-Zeichnung an die Stelle der Ambivalenz. Und *deshalb* auch sind die Objektbeziehungen instabil und mit Stimmungsschwankungen verbunden (*Kernberg* 1975).

Das Konstrukt wurde ausführlich dargestellt, weil sich an diesem Beispiel aufweisen läßt, wie ergänzende Erklärungen und Zusatzhypothesen („ptolemäische Schleifen") die psychopathologischen Daten überwuchern können. Man kann auf diese Weise, wie es scheint, alles „erklären", aber dabei hat man sich immer weiter vom Patienten entfernt.

Übung:
Vergegenwärtigen Sie sich, wie oft in dieser Ableitung Hilfskonstrukte in den Gedankengang eingeführt werden, wo jeweils deshalb steht, könnte man auch jede beliebige andere Schlußfolgerung einfügen.

25.6 Prognose schizophrener Störungen

Zunächst wurde der ungünstige Verlauf der Schizophrenie hervorgehoben (*Kraepelin*, auch *E.Bleuler*). Heute wird die Prognose differenzierter beurteilt. Dabei muß allerdings berücksichtigt werden, daß sich Verlauf und Prognose unter dem Einfluß der Neuroleptika verändert haben. Hinweise auf den möglichen Verlauf kann man aus der **Selbstwahrnehmung der ersten Krankheitszeichen** durch den Kranken ableiten (*Mayer-Gross* 1932). Patienten mit Persönlichkeitsstörungen (schizoid, gehemmt, widersprüchlich) haben eine deutlich ungünstigere Prognose als Patienten mit einer ausgeglichenen, reifen Persönlichkeit. Die Bedeutung der Intelligenz für den Krankheitsverlauf ist unsicher. Es ist vermutlich eher ein Risiko, wenn man abschätzen kann, was die Schizophrenie-Diagnose für die Lebensplanung bedeutet.

Die alten **prognostischen Regeln** gelten auch heute noch:

Günstige Zeichen

> höheres Alter bei der Ersterkrankung,
> Stabilität der prämorbiden Persönlichkeit,
> Intensität der Störung,
> Intensität der affektiven Reaktion auf die Störung,
> schnelle Rückbildung,
> Aufbau einer versachlichenden Einstellung nach der Rückbildung.

Ungünstige Zeichen

> jugendliches Alter (Unreife) bei Ersterkrankung,
> Instabilität der prämorbiden Persönlichkeit,
> schleichender Beginn,
> fehlende oder schwache affektive Reaktion,
> verzögerte Rückbildung,
> wiederholte Schübe,
> Entwicklung eines Residuums.

Nach alten Statistiken (*Mayer-Gross* 1932) konnte man bei unbehandelten Ersterkrankungen damit rechnen, daß etwa ein Drittel der Störungen innerhalb von 1-2 Jahren spontan heilte, viele davon auf Dauer. Bei einem weiteren Drittel bildeten sich die Symptome zwar zurück, die Krankheit wiederholte sich jedoch nach Jahren, eventuell mehrfach und in immer kürzeren Intervallen und führte dann zum Residuum. Bei dem letzten Drittel verschlechterte sich die Psychose unaufhaltsam bis zu einem deutlichen Defektzustand. Diese Daten sind auch nach Einführung der Psychopharmaka in etwa gleich geblieben. Epidemiologische Studien haben inzwischen gezeigt, daß etwa ein Fünftel der an einer akuten schizophrenen Psychose erkrankten Patienten im Laufe ihres Lebens nicht wieder auffällig wird.

25.7 Differentialdiagnose

Bei jedem der für schizophrene Störungen typischen Leitsymptome ist eine körperliche und neurologische Untersuchung inklusive EEG und notwendig. Eine Lues sollte ausgeschlossen werden, damit man nicht eine progressive Paralyse als Schizophrenie verkennt.

Bei den differentialdiagnostischen Überlegungen, die von der Diagnose Schizophrenie weg zu anderen Erkrankungen führen, stehen körperliche Erkrankungen an erster Stelle. Chronischer Drogenabusus kann gelegentlich paranoide Zustände oder Halluzinationen provozieren. Manchmal werden manische oder bipolare affektive Psychosen als schizophrene Störung mißverstanden, aber wenn man sich an den Symptomen ersten Ranges orientiert, sollte diese Fehleinschätzung vermeidbar sein.

Die beginnende Schizophrenie verführt durch die unspezifischen pseudoneurotischen Prodromi leicht zur Fehldiagnose einer neurotischen Störung.

Die sogenannte Borderline-Störung ist keine Differentialdiagnose (S. 246). Wenn der Verdacht dieser Diagnose, die jetzt im Trend liegt, irgendwo geäußert wurde, sollte man sorgfältig prüfen, ob es sich nicht um eine verdeckte oder dissimulierte schizophrene Psychose oder um eine hysterische Störung handelt.

Alle bei Schizophrenie auftretenden psychopathologischen Veränderungen sind unspezifisch. Sie können auch bei grob-organischen Psychosen auftreten, zumindest für eine begrenzte Zeit. Andererseits wird durch die Diagnose einer Schizophrenie das Vorhandensein einer anderen somatischen oder psychischen Störung nicht ausgeschlossen. Daher sollte man bei den diagnostischen Überlegungen stets mehrere Möglichkeiten berücksichtigen.

25.8 Gestaltwandel

Die klassischen Formen der Schizophrenie haben sich seit Einführung der Psychopharmaka entscheidend gewandelt. Sie sind nicht mehr so ausgeprägt und deutlich und vielleicht aus diesem Grunde häufig stärker durch eine Interferenz mit psychoreaktiven Störungen verzeichnet. Die Katatonie, die früher mehr als ein Drittel aller chronischen stationären Fälle ausmachte, ist heute fast ganz verschwunden. Die jüngeren Kollegen können sich gar nicht mehr vorstellen, wie eine Abteilung für unruhige chronisch Kranke in einer Heil- und Pflegeanstalt vor Einführung der Psychopharmaka ausgesehen hat. Auch die typischen hebephrenen Verläufe sieht man heute selten.

Da der junge Mediziner katatone Kranke in ihrer bedrohlichen Eindringlichkeit nicht mehr erlebt, wandelt sich auch die Einstellung gegenüber der Krankheit und den nosologischen Konzepten, die von der älteren Generation der Psychiater erarbeitet wurden. Man ist von der Hypothese eines prozeßhaften Verlaufs abgerückt und neigt dazu, psychologische Bedingungen für das Auftreten der Erkrankung verantwortlich zu machen, die der Patient, der medikamentös entlastet ist, jetzt auch eher anbieten kann. Ich bin nicht sicher, ob dieser Ansatz richtig ist. Zu oft habe ich ein unerbittliches Fortschreiten der Störung erlebt, das auch durch Neuroleptika nicht aufzuhalten war. Wichtig für unsere nosologischen Vorstellungen erscheint mir der phänomenologische (und vom Patienten erlebte) Unterschied zu den allgemeinen neurotischen Veränderungen.

Unbestritten ist, daß sich Zeiteinflüsse in den psychopathologischen Inhalten der Patienten niederschlagen können (vgl. S. 237). Die wahnhaften Überzeugungen folgen der technischen Entwicklung. In gleicher Weise kann man annehmen, daß schizophrene Patienten auf die Erwartungen ihrer Untersucher eingehen. Wer nur an Borderline denkt, wird mit Borderline-Symptomen bedient.

25.9 Ätiologie

Die Vorstellungen zur Ätiologie beruhen bisher auf Hypothesen, die zwar notwendig sind und die Forschung anstoßen, aber nichts Endgültiges aussagen. Vermutlich wird die Entwicklung einer schizophrenen Störung durch genetische Faktoren und Umwelteinflüsse in Gang gesetzt. Wird durch die Summe dieser Faktoren ein „Schwellenwert" überschritten, kann die Krankheit zum Ausbruch kommen (*McGuffin* et al. 1995).

25.9.1 Genetische Faktoren

Zweifellos sind genetische Faktoren an der Entstehung der schizophrenen Störungen beteiligt, dafür sprechen die Ergebnisse der Zwillings- und Adoptivstudien (S. 225). Das genaue Muster der Vererbung ist jedoch unklar, in Betracht gezogen wurden polygene und oligogene Übertragungsweisen und Mutationen. Vermutlich ist das Zusammentreffen von **mehreren Genveränderungen** eine Voraussetzung für die Entwicklung der Erkrankung.

Diskutiert wird eine anlagebedingte **Vulnerabilität**, die jedoch für das Entstehen der Krankheit nicht ausreicht. Dafür sprechen die Ergebnisse der Zwillingsstudien. Die Vulnerabilität scheint sich zu erhöhen, wenn eine erste schizophrene Episode abgelaufen ist, so daß dann ein geringer Anstoß genügt, um einen weiteren psychotischen Schub auszulösen. Ich habe aber auch erlebt, daß ein Patient durch ein schwerwiegendes Ereignis (bei dem es auf seine Mithilfe ankam) aus einer psychotischen Störung zeitweilig herausfand, was vorher durch Medikamente in verschiedener Dosierung und Kombination nur unvollkommen erreicht werden konnte.

Zahlreiche Befunde sprechen dafür, daß man das Phänomen der **langsamen Augenfolgebewegungen** (SPEM – smooth pursuit eye movements) als biologischen Marker für die eine Schizophrenie begünstigende Gen-Kombination ansehen kann. Mehr als 80% der schizophrenen Patienten zeigen diese Anomalie, aber auch die Mehrzahl der Verwandten ersten Grades (Eltern, Kinder, Geschwister), die nicht erkrankt sind. Sie können einem Lichtpendel nicht gleichmäßig mit den Augen folgen, sondern nur in kurz abgesetzten Bewegungen oder Sprüngen.

25.9.2 Somatische Faktoren

Mit genetische Faktoren allein läßt sich das Auftreten von schizophrenen Störungen nicht erklären. Alle bisher vorliegenden Untersuchungen sprechen für das Zusammenwirken einer genetischen und einer nicht-genetischen Komponente. Die Störung könnte durch zerebrale Schäden begünstigt werden, die während der Schwangerschaft oder Geburt auftreten. Andere mögliche Ursachen könnten Krankheiten, Intoxikationen oder Immunstörungen sein, bei denen man aber nicht nur den Ort, sondern auch die Zeit der Läsion berücksichtigen sollte. Vermutlich ist allen Schädigungen ein passagerer O_2-Mangel gemeinsam.

Untersuchungen über ein mögliches **zerebrales Substrat** der Schizophrenien erbrachten keine sicheren Ergebnisse. Diskutiert wurde eine Atrophie im dienzephalen Bereich, die mit Residualzuständen, dem sog. reinen Defekt, korrelieren soll (*Huber* 1983). Bedeutung könnten auch nachgewiesene Veränderungen im temporo-limbischen Bereich und im Frontalhirn haben. Dieser beim Menschen besonders differenzierte (phylogenetisch jüngste) Teil des Gehirns wird speziell mit Programmen oder Strategien zum sinnvollen Handeln in Verbindung gebracht. Das Frontalfeld ist außerdem in die Steuerung der Augenbewegungen eingeschaltet.
Nach Einführung des EEG hat sich die von der älteren Psychiatrie vertretene Annahme, daß Schizophrenie und Epilepsie sich gegenseitig ausschließen würden, als Mißver-

ständnis herausgestellt. Der Einsatz der Cardiazol- und Elektrokrampfbehandlung beruhte auf diesem Postulat. Bei 3-4% der Epilepsie-Patienten werden auch schizophrene Symptome beobachtet. Die Rate liegt also deutlich höher als bei der Durchschnittsbevölkerung. Bei etwa zwei Drittel der paranoid-halluzinatorischen Psychosen sind im EEG temporale Herdbefunde nachweisbar.

25.9.3 Biochemische Faktoren

Biochemische Hypothesen über die Entstehung der Schizophrenie wurden durch die Untersuchung der Neuroleptika-Wirkung gefördert. Bisher gibt es jedoch keine sicheren Daten für die ätiologische Bedeutung eines bestimmten Transmittersystems. Von einer Korrelation zwischen dem antidopaminergen Effekt und der Wirkung der Neuroleptika kann man aber ausgehen. Als mögliche Ursache der Schizophrenie wurde eine Überempfindlichkeit der postsynaptischen Dopaminrezeptoren angesehen. Es werden aber auch Störungen in anderen Transmittersystemen diskutiert (Katecholamin-Hypothese, Dissoziation zwischen dopaminergen, noradrenergen oder GABA-ergen Systemen, Imbalance im System der Endorphine).

Im NIMH (National Institute of Mental Health) wurde die Hypothese entwickelt, daß die Schizophrenie aus einer Entwicklungsstörung des Gehirns entstehen könnte. Fehlerhaft angelegte Synapsen, die sich zunächst auf die psychischen Funktionen nicht erkennbar auswirken, könnten dieser Hypothese zufolge durch die in der Pubertät auftretenden Veränderungen aktiviert werden und die psychopathologischen Phänomene auslösen.

Untersuchungen an **Modellpsychosen** mittels LSD oder Mescalin, die in der Erwartung durchgeführt wurden, daß man strukturähnliche Stoffe bei schizophrenen Patienten nachweisen könnte, blieben ohne verwertbares Ergebnis.

25.9.4 Psychische und psychosoziale Faktoren

Psychoreaktive Bedingungen, die das Auftreten einer schizophrenen Störung fördern könnten, wurden im Zusammenhang mit einer anlagebedingten **Vulnerabilität** diskutiert. Bisher konnten jedoch keine spezifischen Umweltreize nachgewiesen werden (ungünstiges soziales Milieu, gestörte Familie, Isolation, psychische Belastung), die eine schizophrene Erkrankung provozieren. Alle schädlichen Einflüsse, die diskutiert wurden, könnten auch zu einer neurotischen Fehlhaltung führen.

Die **familiäre Umwelt** hat ebenfalls eine Bedeutung. Relativ häufig findet man bei schizophrenen Patienten gestörte Familienverhältnisse (broken home), einen Verlust der Mutter oder eine Zurückweisung als Kind. Aber bei wem wäre nicht Ähnliches oder Vergleichbares zu finden! Auch dieser Faktor ist unspezifisch. Außerdem könnte das ungünstige familiäre Klima auch mit genetischen Faktoren zusammenhängen, denen Eltern und Kinder, der Patient eingeschlossen, gleichermaßen unterworfen sind.

Die **Double-bind-Hypothese** führt die Genese der Schizophrenie auf eine gestörte Kommunikation zwischen den Eltern und dem (noch nicht erkrankten) Kind zurück. Angeblich wird das Kind ständig mit Aufforderungen konfrontiert, die in sich widersprüchlich sind, so daß seine Reaktionen, wie sie auch ausfallen, in irgendeiner Weise falsch sein werden. Dies ergibt sich bereits, sobald die gesprochenen Worte mit der ihnen unterlegten Emotionalität nicht übereinstimmen. Wenn die Mutter das Kind verabscheut, doch dies nicht wahr haben will, wird sie sich vielleicht betont freundlich ausdrücken, obwohl gleichzeitig die ablehnende Haltung erkennbar bleibt. Der Konflikt führt zu inneren Widersprüche bei dem Heranwachsenden, die sich auch in psychotischem Verhalten anzeigen können (*Bateson* et al. 1962). Diese Hypothese wurde von einem

Soziologen in Familienstudien an bereits Erkrankten erarbeitet. Die Entstehung der schizophrenen Störung läßt sich auch in Einzelfällen nicht aus einer solchen Konstellation ableiten, die vermutlich eher Folge als Ursache der Störung ist.

Die **psychoanalytischen Theorien** beginnen mit einer Veröffentlichung von *Freud* (1911), der sich dabei auf den Lebensbericht eines schizophrenen Patienten stützte, den er selbst nicht gekannt hat. Er nahm an, daß unbewußte homosexuelle Tendenzen zunächst über einen Abwehrvorgang in Haß verwandelt und dann nach außen projiziert würden. Der Verfolgungswahn sei Ausdruck der abgewehrten Neigungen, die nun, im Einklang mit dem Über-Ich bekämpft werden könnten. Während der Neurose ein Konflikt zwischen Ich und Es zugrunde liegen soll, wird bei der Psychose ein Konflikt zwischen Ich und Außenwelt angenommen. Spätere Theorien sind um den Begriff der Ich-Schwäche zentriert. Sie gehen davon aus, daß die Entwicklung und Stabilisierung des Ich durch wiederholte und lang dauernde Störungen der mitmenschlichen Beziehungen beeinträchtigt werden kann (vgl. auch die Double-bind-Hypothese, die einen ähnlichen Ansatz hat). Der Patient verharrt deshalb in einer frühinfantilen Abhängigkeit. Ich-Schwäche bezeichnet das Unvermögen, destruktive psychische Inhalte adäquat zu verarbeiten und Umweltreize, Es-Impulse und Über-Ich-Forderungen mit dem Ich in Übereinstimmung zu bringen. Die Ich-Schwäche führt zum Lösungsversuch der Ich-Spaltung, bei dem Introjekte nach außen verlagert und als Verfolgung erlebt werden (*Benedetti* 1973). In einer anderen Definition wird Ich-Schwäche als mangelhafte Besetzung der Ich-Grenzen verstanden (*Federn* 1956, *Winkler* 1971).

25.10 Therapie

Die Therapie der schizophrenen Störungen stützt sich auf
Psychopharmaka,
Psychotherapie und
soziale Hilfen.
Die Relation der drei therapeutischen Ansätze zueinander kann sich ändern, es müssen aber für den Patienten immer alle drei Möglichkeiten erkennbar sein.

Selbst wenn ein schizophrener Patient aus irgend einem Grund nicht in der Lage ist, auf unser Therapie-Angebot zu reagieren, wird er häufig die Art des Angebots (und das Engagement des Arztes!) erkennen können. Auch chronische Schizophrene haben trotz der gestörten Interaktion eine hohe Sensibilität für die Emotionalität des Gesprächspartners. Bereits das erste diagnostische Gespräch kann für die Therapie entscheidend sein. Die Situation zwischen Arzt und Patient wird mit den Stichworten Kompetenz, Vertrauen, Festigkeit und Geduld am besten erfaßt.

Kompetenz: Der Patient muß fühlen, daß der Arzt seine Auseinandersetzung mit dem psychotischen Erleben abschätzen kann. Wenn er begreift, daß der Arzt auch psychotische Erlebnisse, die er bis dahin vor anderen ängstlich zu verbergen suchte, in seine diagnostischen Überlegungen einbezieht, ist seine Isolierung von den Mitmenschen erstmals aufgehoben.

Der Patient wird **Vertrauen** gewinnen, wenn er spürt, daß der Arzt nicht nur Befunde erhebt, sondern an dem, das er erfährt, beteiligt ist und mit Betroffenheit reagiert.

Die **Festigkeit** zeigt sich darin, daß der Arzt allen Widerständen und Ausflüchten zum Trotz an den therapeutischen Grundsätzen festhält.

Der Arzt muß aber auch **Geduld** aufbringen. Verstöße gegen therapeutische Vereinbarungen sind kein Anlaß zum Abbruch der Behandlung. Grundsätzlich sollte man davon ausgehen, daß jeder schizophrene Patient zunächst einmal lernen muß, wie er mit seiner Störung umgeht. Erst nach einigen Rückschlägen wird er begreifen, daß er Medikamente braucht und nicht etwa aufdeckende oder familienorientierte Psychotherapie. Die psychotherapeutische Führung des schizophrenen Patienten ist im Grunde ein Lernprozeß.

Fallbericht:
51 Ich erinnere mich hier an einen Fehler, der mich noch heute schmerzt. Ich hatte eine junge Frau mit einer Ersterkrankung an Schizophrenie in Behandlung. Sie war mit einer niedrigen Dosis Neuroleptika gut eingestellt. Vermutlich hat sie damals 100 mg Perazin bekommen, vielleicht auch 75 mg. Als sie sich wieder einmal bei mir vorstellte, sagte sie: Die Medikamente nehme ich seit sechs Wochen nicht mehr, ich bekomme nämlich ein Baby und meine Gynäkologin hat gesagt, daß ich das gleich weglassen soll. Es war schon erstaunlich, daß sich die Kollegin, bevor sie das sagte, nicht mit mir in Verbindung gesetzt hatte. Schließlich hätte sie wissen müssen, daß man Neuroleptika nicht leichtfertig verordnet. Und ich ärgerte mich und sagte, wie bescheuert ich das fand. Die Ärzte hätten sich miteinander beraten müssen, um einen anderen Weg zu finden. Gerade wegen der Schwangerschaft durfte sie nicht ohne Schutz sein. Ich redete noch weiter, lenkte ein, als ich spürte, daß die Patientin, die sich auf das Kind gefreut hatte, von meinem Ausbruch erschreckt war. Sie ist nicht wieder zu mir gekommen. Ich habe später gehört, daß sie nach der Geburt eine schwere schizophrene Psychose hatte und lange Zeit in einer anderen Klinik stationär behandelt wurde.
Diagnose: rezidivierende Schizophrenie (bei Schwangerschaft).

Die **Dauer der Therapie** ist immer auf mehrere Jahre anzusetzen. Man sollte das dem Patienten sagen. Auch im ersten Gespräch muß von einer „voraussichtlich längeren Zeit" die Rede sein. Es nützt nichts, daß man sich die Kooperation des Patienten durch die Angabe eines kürzeren Termins (einige Wochen, drei Monate) erkauft, weil der Patient nach Ablauf dieser Frist das Nicht-Einhalten der Zusage als Vertrauensbruch empfinden wird.

Die **Aufklärung** des schizophrenen Patienten sollte sehr behutsam erfolgen. Juristisch sind wir verpflichtet dazu, aber die Richter des BGH konnten offenbar nicht abschätzen, was sie mit der Pflicht zur Aufklärung den psychisch Kranken auferlegen. Die Diagnose einer schizophrenen Störung werden die Patienten (und speziell die Intellektuellen unter ihnen) meist gar nicht hören wollen. Man vergegenwärtige sich, wie man selbst auf diese Information reagieren würde. Die Mehrzahl der Patienten weiß ohnehin die Diagnose oder hat zumindest eine Ahnung davon. Sie verwenden für die Störung vielleicht einen Code: schlechte Träume, Verwirrtheit, Ängste, nervöses Leiden, Ausnahmezustand, Depression. Der Arzt sollte auf den Code eingehen, aber auch offen bleiben für ein informatives Gespräch über die Diagnose. Diskussionen über die Diagnose haben für die Therapie keinen Sinn. Die Medikation wird besser mit dem Syndrom begründet. Im übrigen wird die Unsicherheit mancher Ärzte mit der Schizophrenie-Diagnose manchmal durch die Patienten selbst korrigiert. Sie gehen zu dem Arzt, der sie als Schizophrene behandelt, auch wenn sie mit Nachdruck darauf bestehen, daß sie nicht schizophren sind.

Die **Suizidalität** ist bei schizophrenen Störungen nicht geringer als bei der Depression. Eine besondere Gefahr ergibt sich bei beginnender Schizophrenie und in den ersten Jahren der Behandlung. Sie ist häufig Folge einer reaktiven depressiven Verstimmung. Medikamentös gebesserte Patienten sind gefährdet, weil ihnen das Ausmaß der Störung oder das Bedrohliche der Diagnose bewußt wird. Hier sind nicht Antidepressiva angezeigt, sondern stützende Gespräche. Eventuell muß man vorübergehend die Neuroleptika-Dosis erhöhen.

Wir machen einen Unterschied zwischen der Therapie der akuten schizophrenen Psychose und der Langzeittherapie.

25.10.1 Therapie der akuten schizophrenen Störung

Akute schizophrene Psychosen werden stationär behandelt, wenn die Steuerungsfähigkeit und die Kooperation des Patienten durch Intensität und Dauer der Störung beeinträchtigt sind. Die Einweisung durch Unterbringungsgesetz wird man nicht immer vermeiden können. Der Vorteil der stationären Behandlung liegt auch darin, daß man durch eine initial höhere Dosierung den Patienten schneller entlasten kann.

Therapie der akuten schizophrenen Störung

Neuroleptika
i.v./i.m.
später oral
differenzierte Dosierung
Psychotherapie
Verständnis
stützende Gespräche
Versachlichung
Soziotherapie
Beschäftigungstherapie
Arbeitstherapie
sozial-stützende Maßnahmen
Beratung der Familie
Ziel:
Rückbildung des Syndroms
Kooperation
Versachlichung (Krankheitseinsicht)

Die Therapie von akuten schizophrenen Störungen (Erstmanifestation, Schub) ist primär medikamentös. Verwendet werden **Neuroleptika** in hoher oder mittlerer Dosierung (bei stationären Patienten zunächst i.m. oder i.v.). Angestrebt werden sollte durch differenzierte Dosierung in den ersten Wochen der Behandlung ein allmählicher Abbau auf möglichst niedrige Dosen (nach Möglichkeit oral), mit denen die psychotischen Phänomene gerade noch unterdrückt werden. Daneben sind **stützende psychotherapeutische Gespräche** notwendig. Ziel ist eine Kooperation zwischen Arzt und Patient. Der Patient sollte allmählich zu einer versachlichenden Betrachtung des krankhaften Erlebens geführt werden. Dieser Lernvorgang geht meist über die akute Behandlungsphase hinaus. **Soziale Maßnahmen** zur Unterstützung der Therapie stehen erst an dritter Stelle. Sie haben vorbereitenden Charakter für die Zeit nach der Entlassung aus der stationären Behandlung.

Eine zusätzliche Betreuung durch Psychotherapeuten ist in der akuten Phase nicht angezeigt, auch wenn sich dies auf Grund der Vorbehandlung anbieten sollte. Ich habe gelernt, daß die psychotherapeutische Double-bind-Situation, die sich bei diesem Vorgehen entwickelt, die Therapie eher behindert: der Psychotherapeut ist für die Lebensprobleme zuständig und dem Psychiater werden die Pillen und die Schizophrenie-Diagnose angelastet.

Der Psychiater sollte sich niemals auf die Verordnung von Psychopharmaka beschränken. Auch die ausschließlich psychoanalytische Behandlung der schizophrenen Störungen (*Ch.Müller* 1955, *Benedetti* 1969) brachte keine Erfolge, aus denen sich therapeutische Grundsätze für alle Patienten ableiten ließen.
Wichtig ist die **Beteiligung der Angehörigen** als Stütze, Rückhalt und Vertrauensperson des Patienten. Eine Trennung von der Familie, die heute bei jungen Menschen schnell einmal vorgeschlagen wird, ist fast immer kontraindiziert. Meist haben hebephrene Patienten auf Dauer nur Rückhalt bei den Eltern. Im übrigen sollte man die Belastungen, die sich für die Angehörigen (Eltern, Partner) ergeben, nicht unterschätzen. Die

Angehörigen müssen lernen, wie sie sich auf den Kranken einstellen. Auch sie brauchen Verständnis, Hilfe und Information. Familientherapie ist nicht indiziert. Man sollte überhaupt die Angehörigen nicht als „Hilfstherapeuten" betrachten. Sie können allenfalls im Einvernehmen mit dem Patienten für die Regelmäßigkeit der Medikation sorgen.

25.10.2 Langzeittherapie

Eine Langzeittherapie ist bei schizophrenen Störungen in jedem Fall notwendig, auch bei Erstmanifestation. Sie wird überwiegend **ambulant** durchgeführt, ausgenommen sind Patienten mit schweren Residuen, die nicht mehr für sich allein sorgen können. Nach dem Abklingen der akuten Störungen stehen Psychotherapie und soziale Hilfen im Vordergrund. Neuroleptika müssen aber noch mindestens 2-3 Jahre weiter gegeben werden.

Im **psychotherapeutischen Gespräch** mit dem Arzt soll der Patient Halt finden, Aufklärung, Verständnis und begründeten Rat. Über die Medikamente und ihre Dosierung verständigt man sich am Ende des Gesprächs, manchmal wie beiläufig. Dem Kranken fällt es schwer, die Schizophrenie als Krankheit zu akzeptieren. Wenn sich die Störungen unter Wirkung der Neuroleptika zurückgebildet haben, wird die Erinnerung daran häufig verdrängt oder bewußt bei Seite geschoben. Der Patient wird dann eher von den Nebenwirkungen der Neuroleptika sprechen, weil er durch die Medikamente an die Krankheit erinnert wird. Diesen Tendenzen muß der Arzt behutsam (intransitiv!) entgegenwirken.

Für die Anpassung der Therapie sollte der Patient lernen, mit welchen Symptomen oder Wahrnehmungen ein neuer Schub beginnt: Schlafstörungen, ein Gefühl des Unwirklichen, unerklärliche Veränderungen an Passanten, bedeutungsvolle Worte und Anspielungen von Unbekannten oder im Fernsehen und Radio, aber auch schwarze Limousinen, die auffällig hinter ihm herfahren. Diese Symptome muß man erfragen, sie sind individuell typisch und verändern sich auch bei wiederholten Schüben nicht. Meist bleiben vom Beginn dieser Auffälligkeiten nur einige Tage, bis die psychotische Störung sich durchsetzt. In dieser Zeit kann der Patient noch Stellung nehmen und den Arzt aufsuchen oder von sich aus die Dosis erhöhen.

Langzeitbehandlung der Schizophrenie

Psychotherapie
stützende Gespräche
eventuell Gesprächspsychotherapie
keine Gruppentherapie!
keine Psychoanalyse!
Soziotherapie
Arbeitsvermittlung
beschützende Werkstätten etc.
betreutes Wohnen
Gespräche mit Angehörigen
Beratung
Clubs, Gemeinschaften
Neuroleptika
differenzierte Dosierung
eventuell Depotpräparate i.m.
Dauer 2-4 Jahre und länger

Ziel:
Selbstverständnis
soziale Reintegration
pharmakologische Prophylaxe

Fallbericht:

52 Eine schizophrene Patientin ist seit zwei Jahren mit 100 mg Perazin und 1 mg Haloperidol medikamentös gut eingestellt und geht wieder ihrer Arbeit nach. Plötzlich fällt ihr auf, daß sie davon „träumt", ihr Mann würde mit dem 10-jährigen Sohn homosexuelle Spielchen betreiben. Sie erinnert sich, daß ihre Krankheit immer mit solchen „Träumen" begonnen hat und ist beunruhigt. Am Abend spricht sie mit dem Ehemann und beide entscheiden, daß sie, wie vereinbart, die Haloperidol-Dosis um 1 mg erhöht. Daraufhin fühlt sie sich schon deutlich besser. Am nächsten Morgen telefoniert sie mit dem Arzt, die bösen Träume sind aber zu dieser Zeit bereits verschwunden.
Diagnose: schizophrene Störung (erste Symptome bei Exazerbation)

53 Eine 35-jährige Kauffrau, alleinstehend, war nach einer ersten schizophrenen Episode mit einer relativ niedrigen Neuroleptika-Dosis aus der Klinik entlassen worden. Sie war frei von psychotischen Symptomen und fühlte sich wohl. Eines Tages rief sie an und bat dringend um einen Termin. Sie erzählte, daß sie am Abend davor in ihrer Wohnung plötzlich bemerkt hätte, wie sie sich in ihrem Verhalten darauf einstellte, daß sie von Herrn N.N. wieder mit Mikrophonen abgehört wird. Die Mikrophone waren in der Wand. Dies war, wie wir wußten, die Vorstellung, mit der ihre Psychose begonnen hatte. Herr N.N., ein Arbeitskollege in ihrer alten Firma, spielte in der akuten psychotischen Störung eine entscheidende Rolle. Sie war erschreckt. „Mir brach richtig der Schweiß aus", sagte sie, „nun fängt das vielleicht wieder an." Dann aber hatte sie sich an unsere Gespräche erinnert und 1 mg Haloperidol zusätzlich genommen. Daraufhin war sie wieder frei von psychotischen Symptomen. Wir blieben noch längere Zeit bei der höheren Dosis und die Sache mit den Mikrophonen war ausgestanden.
Etwa ein Jahr später berichtete die Patientin, die inzwischen den Arbeitsplatz gewechselt hatte, daß sie am ersten Arbeitstag in dem neuen Betrieb eine Bank aufsuchen mußte und dann maßlos erschreckt war, als dort plötzlich laut der Name von Herrn N.N. aufgerufen wurde. „Da hatte ich vielleicht Herzklopfen", sagte sie, „nun hörst du auch noch Stimmen, dachte ich. Aber er war's wirklich. Und ich bin sogar auf ihn zugegangen und wir haben miteinander geredet. Er war jetzt bei einer anderen Firma. Nein, diesmal war es nicht psychotisch, Gott sei Dank."
Diagnose: schizophrene Störung (Wiederauftreten von Symptomen).

Auch in diesem Stadium der Behandlung ist die Integration des Patienten in psychotherapeutische Gruppen nicht begründet, sondern eher kontraindiziert. Der Patient muß zur Objektivierung seiner Störung hingeführt werden, nicht aber zur gemeinschaftlichen Bearbeitung von „Konflikten". Dagegen sind rezeptive Gruppen angezeigt (Musik, Gymnastik, Malen).

Wenn sich unter den Neuroleptika die Besserung einstellt, muß man damit rechnen, daß der Patient die Medikamente zu reduzieren versucht oder ganz wegläßt. Er möchte gesund sein und empfindet die Krankheit als beschämendes Versagen und durch die tägliche Einnahme der Pillen wird er daran erinnert. Diese Einstellung ist verständlich. Der Arzt sollte rechtzeitig auf solche Krisen hinweisen. Wenn die Medikamente weggelassen werden (mindestens jeder zweite Erkrankte tut es), müssen wir erst recht Kontakt zum Patienten halten. Bei Patienten mit wiederholten Schüben sollte man voraussagen, wann ungefähr nach dem Absetzen der Neuroleptika mit dem Wiederauftreten von Störungen zu rechnen ist. Wenn eine optimale Medikation länger als ein Jahr durchgehalten wurde, beträgt das Intervall meist 4-6 Monate.

Bewährt hat es sich, wenn man regelmäßig auch mit den Angehörigen Gespräche führt. Der Patient muß damit einverstanden sein, aber ich habe damit noch nie Schwierigkeiten gehabt. Bei gut remittierten Patienten genügen Abstände von drei Wochen, in denen sie entweder allein oder mit den Angehörigen die Praxis aufsuchen. Wenn die Angehörigen mitkommen, spreche ich erst mit dem Patienten, dann mit den Angehörigen und zuletzt machen wir eine „Vollversammlung", in der gemeinsam über die Behandlung gesprochen wird. Das hat Vorteile für alle Beteiligten. Die Angehörigen sind besser informiert und den Imponderabilien der Krankheit nicht mehr ausgeliefert. Und der Arzt weiß mehr über den Kranken und kann seine Therapie besser auf die Veränderungen abstimmen.

Der Psychiater muß offen sein für die **beruflichen** und **sozialen Probleme**, die sich aus der Krankheit ergeben. Manchmal empfiehlt sich ein Wechsel des Arbeitsplatzes (weniger belastende Tätigkeit, günstigeres Umfeld). Bei ungünstigem Verlauf wird sich ein sozialer Abstieg nicht vermeiden lassen. Junge Patienten finden manchmal gar nicht den Einstieg ins Berufsleben, insbesondere wenn die Erkrankung einsetzt, bevor die berufliche Ausbildung abgeschlossen werden konnte. Andererseits kann man davon ausgehen, daß der optimal behandelte Schizophrene weder beruflich noch in seiner intellektuellen Entwicklung behindert ist.

Bei medikamentös gut kompensierten Patienten sollte man daran denken, daß situative Schwierigkeiten (Beruf, Familie, Gemeinschaft, Ortswechsel), die mit einer länger dauernden Anspannung oder mit Stress einhergehen, die Exazerbation von schizophrenen Störungen fördern können. In solchen Fällen kann eine vorübergehende Erhöhung der Neuroleptika-Dosis notwendig werden.

Insgesamt aber bleibt die Schizophrenie ein Rätsel, das uns immer wieder betroffen macht. Dem sollte der Psychiater nicht ausweichen. Wir können nur helfen, wenn wir uns dieser Betroffenheit stellen.

Fallbericht:

54 Nach Jahren war ich wieder einmal in der alten Klinik. Meine ehemalige Stationsschwester, die jetzt für das ganze Haus zuständig war und kurz vor ihrer Pensionierung stand, führte mich durch die einzelnen Stationen. Es war alles neu, vertraut und doch fremd, vor dem Fenster gab es keine Gitter mehr. In einem der Aufenthaltsräume kamen Patientinnen von der Arbeit in der Küche. Ich stutzte, eine der Frauen kam mir bekannt vor. Die Oberschwester bestätigte das: „Natürlich kennen Sie die Patientin, das ist Madame Ch., die mit ihrem Mann hier war:" Ich erinnerte mich. Da war ein junger Mann nach dem Krieg in die USA ausgewandert und hatte dort eine Amerikanerin geheiratet. Nach einigen Jahren verfestigte sich in beiden die Überzeugung, daß sie von den Behörden seines Heimatlandes verfolgt würden. Als Briefe an die Botschaft nichts nützten, fuhren sie nach Europa, um dort vor dem Parlament seines Landes durch einen Hungerstreik auf die Machenschaften aufmerksam zu machen. Sie glaubten an eine Verschwörung. Wir hielten es zunächst für eine Folie à deux, deren Wahnthematik von einem der beiden ausgeht und über emotionalen Druck und Einflußnahme auch den Partner erfaßt, der eigentlich gesund ist. Aber es zeigte sich, daß beide krank waren, jeder in seiner Weise, auch bei einer Trennung änderte sich nichts. Psychopharmaka wurden damals erst eingeführt. Als wir jetzt miteinander sprachen, konnte die Patientin sich an mich erinnern. Wir rechneten aus, daß es 28 Jahre her war. Sie sagte: „Ich weiß noch, wie Ihr kleiner Junge in seinem blauen Mäntelchen durch den Klinikgarten lief." Wir lachten. Ich erfuhr, daß ihr Mann schon vor zehn Jahren verstorben war, und drückte ihr mein Mitgefühl aus. „C'est la vie", sagte sie, „so ist das Leben", nickte mir zu, wendete sich dann gleichmütig ab und ging den anderen nach auf die Station.

26 Paranoia und wahnhafte Störungen

Eine Reihe von psychopathologischen Veränderungen hat zwar einen Bezug zu den schizophrenen Störungen, Krankheitsbild und Verlauf zeigen aber Abweichungen, so daß eine Besprechung in einem eigenen Kapitel begründet ist. Wir rechnen dazu kurzfristige psychotische Episoden mit vagen Veränderungen des Verhaltens, aber auch Erkrankungen, die allein von Wahnphänomenen bestimmt werden und bei denen die typischen Icherlebensstörungen und Halluzinationen nicht nachweisbar sind.

Akute passagere psychotische Störung
(ICD: F 23)

In der ICD findet sich dieser Sammelbegriff für Störungen, die akut innerhalb von wenigen Tagen auftreten, mit schnell wechselnden typisch schizophrenen Symptomen, und nach ein bis zwei Monaten wieder abklingen. Eine Auslösung durch belastende Ereignisse ist denkbar. Als Auslöser werden genannt: Trauerfälle, plötzlicher Tod eines Partners, Verlust des Arbeitsplatzes, Heirat, Kriegsereignisse, Terrorismus, Folter.

Ich kann mich an keinen Fall erinnern, in dem eine solche diagnostische Zuordnung berechtigt gewesen wäre. Wenn sich Symptome ersten Ranges nachweisen lassen, würde ich immer eine schizophrene Störung annehmen. Sonst aber bliebe nur eine abnorme Reaktion. Außerdem sollte man beachten, daß seit Anwendung der Neuroleptika die schizophrenen Syndrome nicht mehr so deutlich sind.

Schizotype Störungen
(ICD: F 21)

Synonyme: latente Schizophrenie, prodromale Schizophrenie, pseudoneurotische Schizophrenie, eventuell auch Borderline-Störung.
Ein sehr weit gefaßter Begriff für Störungen, die durch Exzentrik des Verhaltens, inadäquate Affekte, sozialen Rückzug, Mißtrauen und schwer nachvollziehbare Überzeugungen an die Diagnose einer Schizophrenie denken lassen, ohne daß eindeutige schizophrene Symptome nachweisbar sind. Die Unsicherheit der Diagnose zeigt sich an der Vielfalt der Synonyme. Relativ häufig ist der Übergang einer schizotypen Störung in eine Schizophrenie.
Therapie: Eventuell Applikation von Neuroleptika wie bei den schizophrenen Störungen. Dabei kann es allerdings zum Problem werden, wie man den Patienten, der krankheitsuneinsichtig ist (jedenfalls was psychische Störungen betrifft), von der Notwendigkeit einer Medikation überzeugt.

Paranoia
(ICD: F 22.0)

Synonyme: anhaltende wahnhafte Störung, paranoide Psychose, späte Paraphrenie.
Typisch für diese Störung ist ein **isoliert auftretender lang anhaltender Wahn**, der relativ häufig zu einem Wahnsystem ausgestaltet wird. Ein Zusammenhang mit den schizophrenen Störungen ist umstritten. Neben den wahnhaften Überzeugungen sind keine anderen psychotischen Symptome nachweisbar. Die Störung ist charakterisiert durch die schleichende Entwicklung eines dauernden, unerschütterlichen Wahnsystems bei erhaltener Klarheit und Ordnung im Denken, Wollen und Handeln (*Kraepelin* 1899). Die berufliche Arbeit ist lange Zeit ungestört. Die Intelligenz ist nicht getrübt. Auffal-

lend ist die Logik der Argumentation, mit der die Wahnideen gegenüber der Umwelt vertreten werden. Das erste Auftreten der Störung und der Inhalt des Wahns können häufig mit Lebensereignissen in Zusammenhang gebracht werden. Manchmal scheint der Wahn aus einer überwertigen Idee zu erwachsen. Die Störung beginnt relativ spät, im allgemeinen nach dem 40. Lebensjahr (vgl. Spätschizophrenie). Sie verläuft meist ohne Residuum. Ein Übergang in typisch schizophrene Störungen ist jedoch möglich. Die Patienten sind für eine **Therapie** schwer zu motivieren, weil sie sich nicht krank fühlen. Sie erwarten vielmehr Hilfe von den Gerichten oder der Öffentlichkeit. Neuroleptika können die Symptome mildern.

Fallbericht:
55 Ein Oberstudienrat hat Ärger mit dem Schuldirektor, weil er, wie er meint, bei der Klassenzuteilung benachteiligt wurde. Er will die Klasse, die er seit Jahren führt, bis zum Abitur weiter übernehmen, aber diese Stelle wurde einer jüngeren Kollegin zugesprochen. Er fühlt sich übergangen, beschwert sich beim Schulamt, wird aber abgewiesen. Dies empfindet er als Unrecht, das er nicht hinnehmen will. Er beschwert sich erneut, nun auch mit Andeutungen, daß zwischen dem Studiendirektor und der Kollegin eine Beziehung bestehe. Auf die erneute Abweisung reagiert er mit Schärfe, schreibt ans Ministerium, was ihm eine Klage wegen Verleumdung einbringt. Die Klagen gehen hin und her. Nach Jahren ist er mit dem ganzen Kollegium zerstritten, fühlt sich von dem Schulleiter verfolgt, der das Schulamt und den Minister gegen ihn aufgehetzt hätte. Die Richter sind ratlos. Seine Argumente sind überzeugend, logisch aufgebaut, aber er geht von falschen Voraussetzungen aus. Er wird vorzeitig in den Ruhestand versetzt. Gegen den Beschluß hat er Einspruch erhoben.
Diagnose: Paranoia (paranoide Schizophrenie).

Die beiden folgenden Störungen werden in der ICD nicht gesondert aufgeführt, sondern den anhaltenden wahnhaften Störungen zugeordnet. Eine gesonderte Erwähnung scheint mir aber angebracht, weil es sehr präzise klinische Beschreibungen gibt, aus denen man den typischen Verlauf dieser Störungen erkennen kann.

Spätschizophrenie

Eine nach dem 40. Lebensjahr ausbrechende schizophrene Psychose gehört meist zu den chronisch verlaufenden paranoiden Formen der Störung.
Die Abgrenzung vom sogenannten Altersparanoid, das im 7. Lebensjahrzehnt mit überwiegend depressiv-paranoiden Symptomen auftritt, ist schwierig, wenn nicht andere Zeichen für Altersveränderungen nachweisbar sind. Bei sorgfältiger Anamnese wird man manchmal herausfinden, daß psychotische Störungen schon früher bestanden haben. Dann würde es sich nicht um eine Spätschizophrenie handeln, sondern um eine „spät erkannte" Schizophrenie. Bei diesen Patienten finden sich dann auch Anzeichen für ein schizophrenes Residuum (ein diagnostischer Hinweis!). Die eigentliche Spätschizophrenie verläuft dagegen ohne deutliches Residuum, vielleicht weil die Zeit dazu fehlt.
Zur **Therapie** werden bei dieser Störung Neuroleptika in mittlerer Dosierung eingesetzt. Häufig wird auch mit höheren Dosen keine volle Distanz zu den paranoiden Vorstellungen erreicht. Vorsicht bei höheren Dosen. Auch wenn die aktuellen Symptome schwinden, bleibt die Überzeugung bestehen, „daß da irgend etwas dran gewesen sein muß".

Sensitiver Beziehungswahn

Der Begriff bezeichnet eine **Wahnentwicklung**, bei der die Deskription der Wahnphänomene durch psychodynamische Vorstellungen ergänzt wird.
Die Störung beginnt meist im 4. Lebensjahrzehnt, sie ist bei Frauen häufiger als bei Männern. Die paranoide Entwicklung könnte sich aus einer Konstellation von Persönlichkeitsstörung, kränkendem Erlebnis und Umwelteinfluß ergeben. Ein gefühlszarter,

schüchterner, leicht kränkbarer Mensch (sensitiv-asthenische Persönlichkeit), der dennoch einen gewissen Stolz und Anspruch hat, entwickelt aus einer beschämenden Niederlage die paranoide Überzeugung, daß die andern ihn belächeln oder verachten und über ihn sprechen. Man könnte auch sagen, daß die Schuldvorwürfe, die sich aus einem rigorosen Selbstanspruch ergeben, nach außen projiziert werden. In der Auseinandersetzung mit dieser vermeintlich üblen Nachrede verstrickt der Patient sich weiter in wahnhafte Überzeugungen und Beziehungsideen.

Die Patienten werden zunächst verkannt, sie wirken auf die Umgebung als Sonderlinge und Querulanten.

Therapie: Die Behandlung erfolgt mit Neuroleptika wie bei einer paranoiden Schizophrenie. Damit ist meist aber nur eine Abschwächung der Symptome zu erreichen, die im günstigsten Fall ein „Arrangement" des Patienten mit der Umwelt möglich macht. Eine Auseinandersetzung über die Wahnthemen und absurden Verdächtigungen ist nicht sinnvoll.

Erwähnen sollte man auch, daß ein **Übergang** in typisch schizophrene Störungen nicht selten ist, auch wenn möglicherweise der paranoide Aspekt bestimmend bleibt.

Fallberichte:

56 Eine alternde alleinstehende Frau erlebt die sexuellen Bedürfnisse, die sie sich nicht zugestehen kann, als Anspielung, Antrag oder Vorwurf von Arbeitskollegen und Vorgesetzten. Es wird geflüstert, daß sie eine Hure sei. Sie zieht sich zurück, bemerkt aber, daß der Vorgesetzte sie liebt. Er ist verheiratet, aber sie ist überzeugt, daß sie beide nach einem geheimen Plan füreinander bestimmt sind. Sie versucht, ihm zu erkennen zu geben, daß sie von dieser Bestimmung weiß. Sie stellt Blumen auf seinen Tisch, spricht ihn an, wenn er vorübergeht, und als er nicht reagiert, schiebt sie ihr Bein heraus, als er kommt, so daß er darüber fällt. Dadurch kommt es zu Spannungen im Büro, die sie verschlimmert, weil sie sich bei dem Vorstand über die Machenschaften beklagt, denen sie ausgesetzt sei. Sie verliert ihre Stelle. In dieser Zeit treten erstmals Stimmen auf, die das Geschehen kommentieren, in ihrem Sinn, was sie zu einer weiteren Klage veranlaßte, diesmal gegen die Firma.

Diagnose: schizophrene Störung (Liebeswahn).

57 Auch außerhalb der Psychiatrie bekannt geworden (und in einer Novelle von Hermann Hesse erwähnt), ist der Fall des Hauptlehrers Wagner, dessen Anschlag auf die Bewohner eines Dorfes 1907 großes Aufsehen erregte. Er fühlte sich wegen Masturbation und einer in Trunkenheit begangenen sodomitischen Handlung von den Dorfbewohnern verachtet und verfolgt. Es wurde, wie er meinte, ständig über ihn getuschelt und geredet. Deshalb beantragte er seine Versetzung und wechselte den Arbeitsplatz. Er wollte der üblen Nachrede entgehen, aber es war vergeblich, denn schon einige Wochen später wurde auch in der anderen Gemeinde über ihn geflüstert. Die Bauern aus dem ersten Dorf hatten, wie er annahm, seine Verfehlungen weiter getragen. Weil er fürchtete, daß auch seine Familie in die Verleumdungen hineingezogen würde, tötete er seine Frau und die vier Kinder und lief noch in der Nacht zu dem Dorf, in dem seiner Meinung nach alles angefangen hatte. Er steckte verschiedene Häuser in Brand und schoß auf die flüchtenden Bewohner, von denen er neun tötete und elf schwer verletzte. Er wurde wegen der Wahnerkrankung vor Gericht exkulpiert und kam in eine Psychiatrische Landesklinik, in der er noch 40 Jahre verbrachte. 1921 hatte er ein Drama „Der Wahn" geschrieben, das sich mit Problemen der Erkrankung von König Ludwig II von Bayern beschäftigte und eine gewisse Distanz erkennen läßt. Zu der Tat selbst nahm er nie Stellung und er weigerte sich auch, Bilder seiner Kinder anzusehen (*E. Kretschmer* 1918, *G. Hofer* 1968).

Diagnose: sensitiver Beziehungswahn (Hauptlehrer Wagner).

Unter süddeutschen Psychiatern hielt sich lange das Gerücht, daß es sich bei der Erkrankung des Hauptlehrers Wagner doch um eine Schizophrenie gehandelt hat.

Induzierte wahnhafte Störung
(ICD: F 24)

Synonyme: induzierte paranoide Störung, symbiotische Psychose, Folie à deux.
Der Begriff bezeichnet das relativ seltene Auftreten von paranoiden oder schizophrenen Störungen bei zwei Personen mit engen emotionalen Bindungen (Partner, vielleicht auch Geschwister). Es wurde angenommen, daß die wahnhaften Überzeugungen durch den dominierenden Partner dem abhängigen induziert werden. Dieses Argument überzeugt, wenn beide Partner durch Sprache und Kultur von der Umwelt getrennt sind, wie dies bei Einwanderern vorkommt. Da beide Partner sich wechselseitig in ihrem Wahn bestärken, ergibt sich allein daraus eine Isolierung.
Therapie: Unter der Annahme einer Induktion des psychisch gesunden Partners durch den an Schizophrenie Erkrankten wurde häufig eine Trennung der Partner veranlaßt, die aber nur selten eine Besserung brachte. Ich habe nicht einen Fall gesehen, bei dem diese Maßnahme bei einem der Partner zu einer Rückbildung der Symptome geführt hätte. Grundsätzlich sollten beide Partner mit Neuroleptika behandelt werden. Speziell bei Geschwistern ist denkbar, daß beide schizophrene Störungen haben, die ähnlich sind oder sich wechselseitig beeinflussen.

Fallbericht:
58 Die beiden Schwestern waren aus der DDR geflüchtet, sie waren alleinstehend und mieteten gemeinsam eine Wohnung. Plötzlich hatten sie den Eindruck, daß sie von der Stasi überwacht würden, was aus ihrer Tätigkeit, sie waren Lehrerinnen, kaum zu erklären war, obwohl eine von ihnen in der DDR einmal von Mitarbeitern dieser Behörde angesprochen wurde. Aber das war lange her. Sie bemerkten Veränderungen in der Wohnung, die sie sich nicht erklären konnten, fühlten sich beobachtet und ausspioniert. Es war unheimlich. Als sie eine Reise planten, redeten sie ständig von Mallorca, um die Beobachter abzulenken. Aber sie flogen dann nach Teneriffa. Doch schon am ersten Abend im Hotel, als sie nach dem Essen wieder auf das Zimmer kamen, bemerkten sie in beiden Koffern Veränderungen in der Ordnung ihrer Sachen. Irgend jemand hatte sich da zu schaffen gemacht und die Wäsche in den verschlossenen Koffern anders hingelegt. Es war wie ein Zeichen. Auch andere Hinweise auf eine Durchsuchung fanden sich, aber es blieb unklar, wer das getan hatte. Die Überwacher meldeten sich nicht. Auf einem Treffen mit ehemaligen Studienkollegen, ein paar Monate später, wagten sie nicht, sich alten Freunden anzuvertrauen. Aber sie machten Andeutungen, daß es ihnen schlecht gehe und sagten auf Fragen: du weißt schon, nein, unsere Adresse gebe ich dir lieber nicht. Unabhängig davon blieben sie im Umgang mit Menschen aus ihrer Umgebung geordnet und unauffällig. Sie galten als stille, etwas verschrobene alte Jungfern, die zu scheu waren, um mit anderen zu reden, und es ablehnten, wenn ihnen jemand im Treppenhaus behilflich sein wollte. Einmal ging die Jüngere zu einem Psychiater, aber sie wollte nur etwas für die Schwester haben, die unter der Beeinflussung, unter der sie beide litten, zu nervös geworden war.
Diagnose: induzierte wahnhafte Störung.

C GROB-ORGANISCHE PSYCHISCHE STÖRUNGEN

Somatische Psychosen, Wesensänderung, Demenz und Schwachsinn

27 Körperlich begründete Psychosen

Fragen:
Welche psychopathologischen Veränderungen sprechen für eine grob-körperliche Verursachung der psychischen Störung? An welchen Merkmalen erkennen wir, daß bei psychotischen Syndromen eine zusätzliche zerebrale Schädigung vorliegt? Ist die psychopathologische Zuordnung verläßlich? Welche therapeutischen Möglichkeiten gibt es bei körperlich begründeten Psychosen?

Grundsätzlich kann man jede psychische Störung als „körperlich begründet" ansehen, denn Psychisches, wie wir es erleben, ist eine Funktion des Zentralnervensystems. Psychopathologische Störungen haben immer auch eine Repräsentanz in der veränderten nervalen Funktion. Wenn hingegen die nervale Funktion grob geschädigt ist (durch Intoxikation, Alter, Atrophie, Trauma oder einen Tumor), wird sich das auch in psychopathologischen Veränderungen zeigen.

27.1 Grundzüge körperlich begründeter Psychosen

27.1.1 Definition

Als körperlich begründete Psychose bezeichnen wir eine mit psychotischen Syndromen einhergehende psychische Störung, bei denen durch eine körperliche Ursache direkt oder indirekt die Hirnfunktion beeinträchtigt ist.

Direkte Ursachen sind Erkrankungen, Infektionen oder traumatische Schädigungen des Gehirns, zerebrale Tumoren oder Intoxikationen.
Indirekte Ursachen sind schwere körperliche Erkrankungen oder generelle Stoffwechselentgleisungen, von denen die Funktion des ZNS beeinflußt wird.

27.1.2 Leitsymptome

Hinweise für eine grob-organische Verursachung einer psychotischen Störung ergeben sich aus den Merkmalen

▶ Bewußtseinstrübung
▶ Inkohärenz des Denkens
▶ Desorientierung
▶ Verlangsamung

Diese Merkmale sprechen immer für eine grob-organische Verursachung oder zumindest für eine zusätzliche grob-organische Komponente der psychotischen Störung.

! Das Fehlen dieser Merkmale schließt eine grob-organische Verursachung nicht aus.

Aus der Kombination dieser Merkmale lassen sich typische Syndrome ableiten.

Die **syndromalen Einheiten**, die aus einer solchen Verbindung hervorgehen, sind

▶ Verwirrtheit (S. 73)
▶ delirantes Syndrom (S. 75)
▶ Oneiroid (S. 58)
▶ Dämmerzustand (S. 76)

Zwischen diesen Syndromen sind Übergänge möglich. Das Oneiroid wird gelegentlich auch dem Dämmerzustand zugerechnet.
Inkohärenz des Denkens ist manchmal schwer von Zerfahrenheit zu unterscheiden (S. 50). Der Begriff überschneidet sich mit dem der Verwirrtheit, bei der nicht allein das Denken gestört ist, sondern auch die Selbstbestimmung des Handelns und die Orientierung in Raum und Zeit und zur eigenen Person.
Verwirrtheit wird sowohl als Symptom (bezogen auf das Denken) gebraucht, bezeichnet aber auch ein Syndrom (wenn alle psychischen Funktionen betroffen sind).
Das delirante Syndrom könnte man als eine Verwirrtheit mit halluzinatorischen und wahnhaften Erlebnissen und vegetativen Störungen beschreiben.

Auch die körperlich begründeten psychischen Störungen sind unspezifisch, d.h. aus dem Charakter der psychischen Störung kann man im allgemeinen nicht auf die Lokalisation der zerebralen Schädigung schließen.

Ausnahmen sind:
Stirnhirnsyndrom –
Euphorie, Rededrang, Enthemmung, Distanzverlust und Taktlosigkeit;

Stammhirnsyndrom –
reizbar-dysphorische Verstimmungen, Antriebsmangel, eventuell Euphorie.

Fallbericht:
59 Ein Bahnbeamter in einer Kleinstadt erlitt im Alter von 43 Jahren eine Schädelfraktur mit einer Schädigung des basalen Stirnhirns, als er auf dem Bahnsteig von einer Weinflasche getroffen wurde, die aus einem vorüberfahrenden D-Zug herausgeworfen worden war. Als er nach Monaten aus der Neurochirurgischen Klinik entlassen wurde, war der bis dahin solide und ruhige Mann völlig verändert. Er war affektlabil, reizbar und mißtrauisch und irritierte Familie und Freunde durch grob taktlose Bemerkungen, die er, wenn sie ihm vorgehalten wurden, kindlich albern und witzelnd bagatellisierte. Die ältere Tochter, die ihm sehr zugetan war, lehnt ihn jetzt ab und ist zu ihrem Freund gezogen. Die jüngere lebt in ständiger Spannung und fürchtet seine anzüglichen Späße. Die Ehefrau will ihn bei sich behalten. Eine von Nachbarn angestrengte Klage wegen Erregung öffentlichen Ärgernisses ist noch nicht verhandelt.
Diagnose: organische Wesensänderung, Stirnhirnläsion.

Das Auftreten von grob-organisch begründeten psychotischen Symptomen scheint von der Intensität und der Schnelligkeit abzuhängen, mit der die zerebrale Schädigung entsteht. Langsam eintretende Schädigungen (z.B. langsam wachsende Tumoren oder Durchblutungsstörungen) führen häufig direkt zu Wesensänderung und Demenz.

27.1.3 Interferenz

Mit körperlich verursachten psychotischen Zuständen können auch **reaktive und neurotische Störungen** interferieren. Neurasthenische und hysterische Reaktionen oder Angst können durch körperliche Veränderungen (nicht nur zerebrale!) ausgelöst oder gesteigert werden, selbst wenn die körperliche Störung klinisch noch nicht manifest ist. Vor allem bei leichteren und beginnenden symptomatischen Psychosen wird das Erscheinungsbild häufig von neurotischen Reaktionsmustern verzeichnet. Dies kann zu Fehldiagnosen führen, wenn der hysterische Anteil den Arzt vom eigentlichen Anlaß der Störung ablenkt.

Kriterium: Neurotische Störungen bestimmen im allgemeinen den Lebenslauf durchgehend. Wenn sie erstmals bei einem älteren Menschen auftreten, sollte man sich nicht mit der psychologischen Deutung begnügen.

Die grob-organische zerebrale Schädigung schließt eine neurotische Reaktion nicht aus. Symptome unterschiedlicher Genese können miteinander interferiren.

Schwierigkeiten können sich bei der **Differentialdiagnose zur Schizophrenie** ergeben, weil die schizophrenen Symptome bei hohen Neuroleptika-Dosen manchmal eine „organische Färbung" annehmen. Die Patienten wirken dann schwerbesinnlich, verlangsamt und emotional starr und sind vielleicht sogar desorientiert. Bei Neuroleptika-Überdosierung können wie bei jeder Intoxikation offenbar psychotische Veränderungen provoziert werden.

Die Neuroleptika-bedingte delirante Störung ist phänomenologisch von der „endogenen" Psychose nicht zu unterscheiden. An ein zusätzlich auftretendes pharmakologisches Delir sollte man bei einer schizophrenen Störung denken, wenn sich nach einer deutlichen Besserung und Rückbildung der schizophrenen Symptome unter Neuroleptika-Therapie bei *gleichbleibender Dosierung* nach einer Latenz von 1-2 Wochen der Zustand des Patienten drastisch verschlechtert: Das führt im allgemeinen reflexartig zu einer Erhöhung der Dosis. Aber in solchen Fällen sollte man zunächst für einige Tage die Neuroleptika reduzieren, bevor man sich zu einer Dosissteigerung entschließt.

27.1.4 Übergänge und Verlauf

Man kann davon ausgehen, daß grob-organisch begründete Psychosen **reversibel** sind. Der Verlauf wird aber auch von der Schwere des körperlichen Leidens bestimmt. Wenn die Grundstörung sich nicht bessert, können die psychotischen Störungen wiederholt oder protrahiert auftreten. Unbehandelte schwere grob-organische Psychosen bedeuten Lebensgefahr, weil es neben den psychotischen Erlebnissen und der Verwirrtheit häufig auch zu vegetativen Entgleisungen kommt.
Vor Einführung der Psychopharmaka starben viele Alkoholdelir-Patienten an Kreislaufversagen.

Wenn der akuten körperlich begründeten Psychose eine direkte und anhaltende zerebrale Schädigung zu Grunde liegt, ist ein Übergang in eine chronische Störung möglich. Das akute delirante Syndrom kann zwar auch in diesem Fall reversibel sein, aber im Verlauf entwickeln sich aus der weiterbestehenden körperlichen Störung eine Wesensänderung und Demenz.

Manchmal können symptomatische Psychosen direkt in amnestische Zustände mit Gedächtnisstörung und Herabsetzung oder Verlust der Merkfähigkeit übergehen. Orientierungsstörung und Verkennung der Situation treten gelegentlich hinzu und die Lücken werden durch Konfabulation ersetzt. Dann spricht man von einem **Korsakow-Syndrom.**

Gelegentlich ist anfänglich die Unterscheidung gegenüber schizophrenen oder endogen-affektiven Störungen erschwert. Notwendig ist der Nachweis von zerebralen Veränderungen. Die somatischen Befunde müssen deutlich sei und sie sollten mit dem Auftreten der psychischen Veränderungen korrelieren.

Eine parallele Entwicklung zwischen der somatischen Störung und den psychischen Auffälligkeiten, die gelegentlich gefordert wird, läßt sich klinisch nur schwer nachweisen, weil die psychopathologischen Veränderungen unspezifisch sind.

27.1.5 Therapie

Alle grob-organisch begründeten Psychosen sollten **stationär** behandelt werden. Zur Sedierung oder Beruhigung eignen sich Neuroleptika, Benzodiazepinderivate oder auch Clomethiazol (S. 439, 464, 265). Bei der Dosierung muß man berücksichtigen, daß es durch die zerebrale Schädigung zu einer gesteigerten Empfindlichkeit gegenüber den Psychopharmaka kommen kann.

Vorrangig ist immer die kausale Therapie des Grundleidens und der möglichen körperlichen Komplikationen. In jedem Fall sind zu beachten:

- Herzfunktion
- Kreislauf
- Flüssigkeitsverlust
- Elektrolythaushalt

27.2 Typische Krankheitserscheinungen

Aus den psychopathologischen Syndromen, die bei akuten grob-organischen Psychosen auftreten, lassen sich mit Bezug auf die körperliche Ursache (Lokalisation, Trauma, Infektionserreger, Art der Intoxikation usw.) und den Verlauf unterschiedliche Diagnosen ableiten. Entscheidend für die Zuordnung ist immer die körperliche Ursache, an ihr orientiert sich auch die Therapie.

Progressive Paralyse
(im ICD-10 nicht als eigenständige Störung aufgeführt, die Verschlüsselung unter F 06.2 organische wahnhafte, schizophreniforme Störung ist nicht befriedigend)

Die progressive Paralyse ist das klassische Beispiel für das **Paradigma der Psychiatrie** des ausgehenden 19. Jahrhunderts, denn die psychischen Störungen sind Folge einer nachweisbaren körperlichen Ursache. Die Krankheitseinheit war bereits vor der Entdeckung des Treponema pallidum aus der Beobachtung von klinischem Bild und Verlauf mit Progredienz und tödlichem Ausgang bekannt (*Bayle* 1822, *Calmeil* 1826). Die Krankheit ist heute zwar selten, aber man sollte doch wissen, unter welchen Symptomen sie in Erscheinung tritt (vgl. Fall **6**).

Die psychischen Störungen beginnen mit einem pseudoneurasthenischen Zustand, begleitet von Verstimmungen, Schlafstörung, Reizbarkeit, Konzentrationsschwäche und Leistungsabfall, was zunächst häufig unbeachtet bleibt. Später entwickelt sich ein maniformes oder manisches Syndrom, das eine „organische Färbung" trägt (Reizbarkeit, Enthemmung, Taktlosigkeit, Kritikschwäche). Die manischen euphorisch-expansiven Zustände mit absurden Größenideen und unkontrolliertem Betätigungsdrang wechseln mit depressiven Verstimmungen, Antriebshemmung und Initiativeverlust. Relativ selten haben die Patienten Halluzinationen, typisch sind dagegen expansive Wahnideen.

Zu den körperlichen Befunden gehören: schlaffe ausdruckslose Mimik (im auffälligen Kontrast zu den gleichzeitig geäußerten Größenideen), Hypoglossusschwäche, Dysarthrie mit verlangsamtem und undeutlichem Sprechen, Anisokorie, reflektorische oder absolute Pupillenstarre. Eventuell können auch spinale Ataxie und Sensibilitätsstörungen auftreten. Im Liquor Zellvermehrung (Lymphozyten, Plasmazellen), Erhöhung der Eiweißwerte (Anstieg der Globuline). Positiver Treponema pallidum-Test.

Ursache ist eine chronische Enzephalitis durch den Syphiliserreger, in deren Folge sich eine zerebrale Atrophie entwickelt, von der häufig der Stirnbereich betroffen ist. Auch die Meningen und die Blutgefäße können befallen sein.
Die Ansteckung liegt im allgemeinen 10-15 Jahre zurück. Unbehandelt führt die Krankheit zu Persönlichkeitszerfall und Demenz.

Therapie: Penicillin-Injektionen (etwa 30 Tage je 1 Million Einheiten) können, wenn sie rechtzeitig eingesetzt werden, die Progredienz der Erkrankung aufhalten und den psychopathologischen Befund günstig beeinflussen.

Lediglich von historischem Interesse ist die Malariatherapie (*Wagner-Jauregg* 1917), bei der versucht wurde, durch Fieber mittels einer künstlich gesetzten Malariatertiana-Infektion die Wirkung der Salvarsan-Wismut-Behandlung zu unterstützen.

Delir,
nicht durch Alkohol oder psychotrope Substanzen bedingt
(ICD: F 05)

Synonyme: akute Psychose bei Infektionskrankheit, akuter exogener Reaktionstyp (S. 77), akutes psychoorganisches Syndrom.

Mit diesem etwas umständlichen Begriff ist ein meist kurzfristig auftretendes typisches delirantes Syndrom gemeint, das mit Veränderungen und Störung des Bewußtseins einhergeht, die Aufmerksamkeit, Orientierung, Wahrnehmung, Denken, Gedächtnis, Psychomotorik und Stimmung betreffen. Die Patienten haben illusionäre Verkennungen und (vorwiegend optische) Halluzinationen und Wahnideen. Auffallend ist eine Störung oder Umkehr des Schlaf-Wach-Rhythmus. Das Delir kann in jedem Alter auftreten, jenseits des 6. Lebensjahrzehnts ist häufiger damit zu rechnen. Die Störung setzt akut ein und verläuft mit wechselnder Intensität über Tage, manchmal auch Wochen. Das Delir kann eine Demenz überlagern oder in eine Demenz übergehen.
Delirante Störungen können praktisch bei jeder schweren körperlichen Erkrankung auftreten. Relativ häufig werden sie bei Karzinomen im Endstadium, chronischen Lebererkrankungen oder einer subakuten Endokarditis beobachtet.
Bekannt sind kurzfristige delirante Zustände nach Operationen am offenen Herzen und nach Organtransplantation.

Das **Alkoholdelir** ist phänomenologisch ähnlich und läuft nach gleichen Gesetzen ab (S. 302, Fall **62**).

Die retrograde Amnesie ist typisch für alle grob-organischen Psychosen. Die Patienten sind benommen, verwirrt, desorientiert. Dies ist ein wichtiger differentialdiagnostischer Hinweis.

! Schizophrene Patienten können sich an die psychotischen Erlebnisse erinnern, auch wenn sie dies abstreiten oder bagatellisieren, weil ihnen die Erinnerung (und das damit verbundene Wissen um die Krankheit) unangenehm ist.

Differentialdiagnostisch sollte auf jeden Fall überprüft werden, ob das delirante Syndrom nicht auch eine andere Ursache haben kann (z.B. Fettembolie bei Knochenbruch).

Therapie: Clomethiazol (Distraneurin®) als Tropfinfusion (wegen Gefahr einer Atemdepression nur unter intensiver Überwachung) oder oral (Cave: keine Kombination mit anderen psychotropen Substanzen!), eventuell auch allein Haloperidol oder Diazepam.
! Notwendig ist in jedem Fall eine Herz- und Kreislaufstützung, Elektrolytbilanz.

265

Organische Halluzinose
(ICD: F 06.0)

Synonym: Symptomatische Halluzinose. Auch der Dermatozoenwahn (S. 85) gehört unter diese Ziffer, die Alkoholhalluzinose wird dagegen unter F 10.52 codiert.

Psychopathologisch ist die Störung durch ein **halluzinatorisches Syndrom** gekennzeichnet, das sich auf unterschiedliche Sinnesqualitäten und wechselnde Themen beziehen kann. Es werden Geräusche, Lichtblitze, Figuren, die sich bewegen, manchmal auch szenische Abläufe halluziniert. Reine Halluzinosen sind selten. Am häufigsten werden sie bei Alkoholismus und Weckaminabhängigkeit beobachtet. Differentialdiagnostisch ist an eine beginnende Schizophrenie (bei Abhängigkeit!) zu denken.
Als Ursache ist eine durch die Intoxikation bedingte Stoffwechselentgleisung anzunehmen.
Therapie: Neuroleptika, Behandlung der Grundstörung.

Eine Sonderform ist die **Alkoholhalluzinose** (die eine eigene ICD-Nummer hat: F 10.52)

28 Wesensänderung und Demenz

Fragen:
Was verstehen Sie unter Wesensänderung? Welche Begriffe sind noch für diesen Zustand gebräuchlich? Sind Wesensänderung und Demenz reversibel? Was ist der Unterschied zwischen Demenz und Debilität? Welche körperlichen Ursachen sind bekannt? Kennen Sie Patienten mit Wesensänderung oder Demenz? Welche therapeutischen Möglichkeiten gibt es?

Die chronischen körperlich begründeten psychischen Störungen führen zu Veränderungen von Persönlichkeit und Charakter sowie zu einem Abbau der intellektuellen Fähigkeiten. Typisch für diese Störungen sind die Syndrome

▶ organische Wesensänderung,
▶ Demenz.

Diese chronischen Störungen können sich sekundär im Anschluß an eine körperliche Erkrankung oder Stoffwechselentgleisung entwickeln oder primär infolge von degenerativen oder vaskulär bedingten zerebralen Schädigungen auftreten. Sie sind weitgehend irreversibel.

Für die organische Wesensänderung wird häufig auch der Begriff „organisches Psychosyndrom" verwendet (S. 78), der lediglich sprachlich eine andere Akzentuierung setzt.

28.1 Syndromatologie

Neben der organischen Wesensänderung oder der Demenz können andere typische Störungen auftreten, die zusätzlich einen Hinweis auf die grob-organische Komponente geben:

Verwirrtheit
paranoide Symptome
Verstimmungen
  - depressiv-moros-reizbar
  - überdreht-starr-maniform

Relativ häufig ist bei länger dauerndem Krankheitsprozeß die Kombination mit neuropsychologischen Störungen:
Aphasie, Agnosie oder Apraxie.

Die Demenz tritt seltener auf als die organische Wesensänderung, die manchmal als Vorform und erstes Anzeichen eines Abbauprozesses angesehen werden kann. Mit zunehmendem Alter verschiebt sich aber die Häufigkeit der Störungen in Richtung auf die Demenz.

Bei der Wesensänderung ist nicht (oder kaum) die Intelligenz gestört, sondern Antrieb, Stimmung und Kritikfähigkeit, so daß die Hierarchie zwischen den einzelnen kognitiven und emotiven Funktionen gestört ist.

Leichtere Formen einer Wesensänderung zeigen sich zunächst nur in der Erschwernis, eingeschliffene Vorstellungen und Denkgewohnheiten zu verlassen.
Die beginnende Wesensänderung äußert sich als
pseudoneurotisches Syndrom oder
Hirnleistungsschwäche.

Das **pseudoneurotische Syndrom** (oder: das leichte organische⁷ Psychosyndrom) ist charakterisiert durch
- reizbare Schwäche,
- Konzentrationsstörung,
- Verstimmbarkeit und
- gelegentlich auftretende überschießende neurotische Reaktionen.

Für eine **Hirnleistungsstörung** sprechen
- Herabsetzung der Auffassung,
- Minderung des Urteilsvermögens,
- Affektlabilität und die
- Schwierigkeit, komplexe Vorgänge zu überschauen (z.B. am Steuer eines Wagens im Straßenverkehr).

Der Unterschied zwischen beiden Störungen ist nur graduell. Beim pseudoneurotischen Syndrom wird das Reagieren des Patienten auf die Einbußen stärker hervorgehoben als im Begriff der Hirnleistungsschwäche, der vorwiegend den Verlust der intellektuellen Fähigkeiten beschreibt.

Eine organische Wesensänderung geht auch mit typischen **Veränderungen des Charakters** einher:

Rigidität
Einengung
Starrheit im Argumentieren
Verlust der intellektuellen Beweglichkeit und Anpassung

Diese „Zuspitzung des Charakters" (S. 78) ist in gewissen Grenzen noch als Ausdruck eines normalen Altersprozesses zu verstehen. Erst allmählich, mitunter nach einem Jahrzehnt, entwickelt sich daraus eine Wesensänderung. Die Entwicklung kann aber auch parallel mit den charakterlichen Veränderungen über eine Einschränkung der mnestischen Funktionen mit gelegentlichen Wortfindungsstörungen zu einer Demenz führen.

Das chronische organische Psychosyndrom ist durch eine Verarmung und Vereinfachung aller psychischen Vorgänge gekennzeichnet. Hinzu kommen Störungen der Merkfähigkeit und des Altgedächtnisses sowie eine schnelle Ermüdbarkeit. Stimmungsschwankungen sind relativ häufig.

Die chronischen Veränderungen können auch durch die **Lokalisation** der zerebralen Schädigung beeinflußt sein (obwohl solche Einflüsse nicht spezifisch sind). Ausfälle im Schläfenlappen haben einen anderen Akzent als solche im Stirnhirn (S. 262), die Unterscheidung ist aber nicht verläßlich.

Mit dem psychopathologischen Befund einer Wesensänderung oder Demenz ist eine Vorentscheidung über eine **grob-organische chronifizierte Störung** gefallen.
Die anschließenden neurologischen und neuropsychologischen Untersuchungen werden dann differenziertere Vorstellungen über die Erkrankung vermitteln – Lokalisation, Art der Schädigung, Restfunktion, Kompensationsmöglichkeiten.

28.2 Differentialdiagnose

Verwirrtheitszustände, ängstliche Unruhe und Halluzinationen können das Erscheinungsbild einer Demenz modifizieren. Die Abgrenzung gegenüber einer Demenz ist bei einem **chronischen Delir** oder einer **chronischen Verwirrtheit** schwierig, weil sich dann verschiedene Syndrome und Ausfallserscheinungen überlagern (vgl. Endstadien).

Depressive Verstimmungen im höheren Lebensalter führen manchmal zu einer **Pseudo-demenz**. Häufig wird in solchen Fällen die Diagnose einer Demenz von den Patienten selbst angeboten, da sie die depressive Beeinträchtigung in dieser Weise erleben. Meist handelt es sich aber nur um die Interferenz einer dem Alter gemäßen Veränderung der Leistungsfähigkeit mit der depressiven Minderung von Antrieb und Initiative.

Passagere Zustände von Reizbarkeit, Schwerbesinnlichkeit und Antriebsstörungen bei **chronischer Intoxikation** (Alkohol, Tranquilizer, Schlafmittel, Analgetika) können mit einer beginnenden Wesensänderung verwechselt werden.
Wichtiges Kriterium: Absetzen des Mittels und Entzug (nicht abrupt absetzen, Cave: Delir!) führen zu einer Rückbildung der Störung.

Intermittierende Verwirrtheitszustände ohne nachfolgende Entwicklung einer Demenz sollten Anlaß sein, nach einem **Anfallsleiden** zu fahnden (EEG-Ableitung!).

28.3 Verlauf

Wesensänderung und Demenz entwickeln sich fast immer allmählich, meist über Jahre oder Jahrzehnte. **Akute Verläufe** sieht man lediglich bei akuten Hirnschädigungen durch Traumen, Intoxikation, Tumor, Blutungen oder nach eingreifenden neurochirurgischen Operationen, aber auch bei neurodegenerativen Demenzformen wie dem Morbus Alzheimer und der Pickschen Krankheit.

Die dementiellen Veränderungen setzen überwiegend im höheren Lebensalter ein. Zuerst zeigen sich kurzfristige Zustände von Verwirrung und Desorientiertheit, die einige Minuten oder Stunden anhalten und sich im Abstand von Monaten wiederholen. Später verkürzen sich die Abstände zwischen dem Auftreten der Störung. In fortgeschrittenen Stadien kann die Störung mehrere Tage dauern. Eine Wesensänderung entwickelt sich häufig parallel.

Die beginnende Wesensänderung ist manchmal von einer **neurotischen Persönlichkeitsstörung** nur schwer zu unterscheiden. Gelegentlich wird eine Persönlichkeitsstörung durch die Wesensänderung akzentuiert. Wenn die grob-organischen Veränderungen sich allmählich entwickeln, wird von den Angehörigen das Krankheitsbild lange Zeit verkannt. Eine zusätzliche diagnostische Schwierigkeit kann durch typische (mitunter situationsgerechte) hysterische Reaktionen entstehen, die eventuell als Folge einer Enthemmung durch den Abbau oder einer Schwächung höherer Funktionen (Selbstkontrolle, Verantwortung, Rücksicht) aufzufassen sind.

In den **Endstadien** ist ein Zustand von chronischer Verwirrtheit typisch, der zunächst noch relativ häufig (unter internistischer und psychiatrischer Therapie) von längeren Perioden mit relativer Aufgeschlossenheit und Krankheitseinsicht unterbrochen wird, die am Ende immer seltener werden. Später lassen sich weder Wachheit noch Urteilsvermögen sicher abschätzen. Die Endstadien sind häufig Mischbilder von örtlicher und zeitlicher Desorientiertheit mit Verwirrung, Halluzinationen, Angst, sinnlosen Sprachstereotypien und leeren, wie automatisch ablaufenden Gesten. Die Orientierung zur Person geht als letztes verloren. Gelegentlich lassen sich gewisse, den Charakter bestimmende Eigenschaften (Willenskraft, Ängstlichkeit, Durchsetzungsvermögen, Anpassung) noch als Grundmuster erkennen. Dies entgeht dem Psychiater häufig, weil der den Patienten vor der Erkrankung nicht gekannt hat.

Selbst in sehr fortgeschrittenen Stadien ist noch immer eine **Progredienz der Störung** spürbar, obgleich man sich bei der Schwere des Krankheitsbildes zunächst eine Verschlechterung gar nicht vorstellen kann. Betroffen sind Teilfunktionen, Reste von Haltungen, Ansätze zur Kommunikation. Auch Wesensänderung und Demenz sind nichts Statisches.

28.4 Interferenz

Übergänge zwischen akuten und chronischen Formen sind möglich. Vor dem Hintergrund von Wesensänderung und Demenz können zeitweilig akute grob-organisch begründete Psychosen auftreten.

Neurotische Reaktionen sind vor allem bei der beginnenden Störung nicht ungewöhnlich. Sie sind jedoch meist überschießend oder grob ungesteuert und stehen häufig im Gegensatz zu dem Verhalten, das für den Patienten vor der Erkrankung typisch war.

28.5 Körperliche Ursachen

Organische Wesensänderung und Demenz können sich nach einer einmaligen akuten Schädigung des Gehirns (Trauma, Sauerstoffmangel, hypoglykämisches Koma) oder infolge eines fortschreitenden Krankheitsprozesses entwickeln.

Die häufigste Ursache für Demenz im höheren Lebensalter sind neuronale Stoffwechsel- und Funktionsstörungen, deren Ursache und Gesetzmäßigkeiten des Ablaufs bisher nicht oder nur in Ansätzen bekannt sind, wenngleich nachgewiesen ist, daß sie zu typischen Strukturveränderungen in verschiedenen Bereichen des Gehirns führen (Neurodegeneration, senile Plaques, Veränderung der Neurofibrillen). Offensichtlich ist auch ein Zusammenhang mit vaskulären Störungen. Arteriosklerotische Gefäßveränderungen sind die häufigste Ursache von zerebro-vaskulären Erkrankungen.

Ätiologisch ist eine Unterscheidung von *primären* und *sekundären* Demenzen sinnvoll.

Primäre Demenzen entstehen autochthon im Gehirn, wobei neurodegenerative Schäden mit etwa zwei Drittel gegenüber der vaskulären Form dominieren.

Das klassische Krankheitsbild einer **neurodegenerativen Demenz** ist der Morbus Alzheimer. Seltene Formen sind die Picksche Krankheit und die Demenzen bei Parkinsonscher Krankheit und bei Chorea Huntington.

Bei den **vaskulären zerebralen Störungen** wird man die allmählich fortschreitende Demenz bei Mikrozirkulationsstörungen und die Multi-Infarkt-Demenzen von den psychischen Veränderungen nach einem Schlaganfall unterscheiden.

Sekundäre Demenzen sind die Folge von schweren körperlichen Erkrankungen oder Stoffwechselentgleisungen, durch die indirekt das Gehirn geschädigt wird.

Zu diesen Ursachen gehören, um nur die hauptsächlichsten zu nennen:
- Stoffwechselstörungen
  (Hypothyreose, Leber- und Nierenerkrankungen, Morbus Wilson u.a.);
- Vitaminmangel
  (Vitamin B12, Vitamin B1, Folsäure, Nikotinsäure);
- chronische Intoxikation
  (mit Alkohol, Medikamenten, Lösungsmitteln, Industriegiften, Blei oder CO in geringen Mengen);
- Infektionen
  (progressive Paralyse, Meningitis, Enzephalitis, Jakob-Creutzfeldt-Krankheit).

Die klinische Diagnose stützt sich auf eine exakte Anamnese (Risikofaktoren, Umweltbelastung), den neurologischen Befund oder den Nachweis von vaskulären Störungen sowie auf zusätzliche medizinisch-technische Verfahren.

28.5 Einzelne Krankheitsbilder

Organische Persönlichkeitsstörung
(ICD: F 07.0)

Auffallende Veränderung des Verhaltens gegenüber dem Status vor der Erkrankung, charakterisiert durch:

- Leistungsabfall,
- mangelndes Durchhaltevermögen,
- affektlabile, flach-euphorische Stimmung,
- fehlende Impulskontrolle,
- Verlust, soziale Zusammenhänge oder Pflichten zu erkennen, die sonst geläufig waren,
- verlangsamte Sprache, Umständlichkeit,
- Wortfindungsstörungen,
- Haften an einzelnen Begriffen, Gedanken, Handlungen,
- Verminderte oder gesteigerte sexuelle Appetenz (Enthemmung),
- eventuell auch Wechsel der sexuellen Präferenz.

Diese Merkmale brauchen nicht alle nachweisbar zu sein. Die Klinik ist durch den individuellen Wechsel der Ausdrucksformen gekennzeichnet.

Was wir oben als **grob-organische Wesensänderung** beschrieben haben, wird von dieser Diagnose nur zum Teil erfaßt, sie bezieht sich auf die schweren und auffälligen Ausfälle. Für die viel häufigere Variante im Übergang zur altersgemäßen Leistungsminderung und Einengung des Charakters hat die ICD-10 nur die etwas umständlichen Ziffern F 07.8 oder F 07.9 sonstige (oder: nicht näher bezeichnete) organische Persönlichkeits- und Verhaltensstörung aufgrund einer Krankheit, Schädigung oder Funktionsstörung des Gehirns.

Die globale Diagnose wird mit den folgenden Begriffen weiter eingeengt:

Postenzephalitisches Syndrom
(ICD: F 07.1)

Mit dieser Diagnose wird die bleibende Verhaltensstörung nach einer Enzephalitis erfaßt, bei der die Merkmale Apathie, Reizbarkeit, erschwertes Lernen, gestörter Schlaf-Wach-Rhythmus, Änderung der sozialen Urteilsfähigkeit oder Störungen des Sexualverhaltens im Vordergrund stehen. Hinzu kommen relativ häufig neurologische Ausfälle: Taubheit, Aphasie, Apraxie.
Die Therapie orientiert sich an der Grundstörung. Darüber hinaus wird man versuchen, die gestörten Funktionen mit Psychopharmaka zu beeinflussen: Nootropika, niedrig dosierte Antidepressiva oder Neuroleptika.

Organisches Psychosyndrom nach Schädeltrauma
(ICD: F 07.2)

Bei einem chronischen Psychosyndrom, das nach einem Schädeltrauma (mit Bewußtseinsverlust) auftritt, sind die Patienten reizbar und wenig belastungsfähig und klagen über Kopfschmerz, Schwindel, Konzentrationsschwäche und Gedächtnisstörungen.
Diese Störung ist nicht zu verwechseln mit der posttraumatischen Belastungsreaktion, die verzögert oder protrahiert nach einem belastenden Ereignis oder einer Bedrohung eintritt und von Nacherinnerungen und Alpträumen, Antriebsverlust und emotionaler

Stumpfheit bestimmt wird, gelegentlich auch von dramatischen Ausbrüche mit Angst, Panik und Aggression. Diese Störung kann sich eventuell nach einer Latenz entwickeln, wenn die unmittelbaren Folgen des Schädeltraumas bereits abgeklungen sind.
Die **Therapie** erfolgt mit durchblutungsfördernden Medikamenten, eventuell ist ein Versuch mit Nootropika angebracht.

Demenz bei Morbus Alzheimer
(ICD: F 00)

Die häufigste Ursache für eine Demenz im höheren Lebensalter ist die Alzheimersche Krankheit. Mit der Überalterung der Bevölkerung wächst ihre Bedeutung. Bei etwa 1% der 65-jährigen wird die Erkrankung diagnostiziert, mit jedem weiteren Lebensjahr wird eine Zunahme um etwa 0,3 % angenommen.

Die Alzheimer-Krankheit ist eine primäre degenerative zerebrale Erkrankung mit typischen neuropathologischen und neurochemischen Merkmalen. Die Ätiologie ist noch nicht geklärt.

Die psychopathologische Störung beginnt meist im 6. Lebensjahrzehnt mit zunächst passageren mnestischen Ausfällen und Desorientiertheit. Die Verhaltensfassade bleibt relativ lange bestehen. Später treten zusätzlich neuropsychologische Störungen auf (Aphasie, Apraxie), eventuell auch delirante Zustände. Der Tod tritt innerhalb weniger Jahre ein, häufig an interkurrenten körperlichen Krankheiten.

Das somatische Substrat der Erkrankung ist eine chronisch progrediente zerebrale Atrophie, von der vor allem die temporalen und frontalen Hirnareale, Amygdala und Hippokampus betroffen sind. Der Mangel an Cholin-Azetyl-Transferase (CAT), die für die Bildung von Azetylcholin notwendig ist, sowie der Aluminiumgehalt in diesen Hirnarealen werden als Audruck einer für diese Erkrankung spezifischen Stoffwechselstörung angesehen. Die Mehrzahl der bei der Alzheimer-Krankheit beobachteten Störungen könnte durch eine Unterfunktion des cholinergen Systems erklärt werden. Der Untergang von Zellen des azetylcholinergen Systems beruht wahrscheinlich auf einer enzymatischen Störung des Glukose-Stoffwechsels. SPECT-Untersuchungen und PET-Befunde haben gezeigt, daß bei Patienten mit Alzheimer-Krankheit gegenüber gleichaltrigen psychisch gesunden Personen eine Minderung der zerebralen Stoffwechselrate für Glukose (CMR-Glu) vor allem im temperoparietalen und frontalen Bereich des Gehirns nachweisbar ist. Auch die zerebrale Durchblutung (CBF) und die Sauerstoffrate (CMR-O_2) ist herabgesetzt. Die Verminderung der CMR-Glu scheint dem Auftreten meßbarer kognitiver Beeinträchtigungen vorherzugehen. Diskutiert wird als Hintergrund des Morbus Alzheimer eine pathologische Kette, die beginnend mit einem Defekt im zerebralen Glukosestoffwechsel über Transmitterdefizite (von denen das Acetylcholin am stärksten betroffen ist) zu morphologischen Veränderungen führt.

Picksche Krankheit
(ICD: F 02.0)

Die Picksche Krankheit ist eine neurodegenerative Erkrankung, die (im Unterschied zum M. Alzheimer) zwischen dem 40. und dem 60. Lebensjahr beginnt, bei Frauen häufiger als bei Männern. Zunächst zeigt sich ein hirnlokales Psychosyndrom mit affektiven und charakterlichen Veränderungen (Stirnhirn, Schläfenhirn). Im weiteren Verlauf kommt es zu einer Demenz mit Sprachstörungen und Aphasie. Die Krankheit verläuft progredient, durch Therapie unbeeinflußt, in 5-10 Jahren zum Tode. Eine familiäre Häufung ist nachweisbar. Von der Atrophie betroffen sind die entwicklungsgeschichtlich jüngsten

Rindenabschnitte im Frontallappen und im vorderen Abschnitt des Temporallappens, auch Strukturen im Mittelhirn können verändert sein. Die Ursache ist unbekannt.

Differentialdiagnose: Hirntumor (CT, neurologische Untersuchung), Paralysis progressiva (Erreger-Nachweis), Multi-Infarkt-Demenz und Alzheimer-Krankheit (Vorgeschichte, Verlauf, CT, CBF).

Eine kausale **Therapie** von Pickscher Krankheit und Morbus Alzheimer ist nicht möglich. Man wird versuchen, Hirnstoffwechsel, Kreislauf und Herzfunktion zu aktivieren: Piracetam-Infusionen. Angaben über die Wirkung von Cholinesterasehemmern, die den Mangel an Cholin-Acetyl-Transferase aufheben sollen, sind widersprüchlich, allenfalls läßt sich eine Verzögerung der Progredienz erreichen (aber dies zu beurteilen, ist schwer). Häufig wird man sich auf Pflege und soziale Hilfen beschränken müssen. Eine Regulierung des Tagesablaufs (Essen, Waschen, Toilette zur gleichen Zeit) kann über die Ausbildung von bedingten Reflexen den Erfolg der pflegerischen Bemühungen zeitweilig verbessern. Stationäre Behandlung wird man auf Dauer nicht umgehen können. In Endstadien wird man sich auf Pflege beschränken, eventuell unterstützt durch Psychopharmaka in niedriger Dosierung (um Angst, Erregung und halluzinatorisches Erleben zu dämpfen). Eine zusätzliche Hilfe brauchen die Angehörigen und die Pflegekräfte, denn es ist nicht einfach, wenn man den ganzen Arbeitstag gegen eine Krankheit ankämpft, deren Fortschreiten man nicht verhindern kann.

Vaskuläre Demenz
(ICD: F 01)

Synonym: Arteriosklerotische Demenz.

Wiederholte akute zerebrovaskuläre Störungen können eine Demenz auslösen (Multi-Infarkt-Demenz, MID), gelegentlich ist auch ein einzelner Schlaganfall die Ursache einer Demenz oder sie entwickelt sich schleichend bei diffusen arteriosklerotischen Veränderungen des Gehirns (Mikrozirkulationsstörung).

Ein umschriebener vaskulärer Ausfall unterschiedlicher Ätiologie (thrombotischer oder embolischer Gefäßverschluß, Ruptur, subarachnoidale Blutung) kann neben neurologischen Störungen auch psychische Veränderungen hervorrufen – in Abhängigkeit von der Intensität und der Lokalisation der Schädigung. Im Vordergrund der psychischen Beeinträchtigung steht immer eine organische Wesensänderung, die aber unter günstigen Umständen relativ langsam fortschreitet und vielleicht sogar eine gewisse Tendenz zur Rückbildung erkennen läßt.

Multi-Infarkt-Demenz
(ICD: F 01.1)

Gegenüber der Demenz vom Alzheimer-Typ unterscheidet sich die Multi-Infarkt-Demenz im abrupten Beginn und den deutlich abgesetzten Verschlechterungen der intellektuellen Leistung im Verlauf. Eine Kombination mit deliranten Störungen, Affektlabilität und unkontrolliertem Weinen oder Lachen ist möglich. Im Vorfeld entwickelt sich manchmal ein pseudoneurasthenisches Syndrom mit Versagensängsten, Konzentrationsstörungen, Leistungsabfall und vorzeitiger Ermüdbarkeit, eventuell auch Kopfschmerzen, Schwindel, Schlafstörungen oder Parästhesien im Bereich der Extremitäten. Gelegentlich führen auch transitorische ischämische Attacken zu kurzfristigen Bewußtseinsstörungen (fehlende Erinnerung, Desorientiertheit), zu zeitweiligem Visusverlust oder Paresen. Neurologische Ausfälle können die Diagnose sichern.

Ein ähnliches Krankheitsbild ergibt die **zerebrale Mikroangiopathie**, bei der nicht wiederholte ischämische Insulte, sondern eine chronische Minderdurchblutung des Gehirns die zerebrale Schädigung auslösen.

In der **Therapie** wird man versuchen, die Hirndurchblutung und den zerebralen Metabolismus zu fördern, eventuell auch durch Behandlung des Grundleidens. Im Frühstadium sind Trainingsprogramme und Hilfen zur sozialen Reintegration sinnvoll.
Je früher eine Demenz erkannt wird, desto günstiger sind die Aussichten, den degenerativen Vorgang wenigstens abzubremsen.

Demenz bei Parkinsonscher Krankkeit
(ICD: F 02.3)

Die auf Grund einer Dopamin-Verarmung in den Stammganglien auftretende extrapyramidale Störung kann bei schweren Formen zu einer fortschreitenden Demenz führen. Die Ursache ist unklar. Aus einer depressiv-reizbaren Verstimmung und Verlangsamung im Denken entwickelt sich allmählich eine Demenz. Zu Beginn der Erkrankung kann die Diskrepanz zwischen dem beeinträchtigten Ausdrucksvermögen und dem weitgehend ungestörten Empfinden des noch keineswegs dementen Patienten die Interaktion mit Angehörigen und Arbeitskollegen stören, was wiederum die Selbsteinschätzung des Patienten nachteilig verändert (vgl. *Beringer* 1948).

Ursache der Erkrankung ist eine Systematrophie der Basalganglien (Pallidum, Substantia nigra), die zu einem striären Dopamin-Mangel führt.
Das Parkinson-Syndrom nach Neuroleptika-Verabreichung führt nicht zu einer Demenz und ist meist reversibel.

Die **Therapie** erfolgt mit Antiparkinson-Mitteln (Amantadin, Biperiden, L-Dopa), ergänzt durch spezielle Gymnastik und Schulung. Wichtig ist auch eine psychotherapeutische Führung der Patienten.

Demenz bei Jakob-Creutzfeldt-Krankheit
(ICD: F 02.1)

Die Jakob-Creutzfeld-Krankheit ist charakterisiert durch eine rasch fortschreitende Demenz auf Grund einer subakuten spongiösen Enzephalopathie, die vermutlich durch Prionen übertragen wird. Der Zusammenhang einiger Erkrankungsfälle (vor allem in jüngster Zeit und bei jüngeren Menschen) mit der bovinen spongioformen Enzephalopathie (BSE) ist wahrscheinlich.
Die bis dahin sehr seltene Erkrankung wurde erstmals 1920 bei Patienten mit einer familiären Belastung beschrieben, sie betraf damals aber vorwiegend das mittlere und höhere Lebensalter. Sie führt nach Beginn mit Verstimmungen, Reizbarkeit, Ratlosigkeit zu psychotischen Störungen und dann zu einer drastischen Demenz mit Ausfall der zerebralen Regulation.
Der Tod tritt nach 1-2 Jahren ein.

Chorea Huntington-Demenz
(ICD. F 02.2)

Im mittleren Lebensalter (seltener in der Kindheit) beginnendes hypoton-hyperkinetisches Syndrom mit Bewegungsunruhe und abrupt einsetzenden ungesteuerten Bewegungen der Extremitäten, eventuell auch der Gesichts- und Rumpfmuskulatur und verwaschene Sprache. Psychopathologisch imponiert zunächst ein Stirnhirnsyndrom mit Reizbarkeit und Verstimmung, das bis zur Wesensänderung und Demenz fortschreitet. Ursache ist eine Degeneration von extrapyramidalen Kernen (Nucleus caudatus, Putamen), die autosomal-dominant vererbt wird.

Differentialdiagnostisch muß an andere choreaforme Störungen und an tardive Dyskinesien nach Neuroleptika-Applikation gedacht werden (Anamnese).

Die **Therapie** ist symptomatisch. Die choreatiformen Dyskinesien lassen sich mit Tetrabenazin (Nitoman®, in Deutschland nicht erhältlich) oder mit einem Neuroleptikum beeinflussen.

Normotoner Hydrozephalus

In der letzten Zeit wird relativ häufig als differentialdiagnostische Möglichkeit bei depressiven Alterserkrankungen der Normaldruckhydrozephalus diskutiert. Typisch für das Krankheitsbild soll die Trias
Demenz,
Gangstörung und
Urininkontinenz sein.
Die Diagnose ist nicht allein auf Grund der neuroradiologischen Untersuchungen möglich. Gelegentlich wird von einer deutlichen klinischen Besserung nach einer Shuntoperation zur Ableitung der Druckschwankungen des Liquors bei sonst normalem intrakraniellen Druck gesprochen. Solche günstigen Ergebnisse sind wohl aber eher selten.

29 Intelligenzminderung

Fragen:
Wie definieren Sie Intelligenzminderung? Welche graduellen Unterschiede der Störung kennen Sie? Was bedeutet Intelligenzquotient? Wie soll man sich gegenüber Behinderten verhalten? Welche Hilfen gibt es? Haben Sie einmal in einem Heim für Behinderte gearbeitet? Würden Sie es tun? Und wie lange?

Intelligenzminderung (Oligophrenie) ist ein psychopathologisches Phänomen und keine Krankheitseinheit. Der Begriff bezeichnet jede von Geburt an bestehende oder in der frühesten Kindheit (vor der endgültigen Hirnreife) erworbene Minderung oder Aufhebung der intellektuellen Fähigkeiten. Die Patienten können normalen oder selbst herabgesetzten Anforderungen an abstrahierendes Denken nicht entsprechen. Assoziationsbildung, vorausschauendes Planen und zielgerichtetes Handeln sind beeinträchtigt. Die Patienten sind deshalb nicht in der Lage, ein selbständiges Leben zu führen. Die Anpassung an die Umwelt ist bei jeder Form der Intelligenzminderung gestört. Entwicklung und Ausmaß der Störung werden außerdem vom sozialen Umfeld beeinflußt, sodaß unter ungünstigen Bedingungen die grob-organisch bedingten psychischen Veränderungen zusätzlich durch erworbene Verhaltensauffälligkeiten kompliziert werden. Ob ein Patient auffällig wird, hängt auch davon ab, wie die Gesellschaft seinen Lebensablauf strukturiert oder seine Fehlleistungen tolerieren kann.

Ursache von Intelligenzdefekten sind stets körperliche Störungen (anatomisch, physiologisch), andernfalls könnte man nur von einer mangelnden Differenzierung oder einer Hemmung der Intelligenz sprechen. Die Unterscheidung von biologisch determinierten und subkulturellen Formen erscheint mir mißverständlich, denn auch Umwelteinflüsse, die zu einer geistigen Behinderung führen (Fehlernährung, Hunger), können immer nur indirekt, d.h. über eine Schädigung der Gehirnentwicklung, eine Intelligenzminderung verursachen.

Der individuelle psychopathologische Befund kann sehr variabel sein, auch wenn die Herabsetzung der Intelligenzleistung identisch ist. Die verschiedenen Bereiche der Intelligenz sind meist nicht gleichsinnig gestört, häufig ist die geistige Behinderung auch mit affektiven Störungen oder somatischen Ausfällen und Anomalien verbunden. Gelegentlich sind lediglich einzelne intellektuelle Funktionen betroffen, so daß neben einer erheblichen Kritik- und Urteilsschwäche eventuell noch auffallende Gedächtnisleistungen möglich sind. Die Prävalenz für andere grob-organische psychische Störungen (z.B. Delir) ist bei oligophrenen Patienten dreimal höher als in der Allgemeinbevölkerung

Als **Synonyme** werden verwendet: Oligophrenie, Intelligenzstörung, intellektuelle Retardierung (eine behutsame Umschreibung des Verlusts, die unterstellt, daß eine normale Entwicklung noch möglich sein könnte). Geistige Behinderung ist ein Oberbegriff, der gegenwärtig bevorzugt wird, obwohl er den Verlust erworbener Fähigkeiten durch Demenz mit umfaßt.

29.1 Definition

Intelligenz ist ein übergreifender Begriff für psychische Funktionen und Fähigkeiten, mit denen das Verhältnis des Individuums zur äußeren Situation und die Einstellung sich selbst gegenüber im Hinblick auf ein Ziel (Intention) verändert wird durch
kritisches Denken,
Abstraktion,
Differenzierung und Ordnung der Begriffe und
planendes Abwägen von Handlungsalternativen.

Entscheidendes Kriterium der Intelligenz ist das Erfassen von neuen Beziehungen zwischen Denkinhalten, die durch die vorherige Erfahrung des Individuums nicht vorgegeben sind, sowie das Bilden neuer Begriffe nach den Regeln von Logik und Kausalität. Intelligenz ermöglicht die Anpassung an die aktuelle Situation und die wechselnden praktischen und theoretischen Anforderungen des Lebens. Sie läßt sich in verschiedene Faktoren gliedern, die individuell weitgehend variieren können:

Auffassung,
Abstraktionsvermögen,
begriffliche Klarheit,
Bildhaftigkeit der Vorstellungen,
Selbständigkeit des Denkens,
Denkantrieb,
eine auf die Gedanken bezogene Affektivität,
Mut zur Annahme von nicht konformen Schlußfolgerungen.

Intelligenz entwickelt sich aus Anlage und Umwelt, wobei die Anlage oder Begabung einen richtungsbestimmenden Einfluß hat. Die Differenzierung der Begabung des Einzelnen hängt zusätzlich auch von der Umwelt ab.

Die Definition der Intelligenz orientiert sich an den **kognitiven Fähigkeiten**, die einen speziellen Aspekt der Persönlichkeit erfassen, der die Funktion des Erkernnens und Denkens betrifft und dem Verhalten entgegensetzt ist:
- Wahrnehmen,
- Erkennen,
- Vorstellen,
- Denken und Urteilen,
- Gedächtnis und
- sprachlicher Ausdruck.

Aus Affektivität und Antrieb und (zum Teil unbewußten) Motiven, die Denken und Handeln bestimmen, können sich Widersprüche zwischen dem Inhalt oder dem Niveau der Gedanken und dem Selbstverständnis ergeben, die unter Umständen Anlaß zu psychischer Störung sind.

Intelligenzprofil ist der unterschiedliche Akzent der einzelnen Faktoren der Begabung und ihre Relation zueinander.

Der **Intelligenzquotient** (IQ) ist das Verhältnis der Intelligenzleistung eines Individuums zum statistischen Mittelwert der Altersgruppe. Die durchschnittliche Intelligenz eines Erwachsenen ist auf einen Wert von 100 festgesetzt. Der IQ ist weitgehend genetisch bestimmt.

Behinderung wird auch als politischer Begriff verwendet, wenn man eine Diskriminierung der Patienten vermeiden will. Da im Begriff Behinderung aber psychische und körperliche Schäden zusammengefaßt werden (hochintelligente Verwachsene oder Contergan-Geschädigte ohne Arme, Querschnittsgelähmte, Blinde, Gehörlose, aber auch Schwachsinnige) wird man keinem der Betroffenen gerecht. Wirksame Hilfe und verständiger Umgang mit dem Kranken setzt immer eine Unterscheidung und klare Abgrenzung der Schäden voraus.

Auch der Begriff **geistige Behinderung** bezieht sich auf eine sehr heterogene Gruppe von Personen, denen lediglich gemeinsam ist, daß die intellektuellen Fähigkeiten deutlich unter dem Durchschnitt liegen und den allgemeinen Anforderungen (Schule, Beruf, Selbstversorgung) nicht entsprechen.

Krankheiten oder Störungen können zu einer **Beeinträchtigung** und objektiven **Behinderung** führen, was sich, wenn man den sozialen Aspekt betrachtet, für den Betroffenen als Benachteiligung auswirken kann.

29.2 Schweregrade der Oligophrenie

Die Schwere einer geistigen Behinderung korreliert nicht immer mit dem Ausmaß der zerebralen Schädigung. Von alters her unterscheidet man aber verschiedene Grade des oligophrenen Syndroms. Eine exakte Abgrenzung zwischen den einzelnen Stufen der intellektuellen Leistungsminderung ist nicht möglich. Die Übergänge sind fließend. Als Einteilungsprinzip haben sich Intelligenzquotient (IQ) und Bildungsfähigkeit des Patienten bewährt. Außerdem wird die Einstufung der Retardierung auch durch die Störung der affektiven Funktionen und der sozialen Anpassung mitbestimmt.

! Nicht unterschätzen sollte man die Probleme für die Angehörigen.

Durch den Nachweis von Gen-Anomalien ist in den letzten Jahrzehnten eine verbesserte Diagnostik möglich geworden, die auch auf Therapie und Prävention Einfluß hat. Die psychopathologische Differenzierung wird davon nicht berührt. Sie bleibt weiterhin für die Entscheidung über Pflege und Betreuung der Patienten bestimmend.

Leichte Intelligenzminderung
(ICD: F 70)

Synonyme: Debilität, leichte geistige Behinderung, Schwachsinn, leichte Oligophrenie. Die Sprache wird bei dieser Störung verzögert erworben, ist aber ausreichend für die täglichen Anforderungen und für die Verständigung mit anderen Menschen. Die Patienten können sich selbst versorgen (Essen, Waschen, Anziehen, Darm- und Blasenkontrolle), aber bereits in der Grundschule ergeben sich Schwierigkeiten. Im oberen Feld der Störung (= Unterbegabung) ist eine Einführung in gewisse handwerkliche Fertigkeiten möglich. Die emotionalen Reaktionen sind grob und schwanken zwischen Extremen, aber auch hier gibt es individuelle Unterschiede. Soziale Aufgaben können nicht oder nur mit Einschränkung bewältigt werden. Der IQ liegt bei 50-70.

In der ICD-10 wird bei allen Formen der Intelligenzminderung mit der dritten Ziffer gekennzeichnet, ob die Oligophrenie mit einer Verhaltensauffälligkeit verbunden ist.

F x.0   ohne oder mit geringer Verhaltensstörung
F x.1   mit deutlicher Verhaltensstörung, die eine Beobachtung oder Behandlung notwendig macht

Mittelgradige Intelligenzminderung
(ICD: F 71)

Synonyme: Imbezillität, mittelgradige Oligophrenie, mittelgradige geistige Behinderung.
Die Störung geht mit einer eingeschränkten Sprachentwicklung einher. Die Selbstversorgung ist nur begrenzt möglich, die Patienten benötigen Beaufsichtigung. Einfache praktische Aufgaben können unter Anleitung übernommen werden. Die sozialen Leistungen sind deutlich eingeschränkt. Bei ausreichender Zuwendung läßt es sich jedoch erreichen, daß die Patienten das ihnen verbleibende Potential besser nutzen.

Der IQ wird auf 35-50 geschätzt.

Schwere Intelligenzminderung
(ICD: F 72)

Bei dieser Störung sind die unter F 71 beschriebenen Ausfälle intensiver. Die Übergänge sind fließend. Der IQ ist auf 20-35 festgelegt. *

Schwerste Intelligenzminderung
(ICD: F 73)

Synonyme: Idiothie, schwerste Oligophrenie.
Störung mit weitgehend eingeschränktem Sprachverständnis, allenfalls werden Aufforderungen oder Anweisungen verstanden. Die Patienten sind ohne Hilfe oder Überwachung nicht lebensfähig. IQ unter 20.

Bis zu einem IQ von 50 können partielle Begabungen durch ausreichende Zuwendung, Sonderschule oder Anlehre noch gefördert werden. Unterhalb dieser Grenze ist die zerebral organische Schädigung so bestimmend, daß sich die Störung durch pädagogische und medizinische Maßnahmen nicht mehr beeinflussen läßt. Es bleibt nur noch die Pflege der Patienten – und die Betreuung und Beratung der Angehörigen.

29.3 Häufigkeit

Bequemlichkeit im Denken oder einfache Dummheit, speziell in Teilbereichen des Lebens, haben keinen Krankheitswert (irgendwie kann jeder einmal davon betroffen sein). Wenn Intellektuelle manchmal davon reden, daß sie Menschen mit einfachem Denken beneiden würden, weil diese es leichter hätten, das Leben zu ertragen, sollte man sie nicht beim Wort nehmen. Keiner würde tatsächlich auf die (vielleicht nur eingebildete) intellektuelle Überlegenheit verzichten, es sei denn, der Verzicht ergäbe sich ungewollt aus dem Mißbrauch von Drogen und Alkohol.

Das oligophrene Syndrom ist, wenn man die leichten Formen mit einbezieht, gar nicht so selten. Exakte Zahlen lassen sich aber bei einer IQ-Herabsetzung bis 70 nicht angeben. Der Übergang zur normalen Begabung oder Verwahrlosung ist fließend. Berücksichtigen muß man bei den epidemiologischen Studien auch, daß die verschiedenen intellektuellen Funktionen nie gleichsinnig beeinträchtigt sind. Genau abzugrenzen sind nur extreme und sozial grob auffällige Störungen, die aber relativ selten sind, vielleicht auch deshalb, weil mit dem Grad der Schädigung, die häufig auch andere Organsysteme erfaßt, zunehmend die Lebensfähigkeit herabgesetzt wird.

Etwa 3% aller Kinder weisen eine behandlungsbedürftige körperliche und geistige Behinderung auf. Jungen sind stärker betroffen als Mädchen. Die überwiegende Mehrheit dieser Kinder (85%) hat lediglich eine leichte Intelligenzminderung (Unterbegabung oder Debilität). Knapp 1 % aller schulpflichtigen Kinder können wegen geistiger Behinderung nicht eingeschult werden.

29.4 Interferenz

Bei Patienten mit leichter Intelligenzminderung kann man **abnorme Reaktionen, Verstimmungen** oder selbst **neurotisches Fehlverhalten** beobachten. Die Reaktionen sind meist abrupt, überschießend und wenig differenziert, die Stimmung ist moros und reizbar, aber auch oberflächlich heiter, sie kann plötzlich und unerwartet umschlagen.

---

*Diese Unterscheidung ist wohl eher ein statistischer Artefakt. Wer mit oligophrenen Patienten gearbeitet hat, wird eine so weitgehende Differenzierung nicht für sinnvoll halten. Auch therapeutisch hat die Unterscheidung keine Konsequenzen.

Debile oder unterbegabte Patienten haben häufig ein Gefühl für die Zurücksetzung oder die Kränkungen, die ihre Behinderung mit sich bringt. Es läßt sich nicht ausschließen, daß sie manchmal aus dieser Empfindlichkeit gut gemeinte Gesten und Handlungen mißdeuten. Oder sie haben gelernt, ihre Angehörigen, die gegenüber solchen Vorhaltungen sensibel sind, mit Gekränktsein und Enttäuschung zu manipulieren. Gelegentlich entladen sich solche Empfindlichkeiten bei banalen Anstößen in Form einer **Primitivreaktion** (S. 146).

Plötzlich auftretende, bis dahin unbekannte Verhaltensänderungen bei Oligophrenen sollte man nicht einfach der Grundstörung zurechnen, sie könnten Folge einer zusätzlichen Erkrankung sein oder sich aus einer Mißhandlung ergeben, über die der Kranke nicht sprechen kann.

Schizophrene Störungen sind bei Patienten mit Intelligenzminderung etwa gleich häufig wie in der Gesamtbevölkerung. Die ältere Psychiatrie sprach dann von einer **Pfropfschizophrenie**. Bei der Differentialdiagnose sollte man grob-organisch begründete Psychosen ausschließen (neurologische Untersuchung). Die der Oligophrenie zugrunde liegende zerebrale Schädigung ist häufig auch die Ursache von **epileptischen Anfällen**.

Bei Patienten mit leichter Oligophrenie ist eine Kombination mit chronischem **Alkoholabusus** gar nicht so selten. Allerdings läßt sich nur aus der Kenntnis der Vorgeschichte abschätzen, ob man unabhängig davon eine zerebrale Schädigung durch die chronische Intoxikation annehmen muß. Drogen spielen kaum eine Rolle (sie sind für die Patienten nicht erreichbar). Relativ häufig ist die Kombination mit Prostitution.

Erkrankungen oder Schädigungen des Gehirns (durch Infektion, Trauma, Durchblutungsstörung, Atrophie) verstärken die Auswirkung der intellektuellen Störung. Im Alter können zusätzliche altersbedingte zerebrale Veränderungen auftreten.

29.5 Differentialdiagnose

Bei groben Störungen der Intelligenz ist die Diagnose einfach. Bei leichteren Formen sollte man darauf achten, daß nicht Unsicherheit, Hemmungen, depressive Verstimmung oder allein die Angst vor der Untersuchung ungeprüft der intellektuellen Minderleistung des Patienten zugeschlagen werden.

Die Diagnose einer Intelligenzminderung darf sich nicht nur auf den IQ stützen. Notwendig sind Informationen über die soziale Anamnese und die Ausbildung (Sonderschule, Schulunfähigkeit), eventuell auch neuropsychologische Untersuchungen.

! Die Diagnose sollte möglichst früh gestellt werden, nicht erst im Schulalter. Manche Störungen, die man früher hinnehmen mußte, lassen sich heute durch eine spezifische Therapie verhindern oder doch in ihren Auswirkungen wesentlich mildern.

Bei Kindern ist die Diagnose einer geistigen Behinderung abzugrenzen von
verzögerter Entwicklung,
psychischem Hospitalismus,
Legasthenie,
Autismus,
Pseudodebilität.

Eine **verzögerte Entwicklung** kann durch mangelhafte Förderung, Vernachlässigung oder Belastungen, aber auch durch die genetische Disposition bedingt sein. In solchen Fällen ist zu prüfen, inwieweit ein Wechsel des Milieus die Entwicklung der kognitiven Leistungen fördern könnte.

Kinder mit **Hospitalismus** sind abgemagert, ängstlich und weinerlich. Auffallend ist häufig eine Rückbildung von bereits entwickelten Fähigkeiten (nach dem Wechsel der Bezugsperson).

Bei **Legasthenie** ist das Erlernen von Lesen und Schreiben trotz nachweislich normaler Intelligenz (Gespräch, Auffassung) erschwert.

Autismus bezeichnet den Verlust der emotionalen Kontaktfähigkeit (S. 368). Autistische Kinder sind abweisend und zurückgezogen, sie gehen auf Annäherungsversuche nicht ein, können nicht sprechen oder verlernen es wieder. Oligophrene Kinder sind dagegen lebhaft, betriebsam, zugewandt. Auch wenn sie unfähig sind zu sprechen, hat man den Eindruck, daß sie den sprachlichen Kontakt suchen (Lallen, einzelne Laute, Wörter).

29.6 Ursachen

Für das Auftreten einer geistigen Behinderung kommen die verschiedensten Ursachen in Frage. Das Gemeinsame dieser Veränderungen ist die Schädigung zerebraler Strukturen. Störungen des Metabolismus und der Struktur des reifenden Gehirns führen immer zu einer intellektuellen Beeinträchtigung. Das oligophrene Syndrom ist neben den körperlichen Störungen nur ein Merkmal unter anderen.

Große Bedeutung hatte in den letzten Jahren der Nachweis von **genetischen** und **chromosomalen Ausfällen** als Ursache der Intelligenzminderung. Etwa 30% aller Formen der schweren geistigen Behinderung gehen ursächlich auf Störungen zurück, die entweder eine Veränderung der Chromosomenzahl oder andere chromosomale Anomalien betreffen (*Holland* 2000). Inzwischen sind mehrere hundert Syndrome beschrieben worden, die auf eine Chromosomen-Anomalie zurückzuführen sind. Sie betreffen zwar nur einen recht geringen Prozentsatz der Erkrankungen mit einem oligophrenen Syndrom, aber ihre Kenntnis erleichtert uns das Verständnis der Genese von geistigen Behinderungen. Als Beispiele sollen hier nur einige Syndrome genannt werden, die relativ häufig sind.

Down-Syndrom, das in der älteren Literatur als Mongoloismus beschrieben wurde, bezeichnet eine angeborene Form von Schwachsinn mit schräg stehenden Lidspalten, plattem ausdrucksarmen Gesicht und Herabsetzung der Muskelspannung. Die Patienten starben früher relativ jung an interkurrenten Erkrankungen. Das Risiko, eine Alzheimer-Demenz zu entwickeln ist gesteigert, manchmal schon vom 30. Lebensjahr an.
Ursache ist ein überzähliges drittes Chromosom 21 (Trisomie 21). Ein Zusammenhang der Störung mit dem Alter der Mutter während der Schwangerschaft ist nachgewiesen.

Prader-Willi-Syndrom / Angelmann-Syndrom sind Bezeichnungen für eine Form des Schwachsinns mit Gangstörungen, Veränderungen des Gesichtsausdrucks und häufigem Lachen als Folge einer geschlechtsspezifischen Anomalie von Chromosom 15, die beim Prader-Willi-Syndrom das vom Vater und beim Angelmann-Syndrom das von der Mutter stammende Chromosom betrifft.

Schwachsinnige Patienten mit einem **fragilem X-Syndrom** haben ein auffallend längliches Gesicht und große Ohren. Die Sprachentwicklung ist gestört, Blickkontakt wird vermieden. Beim weiblichen Geschlecht ist die Störung weniger stark ausgeprägt. Ursache ist eine fragile Region auf dem X-Chromosom.

Bekannt sind auch Chromosomen-Anomalien, die zu Enzymdefekten mit einer Fehlregulation des Stoffwechsels führen:
Phenylketonurie führt unbehandelt zur schwersten Form einer Intelligenzminderung mit Hirnatrophie, Pigmentmangel, Neigung zu Ekzemen, Rigidität der Muskulatur,

Störungen der Reizleitung im Herzen und zerebralen Krampfanfällen. Ursache ist ein angeborener Mangel an Phenylalanin-Hydroxylase, durch den der Umbau von Phenylalanin zu Tyrosin gestört wird, was zu einer Anreicherung von Phenylbrenztraubensäure und ihren Metaboliten im Blut führt. Eine Therapie mit phenylalaninarmer Diät, die bis in das Erwachsenenalter beibehalten werden muß, kann die Entwicklung der Störung verhindern (rechtzeitiges Screening !).

Bei der **konnatalen Hypothyreose**, die verschiedene Ursachen haben kann, erfolgt die Therapie durch Hormonsubstitution.

Die **Ahornsirupkrankheit** (maple syrup disease) ist eine autosomal-rezessive erbliche Stoffwechselstörung, die bereits im Neugeborenenalter zu schwersten körperlichen Störungen und zu einem drastischen Rückstand der psychischen Entwicklung führt. Die Therapie besteht in einer lebenslangen Diät mit verminderter Zufuhr der drei verzweigtkettigen Aminosäuren Leuzin, Isoleuzin und Valin.

Weitere Ursachen für eine geistige Behinderung ergeben sich aus zerebralen Schädigungen des Kindes in der Schwangerschaft und während der Geburt. Ursachen sind:
Infektionen,
äußere Noxen (Alkohol, Drogen, Hypoxämie),
Rhesus-Unverträglichkeit,
Traumen unter der Geburt.

29.7 Prävention

Der Prävention kommt, wie sich aus den Ursachen ableiten läßt, eine entscheidende Bedeutung zu. Manche Störungen lassen sich verhindern, wenn man die Gefährdung rechtzeitig erkennt. Dazu gehören Vorsorgeuntersuchungen und das Vermeiden von exogenen Noxen (Medikamente, Alkohol, Drogen) während der Schwangerschaft sowie ein Screening der Neugeborenen. Eventuell ist eine genetische Beratung sinnvoll.

29.8 Behandlung und Pflege

Bei Pflege und Behandlung von Oligophrenen muß man unterscheiden, ob es sich um leicht Kranke handelt, die nur zusätzliche soziale Unterstützung und Anleitung brauchen, oder um schwer Behinderte, die ohne Hilfe lebensunfähig wären. Die in den Medien propagierte Fürsorge orientiert sich überwiegend an Patienten, mit denen man noch etwas anfangen kann (für eine Fernsehdokumentation oder einen Spendenaufruf). Die schwer Kranken bleiben dagegen meist im Dunkeln. Die Unterscheidung zwischen leicht krank und schwer behindert wird häufig vermieden oder übersehen, wie beim Altersabbau und der senilen Demenz (S. 272).

Bevor man entscheidet, daß ein schwer behindertes Kind in der Familie bleibt, sollte man überlegen, inwieweit die gesunden Geschwister des behinderten Kindes dadurch in ihrer Entwicklung beeinträchtigt werden könnten. Der Schaden ergibt sich nicht aus dem Umgang mit dem Kranken. Das ist im Gegenteil eine Erfahrung, die man Heranwachsenden vermitteln sollte. Aber man sollte auch bedenken, daß die überwuchernde Fürsorge für den Kranken zu einer Belastung für die Familie werden kann.

Man sollte die **Angehörigen** nicht mit der Pflege für den Kranken überfordern. Die Erziehung eines schwer behinderten Kindes erfordert viel Zuwendung, Engagement und Zeit, die mit dem Älterwerden des Kranken zunehmen (was die Angehörigen zunächst nicht überschauen können). Eltern und Geschwister werden häufig gerade dem geistig Behinderten eine besondere Zuwendung und Liebe entgegenbringen, aber die Familiendynamik folgt eigenen Gesetzen. Die gesunden Geschwister fühlen sich auf

Dauer zurückgesetzt, weil das kranke Kind alle Aufmerksamkeit auf sich zieht und Sonderrechte hat. Die Familie verliert den Zusammenhalt. Der Vater bleibt länger im Büro und wird sich sonntags auf den Fußballplatz zurückziehen. Die erwachsenen Geschwister verlassen früh das Haus. Am Ende bleibt die Mutter mit dem Kranken allein. Das braucht nicht so zu sein, aber man sollte diesen Aspekt bei einer Beratung der Eltern nicht unerwähnt lassen.

Kinder mit einer leichten bis mittelgradigen Intelligenzminderung wachsen am besten in der Familie auf. Die Grenze liegt da, wo zusätzliche medizinische und pädagogische Hilfen notwendig werden. Manche Anpassungsprobleme der oligophrenen Patienten können durch Änderungen im Verhalten der Bezugspersonen aufgefangen werden.

Die familiäre Pflege sollte durch Kindergärten, Sonderschulen, Tageskliniken oder beschützende Werkstätten ergänzt werden. Der Behinderte braucht Geborgenheit in der Familie, aber auch, so weit dies möglich ist, Training im Umgang mit anderen Menschen und unter veränderten sozialen Beziehungen.

Durch die spezielle Förderung in **Sonderschulen** können, abgestimmt auf die individuellen Möglichkeiten, Restfunktionen entwickelt werden. Die Integration in die normale Umwelt wird auf diese Weise erleichtert.

Die **Umwelt**, in der die Patienten leben, hat immer Einfluß auf die Ausgestaltung und die Auswirkungen der organischen Schädigung. Ein Patient, der in einem Heim oder einer beschützenden Werkstätte leben kann, wird häufig (unter gleichen Anforderungen) in einer Fabrik versagen oder durch abnorme Reaktionen auffällig werden.

Bei einigen metabolischen Störungen, die zu einem oligophrenen Syndrom führen, ist allein durch **Diät** und die Einschränkung von bestimmten Nahrungsstoffen eine Besserung oder Vorbeugung möglich.

Patienten mit schwerer Intelligenzminderung benötigen durchgehend eine Betreuung und Pflege. Mit zunehmendem Alter werden die Probleme größer. Bei erwachsenen Oligophrenen ergeben sich häufig Schwierigkeiten aus der ungesteuerten Sexualität.

Eine **medikamentöse Dämpfung** durch Neuroleptika ist bei erregten und aggressiven oder umtriebigen Patienten notwendig.

Triebhaft-aggressive Störungen können bei männlichen Oligophrenen durch Cyproteronacetat (Androcur®) unterdrückt werden, bei Frauen haben hohe Dosen von Östrogenen den gleichen Effekt.

Umstritten ist, ob man bei Schwachsinnigen eine Sterilisation vornehmen darf, da eine gesetzliche Regelung für diesen Eingriff bei den Patienten, die weder schuldfähig noch testierfähig sind, derzeit nicht vorliegt. Man sollte aber nicht außer acht lassen, was die Schwangerschaft einer geistig behinderten jungen Frau für die Familie der Kranken bedeutet.

D   FORMEN DER ABHÄNGIGKEIT

Mit dem Abschnitt D wenden wir uns Störungen zu, die sich nicht ausschließlich gemäß den Prinzipien des triadischen Systems der Psychopathologie definieren lassen. Die Formen der Abhängigkeit werden zusätzlich durch externe Agenzien bestimmt, die über eine Veränderung der zerebralen Funktion den Ausdruck und den Verlauf der Störung beeinflussen. Unabhängig von den besonderen Einflüssen dieser Substanzen sind bei diesen Störungen häufig auch neurotische, grob-organische oder psychotische Symptome nachweisbar. Selbst unter dem Einfluß von Alkohol oder Drogen werden Menschen in Krisensituationen und bei Belastungen zunächst mit den neurotischen Verhaltensweisen reagieren, die für ihre Entwicklung typisch sind. Mit der drogenbedingten Nivellierung der höheren psychischen Funktionen können zusätzlich grob-organische Veränderungen auftreten. Gelegentlich interferieren auch psychotische Erlebnisweisen mit drogenbedingten Störungen, wenn z.B. ein schizophrener Patient alkoholabhängig wird oder Drogen nimmt, was gar nicht so selten ist. Durch die psychotropen Substanzen erhalten die psychopathologischen Phänomene einen zusätzlichen Akzent, aber das Einteilungsprinzip, an dem wir uns bisher orientiert haben, wird deshalb nicht aufgehoben.

Vorbereitung
Zur Einstimmung sollten Sie sich mit den folgenden Syndromen beschäftigen:
► Rausch
► delirantes Syndrom
► halluzinatorisches Syndrom (Halluzinose)
► hirndiffuses Psychosyndrom (Wesensänderung)
► Demenz

30 Abhängigkeit und Sucht

Fragen:
Wie definieren Sie Abhängigkeit oder Sucht? Welche Formen der Abhängigkeit gibt es? Kennen Sie Alkoholkranke oder Drogenabhängige? Trinken Sie Alkohol? Haben Sie schon einmal einen Joint geraucht? Inwieweit wird Ihr Urteil über Abhängigkeit durch solche Erfahrungen bestimmt?

Der Umgang mit psychotropen Substanzen hat eine lange Geschichte, denn zu allen Zeiten haben die Menschen versucht, durch Drogen ihre Erlebnisfähigkeit zu verändern, Hemmungen aufzuheben, Empfindung und Ausdrucksvermögen zu steigern, Schmerzen zu unterdrücken oder Erholung und Vergessen im Schlaf zu finden. Dafür haben sie Abhängigkeit und Gewöhnung in Kauf genommen, aber auch Rituale entwickelt, wie man mit den Drogen umgehen kann. Jede Zivilisation hat die für sie typischen Formen der Abhängigkeit, denen wieder Konsumgewohnheiten und von der Gesellschaft geprägte Haltungen entsprechen, die häufig als Sicherung gegenüber der Droge wirken. Wenn eine Droge die kulturellen Grenzen überschreitet, was heute bei der zunehmenden Globalisierung nicht aufzuhalten ist, sind solche Sicherungen häufig nicht mehr wirksam.

Psychotrope Substanzen können, dosisabhängig, eine akute Intoxikation hervorrufen. Sie führen bei längerem Gebrauch zu einer chronischen Intoxikation, die häufig mit einer Gewöhnung einhergeht und mit der Zeit zur Ursache von grob-organisch-psychotischen Störungen, Wesensänderung und Demenz werden kann.

Die **Diagnose** einer Abhängigkeit oder Sucht ergibt sich nicht allein aus dem *psycho-pathlogischen Befund* mit dem dranghaften Verlangen nach Wiederholung des Drogeneffektes und der Furcht vor dem Auftreten von Entzugserscheinungen, sondern bezieht sich auch auf
- die *verwendete Substanz* (Alkohol, Heroin, Weckamine, Analgetika, Hypnotika u.a.)
- oder eine *Kombination von Substanzen* (Polytoxikomanie),
- sowie auf die *prämorbide Persönlichkeit* des Patienten und
- mögliche *drogenbedingte körperliche Schäden* (Polyneuropathie, Hepatitis, Ulcus ventriculi).

30.1 Definitionen

In den letzten hundert Jahren haben sich in der Psychiatrie verschiedene Definitionen der Abhängigkeit eingebürgert, die hier aufgeführt werden, weil sie jeweils einen Aspekt der Störung beschreiben und insgesamt erst ein vollständiges Bild ergeben, auf das sich das klinische Urteil stützt. Ein Vergleich zeigt, daß sich die Vorstellungen nur wenig geändert haben. Mit dem von der WHO eingeführten Begriff der Abhängigkeit werden psychische und körperliche Störungen zusammengefaßt, die sich mit wechselndem Akzent durch den Konsum der verschiedenen psychotropen Substanzen ergeben.

30.1.1 Sucht

Sucht bezeichnet den unwiderstehlichen, passiv erlebten Drang nach Veränderung des Erlebens *durch psychotrope Substanzen,*
der wegen zunehmender *Gewöhnung*
mit einer *Tendenz zur Steigerung der Dosis* einhergeht,
körperliche Veränderungen und *Entzugserscheinungen* hervorruft und auf Dauer
zu einer *Verformung der Persönlichkeit* führt (Einengung, Verlust von Wertvorstellungen, Wesensänderung).

Diese Definition ist weitgehend an der klinischen Erfahrung mit dem Morphinismus orientiert, der heute in der Klinik praktisch keine Rolle mehr spielt (S. 320). Die Vorstellung ist naheliegend, daß sich durch die metabolischen Veränderungen der Droge an Neuronen Erregungskreise (S. 46) bilden, die bereits durch geringe Reize aktiviert werden, sich gegenüber anderen Erregungsmustern durchsetzen und das Verhalten bestimmen.

Gelegentlich wird der Begriff der Sucht auch allein auf die *krankhafte Dominanz von Verhaltensweisen* angewendet. Man hat dafür den Begriff der **substanzunabhängigen Sucht** eingeführt und spricht im übertragenen Sinn von Arbeitssucht, Spielsucht, Putzsucht oder süchtigem sexuellem Verhalten. In letzter Zeit ist auch die Internetsucht dazu gekommen. Mit solchen Formulierungen wird allerdings nur die psychische Komponente des süchtigen Verhaltens beschrieben. Folgerichtig wird die Spielsucht auch in der ICD-10 dem *impulsiven* Verhalten zugeordnet (S. 178).

Auch wenn ein Spieler seine Existenz gefährdet und vielleicht vom Kick des Spiels wie von einer Droge abhängt, kann man sein Verhalten nicht mit dem eines Drogenabhängigen gleichsetzen.

30.1.2 Schädlicher Gebrauch

Schädlicher Gebrauch (Mißbrauch, Abusus) bezeichnet ein Konsumverhalten, das bereits zu einer Schädigung der psychischen oder physischen Gesundheit des Konsumenten und zu einer Veränderung des Sozialverhaltens geführt hat. Im allgemeinen ist dem Patienten das Pathologische des Mißbrauchs bewußt, aber er wird eine Diskussion seines Verhaltens nicht zulassen.

Der Mißbrauch ist von der akuten Intoxikation zu unterscheiden. Die akute Intoxikation beschreibt den aktuellen Zustand, während Mißbrauch lediglich den Umgang mit der Droge beschreibt, der zur Intoxikation führen kann.

30.1.3 Gewöhnung

Den Begriff **Gewöhnung** verbinden wir mit zwei Bedeutungen. Er bezeichnet einmal die Ausbildung von *Gewohnheiten* im Umgang mit zentral wirksamen Substanzen, die sich in einem Ritual der Einnahme, in der Differenzierung von einzelnen Aspekten der Wirkung oder im Zurücktreten von unerwünschten Wirkungen anzeigt.

Das Wort wird aber auch im Sinne von Toleranz für die durch Abusus *herabgesetzte Empfindlichkeit* gegenüber der Droge verwendet, die eine Dosissteigerung notwendig macht.

30.1.4 Toleranz

Toleranz nennen wir die nach längerem Gebrauch auftretende herabgesetzte Empfindlichkeit gegenüber einer psychotropen Substanz. Nach dem ersten Kontakt mit der Droge kommt es häufig, wie beim Rauchen, zu einer *Toleranzsteigerung* oder Gewöhnung. Von einer Herabsetzung der Toleranz spricht man dagegen, wenn die Empfindlichkeit erhöht ist und die typischen Merkmale einer Intoxikation schneller auftreten. Die gesteigerte Empfindlichkeit ist Hinweis auf eine zerebrale Irritation oder Schädigung, die vielleicht durch den chronischen Mißbrauch bedingt ist, der vorher aber über viele Jahre zu einer Toleranzsteigerung und Gewöhnung geführt haben kann. Dem pharmakologischen Phänomen der Steigerung oder Minderung der Toleranz entsprechen metabolische Veränderungen im ZNS oder in der Leber, die durch die Droge ausgelöst werden.

30.1.5 Abhängigkeit

Abhängigkeit (dependance) ist ein deskriptiver Begriff, der sowohl auf *körperliche* wie auf *seelische* Funktionen bezogen wird.

Die **körperliche Abhängigkeit** ergibt sich aus Veränderungen des Metabolismus und ihren Folgen, die sich in Mißempfindungen der verschiedensten Intensität, einem veränderten Körpergefühl oder vegetativen Störungen anzeigen, die nur durch die erneute Zufuhr der psychotropen Substanz zeitweilig aufgehoben werden können.

Die akute oder chronische Applikation von suchterregenden Substanzen scheint neben der synaptischen Transmission auch zytoplasmatische und intranukleäre Prozesse im Neuron zu verändern. Speziell bei chronischem Konsum wird die Genexpression der Neuronen alteriert, vermutlich auf Dauer. Solche Veränderungen sind vielleicht das molekulare Korrelat des „Suchtgedächtnisses".

Das **Suchtgedächtnis**, das wir dem impliziten Gedächtnis (S. 51) zurechnen, könnte sich aus der Bildung von Synapsen und der Synthese von speziellen Proteinen ergeben. Voraussetzung dazu ist, entsprechend der *Hebbschen* Regel (S. 46), die durch wiederholte simultane Erregung von prä- und postsynaptischen Neuronen bedingte Aktivierung von neuronalen Strukturen, die an der Verarbeitung der suchterregenden Substanzen beteiligt sind.

! Die Erfahrungen mit Suchtmitteln kann man nicht einfach vergessen, *man muß sie aktiv verlernen*, was nur möglich ist, solange die zerebralen Funktionen nicht geschädigt sind.

Als **Sensitivierung** bezeichnet man die durch chronische Zufuhr eines Suchtmittels bedingte Steigerung der Ansprechbarkeit der dopaminergen Neuronen des Belohnungssystems im Tegmentum und Nucleus caudatus (S. 290, 325). Die von der Droge ausgelösten Reize gewinnen dadurch eine größere Attraktivität und bestimmen zunehmend das Verhalten, was sich psychopathologisch in einem unwiderstehlichen Trinkdruck (englisch: craving) äußert.

Der Begriff **craving** hat sich eingebürgert, um das heftige Verlangen und die Begierde nach Alkohol oder einer Droge zu kennzeichnen. Der Patient steht unter einem Druck, der sich verstärkt, sobald nach längerer Abstinenz eine geringe Dosis der Substanz wirksam wird. Craving entwickelt sich allmählich unter wiederholtem Kontakt mit dem Suchtmittel. Als Ursache wird eine Umstimmung oder Sensitivierung von zerebralen Strukturen angenommen. Diese Umstimmung ist sehr stabil und vermutlich irreversibel.

Psychische Abhängigkeit ist das unwiderstehliche Bedürfnis, den gewünschten Lust-Effekt durch Einnahme der Substanz wiederherzustellen oder zu erhalten, was gelegentlich wohl auch von der Furcht gestützt wird, daß die krankhaften Empfindungen der körperlichen Abhängigkeit wieder auftreten könnten. Vermutlich spielen dabei auch Veränderungen an den Neuronen im Sinne einer Sensitivierung eine Rolle. Hinzu kommen erlernte Rituale des Konsums der Droge.

30.1.6 Droge

Als **Droge** bezeichnet man in der deutschen Psychiatrie jede psychoaktive Substanz mit Abhängigkeitspotential, sofern sie mißbräuchlich verwendet wird. Im Sinne dieser Definition wäre Morphin ein Medikament, solange die Applikation unter einer ärztlich begründeten Indikation erfolgt. Es wird aber zur Droge, wenn die medizinische Zielsetzung fehlt. Alkohol oder Nikotin sind Drogen, sobald ein schädlicher Gebrauch Störungen verursacht hat. Auf Grund einer gesellschaftlichen Konvention werden sie aber bis dahin als Genußmittel angesehen, obwohl jeder weiß, daß sie bereits ohne Mißbrauch eine Gefährdung der Gesundheit hervorrufen können (beim Rauchen ist diese Konvention in letzter Zeit brüchig geworden). Seit einigen Jahren hat sich die Unterscheidung von legalen und illegalen Drogen eingebürgert, aber dahinter steckt ein politisches Konzept, nämlich die Vorstellung, daß man entweder alle Drogen legalisiert oder den Gebrauch ausnahmslos unter Strafe stellt. Beide Positionen halte ich für weltfremd.

Übung:
Machen Sie sich klar, inwieweit Ihr Urteil über die Gesundheitsschäden von Alkohol, Haschisch oder Nikotin von der eigenen Erfahrung oder der gesellschaftlichen Konvention und den Medien beeinflußt wird. Vergegenwärtigen Sie sich an diesem Beispiel, daß die Grenzen zwischen schädlichem Gebrauch und Abhängigkeit fließend sind.

30.1.7 Kontrollverlust

Kontrollverlust ist die Unfähigkeit des Abhängigen, in einer bestimmten Phase der Störung den Konsum der Droge willentlich einzuschränken. Selbst nach länger dauernder Abstinenz werden Abhängige bereits durch eine geringe Gabe des Suchtmittels erneut zu ungehemmtem Konsum verführt. Der Begriff erfaßt einen anderen Aspekt des Phänomens, das oben mit den Wörtern Sensitivierung und Craving beschrieben wurde. Ursache ist vermutlich nicht das gesteigerte Verlangen oder die Gewöhnung an die Droge, sondern eine *Veränderung* an den dopaminergen Neuronen des mesolimbischen Systems.

! Kontrollverlust ist ein wesentliches Kriterium bei den verschiedenen Formen des Alkoholismus (S. 298)

30.2 Disposition zur Suchterkrankung

An der Entwicklung einer Abhängigkeit gegenüber einer psychotropen Substanz sind genetische, psychosoziale und pharmakologische Faktoren beteiligt. Die genetische Komponente der Störung ergibt sich vermutlich aus dem Zusammenspiel von verschiedenen Genen. Vererbt wird aber nicht die Erkrankung, sondern lediglich die Anlage zur Entwicklung der Erkrankung beim Auftreten von entsprechenden Reizen.
Eine unterschiedliche ethnische Gen-Ausstattung ist denkbar. Sie kann die Empfindlichkeit erhöhen, aber auch, wie bei einigen asiatischen Völkern, den süchtigen Mißbrauch verhindern. Im letzteren Fall ergibt sich die geringere Gefährdung, von Alkohol abhängig zu werden, vermutlich durch die Anreicherung des Alkoholmetaboliten Azetaldehyd im Blut, der wegen eines genetisch bedingten Defekts der Aldehyddehydrogenase nicht abgebaut werden kann.
Als Angriffspunkt von Alkohol und Drogen wird das dopaminerge Belohnungs- und Motivationssystem (reward system) in den mesolimbischen Strukturen angesehen.

30.3 Typen der Abhängigkeit

Im Gegensatz zur Sucht ist der Begriff der Abhängigkeit allgemein gefaßt, so daß in der ICD-10 eine Unterscheidung von Typen notwendig ist, die durch die Wirkung der einzelnen psychotropen Substanzen oder Stoffklassen charakterisiert werden.

F 10	Störungen durch Alkohol
F 11	Störungen durch Opioide
F 12	Störungen durch Cannabinoide
F 13	Störungen durch Sedativa oder Hypnotika
F 14	Störungen durch Kokain
F 15	Störungen durch sonstige Stimulantien einschließlich Koffein
F 16	Störungen durch Halluzinogene
F 17	Störungen durch Tabak
F 18	Störungen durch flüchtige Lösungsmittel
F 19	Störungen durch multiplen Substanzgebrauch

Das **klinische Erscheinungsbild** wird in der ICD-10 für alle Substanzklassen gleichermaßen in der 4. und 5. Stelle kodiert. Das Prinzip wird im folgenden dargestellt, es läßt sich auch als eine Übersicht von Form und Verlauf der Abhängigkeit auffassen.

F 1x.0	akute Intoxikation
x.00	ohne Komplikation
x.01	mit Verletzung oder körperlicher Schädigung
x.03	mit Delir
x.05	mit Krampfanfällen
x.07	pathologischer Rausch
F 1x.1	schädlicher Gebrauch
F 1x.2	Abhängigkeitssyndrom
x.20	gegenwärtig abstinent
x.24	gegenwärtig Substanzgebrauch
x.25	ständiger Substanzgebrauch
x.26	episodischer Substanzgebrauch (z.B. Dipsomanie)
F 1x.3	Entzugssyndrom
F 1x.4	Entzugssyndrom mit Delir
F 1x.5	psychotische Störung
F 1x.6	amnestisches Syndrom
F 1x.70	Nachhallzustände (flashback)
x.71	Persönlichkeits- oder Verhaltensstörung
x.72	affektive Störung
x.73	Demenz

30.4. Persönlichkeitsveränderungen bei Abhängigen

Durch die Abhängigkeit ergeben sich Veränderungen der Persönlichkeit, die zunächst wenig auffallen und vorübergehend auch kompensiert werden können. Mit der Zeit entwickelt sich eine allgemeine Leistungsminderung und psychische Schwäche, die an Neurasthenie erinnert und von Unlust, Reizbarkeit und Verstimmungen begleitet ist. Interessen und Antrieb richten sich zunehmend auf den Konsum der Droge und die erwartete Wirkung. Individuelle Wertvorstellungen werden aufgegeben. Die veränderte Haltung gegenüber der Familie und den beruflichen Pflichten begünstigt eine weitere Aushöhlung des sozialen Status.

Die späteren Stadien der Abhängigkeit werden von einer **organischen Wesensänderung** bestimmt. Die Patienten sind unzuverlässig, kritikunfähig und verantwortungslos, es kommt zu Spannungen mit Partnern und Arbeitskollegen, über die der Patient aber gleichgültig hinweggeht. Wenn man den Kranken erst in diesem Stadium kennenlernt, kann man nicht entscheiden, ob die Abhängigkeit als Folge oder als Ursache dieser Haltung anzusehen ist, die mit den Begriffen „labile Persönlichkeit" oder „emotional instabile Persönlichkeit" (ICD: F 60.3) nur unzureichend erfaßt wird. Wir können jedoch davon ausgehen, daß bereits vorhandene Schwächen der Persönlichkeit durch den Mißbrauch akzentuiert werden, während gleichzeitig eine drogenbedingte Veränderung einsetzt. In der ICD-10 wird durch den Zusatz von ..x.71 als vierter und fünfter Ziffer, die eine Persönlichkeits- und Verhaltensstörung kodiert, ausgedrückt, daß die Kriterien für eine organische Persönlichkeitsstörung erfüllt sind.

Während für andere Formen der Wesensänderung (durch Alter oder zerebrale Traumen) eine Zuspitzung von Charakterzügen kennzeichnend ist, verlieren Abhängige das ursprüngliche Niveau, obwohl sich die Störung auch bei ihnen zunächst im Affektiven manifestiert. Der zerebral Abgebaute ist *starr*, der Abhängige ist *flach*. Für Abhängige ist eine **Nivellierung** der höheren psychischen Funktionen typisch. Sie haben aber gleichzeitig einen **hohen Anspruch** an ihre Umwelt und eine **geringe Belastbarkeit** gegenüber vermeintlichen Frustrationen oder begründeten Ansprüchen der Mitmenschen. Bedrückend ist speziell bei Drogenabhängigen die Gleichgültigkeit, mit der sie auf andere Abhängige oder Drogentote reagieren. Auf der psychiatrischen Station fällt ihr arroganter Hochmut gegenüber den Mitpatienten auf.

Hinweise für eine **chronische Intoxikation** und **Abhängigkeit** ergeben sich aus einer Reihe von Persönlichkeitsmerkmalen, Reaktionsweisen und Stimmungen:

Chronische depressive Verstimmung mit Müdigkeit und Apathie,
   aber auch kurze Phasen von Überaktivität und heiterer Aufgeregtheit,
Dysphorie, Reizbarkeit, Mißmut,
affektive Labilität,
Unfähigkeit, eine Willensentscheidung durchzuhalten,
Bagatellisieren von Problemen
eine hohe (gelegentlich kultivierte) Empfindlichkeit gegenüber dem Verhalten der Umwelt,
Abwehr der Verantwortung für das eigene Handeln,
   aber auch Selbstanklagen,
   die zu keiner Änderung des Verhaltens führen,
verbale Angepaßtheit an die therapeutischen Konzepte,
   die aber nicht durchgehalten werden,
Mißtrauen,
Resignation, Gleichgültigkeit,
die Beteuerung, das Problem (Alkohol, Drogen, Tabletten)
ein für allemal bewältigt zu haben.

Psychoanalytische Theorie: Von psychoanalytischen Autoren werden Suchterkrankungen auf Sozialisationsdefizite in der Kindheit, vor allem aber auf eine Störung der Mutter-Kind-Beziehung zurückgeführt. Die klassische psychoanalytische Lehre sieht im süchtigen Verhalten eine Regression und Fixierung auf orale Triebansprüche, die sich entweder aus Versagung oder aus Verwöhnung in der frühen Kindheit herleiten*. Durch die Sucht sollen unerträgliche innere Spannungen herabgesetzt werden, die sich aus Störungen der oralen und ödipalen Phase ergeben und mit einer narzißtischen Haltung zusammenhängen (Allmachtsphantasien, Größenvorstellungen, aber auch diffuse Verwundbarkeit und unzureichende Frustationstoleranz).

Diese Deutungsansätze sind meines Erachtens zu allgemein und haben für das therapeutische Vorgehen und die Führung des Patienten keine Bedeutung.

30.5 Neurobiologie der Sucht

Das limbische System als zentrale Kontrolle des emotionalen Verhaltens beeinflußt offensichtlich über das dopaminerge Belohnungssystem die Entwicklung der verschiedenen Formen der Abhängigkeit. Besonders betroffen sind die **dopaminergen Bahnen**, die im medialen Vorderhirnbündel aus *dem Tegmentum* in den *Nucleus accumbens* projizieren. Opiate und Alkohol, aber auch Nikotin, Amphetamine und Kokain führen im *Nucleus accumbens* zu einer Freisetzung von Dopamin. Bei chronischer Zufuhr der Suchtmittel wird mehr Dopamin freigesetzt, was durch Sensitivierung zu einem verstärkten Belohnungseffekt führt. Das typische Suchtverhalten könnte mit diesen neuronalen Veränderungen in Zusammenhang stehen. Verschiedene Untersuchungen haben gezeigt, daß bei der Suchtentwicklung die Dopaminfreisetzung bei den einzelnen Drogen auch über opioiderge, glutamaterge, serotonerge und GABAerge Neuronen in unterschiedlicher Intensität gefördert wird:
Opioide aktivieren die vom Tegmentum aufsteigenden dopaminergen Neurone durch Hemmung von inhibitorischen GABA-Interneuronen.
Kokain hemmt den Wiederaufnahmemechanismus von Dopamin im Nucleus accumbens durch Blockade des Transportproteins.
Amphetamin führt zu einer vermehrten Freisetzung von Dopamin am Nucleus accumbens aus präterminalen Vesikeln.
Alkohol scheint ebenfalls eine Anreicherung von Dopamin im synaptischen Spalt von Neuronen im Nucleus accumbens hervorzurufen.
Koffein setzt Dopamin im Nucleus accumbens frei.
Nikotin scheint ebenfalls Dopamin im Nucleus accumbens freizusetzen.

Diese Untersuchungsergebnisse hatten bisher noch keine therapeutischen Konsequenzen.

30.6 Prinzipien der Therapie

Für die Behandlung von Störungen durch Abhängigkeit, die in den folgenden Kapiteln besprochen werden, gibt es einige *Grundsätze*, die sich Ärzte oder Betreuer meist erst nach längerer Erfahrung (und zahlreichen Enttäuschungen) zu eigen machen.

30.6.1 Grundsätze

Die Therapie muß **frühzeitig** einsetzen. Je länger eine Persönlichkeitsveränderung bestanden hat, desto schwieriger ist es, den Patienten für eine Therapie zu motivieren. Manchmal ist dies nur über Umwege möglich. Gelegentlich wird argumentiert, daß es

---

* Man beachte die Parallelsetzung von Versagung und Verwöhnung. Entweder hat jemand nichts oder nicht genug bekommen und will es ausgleichen, oder er bekam zuviel und ist daran gewöhnt. Der theoretische Ansatz hat für beide Verhaltensweisen eine Erklärung parat.

dem Abhängigen erst einmal „richtig dreckig" gehen müßte, damit er sich von selbst um eine Behandlung bemüht. Wenn der Kranke aber erst so weit heruntergekommen ist, hat er oft keine Kraft mehr dazu. Im übrigen sollte man auch bedenken, daß die Persönlichkeitsveränderungen nur partiell reversibel sind.
Voraussetzung der Therapie ist eine **passagere Entgiftung**. Der Patient sollte wenigstens annähernd beurteilen können, welche Belastungen durch die Behandlung auf ihn zukommen, denn allein mit Entgiftung und Entzug ist es nicht getan, die entscheidende therapeutische Wirkung ergibt sich erst aus einer angestrengten, von Rückfällen bedrohten **Arbeit an sich selbst**, die sich über Monate oder Jahre hinzieht. Mit Betrunkenen und vollgedröhnten Patienten kann man nicht verhandeln, wie sie ihr Leben ändern sollen, auch wenn sie das manchmal verlangen.

Ziel der Behandlung von Abhängigen ist die **vollständige Abstinenz**. Wer jemals gegenüber irgendeiner Substanz abhängig war, wird, auch wenn er daran glaubt, einen „kontrollierten Umgang" mit der Droge nicht mehr erreichen können. Das läßt sich auch biologisch begründen (vgl. craving, S. 287).

So lange der Arzt nicht im gesellschaftlichen Konsens seine Überzeugung von Gesundheit gegenüber dem Abhängigen durchsetzen kann (und dem stehen auch Bedenken der Politiker entgegen), wird er sich mit einem Arrangement begnügen, das den Konsum zeitweilig einschränkt oder die Gefährdung in Grenzen hält. Aber das ist keine liberale oder fortschrittliche Form der Therapie, sondern ein Notbehelf. Darüber solle man sich klar sein.

Unsicher bleibt außerdem, ob der Patient, der zu uns kommt (oder gebracht wird!), wirklich von der Droge frei werden will oder ob er nur wegen einer Hepatitis oder einer zeitweiligen Verknappung der Droge auf dem Markt in die stationäre Behandlung ausweichen möchte. Gar nicht so selten flüchten Patienten auch vor sozialen oder forensischen Schwierigkeiten in die Geborgenheit der psychiatrischen Station.

30.6.2 Angehörige, soziales Umfeld

Nicht vergessen sollte man die **Unterstützung der Angehörigen**, die Verständnis brauchen und Aufklärung über das Wesen der Krankheit, eventuell auch eine zusätzliche Therapie. In bestimmten Phasen ist die Familie nicht weniger betroffen als der Kranke, der abgestumpft und abgebaut ist und weder seine Gefährdung noch die Belastung für die Familie bemerkt.

Zusätzliche **soziale Hilfen** werden immer erforderlich sein, denn Wesensänderung und Unzuverlässigkeit sind häufig auch die Ursache für Arbeitslosigkeit und den Verlust der Wohnung.

30.6.3 Psychotherapie

Erst wenn die drei Bedingungen
- *Entgiftung,*
- *Klärung des sozialen Umfelds* und
- *Unterstützung der Angehörigen*
erfüllt sind, hat der Versuch mit **Psychotherapie** eine Chance. Man darf aber nicht vergessen, daß bereits der Umgang mit dem Patienten oder das Setting einen psychotherapeutischen Effekt haben können – oder die psychotherapeutischen Bemühungen gefährden.

Ziel der Psychotherapie ist eine Korrektur am Verhalten und an der Einstellung des Patienten. Er muß seine Haltung ändern und seine Sicht vom Leben. Dazu braucht er

Ziele, die über den Austausch von Unlust und Lust hinausreichen. Bewährt haben sich stützende Gespräche, Verhaltenstraining, Logotherapie und autogenes Training.

Psychoanalytische Deutungen sind nicht wirksam. Hypnose ist nicht indiziert, da der Abhängige sich zwar passiv dem Service überläßt, aber gleichzeitig die Aktivität und das Bemühen um Veränderung einstellt und den Hypnotiseur als eine Art „Drogenersatz" nimmt.

Im übrigen darf man nicht vergessen, daß der psychotherapeutischen „Umerziehung" des Abhängigen auch Veränderungen im Hirnstoffwechsel entgegenstehen können, die verhaltensprägend sind.

30.6.4 Medikation

Es ist folgerichtig, daß man nach **Medikamenten** sucht, die im Stoffwechsel eingreifen und die drogenbedingten Veränderungen blockieren oder rückgängig machen. Bei Alkoholikern wird in letzter Zeit die Verwendung von Anticravingsubstanzen diskutiert. Die Ergebnisse des Versuchs der Methadonsubstitution von Heroinabhängigen sind noch abzuwarten. In den folgenden speziellen Kapiteln werden diese Möglichkeiten ausführlich besprochen.

30.6.5 Prognose

Die **Prognose** ist schwer vorauszusagen. Es spielen dabei neben der zerebralen Schädigung, mit denen man bei chronischer Abhängigkeit rechnen muß, auch Unwägbarkeiten aus der Biographie und dem sozialen Umfeld sowie zufällige Ereignisse eine Rolle.

Die **Prognose** hängt ab von:
- der prämorbiden Persönlichkeit (Reife, sozialer Status),
- dem Alter beim ersten Kontakt mit der Droge,
- der Dauer der Abhängigkeit und
- der Entwicklung von Ritualen und Gewohnheiten (Drogenkarriere),
- der Art der Drogen (Alkohol, Haschisch, Heroin, Amphetamin),
- dem klinischen Erscheinungsbild (Delir, Halluzinose, amnestisches Syndrom, Persönlichkeitsstörung, Wesensänderung, Demenz),
- der Kombination verschiedener Drogen,
- der Komorbidität (schizophrene Psychosen).

Die prämorbide Persönlichkeit hat sicher Einfluß auf die Entwicklung von Abhängigkeit. Wenn der Patient eine gewisse Reife und einen sozialen Status erreicht hatte, bevor er abhängig wurde, sind die Aussichten der Therapie relativ gut, zumindest günstiger als bei Jugendlichen.

Dagegen zeigt sich, daß Jugendliche und Schulkinder, die Kontakt zu Drogen haben, der über das Probieren hinausgeht, den drogenbedingten Störungen des Erlebens nichts entgegensetzen können, weil ihre Persönlichkeit noch nicht gefestigt war. Es ist dabei gleichgültig, ob sie Bier oder Haschisch konsumiert haben. Bei jungen Menschen bedingt der Drogenabusus eine pathologische Prägung der Persönlichkeit, die sich nur schwer rückgängig machen läßt. Der reife Mensch dagegen verfügt auf Grund seiner Lebenserfahrung über Alternativen, an denen er den Drogeneffekt bewerten kann, zumindest hat er die Möglichkeit dazu.

Am günstigsten ist die Prognose, wenn die Patienten erst kurze Zeit mit der Droge in Kontakt waren, aber auch da scheitert man manchmal an der Intensität der Wirkung (Heroin, Crack) oder an einer prämorbid bestehenden labilen Persönlichkeitsstörung.

Sobald sich Rituale der Drogeneinnahme entwickelt haben und der Patient sich in seinem Verhalten auf die Szene einstellt, wird es immer schwerer, dieses Stereotyp von Gewohnheiten zu durchbrechen. Hinzu kommen dann auch die körperlichen Bedingungen der Abhängigkeit und das körperlich begründete dranghafte Verlangen nach der Droge.

Die Art der Droge spielt sicher eine Rolle. Manchmal wird argumentiert, daß Haschisch harmloser sei als Kokain oder Heroin. Aber diese Formulierung ist mißverständlich, weil die *Dosis* eine entscheidende Rolle spielt. Es ist immer heikel, wenn man versucht, gefährliche von weniger gefährlichen Drogen zu unterscheiden. Bei der Beurteilung von Gefahren, die sich aus Drogen ergeben, spielt auch die *Persönlichkeit* und *individuelle Disposition* eine Rolle, die wechseln kann. Es ist Unfug, wenn man behauptet, daß jeder Knabe, der sich bei der Konfirmation betrinkt, Gefahr läuft, Alkoholiker zu werden. Vielleicht wird er nach solcher Erfahrung sein Leben lang auf Alkohol verzichten. Auch nicht jeder Joint führt zur Abhängigkeit. Andererseits darf man nicht vergessen, daß sich aus einer gelegentlichen, selbst zufälligen Exposition Bahnungen ergeben können, die ungewollt weiter wirken und die Haltung des Betroffenen verändern. Auch dem Alter und der Persönlichkeitsstruktur wird eine Bedeutung zukommen, oder aktuellen Lebensumständen und gesellschaftlichen Einflüssen. Erinnert sei auch an die „Sicherungen", die in allen Kulturen mit dem Drogengebrauch verbunden werden. Manchmal reichen diese Sicherungen nicht aus oder sie gehen mit dem Wechsel der Kultur verloren.

Die Voraussage des Behandlungserfolgs orientiert sich auch am klinischen Bild der Abhängigkeit. Je weiter fortgeschritten die Folgekrankheiten sind, desto schwieriger wird es sein, den Patienten zu einer konsequenten Therapie zu motivieren. Durch die Möglichkeiten der Pharmakotherapie haben delirante Krankheitsbilder etwas von ihrem Schrecken verloren (S. 303). Das hat allerdings auch zur Folge, daß jüngere Ärzte die Gefährdung der Patienten nicht mehr voll einschätzen können.

Besonders ungünstig ist die wahllose Kombination von Drogen, die nicht nur Heroinabhängige praktizieren, sondern auch Patienten im Spätstadium der Medikamentenabhängigkeit.

Letztlich hängt das Ergebnis aller Therapieversuche von der Bereitschaft und Motivation und von der Reife der Patienten ab. Manchmal kann man die Motivation erst in wiederholten Gesprächen wecken. Aber davon wird meines Erachtens zu leichtfertig geredet (und geschrieben), in der klinischen Wirklichkeit bleiben unsere Bemühungen häufig ohne Effekt.

Neben den Erschwerungen der Therapie, die sich biochemisch begründen lassen, gibt es Probleme, die sich aus der Persönlichkeit des Abhängigen ergeben. Der Abhängige lebt nur in der Gegenwart. Er kann einem Therapievorschlag begeistert zustimmen und ist selber überzeugt davon, aber bereits einige Minuten später wird er doch zur Droge greifen, wenn er Gelegenheit dazu hat. Besonders bei der Behandlung von Alkoholikern wird man mit solchen Enttäuschungen rechnen müssen. Deshalb ist bei therapeutischen Gesprächen mit Abhängigen **Skepsis** begründet, die man nicht zu verbergen braucht, denn der Abhängige nimmt uns sonst nicht ernst.

Nicht nur unerfahrene Ärzte sind manchmal enttäuscht und verärgert, wenn ein Patient, der sich weitgehend stabilisiert hatte, wieder rückfällig geworden ist. Aber sobald wir uns von der Enttäuschung bestimmen lassen, ist auch die therapeutische Interaktion beeinträchtigt. Wir müssen davon ausgehen, daß Abhängige stärker als andere psychisch Kranke vom Rückfall bedroht sind. Der Arzt sollte deshalb den Kranken nur behutsam steigernd belasten und ihm schrittweise die Freiheit zur Entscheidung geben. Wenn ein süchtiger Patient übereilt „Vertrauen" in seine Belastbarkeit fordert (vielleicht mit dem Hinweis, daß „Mangel an Vertrauen" ihn erst in den Mißbrauch getrieben habe), dann hat er die Gefährdung noch nicht erkannt – oder er lügt.

Die Vorgabe von Vertrauen ist selten therapeutisch wirksam, der Patient muß erst vertrauenswürdig werden. Er muß lernen, daß er allein durch geduldige Arbeit an sich selbst das verlorene Vertrauen wiedergewinnen kann.

Grundsätzlich sollte man nach Rückfällen immer wieder versuchen, mit dem Patienten einen Konsens herzustellen. Verständnis ist wichtig, denn sonst erreichen wir den Patienten nicht. Aber der Kranke muß gleichzeitig auch spüren, daß der Arzt konsequent ist. Dies ist kein Widerspruch. Beide Haltungen ergänzen sich, auch wenn im Einzelfall und während der Behandlung der Akzent zwischen ihnen wechselt.

Zwischen **Verständnis und Konsequenz** die Balance zu finden, ist manchmal schwer. Die innere Ordnung, die dem Abhängigen verloren ging, muß zunächst durch äußere Ordnung ersetzt werden. Der Kranke wird maulen (und Gutmeinende werden erschrecken), wenn wir feststellen, daß Süchtigen nur ein Arzt helfen kann, der kompetent ist und Respekt einflößt. Aber die Patienten wissen das und bestätigen es, wenn sie miteinander über ihre Ärzte diskutieren. Im übrigen: Ich halte es nicht für sinnvoll, wenn Ärzte und Helfer sich durch Kleidung und Verhalten bei den Abhängigen anzubiedern versuchen. Der Kranke braucht eine Orientierung und wie sollten wir in der Lage sein, ihm *unsere* Auffassung von Gesundheit zu übermitteln, wenn wir dies nicht auch durch unsere Haltung zum Ausdruck bringen?

31 Alkoholismus

Fragen:
Wie beurteilen Sie die Abhängigkeit von Alkohol? Haben Sie Alkoholkranke erlebt, wurden Sie vielleicht in ihre Auseinandersetzung mit der Krankheit einbezogen? Wo liegt die Grenze zwischen normalem Alkoholgenuß und Abhängigkeit? Welche Erfahrung haben Sie mit Alkohol? Welche Folgerungen hatte dies für Sie?

Alkohol gehört zu den Genußgiften, die in unserer Gesellschaft akzeptiert werden. Auch wenn wir den wirtschaftlichen Faktor bei Seite lassen, werden wir uns eine grundsätzliche Änderung des Alkoholkonsums kaum vorstellen können (die Prohibition in den USA von 1919 bis 1933 führte lediglich zu einer kriminellen Variante der Versorgung). Die Lösung liegt nicht im Verbot der Herstellung und des Ausschanks von alkoholhaltigen Getränken, sondern eher in der Limitierung und Kultivierung des Konsums. Dies aber ist nicht bei jedem Menschen möglich und auch nicht in jeder Situation, in die wir geraten können. Die Grenze zwischen normalem Genuß und Mißbrauch oder Abhängigkeit ist individuell variabel und das Urteil darüber hängt auch von der Einstellung der Gesellschaft ab, die sich wandeln kann, wie in den letzten Jahren beim Tabak-Konsum.

Bei der Beschreibung der Alkoholabhängigkeit werden wir deshalb die beiden Endpunkte der Entwicklung herausstellen:
den quasi *normalen Konsum, den die Mehrheit akzeptiert*, und
die eindeutige Störung und Abhängigkeit durch den übermäßigen und unkontrollierten Verbrauch von Alkohol.

Die Grenze und Übergangszone zwischen den beiden Bereichen ist nicht sicher festzulegen, auch deshalb nicht, weil es erhebliche individuelle Unterschiede der Verträglichkeit und Gewöhnung gibt. Zudem differieren die Ansichten über den „normalen" Genuß von alkoholhaltigen Getränken innerhalb Europas und in den verschiedenen Regionen Deutschlands, auch unter dem Einfluß der Tradition (Weinanbaugebiete, Länder mit überwiegendem Bierkonsum), wenngleich die Unterschiede durch die Mobilität der Bevölkerung und den Einfluß der Medien oder die Werbung zunehmend verwischt werden.

Man kann nicht vom Alkoholismus sprechen, ohne die Trinkgewohnheiten zu erwähnen, die von uns allen, oder doch von einer Mehrheit, als vernünftig und vertretbar angesehen werden. Es wäre unzureichend, wenn in diesem Buche lediglich die chronische Alkoholabhängigkeit, das Alkoholdelir, die alkoholische Demenz oder das Korsakow-Syndrom dargestellt würden. Die Einleitung über die vertrauten Trinksitten, die niemand in Frage stellt, ist auch deshalb notwendig, weil der Übergang zur Schädigung allmählich erfolgt, vielleicht sogar überraschend, wie sich auch an einem Abend, an dem man mit Freunden trinkt, unversehens aus liebenswerter Angeregtheit ein Zustand der Betrunkenheit ergeben kann.

31.1 Alkohol als Genußmittel

Ziel des von der Gesellschaft tolerierten Alkoholgenusses ist Anregung, Leichtigkeit, Lockerheit der Gedanken, Aufhebung von Hemmungen und vielleicht auch Entspannung. Dabei wird vorwiegend die exzitatorische und enthemmende Phase der Alkoholwirkung genutzt, die aber nicht lange anhält. Im fließenden Übergang folgt eine lähmende Phase mit Koordinationsstörungen, Bewußtseinstrübung, Schläfrigkeit oder Verlust der Selbstkontrolle. Weitere Komplikationen sind Übelkeit und Erbrechen. Der Zustand kann, wenn er durch höhere Dosen ausgelöst wurde, mit einer retrograden Amnesie verbunden sein.

Das Bedürfnis nach Anregung oder den leichteren Zugang zu sozialen Kontakten verführt viele Menschen zum Alkoholkonsum. Dichter, Schauspieler oder bildende Künstler haben manchmal mit Alkohol auch ihre Kreativität zu steigern versucht. Tatsächlich wird der Einfallsreichtum durch Alkohol zeitweilig angeregt, vielleicht auch nur scheinbar, weil Urteil und Selbstkritik getrübt sind. Schon mancher erlebte sich geistreich und locker auf einer Party und war dann geniert, wenn er hinterher in einer Aufzeichnung hörte, welchen Unsinn er in Trunkenheit von sich gegeben hatte. Durch Alkohol oder Drogen kann man die Arbeit, die das Werk dem Künstler abfordert, nicht umgehen. Und auch Begabte gehen ein Risiko ein, wenn sie von der Alkoholwirkung abhängig werden.

Der Dichter Jean Paul pflegte sich zum Schreiben mit einer Kanne Kaffee und einer Flasche Wein in den Garten zurückzuziehen, man spürt es am Übermut und der überbordenden Erfindungsgabe und am ungezügelten Stil seiner Bücher (die trotzdem lesenswert sind). Aber die Kreativität hielt nicht an und seine Wirkung war nicht von Dauer.

Hemingway endete als Alkoholiker, daran ist kein Zweifel, obwohl er noch einige Jahre zuvor, den deletären Abstieg aufhaltend, die Novelle „Der alte Mann und das Meer" geschrieben hat. Vielleicht liegt hier ein Hinweis, daß wir in Krisen eine Aufgabe brauchen, die unserem Leben einen Sinn gibt. Wir werden bei der Therapie der Alkohol-Abhängigkeit darauf zurück kommen.

Es gibt viele Anlässe zum Alkoholkonsum, manche ergeben sich aus einer gesellschaftlichen Konvention: Einstand im Betrieb, Hochzeit, Kindtaufe, Kirmes, Konfirmation oder Beerdigung. Alkohol kann das Gemeinschaftsgefühl fördern, wenigstens zeitweilig. In Europa werden alkoholische Getränke gern in Gemeinschaft getrunken. Der einsame Zecher gilt bereits als verdächtig. In den romanischen Ländern wird Wein speziell zum Essen gereicht, was aber nicht unbedingt mit einer Einschränkung des Konsums verbunden ist.

Nicht unerwähnt bleiben sollte die mögliche protektive Wirkung von niedrigen Alkohol-Dosen auf das Erkrankungsrisiko an Angina pectoris. Diese Schutzfunktion wird aber manchmal nur vorgeschoben.

Häufiger führen Kummer und Liebesentzug, Unsicherheit, Ärger oder auch Trotz zu alkoholischen Exzessen, die eventuell ein einmaliges Ereignis bleiben, unter Umständen aber am Anfang einer Entwicklung zu Mißbrauch und Abhängigkeit stehen.

Dies sollten wir im Gedächtnis haben, wenn von Schädigungen durch Alkohol und von der Alkoholkrankheit die Rede ist. Störung ist nur ein umschreibend-symptomatischer Begriff, im Grunde handelt es sich um eine Krankheit (S. 17), die sich aus eigener Gesetzlichkeit, bedingt durch die physische Abhängigkeit, über verschiedene Stadien weiterentwickelt.

Akute Alkoholintoxikation
(ICD: F 10.0)

Synonyme: Rausch, Trunkenheit.
Rausch (S. 74) oder Trunkenheit ist die Form einer akuten Alkohol-Intoxikation, die entweder durch den einmaligen Genuß eines alkoholhaltigen Getränks oder, bei kontinuierlichem Mißbrauch, durch eine übermäßige Dosis oder eine veränderte Empfindlichkeit hervorgerufen werden kann.

Die **Wirkung des Alkohols** ist eine Resultante von verschiedenen Komponenten:
Dosis (Art und Zusammensetzung des Getränks),
Geschwindigkeit der Zufuhr (je schneller die Zufuhr, desto stärker die Wirkung) und
Disposition des Trinkers, die wieder abhängig ist von
- Alter,
- prämorbider Pesönlichkeit (Reife, Instabilität),
- metabolischen Besonderheiten,
- körperlicher oder psychischer Krankheit und
- Gewöhnung.

Es werden vier Stadien der Intoxikation unterschieden, denen jeweils ein bestimmter Blutalkoholspiegel entspricht:
Exzitation (0.5-1,5 ‰)
Somnolenz (1-2 ‰)
Narkose (2-3 ‰)
Lähmung zentralnervöser Strukturen (über 3 ‰).
Die individuelle Schwankung zwischen den Stadien ist relativ groß. Bei einem Blutalkoholspiegel von 0,5 ‰ wird man bei 20-30 % der Menschen bereits klinisch eine deutliche Alkoholwirkung nachweisen können. Bei 4-5 ‰ besteht Lebensgefahr durch Lähmung des Atemzentrums.

In diesem Zusammenhang ist der Alkoholgehalt verschiedener Getränke von Interesse:

1,0 l	Bier	ca.	4 % Alkohol	=	40 ml Alkohol
0,7 l	Wein	ca.	10 % Alkohol	=	70 ml Alkohol
0,7 l	Sekt	ca.	12 % Alkohol	=	84 ml Alkohol
0,7 l	Südwein	ca.	20 % Alkohol	=	140 ml Alkohol
0.7 l	Likör	ca.	30 % Alkohol	=	210 ml Alkohol
0,7 l	Schnaps	ca.	40 % Alkohol	=	280 ml Alkohol

Bei Blutproben von alkoholisierten Personen wird von einem **Abbauwert** von 0.2 ‰ pro Stunde ab Tatzeit ausgegangen (BGH 4 StR 84/91).

Epidemiologie. Der Alkoholkonsum mit seinen Folgen (Rausch, chronische Abhängigkeit, alkoholbedingte Krankheiten) ist in der westlichen Welt weit verbreitet. Die Statistiken geben Informationen über die Höhe des Verbrauchs und die Altersgruppe der Konsumenten, aber nur begrenzt über die Anzahl der Personen, die als chronische Alkoholiker und damit als krank anzusehen sind. Die Dunkelziffer ist groß.

In Deutschland lag der Verbrauch an reinem Alkohol je Einwohner zwischen 1998 und 2001 etwa gleichbleibend bei 10,5 Liter/Jahr.
Diese Menge verteilte sich pro Kopf auf 123 Liter Bier, 19 Liter Wein, 4 Liter Schaumwein und etwa 6 Liter Spirituosen. Auch diese Werte haben sich in den letzten vier Jahren nur wenig verändert, lediglich der Bierkonsum ging um vier Liter zurück.
Aus einer Hochrechnung ergibt sich, daß in der Altersgruppe der 18-59-jährigen ein *riskanter Konsum* bei 7,8 Millionen Personen angenommen wird, abhängig sind aber nur 1,5 Millionen (3%). Das Bild rundet sich ab, wenn man erfährt, daß 2001 die Alkoholsteuern etwa € 3,4 Milliarden betragen haben (Statistisches Bundesamt).

Den höchsten Pro-Kopf-Alkoholkonsum in Europa hatten 1998 Deutschland, Frankreich, Spanien, Portugal, Dänemark und die Schweiz mit mehr als 10 Litern pro Kopf und Jahr. Der Alkoholkonsum von Rußland und den ehemaligen Ländern der Sowjetunion ist hier nicht eingeschlossen, er dürfte zumindest vergleichbar sein.

Alkoholabhängigkeit ist keineswegs eine Störung der Armen und Arbeitslosen. Zwar gibt es eindrucksvolle Berichte vom Ende des 19. Jahrhunderts über Alkoholprobleme bei verelendeten Fabrikarbeitern und schlesischen Webern, aber das darf nicht darüber hinwegtäuschen, daß die Wohlhabenden und Arrivierten damals nicht weniger gefährdet waren. Es gibt nicht nur einen Alkoholismus aus Not oder Elend (der das Elend verstärkt), sondern auch einen Alkoholismus aus Überfluß. Von der Störung sind alle sozialen Schichten betroffen, erst das Endstadium führt zu einer Nivellierung. Beunruhigend ist in letzter Zeit die Zunahme des Alkoholmißbrauchs von Jugendlichen.

Mortalität. Jährlich sterben etwa 40.000 Personen durch Alkoholmißbrauch oder an den Folgekrankheiten des Alkoholismus oder durch Unfälle, die in Verbindung mit Alkoholkonsum stehen. Auch hier ist eine relativ große Dunkelziffer anzunehmen.

31.2 Formen der Alkoholabhängigkeit

(ICD: F 10.2)

Synonyme: chronischer Alkoholismus, Dipsomanie, Trunksucht.

Alkoholabhängigkeit (Alkoholismus) ist eine chronische Intoxikation durch Alkohol, die charakterisiert ist durch
- abnormes Trinkverhalten (in Bezug auf Menge und Umstände des Konsums),
- alkoholbedingte körperliche Schäden (Leberveränderungen, Polyneuropathie, Ulcus ventriculi),
- Beeinträchtigung der sozialen Stellung,
- Toleranzsteigerung, später auch Herabsetzung der Toleranz,
- Auftreten von Alkoholentzugssymptomen (körperliche Abhängigkeit),
- Verlust der Kontrolle über das Trinken,
- gesteigertes Verlangen und Zentrierung des Denkens auf Alkohol (psychische Abhängigkeit),
- Wesensänderung.

Aus der Verbindung dieser Symptome ergibt sich ein breites Band von möglichen körperlichen Ausfällen und psychischer Beeinträchtigung, das vom beinahe unauffälligen Trinker bis zum abgebauten Alkoholiker mit Wesensänderung und Demenz oder einem Korsakow-Syndrom reichen kann.

Eine erste Hilfe bei der Übersicht gibt die Unterscheidung von fünf verschiedenen **Typen der Alkoholabhängigkeit** (*Jellinek* 1960), die sich in der Klinik nicht durchgesetzt hat, weil die Typen nicht als Stadien einer Entwicklungsreihe aufzufassen sind und über den Behandlungsansatz nur wenig aussagen. An der Typisierung kann man sich jedoch das *Hineingeraten* in die Abhängigkeit verständlich machen.

Die Therapie wird sich zunächst an der Intensität der Störung orientieren, aber auch an der Motivation oder Kooperationsbereitschaft des Patienten, die keineswegs immer mit der Intensität der Störung korreliert.

α-Alkoholismus / Konflikttrinker
Der Konflikttrinker betrinkt sich aus momentaner Verärgerung, Unlust oder sozialen und familiären Schwierigkeiten. In der Zwischenzeit ist er abstinent und unauffällig. Die Störung hat keine Progredienz, es kann aber in den einzelnen Trinkphasen zu einem Kontrollverlust kommen. Die psychische Abhängigkeit ist temporär und bleibt an den Anlaß gebunden.

β-Alkoholismus / Gelegenheitstrinker
Gelegenheitstrinker haben einen zeitweiligen exzessiven Alkoholkonsum, eventuell am Wochenende oder bei bestimmten Anlässen. Sie sind weder psychisch noch physisch abhängig. Da der Alkoholkonsum, wenn es dazu kommt, häufig einen Grenzwert überschreitet, können jedoch körperliche Komplikationen auftreten (Polyneuropathie, Gastritis, Leberschädigung).

γ-Alkoholismus / Süchtige Trinker
Süchtige Trinker haben eine erhebliche psychische und physische Abhängigkeit mit Kontrollverlust. Perioden von Abstinenz sind jedoch möglich. Die Toleranz ist erhöht, es treten Entzugssymptome auf. Neben den körperlichen Veränderungen kommt es auch zu psychischen Störungen (Apathie, Verstimmung, Wesensänderung). Außerdem treten Folgekrankheiten des Alkoholismus auf.

δ-Alkoholismus / Gewohnheitstrinker

Gewohnheitstrinker (oder Spiegeltrinker, die einen bestimmten Alkoholspiegel im Blut einstellen) können sich noch weitgehend kontrollieren, auch zeitweilig Abstinenz einhalten. Sie sind aber gewöhnt, täglich ein gewisse Menge Alkohol zu sich nehmen. Das Trinken wird nicht als Zwang empfunden, insofern besteht kein Kontrollverlust. Die Gewohnheit wird aber nicht in Frage gestellt. Ein Übergang in γ-Alkoholismus ist möglich, manchmal erst nach Jahrzehnten (wenn Alterskomplikationen hinzutreten).

ε-Alkoholismus / Quartaltrinker

Quartaltrinker sind nur in bestimmten Episoden gefährdet, die sich nicht voraussehen lassen. Sie trinken dann exzessiv und unkontrolliert, während sie in der Zwischenzeit (Wochen, vielleicht auch Monate) unauffällig sind. Die Störung findet sich in der alten Literatur unter dem Begriff Dipsomanie, sie ist vom α-Alkoholismus zu unterscheiden.

Kontrollverlust bedeutet hier, daß der Abhängige plötzlich und ohne ersichtliches Motiv nach Einnahme einer geringen Menge Alkohol zwanghaft weiter trinkt, bis ihn äußere Umstände oder der Grad der Intoxikation daran hindern (S. 287).

Psychopathologischer Befund

Beim psychopathologischen Befund haben wir wegen der Vielgestaltigkeit des Krankheitsbildes verschiedene Aspekte zu unterscheiden, die für die Therapie wichtig sind.

Wir beginnen mit dem **Endstadium des Alkoholismus**. Der „abgebaute Trinker" fällt durch seine verwahrloste und ungepflegte Kleidung auf. Typisch ist der morgendliche Tremor der Hände, er fühlt sich am Morgen, bedingt durch metabolische Veränderungen, abgeschlagen und kraftlos und braucht zunächst ein Quantum Alkohol, um die Störung zu kompensieren. Daneben besteht häufig ein Magenkatarrh mit Neigung zum Erbrechen, sowie Polyneuropathien und eine Schädigung der Leberfunktion, die sekundär Ursache einer unzureichenden Ernährung ist (Eiweißmangel, Avitaminosen). Bestimmend sind aber die psychopathologischen Veränderungen, die sich aus einer Interferenz von verständlichen Reaktionen (Beschämung, Unsicherheit, Unbehagen, Ausweichen) und organisch begründeten Einbußen des Denkens und Wollens ergeben. Die Patienten haben einen unkontrollierbaren Drang zum Alkohol, wobei sie wahllos akzeptieren, was ihnen an alkoholischen Getränken erreichbar ist. Der frühere Amtsrichter, der einmal mit edlen Weinen oder gediegenem Weinbrand angefangen hat, schwärmt jetzt von billigen Sorten aus dem Supermarkt. Im übrigen neigen die Kranken zum Bagatellisieren und Herunterspielen der Schwierigkeiten (gescheiterte Ehe, Verlust der Arbeitsstelle), unter denen sie dennoch leiden. Sie flüchten sich in alle möglichen Begründungen und Ausreden, wenn sie Zusagen nicht eingehalten haben oder beruflichen Verpflichtungen nicht nachgekommen sind.

Alkohol-Kranke sind nicht verläßlich, gerade das ist ein Aspekt ihrer Störung. Das betrifft nicht nur ihre Mitarbeit bei der Therapie oder die Abstinenz, die sie versprochen haben, sondern auch ihr Verhältnis zur Arbeit, zur Familie und zu den Kindern. Sie können sich zwar jederzeit einem Gefühl überlassen und damit überzeugen, aber sie folgen kurz darauf ungeprüft anderen Affekten, ohne die Konsequenzen ihres Handelns zu bedenken. „Wer sie nicht genau kennt, muß ihnen glauben, denn sie glauben selbst an ihre Aufrichtigkeit" (*E.Bleuler* 1912 – in der ersten Auflage seines Lehrbuchs). *Alkoholiker sind labil, gefühlsabhängig und unkritisch*. Sie werden jedoch reizbar, wenn man sie an ihre Schwäche erinnert. Die Stimmung ist wechselnd, manchmal überwiegen *Euphorie und Leichtfertigkeit*, wenigstens im Reden, oder die Ängste werden mit *Galgenhumor* überspielt. Das hält aber nicht an und kann von *abrupten Zornausbrüchen* abgelöst werden. Den Patienten fehlt die Nachhaltigkeit der Strebungen, die ein Zusammenleben mit anderen überhaupt erst möglich macht. Mit der Zeit ist auch die *Urteilsfähigkeit beeinträchtigt*, was besonders auffällt, wenn man den Kranken vorher als differenzierten und kritischen Menschen erlebt hat. Zweifellos bleibt dem Patienten ein Sinn für seine mißlichen Lebensumstände und die deprimierenden Zwänge der Abhängigkeit, aber gerade diese Einsicht ruft eine reizbare Abwehr hervor und führt dazu, daß der Patient sich in *Lügen* verstrickt (die manchmal absurd sind: Wenn er stockbetrunken ist und lallend beteuert, daß er keinen Schluck Alkohol getrunken hat). Die Hilflosigkeit gegenüber dem Drang nach Alkohol (craving, S. 287) steigert gleichzeitig das Bedürfnis, im Trunk kurzfristig Erleichterung und Vergessen zu suchen. Hinzu kommt ein wachsendes *Mißtrauen*, das durch diverse Versuche, den Kranken zu einer Entziehung zu überreden, noch gefördert wird und sich eventuell bis zu *wahnhaften Gedanken* steigert. Die Kranken sind eifersüchtig auf die Ehefrau, die sie angeblich durch ihre Untreue und Hurerei überhaupt zum Trinken veranlaßt hat. Oder sie fühlen sich durch Vorgesetzte und Mitarbeiter verfolgt, die sie mit verleumderischen Behauptungen (daß sie trinken) aus der Stellung drängen wollen. Gelegentlich fallen die Patienten schon frühzeitig durch *Taktlosigkeiten* und *sexuelle Belästigungen* auf, obwohl (oder weil) sie in diesem Stadium bereits impotent sind. Relativ häufig sind Aggressionen gegenüber Familienangehörigen oder schwächeren Personen, die dann später lauthals bereut werden. Die *Aggressionen* von Alkoholikern erschöpfen sich meist in brutal-sinnlosen Handlungen. Vor Gericht muß der Psychiater manchmal Stellung nehmen, inwieweit eine Straftat mit Alkoholkonsum im Zusammenhang stehen könnte. Der Alkoholiker ist meist viel zu labil und stimmungsabhängig, um gezielt einen Mord zu planen, aber durch seine ungesteuerten Impulse kann er brutale Mißhandlungen begehen, die vielleicht auch den Tod des Mißhandelten zur Folge haben.

Fallbericht:

60 Ein Alkoholiker hatte nach Genuß von Obstwein und Schnaps eines seiner Kinder mißbraucht und das andere zu mißbrauchen versucht. Er rühmte sich, das er dem Kinde am Kommuniontage die Unschuld genommen habe. Ein anderes Kind schickte er zur Mutter, damit es ihr ausrichte, er würde ihm jetzt die Schamhaare ausreißen. Die Frau hatte er blutig geschlagen, sie mit heißem Wasser verbrüht und ihr darauf ins Gesicht gepißt. Die Prügelei dauerte einige Tage. Einmal mußten die Kinder die Mutter halten, damit er sie mit einem Seil schlagen konnte. Die Frau konnte sich endlich zu Nachbarn flüchten. Nach zwei Tagen brachte der Nachbar, ein Bauer, dem Kranken etwas Milch, weil er meinte, man könnte ihn nicht verhungern lassen. Da war der Übeltäter so reuig und vergoß heiße Tränen, bis der Nachbar ebenfalls zu heulen anfing und die Frau und die Kinder holte. Nun heulten alle zusammen in großer Rührung. Die Sache kam vor Gericht, dort aber hat der Patient, der inzwischen rückfällig geworden war, seine Frau erneut aufs scheußlichste verleumdet (nach *E.& M.Bleuler* 1983).

Diese Fallgeschichte wird manchem Leser grell oder ungewöhnlich vorkommen, aber der Eindruck täuscht, weil wir im allgemeinen nicht so genau hinsehen, wenn uns Alkoholiker auf der Straße begegnen.

Zweifellos gehört die Mehrheit der Abhängigen eher zur Gruppe der **sozial angepaßten Alkoholiker**. Das psychopathologische Bild dieser Patienten ist vielgestaltig und wird mehr von der prämorbiden Persönlichkeit bestimmt. Sie sind fröhlich, zielstrebig, manchmal aufgedreht, aber im Beruf zuverlässig und arbeitsam. Auf Partys können sie mitreißend plaudern, oder sie machen Witze, die sich vielleicht an der Grenze des Taktes bewegen, aber das sieht man ihnen nach. Manche trinken während der Arbeit, um „in Schwung" zu kommen, andere haben sich angewöhnt, abends eine Flasche Wein zu trinken, weil sie sonst nicht schlafen können. Dieser Zustand kann sich über Jahre hinziehen. Die Patienten bleiben dabei unauffällig oder werden von ihrer Umgebung toleriert. Die Möglichkeit der sozialen Kompensation hängt von der Persönlichkeit, den Trinkgewohnheiten und der Art des Getränkes ab. Eine Änderung dieses labilen Gleichgewichts kann durch alkoholbedingte körperliche Schäden ausgelöst werden, aber auch durch interkurrente Erkrankungen, die mit dem Alkoholmißbrauch in keinem Zusammenhang stehen.

Fallbericht:

61 Eine Managerin mittleren Alters, alleinstehend, ist erfolgreich im Beruf und zielstrebig, manchmal hektisch, sie hat sich aber angewöhnt über den Tag verteilt zwei Flaschen Sekt zu trinken. Das macht sie vergnügt und leistungsfähig, wie sie behauptet, obwohl ihr klar ist, daß es eigentlich so nicht weiter gehen kann. Sie stünde unter erheblichem Leistungsdruck und da hätte sich das ergeben. Freunde haben sie zu einer Psychotherapie überredet. Sie macht sachliche Angaben, ist auch bemüht und hält die Termine ein. In einer Sitzung erzählt sie nicht ohne Stolz, daß sie die Dosis inzwischen reduziert habe und sich kontrollieren könne. Das schaffe ich, sagt sie zuversichtlich, aber als sie dabei nach einem Formular der Krankenkasse in ihrer Handtasche kramt, stößt sie unversehens auf eine Piccolo-Flasche, die sie einsteckte, um für alle Fälle auf das Gespräch vorbereitet zu sein. Das ist ihr peinlich, weil der Arzt ihr vielleicht nicht glaubt, aber sie hätte ja (und nun hebt sie die Flasche hoch) gar nicht davon getrunken. Es sei nur zur Sicherheit. Später gibt sie zerknirscht zu, daß es nicht so einfach sei, von den Trinkgewohnheiten loszukommen, zumal sie in der letzten Zeit besonders viel Streß gehabt habe. Ich meinte, sie solle sich nichts vormachen. Sie wurde nachdenklich, ging darauf ein. Das ärgert mich, sagte sie, aber ich habe die Sache unterschätzt, es wird schwieriger, als ich dachte. Es dauerte dann noch drei Jahre, bis sie das Trinken aufgeben konnte. Die psychotherapeutischen Gespräche waren dabei eine Hilfe, aber sie hatte inzwischen auch die Bekanntschaft eines jüngeren Kollegen gemacht, mit dem sie zusammengezogen war. Die Psychotherapie war nur einer der Faktoren, die zu einer Stabilisierung geführt haben (das wird manchmal vergessen).

Verlauf

Verlauf und Progredienz der Alkoholkrankheit werden von verschiedenen Faktoren bestimmt (Persönlichkeit, Art des Getränks, Trinksitten, Reaktion der Umwelt, Gewöhnung, körperliche Ausfälle). Zumindest im Beginn der Erkrankung sind spontane Besserungen möglich, die eventuell Jahre anhalten können. Im anderen Fall kommt es zu einer Gewöhnung und das Denken wird zunehmend auf die Alkoholwirkung eingeengt. Manchmal sind die Patienten über Jahre sozial unauffällig. Sie gelten als „trinkfest", humorvoll oder aufgeschlossen. Hinweis für die Gefährdung ist vielleicht das gierige Trinken der ersten Gläser.

Mit zunehmender Kritik aus der Umwelt (die sich wieder an körperlichen Schäden oder sozialen Problemen entzündet) oder nach vergeblichen Entziehungsversuchen wächst die Tendenz zum Ableugnen. Der Patient kann dem Drang nicht widerstehen, sieht aber ein, daß er dies müßte, möchte die Abhängigkeit verbergen und wird zum heimlichen Trinker. Der Kranke ist häufig betrunken, begeht Fehlhandlungen, gefährdet seine soziale Position. Damit verändert sich weiter die Einstellung der Umwelt. Er spürt die Ablehnung, Verachtung, auch den Schaden, den er verursacht, und reagiert darauf mit Abwehr, Bagatellisieren und Ableugnen. Typisch für dieses Stadium ist der Wechsel von Abstinenz und hemmungslosem Trinken und zunehmender Gleichgültigkeit. Die Alkohol-Folgekrankheiten komplizieren das Bild, je länger die Abhängigkeit dauert, desto häufiger ist mit ihnen zu rechnen. Daraus ergibt sich ein fataler Zirkel, wenn morgendliches Erbrechen oder Abgeschlagensein und Tremor sich nur durch Alkoholgenuß unterbrechen lassen.

Im Fortgang der Störung gerät der Patient zunehmend in Isolierung. Er trinkt mit Freunden, Alkoholiker wie er, die vielleicht von ihm abhängen. Er wird uneinsichtig, reizbar und aggressiv. Die Toleranz ist herabgesetzt. Eine Wesensänderung bildet sich aus und gelegentlich kommt es zu psychotischen Erlebnissen oder deliranten Zuständen.

31.3 Körperliche Folgekrankheiten

Zu den Folgekrankheiten des Alkoholismus gehören neben internistischen und neurologischen Störungen und teratogenen Schäden auch typische psychopathologische Syndrome, die gesondert aufgeführt werden. Man sollte sich aber daran erinnern, daß bei einem Individuum häufig Störungen aus den verschiedenen Bereichen kombiniert auftreten.

31.3.1 Internistische Störungen

Die internistischen Störungen, die häufig auch somatopsychische Auswirkungen haben, betreffen in erster Linie
Magen (Störung der Magensekretion, chronische Gastritis, Ulcus ventriculi),
Leber (Fettleber, Hepatitis, Zirrhose),
Pankreas (Pankreatitis),
Herz (Alkoholkardiomyopathie, koronare Durchblutungsstörung),
Stoffwechsel (zerebrale zytoplasmatische Proteinsynthese, Fettleber),
Endokrinium (Hypothalamus, Gonaden).

31.3.2 Neurologische Störungen

Zu den alkoholbedingten neurologischen Störungen gehören
zerebrale Krampfanfälle,
Polyneuropathie,
Hirnatrophie,
Kleinhirndegeneration.

31.3.3 Teratogene Schäden

Eine besondere Bedeutung haben teratogene Schäden, vor allem verschiedene Alkoholembryopathien (Minderwuchs, Mikrozephalie, geistige Behinderung). Die Intensität der mütterlichen Alkoholkrankheit hat Einfluß auf Schweregrad und Häufigkeit der Alkoholembryopathie. Vermutlich ist nicht der Alkohol selbst, sondern das im Stoffwechsel entstehende Azetaldehyd teratogen.

31.4 Psychopathologische Syndrome

Folgekrankheiten mit auffälligem psychopathologischen Befund sind Prädelir, Delirium tremens, Wernicke-Enzephalopathie, Korsakow-Syndrom, alkoholische Wesensänderung und Demenz.

Prädelir

Als Prädelir bezeichnet man ein relativ häufig, meist innerhalb von Stunden oder Tagen nach einem Entzug auftretendes vegetatives Syndrom, das charakterisiert ist durch
Schlafstörungen,
Schwitzen,
Erbrechen, Durchfälle,
Blutdruckkrisen,
Tachykardie,
Unruhe, Antriebssteigerung,
Dysarthrie und
dysphorische Verstimmung.
Gelegentlich werden auch zerebrale Krampfanfälle ausgelöst.
Die Störung klingt nach einigen Tagen ab. Bei der Therapie wird man sich, sofern sie notwendig ist, an dem Vorgehen beim Delir orientieren.

Entzugssyndrom mit Delir
(ICD: F 10.4)

Bei dem Entzugssyndrom mit Delir (Delirium tremens) tritt zu den vegetativen Veränderungen eine Störung des Bewußtseins mit psychotischen Symptomen hinzu. Das Alkoholdelir wird häufig als Beweis für eine manifeste Alkoholkrankheit angesehen.

Man sollte aber bedenken, daß psychopathologische Syndrome *unspezifisch* sind und das Leitsyndrom Delir auch bei anderen zerebralen Schädigungen auftreten kann (S. 265). Die Abgrenzung von der schizophrenen Psychose stützt sich auf die bei der Schizophrenie unveränderte Bewußtseinsklarheit und den Nachweis von Icherlebensstörungen. Das Alkoholdelir ist die Folge von langdauerndem exzessivem Mißbrauch und wird bei etwa 10-15 % der Alkoholkranken beobachtet. Das Delir ist ein bedrohliches Krankheitsbild, dessen Letalität unbehandelt bei 20-30 % liegt.

Kennzeichnend für die Erkrankung ist ein d*elirantes Syndrom*, das meist abrupt auftritt, gelegentlich auch über ein Zwischenstadium von *Reizbarkeit, Angst, Unruhe* und langdauernden *Schlafstörungen* mit unruhigen Träumen. Auffällig ist die hohe *Suggestibilität* der Kranken, die sich darin anzeigt, daß Auftreten und Inhalt von *Halluzinationen* durch äußere Einflüsse provoziert werden können. Der Patient greift nach einem Faden, den der Untersucher beschreibt und ihm vermeintlich vorhält, oder er liest nach Aufforderung einen „Brief" von einem leeren Blatt Papier ab. Außerdem kommt es zu *Verkennungen*, die Orientierung zur eigenen Person bleibt aber erhalten. Die Stimmung schwankt zwischen Angst und *läppischer Euphorie* (Galgenhumor). Halluziniert werden häufig kleine bewegliche Gegenstände, Tiere, szenische Abläufe, unangenehme Geräusche. Manchmal verstärkt sich die bereits abgeklungene Störung in der Nacht.
Körperliche Symptome sind:
Tremor,
Schwitzen,
vegetative Krisen,
Blutdruckschwankungen,
Tachykardie,
Temperaturanstieg,
Störung der Herz- und Kreislaufregulation.

Fallbericht:
62 Ein Alkoholiker, der am Krieg teilgenommen hatte, halluzinierte, daß er unter Beschuß stand. Er hörte den Lärm der Geschütze, die Einschläge, und nahm jedesmal, wenn eine Granate heranheulte, unter der Fensterbank im Gang der Klinik Deckung. Er war verwirrt, aufgeregt, unruhig, hatte ein gerötetes Gesicht, sagte, das sei doch furchtbar. Die Ärzte erkannte er nicht. Auf Aufforderungen ging er ein, verlor sich dann aber in anderen Vorstellungen. So hatte er einen Faden genommen, wie man ihm sagte, aber dann waren da viele Fäden und er verhedderte sich in Spinnweben, die er versuchte, von den Händen abzustreifen. Überall krochen Spinnen, es war eklig. Dann erschrak er wieder vor dem Dröhnen der Geschütze. Er war aber leicht abzulenken und wechselte das Thema erneut, es wirkte geradezu spielerisch. Es war nicht die erste Störung dieser Art. Nachdem das Delir unter Haloperidol abgeklungen war, konnte er sich an nichts mehr erinnern und er war erstaunt und geniert, als ihm seine Frau davon erzählte.
Diagnose: Alkoholdelir.

Die **Therapie** sollte unbedingt stationär erfolgen. Notwendig ist eine **intensiv-medizinische Versorgung** (Kreislauf, Elektrolythaushalt!). Eine Sedierung mit Clomethiazol oder Butyrophenonen ist zweckmäßig. Eventuell können auch Benzodiazepinderivate verwendet werden. Sinnvoll ist die zusätzliche Applikation von Vitamin-B-Präparaten (um das Auftreten eines Wernicke-Syndroms zu verhindern).
Clomethiazol (Distraneurin®) wird seit 25 Jahren zur Therapie des Delirium tremens erfolgreich eingesetzt. Dadurch konnte die Sterblichkeit auf etwa 1 % gesenkt werden. Früher galt die Regel, daß ein Patient das dritte Delir nicht überlebt. Andererseits sind inzwischen auch Fälle von **Clomethiazol-Mißbrauch** beobachtet worden, an den man bei der Delirbehandlung denken sollte. Wenn sich eine Clomethiazolabhängigkeit (eventuell zusätzlich zum Alkoholismus) entwickelt hat, ist die Behandlung eines Delirs erheblich erschwert.

! Clomethiazol sollte man nur kurzfristig und in der Periode der akuten deliranten Störung einsetzen.

Eine Variante der Störung ist das **Alkoholdelir mit Krampfanfällen** (ICD: F 10.41), bei dem das delirante Syndrom im Anschluß an einen zerebralen Krampfanfall auftritt. Über die Häufigkeit dieser Komplikation gehen die statistischen Angaben sehr weit auseinander, nach meiner Erfahrung ist vielleicht bei jedem zehnten Patienten damit zu rechnen.

Psychotische Störung bei Alkoholabhängigkeit
(ICD: F 10.5)

Diese ICD-Diagnose bezieht sich auf einen Sammelbegriff für psychotische Syndrome, die durch eine längere Zeit bestehende Alkoholabhängigkeit bedingt sind. Zwischen dem Auftreten des psychotischen Zustands und der Einnahme von Alkohol muß eine zeitliche Beziehung bestehen. Die psychopathologische Störung kann unterschiedlich akzentuiert sein. Es haben sich deshalb verschiedene Bezeichnungen eingebürgert, die aber, da sie jeweils ein typisches Merkmal hervorheben, nicht aufgegeben werden sollten.

Der **alkoholische Dämmerzustand** ist eine beim Alkoholismus auftretende akute Störung mit Bewußtseinseinengung, unkontrollierten, persönlichkeitsfremden Impulsen und Erregung, die meist nach einigen Stunden abklingt und in einem Terminalschlaf endet. Für den Zustand besteht Amnesie.

In der **Alkoholhalluzinose** werden Stimmen halluziniert, die über den Kranken diskutieren, ihn verurteilen oder bedrohen. Die Stimmung ist depressiv-ängstlich. Im Gegensatz zum Delir sind die Kranken besonnen. Etwa drei Viertel der Alkoholhalluzinosen bilden sich unter Abstinenz in einigen Wochen oder Monaten spontan zurück. Der andere Anteil chronifiziert, so daß später die Unterscheidung von einer schizophrenen Störung kaum noch möglich ist. Vermutlich ist die Genese der Störung nicht einheitlich. Denkbar wäre, daß unter Alkoholmißbrauch auch schizophrene Episoden aktiviert werden. Oder der Kranke hat (was gar nicht so selten ist) bei einer beginnenden Schizophrenie die psychotischen Symptome mit Alkohol zu unterdrücken versucht.
Die **Therapie** stützt sich auf Abstinenz und die Verabreichung von Neuroleptika.

Der **chronische alkoholische Eifersuchtswahn** tritt überwiegend bei Männern nach langdauerndem Alkoholabusus auf. Die Wahnideen (Untreue der Ehefrau, untergeschobene Kinder, Unzucht) werden anfangs verheimlicht, später aggressiv und anklagend vorgetragen, eventuell wird der Abusus damit begründet. Ein Zusammenhang mit Schuldgefühlen wegen des Alkoholabusus oder der durch den Abusus bedingten Impotenz ist denkbar.
Die Störung ist abzugrenzen vom Eifersuchtswahn älterer Frauen, der unabhängig von Alkoholkonsum auftritt und häufig mit Reizbarkeit oder einer depressiven Verstimmung verbunden ist (S. 87).
Zur **Therapie:** Abstinenz hat meist keinen Einfluß auf die Störung. Neuroleptika sind nur bedingt wirksam, sie können aber den Wahn entaktualisieren.

Amnestisches Syndrom bei Alkoholabhängigkeit
(ICD: F 1^0.6)

Die Wernicke-Enzephalopathie (Encephalopathia hämorrhagica superior) entwickelt sich als akute Störung relativ häufig im Anschluß an ein Alkoholdelir. Sie ist durch die Trias
- Bewußtseinsstörung bis zur Somnolenz,
- Augenmuskel-Paresen und
- zerebellare Ataxie
gekennzeichnet, außerdem finden sich Verwirrtheit und Störungen der Merkfähigkeit sowie parenchymatöse Schädigungen in den paraventrikulären Hirnarealen. Die Prognose ist ungünstig. Wenn die Patienten überleben, ist ein Übergang in die chronische

Korsakow-Psychose wahrscheinlich, für die mnestische Störungen im Sinne eines amnestisch-konfabulatorischen Syndroms (S. 263) typisch sind. Deshalb wird häufig auch von einem **Wernicke-Korsakow-Syndrom** gesprochen. Das Syndrom äußert sich vor allem in einer chronischen Schädigung des Kurzzeitgedächtnisses mit Konfabulationen, das Langzeitgedächtnis kann aber ebenfalls beeinträchtigt sein.

Neuroanatomisch sind bei dieser Erkrankung Blutungen in den Corpora mamillaria, im Hypothalamus und im Mittelhirn nachweisbar, die zu einer Atrophie mit Gliose und Spongiose führen und mit einem Vitamin-B_1-Mangel in Zusammenhang gebracht werden. In mehr als der Hälfte der Fälle ist das Korsakow-Syndrom mit einer Polyneuropathie verbunden.

Die Therapie der Wernicke-Enzephalopathie erfolgt mit Vitamin B_1, das zunächst auch parenteral appliziert werden sollte (Vorsicht!), weil die Resorption von oral verabreichtem Thiamin bei vielen Alkoholabhängigen nicht ausreichend ist. Unter dieser Medikation bilden sich die Augenmuskelparesen relativ schnell zurück, während andere Ausfälle länger oder auf Dauer persistieren.

Alkoholische Wesensänderung
(ICD: F 10.71)

Die alkoholische Wesensänderung betrifft zunächst die Affektivität, sie kann aber bei einem Fortschreiten der Störung zu einer Nivellierung der ethischen Empfindungen und damit zum Abbau von sozialen Bindungen führen. Früher oder später kommen auch kognitive Störungen hinzu, die im Endstadium in eine Demenz übergehen.

31.5 Genese der Alkoholabhängigkeit

Bei Alkoholismus läßt sich relativ häufig eine besondere familiäre Belastung nachweisen. Zwillingsstudien sprechen für eine **genetische Prädisposition**. Auch Adoptionsstudien haben wahrscheinlich gemacht, daß die Gefährdung an die Anlage gebunden ist. Für eine genetische Basis der Alkoholwirkung läßt sich auch die Tatsache anführen, daß die Wirkung des Alkohols im Laufe der Geschichte überhaupt herausgefunden wurde. Erst wenn das Alkoholmolekül, das vielleicht zufällig aufgenommen wurde, im Gehirn auf bereit liegende Rezeptoren traf, konnte sich die spezielle Wirkung entwickeln und Teil der allgemeinen Erfahrung werden. Man kann davon ausgehen, daß Leberstoffwechsel und Empfindlichkeit der Transmittersysteme im ZNS genetisch festgelegt sind.

Alkoholismus ist jedoch keine reine Erbkrankheit, auch die **Umwelt** hat Einfluß auf die Entwicklung der Störung. Diese Einflüsse entwickeln sich über den allgemein akzeptierten Konsum (Tradition, Permissivität, Prohibition) und über die Art des Angebots (Bier, Wein, Schnaps). Die Trinkgewohnheiten werden innerhalb der Familie weiter gegeben. Wenn Eltern und Großeltern Wein trinken, werden die Kinder diese Gewohnheit zunächst nicht in Frage stellen, es sei denn, sie werden durch die Alkoholkrankheit eines Angehörigen aufgeschreckt. Das familiäre Vorbild hat beim Alkoholkonsum eine stärkere Bedeutung als bei anderen Formen der Abhängigkeit.

Darüber hinaus ist denkbar, daß die **Persönlichkeitsstruktur**, die ebenfalls von der Anlage abhängt (wenn auch nicht allein), das Ansprechen auf die Droge begünstigt. Es muß aber offen bleiben, ob die Persönlichkeitsveränderungen, die wir bei Alkoholkranken beobachten, nicht auch Folge der chronischen Intoxikation sind (S. 289).

31.6 Biochemische Veränderungen

Chronische Alkoholintoxikation führt im Gehirn zu Veränderungen an glutamatergen, dopaminergen und GABAergen Transmittersystemen sowie an den Opiatrezeptoren. Von den Veränderungen sind vor allem die Regionen des Mittelhirns betroffen.

Alkohol verstärkt anscheinend die Freisetzung von β-Endorphin-ähnlichen Peptiden und von Met-Enkephalin im Hypothalamus und im Striatum. Außerdem erhöht sich die Bindungsstärke der Opiatrezeptoren durch eine Zunahme von Bindungsstellen für die entsprechenden Liganden.

Chronische Alkoholzufuhr führt zu einer Sensitivierung der Dopaminrezeptoren, was vermutlich bei der Entwicklung des Suchtgedächtnisses eine Rolle spielt.

Von den verschiedenen glutamatergen Rezeptoren scheint Alkohol vor allem den NMDA-Rezeptor zu beeinflussen (NMDA steht für N-Methyl-D-Aspartat). Vermutlich vermindert sich durch chronische Alkoholzufuhr die Aktivität von Glutamat, einem wichtigen exzitatorischen Neurotransmitter im ZNS, was durch eine Erhöhung der Empfindlichkeit und der Menge der NMDA-Rezeptoren auf den Neuronen kompensiert wird. Bei Alkoholentzug provoziert die verstärkte Aktivität möglicherweise den Zelluntergang von glutamatergen Neuronen. Es ist denkbar, daß die Störung des Glutamatsystems mit den Folgeschäden des chronischen Alkoholismus (Wernicke-Korsakow-Syndrom und alkoholischer Demenz) in Verbindung steht.

31.7 Methoden der Alkoholismus-Früherkennung

Eine Erhöhung der γ-Glutamyltransferase (γ-GT) wird bei chronischem Alkoholismus häufig festgestellt. Der Nachweis ist aber nicht spezifisch, da auch andere Lebererkrankungen zu einem erhöhten γ-GT-Wert führen können.

Carbohydrate-Deficient-Transferin (CDT) gilt als Marker für chronischen Alkoholabusus, so daß eine Unterscheidung von alkoholbedingten und nicht alkoholbedingten Leberschädigungen möglich wird. Der Nachweis ist aber sehr aufwendig.

Die Erhöhung der Leberenzyme GOT und GPT hat für die Alkoholismus-Diagnose nur einen geringen Aussagewert.

Bei etwa zwei Drittel der Alkoholkranken findet man eine Erhöhung des mittleren Erythrozytenvolumens (MCV: mean corpuscular volume).

Eine weitere Hilfe sind Fragebogen. Der Münchner Alkoholismustest (MALT) enthält neben einer Selbstbeurteilung auch eine Fremdbeurteilung und wird durch wichtige Laborparameter ergänzt.

In den USA hat sich der **CAGE-Test** bewährt. Die Bezeichnung ist ein Akronym und bezieht sich auf vier Fragen:
Hatten Sie das Gefühl, daß sie weniger trinken sollten (**c**ut down)?
Haben andere Menschen Sie je verärgert (**a**nnoyed), wenn sie ihre Trinkgewohnheiten kritisierten?
Haben Sie sich jemals schuldig (**g**uilty) gefühlt, weil Sie Alkohol trinken?
Tranken Sie manchmal morgens, um Ihre Nerven zu stärken oder einen Kater zu überwinden (**e**ye opener)?

31.8 Therapie

Je stärker die zerebralen Schädigungen und psychischen Einbußen sind, desto ungünstiger ist die Prognose. Man sollte aber dem Kranken das Gefühl vermitteln, daß er eine Chance hat und nicht aufgegeben ist. Das ändert allerdings nichts an der Skepsis und Konsequenz, die wir uns bei der Therapie auferlegen. Behandelnde Ärzte und Betreuer müssen zwischen beiden Haltungen eine Balance finden, was nicht immer leicht ist (und häufig auch mißglückt). Der Alkoholiker irritiert den Therapeuten mehr als andere Patienten mit psychischen Störungen, vielleicht weil es so schwer ist, mit ihm zu einem verläßlichen Konsens über die Behandlungsziele zu gelangen. Alkoholismus wird in der Öffentlichkeit und auch vom Patienten selbst häufig als ein Laster und weniger als Krankheit angesehen. Das Eingeständnis, daß es sich um eine Krankheit handelt, ist manchmal der erste Schritt zur Kooperation in der Therapie.

Zur Einleitung einer Behandlung ist keineswegs notwendig, daß der Alkoholiker in gesundheitlicher und sozialer Hinsicht einen Tiefpunkt erreicht hat, obgleich argumentiert wird, daß erst dann der Leidensdruck ausreichend sei. Der Leidensdruck ist ohne Effekt, wenn der Patient bereits ruiniert ist.

Die Behandlung werden wir in den meisten Fällen stationär einleiten (auf einige Wochen bis maximal sechs Monate begrenzt), weil bei ambulanten Therapieversuchen die Kooperation Voraussetzung ist, was den Patienten häufig überfordert.*

Die **stationäre Behandlung** der Alkoholkranken ist, vorsichtig ausgedrückt, für die Ärzte und das Pflegepersonal anstrengend und häufig auch unbefriedigend. Auf den geschlossenen Stationen wechseln die Patienten ständig. Hilfen kann man nur selten anbieten oder sie werden ausgenutzt. Bei den ersten Anzeichen einer Besserung verschwinden die Patienten (sie haben das Recht dazu, sofern sie nicht unter Betreuung stehen). Manchmal gibt es Auseinandersetzungen, Tätlichkeiten und wütendes Aufbegehren, weil die desorientierten Kranken die Situation nicht beurteilen können. Oder die bewußtlosen Trinker müssen aus den verdreckten, stinkenden Kleidern herausgeschnitten werden. Die gebesserten Patienten spielen die Abhängigkeit herunter, auch vor sich selbst. Die meisten erreicht man nicht. Das entmutigt die Helfer und verleitet sie vielleicht zu zynischen Kommentaren oder zu Gleichgültigkeit, was wieder den Konflikt erhöht, weil sie wissen, daß sie damit das Ergebnis ihrer Arbeit gefährden. Man sollte nicht unerwähnt lassen, daß die Hauptlast der stationären Entgiftung von Alkoholkranken bei den Krankenschwestern, Pflegern und Sozialarbeitern liegt, der Arzt hat immer noch Rückzugsmöglichkeiten. In Teamarbeit und Fallbesprechungen wird man die Probleme, die sich aus der Arbeit ergeben, zu klären versuchen. Gerade bei Pflegern, Krankenschwestern und Sozialarbeitern habe ich erlebt, daß sie dem Patienten mit Konsequenz und Verständnis begegnen (in dieser Reihenfolge!) und die Patienten respektieren das.

Nach der **Entgiftung**, für die bei chronischer Intoxikation etwa eine Woche anzusetzen ist, wird sich die Therapie auf Entwöhnung und **Rückfallprävention** konzentrieren. Man wird versuchen, dem Patienten die Vorgänge der Abhängigkeit bewußt zu machen, so weit dies möglich ist. Voraussetzung einer dauerhaften Entwöhnung ist vollständige Abstinenz. Der Kranke muß in dieser Phase der Behandlung neue, alkoholunabhängige Bewältigungsstrategien von persönlichen und sozialen Problemen trainieren. Die üblichen psychotherapeutischen Hilfen sind nur begrenzt wirksam. Der Alkoholiker denkt nicht (oder: nicht mehr) in unseren Kategorien. Verhaltenstherapie hat sich bewährt. Psychoanalyse und tiefenpsychologisch orientierte Therapieansätze haben allenfalls indirekt Wirkung, über die Zuwendung. Hypnose ist kontraindiziert. Ein Versuch mit autogenem Training ist dagegen sinnvoll.

---

*In der Literatur finden sich in den letzten Jahren Hinweise auf die Vorteile der ambulanten Therapie von Alkoholabhängigen. Diese Fehleinschätzung, wie ich meine, ergibt sich vermutlich daraus, daß die Kollegen den Übergang vom leichtfertigen Trinken oder Mißbrauch zur Alkoholabhängigkeit früher ansetzen. Wenn die leichtfertigen Trinker, die noch nicht krank sind, in die Statistik mit einbezogen werden, verschiebt sich der Behandlungserfolg in Richtung auf die ambulante Betreuung. Aber damit umgeht man das Problem. Denn die Schwierigkeiten ergeben sich erst bei der Entgiftung und Behandlung von schwer kranken chronischen Alkoholikern, die man mit guten Vorschlägen oder Verwarnungen nicht mehr erreichen kann.

Wichtig ist, daß man die **Kooperation des Patienten** gewinnt und sie auch bei Rückfällen zu halten versucht. Man sollte deshalb schon frühzeitig die Gefahr des Rückfalls ansprechen, damit der Patient, wenn es dazu kommt, nicht aus Scham, daß er den Arzt enttäuscht hat, die Behandlung abbricht.

In psychotherapeutischen Gruppen sollen die Patienten Offenheit, Verantwortung und soziales Verhalten üben. Auch die Nachsorge stützt sich auf Gruppen-Aktivitäten.

Ein Versuch mit **Logotherapie** (S. 429) zur Existenzanalyse und Annäherung an einen Sinn des individuellen Lebens sollte zumindest bei den Patienten unternommen werden, die (noch!) bereit sind, sich solchen Fragen zu stellen.

Ergänzend werden **Verhaltenstechniken** eingesetzt. Die Patienten müssen lernen, wie man mit Krisen umgeht. Veraltet ist die sog. Verekelungskur (Aversionsbehandlung), die hier nur erwähnt wird, weil der Therapie-Ansatz auch die Nöte von Arzt und Patient deutlich macht. Im Sinne eines operanten Konditionierens wurde bei Patienten, die man mit einer für sie typischen Trinksituation konfrontierte, durch Injektion von Apomorphin wiederholt ein Brechreiz ausgelöst, bis allein die Situation Ekel und Erbrechen hervorrief. Die Bedingungen waren nicht nur für die Patienten, sondern auch für das Pflegepersonal äußerst belastend. Sie wurden von den Patienten akzeptiert, weil sie gegen den Trinkdruck angehen wollten. In einigen Kliniken wurden Kneipen und Saufszenen nachgestellt und die Patienten wurden erst nach einigen Tagen aus der Kur entlassen. Ein aus unserer heutigen Sicht verzweifeltes Unternehmen, zumal der Effekt meist nur eine begrenzte Zeit anhielt.

Gelegentlich werden auch heute noch **alkoholsensibilisierende Medikamente** verabreicht. Durch Disulfiram (Antabus®) kann man den Alkoholabbau im Blut auf der Ebene von Azetaldehyd blockieren. Nach dem Genuß von Alkohol kommt es deshalb zu einer Erhöhung des Azetaldehydgehalts im Blut, was sich in Kopfschmerzen, Übelkeit, Herzjagen und Blutdruckanstieg anzeigt. Diese Form der „Rückfallprophylaxe" ist nicht ohne Risiko, sie sollte nur mit Wissen des Patienten durchgeführt werden.

Die Applikation von Lithium-Präparaten, die unter der Annahme erfolgte, daß der Alkoholabusus die Folge einer depressiven Verstimmung sein könnte, hat sich nach meiner Erfahrung nicht bewährt. Zudem sollte man beachten, daß unter Lithium-Medikation die Alkoholtoleranz eindeutig vermindert wird.

Ein neues Therapieprinzip wird in den letzten Jahren mit den **Anti-Craving-Substanzen** angewendet. Acamprosat (Campral®), das zu diesen Substanzen gehört, beeinflußt unmittelbar das Suchtverlangen (Craving, S. 287), weil es durch eine Veränderung der NMDA-Rezeptoren für den Neurotransmitter Glutamat die Erregung dieses exzitatorischen Rezeptors herabsetzt. Gleichzeitig scheint Acamprosat auch eine Bindung an spannungsabhängige Calcium-Kanäle einzugehen, was den Einstrom von Ca_2-Ionen in das Neuron reduziert, wodurch die neuronale Erregung zusätzlich gedämpft wird.

Da Alkohol und Opioide eine Reihe von gemeinsamen Wirkungen haben (Euphorie, Sedation), wurde vermutet, daß ein Teil der psychotropen Effekte von Alkohol über die Interaktion mit Opioid-Rezeptoren (μ-Rezeptoren) zustande kommen könnte. Aus diesen Überlegungen wird der Opiatantagonist Naltrexon (Nemexin®) in den USA und in einigen Ländern der EU zur Rückfallprävention von Alkoholkranken eingesetzt. In Deutschland ist diese Indikation noch nicht zugelassen.

Eine große Bedeutung haben in der Nachsorge **Selbsthilfegruppen** und **Abstinenzvereine**. Die Anonymen Alkoholiker wurden 1935 in den USA als unabhängige Selbsthilfegruppe gegründet, die Mitglieder bleiben anonym. Innerhalb der Gruppe soll der

Alkoholiker in regelmäßigen Gesprächen, mindestens einmal in der Woche, schonungslos und ohne Vorbehalt über seine Krankheit und seine Nöte sprechen. Diesen Lernprozeß sollen die anderen Alkoholiker unterstützen, weil sie aus eigener Erfahrung erkennen können, wenn jemand in der Diskussion ausweicht und sich selbst etwas vormacht. Wie andere Selbsthilfegruppen folgen auch die Anonymen Alkoholiker dem Prinzip, daß man einem Süchtigen mit Entschiedenheit begegnen muß. Ratschläge sind sinnlos, weil sie den Kranken nur dazu verleiten, daß er, wie es auch ausgeht, die Verantwortung an einen anderen delegiert.

32   Abhängigkeit von Rauschdrogen

Fragen:
Haben Sie Erfahrung im Umgang mit Drogenabhängigen? Kennen Sie Familien von Drogenabhängigen? Welche Wege führen zur Abhängigkeit? Wie kann man Drogenabhängigen helfen? Wie gewinnt man Zugang zu Drogenabhängigen?

Während sich im allgemeinen die Abhängigkeit, abgesehen von einer individuellen
Empfindlichkeit, nach gleichen Gesetzen entwickelt, lassen sich in Bezug auf die
mißbräuchlich verwendeten psychotropen Substanzen Unterschiede in der Wirkung
und im Verlauf nachweisen. Auf das Kapitel über die Alkoholabhängigkeit und die
damit verbundenen Folgekrankheiten folgt nun die Besprechung der Rauschdrogen.

Die ICD-10 unterscheidet bei der Abhängigkeit von Rauschdrogen verschiedene Substanzklassen, um die besondere Substanzwirkung oder die chemische Struktur hervorzuheben. Aber die klinische Praxis konfrontiert uns mit dem **Drogenabhängigen**, der
meist nicht auf eine bestimmte Substanz festgelegt ist. Häufig wird der Gebrauch verschiedener Substanzen in einer Drogenkarriere durchlaufen. Am Ende dieser Drogenkarriere werden wahllos die verschiedensten Substanzen eingenommen, meist aufgelöst und i.v. gespritzt.

Wir werden deshalb zunächst das Drogenproblem darstellen und erst dann auf die Untergruppen der ICD und die einzelnen Substanzen näher eingehen.

3.1   Definitionen

Die Begriffe **Rauschgift** oder **Betäubungsmittel** werden vorwiegend von Juristen und
Kriminalisten verwendet. Der juristische Sprachgebrauch beschränkt sich speziell auf
Substanzen, die durch das Betäubungsmittelgesetz erfaßt werden und deren illegale
Anwendung mit Strafe bedroht ist. In der Klinik werden die Wörter Rauschmittel,
Rauschdroge oder Droge als Synonyma benutzt. Droge ist im Deutschen enger gefaßt
als im Englischen und in der Definition der WHO (S. 287).

Das Betäubungsmittelgesetz (BtmG) wurde in Deutschland 1929 zunächst als Opiumge-
setz erlassen und hat inzwischen verschiedene Ergänzungen erfahren. In dem Gesetz
werden die gesetzlichen Bestimmungen und Verordnungen über den Verkehr mit
Betäubungsmitteln zusammengefaßt. Dem BtmG sind gegenwärtig mehr als 100 Substanzen unterworfen, darunter Opium, Morphin, Kokain und Cannabis.

Aus der Gruppe der **Betäubungsmittel** dürfen einzelne Präparate bei medizinischer Indikation nur gemäß der Betäubungsmittelverschreibungsverordnung (BtmVV) in einer
speziellen Form der Verschreibung abgegeben werden: das Rezept muß Namen und
Adresse des Patienten und die verordnete Dosis enthalten und die Verordnung muß
zusätzlich dokumentiert werden. Die höchste Tagesdosis ist festgelegt. Außerdem sind
Herstellung, Handel oder Einfuhr von Betäubungsmitteln gesetzlich geregelt, die Hilfe
zum illegalen Gebrauch ist mit Strafe bedroht. Eine Ausnahme wird in den letzten Jahren bei Cannabis und Marihuana gemacht, sofern es sich um geringfügige Mengen
zum Eigengebrauch handelt.
Ähnliche Bestimmungen finden sich im Betäubungsmittelgesetz der Schweiz und im
österreichischen Suchtgiftgesetz.

Die Unterscheidung von *legalen* und *illegalen* Drogen orientiert sich allein an den juristischen Kriterien und erfolgt häufig in der Absicht, unsere unterschiedliche Einstellung
gegenüber Drogen und Alkohol in Frage zu stellen (S. 287). Das Drogenproblem ist

durch Legalisierung der Drogen nicht aus der Welt zu schaffen, lediglich der Zugriff würde erleichtert sein, aber damit ergeben sich neue Probleme. Zwar könnte durch Legalisierung die Beschaffungskriminalität eingeschränkt werden, andererseits muß man damit rechnen, daß Gefährdete leichter an Drogen kommen und die Zahl der Abhängigen sich vergrößert. Aus historischen und gesellschaftlichen Gründen wird man die „Gefährlichkeit" der einzelnen psychotrop wirksamen Substanzen nicht gegeneinander verrechnen können, zumal auch noch die individuelle Empfindlichkeit berücksichtigt werden müßte.

32.2 Epidemiologie

Nach Schätzungen kann man in Deutschland von 150.000 – 200.000 Drogenabhängigen ausgehen. Die statistischen Angaben sind unsicher, da die Dunkelziffer sehr groß ist und man bei Befragungen unterscheiden muß, ob es sich um gelegentlichen Gebrauch (aus Übermut, Neugier), um chronischen Gebrauch und Abusus oder um Abhängigkeit handelt. Die Zahl der Rauschgiftdelikte ist von 1998 bis 2001 allmählich von 216.682 auf 246.518 angestiegen.

Information: Deutsche Hauptstelle für Suchtfragen e.V., www.dhs.de

Einen Hinweis gibt die Zahl der **Rauschgifttoten**. Die Zahl lag 1980 in der Bundesrepublik bei 400 – 500 Todesfällen jährlich. Sie stieg dann von 1988 bis 1991 auf etwa 2.000, 1993 gingen die Zahlen erstmals auf 1.738 Todesfälle zurück, dann wieder kam es zu einem Anstieg bis auf 2.030 Fälle im Jahre 2000. Die Werte für 2002 wurden mit 1.500 Fällen angegeben.

Die Ursachen für die Todesfälle nach Rauschdrogen sind vielfältig:

- Suizid durch beabsichtigte Überdosis („goldener Schuß"),
- Unverträglichkeit der gewohnten Dosis nach zeitweiligem Entzug,
- ungewohnte Konzentration der Droge (höherer Reinheitsgrad),
- gefährliche Zusätze und Streckmittel,
- Kombination mit anderen zentral wirksamen Substanzen (Alkohol, Barbiturat, Amphetamin),
- Unfälle im Rausch.

32.3 Disposition und soziale Einflüsse

Die Entwicklung der Rauschdrogenabhängigkeit von Jugendlichen ergibt sich aus Anlage, sozialem Milieu und Situation. Die Situation umfaßt auch die Erreichbarkeit von bestimmten Drogen. Wir kennen weder eine spezifische prämorbide Suchtpersönlichkeit, noch eine spezifische Umweltkonstellation, aus der sich eine Drogenkarriere folgerichtig ergeben könnte.

Rauschdrogenkonsum wird meist vor dem 20. Lebensjahr aufgenommen, in Gruppen von Gleichaltrigen, die sich bewußt gegenüber der Welt der Erwachsenen abgrenzen (peer groups). Die Jugendlichen möchten den anderen, die Drogenerfahrung haben, gleich sein oder von der Gruppe anerkannt werden. Manchmal treibt sie auch Neugier und Abenteuerlust. Der erste Joint ist für viele eine Art Mutprobe, wie dies die ältere Generation bei der ersten Zigarette erlebt hat. Mehr als 90% aller Abhängigen hatten ihre erste Drogenerfahrung durch Freunde, die sie in den Gebrauch einführten. Einen starken Einfluß hat die **Subkultur der Drogenszene**, von der die Leitbilder der dominanten Kultur verdrängt werden. Dies ist auch erkennbar an der eigenen Sprache, die den Vorgang der Drogenapplikation und die dadurch bedingte Veränderung des Erlebens prägnant wiedergibt, gleichzeitig aber gegenüber Außenstehenden (auch dem Arzt!) eine Sprachbarriere aufrichtet.

Eine **unspezifische Disposition** zur Abhängigkeit von Drogen ergibt sich aus:

- psychovegetativer Labilität,
- Passivität,
- Impulsivität.

Verschiedene **soziale Bedingungen** sind in Einzelfällen nachweisbar, ohne daß eine allgemein gültige Gesetzmäßigkeit daraus abgeleitet werden könnte:

- Vereinsamung,
- Resignation,
- Verwöhnung,
- Langeweile,
- gestörte Familienverhältnisse („broken home"),
- fehlende Aufgaben oder Pflichten,
- Arbeitslosigkeit,
- Einflüsse durch Gruppen von Gleichaltrigen.

Die Arbeitslosigkeit von Jugendlichen ist sicher eher Folge als Ursache der Abhängigkeit. Wenn man Sucht als Flucht vor der Leere und Arbeitslosigkeit interpretiert, sollte man nicht vergessen, daß die Drogenszene in Deutschland sich in der Zeit der Hochkonjunktur entwickelte, als von Arbeitslosigkeit und Stellenabbau noch keine Rede war.

Im einzelnen Fall wird sich nicht abgrenzen lassen, inwieweit Anlage, Persönlichkeit, soziale Einflüsse und Nachahmung des Beobachteten bei der Entwicklung der Rauschdrogenabhängigkeit eine Rolle gespielt haben. Die Wertigkeit der verschiedenen Bedingungen wechselt, sie verändert sich auch im Laufe der Entwicklung. Sicher kann man ausschließen, daß der Süchtige nur das Opfer einer negativen Erfahrung in der Kindheit ist (ein solches Argument müßte konsequenterweise auch den Eltern zugebilligt werden!). Einige Untersuchungen sprechen jedoch dafür, daß Drogenabhängige bereits vor dem Hineingeraten in die Sucht schlechtere Voraussetzungen für das Erwachsenwerden hatten als der Durchschnitt der Gleichaltrigen.

32.4 Drogenkarriere

Der erste Versuch mit Drogen ist meist unangenehm oder vieldeutig (wie die erste Zigarette). An dieser Stelle wäre also eine „Umkehr" noch möglich. Unter dem Druck der Gruppe und der bereits entstandenen Erwartungshaltung sowie durch die Eigenwirkung der Substanz entwickelt sich dann eine zunehmende psychische und physische Abhängigkeit, die von den Zufälligkeiten des Marktes durch Verknappung oder das Angebot von Ersatzdrogen beeinflußt wird. Zumindest im Anfang kommt es immer wieder zu Versuchen, den Abusus aufzugeben oder auf Substanzen auszuweichen, die als weniger gefährlich angesehen werden. Die Rückfälle verstärken die Resignation. Außerdem kommt es zu einer zunehmenden Veränderung der Persönlichkeit. Schließlich dreht sich alles Denken und Fühlen um den „Stoff", wo man ihn bekommt, wie man Geld dafür beschafft, ob der Effekt ausreicht. In diesem Stadium verliert der Fixer die sozialen Kontakte. Es ist gut vorstellbar, daß diese Veränderungen der Persönlichkeit durch eine metabolische Umstellung an dopaminergen Synapsen im Sinne einer Prägung bestimmt sind oder gefördert werden. Der Patient ist durch den Abusus in einem gewissen Sinn umprogrammiert und in seinen Entscheidungen eingeengt. Man sollte dies bei jedem Behandlungsversuch berücksichtigen.

Fallbericht:
63 Manchmal denke ich an Felicitas, eine 16-jährige Oberschülerin, die mir die Klassenlehrerin schickte, weil das hochbegabte Mädchen im Unterricht plötzlich auffallend gleichgültig und unbeteiligt war und gelegentlich mehrere Tage von der Schule weg blieb. Ich dachte an eine

beginnende Schizophrenie, aber sie sprach freimütig davon, daß sie Drogen nahm, zunächst nur Haschisch, dann LSD. Es war 1970, eine Zeit des Umbruchs, und sie redete wie viele andere davon, daß man die alten Herrschaftsstrukturen zerbrechen müsse. Ich ließ mich nicht darauf ein und warnte sie vor den Drogen. Sie hörte mir zu, aufmerksam, und argumentierte, Bier würde ich doch auch trinken, oder Wein, wie die Eltern, und überhaupt, Haschisch sei ungefährlich und außerdem könne sie damit umgehen. Sie hatte Vertrauen zu mir und schleppte Bücher herbei, die sie beschäftigten: Bloch, Das Prinzip Hoffnung, und Wilhelm Reich. Die Eltern waren beide Juristen, Felicitas war das einzige Kind. Später wollte sie Ärztin werden, sagte sie, aber Psychiater auf keinen Fall. Ihre Kinder würde sie jedoch nicht tolerant erziehen. „Meine Eltern sind tolerant", fügte sie hinzu, „aber eigentlich sind die für mich gar nicht da." Einmal, mit 14, war sie später nach Hause gekommen, als die Eltern ihr vorgegeben hatten. Doch die Eltern reagierten nicht darauf. Dann blieb sie länger weg, einmal eine ganze Nacht, aber die Eltern sagten noch immer nichts. Es war, als ob sie es gar nicht bemerkt hätten. Sie litt darunter. „Denen bin ich gleichgültig", sagte sie. Das wollte ich nicht gelten lassen. Ich sprach mit den Eltern. Die Mutter reagierte gereizt: bei Kindern dürfe man nichts erzwingen, die würden ihren Weg schon finden. Der Vater hielt sich heraus. Ich widersprach, redete von Ordnung und Vorgaben, an denen ein Heranwachsender sich orientieren kann. Wir hatten in unserer Jugend ähnliche Erfahrungen gemacht, waren aber zu anderen Schlüssen gekommen. Sie meinte, man sollte den Kindern Freiheit geben, ich fand, daß das nicht ausreicht. Sie hielt mich für einen Reaktionär, was mich kränkte. Der Vater schwieg. Felicitas kam weiter zu mir und wir redeten. Eines Tages blieb sie weg. Die Eltern hatten das gar nicht mitbekommen, sie reagierten erst, als die Tochter ausziehen wollte. Später hörte ich von einer Kollegin, daß sie auch die Schule geschmissen hatte. Zwei Jahre später traf ich sie am Bahnhof Zoo. Ich hatte sie nicht erkannt, sie kam auf mich zu und nannte ihren Namen. Ich weiß nicht, was sie bewegte. Ich sah die Injektionsstellen an ihrer Hand. Sie war jetzt auf Heroin. Sie sah mein Erschrecken, schaute drüber weg. Ich beschwor sie, daß sie zu einer Behandlung in die Klinik kommen sollte, oder wenigstens ambulant. Sie lächelte. Das hätte keinen Sinn und sie ließe sich auch nicht beschwatzen. Ich schlug einen Aufenthalt bei Synanon vor, aber sie wandte sich ab und sagte, daß sei zwecklos. Im Gehen drehte sie sich mir noch einmal zu und sagte: „Da hilft ihre Kunst auch nicht." Ich wollte sie halten, aber es gab keine Möglichkeit. Einige Monate später hat sie sich suizidiert. Man fand sie in einer Toilette am Bahnhof Zoo. Manchmal denke ich, man hätte die Entziehung erzwingen müssen. Oder ich hätte die Mutter mit besseren Argumenten überzeugen sollen, ohne gekränkt zu sein. Heute wäre Felicitas eine reife Frau. Sie hätte die Höhen und Tiefen des Lebens kennen gelernt und vielleicht hätte sie Kinder oder auch eine Scheidung hinter sich. Vielleicht wäre sie Ärztin geworden, wie sie das gewünscht hat.

Rauschdrogenabhängige betreiben fast immer einen **polyvalenten Drogenabusus**, was in der Klassifikation der ICD nur unvollkommen erfaßt wird. Standarddroge ist im allgemeinen Heroin, als Ergänzung oder Ersatz werden zusätzlich auch andere Opioide, Halluzinogene, Stimulantien und gelegentlich auch sedierende Substanzen verwendet, meist wahllos, wie es sich gerade ergibt. Wichtig erscheint dabei die *intravenöse* Applikation, die offenbar einen bedingten Reflex auslöst, der den Drogeneffekt verstärkt oder vielleicht auch zeitweilig tragen kann. Heroin wird manchmal auch mit Cannabis, Kokain oder Schnüffelstoffen kombiniert. Bei der großen Mehrzahl der Fixer ist Cannabis die Einstiegsdroge. Die Kombination von Drogenabhängigkeit und Alkoholabusus ist häufiger, als allgemein angenommen wird.

Eine weitere Komplikation ergibt sich aus den Folgekrankheiten des Rauschdrogenabusus (Hepatitis, Unterernährung, AIDS).

32.5 Substanzabhängige Störungen

Bei der Abhängigkeit von Rauschdrogen werden unterschieden

F 12   Störungen durch Cannabinoide
F 14   Störungen durch Kokain
F 16   Störungen durch Halluzinogene
F 11   Störungen durch Opioide
F 15   Störungen durch Stimulantien
F 18   Störungen durch flüchtige Lösungsmittel

Störungen durch Cannabinoide
(ICD: F 12)

Neben Alkohol ist Cannabis das am weitesten verbreitete Rauschmittel. **Haschisch** besteht aus Harz, Blüten und Blattspitzen des indischen Hanfes (Cannabis sativa). **Marihuana** ist die Bezeichnung für die luftgetrockneten Blätter und Blüten der Pflanze. Cannabis wird meist geraucht oder mit dem Rauch von Tabak eingeatmet. Die wirksame Substanz ist Tetrahydrocannabinol, das in Haschisch und Marihuana zu etwa 56 % enthalten ist. Bei der ersten Applikation hat Tetrahydrocannabinol eine Halbwertzeit von 50-60 Stunden, die sich bei Dauergebrauch durch Toleranz auf etwa die Hälfte reduziert.

Bestimmte Aspekte der Wirkung ergeben sich aus Einstellung und Vorerfahrung des Konsumenten, eine weitere Modifikation ist durch Lernprozesse möglich.

Die Inhalation von 4-12 mg Tetrahydrocannabinol beim Rauchen bewirkt einen Rauschzustand, der etwa ein bis zwei Stunden anhält. Beim Essen von Haschisch verzögert sich der Wirkungseintritt, aber die Dauer der Wirkung ist länger.

Der einfache Rausch durch Cannabinoide ist charakterisiert durch Entspannung, Gleichmut, aber auch Gleichgültigkeit. Der Verlust der Aktivität wird zunächst positiv erlebt. Typisch für den Rausch ist eine Intensivierung von optischen und akustischen Wahrnehmungen. Bilder und Farben oder Formen werden deutlicher empfunden, Musik wirkt durch Rhythmen, Klänge oder Bruchstücke von Melodien, die intensiver und nachhaltiger wahrgenommen werden. Im Erleben setzen sich bildhafte Vorstellungen gegenüber dem abstrakten Denken durch. Daneben kommt es zu einer Steigerung von Herzfrequenz und Blutdruck, der Appetit wird angeregt.

Höhere Dosen haben häufig einen stimulierenden Effekt bis hin zu Erregung und Delir. Außerdem können Kopfschmerzen, Übelkeit, Schwindel oder Störungen der Feinmotorik auftreten.

Atypische Wirkungen sind **Horror- und Panikerlebnisse** und Unruhe, auch über Verfolgungsängste wird berichtet.

Umstritten ist der Begriff der **Cannabis-Psychose**. Bei einigen Fällen dürfte es sich um schizophrene Störungen handeln, die bereits vor dem Cannabis-Konsum aufgetreten waren und vielleicht von den Patienten im Sinne einer Selbsttherapie oder Ablenkung durch die Einnahme von Haschisch angegangen wurden. Beim Alkoholmißbrauch von Schizophrenen lassen sich ähnliche Motive nachweisen. Es ist aber auch denkbar, daß durch Cannabis eine schizophrene Psychose bei belasteten Personen ausgeklinkt werden kann.

Bei chronischem Mißbrauch entwickelt sich ein **amotivationales Syndrom**, das gekennzeichnet ist durch
- Gleichgültigkeit,
- Passivierung,
- Nachlässigkeit,
- Antriebsminderung.
Die Störung kann auch mit Gedächtniseinbußen und Wesensänderung einhergehen und ist um so gravierender, je früher mit dem Cannabis-Konsum begonnen wurde.

Der chronische Konsum von Cannabinoiden führt zu psychischer Abhängigkeit, häufig auch zum Übergang zu härter wirksamen Substanzen. Haschisch wirkt häufig als „Einstiegsdroge".

Es ist unzulässig, wenn im Zusammenhang mit Haschisch oder anderen Rauschdrogen von einer „Bewußtseinserweiterung" gesprochen wird. Im Drogenrausch verschieben sich die Bewußtseinsinhalte und die Klarheit und Rangordnung des Erlebens geht verloren. Außerdem ist die Fähigkeit zum steuernden Eingreifen und zur Selbstkontrolle eingeschränkt. Man ist nicht wissender oder klüger im Rausch, nur anders.

Störungen durch Kokain
(ICD: F 14)

Die aus den Blättern des Coca-Strauchs isolierte Substanz Kokain wird als Pulver geschnupft oder in Wasser aufgelöst i.v. injiziert. Die Wirkung einer „Prise" hält etwa 15-60 Minuten an.
Die zeitweilig therapeutisch genutzte lokal anästhesierende Wirkung auf die Schleimhäute spielt heute in der Therapie keine Rolle mehr.

Der **Kokainrausch** äußert sich in euphorischer Stimmung, Rededrang, Antriebssteigerung, Abbau von Hemmungen und Distanzlosigkeit, eventuell (vorübergehend) begleitet von einem Gefühl der Leistungsbereitschaft und Frische. Die Libido kann gesteigert sein. Bei wiederholtem Gebrauch der Substanz tritt die Anregung zurück und es dominieren Halluzinationen.

Bei **chronischer Intoxikation** treten paranoide Erlebnisse auf (S. 316).

Die Störung ist charakterisiert durch starke psychische Abhängigkeit mit einer Tendenz zur exzessiven Dosissteigerung bei fraglicher Toleranzentwicklung. Zu einer körperlichen Abhängigkeit kommt es nicht.

Körperliche Schäden des chronischen Kokain-Konsums sind
Defekte der Nasenschleimhaut (eine typische Schädigung, bedingt durch die Applikationsform),
zerebrale Krampfanfälle,
Leberschäden.

Wegen der ausbleibenden körperlichen Abhängigkeit galt Kokain als Fitmacher für den Alltag und wurde zur Schickimicki-Droge. Aber auch etwa ein Drittel der Heroinabhängigen hat Erfahrung mit Kokain. Die Substanz spielt auch in der Drogenszene eine Rolle. Die Zahl der Konsumenten ist vermutlich nicht geringer als die der Heroinabhängigen (*Leune* 1994).

Die **akute Kokainvergiftung** äußert sich in einem stark erhöhten Sympathikotonus und ist erkennbar an

Pupillenerweiterung,
Glanzaugen,
Tachykardie,
Blutdrucksteigerung,
Temperaturanstieg,
Hyperventilation,
Bewegungsautomatismen,
Atemdepression,
eventuell Koma.

Differentialdiagnostisch sollte man auch an Hyperthyreoidismus oder eine Atropinintoxikation denken.

Therapie: Klinikeinweisung mit Überwachung der Vitalfunktionen (Kreislauf, Atmung). Wenn Gefäßspasmen auftreten, sind Nitrokörper angezeigt. Bei Erregungszuständen empfiehlt sich eine symptomatische Therapie, z.B. Diazepam i.v. Kontraindiziert sind Adrenalin und Opiate.

Crack/Freebase ist eine aus dem Kokainhydrochlorid mittels eines alkalischen Reaktionsmittels hergestellte rauchbare Base. In Deutschland zeichnet sich in den letzten Jahren ein steigender Trend zum Gebrauch dieses Kokainderivats ab. Die Höhe der Sicherstellungen ist ein ernstzunehmendes Zeichen für die zunehmende Akzeptanz dieser äußerst gefährlichen Droge, die bereits nach dem ersten Versuch Abhängigkeit hervorrufen kann.

Psychotische Störungen bei Kokain-Abhängigkeit
(ICD: F 14.5)

Die bei Kokain-Konsumenten auftretenden symptomatischen Psychosen sind durch paranoide Inhalte bestimmt, auffallend sind taktile Mikrohalluzinationen (Mikroben, Staubteilchen).

Differentialdiagnose: Gegenüber manischen oder schizophrenen Störungen unterscheidet sich der Kokain-Effekt durch die optischen Halluzinationen und das auffallend stereotype Verhalten sowie den erheblich gesteigerten Sympathikotonus. Typisch für die Intoxikation ist auch die Mydriasis und die Schädigung der Nasenschleimhaut mit Entzündungen und Ulzerationen Hypertone Blutdruckkrisen, Tachykardie, Hyperthermie, Mydriasis, Tremor und Krampfanfälle sind Zeichen einer lebensbedrohenden adrenergen Überaktivität.

Die **Therapie** ist symptomatisch. Mit Propanolol wird die Herzfrequenz auf 90/min abgesenkt. Zerebrale Krampfanfälle erforden hochdosierte Gaben von Diazepam. Bei psychotischer Erregung ist eventuell Haloperidol 2-5 mg i.m. oder i.v. notwendig (**Cave:** Senkung der Krampfschwelle).

Störungen durch Halluzinogene
(ICD: F 16)

Als Halluzinogene (Psychomimetika, Psycholytika) bezeichnet man eine Gruppe von Substanzen, die überwiegend Halluzinationen oder Pseudohalluzinationen provozieren. Die Abhängigkeit vom Halluzinogentyp ist durch eine unterschiedlich stark ausgebildete psychische Abhängigkeit charakterisiert. Toleranzphänomene treten in jedem Fall auf, dagegen fehlen die Zeichen einer körperlichen Abhängigkeit.

Die meisten Halluzinogene haben eine Indolstruktur wie der Neurotransmitter Serotonin.

LSD (Lysergsäure-diäthylamid) wird aus der im Mutterkornpilz vorkommenden Lysergsäure synthetisiert. Seine halluzinogene Wirkung wurde 1943 durch Zufall entdeckt. LSD ist eines der stärksten Halluzinogene. Bereits bei einer Dosis von 50-200 µg kommt es relativ schnell (nach einer Phase von Schwindel, Angst, Tachykardie) zu Veränderungen von Wahrnehmung, Icherleben, Körpergefühl und Raum-Zeit-Bewußtsein. Gestört ist offenbar die selektive Wahrnehmung von Außen- und Innenreizen. Daneben zeigen sich vegetative Störungen. Der Rausch klingt nach mehreren Stunden (oder Tagen!) ab und endet in einem Zustand von Erschöpfung, Müdigkeit oder depressiver Verstimmung.

Eine Komplikation des LSD-Rausches ist der **Horror-Trip** mit Panik, quälenden Halluzinationen, Verzweiflung, Erregung und Suizidimpulsen.

Therapie: „Herunterreden" (siehe unten), eventuell Injektion von Diazepam.

Mescalin ist eine Substanz des Peyote-Kaktus und ruft in einer Dosis von 100-500 mg einen 6-12 Stunden anhaltenden Rausch hervor mit intensivem Farberleben, euphorischer Stimmung, Störungen der Wahrnehmung und des Zeitgefühls.

Psilocybin (der Hauptinhaltsstoff eines mexikanischen Pilzes) wirkt ähnlich wie LSD oder Mescalin mit einer besonderen Intensivierung von optischen und akustischen Sinneseindrücken. Der Rausch wird durch 4-8 mg Psilocybin ausgelöst und dauert zwischen 6-8 Stunden.

Weitere Substanzen mit einer halluzinogenen Wirkung sind
Atropin,
Harmin und
Muskarin.
Stärkere Bedeutung haben in der Drogenszene die
synthetisch hergestellten Halluzinogene
DMT (Dimethyltryptamin), DET (Diäthyltryptamin), DOM oder STP (Dimethoxymethylamphetamin).

PCP (Phenecycledin) ist eine äußerst gefährliche vollsynthetische Substanz, an der in den letzten Jahren mehr Drogenkonsumenten gestorben sind als an Heroin. Sie wurde als Narkosemittel entwickelt, kam aber wegen der Nebenwirkungen nicht zur Anwendung. PCP wird als Pulver mit Tabak oder Marihuana geraucht. Eine Dosis von 5 mg ruft Halluzinationen und Euphorie hervor, bei höheren Dosen treten delirante Zustände auf mit Aggressionen und zerebralen Krampfanfällen.
Diagnostische Merkmale der Vergiftung sind: Erregung, Aggressivität, Desorientiertheit, starrer Blick mit horizontalem oder vertikalem Nystagmus. Die erweiterten Pupillen reagieren auf Licht.

Symptome der Intoxikation mit Halluzinogenen

Kennzeichnend für die Intoxikation mit Halluzinogenen sind Schwindel, Tremor, Schwitzen, Gefühl einer „Gänsehaut", schneller Puls, erhöhte Temperatur und Mydriasis (nach einer Latenz von etwa 1/2-2 Stunden). Außerdem treten akustische und optische Halluzinationen auf. Die Abhängigen haben ein Gefühl der „Spaltung von Leib und Seele" und sie sind unkontrolliert und erregt. Typisch ist die Selbstüberschätzung.

In diesem Zustand sind die Patienten extrem gefährdet. Neben dem Horror-Trip (S. 475) sind extreme Fehlhandlungen möglich. Es ist vorgekommen, daß jemand im Rausch aus dem Fenster sprang, weil er überzeugt war, daß er fliegen könnte. Nicht unterschätzen sollte man die Fremdgefährdung bei der Teilnahme von Abhängigen am Straßenverkehr.

Therapie: Bei einer akuten Intoxikation mit Halluzinogenen wird sich eine Klinikeinweisung kaum vermeiden lassen, obwohl der Patient bald wieder auf Entlassung drängen wird. Bei Erregungszuständen muß man symptomatisch behandeln, eventuell mit Diazepam-Injektionen, vielleicht auch mit Neuroleptika. Eine strikte Überwachung von Kreislauf und Atmung ist notwendig. Wenn ein Kontakt mit dem Patienten möglich ist, kann man versuchen, die Störung „herunterzureden"
Beim **Herunterreden** (talk down), geht man im Gespräch auf die Ängste und Halluzinationen ein, setzt ihre Bedeutung schrittweise in Kommentaren herab und bietet gleichzeitig therapeutische Ziele an.

Störungen durch Opioide
(ICD: F 11)

Dieser Gruppe wird die klassische Morphinabhängigkeit (Morphinismus) zugeordnet, sowie die Abhängigkeit gegenüber allen Substanzen, die vom Morphin abgeleitet sind, vor allem das Heroin. Die ICD läßt bei dieser Klassifikation die Übergänge vom Cannabisabusus zum Heroin unberücksichtigt wie auch die Polytoxikomanie des typischen Users, der Heroin, Stimulantien, Tranquilizer und Designer-Drogen injiziert, sofern sie ihm zur Verfügung stehen oder mehrere Substanzen miteinander kombiniert.

Die klassischen Opioide hatten über Jahrhunderte das höchste Abhängigkeitspotential aller Stoffe, sie werden inzwischen durch Crack/Freebase und einige Designer-Drogen übertroffen. Bei längerem Gebrauch führen sie praktisch in jedem Fall zu einer psychischen, später auch zu einer physischen Abhängigkeit. Toleranz entwickelt sich um so schneller, je höher die Dosis ist. Die erste Applikation ruft meist keine Euphorie hervor. Der euphorisierende Effekt entwickelt sich jedoch sehr schnell bei einer Wiederholung der Injektion.

Die Wirkung der Opioide ist durch folgende Eigenschaften charakterisiert, die zum Teil medizinisch genutzt werden:

Schmerzstillung,
Verlangsamung vegetativer Funktionen,
Abschirmung gegenüber äußeren Reizen,
intensives Traumerleben,
Euphorie (gelegentlich Angst beim Erwachen).
Parallel dazu entwickelt sich eine Veränderung des Stoffwechsels
mit körperlicher Abhängigkeit.

Opium ist der eingetrocknete Saft der Mohnpflanze Papaver somniferum, der in Form von Broten, kleinen Kugeln oder Stäbchen vertrieben wird: eine braune, fast schwarze Masse von teigiger Konsistenz. Rohopium wird in Wasser aufgelöst i.v. injiziert. Es enthält verschiedene Alkaloide, unter anderem etwa 10-20% Morphin.

Als **Rauchopium** (Chandu) bezeichnet man fermentiertes Rohopium. Erst nach einem Fermentierungsprozeß von 4-6 Monaten ist Rohopium zum Rauchen geeignet. Beim Opiumrauchen kommt es zu einer starken Sedierung mit traumartigen Zuständen und Halluzinationen. Absetzversuche führen zu starken Abstinenzerscheinungen (Erbrechen, Durchfall, Opiumhunger).

Morphin ist der Hauptbestandteil von Opium. In einer therapeutischen Dosierung von 10-30 mg s.c. ist es eines der besten Analgetika. Bei wiederholter Zufuhr entwickelt sich eine starke psychische und physische Abhängigkeit. Von Drogenabhängigen wird Morphin intravenös injiziert. Die Rauschwirkung hält etwa 1-4 Stunden an.
Nachgewiesen wurden im ZNS spezifische Opiatrezeptoren mit endogenen Liganden (Endorphinen), durch die vermutlich die Homöostase der körperlichen Funktionen aufrecht erhalten wird. Die kontinuierliche Zufuhr von Stoffen mit ähnlicher Wirkung wie die Liganden provoziert Gegenregulationen, die sich in einer Veränderung der Toleranz zeigen.

Tinctura Opii simplex ist ein zu medizinischen Zwecken hergestellter 1%iger alkoholischer Auszug von Opiumalkaloiden, der früher zur Behandlung der endogenen Depression verwendet wurde (ohne daß es nachfolgend zu einer Abhängigkeit kam!).

Berliner Tinke (Tinktur) wurde in den 60-er Jahren von Abhängigen durch Auflösen von Morphinbase oder Morphincarbonat in Essigsäure hergestellt und, meist mit Wasser gestreckt, zur i.v. Injektion verwendet.

Weitere Opiumalkaloide, die gelegentlich von Abhängigen injiziert werden, sind Codein und Pantopon.

Zu den **halbsynthetischen Opiumabkömmlingen,** die auch mißbräuchlich verwendet werden, gehören Aceticon, Dicodid, Dilaudid und Eukodal (Vorsicht beim Verschreiben!).

Heroin wurde 1889 eingeführt und zunächst als ein harmloses Ersatzmittel für Morphin angesehen, dessen Derivat es ist (Diazetylmorphin). Die therapeutische Verwendung wurde jedoch bald aufgegeben. Die Substanz ist fünfmal wirksamer als Morphin und kann unter Umständen bereits nach einmaliger Gabe Abhängigkeit auslösen.
Heroin ist ein weißes Pulver, es wird in Wasser gelöst i.v. injiziert, aber auch (selten) geschnupft oder inhaliert. Die Wirkung der i.v. Injektion beginnt mit einer lustvoll erlebten „blitzartig" auftretenden Veränderung der Befindlichkeit (flash) mit nachfolgender Euphorie und Abschirmung gegenüber äußeren Reizen. Das Bewußtsein ist getrübt. Die fortgesetzte Applikation führt sehr bald zu einem amotivationalen Syndrom mit Verlust an Interesse, Antrieb und Aktivität. Die Initiative beschränkt sich auf die Beschaffung von Drogen.
Bei den meist jugendlichen Abhängigen sind häufig auch die Eltern, die die Veränderung zunächst nicht begreifen, in die Konflikte mit einbezogen.

Fallbericht:
64 Sieberts haben einen Sohn, der ihnen Ehre macht, denn er studiert Medizin, der andere aber, der jüngere, ist, auf deutsch gesagt: gestrauchelt. Manfred, auch Manni genannt, ist heroinsüchtig. Frau Siebert fragt nicht, weshalb der Große etwas wurde, aber am Schicksal von Manni fühlt sie sich schuldig. Sie grübelt, was sie bei dem Kleinen falsch gemacht haben könnte. Weil Manni ein piepsiges Kind war, sorgte der Hausarzt für eine Verschickung nach Holland. Nach der Rückkehr war der Junge maßlos im Essen. Er wurde dick und brauchte Übergrößen in der Kleidung. Der Hausarzt verschrieb dem Achtjährigen Appetitzügler, die schluckte er, täglich eine Kapsel, bis er elf wurde. Er war richtig aufgedreht dadurch. In der Schule hatte er sich einer Haschisch-Clique angeschlossen. Das notwendige Geld verdiente er sich durch Hilfsarbeiten in der Nachbarschaft. Die Schule interessierte ihn nicht. Auf Vorhaltungen des Vaters, der sich Sorgen um seine Zukunft machte, reagierte er gereizt. Er sagte: „Mensch, ich wollte ja gar nicht auf die Welt". Der Realschulabschluß war ungenügend. Manni nahm das locker, er erschien den Eltern fremdartig und ungeniert. Die Mutter hatte inzwischen herausgefunden, daß er Haschisch rauchte, versuchte das aber vor dem Vater geheim zu halten. Sie wußte nun, daß die brennenden Räucherstäbchen das Kiffen überdecken sollten. Mit 17 begann Manni eine Lehre als Maschinenschlosser bei der AEG. Der Vater hatte sich darum gekümmert. Anfangs schien alles gut zu gehen. Einmal allerdings sei er auf dem Wege zur Arbeit aus dem Bus gefallen. Der Vater konnte nicht begreifen, wie das möglich war. Nach einem Jahr fing er an, abends länger weg zu bleiben. Am Morgen war er dann nicht zum Aufstehen zu bewegen. Er lag dann zitternd und frierend im verdunkelten Zimmer. Als er sich übergeben mußte, machte er keine Anstalten, die Toilette zu erreichen. Frau Siebert macht sich heute Vorwürfe, daß sie erst das Erbrochene aufwischte, statt ihm beizustehen. Durch Zufall beobachtete der Vater, wie der Junge sich im Bad Drogen spritzte. Der wollte, zur Rede gestellt, erst leugnen und redete von Vitaminen, aber dann gab er zu, daß es Heroin war. Ohne „Druck" könne er gar nicht auf die Arbeit gehen. Aber die AEG hatte ihm schon gekündigt, weil er wiederholt von der Arbeit weggeblieben war. Er erpreßte von den Eltern sein erspartes Geld und ging. Die Eltern waren ratlos. Der Vater zog sich in einen Freundeskreis zurück, in dem viel Schnaps getrunken wurde. Die Mutter konnte ohne Tabletten nicht mehr schlafen. Beide machten sich Vorwürfe und schämten sich vor den Nachbarn. Manni wohnte angeblich bei einer Freundin, er brachte seiner Mutter die Wäsche und nahm jedesmal ein Bad. Manchmal nahm er zwei oder drei Bäder am Tag. Frau Siebert wunderte sich über diesen Drang nach Sauberkeit. Erst später kam sie dahinter, daß Fixer dies machen, damit die Adern besser heraustreten. Manni beichtete seiner Mutter, daß die Freundin noch einen anderen hatte, er durfte nur bei ihr wohnen, so lange er Haschisch besorgen konnte. Die Mutter war glücklich, daß er so offen mit ihr redete, sie kannte diese Variante der Heroinabhängigkeit noch nicht. Bei einem Streit um Geld setzte der Vater den 19-jährigen endgültig vor die Tür. Die Eltern warteten auf Nachricht, aber zunächst kamen nur Strafmandate. Manni wurde häufig in der Bahn als Schwarzfahrer erwischt. Da er seinen Ausweis verloren hatte, gab er den Namen des Vaters an. Der Vater zahlte. Eines Tages kam Manni zurück und wohnte wieder bei den Eltern. Er war reizbar und ungeduldig, redete von „ätsch" (für H von Heroin) und er brau-

che einen „flash", aber „das checkt ihr Spießer nicht". Der Vater zahlte ab und zu für Drogen, um Schlimmeres zu verhüten. Aber die Drogenwirkung war dann noch schrecklicher als die Aggressionen im Entzug. Manni saß schwankend auf dem Sofa und rauchte. Er verstreute Asche, ließ Glut auf das Polster fallen und redete sinnloses Zeug. Der Saft der gezuckerten Erdbeeren, die ihm die Mutter brachte, lief ihm aus den Mundwinkeln. Eines Tages vermißte Frau Siebert eine tragbare Nähmaschine und einen Lederkoffer. Manni hatte die Sachen verkauft, um für das Geld Heroin zu besorgen. Von da an legte Frau Siebert nachts ihre Geldbörse unters Kopfkissen oder versteckte sie. Dann fiel ihr auf, daß ihr Vorrat an Valium® und Staurodorm® rapide abnahm. Der Junge hatte die Tabletten genommen, aufgelöst und intravenös gespritzt. Manchmal lag er tagelang bei verhängten Fenstern im Bett, döste oder schlief bei laufendem Fernseher. Einen Kontakt mit dem Bruder lehnte er ab. Die Eltern zogen in einen anderen Stadtteil, wegen der Schande. Sie schlossen sich einer Elterngruppe an, was etwas Tröstliches hatte, weil sie dabei lernten, daß es anderen ebenso ging. Manni ging wiederholt in die Klinik zur Entziehung, aber ohne Erfolg. Der ältere Bruder und die Eltern konnten ihn schließlich überreden, daß er sich bei Synanon meldete. Dort wurde er nach drei vergeblichen Anläufen aufgenommen. Der Ausgang bleibt ungewiß.
(gekürzt nach *Marie-Luise Scherer*, Ungeheurer Alltag, 1988)

1992 nannte ein Richter das „Recht auf Rausch" ein fundamentales Bedürfnis des Menschen und wertete in der Urteilsbegründung den Rausch als Versuch, aus der Umklammerung der technisierten Gesellschaft auszubrechen. Bei diesem Urteil bleibt offenbar unberücksichtigt, daß Menschen auch in eine „Umklammerung durch Rauschdrogen" geraten können.

Übung:
Überlegen Sie, wie der Richter argumentiert hätte, wenn er sich mit seiner Tochter auseinandersetzte, die drogenabhängig ist. Offenbar ging er in seinem Urteil von einem gelegentlichen Rausch aus und nicht von Abhängigkeit.

Synthetische Analgetika mit morphinähnlicher Wirkung werden von den Abhängigen als Ersatzdrogen angesehen. Dazu gehören Dolantin®, Fortral®, Jetrium®, Valoron® (Vorsicht beim Verschreiben!). Eine ähnliche Rolle spielt Polamidon® (Methadon), das teilweise aber auch mit Erfolg zur Resozialisierung von Heroinabhängigen eingesetzt wird.

Klassischer Morphinismus

Aus klinischer Sicht ist eine Unterscheidung des Morphinismus von der Rauschdrogenabhängigkeit notwendig, obwohl es sich lediglich um zwei Aspekte derselben Störung handelt. Der klassische Morphinismus, von dem häufig Ärzte, Krankenschwestern oder Pfleger betroffen waren, ist heute selten geworden. Bei dieser Form der Abhängigkeit von Opioiden wurden vorwiegend Morphin oder andere Opiumderivate s.c. injiziert. Die intravenöse Applikation war nicht üblich, relativ häufig kam es dagegen zu einer Kombination mit Alkoholmißbrauch.

Symptome: Ein Hinweis für die Diagnose sind die abrupt wechselnden Stimmungen bei sozial angepaßten Personen (vor und nach der Injektion); Dysphorie und Gleichgültigkeit oder Stumpfheit werden abrupt von Aufgedrehtsein und übertriebener Heiterkeit abgelöst. Gelegentlich wirken die Patienten auch benommen. Ein typisches Zeichen für die Intoxikation ist eine Miosis. Meist sind frische Injektionsstellen an Oberschenkeln oder Oberarmen nachweisbar. Durch die chronische Intoxikation kommt es zu Leistungsabfall, Stimmungsschwankungen, Gewichtsverlust, Ataxie, Artikulationsstörungen und Bradykardie.

Beim Entzug treten Schlafstörungen auf, häufig auch Hyperalgesie, Diarrhoe, Hyperventilation und Lichtscheu (Mydriasis!).

Die Therapie des Morphinismus beginnt mit dem stationären Entzug (Kontrolle der Entzugserscheinungen). Bei schwerer physischer Abhängigkeit, bei der gelegentlich das

50fache der therapeutisch üblichen Dosis verwendet wird, ist ein allmähliches Herunterdosieren notwendig. Ein Versuch mit Clonidin (Catapresan®) zur Abschwächung der Entzugserscheinungen ist sinnvoll. Unerläßlich ist auch ein psychotherapeutisches Konzept. Auf jeden Fall sollte man mit dem Patienten über mögliche Ursachen und Konsequenzen der Sucht sprechen. Zu einer tiefenpsychologisch orientierten Psychotherapie sind die Patienten meist nicht motiviert. Auch Gruppentherapie wird von den Patienten, die Einzelgänger sind, nur selten angenommen (allenfalls im Rahmen einer Suchtklinik). Eine Nachbetreuung sollte angeboten werden.

Störungen durch Stimulantien
(ICD: F 15)

Als Stimulantien bezeichnet man Substanzen von unterschiedlicher chemischer Struktur, mit denen die Erregbarkeit des Nervensystems gesteigert wird, was sich in einer Erhöhung der psychischen und physischen Leistungsfähigkeit, in einer gehobenen Stimmung und (parallel dazu) in einer Unterdrückung des Gefühls von Müdigkeit und Unlust zeigt.

Neben den Genußmitteln mit einer stimulierenden Wirkung (Kaffee, Tee) werden von Abhängigen **Weckamine, Appetitzügler** und **Ephedrin** verwendet. Die Mehrzahl der Substanzen ist rezeptpflichtig. Sie werden als Appetitzügler und Asthmamittel angeboten. Dem BtmG unterstellt sind Captagon®, Pervitin® und Ritalin®.

Die **Wirkung** ist bei allen Substanzen ähnlich: Sie lösen Euphorie aus, setzen den Appetit herab, unterdrücken oder lindern das Gefühl von Müdigkeit und beschleunigen die psychomotorischen Abläufe. Längere Applikation führt zu einer Steigerung der Dosis. Gelegentlich werden die Substanzen auch i.v. appliziert (vor allem von Heroinabhängigen, die auf diese Applikationsform eingestellt sind). Die chronische Intoxikation führt zu Erschöpfungszuständen und schweren Schlafstörungen, was unter Umständen wieder zusätzlich einen Hypnotika-Mißbrauch provozieren kann. Nicht selten sind Halluzinationen, Wahnerlebnisse und Mißtrauen. Relativ häufig treten symptomatische (paranoide) Psychosen auf, die unter Umständen über Monate andauern. Die Differentialdiagnose zur Schizophrenie ist mitunter schwierig (S. 248).

Kennzeichen der **Intoxikation** sind gesteigerte Herzfrequenz, Herzrhythmusstörungen, erhöhter Blutdruck, motorische Unruhe, Inappetenz, Stereotypien, aber auch Halluzinationen, Angst und Schlaflosigkeit, Erschöpfung und Durchfälle. Bei Dauerkonsum können Hirnschäden auftreten.

Als **Designerdrogen** werden Stimulantien bezeichnet, die durch gezielte Umwandlung von einfachen Ausgangssubstanzen in illegalen Laboratorien hergestellt werden.

Beunruhigend ist die Zunahme des Verbrauchs von Amphetaminen, Designerdrogen und anderen stimulierenden Substanzen in den letzten Jahren. Mit der Entwicklung der Techno-Musik-Szene wurden die Amphetamine zum Fitmacher und Leistungsträger. Techno ist ein Stil der Pop-Musik, der überwiegend mit Synthesizern erzeugt wird. Der Sound wird durch eine Bassline mit etwa 150 Schlägen pro Minute bestimmt. Die meist sehr jugendlichen Besucher der Diskotheken versuchen, das Erlebnis der Musik und des Tanzes durch Stimulantien zu steigern. Sie halten sich nicht für gefährdet. Durch die drogenbedingte Überanstrengung beim Tanzen und die Exsikkation sind irreparable zerebrale Schäden möglich, die in ihrer Bedeutung noch nicht voll eingeschätzt werden können (*Leune* 1994).

Die Modedroge der Szene ist **Ecstasy** (MDMA).

Die Therapie der Abhängigkeit von Stimulantien ist schwierig. Sie sollte stationär erfolgen, zunächst symptomatisch mit Diazepam oder Haloperidol. Kontrolle von Kreislauf und Atmung ist notwendig. Bei akuter Intoxikation empfiehlt sich eine Magenspülung. Wichtiger wären vorbeugende Maßnahmen und eine allgemeine Aufklärung über die Gefahren des Abusus. Vermutlich wäre es eine Hilfe, wenn die Erwachsenen lernten, mit Offenheit über eigene Probleme und die Probleme der Jugendlichen zu sprechen.

Störungen durch flüchtige Lösungsmittel
(ICD: F 18)

Synonym: Schnüffelsucht.
Der Mißbrauch von **lösungsmittelhaltigen Industrie- und Haushaltsprodukten** als Rauschmittel hat in den meisten Industrieländern vorwiegend unter Jugendlichen oder Kindern Verbreitung gefunden. Nach Schätzungen soll es in Deutschland etwa 3.000 Jugendliche mit chronischer Schnüffelsucht geben. Die Dunkelziffer ist groß, da die Substanzen leicht zugänglich und billig sind und nicht unter das Betäubungsmittelgesetz fallen. Verwendet werden Verdünner für Farben und Lacke, Nagellack oder Klebstoffe (Patex®).

Im allgemeinen wird das Lösungsmittel aus einem Plastikbeutel wie aus einer Narkosemaske über Mund und Nase inhaliert.

Die Substanzen betäuben, machen euphorisch, vermitteln farbige Halluzinationen, eventuell kommt es zu einer Enthemmung oder zu Erregungszuständen. Schnüffeln wird meist in Gruppen von Jugendlichen betrieben. Zu den **akuten Komplikationen** gehören Verletzungen, Selbstverstümmelung, Unfälle, akute Atemstörungen, zerebrale Krampfanfälle und Herzrhythmusstörungen, aber auch Herzstillstand.

Chronische Komplikationen betreffen hauptsächlich das **Nervensystem**. Da in Lösungsgemischen eine Vielzahl von Einzelsubstanzen enthalten ist, die sich gegenseitig beeinflussen, kann eine chronische Intoxikation zu sehr komplizierten Syndromen führen: Neuromyelopathie (Butan, Hexan), Enzephalopathie, hirnorganische Wesensänderung, zerebelläre Ausfälle, skandierende Sprache. Im CT finden sich Zeichen einer Hirnatrophie. Auch renale Komplikationen sind möglich (Toluol).

Bei der **Diagnosestellung** sind Vorgeschichte, Alter des Betroffenen und Einflüsse durch den Freundeskreis zu berücksichtigen. Häufig fehlen Bezugspersonen in der älteren Generation. Als Hinweis für die Abhängigkeit gilt der typische aromatische Geruch der Atemluft und der Kleidung.

Zur Therapie sind wesentlich: Trennung von der Gruppe, Änderung des sozialen Umfelds, Maßnahmen zur Verbesserung der Sozialisation. Der Zugang zu den Jugendlichen ist schwierig. Rückfälle sind häufig. Das Therapie-Angebot muß eventuell über längere Zeit wiederholt werden.

32.6 Klinik der Rauschdrogenabhängigkeit

Kennzeichnend für alle Formen der Rauschdrogenabhängigkeit ist der unwiderstehliche Drang nach Wiederholung der Drogenapplikation mit Unruhe und Spannung, die sich eventuell bis zu Angst und Panik steigern kann. Beim Abusus von Haschisch und Kokain ist längere Zeit eine gewisse Distanz möglich, dies hängt allerdings auch von der Dosis ab. Kokain provoziert paranoide Überzeugungen und Ängste. Bei Heroin oder Crack dreht sich das Denken allein um die Beschaffung der Droge. Der Rauschdrogenabusus führt zunehmend zu einer Einengung und Nivellierung der Persönlichkeit des Abhängigen, die bis dahin stabilen zwischenmenschlichen Beziehungen werden aufgegeben. Die Patienten haben meist keine finannziellen Mittel, sich die Drogen zu beschaffen. Wegen des ständigen Bedarfs werden sie zu Diebstählen und anderen Formen der Beschaffungskriminalität verleitet: Einbrüche, Wegnahme von Geld oder Verkauf von Gegenständen aus dem Haushalt der Eltern. Viele junge Frauen, aber auch Männer gehen der Prostitution nach (Drogenstrich).

Bei einer **polytoxikomanen Sucht** mit Heroin, anderen Opioiden, Halluzinogenen oder Amphetamin können verschiedene psychische und körperlliche Veränderungen miteinander interferieren:

Benommenheit,
Reizbarkeit,
Hektik, Unruhe,
Erregung,
Tremor,
Rauschzustände (ohne Foetor!),
Halluzinationen.

Verdächtig sind abrupte, unerwartete und durch erkennbaren äußeren Anlaß nicht begründete Veränderungen des Verhaltens und der Stimmung sowie die plötzliche Aufgabe von Gewohnheiten, Ansichten oder Interessen, manchmal mit einer läppischen Begründung. Auffällig sind auch Reizbarkeit, Unausgeglichenheit, Initiativeverlust (amotivales Syndrom) und depressive Verstimmung. Diese Veränderungen sind jedoch vieldeutig und sprechen nicht unbedingt für eine Abhängigkeit von Rauschdrogen.

Bei schwerer akuter Intoxikation ist der Übergang möglich in
- Koma,
- Atemdepression bis Apnoe und
- Miosis (präfinal Mydriasis).
- Eine Besonderheit ist das Auftreten eines Lungenödems.

Weitere körperliche Symptome sind
- vegetative Veränderungen,
- Bradykardie,
- Marasmus.

Typische Injektionsstellen finden sich (perlschnurartig) an den Venen von Unterarm, Handrücken oder Fuß, eventuell verbunden mit Thrombophlebitiden.

Körperliche Begleiterkrankungen, mit denen man zu rechnen hat, sind
Hepatitis,
Abszesse,
Skabies,
Lues,
Gonorrhoe,
in letzter Zeit zunehmend AIDS.

Drogeninduzierte akute Psychosen

Im Zusammenhang mit Drogenmißbrauch der verschiedensten Art (Opioide, Kokain, Stimulantien, Lösungsmittel) werden relativ häufig **grob-organische Psychosen** mit Verworrenheit und Unruhe beobachtet, die nicht unbedingt mit der Intoxikation abklingen und darüber hinaus eventuell Wochen oder Monate andauern. Daneben gibt es aber auch eigengesetzlich ablaufende (schizophrene) Psychosen ohne Bewußtseinsstörung, die möglicherweise durch den Drogenabusus ausgelöst werden. In anderen Fällen wieder läßt sich nachweisen, daß schizophrene Störungen bereits vor dem Kontakt mit Rauschdrogen bestanden haben.

! Nach überstandener Abhängigkeit können Patienten manchmal noch Jahrzehnte lang im Verhalten und im Gespräch den Eindruck erwecken, daß sie ein schizophrenes Residuum haben, auch wenn vorher eine Schizophrenie nicht nachweisbar war.

Bei der **Therapie** der drogeninduzierten Psychosen kann man sich manchmal auf die Applikation von Benzodiazepinen beschränken, gelegentlich genügt auch „Herunterreden" (S. 317). Länger dauernde Störungen und schizophrene Verläufe werden mit Neuroleptika behandelt, ergänzt durch stützende Psychotherapie und soziale Maßnahmen. Das Vorgehen wird auch von der Art der Droge und der Dauer des Abusus bestimmt.

32.7 Drogenglossar

Im Umgang mit Drogenabhängigen empfiehlt es sich, daß der Arzt über das spezielle Vokabular der Szene informiert ist. Deshalb werden hier einige Begriffe aus dem Rotwelsch der Fixer angeführt.

abgewrackt	durch exzessiven Gebrauch von Stimulantien erschöpft
acid	LSD
anfixen	jemanden zur i.v. Applikation von Drogen verleiten oder anlernen
Besteck	Gerätschaft zum Spritzen
clean	frei von Drogen
downers	Substanzen mit dämpfender Wirkung (Barbiturat, Meprobamat)
drücken, Druck	Drogen i. v. injizieren
einwerfen	orale Applikation
Fixe	Spritze
flash back	Wiederauftreten von meist unangenehmen Rauscherlebnissen ohne erneute Drogenapplikation
grass	Marihuana
H (engl. ausgespr.)	Heroin
high	Euphorie nach Drogenapplikation (speziell Cannabis)
Horror-Trip	Panikzustand nach Einnahme von Halluzinogenen
joint	Marihuana-Zigarette bzw. Zigarette mit Haschischzusatz
junk	Stoffe, die man fixen (spritzen) kann
junky	Fixer
Kick	Flash bei der i.v. Applikation von Kokain
Koks	Kokain
M	Morphin
Meter	Mengenangabe für die injizierte Drogenlösung (= cm^3)
schießen	Drogen i.v. injizieren
schnüffeln, sniffing	Inhalieren von Lösungsmitteln
shake	Schüttelfrost nach Injektion von (verunreinigten) Drogen
sniefen	Drogenapplikation durch die Nase
speed	Weckamine
User	Drogenverbraucher

32.8 Biochemie der Rauschdrogen

Die süchtige Veränderung des Erlebens und der drogenbedingte Einfluß auf den Metabolismus des Nervensystems sind zwei Aspekte ein und derselben Störung. Es ist einleuchtend, daß sich an der Wirkung von Substanzen, die psychische Funktionen verändern, auch Informationen über die Biochemie von Nervenzellen, Synapsen und Transmitterzellen ablesen lassen. Dies sollte allerdings ohne den Anspruch geschehen, daß damit auch „erklärt" werden könnte, wie Somatisches zu Psychischem wird.

Durch den Nachweis von **spezifischen Opiatrezeptoren** und die Entdeckung von **endogenen Liganden** dieser Rezeptoren (Opioidpeptide oder Endorphine) ist ein neuer Abschnitt der Opiatforschung eingeleitet worden. Nachgewiesen wurden inzwischen drei verschiedene Rezeptoren, an die sich spezifische Liganden binden. Bisher wurden drei Gruppen von endogenen Opioidpeptiden nachgewiesen (Enkephaline, Endorphine und Dymorphine), die selektiv als präsynaptische Modulatoren die Neurotransmission von bestimmten nervalen Strukturen beeinflussen, indem sie die Freisetzung von Transmittersubstanzen hemmen oder fördern. Vermutlich werden Endorphine nicht kontinuierlich freigesetzt. Zumindest sind die Rezeptoren unter physiologischen Bedingungen nicht in dem Maße besetzt, wie dies bei der anhaltenden Überflutung des Zentralnervensystems durch Morphin bei i.v. Injektionen der Fall ist. Offensichtlich besteht auch ein Zusammenhang der Wirkung mit zerebralen Strukturen, durch deren Reizung angenehme Empfindungen und Triebimpulse ausgelöst werden (reward system):
- der vordere limbische Kortex (Gleichgültigkeit gegenüber den Konsequenzen des eigenen Handelns),
- Mandelkern (verstärkte Irritabilität, Freßsucht, Hypersexualität),
- Hypothalamus (Änderung des Schlaf-Wach-Rhythmus),
- Kerne im Bereich des Aquäduktes (angenehme Empfindungen, Analgesie).

32.9 Therapie

Die Therapie der Drogenabhängigen muß individuell geplant werden. Zunächst unterscheiden wir die Therapie der akuten Rauschmittelintoxikation von der Therapie der chronisch Abhängigen.

32.9.1 Therapie der akuten Intoxikation

Notfälle einer akuten Intoxikation mit Rauschdrogen können sich bei einem ersten Kontakt mit der Droge ergeben, sie können von einem unerwartet hohen Reinheitsgrad der Droge abhängen oder (relativ häufig) beim ersten Schuß nach einer Entziehung ausgelöst werden, weil sich die Toleranz inzwischen durch den Entzug zurückgebildet hatte. Manchmal ist die akute Intoxikation auch die Folge einer bewußten Überdosierung aus Suizidabsicht.

In der Mehrzahl der Fälle wird man künstliche Beatmung (Intubation) durchführen müssen und gleichzeitig Antidota geben. Wenn die Applikation von Antidota unwirksam ist, spricht dies für eine Mischintoxikation. Notwendig ist auch eine Kreislaufüberwachung und die Kontrolle der Flüssigkeitsbilanz.

Morphin-Antidota sind Naloxon, Naltrexon und Levallorphan, die durch Blockade der Opiatrezeptoren eine den Opioiden entgegengesetzte (antagonistische) Wirkung ausüben. Dies führt zu einer kompletten oder partiellen Aufhebung der opioidinduzierten zentralen Dämpfung und Atemdepression.
Naloxon ist ein reiner Morphinantagonist, der bei Opiatvergiftung verwendet werden kann. Eine Dauermedikation zur Verhinderung des chronischen Opiatkonsums ist jedoch nicht möglich, da die Wirkung nicht lange genug anhält.

Naltrexon (Nemexin®) ist ein Langzeitantagonist mit einer Wirkungsdauer von 72 Stunden, der in einer Dosis von 2 – 3 x 100-150 mg pro Woche die Heroinwirkung praktisch aufhebt. Die Nebenwirkungen sind jedoch erheblich. Bei Leberschäden darf das Medikament nicht verwendet werden.

! Nach Antidotgaben ist das Auftreten von Entzugssymptomen möglich: Tachypnoe, Gähnen, Schweißausbruch, Schmerzen in Abdomen und Muskulatur, motorische Unruhe, Reizbarkeit.

32.9.2 Therapie von chronisch Abhängigen

Die Therapie des Drogenabhängigen gehört zu den schwierigsten Aufgaben des Psychiaters, schon allein deshalb, weil er nicht oder doch nur passager mit einer Mitarbeit der Patienten rechnen kann, so sehr diese selbst vielleicht auch das beteuern. Der Abhängige ist meist zu einer echten Kooperation nicht in der Lage. Da er sich aber auf die Rechtsstaatlichkeit beruft und auf seiner freien Willensäußerung besteht (so krank der Wille auch ist), kann er sich häufig nach einer anfänglichen Besserung und Entlastung gegen ärztlichen Rat der Behandlung entziehen.

Therapeutische Grundsätze

Bevor die Therapie des chronisch Drogenabhängigen eingeleitet wird, sollte man (sofern die Zeit dazu bleibt) prüfen, welche der auslösenden Faktoren bei der Störung dominieren:
- die Drogen, ihre Dosis oder Kombination,
- die Dauer der Abhängigkeit, Rituale der Einnahme,
- der soziale Status,
- Hintergrundstörungen (Persönlichkeitsstruktur, neurotische Fehlhaltung, Psychosen),
- psychische und physische Folgesyndrome (Wesensänderung, Hepatitis, AIDS).

Der Effekt der therapeutischen Maßnahmen ergibt sich aus der Relation von Sozialisationsdefizit und den Chancen zur Sozialisation.

Ziel der Therapie von Drogenabhängigen ist nicht allein die Entgiftung, sondern die Korrektur des Sozialisationsdefizits. Die Entgiftung ist jedoch Voraussetzung dazu. Bei der Behandlung selbst lassen sich vier Phasen unterscheiden:
Kontaktaufnahme,
Entzug, Entwöhnung, Rehabilitation.

Kontaktaufnahme

Der Drogenabhängige lebt meist isoliert und kommt nur selten aus eigenem Antrieb in die Klinik. Anlaß zum Wunsch nach stationärer Behandlung ist häufig die Verknappung des Stoffs auf dem Markt und die Angst vor Entzugserscheinungen, vielleicht auch ein drohendes Gerichtsverfahren.
Unabhängig davon kann der Arzt in Notfällen und Krisen die Motivation zur Behandlung fördern.

Im Vorfeld der Behandlung werden manchmal durch Sozialarbeiter, die sich in der Szene aufhalten, die ersten Kontakte aufgebaut. Diese Streetworker haben eine sehr schwierige Aufgabe, denn sie bewegen sich zwischen Akzeptanz und Konfrontation. Sie müssen sich anpassen, auch in Kleidung und Haltung, sie dürfen darüber aber nicht die therapeutische Zielsetzung aus dem Auge verlieren.

Entgiftung und Entzug

Grundsätzlich sollte man dem Abhängigen die Angst vor Entzugserscheinungen nehmen, die in der Szene häufig überbewertet werden. Der Entzug sollte, anders als dies bei Benzodiazepin- und Schlafmittelentzug geraten scheint (S. 331, 332), abrupt erfolgen, aber unter stationärer Überwachung. Die Behandlung mit absteigenden Dosen eines Opiats ist nicht mehr üblich.

Das Entzugssyndrom läßt sich mit einer **schweren Grippe** vergleichen. Die Intensität der Störung kann man in fünf Schweregrade einteilen:
1. Verlangen nach Drogen, Angst, Empfindlichkeit, Ratlosigkeit,
2. Gähnen, Schwitzen, Tränenfluß, Rhinorrhoe,
3. Zusätzlich Mydriasis, Gänsehaut, Muskelkrämpfe, Schüttelfrost, Hitzewallungen, Muskelschmerzen, Appetitlosigkeit,
4. Schlaflosigkeit, Blutdruckkrisen, Temperaturanstieg, beschleunigte Atmung, Tachykardie, Übelkeit,
5. Gerötetes Gesicht, Erbrechen, Durchfall, Gewichtsverlust.

Das Entzugssyndrom kann mit Clonidin oder niedrig dosierten Neuroleptika (Haloperidol) behandelt werden. Betablocker sind nicht zuverlässig. Die Applikation von Benzodiazepinen sollte vermieden werden. Bei Verstimmungen haben sich Antidepressiva bewährt (Doxepin).
Wichtiger als Medikamente sind jedoch psychotherapeutische Hilfen und Zuwendung sowie eine Aktivierung des Patienten.

Entwöhnungsbehandlung

Die Entwöhnung dauert mindestens ein halbes Jahr, besser länger, stationär oder in einer straff geführten Gemeinschaft. Ziel ist eine **Umerziehung:** neue Gewohnheiten, Ausgleich des Sozialisationsdefizits, Verbesserung der Kontaktfähigkeit, Verantwortung sich selbst und anderen gegenüber.
Das schreibt sich leicht hin, aber die praktische Durchführung ist ausgesprochen schwierig, weil die Patienten, sobald es ernst wird, sich gegen eine Änderung ihrer Gewohnheiten sperren. Ärzte und Pflegekräfte müssen bei dieser Arbeit sehr viel Geduld aufbringen. Die Behandlung kann nur unter der Voraussetzung gelingen, daß der Patient längere Zeit frei von Drogen ist. Sie stützt sich vorwiegend auf psychotherapeutische Hilfen:
- Verhaltenstherapie,
- Gruppentherapie,
- Arbeitstherapie,
- eventuell auch Familientherapie.
Daneben muß das Zusammenleben in der Gemeinschaft geübt werden, weil der Abhängige dem Gemeinschaftsleben mit seinen wechselseitigen Forderungen entfremdet ist.

Die Einführung in das autogene Training kann, wie bei jeder Suchterkrankung, nützlich sein. Von Versuchen mit Hypnose ist abzuraten.

Rehabilitation

In der letzten Phase der Behandlung (die eventuell mehrere Jahre dauert!) dominieren soziale Maßnahmen. Die Psychotherapie muß weitergeführt werden. Die günstigsten Ergebnisse habe ich gesehen, wenn die Patienten nach dem Entzug über Jahre in einer festgefügten Gemeinschaft mit strengen Regeln lebten (z.B. Synanon).

Methadon-Substitution

In den letzten Jahren wurde in vielen Ländern die Methadon-Substitution bei Heroin-abhängigen angewendet. Einmal sollen durch die orale Verabreichung von Methadon die beim Entzug auftretenden Störungen gedämpft werden (Entzugshilfe). Vor allem aber werden Methadon-Substitutionsprogramme erprobt, um die Drogenabhängigen langfristig, eventuell lebenslänglich von der weiteren Einnahme von illegalen Drogen mit allen ihren Risiken abzubringen. Das heißt aber, man verzichtet auf den Entzug, der ohnehin nur von wenigen Patienten durchgehalten wird, und ersetzt die Droge durch eine Substanz aus der gleichen Klasse, von der man annimmt, daß sie weniger gefährli-che Nebenwirkungen hat und sich besser steuern läßt. Zweifellos kann die Substitution Heroinabhängige vor der Kriminalisierung schützen und eine begrenzte Resozialisie-rung fördern. Im Grund ist man aber nur von einer Droge auf die andere umgestiegen. Derzeitig werden in Deutschland mehr als 10.000 Personen mit Methadon substituiert.

Bei einer Methadon-Substitution kommt es in der *Stabilisierungsphase* zu Obstipation, Brechreiz, Schwitzen, Tachykardie, Sedierung, Benommenheit oder Euphorie. Bei *Lang-zeitbehandlung* können Schlafstörungen, depressive Verstimmungen und Angst auf-treten, häufig auch Abgeschlagensein, Gleichgültigkeit, Verlust an Interesse, Konzen-trationsmangel, Kopfschmerz und sexuelle Störungen. Gelegentlich wurden akute (symptomatische?) Psychosen beobachtet. Mögliche neurologische Komplikationen sind Hyperkinesien, Dyskinesien, Parkinsonismus und zerebrale Krampfanfälle.

Die Methode ist weiterhin umstritten. Ihre Ergebnisse werden häufig ideologisch ver-zeichnet, in der einen wie der andern Richtung. Ein wichtiger Einwand ist, daß viele Teilnehmer von Methadon-Programmen gleichzeitig zu ihrer täglichen Dosis auch an-dere legale oder illegale Drogen konsumieren. Das scheint auch die Ursache von tötli-chen Zwischenfällen zu sein, die sonst bei der Methadon-Verabreichung nicht zu er-warten sind. Bei AIDS-kranken Fixern ist eine Versorgung (nicht: Behandlung!) mit Methadon zweifellos angebracht. Aber auch hier sollte gesichert sein, daß die Patien-ten Methadon nicht mit anderen Drogen kombinieren. Der Patient muß clean sein, da-mit er eine Therapie akzeptieren kann, die über den bloßen Entzug hinausgeht. Es ist nicht auszuschließen, daß die Methadon-Substitution diesen Zugang zur Psychothera-pie bei den Patienten verstellt, zumindest bei einigen von ihnen. Gegenwärtig wird man jedoch allein deshalb auf das Methadon-Programm zurückgreifen müssen, weil eine wirksame Alternative nicht existiert. Nach meiner Erfahrung sind aber die Ergeb-nisse der Methadon-Substitution nicht so gut, wie das in manchen Zeitungsberichten oder im Fernsehen dargestellt wird. Man befrage einmal die Praktiker, die Methadon verabreichen (aber nicht vor laufender Fernsehkamera!).

33 Abhängigkeit von Medikamenten

Die Bezeichnung Medikamentenabhängigkeit ist nur ein Sammelbegriff für Formen der Abhängigkeit, bei der Medikamente unabhängig von ihrer pharmakologischen Bestimmung mißbräuchlich verwendet werden. Morphin gehört nicht in diese Gruppe (vgl. Morphinismus). Mit der ICD-Nummer F 13 „Störungen durch Sedativa und Hypnotika" werden jedoch nicht alle Substanzen erfaßt, bei denen durch die Wirkung oder die Zielsetzung zum Mißbrauchs die Subsumierung unter diesen Oberbegriff begründet wäre.

Abhängigkeit von Medikamenten bezeichnet den nicht bestimmungsgemäßen Gebrauch einer Gruppe von Medikamenten in bezug auf Indikation, Dosis und Dauer der Applikation, insbesondere
- **Analgetika,**
- **Sedativa/Hypnotika,**
- **Tranquilizer.**
Eine gewisse Rolle spielen auch **Laxantien**, die jedoch meist einer anderen psychischen Störung zugeordnet werden (Anorexie, Bulimie, vgl. S. 187).

Eine Abhängigkeit von Neuroleptika ist bisher nicht bekannt geworden. Man kann davon ausgehen, daß diese Substanzen selbst in niedriger Dosierung keine Abhängigkeit provozieren. Auch Antidepressiva führen nicht zu Abhängigkeit. Aber ich habe wiederholt beobachtet, daß Patienten, die Antidepressiva wegen reaktiver depressiver Verstimmungen in niedriger Dosierung erhielten, den überwiegend vegetativen Effekt dieser Dosierung, angeblich aus Angst vor einem Rückfall, bewahren wollten und deshalb auf einer Fortsetzung der Medikation bestanden.

33.1 Epidemiologie

Die Zahl der Abhängigen von rezeptpflichtigen oder freien Medikamenten wird in Deutschland auf 300.000 bis 1,2 Millionen Personen geschätzt (Jahrbuch Sucht 2003). Die Zahlen schwanken, weil in einigen Studien auch der Mißbrauch einbezogen wird, der noch schwerer zu erfassen ist als die Symptome einer ausgeprägten Abhängigkeit mit körperlichen Schäden. Eine besonders große Rolle spielen Benzodiazepinderivate.

Der Pro-Kopf-Verbrauch an Arzneimitteln stieg bis vor einigen Jahren ständig. 1993 hat das Gesundheitsstrukturgesetzt (GSG) mit der Budgetierung der Arzneimittelausgaben für den Bereich der gesetzlichen Krankenversicherung einen drastischen Rückgang des Verbrauchs gebracht. Aber das ist nur eine Seite des Problems.

Analgetika, Psychopharmaka und Sedativa/Hypnotika werden mit zunehmendem Lebensalter häufiger verschrieben. Eine Umrechnung der verschriebenen Arzneimittel in DDD (defined daily dose) zeigt, daß jeder Rentner jährlich eine Monatsration an Tranquilizern erhält oder, anders ausgedrückt, daß jeder zwölfte Rentner über das ganze Jahr hinweg kontinuierlich mit Tranquilizern versorgt wird.

33.2 Klinik der einzelnen Medikamentengruppen

Die klinischen Folgen von Medikamenten-Abhängigkeit unterscheiden sich in bezug auf die verwendete Substanz. Im allgemeinen werden die Präparate nicht so häufig gewechselt wie beim Rauschmittelabusus, vielleicht auch deshalb, weil die Medikamente leichter verfügbar sind.

Analgetika

Zentral wirksame Analgetika wie Phenacetin, Salicylate, Pyrazole, aber auch Coffein und Codein werden einzeln oder in Form von Kombinationspräparaten mißbräuchlich bei Verstimmung, Kopfschmerz und Spasmen verwendet, sowie zur Stimulation und Leistungssteigerung. Frauen sind häufiger betroffen als Männer.

Patienten mit einer **chronischen Analgetika-Intoxikation** sind

- dysphorisch,
- empfindlich und
- reizbar, sie neigen zu
- Verstimmungen und klagen über
- Konzentrationsmangel.

Darüber hinaus sollte man auf die folgenden Symptome achten:

- Koordinationsstörungen,
- Tremor,
- verwaschene Sprache,
- Kopfschmerz,
- Unruhe,
- Blässe,
- Schlafstörungen,
- Gewichtsverlust,
- Anämie,
- häufig: Nierenschädigung

Therapie: Allmählicher Entzug in stationärer Kontrolle, was aber auf jeden Fall durch psychotherapeutische Hilfen und ausführliche Gespräche (vgl. Logotherapie) ergänzt werden sollte.

Benzodiazepine

Tranquilizer aus der Gruppe der Benzodiazepine werden manchmal im Übermaß und entgegen der Indikation verwendet bei Schlafstörungen, Unruhe, Spannungen, Angst, Phobien, vegetativen Störungen und Verstimmung. Tranquilizer, die anderen chemischen Gruppen angehören (z.B. Meprobamat), haben für Abusus und Suchtentwicklung nur eine untergeordnete Bedeutung. Auffällig ist in den letzten Jahren der Mißbrauch von Flunitrazepam (Rohypnol®), das offenbar von Drogenabhängigen als „Beikonsum" eingenommen wird. Die mittlere Einnahmedosis liegt in solchen Fällen bei 10,6 mg und ist damit fünfmal höher als therapeutisch empfohlen. Ansonsten sind die einzelnen Benzodiazepinderivate bei Suchtkranken weitgehend austauschbar.

Bei Benzodiazepinen unterscheidet man die relativ seltene Hochdosis-Abhängigkeit von der Niedrigdosis-Abhängigkeit.

Niedrigdosis-Abhängigkeit (low dose dependance) ist eine Form des Medikamentenmißbrauchs, bei der kontinuierlich niedrige Dosen des Medikaments eingenommen werden, die meist die ursprünglich verordnete Menge nicht oder nicht wesentlich überschreiten. Die Abhängigkeit ergibt sich aus der Befürchtung, daß bei einer Unterbrechung der Medikation die Beschwerden wieder auftreten könnten.

Bestätigt wird der Patient in dieser Annahme scheinbar durch das **Rebound-Phänomen**, eine die Medikamentenwirkung überdauernde Gegenregulation, derzufolge die ursprünglichen Beschwerden, die durch das Medikament unterdrückt wurden, für einige Tage wieder auftreten. Der Rebound-Effekt tritt bei jeder pharmakologisch wirksamen Substanz auf. Er ist besonders deutlich, wenn die Substanz schnell abgebaut wird.

Der **Rebound-Effekt bei Benzodiazepinen** kann sich äußern in

Schlafstörungen,
innerer Unruhe,
Angst,
Spannung,
Konzentrationsmangel,
Dysphorie.

Diese Störungen bilden sich innerhalb von einigen Tagen zurück, so daß eine Abgrenzung gegenüber den ursprünglichen Beschwerden möglich ist (allerdings sollte man auch die ängstliche Erwartungshaltung des Patienten berücksichtigen).

Die **Therapie** der Niedrigdosis-Abhängigkeit stützt sich auf einen konsequenten, etwa eine Woche dauernden Auslaßversuch, der aber eine gute Kooperation zwischen Arzt und Patient voraussetzt.

Alternativen zur Verordnung von Benzodiazepinen sind
- Hypnotika (kurzfristig),
- autogenes Training,
- Neuroleptika (niedrig dosiert),
- Antidepressiva,
- verschiedene Formen der Psychotherapie.

Hochdosis-Abhängigkeit von Benzodiazepinen ruft Veränderungen hervor, die an eine depressive Verstimmung denken lassen:

Dysphorie,
Antriebsarmut,
Muskelerschlaffung („weiche" Knie),
Artikulationsstörung.

Die Symptome sind unspezifisch, sie sprechen nur für eine chronische Intoxikation. Muskelerschlaffung und Klagen über
„weiche" Knie oder
Artikulationsstörungen
sind jedoch Hinweise auf einen Benzodiazepinabusus.

Die **Therapie** kann nur stationär erfolgen. Durch Halbieren der Tagesdosis in mehreren Schritten von je einer Woche Abstand bis auf den Tagesdurchschnitt der low-dose-dependance werden die Voraussetzungen zum Absetzen des Medikaments geschaffen.

! Bei abruptem Entzug können delirante Zustände, eventuell auch zerebrale Krampfanfälle auftreten.

Hypnotika/Sedativa

Wegen des unterschiedlichen Wirkungsmechanismus werden Hypnotika getrennt von den Benzodiazepinen behandelt. Zu den Hypnotika und Sedativa rechnen wir vor allem Barbiturate und Antihistaminika. Früher wurden auch Bromharnstoffe zum Abusus verwendet. Barbiturate wirken in niedriger Dosis beruhigend, in höheren Dosen einschlä-

331

fernd oder sogar schlaferzwingend. Relativ häufig werden Barbiturate (wie auch Benzodiazepine) von Drogenabhängigen mit dem Suchtmittel kombiniert.

Eine hohe Suchtpotenz hat auch Clomethiazol (Distraneurin®), das bei Schlafstörungen im höheren Lebensalter eingesetzt wird. Die Substanz hat sich bei der Behandlung von deliranten Zuständen bewährt, sie sollte aber Patienten mit einer Suchtanamnese nicht ambulant verschrieben werden.

! Die Kombination von Clomethiazol und Barbituraten kann ein kompliziertes und überaus gefährliches Entzugssyndrom verursachen.

Die Gewöhnung oder Abhängigkeit entwickelt sich bei den Schlafmitteln häufig über das Bedürfnis der Betroffenen nach Schlaf. Zunächst genügen die üblichen Dosen, später, nachdem sich eine Toleranz entwickelt hat, müssen die Dosen erhöht werden. Bei diesen höheren Dosen kann es auch tagsüber zu Entzugserscheinungen kommen, so daß die Patienten dazu übergehen, das Medikament auch außerhalb der Nachtruhe zu nehmen. Sie wirken dann matt, gleichgültig, abgelenkt , aber vielleicht auch flach-euphorisch und aufgedreht. Manchmal werden sehr hohe Dosen eingenommen zur Steigerung des Antriebs oder zur Provokation von rauschhaften Zuständen.
Die Störung entwickelt sich allmählich, zunächst von der Umgebung unbemerkt. Manchmal überwiegen Klagen über Schlafstörungen, Schmerzen oder Unsicherheiten beim Gehen.

Zeichen der **chronischen Schlafmittelintoxikation** sind:

Apathie,
Aufmerksamkeitsstörung,
Benommenheit,
Koordinationsstörungen,
Ataxie,
Tremor,
unklare Sprache.

Therapie: Die Patienten sind wenig motivierbar. Sie haben ein typisches amotivationales Syndrom. Dies fällt besonders auf, wenn sie spät in die Behandlung kommen, was meistens der Fall ist. Die Patienten sind abweisend, verschlossen und überheblich oder hochmütig-bagatellisierend. Bei der Behandlung, die stationär durchgeführt werden muß, sollte ein abrupter Entzug vermieden werden, weil man sonst delirante Zustände und zerebrale Krampfanfälle oder auch Kreislaufversagen provoziert. Diskutiert wird in letzter Zeit ein Schutz mit Carbamazepin in relativ hoher Dosierung.

Barbiturate und Bromureide werden häufig in extrem hohen Dosen in suizidaler Absicht eingenommen.

Symptome der **akuten Intoxikation** sind:

Bewußtseinsstörung von Somnolenz bis Koma,
Abschwächung der Eigen- und Fremdreflexe, Areflexie,
Aspiration,
Blutdruckabfall,
Atemdepression, Atemlähmung,
eventuell zerebrale Schädigung (Sauerstoffmangel).

Therapie: Klinikeinweisung! Magenspülung, forcierte Diurese, Überwachung der Vitalfunktionen, eventuell zusätzlich symptomatisch Glykoside oder Antibiotika.

33.3 Grundsätze der Therapie

Bei der Therapier wird man sich immer an der individuellen Situation orientieren. Deshalb können abschließend zu diesem Kapitel nur einige therapeutische Grundsätze gegeben werden.

Die Behandlung wird in der überwiegenden Mehrzahl der Fälle nur **unter stationären Bedingungen** möglich sein.

Die Dosis, an die der Abhängige gewöhnt ist, sollte bei den meisten Substanzen **schrittweise abgebaut werden** (kein abrupter Entzug!).

Bei niedrigen Dosen wird man vielleicht eine **ambulante Reduzierung** versuchen. Voraussetzung ist dabei aber die Kooperation des Patienten und der Angehörigen, die man manchmal erst nach langer Zeit erreicht.

Eine langfristige psychotherapeutische Betreuung ist immer notwendig. Hier kommen auch tiefenpsychologisch fundierte oder „aufdeckende" Verfahren in Frage.

Häufig müssen **soziale Hilfen** angeboten werden. Man sollte versuchen, den Patienten in die Gemeinschaft einzugliedern, seine Isolierung durchbrechen, ihm Arbeit oder eine sinnvolle Aufgabe vermitteln.

! Jeder Mensch braucht einen Sinn für sein Leben.

Die kontinuierliche Teilnahme an **psychotherapeutischen Gruppen** oder **Patientenclubs** hat große Bedeutung für die Stabilisierung des Therapie-Effekts.

! Ein wesentlicher Teil der Prävention liegt bei Medikamentenabhängigen in den Verschreibungsgewohnheiten des Arztes.

Anhang: Tabak-Abhängigkeit

In der ICD-10 findet sich unter Ziffer F 17 der Begriff Störung durch Tabak, durch den das Rauchen formal unter die Abhängigkeit von psychotropen Substanzen gestellt wird. Zweifellos gibt es eine Abhängigkeit oder ein süchtiges Verlangen nach Tabak-Konsum, die über das Verlangen und eine bloße Gewohnheit hinausgehen, auch wenn der stabilisierende Faktor für die Störung mehr im Psychischen liegt als in den direkten körperlichen Veränderungen, die durch Nikotin hervorgerufen werden. Der Entzug ist relativ leicht, wenn man nur wollte, aber meist fehlt die Motivation oder sie stellt sich erst ein, wenn körperliche Schäden nachweisbar sind.

Tabak ist auch heute noch nach Alkohol das am weitesten verbreitete Genußmittel. Der Pro-Kopf-Verbrauch je Einwohner und Jahr hat sich zwischen 1999 und 2001 praktisch nicht verändert.
Der Umsatz von Zigaretten ist gleich geblieben (bei etwa 1.700 Stück), der Verbrauch von Zigarren und Zigarillos stieg dagegen deutlich an (von 28 auf 31 Stück). Und auch der Verbrauch an Pfeifentabak hat sich nicht verändert.
Nicht vergessen sollte man allerdings, daß aller offiziellln Aufklärung zum Trotz die Tabaksteuer weiterhin die viertwichtigste Einnahmequelle für den Bundeshaushalt ist.

Inzwischen liegt das Einstiegsalter für den Zigarettenkonsum in Deutschland bei 13,6 Jahren. Bis zum 18. Lebensjahr raucht fast die Hälfte der Jugendlichen. In den USA und Australien scheinen dagegen Tabakkontrollprogramme eine bessere Wirkung zu haben. In Kalifornien sollen nur 8 % aller Jugendlichen rauchen.

Die psychischen Wirkungen des Nikotins sind gering, vermutlich provoziert der inhalierte Rauch eine gewisse Anregung. Höhere Dosen haben eher eine sedierende oder lähmende Wirkung. Wenn man berücksichtigt, welche widersprüchlichen Begründungen von Rauchern für ihren Konsum angegeben werden, legt dies den Schluß nahe, daß die Einstellung zum Tabak-Konsum auch von einer individuellen Ausdeutung dieser Wirkung oder einer Art „Training" beeinflußt wird. Hinzu kommt auch die gesellschaftliche Funktion des gemeinsamen Rauchens.

Nikotin hat im Organismus eine Halbwertzeit von zwei Stunden, bei Rauchern kommt es schnell zu einer Gewöhnung, was auch den Trend zur Steigerung der Dosis verständlich macht.

Die Schäden des Rauchens für die Gesundheit ergeben sich aus der Wirkung von Nikotin und durch die Teersubstanzen des Rauchs, die bei der Verbrennung entstehen. Nikotin schädigt das Herz- und Kreislaufsystem und verursacht Herzinfarkte und periphere Durchblutungsstörungen. Mehr als 80 % der Patienten mit einer chronischen peripheren arteriellen Verschlußkrankheit sind Raucher. Die Teersubstanzen im Rauch sind eine der Ursachen des Lungen-Karzinoms.

Die Entwöhnung kann durch suggestive Methoden (Hypnose) unterstützt werden. Günstiger scheint Verhaltenstherapie zu sein, die Wirkung hält aber meist nicht lange genug an. Eine Bedeutung für die Entwöhnung hat sicher auch der Einfluß des gesellschaftlichen Druckes, nachdem es inzwischen in vielen Gemeinschaften als anstößig angesehen wird, wenn jemand sich eine Zigarette anzündet.

34   Störungen des sexuellen Erlebens

Fragen:
Wie definieren Sie sexuelle Störungen? Bei welchen Krankheiten treten sie auf? Was ist normal und was abnorm im sexuellen Erleben? Wo würden Sie die Grenze ziehen? Inwieweit bestimmt eigenes Erleben Ihre Erwartung und Ihre Wertung?

Sexualität läßt sich nicht nur biologisch definieren, man muß in die Definition auch die subjektive Erfahrung und die Interaktion einbeziehen. Alles sexuelle Erleben ist nicht nur biologisch, sondern auch sozial determiniert.

Biologisch ist Sexualität ein Ausdruck für alle physiologischen Vorgänge der Kopulation, die eine Befruchtung der Geschlechtszellen ermöglichen. *Psychologisch* und *subjektiv* ist Sexualität mit dem Erlebnis der Lust verbunden, das auf die Geschlechtsorgane zentriert ist, aber den ganzen Menschen erfaßt und durch Berühren, Betrachten, oder Vorstellen ausgelöst werden kann.

Von der *Interaktion* her gesehen ist Sexualität eine **Wir-Bildung**, nicht beschränkt auf das Lusterleben des einzelnen, sondern auf wechselseitige Bestätigung, Zuwendung und Offenheit der beiden Partner. Das ist aber eher ein Ideal, denn häufig bleiben die Partner auch im sexuellen Akt für sich.

Im Wechselspiel zwischen emotionaler Resonanz, Bindungsfähigkeit und Verantwortung entwickelt sich aus dem Trieb des einzelnen die sexuelle Partnerschaft. Vermutlich sind Bindungsfähigkeit und Verantwortung wichtiger als alle sexuellen Techniken (was manchmal bei der Aufklärung übersehen wird).

Der **Stil der sexuellen Aktivität** ergibt sich aus sozialer Prägung und Erfahrung. Beide hängen im Laufe der späteren Entwicklung nicht nur von zufälligen Ereignissen ab. Es gibt eine Selektion der Umwelteinflüsse, die sich mit dem Älterwerden und der zunehmenden Erfahrung durch Vorstellungen, Erwartungen und unbewußt bleibende Strebungen auf bestimmte Reize und Reaktionsweisen einengt.

Prägung ist die besondere Form einer Lernerfahrung, durch die in einer sensiblen Phase bestimmte Reaktionen festgelegt werden, eventuell auf Dauer (vgl. S. 134). Prägungen in Kindheit und Jugend haben auch für das Sexualverhalten Bedeutung. Sie beziehen sich nicht nur auf die Partnerwahl und die Art der Beziehung, sondern auch auf die Form des Kontaktes: Bevorzugung oder Ablehnung von bestimmten Praktiken, Phantasien, Auslöser-Reizen oder Ritualen. Erwartung und Erlebnisbereitschaft werden durch Erlebnisse und die damit verbundenen Prägungen geformt. Die Erwartung bestimmt die Art der Begegnung, wechselseitig. Die Begegnung wirkt wieder auf die Erwartung zurück, überformt und verändert sie. Jede Begegnung verändert die Erlebnisfähigkeit.

Das Kind ist keine indifferente Matrix, auf der Lernvorgänge ablaufen. Seine Selbstwahrnehmung ist noch nicht ausdifferenziert, aber es hat Vorstellungen über sich selbst. Das Kind ist nicht passiv. Gestützt auf zunehmende Erfahrung kann es die äußere Welt selektiv wahrnehmen und ihr unterschiedlich motiviert begegnen.
Infantile Sexualität ist ein von der Psychoanalyse eingeführter Begriff für Vorformen oder in der frühen Kindheit erkennbare Partialtriebe der Sexualität, deren Prägung

durch Umwelteinflüsse (Abstillen, Erziehung zur Sauberkeit und die sog. Ödipuskonstellation) die individuelle Ausformung der Sexualität des reifen Menschen wesentlich
bestimmen soll (S. 110).

34.1 Diagnostisches Vorgehen

Nicht immer wird der Patient dem Arzt sofort sagen, daß er sexuelle Probleme hat. Der
Arzt muß deshalb daran denken, daß Patienten, die körperliche Beschwerden, Ängste
oder depressive Verstimmungen angeben, eventuell auch über sexuelle Schwierigkeiten beunruhigt sind. Manche Patienten mit unbestimmten Ängsten oder verschiedenen, nicht auf den sexuellen Bereich bezogenen Phobien haben meist den möglichen
Zusammenhang ihrer Beschwerden mit sexuellen Störungen gar nicht begriffen.

Regeln für das Gespräch über sexuelle Störungen

Natürlich sprechen, nicht drängen, das Thema bei spürbarer Unsicherheit des Patienten
eventuell zurückstellen und später wieder aufnehmen.

Man sollte nicht alles wissen wollen aus der Intimität eines anderen. Der Arzt muß ein
Gespür dafür entwickeln, ob und wann der Patient über sexuelle Themen sprechen
kann. Nicht jede Zurückhaltung ist Krankheit oder „Verklemmung". Und auch das Gegenteil gilt: Nicht jedes Angebot, über sexuelle Themen zu sprechen, ist Ausdruck einer
inneren Freiheit.

Exhibitionistische Offenheit über sexuelle Praktiken verdeckt manchmal Mängel in wichtigen anderen Erfahrungen (Bindungsvermögen, Verantwortungsgefühl, Rücksichtnahme). Man sollte nicht darauf eingehen. Zurückhaltung bei der sexuellen Beratung hat auf
Dauer bessere Erfolge. Der Patient oder Ratsuchende erwartet Kompetenz und Sicherheit, aber auch Distanz. Er kann sich nur anvertrauen, wenn der Arzt neutral bleibt.
Andererseits darf man das Thema auch nicht tabuisieren, wie das noch vor 50 Jahren die
Regel war. Doch jetzt hat sich die Tendenz gewendet und man sollte gegensteuern.

Zunächst sollte man sich über die sexuelle Entwicklung und die Sozialisation informieren.
Hinweise auf die sexuelle Entwicklung ergeben sich aus

- Einstellung und Beispiel der Eltern (wie sie der Patient erlebt hat),
- Art der Aufklärung,
- erstes sexuelles Erleben,
- Einstellung des Patienten zum Partner.

34.2 Voraussetzungen der Beratung

Die sexuelle Beratung ist nur unter Voraussetzungen von beiden Seiten möglich. Häufig wird vergessen, daß ein gewisses Altersgefälle zwischen dem Beratenden und dem
Klienten das Gespräch fördern, aber auch erschweren kann. Ein 24-jähriger PJ-ler wird
kaum eine frigide Endvierzigerin über Schwierigkeiten der sexuellen Vereinigung beraten können. Ein fünfzigjähriger geschiedener Studienrat sollte nicht gerade eine Ärztin
im ersten klinischen Jahr wegen seiner sexuellen Bedürfnisse oder masturbatorischen
Praktiken um Rat fragen. Andererseits spielen zwischen den reifen Menschen Unterschiede
der Geschlechter keine Rolle, es kann aber Fälle geben, in denen der Ratsuchende sich
eher an einen gleichgeschlechtlichen Arzt wendet. Man sollte das respektieren.

Ärzte meiner Generation finden es erfrischend, daß man heute entkrampfter und
lockerer über sexuelle Fragen sprechen kann als in unserer Jugend. Eine Grenze ist nur
die Vermarktung der Sexualität, aber die hat es früher auch gegeben.

Normalität des Sexualverhaltens

Die Möglichkeiten einer **sexuellen Partnerschaft** sind außerordentlich vielfältig. Zwei Menschen in ihrer individuellen Prägung und Entwicklung finden sich in ihren Erwartungen, erfahren sich körperllich und geistig und entwickeln eigene Verhaltensweisen, Reaktionsmuster und Rituale, die den sexuellen Kontakt fördern, aber auch zunehmend erschweren können.

Dem Erfindungsreichtum von Zärtlichkeiten sind keine Grenzen gesetzt, wenn die Partner übereinstimmen (*Weitbrecht* 1963). Die Grenze der Normalität wird jedoch überschritten, wenn eine Steigerung des Gefühls nicht mehr im liebenden Austausch von Zärtlichkeiten gesucht wird, sondern in der Herabsetzung oder Demütigung des Partners, der nur noch als jederzeit auswechselbares Lustobjekt dient. Das gibt es in Andeutungen bei jeder sexuellen Vereinigung, aber pathologisch wird es erst, wenn sich diese Tendenzen verselbständigen und nicht mehr in Frage gestellt werden.

Die **gesellschaftlichen Normen** der sexuellen Aktivität haben sich in der Geschichte immer wieder gewandelt. Andererseits zeigt ein Vergleich mit der Literatur, daß die zwischen den Partnern wirkende duale Normalität seit der Antike unverändert geblieben ist. Man redete anders darüber, aber im Bett war man gleich. Das Verhältnis zwischen den Partnern hat sich keineswegs so gewandelt, wie die Entwicklung der offiziellen Normen seit der viktorianischen Ära dies denken läßt.

Die Wir-Bildung ist im Erleben des Sexuellen ein wichtiges Regulativ. Abnormität des sexuellen Erlebens äußert sich immer in einer gestörten Wir-Bildung.

Diesem hohen Anspruch können wir nicht immer gerecht werden. Es gibt Zwischenstadien, Stufen der Entwicklung, die jeder einzelne durchschreiten muß. Die Definition der Normalität darf sich nicht auf eine Ideal-Norm beziehen, sonst wäre vieles „abnorm".

Vor allem bei Männern ist manchmal die Kombination von sexueller Appetenz und Aggressivität auffällig. Bei senil dementen Patienten sieht man gelegentlich eine Enthemmung mit einem sexuell aggressiven Verhalten. Unter einer pharmakologischen Dämpfung der sexuellen Triebhaftigkeit bildet sich auch die Aggressivität zurück.

Abweichungen und ihre Manifestationsformen

Gestörtes oder abweichendes (deviantes) sexuelles Erleben kann verschiedene Ursachen haben:

- körperlich (Anlage, Schädigung),
- psychoreaktiv (Entwicklung),
- sozial (Gesellschaft).

Die gesellschaftlichen Normen des Sexualverhaltens dürfen nicht mit der Normalität des sexuellen Erlebens, von deren Abweichungen hier die Rede ist, gleichgesetzt werden. Die Übergänge vom normalen zum gestörten sexuellen Erleben sind fließend. Entscheidend ist nicht zuletzt der Konsens der Partner. Eine Störung liegt aber sicher vor, wenn die Wir-Situation zwischen den Partnern aufgehoben ist. Deshalb wird man bei der Definition einer Störung immer auch die Situation zwischen den Partnern berücksichtigen müssen.

Das als Störung definierte sexuelle Verhalten ist häufig nicht an sich abnorm, sondern erst in einer bestimmten Ausprägung und Einseitigkeit, d.h. wenn es zu einer Dominante geworden ist und andere Erlebnisformen verdrängt.

Störungen der Sexualität können sich auf verschiedene Bereiche beziehen (meist sind mehrere gleichzeitig betroffen):
die körperliche Entwicklung,
die Intensität (Appetenz),
die Organfunktion,
Praktiken der Stimulation,
Form und Modalitäten der Vereinigung,
die Wir-Bildung,
die Partnerwahl,
das Selbstverständnis.

Eine Veränderung des sexuellen Erlebens kann die Folge einer somatischen Schädigung sein (z.B. bei Anomalien der biologischen Entwicklung) und sich in Störungen der Organfunktion, des sexuellen Verhaltens und der Einstellung zum Partner äußern.

Ausdrücklich gewarnt werden sollte an dieser Stelle vor einer **inflationären Ausweitung des Pathologischen**. Wenn wir auffälligen Verhaltensweisen, die unter bestimmten Bedingungen eine pathologische Beziehung charakterisieren, einen Namen geben, dürfen wir nicht vergessen, daß Ansätze zu diesem Verhalten, die mit dem gleichen Begriff bezeichnet werden, bei jedem Menschen nachweisbar sind. Dies betrifft vor allem die Praktiken und Modalitäten der Vereinigung. Man sollte sich hüten, im Sinne einer „Psychopathologia sexualis" alten Stils, Tendenzen, die dem sexuellen Verhalten des Gesunden nur eine gewisse Färbung geben, mit dem pathologischen Exzeß gleichzusetzen, nur weil beide Verhaltensweisen sich unter dem gleichen Begriff vereinigen lassen. Wenn die Partnerin bei der sexuellen Vereinigung sagt, „faß mich fest an", dann ist das nicht masochistisch und der Partner, der ihrer Aufforderung folgt, ist kein Sadist. Von Sadomasochismus kann man erst sprechen, wenn sexuelle Lust nur unter Schmerzen möglich ist (die zugefügt oder erlitten werden).

Bei den im folgenden angeführten Abweichungen unterscheiden wir einmal **Schwächen** oder **Strebungen**, die gelegentlich über die Reaktionen des Partners zu einer Störung werden, von den sehr viel selteneren **extremen Störungen**, die den Betroffenen isolieren und vielleicht auch den Partner gefährden. Die Grenze ist nicht feststehend, sie wird sich im Miteinander der Partner immer wieder verschieben. Sie wird auch von der Situation und von äußeren Umständen beeinflußt (Intoxikation, Erkrankung, Provokation, lange Abstinenz).

Verschiedene sexuelle Störungen können aus der wechselseitigen Abhängigkeit von Triebdruck, Erfahrung und selektivem Erleben eine Art süchtige Progredienz zeigen. Die Neigungen werden fixiert, Alternativen geraten aus dem Blick und an der Ablehnung der Umwelt stabilisiert sich die Einseitigkeit.

34.3 Störungen der körperlichen Entwicklung

Die sexuelle Entwicklung und Reife kann durch eine Störung der Ontogenese behindert sein oder ausbleiben. Nach Abschluß der Ontogenese kann der Reifungsprozeß durch eine Schädigung der Gonaden oder einen operativen Eingriff unterbrochen oder aufgehoben werden.

Anorchie ist das angeborene Fehlen der Hoden mit Ausfall der pubertären Entwicklung und Reifung. Die Patienten haben einen kindlichen Habitus, die sekundären Geschlechtsmerkmale sind nicht ausgebildet. Bei der **Hypoplasie der Hoden** ist die Entwicklung der Hoden unvollständig, was häufig mit einer unzureichenden Entwicklung der Sexualorgane und einer Unterfunktion der Keimdrüsen (Hypogonadismus) verbunden ist. Das **adrenogenitale Syndrom** (AGS) ist charakterisiert durch Kleinwüchsigkeit, eine infantile oder wenig differenzierte Sexualität und Unfruchtbarkeit. Ursache ist ein angeborener, rezessiv vererbter Enzymdefekt, der zu einer Überproduktion von Androgenen in der Nebennierenrinde führt.

Zeugungsunfähigkeit/Unfruchtbarkeit

Zeugungsunfähigkeit des Mannes und **Unfruchtbarkeit** der Frau können die verschiedensten körperlichen Ursachen haben, eventuell sind sie auch die Folge eines operativen Eingriffs. Sie bleiben, sofern die Sexualität ungestört ist, manchmal lange Zeit unentdeckt, können dann aber Anlaß zu psychopathologischen Störungen geben (depressive Verstimmung, Selbstwertkrisen).

Kastration

Kastration ist die Bezeichnung für die operative Entfernung der Keimdrüsen bei beiden Geschlechtern. Im Kindesalter wird durch den Eingriff die spätere pubertäre Entwicklung verhindert. Bei Männern bleibt der Stimmbruch aus, die sekundären Geschlechtsmerkmale entwickeln sich nicht. Durch verspätete Epiphysenverknöcherung kommt es zu vermehrtem Längenwachstum der Extremitäten (Eunuchismus).
Psychische Folgen des Eingriffs sind Infantilismus, Unausgeglichenheit, Neigung zu depressiven Verstimmungen. Frühkastraten haben kein sexuelles Erleben, sie sind sexuell neutral. Wenn die Kastratation im Erwachsenenalter durchgeführt wird, bilden sich die sekundären Geschlechtsmerkmale zurück und es kommt zu einer Verminderung der sexuellen Appetenz (was man versucht hat, bei Triebtätern therapeutisch zu nutzen). Die Rückbildung erfolgt aber nicht auf das Niveau der Frühkastraten.
Die Ausfallerscheinungen können durch Hormonbehandllung kompensiert werden.

34.4 Störungen der sexuellen Appetenz

Das sexuelle Verlangen des einzelnen hat eine große Variationsbreite. Die Tendenz ist sicher angeboren. Aber im Leben des einzelnen gibt es Schwankungen, die nicht immer biologisch zu erklären sind, manchmal über Jahre (bedingt durch Alter, Krankheit, Abstumpfung und Routine). Äußere Einflüsse können diesen Zustand manchmal ändern, so daß nach längerer Latenz oder Gleichgültigkeit wieder sexuelle Bedürfnisse ausgelöst werden. Kritisch ist es dagegen, wenn im Sexualverhalten plötzliche oder drastische (persönlichkeitsfremde?) Veränderungen ohne erkennbaren äußeren Anlaß auftreten.

Gesteigertes sexuelles Verlangen
(ICD: F 52.7)

Synonym: Hypersexualität.
Der Begriff bezeichnet ein erhöhtes sexuelles Verlangen und eine gesteigerte sexuelle Aktivität, eventuell mit wechselnden Partnern innerhalb kurzer Zeit. Ältere Bezeichnungen sind Nymphomanie für das Verhalten der Frau und Satyriasis für die entsprechende Störung beim Mann. Zu unterscheiden ist in jedem Fall, ob eine tatsächliche Steigerung des Sexualtriebs bzw. der Ansprechbarkeit auf sexuelle Reize vorliegt oder ob die gesteigerte Aktivität lediglich durch einen Mangel an Hemmung oder Rücksichtnahme vorgetäuscht wird. Im allgemeinen ist die Veränderung nur im Kontext des Erlebens beurteilbar. Die Therapie, sofern sie notwendig ist, setzt bei der Haltung und Einstellung des Patienten an.
Bei reifen Menschen sprechen abrupte Veränderungen der sexuellen Appetenz, die über die üblichen individuellen Schwankungen hinausgehen und den Betroffenen beunruhigen, eher für eine somatische Erkrankung oder eine beginnende psychotische

Störung. Die Differentialdiagnose bezieht sich auf
- akute zerebrale Schädigung, Tumor, Abszeß,
- symptomatische maniforme Störung bei chronischem zerebralem Abbau und Wesensänderung,
- manische Episode (selten),
- beginnende Schizophrenie (häufig mit befremdlicher Motivation: Stimmen, Erlösung
  der Menschheit).

Mangel oder Verlust sexuellen Verlangens
(ICD: F 52.0)

Synonyme: Hyposexualität, sexuelle Hypoaktivität.
Die Herabsetzung des sexuellen Verlangens ist schwer zu beurteilen, manchmal stützen
sich die Betroffenen auf einen Vergleich mit der früher von ihnen als normal empfundenen sexuellen Aktivität. Ein verläßliches Urteil ist eher über Aufhebung oder Erlöschen der sexuellen Appetenz möglich.

Berücksichtigt werden muß in jedem Fall die **Störbarkeit der sexuellen Funktion** durch
bewußte Kontrolle, ängstliche Erwartung und Leistungsdenken. Enttäuschung, uner-
füllte Wünsche oder belastende Praktiken des Partners können die Appetenz beeinträchtigen. Wenn die Störung nicht biologisch begründet ist, kann das scheinbar erlo-
schene Verlangen in einer anderen Situation oder bei einem anderen Partner wieder
aufleben.

Hyposexualität ist häufig die Folge von **depressiven Verstimmungen** und (endogenen
oder involutiven) **depressiven Episoden,** wie umgekehrt Hypersexualität bei manischen
Episoden beobachtet wird. Bei verstimmten oder unsicheren Patienten kann die ängstliche Beobachtung der Funktion zusätzlich eine Störung hervorrufen (Erektionsschwäche,
Frigidität), die ihrerseits wieder die depressive Verstimmung verstärkt. Als Differentialdiagnose kommen somatische Erkrankungen, Schmerzen oder Erschöpfung in Frage.

! Bei der gegenwärtigen Überbewertung des Sexuellen in den Medien kann „normale"
Appetenz von manchen Personen bereits als nicht ausreichend erlebt werden.

34.5 Störungen der Organfunktion

Anders als bei den Störungen der Appetenz handelt es sich hier um Störungen, bei denen
die Funktion der Sexualorgane trotz (oder gerade wegen) des vorhandenen Bedürfnisses
nach Befriedigung behindert ist.

Die Störungen der Organfunktion sind häufig psychoreaktiv. Eine organische Ursache
muß aber in jedem Fall ausgeschlossen werden.

Wie alle vegetativen Reaktionen können sexuelle Funktionen durch bloße Aufmerksamkeitszuwendung (ängstliche Erwartung, Kontrolle) gestört werden. Bei vielen Patienten,
die den Arzt wegen sexueller Störungen aufsuchen, hat die ängstliche Kontrolle der Organfunktion mit der Zeit einen Prolongationseffekt (S. 142) bedingt, der mitunter
schwieriger zu behandeln ist als der ursprüngliche, häufig banale oder zufällige Anlaß.
Die Therapie wird in diesen Fällen am Prolongationseffekt ansetzen müssen und nicht
an der nachweisbaren Auslösersituation oder an möglichen unbewußten Konflikten.

Beim **Mann** sind Erektionsschwäche und Ejaculatio praecox die häufigsten Funktionsstörungen, die, sofern sie psychoreaktiv ausgelöst sind, meist kombiniert auftreten. Es
kann aber auch zu einem verzögerten Orgasmus mit einer Störung des emotionalen
Erlebens kommen.

! Prostatabeschwerden bei Männern im mittleren Lebensalter können Ausdruck einer larvierten Sexualstörung sein.

Bei der Frau sind Frigidität, Orgasmusstörungen, Algopareunie und Vaginismus die wichtigsten Funktionsstörungen.
Psychoreaktiv können im Sinne einer larvierten Sexualstörung auch Unterleibsschmerzen, Dysmenorrhoe, Juckreiz, Fluor und Miktionsbeschwerden auftreten.

Erektionsschwäche
(ICD: F 52.2)

Als Erektionsschwäche (Impotentia coeundi) bezeichnet man die Unfähigkeit des Mannes zum Sexualverkehr infolge unzureichender oder nicht lange genug anhaltender Erektion.
Organische Ursachen sind Diabetes, Querschnittslähmung oder Gefäßsklerose. Mehrheitlich aber ist die Störung psychoreaktiv ausgelöst (Unsicherheit, Erwartungshaltung, Leistungsdenken, ängstliche Kontrolle des Ablaufs). Hinter der Funktionsstörung steht manchmal ein Partnerkonflikt oder eine Unsicherheit und Ungeduld der Partnerin, die durch Bemerkungen, Gesten und Kommentare die besorgte Kontrolle des Mannes in Gang setzt.
Diagnostisches Kriterium: Bei masturbatorischen Praktiken oder im Vorspiel stellt sich die Erektion ein. Somatische Ursachen ausschließen.
Therapie: Meist genügt ein psychotherapeutisch stützendes Vorgehen, man sollte sich aber um die Einbeziehung des Partners bemühen.
Durch paradoxe Intention (trotz intensiver wechselseitiger Reizung und Zärtlichkeit striktes Verbot der Einführung des Gliedes) kann häufig die ängstliche Kontrolle, die die Funktion behindert, unterlaufen werden.

Relativ häufig äußern sich Männer mit Potenzschwierigkeiten zynisch und abschätzig über Frauen. Dabei muß offen bleiben, ob dies eine Folge der Impotenz ist oder ob Impotenz und Einstellung Ausdruck einer tiefer liegenden Störung sind (wahrscheinlich spielt beides eine Rolle).

Ejaculatio praecox
(ICD: F 52.4)

Der vorzeitige oder unmittelbar nach Einführung des Gliedes ausgelöste Samenerguß ist relativ häufig mit einer Erektionsschwäche verbunden. Er tritt fast ausschließlich psychoreaktiv bei unerfahrenen, unsicheren oder ambivalent empfindenden Männern auf. Die Wiederholung der Störung bedingt eine ängstliche Erwartungshaltung, die ihrerseits eine Prolongation der Störung in Gang setzen kann.
Therapie: In die Behandlung sollte nach Möglichkeit der Partner einbezogen werden: Verbot der vergeblichen Koitusversuche, durch die sich die negative Erwartung nur steigert, statt dessen spielerische Zärtlichkeit, wechselseitiges Vertrautwerden mit dem eigenen Körper und dem Körper des anderen und seinen Reaktionen.

Orgasmusstörung
(ICD: F 52.3)

In der ICD fällt das Bemühen auf, für Frauen und Männer, wo immer es möglich ist, Sammelbezeichnungen einzuführen, nur Ejaculatio praecox und Vaginismus sind davon ausgenommen. Mit F 52.3 Orgasmusstörung werden Ejaculatio retarda, Impotentia satisfactionis und Anorgasmie zusammengefaßt.
Die Frigidität dagegen wird als Mangel an sexuellem Verlangen interpretiert und F 52.0 zugeordnet, was sicher einseitig ist.

Ejaculatio retarda, Anorgasmie des Mannes

Die unbabsichtigte Verzögerung (Ejaculatio retarda) oder das Ausbleiben der Ejakulation (ejakulatorische Impotenz, Anorgasmie) bei Koitus oder masturbatorischer Reizung kann die Folge einer ängstlichen Erwartung oder einer Tendenz zur Kontrolle sein. Sie ist häufig Ausdruck einer neurotischen Fehlhaltung, bei der man aber prüfen sollte, aus welchem Anlaß sie aktiviert wird. Auf jeden Fall sollte eine somatische Erkrankung ausgeschlossen werden.
Gar nicht so selten wird die Störung durch Psychopharmaka (in normaler Dosierung!) ausgelöst: vorwiegend durch trizyklische Antidepressiva, SSR-Inhibitoren, Antikonvulsiva oder Barbiturate.
Therapie: Stützende Gespräche mit dem Ziel einer Änderung der Einstellung (Ablenkung von Ängsten, Hinwendung auf den Partner!), Korrektur der Lebensgewohnheiten, eventuell (was nicht immer leicht ist) eine Änderung der Medikation.

Impotentia satisfactionis

Bei der relativ seltenen Störung wird zwar die Ejakulation erreicht (eventuell verfrüht), sie bleibt aber ohne Orgasmus und Befriedigung. Die Störung ergibt sich häufig aus einer neurotischen Fehlhaltung. Denkbar ist aber auch, daß es sich um eine Nebenwirkung von Psychopharmaka handelt (Antikonvulsiva, Neuroleptika).

Frigidität

Frigidität ist ein allgemeiner Begriff für das Unvermögen der Frau, bei sexuellen Handlungen, insbesondere der Kohabitation, Erregung und Lust zu empfinden und den Orgasmus zu erleben (Anorgasmie).
Die fehlende oder verzögerte Auslösung des Orgasmus ist nicht ausschließlich mit mangelndem sexuellem Empfinden oder Verlangen gleichzusetzen (hier irrt die ICD). Häufig wird das Einsetzen des Orgasmus durch Aufmerksamkeitszuwendung oder besondere Anstrengung blockiert. Nicht bei jeder Erschwerung oder Unsicherheit im Erleben des Orgasmus und des sexuellen Miteinander sollte man eine psychopathologische Störung diagnostizieren. Es ist für den Betroffenen nicht hilfreich, wenn neurotische Konflikte, Persönlichkeitsstörungen, Kindheitstraumen oder Erziehungsfehler angenommen werden, wo es sich eigentlich nur um Ungeschicktheiten oder eine übermäßige Kontrolle des Vorgangs handelt.
Natürlich kann Anorgasmie auch durch Gefühlsarmut ausgelöst sein. Häufiger ergibt sie sich aus Unerfahrenheit, Angst, Abwehr, aber auch Ungeschick oder Rücksichtslosigkeit des Mannes oder Schmerzen beim Verkehr (die eine organische Ursache haben können!). Vor allem bei älteren Frauen kann die Minderung des sexuellen Bedürfnisses auch die Folge einer unbefriedigenden Beziehung sein (Routine, Anspruch oder Gleichgültigkeit des Partners, mangelnde Zärtlichkeit).
Therapie: Die Behandlung muß sich an den unterschiedlichen Bedingungen oder Ursachen orientieren. Wichtig sind stützende Gespräche und Aufklärung, eventuell Paartherapie. Gelegentlich werden tiefenpsychologisch fundierte Gespräche sinnvoll sein.

Vaginismus
(ICD: F 52.5)

Als Vaginismus wird ein Krampf der Beckenbodenmuskulatur bezeichnet, der bei Berührung des Scheideneingangs (durch Finger, Penis, Spekulum) bei ängstlichen und sexuell unerfahrenen Frauen reflektorisch auftreten kann. Die Störung ist fast immer psychogen. Auslöser-Reiz kann Ungeschick oder Rücksichtslosigkeit des Partners sein, eventuell Schmerzen beim Koitus, die wieder durch Verkrampfung oder Trockenheit der Scheide bedingt sein können.

Der Vaginismus der älteren Frauen (im 7. Lebensjahrzehnt und darüber) hat vermutlich auch somatische Ursachen.

Therapie: Zunächst ein Versuch mit aufklärenden Gesprächen. Empfohlen wird genitale Selbstexploration und Paartherapie.

Bei Vaginismus älterer Frauen keine tiefenpsychologisch orientierte Psychotherapie. Eventuell niedrig dosiert Neuroleptika. In einzelnen Fällen hat sich Hypnose bewährt.

Nicht organische Dyspareunie
(ICD: 52.6)

Das Unvermögen, den Koitus zu vollziehen, ergibt sich häufig aus wechselseitigen Unsicherheiten und Spannungen. Bei Frauen ist meist Frigidität oder Vaginismus die Ursache.

Algopareunie

Kohabitationsschmerz wird häufig als Grund für sexuelle Störungen angegeben. In etwa der Hälfte der Fälle sind organische Ursachen dafür verantwortlich: Verkrampfung und fehlende Lubrifikation der Scheide, die aber ihrerseits wieder psychoreaktiv bedingt sein kann.

34.6 Deviante Praktiken der Stimulation

Der Übergang von den üblichen sexuellen Praktiken zur **Devianz** ist fließend. Von einem sexuell devianten Verhalten sprechen wir, wenn einzelne Tendenzen oder Handlungen, die innerhalb der üblichen (normalen) Sexualität Randerscheinungen sind im sexuellen Akt Übergewicht bekommen oder das sexuelle Handeln ausschließlich bestimmen.

Die devianten sexuellen Praktiken können passagere Phasen der Entwicklung oder partielle Tendenzen sein, manchmal werden sie auch als zwanghaft erlebt oder sie sind Teil psychotischer Veränderungen. Wegen ihrer Ausschließlichkeit können sie die Beziehung zum Partner stören oder aufheben.

Was als sexuelle Deviation angesehen wird, unterliegt häufig auch gesellschaftlichen Einflüssen und ist wandelbar. Während man in früheren Epochen die Grenzen zwischen normalen und devianten Sexualpraktiken sehr eng gezogen hat und von einem Idealbild der sexuellen Vereinigung ausging, an das sich in Wirklichkeit niemand hielt, werden heute in den Medien und in einigen Publikationen die Grenzen überhaupt in Zweifel gestellt. Aber inzwischen gibt es bereits eine Gegenreaktion. Zwischen Liebenden werden weiterhin Regeln eingehalten. Die gesunde Sexualität liegt in der Mitte zwischen orthodoxen Vorschriften und liberaler Permissivität. Doch diese Mitte findet man nicht immer leicht und es gehört auch Mut dazu, wenn man entgegen der öffentlichen Meinung danach leben will.

Als Fehlverhalten werten wir nicht Gewohnheiten und Rituale, die sich zwischen Liebenden entwickeln, weil der eine sie anregte und der andere sie, vielleicht gegen anfänglichen Widerstand, übernommen hat. In der älteren Psychiatrie wurden orale Praktiken der sexuellen Befriedigung, Cunnilingus und Fellatio, den Perversitäten zugerechnet. Abgesehen davon, daß man inzwischen Hinweise auf solche Praktiken sogar im Fernsehen oder im Internet finden kann, sollte man sich bewußt machen, daß es hier um den intimen Bereich zwischen zwei Menschen geht, die solche Praktiken unter sich ausmachen. Wie jemand sexuelle Nähe erlebt und sich offenbaren möchte, haben wir zu respektieren.

Eine Störung nehmen wir erst da an, wo einzelne Triebe sich verselbständigen und der Partner zum Objekt wird.

Offenbar können deviante sexuelle Impulse, je öfter man ihnen folgt, sich verselbständigen und zunehmend das Denken und Fühlen bestimmen. Mit der Häufigkeit der
devianten Reaktionen verfestigt sich der Reflex, aber die Befriedigung wird immer
seltener erreicht. Schließlich wächst der Trend zu Anonymität und Promiskuität. Es ist
wie das Abgleiten in süchtiges Verhalten (*Giese* 1962).

Masturbation

Selbstbefriedigung durch genitale Reizung ist in der Pubertät und Adoleszenz relativ
häufig eine Form der sexuellen Entwicklung, bei Jungen mehr als bei Mädchen. Vergleichbare Handlungen können bei Säuglingen beobachtet werden, eventuell auch bei
Schulkindern. Die Auslösung ergibt sich aus zufälliger Erfahrung, ist aber auch Ausdruck der individuellen Ansprechbarkeit auf Reize. Die sogenannte Säuglingsonanie
sollte man nicht beachten. Beim Erwachsenen kann Masturbation Folge von Isolierung
oder fehlender Möglichkeit zu sexuellen Kontakten sein. Frauen sind vermutlich ebenso stark betroffen wie Männer.
Masturbation führt nicht zu körperlichen oder seelischen Schäden. Konflikte sind
jedoch denkbar, wenn die Abwesenheit des (eventuell phantasierten) Partners oder der
Vorgang selbst als schuldhaftes Versagen erlebt wird. Solche Ängste sind selbst heute in
unseren aufgeklärten Zeiten gar nicht so selten. Die mit der Selbstbefriedigung verbundenen Phantasien über Partner oder Situationen vermitteln einen Hinweis auf sexuelle Neigungen.
Differentialdiagnose: Plötzlich auftretendes zwanghaftes Masturbieren (eventuell in
der Öffentlichkeit) kann Symptom einer beginnenden Schizophrenie sein. Bei Oligo-
phrenen und Patienten mit einer akuten Hirnschädigung kommt es gelegentlich zu
einer exzessiven, geradezu reflektorisch ablaufenden Masturbation.
Therapie: Bei der Masturbation von Jugendlichen und Erwachsenen bedarf es keiner
Therapie (vgl. *Günther Grass*, Katz und Maus). Gelegentlich werden stützende Gesprä-
che oder Aufklärung sinnvoll sein.
Bei grob-organisch begründeten oder psychotischen Störungen hat sich der Einsatz von
Neuroleptika bewährt.
Anmerkung:
Die ICD-10 sieht nur eine besondere Ziffer für exzessive Masturbation bei Jugendlichen vor,
zusammen mit Daumenlutschen, Nägelkauen und Nasebohren:
F 98.9 sonstige näher bezeichnete Verhaltensstörung mit Beginn in Kindheit und Jugend.

Exhibitionismus

Als Exhibitionismus bezeichnet man die Demonstration des eregierten Gliedes, eventuell bei gleichzeitigen masturbatorischen Handlungen, vor Frauen und Kindern oder
auch vor männlichen Jugendlichen.
Mit dieser Definition ist die Störung deutlich von normalen Verhaltensweisen zwischen
Partnern und auch vom gelegentlich durch die Mode gestüzten Hinweis auf die Geschlechtsmerkmale bei beiden Geschlechtern abgegrenzt.
Der Exhibitionist provoziert in einer Art Imponiergehabe Erschrecken oder Empörung
von Frauen und Mädchen. Manchmal ist auch die Zeugenschaft oder das Angeblicktwer-
den Bedingung für das Auftreten einer sexuellen Erregung (insofern läßt sich ein Bezug
zum Voyeurismus herstellen). Eine weitere Annäherung wird meist nicht versucht.
Die Störung kann Zwangscharakter haben. Betroffen sind manchmal auch Oligophrene, die keine Möglichkeit zu sexuellen Kontakten haben.
Exhibitionismus wird mit Strafe bedroht (§ 183 StGB wegen Erregung öffentlichen
Ärgernisses). Die Bestrafung verhindert aber meist nicht den Rückfall.
Therapie: Die Patienten sind nur schwer zu einer Kooperation zu motivieren. Sie geben
alles zu, sind beschämt, wie man das erwartet, werden aber häufig wieder rückfällig.
Die Therapie sollte auf eine Stärkung des Selbstwertgefühls ausgerichtet sein.

Voyeurismus
(ICD: F 65.3)

Der Voyeur findet sexuelle Erregung oder Befriedigung bei der (heimlichen) Beobachtung von Zärtlichkeiten oder sexuellen Aktivitäten. Er verfolgt, beobachtet, überrascht Liebespaare. Heimlichkeit und Anonymität steigern die Erregung. Betroffen sind fast ausschließlich Männer.
Eine Komponente unterdrückter Aggressivität findet sich relativ häufig. Unter bestimmten Umständen kann sie der Anlaß von aggressiven Handlungen sein (Vergewaltigung, Mord). Unabhängig von voyeuristischen Tendenzen führen gelegentlich auch ursprünglich kriminelle Handlungen (Beraubung von Liebespaaren) zu sexuellen Aggressionen.

Der häufig als Synonym verwendete Begriff **Skopophilie** (Schaulust) ist umfassender. Er bezieht die Freude an der Beobachtung des Nackten, Intimen oder Verborgenen mit ein und charakterisiert ein mehr oder weniger normales Neugierverhalten bei Männern und Frauen. Einbezogen ist auch das Ansprechen auf Bilder und die Betrachtung von Körperpartien, Stellungen oder Bewegungen, die eine sexuelle Signalwirkung haben.

Fetischismus
(ICD: F 65.0)

Zwischen Liebenden werden häufig Gegenstände ausgetauscht, angeboten oder erbeten, als Träger der Erinnerung an den Partner oder eine bestimmte Situation. Gelegentlich dienen Gegenstände des täglichen Lebens, die lange im Gebrauch waren, zu einer geradezu magischen Beschwörung der Nähe des Partners.
So lange die Einstellung korrigierbar ist, bleibt sie ein Spiel und gilt als Geste des Vertrautseins. Krankheitswert hat dagegen die deviante Form dieses Verhaltens, der pathologische Fetischismus.

Beim **pathologischen Fetischismus** werden vorwiegend von Männern Gegenstände einer geliebten, häufiger aber einer unbekannten Person (Kleidungsstücke, Schuhe, Haarlocke) zur Erregung und Befriedigung von sexuellen Bedürfnissen benutzt und eventuell in masturbatorische Praktiken einbezogen. Der Fetischist kann sich vom Partner so weit entfernt haben, daß er nur noch den Gegenstand benötigt, hinter dem häufig der anonyme Besitzer jede Bedeutung verloren hat, wenn er z.B. weibliche Unterwäsche stiehlt, die irgendwo zum Trocknen auf der Leine hängt.

Kleptomanie (S. 179) ist mit fetischistischen Diebstählen nicht zu verwechseln. Bei der Kleptomanie entwickelt sich die sexuelle Lust oder eine sexuell interpretierte lustvolle Erregung am Vorgang des Stehlens, der gestohlene Gegenstand ist meist völlig bedeutungslos. Der häufig postulierte sexuelle Bezug dieser Störung (Frustration, Triebkonflikt, unbewußtes Strafbedürfnis) wird von der Verteidigung gern vorgebracht, er wird aber nicht immer nachzuweisen sein.

Anmerkung:
Es ist keine Kleptomanie, wenn jemand, weil es „schick" ist, im Kaufhaus etwas klaut, um dann auf Partys mit lustvollem Schauder darüber zu berichten.

Sodomie
(ICD: F 65.8)

Sodomie ist eine Störung der Sexualpräferenz, bei der die sexuelle Reizung an Tieren oder durch Tiere erfolgt.
Die relativ seltene Störung findet sich bei beiden Geschlechtern, insbesondere bei oligophrenen und dementen Personen, aber auch bei Vereinsamten, die engen Kontakt

mit Tieren haben. Es ist im Grunde eine masturbatorische Variante. Nur in wenigen Fällen sind Tiere das ausschließliche Sexualobjekt, mit denen allein ein Orgasmus erreicht werden kann.

Nekrophilie
(ICD: F 65.8)

Als Nekrophilie bezeichnet man sexuelle Handlungen an Leichen. Die Täter sind fast immer psychisch schwer gestört oder schwachsinnig.

Sadismus
(ICD: F 65.5)

Beim Sadismus wird die sexuelle Befriedigung nur erreicht, wenn dem Sexualpartner Demütigungen und Schmerzen zugefügt werden. Es können anders- oder gleichgeschlechtliche Partner, Kinder, eventuell (unter Wegfall eigentlicher sexueller Handlungen) auch Tiere betroffen sein.
Die Störung läßt sich als Steigerung oder Verselbständigung der erotischen Lust am Beherrschen oder der Suche nach fühlbarem körperlichen Kontakt auffassen. Pendant dieser Haltung ist der Masochismus, bei dem Unterwerfung und Abhängigkeit lustvoll erlebt werden.
Sadistische Handlungen ergeben sich manchmal aus dem Bedürfnis nach Steigerung der sexuellen Erregung beim Koitus oder aus dem Akt selbst. Die Übergänge sind fließend. In anderen Fällen kann der Orgasmus allein durch Grausamkeit und Zufügen von Schmerz erreicht werden. Die Skala der sadistischen Handlungen reicht vom Beißen, Kneifen, Schlagen, Fesseln, Würgen bis zu Geißelungen oder Verletzungen, die vom Partner unter Umständen aus masochistischer Haltung oder Abhängigkeit akzeptiert werden.
Sexualmord kann als Extrem einer sadistischen Handlung interpretiert werden, bei der Aggressivität und zerstörerische Gewalt die sexuelle Erregung auslösen und der Tod des Opfers im voraus geplant, zumindest aber in Kauf genommen wird. Die Wahl des Opfers kann durch hetero- oder homosexuelle Tendenzen bestimmt sein. Gelegentlich sind Tötungshandlungen aber auch Folge von sexuellen Schwierigkeiten (Impotentia coeundi), wenn die sexuelle Erregung, eventuell verstärkt durch die Reaktion der Partnerin, in Aggressivität umschlägt.

Masochismus
(ICD: F 65.5)

Als Masochismus bezeichnet man das Bedürfnis, sexuelle Erregung durch Erdulden von Schmerzen oder Demütigungen hervorzurufen oder zu steigern.
Menschen mit masochistischen Neigungen finden in der völligen Unterwerfung unter einen fremden Willen sexuelle Befriedigung. Die Störung betrifft beide Geschlechter. Auslöser-Reize sind Schläge, Fesseln, Geißelung, Getretenwerden, Strangulieren, auch demütigende Handlungen. Mitunter werden die Partner, denen vielleicht sadistische Aktivitäten fern liegen, dazu aufgefordert und animiert.

Das Bedürfnis nach Steigerung des sexuellen Empfindens, bei dem Schmerz und Lust ineinander übergehen, sollte man nicht ohne weiteres mit devianten Praktiken gleichsetzen. Deviant ist erst das Herauslösen und die Verselbständigung einzelner Anteile des Erlebens und der Verlust des Gefühls für den Partner.

Die ICD-10 faßt Sadismus und Masochismus unter der Ziffer F 65.5 Sadomasochismus zusammen. Durch diesen Doppelbegriff wird verschleiert, daß in dem einen Fall das Zufügen und im anderen das Dulden von Schmerzen die Sexualpräferenz bildet. Außerdem wird nicht zwischen dem dranghaften Bedürfnis nach sadistischen oder masochistischen Handlungen bei dem einen Partner und dem bloßen Gewährenlassen durch den anderen unterschieden.

Störungen, die sich zwischen den Partnern entwickeln, lassen sich auch als Störungen oder Abweichungen der sexuellen Interaktion definieren. Dabei kann der körperliche Akt (Stellung, Stimulierung, Rituale) oder die emotionale Beziehung (Dominanz, Unterwerfung, Abhängigkeit) verändert sein.

Sadomasochistische Beziehungen gehen häufig mit Ritualen von Unterwerfung und Dominanz einher. Der dominierende Partner kann sowohl der Mann sein als auch die Frau. Wichtiger als der jeweilige Anteil am sadomasochistischen Setting ist die Frage, von welchem Partner Planung und Initiative der Handlungen ausgehen. Dies scheint in der Mehrzahl der Fälle der Mann zu sein – auch wenn er sich in der Rolle des „Erniedrigten" befindet. Die soziale Situation hat nur geringen Einfluß auf die Entwicklung derartiger Störungen.

34.7 Störungen der Wir-Bildung

Relativ häufig wird in der sexuellen Beziehung das Wir-Gefühl verfehlt. Jeder der Partner bleibt allein mit Erregung, Funktionieren, Orgasmus. Einmal angestoßen, laufen die körperlichen Funktionen automatisch ab, aber sie trennen die Akteure auch. Der Gefühlsaustausch zwischen sexuellen Partnern muß erst gelernt werden, da haben wir in unserer Kultur wenig Hilfen. Sexuelle Partnerschaft ist eine ständige Balance zwischen dem egoistischen Bedürfnis nach Lust und der Freude, dem anderen Lust zu geben. Diese Spannung ist nicht immer durchzuhalten. Wenn das Faszinierende der ersten Annäherung verblaßt, bleibt häufig nur die Routine des körperlichen Ablaufs. Dies ist jedoch keine Störung, sondern allenfalls die Voraussetzung zu Verstimmungen, Unzufriedenheit oder Verbittertsein.

Eine Störung der Wir-Bildung liegt sicher bei *Promiskuität* und bei *Prostitution* vor. Zweifellos werden hier sexuelle Träume und Phantasien erfüllt, aber der Partner ist zum Objekt und zur Ware geworden.

Promiskuität bezeichnet sexuellen Verkehr ohne dauernde Bindung mit ständig wechselnden Partnern. Man sollte hier aber nicht leichtfertig von einem devianten Verhalten sprechen, denn es sind viele Situationen denkbar, in denen man einem Impuls zum sexuellen Kontakt nachgibt oder froh ist, wenn der andere einem entgegenkommt. Dagegen liegt sicher eine Devianz vor, wenn der Wechsel absichtlich gesucht wird und eine Bindung oder Dauer der Beziehung von vornherein ausgeschlossen scheint.

Prostitution ist der gelegentliche oder gewerbsmäßige sexuelle Kontakt mit beliebigen Personen zum Gelderwerb. Auch hier gerät der Partner aus dem Blick. Die Prostituierte, von der nur eine Leistung verlangt wird, sieht den Kunden oder Freier. Der Strichjunge, der meist nicht homosexuell ist, verachtet den Liebhaber in der Regel und fühlt sich ihm überlegen.
Eine besondere Variante ist die **Beschaffungsprostitution**. Die psychischen Probleme ergeben sich hier aus der Drogenabhängigkeit.

Vergewaltigung

Vergewaltigung (Notzucht) ist die Nötigung einer Frau durch Drohung oder Gewalt zur Duldung sexueller Handlungen. Typisch ist der automatische und reflexhafte Ablauf des Vorgangs, der eventuell von der Lust am Beherrschen, Unterdrücken oder Demütigen der Frau begleitet wird. Täter sind meist unsichere Männer mit undifferenzierter

Sexualität und mangelndem Steuerungsvermögen (das eventuell durch Alkohol zusätzlich herabgesetzt ist). Bei Jugendlichen ist manchmal die Gruppen-Situation der Auslöser, bei der man sich wechselseitig steigert und in die Aggression hineinredet. Die Aggression kann bis zur Verletzung oder Tötung des Opfers eskalieren. Dies ist abzugrenzen von einem Mord, der anschließend zur Deckung der Tat durchgeführt wird. Beim Sexualmord dagegen wird häufig die Tötung einkalkuliert und vorher geplant.

Vergewaltigung ist immer Ausdruck einer bestimmten Haltung der Frau gegenüber, die durch Porno-Filme und Peep-Shows sowie die Kommerzialisierung der Sexualität (die Frau als Objekt oder Ware) zusätzlich gefördert wird.

Sexueller Mißbrauch

In die Kategorie der sexuellen Störungen gehört auch der sexuelle Mißbrauch und die Mißhandlung von Kindern und Jugendlichen. Solche Vorgänge sind zunächst als Störung des Täters aufzufassen, man sollte aber die Schädigung des Opfers nicht übersehen, die um so gravierender ist, wenn die Tat unerkannt bleibt und das Opfer aus Angst, Scham oder Unsicherheit nicht darüber zu sprechen wagt.

Unter sexuellem Mißbrauch versteht man sexuelle Aktivitäten mit Kindern und Jugendlichen, die Funktion oder Tragweite des Geschehens nicht überschauen können, aber auch mit Abhängigen. Eine besondere Form des sexuellen Mißbrauchs ist der Inzest (siehe unten).
Von sexueller Mißhandlung wird gesprochen, wenn es zu Gewaltanwendung kommt und die sexuellen Aktivitäten gegen den Willen des Betroffenen herbeigeführt werden.

Es ist außerordentlich schwer, zuverlässige Angaben über sexuellen Mißbrauch und sexuelle Mißhandlung zu erhalten. Das Dunkelfeld ist groß. Der sexuelle Mißbrauch durch Familienangehörige und Verwandte wird äußerst selten angezeigt. Vermutlich wurde das Problem in den letzten 100 Jahren unterschätzt. Andererseits ist es unter dem Einfluß der Medien gegenwärtig zu einer Überbewertung oder groben Verzeichnung von einzelnen Fällen gekommen, zum Schaden der tatsächlich Mißbrauchsopfer, die dadurch an Glaubwürdigkeit verlieren. In nicht wenigen Scheidungsverfahren wird der „Verdacht auf sexuellen Mißbrauch" geäußert, um dem Vater das Sorgerecht streitig zu machen.

Eine große Anzahl von psychischen Störungen wurde zeitweilig mit sexuellem Mißbrauch in Zusammenhang gebracht. Dabei sollte man aber nicht vergessen, daß psychopathologische Symptome *unspezifisch* sind.

34.8 Veränderte Partnerwahl

In diese Kategorie rechnen wir Veränderungen des sexuellen Verhaltens, bei denen zwar eine zärtliche Bindung an den Partner und eventuell auch eine Wir-Bildung gesucht wird, die Wahl des Partners aber aus verschiedenen Gründen in bezug auf Alter oder Geschlecht von den Neigungen abweicht, denen die Mehrheit der anderen Menschen folgt. Das Wissen um diese Abweichung bringt den Betroffenen in eine Isolierung, die häufig durch Vorurteile und Aggressionen der Umwelt (Familie, Arbeitskollegen) verstärkt wird. Infolge einer Gegenreaktion haben sich inzwischen Gruppen gebildet, die das Recht der Minderheit vertreten. Diese Gruppen haben aber einen zusätzlichen isolierenden Effekt und führen häufig zu einer Ideologisierung der Diskussion. Die Einführung eines Gesetzes über die Lebensgemeinschaft von gleichgeschlechtlichen Partnern hat das Problem entschärft, aber nicht aufgehoben.

Inzest

Sexuelle Beziehungen zwischen nahen Blutsverwandten (Eltern und Kinder, Geschwister untereinander) werden in vielen Kulturen abgelehnt und mit Strafe belegt. In einigen Kulturen des Altertums war die Ehe unter Geschwistern erlaubt, manchmal als Ritual geboten (In Herrscherfamilien Ägyptens und bei den Inkas). Verstöße gegen das Inzestverbot gibt es gelegentlich bei heranwachsenden Geschwistern aus spielerischer Neugier. Sexuelle Beziehungen zwischen Vater und Tochter werden manchmal unter dem Einfluß von Alkohol erzwungen, die Aktivität kann aber auch durch grob-organische Schädigung oder soziale Isolierung begründet sein. Die psychoanalytische Interpretation des Inzestverbots ist umstritten.

Pädophilie
(ICD: F 64.3)

Bei der Pädophilie richtet sich die sexuelle Präferenz auf vor- und frühpubertäre Kinder (Jungen und Mädchen). Die Störung wird bei unsicheren oder geistig behinderten Männern, eventuell auch bei Greisen mit zerebralem Abbau beobachtet. Gelegentlich beschränkt sich die pädophile Handlung auf sexuelle Spielereien. Ohne Zweifel gibt es auch frühreife Teenager, die sexuell unsichere oder isolierte ältere Männer provozieren, aber solche Überlegungen sollte man nur mit Zurückhaltung anstellen, damit Mißbrauch nicht in nachhinein zu einem Mißverständnis oder einer Verführung umgedeutet wird. Dazu sind die Schäden für die Kinder zu groß. Vermutlich ist die Zahl der sonst unauffälligen Personen mit einer Neigung zum sexuellen Kontakt mit Kindern größer, als allgemein angenommen wird. Das Angebot an Kinder-Pornographie im Internet und der Sextourismus mit pädophiler Absicht sind Hinweise dafür. Pädophile Handlungen können durch das Ungleichgewicht zwischen den Partnern leicht zu sadistischen Praktiken entarten.

Juristisch orientiert sich der Begriff der Pädophilie am sogenannten Schutzalter (16 Jahre für Frauen, 18 Jahre für Männer). Im Übergangsbereich dieser juristisch normativen Grenzsetzung ist die Beurteilung manchmal schwierig. Hinzu kommt der Unterschied, ob ein fünfjähriges oder ein frühreifes fünfzehnjähriges Mädchen Opfer einer sexuellen Verführung wird.

Pädophile Handlungen können sich aus unterschiedlicher Motivation ergeben, die man bei dem Urteil und der Zuordnung nicht miteinander vermischen darf:
- der im pädagogischen Bereich tätige, für den, vielleicht ohne daß ihm das bewußt wird, pädagogische Ideale mit sexuellen Phantasien nach Nähe oder Zärtlichkeit unterlegt sind, die hetero- oder homosexuell sein können,
- der kontaktgestörte, minderbegabte unreife Heranwachsende,
- der unsichere, infantile (häufig sogar verheiratete) Erwachsene,
- der undifferenziert-triebhafte Täter aus sozial ungünstigen Verhältnissen, der vielleicht Alkoholiker ist,
- der gealterte Mann im 6. oder beginnenden 7. Lebensjahrzehnt, bei dem im Rahmen der Involution sexuell-aggressive Triebe eine abnorme Akzentuierung erfahren.

Ein besonderes Kapitel von pädophilen Aktivitäten ist die sexuelle Delinquenz. Zur Verdeckung der Tat wird manchmal ein Mord ausgeführt.

Die Therapie wird sich am Anlaß und an der Motivation orientieren. Bei jugendlich unsicheren Tätern sind psychotherapeutische Maßnahmen sinnvoll. Fraglich wird der psychotherapeutische Zugang, wenn der Patient wegen Delikten in Haft ist. Dann wird er in der Psychotherapie zwar unter dem Druck der Haft-Situation kooperieren, es bleibt aber offen, ob er die angebotenen Veränderungen tatsächlich annimmt. Darüber kann nur ein Freigang oder die Entlassung entscheiden, die dann aber ein mögliches künftiges Opfer (gewissermaßen als Testfall) in die therapeutische Strategie einbezieht. Verständlicherweise hofft der Psychotherapeut auf einen Erfolg, der Patient wird es ihm auch versichern (und zeitweilig vielleicht selbst daran glauben), aber die Gefährdung, die mit der Entlassung für ein unbekanntes Kind und seine Eltern verbunden ist, sollte man nicht verdrängen. Im Zweifelsfall sollte das unbekannte Kind Vorrang haben.

Wichtig ist noch eine Bemerkung, die sich zu der vorhergehenden als Antithese versteht: Die Auseinandersetzung mit Kinderschändern hat in der Öffentlichkeit in letzter Zeit den Charakter von Hexenprozessen angenommen. Man sollte sich hüten, Kinder mit Verhaltensauffälligkeiten durch gezielte Befragung oder das Vorzeigen von Puppen mit eregiertem Penis zu Aussagen gegen die Eltern, den Großvater oder andere Angehörige zu verleiten (wie dies bei unerfahrenen und unsicheren Betreuern gelegentlich vorgekommen ist). Psychische Veränderungen sind unspezifisch. Ein Urteil, ob sich hinter einer Auffälligkeit ein sexuelles Trauma verbirgt, kann nur durch Psychologen und Kinderpsychiater schrittweise erarbeitet werden, mit aller Vorsicht. Kinder und Heranwachsende verlieren sich schnell in Phantasien, sobald sie merken, daß an ihren Aussagen ein besonderes Interesse besteht. Die Folgen für sich und andere können sie jedoch nicht abschätzen.

Päderastie wird gelegentlich als Synonym für Pädophilie verwendet (*Bräutigam* 1979), im allgemeinen bezeichnete dieser Begriff jedoch die Knabenliebe von homosexuellen Männern.

Homosexualität

Im ICD-10 und im DSM IV wird die Homosexualität nicht mehr angeführt. Im ICD-10 gibt es noch die Möglichkeit, die Varianten der sexuellen Entwicklung mit der 5. Stelle zu kennzeichnen. Bei der Ziffer F 66 psychische Störung in Verbindung mit der sexuellen Entwicklung und Orientierung wird unterschieden:
F 66.x0   die heterosexuelle,
F 66.x1   die homosexuelle und
F 66.x2   die bisexuelle Orientierung.
Auch in einem neueren Handbuch der Psychiatrie wird die Homesxualität nicht mehr besprochen, weil es sich um einen *alternativen Lebensstil* handele.

Mir scheint aber (und da bin ich altmodisch), daß ein Psychiater etwas von diesem alternativen Lebensstil erfahren muß, damit er Menschen, die damit Probleme haben, beraten kann. Im Bereich der sexuellen Aktivitäten gibt es vieles, das nicht krankhaft ist, sich aber unter bestimmten Umständen zu einer krankhaften Störung oder seelischen Belastung entwickeln kann. Jeder Mensch ist frei, sein sexuelles Leben zu gestalten, Voraussetzung ist nur, daß es aus einem *Wir-Gefühl* erwächst. Damit ist die Frage nach der sexuellen Orientierung zweitrangig. Andererseits wird man die homosexuelle Variante als eine *Abweichung* begreifen müssen. Eine Abweichung freilich, zu der man stehen muß. Immerhin wird das Ziel der Fortpflanzung (das wir nicht leugnen können) aufgegeben und es bleibt allein die Lust, die vielleicht mit der Lust der Partners zusammenklingt und sich an der Schönheit entzündet. Das ist schon sehr viel, wenn man bedenkt, wie gleichgültig und ritualisiert häufig die angeblich normalen heterosexuellen Kontakte ablaufen, speziell von Seiten der Männer.

Grundsätzlich können wir davon ausgehen, daß alle vernünftigen Urteile über Probleme der Lebensgestaltung sich bei reifen Menschen in einer Mitte einpendeln. Das ist nicht Lauheit, die sich nirgendwo engagiert, sondern Ausdruck einer Kraft, die auseinanderstrebende Impulse zusammenfügen kann.

Die Erwähnung der Homosexualität ist nach meiner Überzeugung notwendig, weil unter diesem Sammelbegriff viele sehr unterschiedliche Handlungen und Motivationen zusammengefaßt werden, die nur durch den äußeren Akt der gleichgeschlechtlichen Wahl (gewissermaßen dem „kleinsten Nenner") in dieser Gruppe aufgenommen werden. Die Theorien zur Genese und die manchmal mit heftigem Engagement vertretenen Ansätze zum Umgang mit dieser Verhaltensvariante sind jeweils für eine dieser Untergruppen gültig, nicht aber für alle. Wenn dem Urteil dann im wissenschaftlichen Diskurs noch ein politischer Touch unterlegt wird, verliert man vollends den Überblick. Die Psychiater sollten sich aber dem Urteil nicht entziehen oder das Thema ausgliedern, weil es sich um einen alternativen Lebensstil handelt. Das wissenschaftliche Vorgehen setzt erst mit der Frage ein, wie einer zu diesem alternativen Lebensstil kommt und was er zu erwarten hat, wenn er sich dazu entschließt (oder entschließen muß).

Das Urteil über sexuelle Abweichungen wird leicht durch die eigene Vorstellung verzeichnet. „Es ist immer leicht, auf Laster zu lästern, die einem selber keine Freude machen" *(Heinrich Heine* in Reisebilder, Bd. III 1830). Wer auf heterosexuelle Praktiken eingestimmt ist, muß lernen, die Bedürfnisse der Minderheit zu respektieren. Homosexuelle Erfahrung ist aber auch keine Garantie für die Sicherheit des Urteils, das Vor-Urteil geht nur in eine andere Richtung.

Als **Homosexualität** bezeichnet man die auf das gleiche Geschlecht bezogene Partnerwahl. Der Begriff ist sehr weit gefaßt, denn zwischen der männlichen und der weiblichen Homosexualität bestehen im Erleben und Verhalten deutliche Unterschiede. Die Feststellung, daß jemand homosexuell ist, genügt nicht, man sollte auch wissen, welche Haltung dahinter steht, wie das Verhalten begründet wird und welche Routine bestimmend ist – wie dies auch bei Heterosexuellen praktiziert wird.

Unterschiede ergeben sich zusätzlich aus der Eingliederung des sexuellen Verhaltens in die Gesamtpersönlichkeit. Übersehen sollte man auch nicht, daß homosexuelle Aktivitäten häufig fakultativ und nicht obligatorisch sind, bei Frauen stärker als bei Männern.

Männliche Homosexualität (Schwulheit) ist etwa bei 4 % aller Männer in allen Völkern und Kulturen bekannt, lediglich die Einstellung dazu wechselt. Die Dunkelziffer ist auch heute noch groß. Die abweichenden Zahlenangaben in epidemiologischen Studien ergeben sich auch aus der unterschiedlichen Bewertung von homosexuellen Spielereien, die sich häufig aus Unsicherheit ergeben und nicht als Ausdruck einer (eventuell unbewußten) Neigung zu einer homosexuellen Präferenz aufzufassen sind.

Wir unterscheiden verschiedene Formen der männlichen Homosexualität. Die Skala reicht von gelegentlichen eher zufälligen Praktiken bis zur akzeptierten Neigung oder auch zwanghaften Reaktion:
- passagere gleichgeschlechtliche Spielereien unter Jugendlichen und Pubertierenden;
- verunsicherte junge Männer, die beim ersten heterosexuellen Kontakt versagen, aber bei den (weniger interessanten!) homosexuellen Kontakten keine Schwiergkeiten haben;
- passagere fakultative homosexuelle Kontakte bei Männern, die zusammenleben und von der Umwelt isoliert sind;
- Männer, die nach langjähriger Ehe, die sie nicht in Frage stellten, sich in homosexuelle Phantasien verlieren und im homosexuellen Kontakt Erfüllung finden;
- die Gruppe der obligat homosexuellen Männer, darunter
    - der jahrelang in einer stabilen Verbindung lebende Homosexuelle,
    - der gealterte Homosexuelle mit einem Drang zu immer jüngeren Partnern,
    - der in Promiskuität lebende Homosexuelle;
- bisexuelle Männer;
- der zerebral abgebaute, bis dahin in seinem sexuellen Verhalten unauffällige Mann, der (vielleicht zufällig) an gleichgeschlechtliche Kinder gerät.

Störungen der Persönlichkeit können mit dieser sexuellen Haltung interferieren, so daß sich noch weitere Varianten ergeben, mit denen man rechnen muß. Die Betreuung oder Therapie, sofern sie möglich ist, orientiert sich an diesen hier angeführten diagnostischen Details. Von Interesse ist vor allem die Gruppe der obligatorisch homosexuellen Männer, die anderen gehören eigentlich in andere Kategorien.

Die **gleichgeschlechtlichen Spielereien unter Jugendlichen und Pubertierenden** werden zu Unrecht in die Statistik der homosexuellen Neigungen einbezogen, denn sie sind nicht obligatorisch, sondern werden fast immer aufgegeben, sobald sich sexuelle Kontakte mit einer Partnerin ergeben. Im Grunde widerspiegeln sie nur eine pubertäre Unsicherheit der sexuellen Orientierung und sind nicht Ausdruck einer homosexuellen Neigung (auch keiner unbewußten, wenn es so etwas gibt).

Unsichere junge Männer, die bei dem ersten Koitusversuch mit einer Frau von einer Erektionsschwäche oder einer Ejaculatio praecox erschreckt wurden, dann aber bei homosexuellen Kontakten, die sie selbst nicht suchten, eine ungestörte sexuelle Erregung hatten, gelangen manchmal zu der Überzeugung, daß sie homosexuell sind. Um Ehrlichkeit bemüht, „outen" sie sich gegenüber ihrer Familie, aber unter veränderten Bedingungen zeigt sich dann doch, daß sie lieber mit Frauen zusammen sind. Die Mehrzahl der Betroffenen heiratet und hat Kinder, allenfalls bei Belastungen in der Ehe sind die homosexuellen Erfahrungen manchmal wieder parat.

Passagere und fakultative homosexuelle Kontakte sind bei Männern, die zusammenleben müssen und von der Umwelt isoliert sind (in Haft, bei Kriegseinsätzen, im Internat), gar nicht so selten, wie man gemeinhin annimmt. Im Internat kommt noch die Unreife der Beteiligten dazu. Diese homosexuellen Kontakte werden unter veränderten Lebensbedingungen aufgegeben. Sie sind nicht Ausdruck einer homosexuellen Neigung, sofern diese nicht schon vorher vorhanden war, sondern Variante einer masturbatorischen Befriedigung (die vermutlich auch eine Neigung oder Gewöhnung voraussetzt). Bei der Mehrheit wird man von einer manifesten Homosexualität nicht sprechen können. Es handelt sich um eine Not-Homosexualität.

Anders zu beurteilen sind **Männer, die nach einem heterosexuellen Intervall homosexuelle Bedürfnisse entdecken**. Die heterosexuellen Kontakte werden zunächst nicht in Zweifel gezogen. Die Betroffenen sind verheiratet, haben Kinder, bis sie nach Jahren oder selbst erst nach einem Jahrzehnt begreifen, daß sie homosexuelle Neigungen haben, die sie auch ausleben wollen (wobei manche zwischen den Fronten bleiben oder das zumindest versuchen). Man könnte von bisexuellen Tendenzen sprechen, aber meist liegt das Gewicht doch auf den homosexuellen Interessen, die heterosexuelle Verbindung wird nur aus Pflicht oder Bequemlichkeit aufrecht erhalten. Neue heterosexuelle Beziehungen werden nicht gesucht. Bei den meisten der Betroffenen aus dieser Gruppe mischt sich die homosexuelle Neigung mit einer extremen Ichbezogenheit.

Die **obligatorisch homosexuellen Männer** haben von der sexuellen Reife an und ohne äußeren Anlaß ausschließlich Neigungen zu Partnern des gleichen Geschlechts (sog. genuine Homosexualität). Sie gehen zielstrebig auf homosexuelle Erfahrungen zu, häufig in voller Kenntnis möglicher Risiken oder Belastungen. Auf heterosexuelle Stimuli sprechen sie nicht an. Eine Anlage-Komponente ist wahrscheinlich, die durch spätere Prägung verfestigt wird. Diese Form der Homosexualität gibt es bei allen Berufen und Schichten, wir finden sie aber vermehrt bei Menschen mit kreativen Neigungen, hoher Sensibilität und ästhetischem Sinn, der sich manchmal (in der Gestaltung der Wohnung) etwas eigenwillig durchsetzt. Diese größte Gruppe ist gemeint, wenn von einem alternativen Lebensstil die Rede ist. Homosexuelle Neigungen schließen eine Wir-Bildung nicht aus, sie können aber auch auf Gelegenheitskontakte beschränkt bleiben, bei denen der Partner häufig ein anonymes Objekt der Befriedigung ist. Besonders belastend ist es, wenn eine solche Einstellung, die in der Sexualität nur Lusterwerb sehen kann, mit hoher Sensibilität und Einfühlungsvermögen in anderen Lebensbereichen kontrastiert. Belastungen durch die Verständnislosigkeit der Umwelt sind heute seltener geworden, schwierig kann es aber immer noch sein, wenn der Heranwachsende die (wie er meint) ablehnende Haltung der Eltern übernommen hat und nicht wagt, die Familie mit seinen Neigungen zu konfrontieren. Er lehnt sich ab und seinen Körper, weil er homosexuell ist. Hier ist psychiatrische Hilfe dringend notwendig. Häufig ergeben sich bei Homosexuellen im höheren Alter psychische Störungen, vor allem wenn sie nicht in einer festen Bindung und Gemeinschaft gelebt haben. Die altersbedingte biologische Schwäche isoliert den Betroffenen und macht ihn abhängig. Hinzu kommt das Verleugnen des Alters und manchmal ein Bedürfnis nach immer jüngeren Partnern. Typisch für diese Situation sind reaktive chronische Verstimmungszustände. Wenn der jugendliche Partner sich abwendet, kann dies bedrohliche Krisen auslösen, die manchmal im Suizid enden. Allein in solchen Fällen ist Therapie begründet (stützende Gespräche, Psychopharmaka), wie dies bei heterosexuellen Partnerschaftskrisen auch der Fall ist. Der Arzt muß Verständnis für die besondere sexualpsychologische und soziale Situation des Patienten haben. Entschieden sollte man sich gegen eine Verunglimpfung der Betroffenen wehren. Als positiv habe ich speziell unter Schauspielern den freien und natürlichen Umgang mit homosexuellen Kollegen empfunden.

Beispiel:

Ein Patient, der wegen einer kriegsbedingten Amputation mit Phantomschmerz in meiner Behandlung stand, bat mich, nachdem eine Besserung in seinem Befinden eingetreten war, um die Behandlung seines 24-jährigen Sohnes, der sich ihm gegenüber wegen homosexueller Neigungen geoutet hatte. Ich lehnte ab, weil ich keine Indikation dafür sah. Aber wie sich herausstellte, war der Sohn selbst an einem Gespräch interessiert. Deshalb akzeptierte ich, allerdings unter dem Vorbehalt, daß ich, wenn der Sohn homosexuell sei, nicht versuchen würde, ihn davon abzubringen. Ich wollte nur mit ihm über seine Neigungen und den Umgang damit sprechen, sofern er dazu bereit war. Er kam dann auch, ein adretter junger Mann, der sehr auf sich hielt. Er war Assistent an einem Institut. Wir sprachen über die Homosexualität und die Gesellschaft und ich erwähnte, daß man meiner Erfahrung nach solche Neigungen annehmen müsse, sprach dann aber auch von Risiken und Gefährdungen, wie sie sich mir darstellten. Er war ein aufmerksamer Zuhörer, sagte „das weiß ich, darüber habe ich gelesen" oder „das ist mir bekannt". Seine Phantasien drehten sich um homosexuelle Kontakte, aber er hatte noch keine Erfahrung. Wir haben etwa drei oder viermal miteinander gesprochen. Schließlich kam er noch einmal zu mir, nachdem er über eine Anzeige einen Partner gefunden hatte, mit dem es dann auch zu sexuellen Kontakten gekommen war. Er fühlte sich bestätigt, sagte, wie glücklich er über diese Erfahrung sei. Allerdings hatte er sich mit diesem Mann nicht wieder verabredet oder eine längere Beziehung nur erwogen. Aber er wußte nun, „wo er hingehört". Wir gingen auseinander. Der Vater konnte inzwischen die homosexuellen Neigungen seines Sohnes annehmen. Drei Jahre später habe ich den jungen Mann zufällig auf einer Party getroffen. Wir haben uns herzlich begrüßt, wie alte Bekannte, unsere Gespräche haben wir nicht erwähnt. Er schien ausgeglichen und war allgemein akzeptiert. Aber er war ohne Begleitung gekommen.

Man darf aber nicht vergessen, daß es auch eine Form der Homosexualität gibt, in der ein exzentrischer Partnerwechsel praktiziert wird, geradezu Mode ist. Unter diesen Bedingungen wird der Partner zum Objekt. Nicht selten gibt es dabei auch sadomasochistische Praktiken, über die ungern gesprochen wird, die aber manche Zwischenfälle erklären, von denen einige bekannt geworden sind und in der Presse eine Diskussion ausgelöst haben.

In die Gruppe der **bisexuellen Männer** gehören auch unsichere Heterosexuelle. Man wird hier davon ausgehen müssen, daß weniger die Person als der sexuelle Reiz gesucht wird. Der sexuelle Reiz ist austauschbar. Damit ist die Wir-Bildung aufgehoben, allenfalls bleibt ein Besitzanspruch (wenn der Partner sich anderweitig orientieren möchte).

Homosexuelle Handlungen bei **zerebral abgebauten oder geschädigten Patienten** sind eher ein Mißgeschick, auch wenn dabei gelegentlich uneingestandene homosexuelle Neigungen offenbar werden.

Lesbische Beziehungen (homosexuelle Kontakte zwischen Frauen) werden in den letzten Jahren verstärkt in der Öffentlichkeit diskutiert, obwohl sie früher vermutlich nicht seltener gewesen sind – die Männer-Gesellschaft hatte nur nicht damit gerechnet. Nach *Kinsey* sollen 13% der Frauen irgendwann einmal in ihrem Leben homosexuelle Kontakte gehabt haben. Damit sind sie aber noch nicht homosexuell, ganz abgesehen davon, daß die Verwendung des gleichen Begriffs eine Ähnlichkeit mit der männlichen Homosexualität suggeriert, die sicher nicht vorhanden ist. In der überwiegenden Mehrzahl sind die Beziehungen fakultativ und können jederzeit von einer der Partnerinnen aufgegeben und durch heterosexuelle Kontakte ersetzt werden.

Bei homosexuellen Kontakten zwischen Frauen sollten wir unterscheiden
- den fakultativen, spielerischen Austausch von Zärtlichkeiten mit einer Frau;
- das fakultative Zusammenleben mit einer Partnerin über längere Zeit mit regelmäßigen oder gelegentlichen sexuellen Kontakten;
- das Ausbrechen einer Frau aus einer enttäuschenden Ehe mit Aufnahme von lesbischen Beziehungen;
- stabile lesbische Beziehungen über Jahre oder Jahrzehnte;
- die relativ kleine Gruppe von Frauen, die es obligat zu meist jüngeren Frauen zieht.

Gelegentliche **spielerische homosexuelle Kontakte** ergeben sich häufig aus einem Bedürfnis nach Zärtlichkeit, das die sexuellen Erwartungen der Frau bestimmt. Die gleichen Motive bestimmen häufig auch das Zusammenleben mit einer Arbeitskollegin oder Freundin. Auch diese Verbindungen sind fakultativ, sofern sie nicht von Anfang an homosexuell definiert wurden, was eher selten ist.

Relativ häufig beobachtet man dagegen in den letzten Jahren **Frauen im mittleren Alter, die sich zur homosexuellen Partnerschaft entschließen** und den Ehemann und die erwachsenen Kinder aufgeben. Die Motive sind vielfältig: eine seit Jahren unbefriedigte Ehe, Scheidungsbegehren des Ehemannes oder ein anhaltendes Gefühl der Isolierung, das man zunächst nicht wahrhaben wollte. Manchmal setzen sich auch unterdrückte homosexuelle Bedürfnisse abrupt durch und die Auflösung der Ehe wird dabei in Kauf genommen.

Fakultative lesbische Verbindungen sind relativ häufig. Die Beziehungen sind über längere Zeit stabil. Fakultativ bedeutet hier, daß zeitweilig, eventuell für Jahre homosexuelle Kontakte bestehen (mit gemeinsamer Wohnung, gemeinsamer Lebensplanung, gemeinsamem Urlaub), diese Kontakte aber unter Umständen später von einer der Partnerinnen zugunsten einer heterosexuellen Verbindung aufgegeben werden. Die fakultative Homosexualität der Frau ist nicht bindend oder einseitig lebensbestimmend. Die Frauen bezeichnen sich nicht als bisexuell (allenfalls unter dem Einfluß von aufklärerischen Schriften). Die intime Verbindung zu einer Frau ist häufig eine Kompensation von unerfüllten Bedürfnissen nach Zärtlichkeit, Nähe, Vertrautheit und Rücksicht, die vom Mann in seiner triebhaften Sexualität häufig nicht erfüllt werden. Zu Konflikten kann es kommen, wenn eine der Beteiligten sich eine andere Partnerin sucht oder eine heterosexuelle Verbindung eingeht.

Frauen mit obligaten homosexuellen Neigungen sind ebensowenig wie Männer mit genuiner Homosexualität geneigt, ihre Haltung in Frage zu stellen. Ihr sexuelles Verhalten entspricht ihrem Wesen und ist damit für sie normal. Es ist ein Lebensstil, den man akzeptieren muß. Gelegentlich entwickeln sich Machtstrukturen, bei denen die eine Partnerin die andere deutlich dominiert. Die Tendenz zum Wechsel der Partnerin spielt bei einigen Lesben eine Rolle, was insbesondere dann zu Konflikten führt, wenn die Verlassene um der lesbischen Beziehung willen vorher eine Ehe und die Kinder aufgegeben hatte. Das Alter scheint für Frauen mit lesbischen Beziehungen weniger problematisch zu sein als für homosexuelle Männer, vielleicht wird auch nur weniger darüber gesprochen.

Zu erwähnen ist auch die relativ kleine Gruppe von lesbischen Frauen mit transsexuellen Tendenzen, die vorzugsweise mit jüngeren Frauen zusammen sind, bei denen die lesbischen Aktivitäten eher als einDurchgangsstadium aufzufassen sind.

34.9 Störungen des sexuellen Selbstverständnisses

Das Wissen um die Geschlechtszugehörigkeit ist Teil des Bewußtseins, das jeder von sich hat. Dieses Bewußtsein wird in der Sozialisation geformt und ist kulturell geprägt. Abweichungen von der natürlichen, durch das Verhalten der Umgebung (Erziehung, Rollenzuweisung) bekräftigten Geschlechterrolle sind relativ selten. Individuelle Schwankungen innerhalb eines Spielraums (weicher Mann, fordernde oder dominante Frau) sind für die Psychiatrie ohne Bedeutung, solange sie nicht, bedingt durch die Persönlichkeitsstruktur des Partners, zu einem Beziehungskonflikt führen. Störungen des sexuellen Selbstverständnisses sind dagegen Transvestismus und Transsexualismus. Zwischen beiden Abweichungen gibt es Übergänge. Der Transvestit hat gelegentlich auch transsexuelle Neigungen. Transsexuelle probieren häufig auch die Kleidung des anderen Geschlechts, aber aus anderen Motiven als der Transvestit. Bei ihnen fehlt die spielerisch-aggressive Haltung, die vor allem bei männlichen Transvestiten auffällt.

Transsexuelle Wahninhalte von Schizophrenen sind kein Thema der Sexualmedizin, wie sich auch aus dem schizophrenen Wahn, von adeliger Abkunft zu sein, keine Aussage über den Adel ableiten läßt.

Transvestismus

Transvestismus (oder Transvestitismus) bezeichnet das zwanghafte Bedürfnis eines Menschen, die Kleidung des anderen Geschlechts zu tragen.

Das Bedürfnis kann unterschwellig vorhanden sein und nur gelegentlich wie spielerisch auftreten (nach Alkoholgenuß, im Karneval). Bei Männern äußert es sich manchmal in der Genugtuung, von der Umgebung unbemerkt weibliche Unterwäsche zu tragen. In der ausgeprägten Störung werden von Frauen und Männern die Kleidung des anderen Geschlechts durchgehend getragen. Die Störung kann in künstlerischen Darbietungen ausagiert und damit gleichzeitig ins Spielerische, Nicht-ernst-Gemeinte umgedeutet werden (Transvestiten-Show). Es sind deutlich mehr Männer als Frauen betroffen. Die ICD-10 unterscheidet in Bezug auf die Geschlechterrolle zwei verschiedene Formen.

Transvestismus unter Beibehaltung der Geschlechterrolle
(ICD: F 64.1)

Die gegengeschlechtliche Kleidung wird getragen (cross dressing), weil die Betroffen zeitweilig die Erfahrung der Rolle des anderen Geschlechts nachvollziehen wollen. Der Wunsch nach Geschlechtsumwandlung oder chirurgischer Korrektur besteht nicht. Das Umkleiden hat keine sexuell stimulierende Bedeutung.

Fetischistischer Transvestismus
(ICD: F 65.1)

Die Kleidung des anderen Geschlechts wird vorwiegend zur Provokation sexueller Erregung getragen. Es werden dabei nicht nur einzelne Kleidungsstücke angelegt, sondern die Betroffenen bemühen sich auch um eine vollständige Ausstattung mit Perücke und Make-up. Im Unterschied zum **transsexuellen Transvestismus** werden die Kleider nach dem Abklingen der sexuellen Erregung wieder abgelegt. Gelegentlich scheint die Störung eine Zwischenstufe in der Entwicklung zum Transsexualismus zu sein.

Eine **Therapie** ist nur sinnvoll, wenn der Patient unter der Störung leidet und sich um Hilfe bemüht. Es bieten sich tiefenpsychologisch fundierte Gespräche an, eventuell Verhaltenstraining. Die Ergebnisse sind zweifelhaft.

Transsexualismus
(ICD: F 64.0)

Transsexualismus ist die zwanghafte (nicht: wahnhafte!) Überzeugung, dem anderen Geschlecht anzugehören, obwohl die physiologischen Voraussetzungen dem widersprechen. Das eigene Geschlecht wird abgelehnt und als Ursache von Scham, Kränkung oder Belastung empfunden. Die Patienten sind überzeugt, im falschen Körper zu sein. Eine Beziehung zur Homosexualität besteht nicht, wohl aber zu Formen des Transvestismus.

Diese Störung ist abzugrenzen von passageren Zweifeln an der Geschlechtsidentität, die sich aus Unsicherheit in der Pubertät entwickeln, vor allem bei Mädchen. Als Differentialdiagnose kommt auch die Schizophrenie in Frage, aber dann ist die Argumentation anders.

Eine **Therapie** der transsexuellen Einstellung ist nicht möglich. Bei psychotherapeutischen Gesprächen und Diskussionen besteht die Gefahr, daß die zwanghaften Vorstellungen erst recht „festgeredet" werden, wie dies auch bei Zwängen der Fall ist (S. 175). Wie man vorgeht, kann man nur von Fall zu Fall entscheiden.

Das Bedürfnis nach Geschlechtsumwandlung durch Hormone oder eine Operation nimmt in der letzten Zeit zu, vielleicht angefacht duch Publikationen in den Medien und im Internet. Vor der Operation sollte der Patient mindestens ein Jahr unter Hormongaben in der gewünschten Geschlechterrolle in einem Milieu leben, das über seine Probleme nicht informiert ist. Während dieser Zeit sollte eine intensive psychologische Betreuung erfolgen. Eine Änderung des Personenstands ist jetzt in Deutschland möglich.

Bei der Operation habe ich Zweifel, ob ich sie den Patienten empfehlen soll. Bei Mann-zu-Frau-Transsexuellen ist mir aufgefallen, daß sie nach der Operation und unter einer entsprechenden Hormontherapie doch immer in ihrem Verhalten einen gewissen männlichen Touch bewahrten, eine Aggressivität und Aufdringlichkeit, die man von Fauen sonst nicht gewöhnt ist. Nachträgliche Befragungen bei operierten Transsexuellen sind heikel. Wer wird schon, wenn er sich einer solchen verstümmelnden Operation unterzogen hat, zugeben, daß er auch mit dieser Situation nicht glücklich ist. Er müßte sich selbst gegenüber eingestehen, daß er sich geirrt hat, und so etwas ist immer schwer.

Nicht unerwähnt lassen sollte man die Frage, wie der Partner (und die Kinder) auf den Wechsel der sexuellen Identität oder der sexuellen Präferenz reagieren.

35 Störungen bei Kindern und Jugendlichen

Fragen:
Welche Gründe sprechen für die besondere Stellung der Kinder- und Jugendpsychiatrie? Welche psychischen Störungen sind für die Kindheit und Jugend typisch? Gibt es schizophrene und depressive Psychosen bei Kindern?

Die Kinder- und Jugendpsychiatrie beschäftigt sich mit Diagnose, Therapie und Prophylaxe von psychischen Störungen bei Kindern und Jugendlichen, vom Säuglingsalter bis zum 18. Lebensjahr. In die Therapie müssen häufig auch Eltern und Erzieher einbezogen werden. Eine scharfe Grenzziehung zur Psychiatrie der Erwachsenen ist nicht möglich. Die psychische und soziale Reifung unterliegt starken individuellen Schwankungen. Die Wahl des 18. Lebensjahres als Grenze ist zwar eine Konvention, aber die Selbständigkeit des Fachs ist ohne Zweifel begründet. Ich könnte mir jedoch denken, daß es für beide Fächer nützlich wäre, wenn es häufiger über die Grenze hinweg zwischen den Ärzten zu einem Erfahrungsaustausch käme. Denn was in Kindheit und Jugend beginnt, wird im Erwachsenenalter bestimmte Formen annehmen, die der Kinderpsychiater nicht sieht, und die psychopathologischen Störungen, die wir bei Erwachsenen diagnostizieren, haben vielleicht in der Kindheit eine Entsprechung, die wir uns nicht vorstellen können.

Auch der Übergang zwischen Kindheit und Jugend ist individuell geprägt. Wegen der mit der Pubertät einsetzenden grundlegenden somatischen und psychischen Veränderungen ist eine Unterscheidung von psychischen Störungen des Kindesalters und der Adoleszenz zweckmäßig. Psychische Störungen, die in Kindheit und Adoleszenz einsetzen, beeinträchtigen oder vermindern auch die normale Sozialisation.

Der Anteil an Kindern und Jugendlichen mit Verhaltensauffälligkeiten und Beeinträchtigungen des Lern- und Leistungsvermögens wird auf 20-25% geschätzt. Die Häufigkeit ändert sich nicht in den verschiedenen Altersstufen. Etwa ein Viertel der verhaltensauffälligen Kinder ist behandlungsbedürftig.

Die Ursachen oder Bedingungen von psychischen Störungen unterscheiden sich nicht von den vergleichbaren Veränderungen bei Erwachsenen. Sie sind
biologisch (Anlage, Geburtsschädigung, Stoffwechselstörung) und
sozial (ungünstiges Milieu, Härte, Verwöhnung, Überforderung, Mißhandlungen) bedingt und ergeben sich aus
individuellen Faktoren (Persönlichkeit, Reaktionsweise, Sensibilität),
die wieder biologisch und sozial determiniert sein können.

Der Kinderpsychiater wird bei der Untersuchung eines verhaltensauffälligen oder psychisch gestörten Kindes einmal die
biologischen Grundlagen einer Störung zu klären versuchen, die genetisch festgelegt sind und die Konstitution bestimmen. Er wird aber auch
entwicklungsbiologische und entwicklungspsychologische Faktoren beachten, die von der
Lebenserfahrung (Kultur, Gesellschaft, Familie) beeinflußt werden. Zu berücksichtigen sind auch mögliche *krankhafte Veränderungen* oder
aktuelle Auslöser (Situation, Disposition).

Im Kindesalter (bis zum 12. oder 13. Lebensjahr) stehen *hirnorganische Schädigungen* sowie *Folgen psychosozialer Belastungen* im Vordergrund, eine besondere Gruppe mit weitgehend unklarer Genese bilden die *Psychosen des Kindesalters*.

Bei Jugendlichen bis zum 20. Lebensjahr beobachtet man *Adoleszenzkrisen, neurotische Störungen* und *Drogenprobleme*, aber auch eine *beginnende Schizophrenie* sollte bei der diagnostischen Beurteilung berücksichtigt werden.

35.1 Hirnorganische Schädigungen

Die Einteilung von psychischen Störungen bei Kindern, die auf eine grob-organische zerebrale Schädigung zurückzuführen sind, hat in den letzten Jahrzehnten wiederholt gewechselt. Auch hier zeigt sich wieder, daß die körperlich bedingten psychopathologischen Veränderungen unspezifisch sind. Nur bei einigen Symptomen oder Ausfällen sind lokalisatorische Zuordnungen möglich.

Krankheitsbild und Prognose werden durch das Alter beim Einsetzen der Schädigung, durch deren Umfang, Dauer und Akuität sowie durch die Wertigkeit der geschädigten Funktion beeinflußt. Eine besondere Bedeutung haben mögliche spätere Folgen des Ausfalls und die verbleibenden Kompensationsmöglichkeiten. Hirnorganische Schädigungen führen häufig sekundär zu einer psychosozialen Belastung, die ihrerseits wieder pathologische Reaktionen provozieren kann.

Da bei der Einteilung der hirnorganisch bedingten Schädigungen unterschiedliche Prinzipien verwendet werden, sind Überschneidungen und Mehrfachzuordnungen nicht zu vermeiden.

Frühkindliche Hirnschädigung	Kriterium: Zeit und Art der Schädigung,
Genopathie	Kriterium: Chromosomen-Aberration,
Infantiles psychoorganisches Syndrom	Abgrenzung: deskriptiv psychopathologisch,
Minimale zerebrale Dysfunktion	Abgrenzung: deskriptiv psychopathologisch, neuropsychologisch oder motorisch – die Ursache bleibt offen,
Aufmerksamkeitsstörung	Teilleistungsschwäche,
Konzentrationsstörung	Teilleistungsschwäche,
Oligophrenie	Leistungsschwäche im intellektuellen Bereich.

Frühkindliche Hirnschädigungen

Die frühkindliche Hirnschädigung ist schwierig zu beurteilen. Wenn das Gehirn bereits während der Entwicklungsphase von einer Schädigung betroffen ist, werden Funktionsgrundlagen zerstört, die sich erst im Laufe der Entwicklung ausdifferenzieren, so daß die angenommene Schädigung (Ätiologie) vor dem Auftreten der psychopathologischen Symptome (Phänomenologie) liegt, was die diagnostische Zuordnung erschwert. Grundsätzlich kann man davon ausgehen: je früher eine Schädigung auftritt, desto globaler sind die späteren Ausfälle. Andererseits sind auch die Möglichkeiten zu einer Kompensation im frühen Stadium größer. Die Hirnreifung beginnt etwa im sechsten Schwangerschaftsmonat und ist am Ende des ersten Lebensjahres noch keineswegs abgeschlossen, sondern dauert noch bis in das Erwachsenenalter an.

Pränatal kann eine frühkindliche Hirnschädigung durch Infektionskrankheiten, eine andauernde Hyperemesis oder Stoffwechselstörungen der Mutter ausgelöst werden, aber auch durch Blutungen in der Schwangerschaft, Eklampsie, Medikamente, Drogen oder Alkohol.

Perinatal kann die Schädigung Folge von Geburtstraumen, Medikamenten oder einer Hypoxie sein.

Postnatal sind Infektionskrankheiten des Kindes, Stoffwechsel- und Ernährungsstörungen, Hirntraumen, Durchblutungsstörungen, Intoxikationen oder Tumoren als Ursache einer frühkindlichen Hirnschädigung denkbar. Der Kernikterus kann bereits pränatal auftreten. Bei der Schädigung durch häufige Krampfanfälle sollte man auch die dem Anfall zugrunde liegenden genetischen oder infektiös-toxischen Störungen berücksichtigen.

Genopathie

Der Ausdruck Genopathie bringt die psychopathologischen Veränderungen des infantilen psychoorganischen Syndroms mit ätiologischen Vorstellungen verschiedener Chromosomen-Anomalien in Zusammenhang, z.B. Trisomi 21 (Down-Syndrom), Triplo-X-Syndrom, Fragiles-X-Syndrom. Neben den psychischen Auffälligkeiten findet man typische Mißbildungen, die das Gesicht, das Genitale, die Extremitäten und inneren Organe betreffen. Durch die Chromosomen-Anomalie kommt es zu einer Instabilität der genetischen Information. Ursache ist fast immer eine Störung bei der Bildung der Keimzellen. Das Risiko chromosomaler Aberrationen steigt mit dem Alter der Mutter.

Infantiles psychoorganisches Syndrom

Kinder mit einem infantilen grob-organischen Psychosyndrom fallen dadurch auf, daß sie nicht in der Lage sind, sich im Kreis der Geschwister und altersgleichen Gefährten einzuordnen. Die Grenze zur minimalen zerebralen Dysfunktion ist fließend, die beiden Bezeichnungen überschneiden sich weitgehend. Das infantile psychoorganische Syndrom wird häufig erst auf Grund der Verhaltensstörungen im Kindergarten oder in der Grundschule diagnostiziert. Ursache ist immer eine frühkindliche Hirnschädigung. Typische Symptome sind:

Verstimmbarkeit,
Unruhe,
unstetes Wesen,
Störungen von Aufmerksamkeit und Konzentration,
Häufig: verzögerte Sprachentwicklung,
die Intelligenz ist, wenn überhaupt, nur partiell beeinträchtigt

Bei schweren Schädigungen können schon im Säuglingsalter sog. **Brückensymptome** auftreten:

Störungen des Vegetativums,
Gedeihstörungen,
Veränderungen im Schlaf-Wach-Rhythmus und
erhöhte Störbarkeit.

Die Kinder schlafen am Tag, sind in der Nacht hellwach, wollen beschäftigt werden und schreien. Die Störungen werden häufig erst verspätet als Ausdruck einer Krankheit erkannt.

Das infantile grob-organische Psychosyndrom kann sich in verschiedenen Bereichen äußern (nach *Corboz* 1988):
Motorisch können Hyper- oder Hypokinesen auftreten, Paresen, Athetosen, Tremor, Apraxien und Dysarthrie.
Vegetativ kommt es zu Fehlsteuerungen, Rhythmusstörungen, Ermüdbarkeit.
Kognitiv sind Störungen von Aufmerksamkeit, Konzentration und Gedächtnis auffällig, sowie Verlangsamung, Perseveration, Dyslexie, Dyskalkulie.
Affektiv sind die Kinder labil, reizbar, aggressiv, affektinkontinent, verstimmbar, dranghaft und in der Entwicklung zurückgeblieben.

Das klinische Bild wird besonders bei älteren Kindern durch die Interferenz mit **psychoreaktiven Störungen** beeinflußt.
Ein infantiles psychoorganisches Syndrom wird bei mehr als 3% der Schulkinder beobachtet. Jungen sind im Verhältnis 9: 1 häufiger betroffen als Mädchen. Die Diagnose

eines psychoorganischen Syndroms kann durch den Nachweis einer frühkindlichen Hirnschädigung ätiologisch fundiert werden (Ursache, Lokalisation und Zeit der Schädigung).

Für die **Therapie** ist die Art der Hirnschädigung nicht von Bedeutung. Entscheidend sind Erziehungsberatung der Eltern, heilpädagogische Maßnahmen und Übungen. Bei dem Versuch, das Kind in die Gemeinschaft zu integrieren, muß ein Mittelweg gefunden werden zwischen Überforderung und übertriebener Rücksicht. Medikamentös ist ein Versuch mit Weckaminen (Methylphenidat) sinnvoll.

Prognose: In der Pubertät bildet sich die Störung, sofern sie nicht zu ausgeprägt ist, häufig zurück. In einigen Fällen können Unsicherheit und Labilität noch im Erwachsenenalter persistieren.

Minimale zerebrale Dysfunktion

Als minimale zerebrale Dysfunktion bezeichnet man geringgradige frühkindliche Hirnfunktionsstörungen, die vor allem mit Teilleistungsstörungen (Behinderung der Lernfähigkeit, Unruhe) einhergehen, obgleich die Intelligenz nicht behindert ist. Die Störung hat eine gute Prognose.

Mit den Attributen **hyperkinetisch, hyperaktiv** oder **hypermotorisch** wird eine Form der Störung charakterisiert, die durch einen Überschuß an motorischer Aktivität, Aufmerksamkeitsstörungen, mangelnde Impulskontrolle und emotional überschießende Reaktionen gekennzeichnet ist.

Das Syndrom wurde bereits 1847 von dem Arzt *Heinrich Hoffmann* beschrieben (Zappelphilipp im „Struwwelpeter").

Die auffälligsten Symptome in der frühen Kindheit sind:

Impulsivität,
Stimmungsschwankungen,
eventuell Aggressivität,
Störungen der Aufmerksamkeit.

Bereits im Schulkindalter werden zusätzliche psychoreaktive Störungen beobachtet – bedingt durch Ungeduld, Unverständnis und Ratlosigkeit von Eltern und Erziehern.

Die ICD-10 beschränkt sich auf die deskriptive Darstellung einzelner Störungen und verzichtet auf Annahmen über die mögliche Genese.

Hyperkinetische Störungen
(ICD: F 90)

Als hyperkinetische Störung bezeichnet man eine relativ früh (in den ersten fünf Lebensjahren) auftretende Veränderung mit beeinträchtigter Aufmerksamkeit und Hyperaktivität. Beide Merkmale sind notwendig und sollten in mehr als einer Situation (z.B. zu Hause *und* in Kindergarten oder Schule) vorkommen. Die Kinder zeigen ein wenig moduliertes Verhalten mit deutlicher Unaufmerksamkeit und Mangel an Ausdauer. Wegen der Unachtsamkeit und Hyperaktivität sind (unbeabsichtigte) Unfälle relativ häufig. Die Patienten sind bei anderen Kindern unbeliebt und geraten leicht in soziale Isolierung. Zusätzliche Störungen des Sozialverhaltens und Schulschwierigkeiten komplizieren das Krankheitsbild.

Störung des Sozialverhaltens
(ICD: F 91)

Kennzeichnendes Merkmal dieser Störung ist ein dissoziales, aggressives oder aufsässiges Verhalten. Die Kinder verstoßen gegen altersentsprechende soziale Erwartungen. Die Störung ist bei Jungen häufiger als bei Mädchen.
Übergang: Eine Entwicklung in F 60.2 dissoziale Persönlichkeitsstörung ist möglich.

Störung des Sozialverhaltens bei vorhandenen sozialen Bindungen
(ICD: F 91.2)

Zu dieser Untergruppe rechnet man Kinder, bei denen, obwohl sie gut in ihre Altersgruppe eingebunden sind, ein Bezug zu delinquenten und dissozialen Kindern und Jugendlichen besteht. Typische Verhaltensweisen sind Schulschwänzen, Gruppendelinquenz, gemeinsames Stehlen, Bandenbildung.

Oligophrenie

Die Oligophrenie ist ein Syndrom (S. 79). Sie läßt sich als eine Teilleistungsschwäche auffassen, von der die intellektuellen Funktionen global betroffen sind. Andere Funktionen (Emotionalität, Vegetativum, Motorik) können ebenfalls gestört sein. Die Störung kann einzelne Bereiche partiell stärker betreffen. Oligophrenie und frühe Formen der Demenz mit ihren affektiven Störungen und intellektuellen Ausfällen bilden die Mehrheit der grob-organisch bedingten Störungen des Kindes- und Jugendalters.
Differentialdiagnose beim Kleinkind: frühkindlicher Autismus, Hospitalismus, Pseudodebilität, verzögertes Einsetzen der Entwicklung.
Beim frühkindlichen Autismus und beim Hospitalismus sind die Kinder introvertiert. Oligophrene Kinder sind dagegen häufig hypermotorisch, hyperagil, laut und enthemmt und kontaktbereit.

Epilepsie

Eine frühkindliche Hirnschädigung kann sich auch in einem Anfallsleiden äußern. Bei etwa einem Viertel der geistig Behinderten, die eine ständige klinische Betreuung benötigen, werden zerebrale Krampfanfälle beobachtet. Eine geistige Behinderung kann aber auch durch kontinuierliche kleine epileptische Anfälle vorgetäuscht werden (neurologische Untersuchung, EEG). Gehäufte Anfälle können im Laufe der Zeit bei älteren Kindern auch zu Wesensänderung und Demenz führen.

35.2 Folgen psychosozialer Belastungen

Die Entwicklung des Kindes wird durch Umwelteinflüsse begrenzt und gefördert. Ungünstige Einflüsse, die von Dauer sind, können in Verbindung mit inneren Faktoren (herabgesetzte Vitalität, Aufmerksamkeitsstörung, Hyperkinesie) zu Schädigungen führen, die wieder selektiv auf bestimmte Umweltreize ansprechen. Die Störung, die wir diagnostizieren, ist immer die Folge einer Kette von Wechselwirkungen zwischen Organismus und Umwelt (vgl. Anlage-Umwelt-Komplex, S. 140). In einzelnen Entwicklungsphasen scheint eine gesteigerte Vulnerabilität vorzuliegen.

Deprivation

Als Deprivationssyndrom bezeichnet man psychische Retardierungen, die durch ungünstige Umweltbedingungen in Form eines Mangels an emotionalen Beziehungen (Deprivation) bei Neugeborenen und Säuglingen ausgelöst werden (Verlust der Mutter oder einer entsprechenden Bezugsperson, Vernachlässigung, Gleichgültigkeit).

Symptome sind: Weinen, Antriebsverlust (Stupor), Appetitmangel, Gewichtsabnahme, Magen- und Darmstörungen.

Die Störungen sind bei (rechtzeitiger) Korrektur der Umwelteinflüsse reversibel. Bei einigen Kindern werden im Erwachsenenalter Ängstlichkeit, Kontaktschwäche und Depressivität beobachtet, dabei muß aber offen bleiben, ob es sich nicht auch um eine anlagebedingte Störung handelt. Die Annahme, daß eine (eventuell auch nur kurzfristige) Trennung des Säuglings von der Mutter immer zu Persönlichkeitsstörungen und neurotischen Fehlhaltungen führen würde, wird in der letzten Zeit bezweifelt. Die Vorgänge sind zu komplex, als daß sie mit einem solch einfachen Schema zu erfassen sind. Bei der Beurteilung der Prognose sollte man nicht nur die Schädigung (Art, Intensität, Dauer) sehen, sondern auch die kompensatorischen Möglichkeiten des Kindes. Alle psychologischen Theorien haben bisher die Entwicklung der Persönlichkeit eines Menschen nicht voraussagen können. Erklärungen werden immer nur im Rückblick gegeben. Selbst extreme Belastungen eines Kindes (Verlust der Mutter, Fehlverhalten, Streit oder Scheidung der Eltern) haben keine verläßliche prognostische Bedeutung für die seelische Entwicklung und die Persönlichkeitsstruktur des Erwachsenen, stellen aber zweifelsfrei Belastungsfaktoren dar, denen man durch protektive Maßnahmen entgegenwirken sollte.

Psychoreaktive Störungen

Psychoreaktive Störungen bei Kindern aktivieren ein Reaktionsrepertoire, über das später auch der Erwachsene verfügt. Da das Kind stärker von der Umwelt abhängt, werden psychoreaktive Störungen leichter ausgelöst. Sie sind meist intensiver (dramatischer), klingen im allgemeinen aber auch schnell wieder ab.

Die psychoreaktiven Störungen, die ein Kind zeigt, sind nicht unbedingt als Prodrome einer Neurose des Erwachsenen aufzufassen. In mehr als der Hälfte der Fälle finden sich später weder neurotische Störungen noch andere psychische oder soziale Auffälligkeiten. Typische Reaktionsmuster bleiben jedoch latent vorhanden und können in Krisensituationen, bei schwerer körperlicher Krankheit oder im Alter (eventuell modifiziert durch die Lebenserfahrung) wieder in Erscheinung treten.

Diagnose und erste **therapeutische Maßnahmen** ergeben sich aus folgenden Fragen:

- Welcher Art ist die Störung?
- Wie reagieren die Eltern darauf? Wer bringt das Kind?
- Eindruck von den Eltern? Familiärer Zusammenhalt? Beziehung der Eltern zum Kind?
- Erziehungsstil?
- Geschwister?
- Bisherige Entwicklung des Kindes?
- Situation in der Schule?
- Freunde?
- Körperliche Schäden? Neurologische Ausfälle? Hinweis auf Anfallsleiden? EEG?

Therapie und **Prognose** hängen von Art und Intensität der Störung ab. Bei vielen Kindern ist durch Therapie eine Besserung des Zustands möglich. Bei leichteren Störungen führt manchmal bereits die weitere Entwicklung zu einer Normalisierung. Bei einer Minderheit wird ein erhöhtes Risiko für das Auftreten von dissozialem oder delinquentem Verhalten in Adoleszenz und Erwachsenenalter angenommen.

Die psychoreaktiven Störungen können sich in verschiedenen psychopathologischen Veränderungen und Verhaltensauffälligkeiten ausdrücken, die nachfolgend aufgeführt werden.

Angst

Anhaltende Angstzustände, Ängstlichkeit oder Unsicherheit können eine Folge von intrafamiliären Spannungen sein (Streit zwischen den Eltern oder den Geschwistern). Manchmal findet man Hinweise auf einen zwanghaft-einengenden Erziehungsstil. Zu prüfen ist, inwieweit sich die ängstliche Haltung der nächsten Umgebung (Mutter, Großmutter) auf das Kind überträgt. Auch eine erbliche Komponente ist denkbar. Angstäquivalente sind Bauchweh, Erbrechen, Schlafstörungen.

Trennungsangst im Kindesalter
(ICD: F 93.0)

Kennzeichen dieser emotionalen Störung ist eine fokussierte, übermäßig ausgeprägte Angst vor Trennung von Personen, an die das Kind gebunden ist.
Die Störung geht über die normale Angst des Vorschulkinds vor dem Alleingelassen-werden hinaus: Die Ängste sind unrealistisch und die Angst ist dem Alter des Kindes nicht angemessen.
Therapie: Zuwendung, Vermittlung eines Gefühls der Geborgenheit, gleichzeitig Training der Selbständigkeit.

Phobische Störungen des Kindesalters
(ICD: F 93.1)

Phobien vor Tieren, Geräuschen oder Situationen sind nur im Zusammenhang mit anderen Störungen von Bedeutung. Manchmal widerspiegeln sie auch eine besondere Empfindlichkeit von Bezugspersonen. Wenn bei älteren Kindern plötzlich derartige Phobien auftreten, ist eine eingehende Untersuchung erforderlich (Lebensbedingungen, Bedrohung, Wünsche). Körperliche Krankheiten müssen ausgeschlossen werden.

Pavor nocturnus

Nächtliches Aufschrecken aus dem Schlaf mit Alpträumen und Angst, bei dem die Kinder aufschreien, weinen und sich lange nicht beruhigen können. Die Störung ist fast immer Ausdruck von psychoreaktiven Belastungen.
Einengende Erziehung kann eine Rolle spielen. Aber die Sensibilität des Kindes hat sicher auch Einfluß auf die Entwicklung der Störung.
Differentialdiagnose: Temporallappen-Epilepsie (selten). Wenn die Kinder nur von schlimmen Träumen berichten, meist mit gleichem Inhalt, aber ohne Aufschrecken, Schreien und langandauernde Unruhe, handelt es sich um Alpträume (S. 182).
Therapie: Beruhigung, Korrektur des Tagesablaufs (Fernsehen begrenzen, Einwirkung auf die Eltern).

Nächtliches Aufschrecken tritt unabhängig von körperlichen Erkrankungen (z.B. Herz- oder Atemwegserkrankungen) auch bei Erwachsenen auf (vgl. F 51.4, S. 182). Die Genese scheint ähnlich zu sein und besteht meist in Konflikten zwischen Anpassung und Aufbegehren, die Betroffenen sprechen aber nicht gern darüber.

Schulangst

Angst vor Leistungsversagen in der Schule und den damit verbundenen Kränkungen und (eventuell auch bei guter Leistung) vor Schwierigkeiten mit den Mitschülern. Sie wird meist durch eine Diskrepanz zwischen Begabung und Anforderung (mangelnde Begabung, übersteigerte Erwartung der Eltern) oder durch eine Disproportion in der Entwicklung des Kindes (hohes intellektuelles Niveau bei Reifungsrückstand im somatischen und emotionalen Bereich) ausgelöst.

Schulphobie

Angst, in die Schule zu gehen. Im Unterschied zur Schulangst wird die Teilnahme am Unterricht von vornherein verweigert. Ursache ist häufig eine überstarke Bindung des Kindes an die Mutter.
Therapie: Beratung der Eltern, allmähliches Heranführen des Kindes an Selbständigkeit und veränderte Lebensverhältnisse (nicht nur in Bezug auf die Schule).

Stottern
(ICD: F 98.5)

Diese Koordinationsstörung des Sprechvorgangs tritt meist zwischen dem 3. und 7. Lebensjahr auf. Bestimmte Silben oder Laute können nicht (oder erst nach Wiederholung) ausgesprochen werden. Offenbar wirken bei dieser Störung verschiedene Bedingungen zusammen. Jungen sind häufiger betroffen als Mädchen (Relation 4: 1). Eine organische Komponente wird in etwa der Hälfte der Fälle nachgewiesen (Vererbung, minimale zerebrale Dysfunktion). Zusätzlich sind aber immer auch psychoreaktive Faktoren wirksam (Erwartungshaltung, Schüchternheit, eingeschliffene Reflexe). Die Störung kann sich eventuell aus einer emotionalen Spannung entwickeln. Neurologische Ursachen der Artikulationsstörung sind auszuschließen!
Die **Therapie** sollte möglichst frühzeitig einsetzen mit Logopädie, psychotherapeutischen Hilfen, Übungen zur Entspannung.

Stammeln
(ICD: F 98.5)

Zentrale Störung der Artikulation. Unfähigkeit, bestimmte Laute, z.B. den Buchstaben S (Sigmatismus) oder Lautverbindungen richtig auszusprechen. Die Störung kann durch eine Schädigung der peripheren Nerven oder der Sprechorgane bedingt sein. Sie wird aber auch durch Fehlgewohnheiten ausgelöst oder verstärkt. Gelegentlich ist gleichzeitig auch eine allgemeine Retardierung zu beobachten.

Poltern
(ICD: F 98.6)

Hastig-überstürztes Sprechen mit undeutlicher Artikulation und Weglassen von Endsilben. Eine minimale zerebrale Dysfunktion kann die Ursache der Störung sein. Die Prognose ist relativ gut.

Elektiver Mutismus
(ICD: F 94.0)

Elektiver Mutismus ist ein Nichtsprechen, das bei ungestörter Funktion der Sprechorgane und der für den Sprechvorgang notwendigen Nervenbahnen auftritt und sich auf einzelne Personen oder Situationen bezieht.
Die Störung beginnt im Kindesalter und jungem Schulalter, etwa vom 5. – 6. Lebensjahr und steigert sich allmählich. Die Prognose ist ungünstig. Das Verhalten enthält auch eine aggressive Komponente. Die Störung ist weniger gravierend, wenn sie sich nur auf fremde Menschen bezieht.
Differentialdiagnose: Autismus.
Therapie: Vermitttlung von altersentsprechenden Beziehungen, am wirksamsten ist Gruppentherapie.

Stereotype Bewegungsstörung
(ICD: F 98.4)

Bewegungsstereotypien (Jaktatio) sind im Säuglingsalter und in der frühen Kindheit meist ohne Bedeutung. Bei älteren Kindern sollte aber überprüft werden, ob sie als psychogene Störungen (Familie, Mutter, Isolierung) aufzufassen sind. Auch bei einer grob-organischen Hirnschädigung können derartige Automatismen auftreten. In diesen Fällen sind meist noch andere Symptome nachweisbar.

Nägelkauen, Nägelbeißen
(ICD: 98.8)

Nägelbeißen (Onychophagie) tritt als relativ häufige passagere Fehlgewohnheit von Kindern und Jugendlichen auf, manchmal bei Verlegenheit, aber auch im Laufe der Entwicklung. Pathologisch ist die Störung, wenn sie extrem stark ist oder bis in das Erwachsenenalter andauert bzw. im Erwachsenenalter erstmals auftritt.

Daumenlutschen
(ICD: F 98.8)

Es gilt als auffällig, wenn ein Kind nach dem 4. Lebensjahr diese Angewohnheit noch nicht aufgegeben hat. Man sollte jedoch mit der Bewertung (wie auch beim Nägelbeißen) zurückhaltend sein. Als günstiges Kriterium für die weitere Entwicklung gilt, wenn das Kind sonst unauffällig ist und im Spiel und in der Zuwendung zu anderen normale Reaktionen zeigt.

Masturbation
(ICD: F 98.8)

Masturbatorische Praktiken sind bei Kleinkindern nicht ungewöhnlich, im Sinne einer „Lustsuche" am eigenen Körper, die nicht sexuell überinterpretiert werden sollte. Im Schulalter ist eine exzessive Masturbation als Hinweis auf Störungen in der Beziehung zu den Eltern (vor allem zur Mutter) zu werten. Eine Latenz der sexuellen Aktivität ist in dieser Periode nicht so deutlich nachweisbar, wie man dies nach der psychoanalytischen Entwicklungslehre (S. 110) erwarten würde. In der Pubertät sind masturbatorische Praktiken bei Jungen ein normales Durchgangsstadium, bei gleichaltrigen Mädchen ist Masturbation weniger verbreitet (vgl. auch S. 344).

Nägelkauen, Daumenlutschen und Masturbation werden in der ICD-10 unter F 98.8 „sonstige Störungen des Verhaltens und der Emotion mit Beginn der Kindheit und Jugend" zusammengefaßt.

Lese- und Rechtschreibstörung
(ICD: F 81.0)

Die Lese- und Rechtschreibstörung (Synonym: Legasthenie) ist eine Teilleistungsschwäche, die sich in einer Erschwerung des Lesen- und Schreibenlernens bei normaler Intelligenz äußert.
Die Kinder sind nicht in der Lage, einzelne Buchstaben zu erfassen oder ein Wort in Buchstaben zu zerlegen, was eventuell durch die sog. Ganzheitsmethode im Schulunterricht noch gefördert wird, weil die Kinder die Wörter und ihre Schreibweise auswendig lernen, die Analyse der Buchstaben, die ihnen ohnehin schwer fällt, aber vernachlässigen. Die Störung führt zu Schwierigkeiten in der Schule (Fehlbeurteilung!) und wirkt sich häufig auf das Selbstverständnis der Betroffenen bis in das Erwachsenenalter aus. Jungen sind häufiger betroffen als Mädchen (Relation 2: 1). Eine grob-organische

Ursache (minimale zerebrale Dysfunktion) wird diskutiert. Vermutlich spielen geneti-sche Faktoren auch eine Rolle. Durch die Reaktion der Umwelt können jedoch zusätzli-che Schäden ausgelöst werden: mangelndes Selbstvertrauen, Trotz, fehlende Motivati-on, weil die Kinder den Eindruck haben, daß ihre Anstrengungen eh keinen Sinn haben.

Therapie: Geduldige systematische Gliederungs- und Schreibübungen in kleinen Schrit-ten (z.B. Kieler Leseaufbau-Programm und andere strukturierte Verfahren). Positive Bekräftigung von Erfolgen, auch wenn sie minimal sind.

Vermutlich wäre es besser, wenn man bei diesen Kindern von vornhinein die Analyse der Buchstaben erarbeiten würde.

Enuresis
(ICD: F 98.0)

Das nächtliche Einnässen ist pathologisch, wenn es nach dem 4. Lebensjahr kontinuier-lich weiter besteht oder nach der erfolgreichen Sauberkeitserziehung erneut auftritt.

Organische Ursachen müssen ausgeschlossen werden (Nieren- oder Blasenentzündung, Mißbildungen). Gelegentlich handelt es sich um einen Rückstand in der kindlichen Ent-wicklung. Jungen sind häufiger betroffen.

Die Zahl der **Spontanheilungen** ist groß: In den ersten Schuljahren vermindert sich die Zahl der einnässenden Kinder auf etwa die Hälfte (von 8% auf 4%). Im Gegensatz zur manifesten Enuresis diurna hat das gelegentliche Einnässen am Tag (beim Spielen) meist keine Bedeutung.

Die **psychoreaktiven Bedingungen** der Enuresis sind vielfältig (gestörte Beziehung zur Mutter, Inkonsequenz oder Härte bei der Sauberkeitserziehung, Konflikte zwischen den Eltern, Geburt eines Geschwisterkindes, Belastungen in der Schule, psychosoziale Überforderung). Häufig entwickeln sich zwischen dem einnässenden Kind und den an-deren Familienangehörigen gewisse Rituale. Manchmal scheint es, als ob die Aufre-gung über das Einnässen die einzige affektive Erregung darstellt, die das Kind erwar-ten kann (und dann vielleicht provoziert).

Therapie: In die Therapie müssen immer auch die Eltern einbezogen werden (Hinweise zum Verhalten, pädagogische Ratschläge, Entlastung). Direkte Hilfen für das Kind beziehen sich auf die Regulierung des Tagesablaufs (Spiel, festgelegte Zeiten zum Schlafengehen), stützende oder ablenkende Gespräche (keine Sanktionen oder Ver-sprechungen wegen der Störung) und Verhaltenstraining. Eventuell sind suggestive Maßnahmen (Hypnose, autogenes Training) wirksam.

Enkopresis
(ICD: F 98.1)

Das Einkoten ist eine relativ seltene Verhaltensstörung, die gelegentlich zusammen mit einer Enuresis auftritt. Beachtung verdienen das kontinuierliche Fortbestehen und das sekundäre Auftreten nach der Sauberkeitsgewöhnung. In der Regel ist bei dem Auftre-ten dieser Störung eine schwere Beeinträchtigung der Entwicklung und der familiären Bindungen anzunehmen.

Körperliche Ursachen müssen ausgeschlossen werden!

Tic-Störungen
(ICD: F 95.0)

Tics sind unwillkürliche, rasche, wiederholte nicht-rhythmische Anspannungen einzel-ner Muskelgruppen.

Einfache motorische Tics sind Blinzeln, Kopfwerfen, Schulterzucken, Grimassieren. Daneben gibt es vokale Tics: Räuspern, Grunzen, Zischen, Schniefen, eventuell auch das Wiederholen von bestimmten Wörtern.

Tic-Störungen sind durch das häufige Auftreten von Tics gekennzeichnet, die das Zusammenleben mit anderen erschweren. Hinweise auf eine neurologische Verursachung sind nicht vorhanden. Ein Zusammenhang mit emotionalen Störungen scheint zu bestehen oder das Auftreten der Störung zumindest zu begünstigen.
Therapie: Entsprechend der vermuteten Genese entweder psychotherapeutisch ausgleichend und ablenkend oder medikamentös.

Tourette-Syndrom
(ICD: F 95.2)

Als Tourette-Syndrom wird die Kombination von vokalen und multiplen motorischen Tics mit dem Beginn in Kindheit und Adoleszenz beschrieben.
Zunächst treten motorische Tics auf, später kommen vokale Tics hinzu: Räuspern, Grunzen, Gebrauch obszöner Worte (Koprolalie). Die Störung kann nur partiell und unter größten Anstrengungen unterdrückt werden. Sie verschwindet während des Schlafs. Die Auffälligkeiten dauern bis ins Erwachsenenalter, unbehandelt verstärkt sich die Störung bis zur groben Behinderung.
Therapie: Medikamentös mit Serotonin-reuptake-Inhibitoren. Zusätzliche stützende Psychotherapie.

Kindlicher Suizid

Selbsttötung ist bei Kindern vor dem 15. Lebensjahr selten. In der Suizidstatistik überwiegen die Jungen. Suizidversuche werden dagegen häufiger bei Mädchen beobachtet. Die Dunkelziffer ist groß. Die Selbstmordrate beträgt bei Kindern dieser Altersgruppe etwa 1: 100.000 (sie ist in den USA und in den westeuropäischen Ländern praktisch gleich).

35.3 Psychosen des Kindesalters

In diese Gruppe von Störungen gehören Erkrankungen, die in der ICD-10 unter dem Sammelbegriff tiefgreifende Entwicklungsstörung zusammengefaßt werden. Es handelt sich um schwere Störungen mit einer qualitativen Beeinträchtigung von sozialer Interaktion und Kommunikation.

Tiefgreifende Entwicklungsstörung
(ICD: F 84)

Bei diesen Störungen des Kindesalters ist der Kontakt zur Umwelt seit frühester Kindheit weitgehend beeinträchtigt. Auch das Realitätserleben scheint, so weit sich das beurteilen läßt, verändert zu sein. Es ist deshalb folgerichtig, wenn man diese Störungen als Psychosen (S. 43) bezeichnet. Der Begriff ist hier psychopathologisch definiert, d.h. hinter der ätiologisch unspezifischen Störung können unterschiedliche Veränderungen und Ursachen angenommen werden.

Frühkindlicher Autismus
(ICD: F 84.0)

Synonyme: Kanner-Syndrom, frühkindliche Psychose.
Autismus bezeichnet in der Kinderpsychiatrie abweichend von der Definition bei schizophrenen Erkrankungen in erster Linie eine Beziehungsstörung zu Personen und Gegenständen, eventuell auch zur eigenen Person. Die Störung tritt in den ersten drei Lebensjahren in unterschiedlicher Ausprägung auf.
Vermutlich handelt es sich beim Autismus um verschiedene Erkrankungen. Das Krankheitsbild ist selten (4: 10.000). Jungen sind häufiger betroffen. Nach dem Schweregrad

(und gestützt auf die Erstbeschreibung) werden verschiedene Typen des kindlichen Autismus unterschieden.

Die Symptome des frühkindlichen Autismus entwickeln sich zwischen dem 2. und 6. Lebensjahr, der Beginn liegt vor dem Alter von 1/2 Jahren. Die Kinder reagieren wenig oder gar nicht auf andere Menschen. Die Sprache ist gestört – sie ist primär nicht auf Kommunikation angelegt, wird vereinfacht oder systematisch verformt. Auffällig sind bizarre Verhaltensweisen oder ein besonderes Interesse an einzelnen unbelebten Objekten (z.B. Bauklotz, Kissen). Emotionaler Kontakt wird nicht angenommen. Häufig beobachtet man Bewegungsstereotypien, z.B. ein ständiges Bohren der Finger in den Augen, mit entsprechender Verletzung. Die Intelligenz ist manchmal herabgesetzt, gelegentlich werden aber in der späteren Entwicklung noch dramatische Besserungen beobachtet. Die Mehrzahl der Patienten bleibt auch im Erwachsenenalter pflegebedürftig. Ein Übergang in schizophrene Störungen ist möglich.
Eine psychoreaktive Auslösung der Störung ist unwahrscheinlich. Vermutlich werden Umweltreize auf Grund einer Anlage oder frühen Schädigung nicht ausreichend verarbeitet, so daß die Erfahrung der Realität, auf der vor allem die non-verbale Kommunikation basiert, beeinträchtigt ist.

Asperger-Syndrom
(ICD: F 84.5)

Synonym: autistische Psychopathie.
Diese Verhaltensänderung tritt überwiegend bei Jungen etwa im dritten Lebensjahr auf. Es kommt zu einer Störung oder Rückbildung von sozialen Kontakten. Die (meist gut entwickelte) Sprache wird nicht mehr zur Kommunikation eingesetzt. Das Kind führt Selbstgespräche. Daneben werden Bewegungsstereotypien und Rituale beobachtet, eventuell auch neurologische Ausfälle und eine Dyspraxie. Die Kinder sind häufig aggressiv, reizbar und ablenkbar. Sie lernen unregelmäßig. In der späteren Entwicklung scheint eine gewisse Rückbildungstendenz zu bestehen.
Ein Übergang in schizophrene Störungen wird äußerst selten beobachtet.

Die **Therapie** der autistischen Störungen ist heilpädagogisch: Förderung eines Gefühls von Nähe und Kommunikation. Die Therapie sollte nicht an den kognitiven Störungen ansetzen. Medikamente sind nutzlos.
Eltern behinderter Kinder leiden, unabhängig von der Art der Behinderung, nahezu immer an Schuldgefühlen. Man muß ihnen helfen, diese Ängste zu überwinden. Dies ist auch für die Behandlung des Kindes eine wesentliche Voraussetzung. Man sollte den Eltern sagen, daß nicht ihr Verhalten gegenüber dem Kind oder ihre emotionale Unfähigkeit, sondern organische Schäden den Autismus verursacht haben.

Schizophrene Störungen

Typische schizophrene Syndrome können auch im Kindesalter auftreten. Wahn, Halluzinationen und Denkstörungen kann man etwa vom 7. Lebensjahr an beobachten. Die Schizophrenie des Kindesalters ist vielgestaltiger als die des Erwachsenen. Ein ungünstiger Faktor ist das frühe Erkrankungsalter. Häufig sind die Kinder ängstlich und mißtrauisch. Die Beziehung zur Umwelt ist gestört (Abwehr, Isolierung). Auffällig sind Veränderungen der Sprache (Regression, Stereotypien, Selbstgespräche).
Bei der Entstehung der Störung scheint, wie bei der Schizophrenie des Erwachsenen, die Anlage eine nicht unerhebliche Rolle zu spielen: Dafür spricht die Häufung der Störung in bestimmten Familien und die hohe Konkordanz bei eineiigen Zwillingen (30-70%).

Zusätzliche Bedingungen sind: Umweltreize, emotionale Störungen innerhalb der Familie und lang anhaltende Belastungen, aber auch hirnorganische Defekte im Sinne einer frühkindlichen Hirnschädigung.

Je früher sich die Erkrankung manifestiert, desto ungünstiger ist die Prognose. Bei prämorbid syntonen, kontaktfreudigen und intelligenten Kindern kann man eher mit einem günstigen Verlauf rechnen. Auch der stürmische Beginn der Erkrankung ist prognostisch eher günstig.

Therapie: Eine Behandlung mit Neuroleptika ist auf jeden Fall notwendig.

Depressive Störungen

Depressive Verstimmungen sind im Kindesalter nicht selten. Das Krankheitsbild ist vielgestaltig und ätiologisch unspezifisch. Entscheidende Merkmale einer kindlichen Verstimmung sind:
- Dysphorie,
- Unlust,
- Verhaltensstörungen,
- sozialer Rückzug,
- Schlaflosigkeit,
- Appetitmangel,
- Suizidideen.

Eine Verbindung zu den affektiven Psychosen der Erwachsenen scheint jedoch nicht zu bestehen.

Therapie: Heilpädagogisch-stützend, eventuell auch medikamentös (Antidepressiva, niedrig dosiert).

35.4 Psychische Störungen in der Adoleszenz

Als **Adoleszenz** wird die Lebensphase bezeichnet, die den Übergang zwischen der Kindheit und dem Erwachsenenalter bildet (etwa vom 13. – 20. Lebensjahr). In dieser Zeit kommt es zu tiefgreifenden körperlichen und seelischen Veränderungen. Biologisch ist die Phase durch den Abschluß des Wachstums und der sexuellen Reifung charakterisiert. Psychologische Kriterien sind Ausbildung der Persönlichkeit, Individuation, Aufbau von Selbstkonzept und Auseinandersetzungsstil sowie das Hineinwachsen in gesellschaftliche Aufgaben, Verantwortung und Beruf.

Der Übergang zwischen Kindheit und Erwachsenenalter kann durch Störungen aus verschiedenen Bereichen beeinträchtigt werden. Zu diesen *typischen Reaktionsmustern des Entwicklungsstadiums* gehören:
- emotionale Instabilität, die, insofern sie erlebt wird, das Selbstwertgefühl herabsetzt;
- aggressives Aufbegehren oder resignierter Rückzug (eventuell beides im Wechsel);
- Bemühen um das gedankliche Erfassen der Welt mit Neigung zu idealistischer Einseitigkeit (Ideologien, Esoterik);
- Abgrenzung von der Welt der Erwachsenen und Orientierung an Peer-groups.

Peer-groups sind die Bezugsgruppen von gleichaltrigen Jugendlichen, in der Heranwachsende Vorbilder, Halt und Sicherheit suchen – häufig gegen den Willen der Erwachsenen oder mit einem Versuch der Abgrenzung (vgl. S. 312).

Besonders besprochen werden sollten bei den Heranwachsenden die *Adoleszenzkrisen, neurotische Störungen, Drogenabhängigkeit* und *schizophrene Episoden.*

Adoleszenzkrisen

Krisen in der Adoleszenz können die verschiedensten psychischen Funktionen betreffen. Sie äußern sich häufig in Selbstwertzweifeln und Unsicherheiten der eigenen Identität gegenüber und können mit Verstimmung, Mißmut, Erregung und hysterischen Ausbrüchen einhergehen.

Gelegentlich entwickeln sich Störungen an der Einstellung zur **Sexualität**. Auch heute noch (trotz Liberalismus und Aufklärung) leiden junge Menschen, vor allem Jungen, unter Skrupeln und Selbstvorwürfen wegen angeblich exzessiver Masturbation. Größere Probleme machen atypische Varianten des Geschlechtsrollenverhaltens, die bereits in Kindheit und Jugend einsetzten und den Betroffenen erstmals in der Adoleszenz bewußt werden, meist ohne äußeren Anlaß. Die Jugendlichen zeigen in Kleidung und Gewohnheiten und in den Beziehungen zum anderen Geschlecht ein Verhalten, das im Gegensatz zum typischen Verhalten der Gleichaltrigen steht. Ob es sich um **Transvestismus** oder **Transsexualismus** (S. 355) handelt oder um **homosexuelle Neigungen** (S. 350), der Arzt wird immer gefordert sein, den Jugendlichen und den Eltern bei der Auseinandersetzung mit diesem Problem beizustehen. In dieser Phase gibt es auch depressive Verstimmungen mit Suizidgedanken, die man sehr ernst nehmen sollte.

Der jugendliche Protest kann sich eventuell in aggressiven Handlungen anzeigen und in Widerstand gegen gesellschaftliche Normen (Familie, Schule, Gesetz) eskalieren. Bei extremen und auffälligen Handlungen, die der Persönlichkeit des Jugendlichen widersprechen, sollte man differentialdiagnostisch auch an die Möglichkeit einer beginnenden Schizophrenie denken!

Neurotische Störungen

In der Adoleszenz können in bestimmten Situationen typische neurotische Störungen ausgelöst werden. Auslöser sind:
- familiäre Krisen,
- Instabilitäten im familiären Zusammenleben (die vielleicht erst nach der Pubertät bewußt wahrgenommen werden),
- Konflikte in Schule und Beruf,
- Ineffektivität des persönlichen Auseinandersetzungsstils in einer veränderten Umgebung,
- unangepaßte Erwartungen an die Umwelt,
- Unerfahrenheit.

Neurotische Störungen ergeben sich aus veränderten gesellschaftlichen Anforderungen, aber auch aus **intrapsychischen Widersprüchen**. Sie haben manchmal den Charakter von pubertären Krisen. Die bei Kindern und Jugendlichen auftretenden neurotischen Syndrome sind in etwa denen der Erwachsenen vergleichbar. Sie äußern sich in hysterischen Verstimmungen und Ausnahmezuständen sowie in Konversionssymptomen (Lähmungen, Sensibilitätsstörungen, sensorische Ausfälle, Hyperventilation, Aphonie, Erbrechen), die im allgemeinen psychotherapeutisch gut zu beeinflussen sind.

Bei ausgeprägten **Zwangssymptomen** sollte man daran denken, daß sie gar nicht selten im Vorfeld einer schizophrenen Erkrankung auftreten. Schwierig zu beeinflussen sind auch **generalisierte Angstzustände**, die ohne Anlaß auftreten und persistieren. Sie gehen deutlich über ängstliche Reaktionen (vor unbekannten Situationen, der Schule, fremden Menschen) von scheuen oder empfindlichen Kindern hinaus.

Die Mehrzahl der im Kindesalter auftretenden **Phobien** bildet sich ohne Behandlung zurück. Allerdings können phobische Zustände sich mit der Zeit auch auf bestimmte Lebensbereiche oder Erfahrungen verdichten.

Die **Dysmorphophobie** (zwanghafte Angst, mißgestaltet und deswegen auffällig zu sein) ist von der ängstlichen Unsicherheit über das eigene Aussehen und die Wirkung auf andere abzugrenzen, sie ist manchmal das erste Zeichen einer beginnenden Schizophrenie.

Bei der Genese der **Anorexia nervosa** (S. 184) spielen psychoreaktive und neurotische Faktoren eine Rolle. Vermutlich sind aber auch körperliche Funktionsstörungen, die durch die dramatische Reduzierung des Körpergewichts ausgelöst werden, für die Fortdauer der Störung verantwortlich. Wichtig erscheint mir der Hinweis, daß die Anorexia nervosa relativ häufig Prodrom einer schizophrenen Störung ist. Wenn eine Anorexie bei einem jungen Mann auftritt, ist dies kein Zeichen der gegenwärtig sich durchsetzenden Emanzipation, wie behauptet worden ist.

! Bei männlichen Jugendlichen mit einer anorektischen Störung kann man davon ausgehen, daß sie an einer schizophrenen Psychose erkrankt sind (sorgfältige Exploration).

Drogenabhängigkeit

Verschiedene Jugendliche, denen man eine Gefährdung nicht ohne weiteres ansieht, können in eine Abhängigkeit von Rauschdrogen geraten, meist über Einstiegsdrogen wie Alkohol oder Haschisch. Crack und Ekstasy spielen jetzt ebenfalls eine Rolle. Diese Störungen wurden in einem eigenen Kapitel abgehandelt (S. 310). Neurotische Störungen und Adoleszenzkrisen können die Tendenz zur Abhängigkeit fördern.

Schizophrene Psychosen

Schizophrene Episoden verlaufen in der Adoleszenz ähnlich wie bei Erwachsenen, allerdings muß man damit rechnen, daß die Erkrankung, sofern sie unbehandelt bleibt, dramatischer verläuft und schneller zu einem Residuum führt. Die Hebephrenie läßt sich als eine besondere Form von schizophrenen Störungen im Jugendalter interpretieren (S. 235).

36 Gerontopsychiatrie

Fragen:
Welche psychischen Störungen sind typisch für das Alter? Wie kann man sie behandeln? Wann sollte man damit anfangen? Wie stehen Sie zu alten Menschen – und zum eigenen Alter?

Aufgabe der Gerontopsychiatrie ist die Diagnose, Prävention und Therapie von psychischen Störungen und Krankheiten alter Menschen. Psychische Störungen im Alter können altersbedingt sein (Wesensänderung, Demenz), sie können aber auch früher bestanden haben und noch fortdauern (neurotische Fehlhaltung, Schizophrenie, Alkoholismus) und dabei eine typische Altersprägung annehmen. Eine Kombination von beiden Bedingungen ist möglich.

Grundsätzlich muß man Krankheiten des Alters von normalen Vorgängen des Alterns abgrenzen.

Altern ist eine Funktion der Zeit. Bei jeder organischen Substanz treten mit der Zeit irreversible Veränderungen auf. Solche Veränderungen betreffen den ganzen Organismus, aber auch jeden seiner Teile (Zellen, Gewebestrukturen, Organe).

Jeder Mensch möchte alt werden, aber nicht alt und gebrechlich sein. Wir fürchten alle den Abbau und die mögliche Reduktion unserer körperlichen und intellektuellen Fähigkeiten durch das Alter.

Alte Menschen verlieren häufig das Vertrauen in ihre geistige Leistungsfähigkeit, nicht zuletzt unter dem in unserer Gesellschaft vorherrschenden negativen Bild vom Alter, an dem sie sich ein Leben lang orientiert haben. Alter ist nicht nur ein biologischer Vorgang, sondern wird auch von sozialen und kulturellen Bedingungen geprägt (Isolierung, Verlust der Aufgaben, negative Rollenerwartung).

Eigenschaften des Charakters haben dagegen eine hohe Konstanz während des gesamten Lebensablaufs. Sie werden durch physiologische Alterungsprozesse nicht entscheidend verändert.

Zu Beginn des 20. Jahrhunderts waren in den USA und in Mitteleuropa nur 4% der Bevölkerung über 65 Jahre alt. Bis 1960 stieg dieser Anteil auf 6%. 1980 hatte er sich mit 16% mehr als verdoppelt. Die Zahl steigt in allen Industrieländern weiter an.

In der Bundesrepublik Deutschland lebten 1986 1,5 Millionen Menschen, die älter als 80 Jahre alt waren – ein Ergebnis der sozialen Entwicklung und des (häufig kritisierten!) Fortschritts der medizinischen Technik. Diese Fortschritte wären jedoch vertan, wenn die gewonnene Zeit nicht gleichzeitig auch sinnvoll erlebt und gestaltet werden könnte.

36.1 Störungen und Krankheiten

In der Gerontopsychiatrie sind **Interferenzphänomene** besonders deutlich. Bei allen Krankheiten des Alters wird man ein komplexes Ineinandergreifen von somatischen, psychoreaktiven und endogenen Faktoren berücksichtigen müssen. Der Akzent kann wechseln. Auch die Zeit hat einen Einfluß: Mit fortschreitendem Alter nehmen organische Veränderungen zu.

Wichtig ist auch das **Kompensationsvermögen** des älteren Menschen, durch das altersbedingte psychische Einschränkungen wie Rollenwechsel, Verlangsamung oder Gedächtniseinbußen lange Zeit ausgeglichen oder überspielt werden. Die Grenzen zu

Störungen und Krankheiten sind fließend. Entscheidend ist dabei allerdings, welche Funktionen gestört sind und *wie* diese Störungen aufgefangen werden können.

Eine durch Arthrose bedingte schmerzhafte Einschränkung des Gehens wird ein aktiver, an Bewegung gewöhnter Mensch anders erleben als ein unsportlicher Schöngeist. Wie die Störung aufgefangen und eventuell kompensiert wird, hängt von der Persönlichkeit des Betroffenen ab.

Schwieriger ist der Umgang mit psychischen Einbußen (Gedächtnisstörung, verminderte Leistungsfähigkeit, Starrheit, Affektlabilität) oder mit der zunehmenden Isolierung im Alter (Tod des Partners, Verlust von Freunden und Arbeitskollegen). Hier sind nur individuelle Lösungen möglich.

! Wie wir mit dem Alter und seinen Einbußen umgehen, erwerben wir im Laufe unseres Lebens.

Hirnleistungsschwäche

Aus dem normalen Vorgang des Alterns wird sich häufig als erstes eine Hirnleistungsschwäche ergeben. Sehr früh zeigt sich ein Konzentrationsmangel, der bei Belastung zunimmt. Die Patienten verlieren bei komplexen Aufgaben leicht die Übersicht, die affektive Spannkraft läßt nach. Es kommt zu Stimmungsschwankungen, die mitunter vom Patienten selbst als peinlich erlebt werden. Die Reagibilität ist gesteigert. Die Patienten werden schreckhaft und unsicher, sind manchmal auch starr und rigide. Sie sind häufig reizbar und dysphorisch oder depressiv.

Therapie: Der Psychiater wird immer wieder gefragt, ob er nicht Anti-Aging-Medikamente empfehlen könnte. Wenn wir ehrlich sind, werden wir solche Wünsche negativ beantworten.

Außer einer internistischen Behandlung zur Regulierung von Kreislauf und Blutdruck oder Vitamin-E-Präparaten wird man kaum etwas vorschlagen können.

Eine gewisse Frische und Aktivierung habe ich nach der Verabreichung von Nootropika (Piracetam) wiederholt gesehen, aber auch die Wirkung dieser Medikamente ist umstritten und bei einer fortgeschrittenen Störung ist der Einsatz nicht mehr überzeugend.

Neurotische Störungen

Wir hatten den Begriff der neurotischen Störung, der im ICD-10 und in der DSM IV vermieden wird, beibehalten, um angelernte Reaktionen und Fehlgewohnheiten zu kennzeichnen (S. 92).

Im Alter kommt es allgemein zu einer Zuspitzung von eingefahrenen Reaktionen. Relativ häufig werden hysterische oder depressiv-hysterische Reaktionsmuster oder regressive Phänomene aktiviert, die bis dahin nicht oder nur in Andeutungen vorhanden waren.

Gelegentlich hat man den Eindruck, die alten Menschen würden solche Reaktionen, die sie sonst unterdrückt hätten, gezielt benutzen, wenn sie ihren Willen gegenüber den Angehörigen oder Pflegekräften nicht durchsetzen können.

Schlafstörungen und Verschiebung des Schlaf-Wach-Rhythmus

Der ältere Mensch klagt häufig über Schlafstörungen. Das Einschlafen ist erschwert, der Schlaf ist verkürzt und wird flacher und der Anteil der REM-Phasen, der sich im Erwachsenenalter gegenüber der frühen Kindheit stetig vermindert hat, geht weiter zurück, bis unter 20% (während er beim Säugling noch 50% betrug).

Manchmal wachen die Patienten nachts auf und liegen grübelnd wach – was als Anzeichen einer beginnenden depressiven Verstimmung zu werten ist.

Im höheren Alter und bei einer stärkeren grob-organischen Schädigung kann es zu einer Umkehr des Schlaf-Wach-Rhythmus kommen: Die Patienten schlafen tagsüber und sind nachts wach und unruhig und verwirrt.

Affektive Verstimmungen

Affektive Störungen treten im höheren Lebensalter gehäuft auf, sie verlaufen dann aber meist in einer milderen Form. Die sog. endogene Depression wird im höheren Lebensalter flacher, auch monotoner, somatische Beschwerden und hypochondrische Ängste nehmen zu. Dafür treten bei älteren Patienten eher bestimmte Wahnthemen auf (S. 86). Relativ häufig sind manische Zustände. Gar nicht so selten sind erstmals im Alter auftretende bipolare affektive Störungen, die fast immer mit grob-organischen Veränderungen verbunden sind.
Bei den affektiven Störungen im Alter ist eine gewisse Starrheit auffällig, in depressiven Zuständen, aber auch in der Mannie.

Wahnerkrankungen

Wahnerkrankungen, die nicht im Zusammenhang mit affektiven Störungen stehen, werden bei alt gewordenen schizophrenen Patienten (Residuen) beobachtet. Es können aber auch schizophrenen Syndromen erstmals im Alter auftreten. Eine besondere Gruppe bilden die paranoiden involutiven Psychosen.

Paranoide Psychosen in der Involution sind häufig auf ein einzelnes Thema beschränkt (Eifersucht, Manipulationen, mit denen Nachbarn den Patienten aus der Wohnung treiben wollen). Sie gehen mit depressiver Verstimmung und Wesensänderung einher. Die Störung spricht auf die übliche Neuroleptika-Therapie nur verhalten an, vor hohen Dosen sollte man sich hüten.

Das **Kontaktmangelparanoid** (*Janzarik* 1973) betrifft überwiegend vereinsamte Frauen jenseits des 60. Lebensjahres. Im Unterschied zu den erstmalig im höheren Alter auftretenden Schizophrenien dominieren bei diesen Störungen die paranoid-halluzinatorischen Symptome, der zerebrale Abbau ist weniger deutlich.

Wesensänderung und **Demenz** werden mit zunehmendem Alter häufiger diagnostiziert. Patienten mit solchen schweren Veränderungen können zusätzlich von Ängsten, Halluzinationen und depressiven Verstimmungen betroffen sein. Offenbar sind es quälende halluzinatorische Erlebnisse oder ein Gefühl des Bedrohtseins und der Gefährdung, über die sich die Patienten nicht mehr äußern können, die wir aber aus der ängstlichen Abwehr und dem Weinen erschließen. Häufig geht die Störung auch mit neurologischen Ausfällen, Stereotypien und Sprachzerfall einher. Andere Patienten sind konstant aggressiv und reizbar.

36.2 Prophylaxe und Therapie

Die **Prophylaxe** muß früh einsetzen. Sie besteht in der Förderung von Haltungen und Reaktionen, mit denen eine **aktive Anpassung an wechselnde Lebensumstände** erreicht wird. Entscheidend ist auch die körperliche Gesundheit. Manchmal sind Verwirrtheitszustände und nächtliche Unruhe oder Verstimmungen allein durch Herz- und Kreislaufbehandlung und Regulierung der Flüssigkeitsbilanz günstig zu beeinflussen.

! Voraussetzung jeder gerontopsychiatrischen Betreuung ist eine optimale somatische Therapie.

Bei den therapeutischen Maßnahmen muß man berücksichtigen, ob es sich um eine beginnende Störung mit Leistungsminderung und überwiegend psychoreaktiven Veränderungen handelt oder ob die Störung bereits fortgeschritten ist und irreversible grob-organische Schäden aufgetreten sind.

Bei der **beginnenden Störung** ist eine psychiatrische Therapie angezeigt, die sich der besonderen Situation des alten Menschen anpaßt. Differenzierteren Patienten wird man eine Weiterbeschäftigung nach eigenem Lebensplan empfehlen (Hobbies, Gruppenkontakte, Schreiben). Eine auf die individuellen Probleme bezogene Psychotherapie ist möglich (Rollenverhalten, Aufweisen von Aufgaben, Gespräche, autogenes Training, behutsame Korrektur von Gewohnheiten).

Menschen, die ein Leben lang tätig waren, finden häufig auch ein erfülltes Leben im Alter. Die Vorbereitung auf das Alter beginnt nicht erst nach der Pensionierung oder im Seniorenheim (da ist es zu spät), sondern 20 oder 30 Jahre früher, vielleicht schon in der Adoleszenz, zumindest aber im reifen Alter, in dem man Gewohnheiten annimmt.

Für Therapie und Prophylaxe ist eine **intellektuelle Aktivierung** notwendig. Über ein Angebot von Aufgaben und Trainingsprogrammen lernt der Patient, das Denken und Erinnern zu schulen.

Darüber hinaus darf man nicht vergessen, daß auch der alternde Mensch **Ziele** braucht. Er kann in einer Gruppe alter Menschen aktiv werden, Memoiren schreiben, Rosen züchten oder die Betreuung von Kindern oder von Gebrechlichen aus der eigenen Generation übernehmen.

Für Patienten mit leichten oder angedeuteten Störungen (die mehr unter der Angst vor dem Verfall leiden) haben Ablenkung und Spiele eher einen negativen Aspekt. Besonders wichtig ist für viele ältere Menschen die Kommunikation und Partnerschaft mit anderen, wobei die Sexualität vermutlich mehr im Sinne von Zärtlichkeit und Bindung erlebt wird.

Gehirn-Jogging ist eine verschiedene Leistungsbereiche umfassende, etwa 10 Minuten dauernde Übung, die möglichst am Morgen durchgeführt werden sollte. Der Patient kann die Aktivierung dann anschließend auch auf andere Leistungen übertragen, die sich aus der aktuellen Situation ergeben.

Mit **Psychopharmaka** sollte man bei beginnenden Störungen sparsam sein. Im allgemeinen werden sie bei alten Menschen etwa um ein Drittel niedriger dosiert. Über die Dosis kann man jedoch nur individuell entscheiden. Zur Anregung bei Leistungseinbußen und schneller Erschöpfbarkeit haben sich Nootropika (Piracetam) bewährt. Gelegentlich kann eine Dauermedikation mit niedrig dosierten Schlafmitteln notwendig werden. Je schwerer die grob-organisch begründeten psychischen Veränderungen sind, desto mehr verlagert sich die Therapie auf Pflege und die Verabreichung von Psychopharmaka, vor allem Antidepressiva oder Neuroleptika. Bei trizyklischen Antidepressiva treten wegen des anticholinergen Effekts relativ leicht delirante Zustände auf; weitere Komplikationen, auf die man insbesondere bei älteren Menschen achten muß, sind Miktionsbeschwerden, eventuell auch Herzrhythmusstörungen (bei hoher Dosierung) und die Verschlechterung eines bestehenden Glaukoms.

Bei einer über Jahre durchgeführten **Lithiumprophylaxe** (S. 459) kann es im Alter durch Nierenschädigung oder Herzinsuffizienz und der damit notwendig gewordenen internistischen Behandlung trotz unveränderter Dosierung zu einer Lithium-Überdosierung kommen.

Bei pflegebedürftigen gerontopsychiatrischen Patienten haben sich bei den unterschiedlichen Indikationen die folgenden **Psychopharmaka** (in täglicher Dosierung) bewährt:

Unruhe, Reizbarkeit, Aggressivität
- Haloperidol (1 – 2 - 3 mg, eventuell auch höher dosiert)
- Pipamperon (40 – 120 - 240 mg als Tablette oder Saft)
- Bromperidol (2,5 - 5 mg)

Quälende Halluzinationen, Angst
- Melperon (25 – 50 – 200 mg)

Aggressivität, Dysphorie
- Cyproteronacetat (10 – 20 mg, eventuell auch bei Frauen!)

Verwirrtheit
Nicht vergessen: Wasser- und Elektrolythaushalt kontrollieren und, wenn nötig, ausgleichen.

Die Medikation muß sorgfältig kontrolliert werden. Auch eine bewährte Dosis kann mit der Zeit durch körperliche Veränderungen zu Unverträglichkeit führen oder unzureichend sein. Wichtig ist die enge Zusammenarbeit mit Ärzten somatischer Richtungen.

In jedem Fall sind aber auch **verhaltenstherapeutische Programme** notwendig: Regelmäßigkeit des Tagesablaufs, festgelegte Zeiten für Essen, Versorgung, Toilette.

Der hilflose und demente alte Mensch ist zuletzt häufig nur noch „Gegenstand" der Pflege, er kann aber auch in diesem Zustand seine Würde behalten, wenn die Pflegenden sich dieser Würde bewußt werden – dazu brauchen sie bei ihrer schweren Arbeit eine intensive Unterstützung von Ärzten und Supervisoren, was manchmal vergessen wird.

37. Suizidalität

Fragen:
Welche Assoziationen verbinden Sie mit den Wörtern Suizid und Suizidversuch? Welche Übersetzung erscheint Ihnen angebracht: Selbstmord, Selbsttötung, Freitod? Ist Suizid eine Krankheit, eine Schwäche oder einfach eine konsequente Haltung gegenüber unüberwindbaren Schwierigkeiten? Was erlebt ein Mensch, der sich zum Suizid entscheidet? Wie könnte man helfen?

Suizidalität bedeutet akute Lebensgefahr und erfordert unmittelbares ärztliches Handeln. Die Absicht zum Suizid zielt auf die Beendigung des Lebens aus freiem Willen. Die als Synonym für Suizid verwendeten Begriffe Selbsttötung, Selbstmord und Freitod widerspiegeln die kontroverse Haltung der Gesellschaft.

37.1 Suizidalität

Suizidalität bezeichnet die Neigung zur Selbsttötung, die sich in Phantasien, konkreten Plänen und Vorbereitungen anzeigt.

Suizidalität ist schwer abzuschätzen. Selbst wenn ein Mensch gerade einen Suizidversuch begangen hat, kann man eine eventuell weiter bestehende Suizidabsicht kaum beurteilen, sofern der Betroffene die Aussagen verweigert oder die Absicht leugnet. Äußere Umstände können zu jeder Zeit und unvorhersehbar die Intentionen zum Suizid in der einen oder anderen Richtung beeinflussen. Erschwert wird das Urteil durch die natürliche Scheu der Gesprächspartner (auch des Arztes), dieses Thema zu berühren. Tod ist in unserer modernen Gesellschaft ein Tabu. Die Scheu ergibt sich aus der eigenen Unsicherheit und der Furcht, man könnte durch bloßes Aussprechen oder eine ungeschickte Argumentation Suizidhandlungen aktivieren. Wenn suizidgefährdete Menschen vom Suizid oder der Wertlosigkeit des Lebens sprechen, ist das häufig als Appell oder Hilferuf aufzufassen. Andererseits muß man aber damit rechnen, daß Menschen, die sich zu einem Suizid entschlossen haben, ihre Absicht aus unterschiedlichen Motiven bis zuletzt leugnen.

Das plötzliche Umschlagen der Stimmung nach einer längeren Phase von depressiver Verzweiflung und ängstlichem Jammer in eine *stille* Heiterkeit ist ein wichtiger Hinweis auf eine akute Suizidgefahr, denn die Entscheidung hat den Zweifel beendet und bringt scheinbar eine Lösung in Sicht, auf die man hin arbeiten kann.

Der depressive Patient ist häufig dankbar und erleichtert, wenn man ihn auf seine Suizidgedanken anspricht.

Fragen zur Abschätzung der Suizidalität hat *Pöldinger* (1982) zusammengefaßt:

Wurde die Möglichkeit einer Selbsttötung erwogen?
Drängten sich Selbstmordgedanken auf? Waren sie zwanghaft?
Wurden Vorbereitungen zum Suizid getroffen oder gab es Pläne dazu?
Wird die Situation für aussichtslos gehalten?
Gibt es Gegenvorstellungen oder positive Alternativen?
Sind soziale Sicherungen vorhanden – Beruf, Hobby, mitmenschliche Kontakte?
Gibt es religiöse Bindungen?

Die Kenntnis des sog. **präsuizidalen Syndroms** (*Ringel*, 1953) reicht nicht immer aus, um die drohende Suizidgefahr zu beurteilen und einen Suizid zu verhüten. Dieses Syndrom beschreibt die psychosozialen Veränderungen, die einer Suizidhandlung vorausgehen können:
- Einengung der Gedanken auf das Thema Suizid und Vereinsamung,
- Aggressionshemmung und Wendung der Aggression gegen die eigene Person,
- Suizidphantasien.

Äußerst schwierig ist es für den Konsiliararzt, die Suizidalität eines Patienten auf der Intensivstation einige Tage nach einer fehlgeschlagenen Suizidhandlung zu beurteilen. Die Einweisung in eine psychiatrische Klinik bedeutet eventuell ein zusätzliches Trauma, das die Suizidalität erhöht. Und außerdem wird der Termin, an dem der Patient wieder frei über sich entscheiden kann, durch diese Maßnahme nur hinausgeschoben.

Psychosoziale Krisen gehen Suizidhandlungen häufig voraus. Von einer Krise sprechen wir, wenn Ereignisse und Erlebnisse nicht mehr sinnvoll bewältigt werden können und eine pathologische Entwicklung in Gang setzen.

37.2 Suizidversuch

Suizid und Suizidversuche müssen getrennt betrachtet werden. Der Suizidversuch ist jedoch nicht immer ein „mißglückter Suizid", er hat manchmal auch einen appellativen Charakter. Man müßte dann aber fragen, weshalb gerade diese Form des Appells gewählt wurde, denn es gibt auch andere. Daneben gibt es aber auch Selbsttötungen, die als „mißglückte Suizidversuche" aufzufassen sind. Der Betroffene wollte etwas darstellen, vielleicht den Partner aufrütteln, wählte aus Unkenntnis eine tötliche Dosis oder Zufall verhinderte die erwartete Rettung (wenn der Partner sich gerade an diesem Tag verspätete).

Bei Suizidversuchen ist besonders die hohe Rückfallrate auffällig. Etwa ein Drittel der Patienten wird innerhalb von 12 Monaten rückfällig. Einem gelungenen Suizid gehen häufig mehrere Suizidversuche voraus. Je mehr Suizidversuche, desto größer ist die Suizidalität.

Das Verhältnis von Suizid zu Suizidversuch wird mit 1: 10 angegeben. Etwa 10% der Personen, die einmal einen Suizidversuch begangen haben, sterben im Laufe der folgenden zwanzig Jahre durch Selbstmord.

37.3 Suizid

Die Bedeutung des Suizids wird im allgemeinen unterschätzt. Selbstmord gehört in den meisten europäischen Ländern und in den USA zu den 10 häufigsten Todesarten. Bedeutend größer ist die Zahl der Menschen, die (zumindest vorübergehend) Suizidphantasien oder selbst konkrete Pläne dazu haben. Die Dunkelziffer ist sehr groß.

Statistisch ist die *Suizidzahl* von der *Suizidrate* zu unterscheiden:

Suizidzahl ist die tatsächliche Zahl der in einer bestimmten Zeit in einer Bevölkerungsgruppe festgestellten Selbsttötungen.

Suizidrate bezeichnet die Anzahl der Selbsttötungen pro 100.000 Einwohner im Jahr.

Die Suizidrate beträgt in Deutschland 19-21 auf 100.000 Personen (d.h. 14.000 Menschen pro Jahr). Diese Zahl ist in den letzten Jahrzehnten relativ konstant geblieben.

In beiden Weltkriegen sind dagegen in Europa (auch in den neutralen Ländern!) die Suizidraten deutlich zurückgegangen. Eine Ursache dafür ist nicht bekannt. Die Tatsache spricht aber für gesellschaftliche und gruppendynamische Einflüsse bei dieser im Grunde sehr privaten Entscheidung.
Beunruhigen sollte uns jedoch die Tatsache, daß in den letzten Jahren zunehmend via Internet Suizidhandlungen verabredet werden. Es gibt auch Fälle, in denen mehrere Chatter, selbstverständlich anonym, über eine WebCam einen Suizid online beobachten und mit Kommentaren begleiten.

Männer begehen häufiger Suizid als Frauen. Bei den Suizidversuchen ist die Relation zwischen den Geschlechtern umgekehrt.

Die Altersverteilung der Suizide zeigt einen Anstieg bei Heranwachsenden und Jugendlichen (14-24 Jahre) und einen deutlichen Gipfel zwischen 50 und 70 Jahren.

Alleinstehende sind stärker gefährdet. Ein zusätzlicher Risikofaktor sind gestörte Familienverhältnisse. Bei Geschiedenen werden mehr Suizidversuche registriert, der Anteil der Männer ist dabei größer.

Die Selbstmordzahl ist in den Städten deutlich höher als auf dem Lande.

Die Suizidmittel wechseln, sie sind auch einer Zeittendenz unterworfen, oder den technischen Möglichkeiten der Betroffenen. Berichte in den Medien über aufsehenerregende Selbsttötungen (z.B. Selbstverbrennungen) können eine Zeit lang die Art des Suizids bestimmen, wenigstens bei einigen Personen. Eine besondere Rolle spielen Schlafmittelvergiftungen. Sie überwiegen bei den Suizidversuchen, vielleicht auch deshalb, weil die Medikamente relativ leicht zu beschaffen sind. Vergiftungen mit Pflanzenschutzmitteln sind zurückgegangen. Männer bevorzugen eher die sog. „harten" Suizidarten: Erhängen, Erschießen, Ertränken, Sturz von großer Höhe.

! Bei besonders grausamen Suiziden und Suizidversuchen sollte man prüfen, ob nicht eine Motivation aus schizophrenem Erleben bestanden haben könnte.

Zu unterscheiden sind *Doppelsuizid* und *erweiterter Suizid*. Beim **Doppelsuizid** wird der Partner mit seinem Einverständnis in die Tötung einbezogen. Beim **erweiterten Suizid** werden eine oder mehrere andere Personen gegen ihren Willen mit in den Tod genommen.

Eine protektive Wirkung scheint in der (akzeptierten) Aufgabe für andere zu liegen. Menschen, die für ein Kind zu sorgen haben, sind signifikant weniger gefährdet. Der erweiterte Suizid ist in dieser Gruppe selten und fast immer die Folge einer psychischen Krankheit (schwere depressive Episode, schizophrene Störung).

37.4 Ätiologie und Pathogenese

Grundsätzlich sollte man *Ursache* und *Motiv* einer Suizidhandlung unterscheiden. Die **Ursache** ist eine bestimmte Situation und das besondere, durch die lebensgeschichtliche Erfahrung geprägte Erleben dieser Situation. Das **Motiv** ergibt sich aus bewußten und unbewußten (oder nicht eingestandenen) Zielen und der aktuellen Affektivität. Manchmal soll mit der Suizidhandlung ein bestimmter Mensch oder die Menschen überhaupt oder eine höhere Instanz angesprochen werden.

Mangel an sozialen Kontakten, private oder familiäre Probleme sind bei Frauen, wirtschaftliche und berufliche Schwierigkeiten bei den Männern die häufigste Ursache des Suizid.

Die Motive zum Suizid sind so vielfältig wie die Menschen selbst. Praktisch kann jede denkbare psychische Belastung eine Suizidhandlung auslösen.

Suizid wird manchmal als äußerster Akt einer freiheitlichen Entscheidung des Menschen interpretiert (Freitod). Das ist möglich, erscheint jedoch sehr theoretisch und ohne Kontakt zum Leben und zur Wirklichkeit des Todes. Skeptisch sollte man sein, wenn Intellektuelle sich auf einer Party eloquent über die „Würde des Freitods" auslassen.

Suizid kann das Ergebnis einer krankhaften Entwicklung sein, aber auch die Folge eines freien Entschlusses. Der Gesunde neigt bei der Beurteilung von Suizidhandlungen zu einer Überbewertung der Willensfreiheit. Häufig sind verschiedene Handlungsmotive miteinander kombiniert.

Umstritten ist der Begriff des **Bilanzselbstmords**, bei dem planmäßig und mit Überlegung dem Leben ein Ende gesetzt wird, um einer unerträglichen oder ausweglosen Situation (Gefährdung der Existenz, Verfolgung, unheilbare Krankheit) zu entgehen. Es ist aber zu fragen, ob der Mensch tatsächlich in der Lage ist, die Gründe des beabsichtigten eigenen Todes so nüchtern abzuwägen, wie er dies vielleicht bei einem anderen tun würde.

Bei der Mehrzahl der Suizidanten überwiegen **affektive Störungen** (Verstimmung, Erregung). Nicht selten sind Kurzschlußreaktionen, bei denen zwischen dem ersten Suizidgedanken und der Ausführung nur wenige Stunden liegen. Natürlich spielt auch hier eine Disposition eine Rolle. Besonders hoch ist die Suizidgefahr bei schweren depressiven Episoden, auch bei der sog. involutiven Depression (S. 199, S. 209).

Suizidhandlungen bei **schizophrenen Patienten** sind nicht selten durch grausame oder auffällige Durchführung gekennzeichnet (eventuell ein diagnostischer Hinweis!). Sie sind zu Beginn der Erkrankung und nach einer erfolgreichen Therapie mit Psychopharmaka besonders häufig, d.h. wenn der Patient aus der gewonnenen Distanz mit der Tatsache des Krankseins konfrontiert wird. Vorbeugende Maßnahmen müssen hier einsetzen. Suizide unter dem Einfluß von Stimmen sind selten. Eher kommt es zu einem Suizid oder einem Suizidversuch, wenn die Kranken paranoid sind und sich den „Verfolgungen" entziehen wollen.

Alkoholiker und **Drogenabhängige** begehen Suizid aus depressiver Verstimmung oder Panik. Gelegentlich kann der Appell an die Umwelt auch Anlaß zu einem Suizidversuch sein.

Risikogruppen für Suizidhandlungen sind:
- Patienten mit einer depressiven Episode (endogene oder involutive Depression),
- Patienten mit einer akuten (erfolgreich behandelten!) Schizophrenie,
- Alkoholiker,
- Medikamenten- und Drogenabhängige,
- alte und vereinsamte Menschen,
- Personen, die einen oder mehrere Suizidversuche hinter sich haben.

Schwer abzugrenzen ist die Gruppe der Heranwachsenden und Jugendlichen ohne altersentsprechenden Kontakt, die mit einer Situation konfrontiert werden, der sie sich nicht gewachsen fühlen.

Suizidhandlungen von Kindern sind relativ selten. Sie erfolgen meist aus banalem Anlaß (Schulschwierigkeiten, Angst vor Strafe, Enttäuschung) und können eventuell Ausdruck einer gestörten Entwicklung oder einer widersprüchlichen Beziehung zu den Eltern oder den Schulkameraden sein. Eine Vorbeugung ist kaum möglich, da die Tat häufig im Affekt erfolgt. Vermutlich wird die Suizidhandlung auch dadurch erleichtert, weil die Kinder noch keine Vorstellung vom Tod haben.

37.5 Prophylaxe und Therapie

Die Prophylaxe besteht zunächst in einer Korrektur der Lebensbedingungen. Der Gefährdete braucht Zuwendung, Verständnis, aber auch Aufgaben und ein Gefühl der Verantwortung für andere.

! Kein Mensch kann ohne Sinn oder Ziele leben (auch wenn ihm die Ziele nicht immer bewußt sind).

Eine wirksame Einrichtung zur Prävention sind Telefondienste, die Tag und Nacht besetzt sind (Telefonseelsorge). Viel häufiger, als man denkt, sprechen Suizidgefährdete vor der Tat über ihre Absicht, meist aber verschlüsselt und ohne Nachdruck. Manchmal wird auch der Hausarzt unter einem Vorwand aufgesucht. Den Hinweis versteht man häufig erst hinterher (wenn es vielleicht zu spät ist).

! Die beste Prophylaxe ergibt sich aus der richtigen Beurteilung der Suizidalität.

Kurzfristige Suizidphantasien (andere zu bestrafen, zu beschämen, aufzurütteln) treten sicher häufiger auf, vermutlich noch in den Grenzen des Normalen. Der Patient, der einen Suizidversuch begangen hat, sollte dies wissen, damit er sich von der Furcht lösen kann, daß man ihn für „abnorm" hält.

Die Entscheidung zum Selbstmord ist keineswegs irreversibel. Nach der entlastenden Tat, die mißglückte, obwohl sie ernst gemeint war, sieht der Suizidant manches anders und ist bereit, seine Einstellung zu korrigieren.

Die Therapie sollte direkt nach einem Suizidversuch einsetzen. In den Tagen nach der Intensivbehandlung oder Entgiftung ist der Patient häufig offen für ein Gespräch und für angebotene Hilfen (die er vielleicht auch gesucht hat). Besonders wichtig ist eine Vertrauensbasis: Der Patient soll fühlen, daß man die Not, die ihn zur Tat führte, versteht, wenngleich man die Tat selbst nicht billigt.

Im einzelnen orientiert sich die Therapie an den diagnostischen Vorstellungen.

Reaktive Verstimmung: Stützende Psychotherapie, Verständnis, aber auch Verweis auf die Verantwortung. Soziotherapie, eventuell Beratung mit Beteiligung von Familienangehörigen oder Partnern.

Neurotisch-depressive Störung: Verschiedene Formen der Psychotherapie, eventuell auch Psychoanalyse. Zeitweilig Psychopharmaka (Neuroleptika).

Depressive Episode bei affektiver Psychose: Die Behandlung sollte stationär erfolgen. Vorrangig sind Antidepressiva. Zu Beginn der Behandlung wird häufig eine zusätzliche Sedierung durch Neuroleptika oder Tranquilizer notwendig sein.

Alkoholiker und Medikamentenabhängige: Nach Möglichkeit stationäre Entgiftung. Etwa ein halbes Jahr konsequent durchgeführte Entziehungsbehandlung. Psychotherapeutische Führung, eventuell Gruppengespräche. Keine Psychopharmaka (vor allem keine Tranquilizer!).

Vereinsamung, verbitterter Rückzug: Hier liegt das Gewicht der therapeutischen Hilfe auf Versuchen zur sozialen Wiedereingliederung. Wichtig sind verständnisvolle Gespräche, aber man muß dazu Zeit mitbringen. Die Patienten sind meist nicht zugänglich, was sich aus einer langen Lebenserfahrung ergibt (S. 176).
Die zusätzliche Behandlung von körperlichen Leiden darf man nicht vergessen.

! Menschen mit einer akuten Suizidalität sollten in einer geschlossenen psychiatrischen Station behandelt werden (Unterbringungsgesetz, S. 385).

Man wird aber nicht jeden Gefährdeten in eine psychiatrische Klinik einweisen. Voraussetzung des Erfolgs ist ein gewisses Maß an Freiheit – die allerdings auch als Freiheit zum Suizid mißbraucht werden kann. Der behandelnde Arzt muß die Relation zwischen
- institutionellem Zwang (so wenig wie möglich) und
- persönlicher Freiheit (so viel wie zulässig)
bei jedem Patienten und im Verlauf der Behandlung immer wieder neu beurteilen.

Nicht zu vergessen ist bei der Suizidprophylaxe ein Rückhalt an religiösen Überzeugungen, die heute allerdings zunehmend an Bedeutung verlieren, obwohl das Bedürfnis bestehen bleibt. Man steht aber nicht mehr dazu. Manchmal aber finden Patienten nach Suizidversuchen erneut einen Zugang zum Religiösen.

38 Forensische Psychiatrie

Die Auffassung des Juristen von psychischer Störung ist anders als die des Psychiaters. Der Jurist ist gewöhnt, in **Normen** zu denken, das setzt deutliche Abgrenzungen und Kategorien voraus. Der Psychiater orientiert sich an der **Normalität**, deshalb darf er die Übergänge und gleitende Zwischenzustände zwischen dem Normalen und dem Abnormen nicht unbeachtet lassen. Er wird die psychopathologischen Befunde, die er erhebt, nicht ohne weiteres juristischen Begriffen zuordnen (das wird bei einem Gutachten auch nicht von ihm erwartet), er kann allenfalls Akzente aufzeigen oder dem Untersuchten ein Abweichen von der Normalität attestieren.

Psychische Störung kann den Realitätssinn verändern und wird gelegentlich auch rechtliche Konsequenzen haben. Der Psychiater muß deshalb damit rechnen, daß er vom Gericht aufgefordert wird, sich über den psychischen Zustand eines Angeklagten in einem *Gutachten* zu äußern. Strafrechtlich hat die Frage der *Schuldfähigkeit* eine besondere Bedeutung, eventuell werden mit dem Urteilsspruch auch Maßnahmen zur *Unterbringung* notwendig. Zivilrechtlich hat seit 1992 das *Betreuungsgesetz* die Bestimmungen über Entmündigung und Pflegschaft ersetzt.

38.1 Gutachten

Der psychiatrische Gutachter hat die Aufgabe, dem Richter Abweichungen im Erleben und Verhalten des Angeklagten deutlich zu machen. Eine Wertung ist mit diesem Urteil nicht verbunden.

Es ist Sache des Richters, aus den ärztlichen Informationen juristische Schlüsse zu ziehen. Der psychiatrische Sachverständige ist der Gehilfe des Richters bei der Beurteilung des Delinquenten in der Tatsituation, nicht aber bei der Beurteilung der Tat.

Der Psychiater hat vor Gericht als Sachverständiger kein Schweigerecht. Er soll deshalb den zu Begutachtenden vor der Exploration darauf hinweisen, daß er alle Mitteilungen, die ihm dieser machen wird, vor Gericht offen legen muß.

Der **Aufbau des Gutachtens** folgt gewissen Regeln. Zunächst wird der Gutachtenauftrag wiederholt und die Stelle benannt, die den Gutachtenauftrag gegeben hat. Dann werden die Informationsquellen aufgeführt, auf die sich der Sachverständige bei seinem Gutachten stützt (Akten des Gerichts, Exploration, Tests). Auf eine Zusammenfassung der Akten, die den Vorteil hat, daß der Psychiater sich in das Geschehen, so wie es dem Gericht bekannt geworden ist, einarbeiten muß, folgt der psychische und der neurologische Befund mit entsprechenden Ergänzungsuntersuchungen. In der abschließenden Beurteilung werden die Fakten zusammengefaßt, die Grundlage der Diagnose oder der Meinungsbildung des Psychiaters sind und von denen die Beantwortung der Fragen des Gutachtenauftrags abhängt. Im Gutachten sollte festgehalten werden, ob es sich um eine *vorläufige Beurteilung* handelt, so daß später die Möglichkeit besteht, wenn sich während der Verhandlung neue Erkenntnisse ergeben, das Urteil zu variieren oder (was selten der Fall sein wird) zu revidieren.

38.2 Schuldfähigkeit

Die Frage nach Schuld und Verantwortlichkeit setzt immer auch den Begriff der Willensfreiheit voraus. Zu Mißverständnissen führt es, wenn man von der Tat *rückblickend* die Determiniertheit menschlichen Handelns durch äußere Faktoren, Veranlagung oder gesellschaftliche Situation postuliert (S. 100).

Die Motivation und ihre mögliche Entwicklung ist vom Willensakt grundsätzlich abzutrennen. Auch wenn sich im Nachhinein für jede Entscheidung eine Motivation und für diese Motivation wieder einzelne Gründe aufzählen lassen, haben wir das Gefühl, aus freiem Willen zu entscheiden und für unser Handeln verantwortlich zu sein. Die philosophische Frage, inwieweit eine Entscheidung durch unbewußte Engramme und Erfahrungen beeinflußt ist, steht nicht zur Debatte. Sie wird nur dann für den psychiatrischen Sachverständigen zu einem Problem, wenn man „wegen schwerer seelischer Abartigkeit" annehmen muß, daß derartige unbewußte Vorgänge das Handeln eines Delinquenten bestimmt haben, ohne daß er dazu Stellung nehmen konnte. Für die Schuldunfähigkeit und die verminderte Schuldfähigkeit gibt das StGB eine genaue Definition.

38.2.1 Schuldunfähigkeit

§ 20 StGB besagt: „Ohne Schuld handelt, wer bei Begehung der Tat wegen einer krankhaften seelischen Störung, wegen einer tiefgreifenden Bewußtseinsstörung oder wegen Schwachsinns oder einer schweren anderen seelischen Abartigkeit unfähig ist, das Unrecht der Tat einzusehen oder nach dieser Einsicht zu handeln."

Die im Gesetzestext enthaltenen juristischen Definitionen sind nicht mit den psychopathologischen Begriffen gleichzusetzen. Mit dem Begriff krankhafte seelische Störung werden die endogenen und körperlich begründbaren Psychosen erfaßt. Entscheidend ist für den Juristen die Frage des Schweregrades.

Beispiel:
Wenn jemand unter dem Druck einer akuten schizophrenen Psychose einen Mord begeht, weil wahnhafte Überzeugungen und Stimmen ihn dazu brachten, ist Schuldfähigkeit auszuschließen. Der Kranke hatte zum Zeitpunkt der Tat nicht die Fähigkeit, das Unrecht der Tat einzusehen.
Etwas komplizierter ist es, wenn ein gut remittierter Schizophrener aus Habsucht, also aus Gründen, die mit der überstandenen Psychose und deren Inhalt nicht zusammenhängen, einen Mord begeht. Aber auch in diesem Fall würde man eine Schuldfähigkeit nicht ohne weiteres bejahen, weil nicht auszuschließen ist, daß die überstandene Krankheit die Einstellung des Patienten gegenüber den Normen der Gesellschaft verändert hat. Selbst wenn man unterstellt, daß der Angeschuldigte Einsicht in das Unrecht der Tat hatte, weil abnorme Erlebnisse dieser Einsicht nicht entgegenstanden, könnte die Fähigkeit, nach dieser Einsicht zu handeln, beeinträchtigt sein.

Es wird immer wieder darauf hingewiesen, daß **Gewalttaten bei Geistesgestörten** prozentual nicht häufiger auftreten als in der Durchschnittsbevölkerung (*Böker* und *Häfner* 1973). Die Statistik bezieht sich aber auf „geisteskranke und schwachsinnige Gewalttäter" insgesamt, es werden neben Patienten mit schizophrenen und affektiven Psychosen auch Patienten mit Epilepsie, Schwachsinn und Demenz in die Berechnung einbezogen. Wenn man dagegen die Patienten mit akuten schizophrenen Störungen gesondert betrachtet, ist der Anteil an Gewalttaten erheblich höher (*Neumann* 1990).

Mit dem Begriff **tiefgreifende Bewußtseinsstörung** meint das Gesetz in erster Linie affektive Ausnahmezustände, die nicht krankheitsbedingt zu sein brauchen, sonst würden sie zu den krankhaften seelischen Störungen gehören. In der ersten Fassung des StGB von 1871 wurden unter diesem Begriff Bewußtlosigkeit, Alkoholisierung, Hypnose und Schlaftrunkenheit zusammengefaßt. Der Unterschied zwischen der juristischen und der ärztlichen Auffassung ist hier besonders deutlich.

Schwachsinn kann einmal als Krankheitsfolge aufgefaßt werden, aber auch als angeborene Schädigung (frühkindlicher Hirnschaden). In der alten Fassung des § 51 StGB (der dem § 20 der neuen Fassung entspricht) wurde Geistesschwäche nicht als Schwachsinn verstanden, sondern als eine schwächer ausgeprägte Störung der Geistestätigkeit.

In der Formulierung **schwere andere seelische Abartigkeit** ist „schwer" ein quantitativer Begriff. Der Sachverständige müßte also von schwerer Neurose oder schwerer sexueller Deviation sprechen, wenn er die Störung gegenüber leichteren Fällen abgrenzen will.

In bezug auf die Schuldfähigkeit unterscheidet das Gesetz zwei Aspekte:
- **Einsichtsfähigkeit** (intellektuelles Moment),
- **Steuerungsfähigkeit** (voluntatives Moment).
Erst aus dem Zusammenwirken beider Anteile läßt sich ein Urteil über die Schuldfähigkeit und das Ausmaß ihrer Minderung gewinnen.

38.2.2 Verminderte Schuldfähigkeit

§ 21 StGB legt fest: „Ist die Fähigkeit des Täters, das Unrecht der Tat einzusehen oder nach dieser Einsicht zu handeln, aus einem der in § 20 bezeichneten Gründe bei Begehung der Tat erheblich vermindert, so kann die Strafe nach § 49 Abs. 1 gemildert werden."

Bei dieser Kann-Bestimmung müssen zwei Gefahren vermieden werden, die sich aus der extremen Auslegung eines Prinzips ergeben: Wenn jede nicht hinreichend bewältigte Konfliktlage als neurotisch bezeichnet wird, wäre die Exkulpationsmöglichkeit praktisch beliebig. Man kann aber auch nicht jede Abnormität zur bloßen Normvariante erklären, so daß der Betroffene in jedem Fall voll verantwortlich wäre.

38.3 Unterbringungsrecht

Die Freiheit der Person ist durch das Grundgesetz geschützt (Art. 2 GG) und darf nur aufgrund eines förmlichen Gesetzes unter Einschaltung eines Richters eingeschränkt werden (Art. 104, Abs. 2 GG). Die **Unterbringung** und Behandlung psychisch Kranker in der geschlossenen Abteilung eines psychiatrischen Krankenhauses ist daher nur unter bestimmten, gesetzlich geregelten Bedingungen möglich. Unterbringung bedeutet hierbei, daß jemand „gegen seinen Willen oder im Zustand der Willenlosigkeit in den abgeschlossenen Teil eines Krankenhauses eingewiesen wird und dort verbleiben soll" (§ 10 Nds.PsychKG). Eine Unterbringung im gesetzlichen Sinn besteht demnach nicht bei geschlossen-stationärer Behandlung *mit Zustimmung* des Patienten.

Diese freiheitsentziehende, zwangsbedingte stationäre Aufnahme in einem psychiatrischen Krankenhaus ist entweder in den Landesunterbringungsgesetzen, im Bürgerlichen Gesetzbuch (BGB), im Strafgesetzbuch (StGB), in der Strafprozeßordnung (StPO), im Jugendgerichtsgesetz (JGG) oder in der Zivilprozeßordnung (ZPO) gesetzlich geregelt.

Im Zusammenhang mit einem Strafverfahren rechtfertigen die §§ 81 StPO und 73 JGG die Unterbringung zur *Vorbereitung eines Gutachtens*, der § 126 a StPO die einstweilige Unterbringung in einem psychiatrischen Krankenhaus, sofern aufgrund der Ermittlungsergebnisse angenommen werden kann, daß der Beschuldigte die ihm zur Last gelegten rechtswidrigen Taten im Zustand der Schuldunfähigkeit oder verminderten Schuldfähigkeit begangen hat und seine Unterbringung in einem psychiatrischen Krankenhaus oder einer Entziehungsanstalt angeordnet werden wird.

Der § 63 StGB regelt die Unterbringung in einem psychiatrischen Krankenhaus und der § 64 StGB in einer Entziehungsanstalt *als Maßregel der Besserung und Sicherung nach rechtskräftiger Verurteilung*, sofern die Delikte mit einer psychiatrischen Krankheit in ursächlichem Zusammenhang stehen und eine verminderte Schuldfähigkeit oder Schuldunfähigkeit angenommen wird, weitere Straftaten zu befürchten sind und daraus eine Allgemeingefahr resultiert.

Die Gesetze zur Unterbringung von psychisch Kranken **außerhalb des strafrechtlichen Bereichs** fallen in den Aufgabenbereich der Länder. In Deutschland gibt es bisher kein Bundesgesetz zur Unterbringung.

Die **Unterbringungsgesetze der Länder** regeln die Einweisung und Unterbringung von psychisch Kranken gegen oder ohne ihren Willen in geschlossene Abteilungen eines psychiatrischen Krankenhauses. Im allgemeinen sehen die Ländergesetze eine Unterbringung nur dann vor, wenn der Verdacht besteht, daß der Kranke sich oder andere gefährdet. Eine Gefahr ist anzunehmen, wenn sich die Krankheit so auswirkt, daß ein schadenstiftendes Ereignis unmittelbar bevorsteht oder sein Eintritt wegen der Unberechenbarkeit des Kranken zwar unvorhersehbar, wegen besonderer Umstände jedoch jederzeit zu erwarten ist (PsychKG NRW).
In der Praxis der psychiatrischen Krankenhausabteilungen und Kliniken entspricht das am häufigsten den folgenden psychopathologischen Syndromen:

- schwere depressive Episode mit Suizidalität,
- katatoner Stupor mit Nahrungsverweigerung,
- akute Schizophrenie mit schwerer Erregung und Aggressivität,
- schwere delirante Zustände,
- schwere Intoxikation,
- Dämmerzustand und Erregung bei Epilepsie.

Durch diese psychischen Erkrankungen oder Störungen von Krankheitswert muß die eigene Gesundheit und das eigene Leben des Patienten erheblich gefährdet oder Verwahrlosung eingetreten sein und eine erhebliche gegenwärtige Gefahr für Rechtsgüter anderer oder die öffentliche Sicherheit und Ordnung bestehen. Wenn der Arzt Selbstgefährdung oder eine das Leben des Patienten oder anderer gefährdende psychische Störung feststellt, sollte er über die in den meisten größeren Städten eingerichteten Sozialpsychiatrischen Dienste oder direkt bei der Ordnungsbehörde oder dem Unterbringungsrichter die Einweisung in die geschlossene Abteilung einer psychiatrischen Klinik beantragen. Wenn die Gefährdung erst in der Klinik erkannt wird, die der Patient, der auf Entlassung drängt, zunächst freiwillig aufgesucht hat, werden die Klinik-Ärzte den Antrag auf Unterbringung stellen.

Das **ärztliche Zeugnis für die Einweisung** in ein psychiatrisches Krankenhaus nach den Landesunterbringungsgesetzen sollte folgende Punkte umfassen:

Datum, Uhrzeit der Untersuchung,
Personalien des Untersuchten,
aktueller Sachverhalt mit Anknüpfungstatsachen:
- Eigenanamnese,
- Fremdanamnese,
- jeweils mit Schilderung des Verhaltens des Patienten und der
- gegenwärtigen Gefahren,
eigene Beobachtungen, Feststellungen,
psychopathologischer Befund (psychischer Status),
gegebenenfalls: somatische Veränderungen,
Diagnose (eventuell Verdachtsdiagnose, Syndrom),

Zuordnung der Diagnose zu den biologischen (medizinischen) Voraussetzungen der jeweiligen Landesunterbringungsgesetze,

Beurteilung der Notwendigkeit einer Unterbringung auf der geschlossenen Station eines psychiatrischen Krankenhauses gegen den erklärten Willen oder im Zustand der Willenlosigkeit.

Zur Vermeidung von Mißverständnissen zwischen Arzt und Unterbringungsrichter über den psychopathologischen Befund und seine sozialen Folgen sollte der ärztliche Gutachter, sofern der Richter seinen Argumenten nicht folgt, seinen abweichenden Standpunkt mit Begründung ausdrücklich zu Protokoll geben. Vor dem Anschlag einer schizophrenen Patientin auf einen Politiker hatte man bei Unterbringungsverhandlungen gelegentlich den Eindruck, daß der Richter sich schwer tat, eine Unterbringung anzuordnen. Der Hinweis, daß die Patientin außerhalb der Klinik die Medikamente weglassen würde und dann erneut durch ihre Wahnideen für andere gefährlich sein könnte, wurde nicht als Beweis für eine Fremdgefährdung akzeptiert, denn es war ja noch nichts passiert. In solchen Fällen ließ ich zu Protokoll geben: „Für alle Schäden, die der Patient nach seiner vorzeitigen Entlassung bei sich und anderen verursacht, ist der Richter am Amtsgericht NN verantwortlich." Das irritierte den Richter, aber die Klinik-Einweisung wurde dann immer veranlaßt. Ohne diese Notiz im Protokoll hätte der Richter bei einem Zwischenfall, den der vorzeitig entlassene Patient verursachte, zu Recht argumentieren können, daß er von den Ärzten über die drohende Gefahr nicht zureichend aufgeklärt worden sei.

Die Betonung des Grundrechts der Patienten in Deutschland ist aus der historischen Entwicklung verständlich. Zu bedauern ist nur das mangelnde Verständnis für die besondere Problematik des Rechtsschutzes psychiatrischer Patienten. Wenn das Bundesverfassungsgericht in einem Beschluß konstatiert, die Freiheit der Person sei ein so hohes Rechtsgut, daß sie nur aus einem besonders gewichtigen Grund angetastet werden darf, so wird man dem zustimmen. Es erscheint mir aber unerlaubt, wenn daraus geschlossen wird, daß man auch dem psychisch Kranken in gewissen Grenzen die **Freiheit zur Krankheit** belassen müsse, weil die drohende Verfestigung eines Wahnsystems bei einem schizophrenen Patienten die Annahme einer Gefahr durch Selbst- oder Fremdgefährdung und damit die Zwangsunterbringung nicht begründet (BVerfG - 3. Kammer des 2. Senats – 2 BvR 2270/96). Hier wurde übersehen, daß der Widerspruch des Kranken gegen die Unterbringung aus einer *krankhaften* Veränderung seines Erlebens erfolgte. Die Person, die man schützen wollte, konnte sich gar nicht ausdrücken. Das Mißverständnis liegt darin, daß eine schwere psychische Krankheit, in diesem Fall eine schizophrene Störung, als Eigenwilligkeit und persönliche Lebensplanung angesehen wurde.

Andererseits darf man aber auch die negativen Folgen nicht übersehen, die eine Zwangseinweisung für den Patienten haben kann. Häufig empfinden die Patienten die Unterbringung auch im nachhinein als einen Makel. Andere Patienten wieder bedanken sich nach einer Behandlung, die gegen ihren Willen durchgeführt wurde, bei dem Arzt, der sich in der Verhandlung für die Unterbringung ausgesprochen hatte. Viele bleiben nach dem Ablauf der vom Gericht angeordneten Unterbringung freiwillig in der Klinik. Bereits bei der Verhandlung sollte man versuchen, den Patienten von der Notwendigkeit einer stationären Behandlung zu überzeugen. Wenn man den Patienten längere Zeit kennt und ambulant betreut hat, ist dies durchaus möglich.

! Manchmal kann man psychisch Kranke nur durch Zwangsmaßnahmen vor Schaden bewahren.

38.4 Betreuungsgesetz

Seit dem 01.01.1992 ist die Betreuung an Stelle der Entmündigung Volljähriger und der Gebrechlichkeitspflegschaft getreten.

§ 1906 des BGB: „Für einen Volljährigen ist ein Betreuer zu bestellen, wenn und soweit der Betroffene aufgrund einer psychischen Krankheit oder aufgrund einer geistigen und seelischen Behinderung seine Angelegenheiten nicht mehr besorgen kann. Die Bestellung erfolgt durch das Vormundschaftsgericht von Amts wegen oder auf Antrag."

Verfahrensrechtlich darf ein Betreuer erst bestellt werden, nachdem von dem Vormundschaftsgericht das **Gutachten eines Sachverständigen** über die Notwendigkeit der Betreuung eingeholt worden ist. Der Sachverständige muß den Betroffenen vor der Erstellung des Gutachtens persönlich untersuchen oder befragen. Der Gutachter entscheidet, ob bei dem Betroffenen eine psychische Krankheit oder eine geistige oder seelische Behinderung vorliegt. Der ärztliche Gutachter wird den Befund zwar einer Diagnose gemäß ICD-10 oder DSM IV zuordnen, er muß aber auch eine genaue Beschreibung der Erkrankung oder Störung geben, weil der Richter sich allein an dem juristischen Krankheitsbegriff orientieren wird.

In dem Gutachten sollte erwähnt werden,
- wie schwer die Erkrankung ist,
- welche Risiken mit einer Behandlung verbunden sind und
- welche Heilungsaussichten bestehen.

Außerdem muß in dem Gutachten zu der Frage Stellung genommen werden, ob und inwieweit der Betroffene aufgrund der psychischen Erkrankung oder aufgrund der geistigen oder seelischen Behinderung seinen Willen nicht mehr frei bestimmen kann und ob eine Unterbringung notwendig erscheint. Die Freiheitsentziehung darf für den Richter nur die Ultima ratio sein, wenn zuvor alle anderen Hilfs- und Behandlungsmöglichkeiten voll ausgeschöpft sind.

Die Aufgabenkreise, in denen der Betroffene auf die Hilfe eines Betreuers angewiesen ist, sollen so konkret wie möglich eingegrenzt werden. Das Gutachten sollte auch eine Prognose über die voraussichtliche Dauer der Betreuungsbedürftigkeit sowie Vorschläge enthalten, wie die Hilfsbedürftigkeit des Betroffenen gebessert oder gemildert werden kann und wie eine sinnvolle Lebensgestaltung trotz und im Rahmen der bestehenden Behinderung möglich ist. Erst hierdurch wird das Gericht in die Lage versetzt, eine geeignete Person als Betreuer auszuwählen.

Erwartet wird von dem Gutachter auch eine Äußerung darüber, ob die Bekanntgabe von Entscheidungsgründen durch das Gericht erhebliche Nachteile für die Gesundheit des Betroffenen mit sich bringen könnte.

Das Betreuungsgesetz gibt dem Betreuer auch das Recht, für den Patienten in Therapie-Maßnahmen einzuwilligen, wenn dieser wegen mangelnder Einsichtsfähigkeit seine Einwilligung nicht gibt oder nicht geben kann.

38.5 Einwilligungsunfähigkeit

Ein besonderes Problem ist die Behandlung von psychisch alterierten oder verwirrten Patienten. Der Arzt benötigt in jedem Fall die Einwilligung des Patienten. Der Patient ist einwilligungsfähig, wenn er nach entsprechender Aufklärung und Beratung die Bedeutung und Tragweite der therapeutischen Maßnahmen erfassen kann. Ist er dazu nicht in der Lage, entscheidet für ihn der Betreuer oder (sofern ein Betreuer noch nicht bestimmt wurde) das Vormundschaftsgericht. Der Betreuer hat darauf zu achten, daß die Behandlung dem Betroffenen entspricht, auch seinen bisherigen Lebensgewohnheiten.

Im allgemeinen wird die Verordnung von Neuroleptika von den Gerichten als genehmigungspflichtig angesehen.

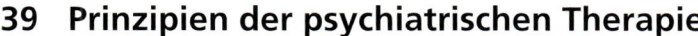

39 Prinzipien der psychiatrischen Therapie

Fragen:
Wie behandelt man psychische Krankheiten oder Störungen, deren Genese nicht oder nur unzureichend bekannt ist? Welche Formen der psychiatrischen Therapie kennen Sie? Wann ist eine somatische Therapie angezeigt? Welche Bedeutung haben die psychotherapeutischen Methoden? Welches ist das umgreifende Prinzip der psychiatrischen Therapie? Welche klassischen somatischen Behandlungsverfahren haben früher eine Rolle gespielt? Was halten Sie vom Elektrokrampf? Wissen Sie, wie ein Elektrokrampf durchgeführt wird?

Der Psychiater muß immer zwei Reihen von Phänomenen beachten, somatische und psychische. Demzufolge wird auch die Therapie zwei Akzente haben. Außerdem wird er soziale Bedingungen berücksichtigen müssen, die ebenfalls psychische Störungen auslösen oder aufrecht erhalten können. Der therapeutische Ansatz darf deshalb nie einseitig sein. Da die Genese der meisten psychischen Störungen unsicher ist, orientiert sich die Therapie
- an den *psychopathologischen Veränderungen* des Erlebens,
- am *sozialen Verhalten* sowie
- an *nachgewiesenen oder vermuteten zerebralen Schäden.*

39.1 Therapeutische Möglichkeiten

Die psychiatrische Therapie umfaßt verschiedene integrierte Maßnahmen, die zur Besserung, Linderung oder Heilung von psychischen Störungen und Krankheiten und den psychopathologischen Folgen von körperlichen Krankheiten führen. Die einzelnen Maßnahmen bewirken biologische (somatische), psychologische und soziale Veränderungen, die miteinander interferierend den therapeutischen Effekt im Ablauf der Zeit in Gang bringen. Diesen unterschiedlichen Bereichen entsprechen bestimmte Typen der psychiatrischen **Therapie:**

somatische Therapieformen,
Pharmakotherapie (Kap. 42),
Psychotherapie (Kap. 41),
Soziotherapie.

Die einzelnen Therapieformen werden grundsätzlich gemeinsam angewendet. Die eine Therapieform schließt die Anwendung einer anderen nicht aus. Das Verbindende ist die ärztliche Zuwendung, eine Form der Psychotherapie.

Das Verhältnis der Therapie-Anteile zueinander ändert sich mit der Diagnose und der angenommenen Ätiologie. Die einzelnen therapeutischen Techniken (Gespräche, Training, Suggestion, Psychopharmaka) sind **Hilfsmittel**. Sie sind auswechselbar und ergänzen sich gegenseitig.

Alle Einzelmaßnahmen müssen in einer ärztlichen Grundhaltung (Zuwendung, Verständnis) integriert sein. Entscheidend ist die Wertigkeit der einzelnen Therapie-Anteile in der aktuellen Situation des Patienten.

Beispiel:
Bei einer akuten schizophrenen Störung sind zunächst Psychopharmaka vorrangig (Beruhigung, Entaktualisierung des psychotischen Erlebens). Mit der fortschreitenden Besserung wächst die Bedeutung aller psychosozialen Maßnahmen. Die Psychopharmaka werden zwar weiter gegeben, aber sie treten gegenüber den anderen Therapie-Anteilen zurück.
Bei grob-organisch begründeten Störungen sind neben der Behandlung des körperlichen Grundleidens psychotherapeutische und soziotherapeutische Hilfen unerläßlich.

Die Therapie kann ambulant oder stationär durchgeführt werden. Zunächst sollte man immer versuchen, ob man mit der ambulanten Therapie auskommt.

Die **Indikationen zur stationären Therapie** sind vielfältig, sie ergeben sich einmal aus der Behinderung und möglichen Gefährdung des Patienten,
aber auch aus der Gefährdung anderer (durch Fehlhandlungen, eventuell als Folge psychotischen Erlebens).
Im einzelnen unterscheiden wir
- schwere akute Störungen, die höhere Psychopharmaka-Dosen, intensivere Kontrolle, Überwachung oder institutionelle Hilfen (Beschäftigungstherapie, Arbeitstherapie, Gruppen) notwendig machen;
- Selbstgefährdung;
- drohende Komplikationen nach körperlichen Erkrankungen (somatische Psychose bei Infektion, Unfall);
- chronischer Verlauf mit Beeinträchtigung des Realitätssinns oder der Orientierung;
- allgemeine Versorgung, Überwachung der Medikation. Regelung der sozialen Belange, eventuell bei alleinstehenden Patienten mit relativ leichten Störungen, die dazu selbst nicht in der Lage sind.

Die Indikation zur stationären Therapie ergibt sich nicht nur aus dem psychopathologischen und somatischen Befund, sondern auch aus der sozialen Situation des Patienten.

In den letzten Jahren hat sich, gestützt auf den Effekt der Psychopharmaka, der Trend durchgesetzt, chronisch psychisch Kranke in Pflegeheimen oder Pensionen außerhalb der Klinik unterzubringen, nicht immer zum Nutzen der Patienten, denen dann die konsequente Betreuung durch einen Psychiater und das Erlebnis der Gemeinschaft mit anderen Kranken fehlt.

39.1.1 Prävention und Prophylaxe

Die Prävention von psychischen Krankheiten erfolgt überwiegend durch **psychosoziale Maßnahmen**, z.B. die Korrektur von schädlichen Umwelteinflüssen oder Planung und Organisation der Lebensführung.

Im gewissen Sinne ist aber auch eine Dauertherapie mit niedrigen Neuroleptika-Dosen und stützenden Gesprächen bei schizophrenen Störungen eine Prävention vor einem neuen Schub der Erkrankung.

Die **Behandlung von Hirnfunktionsstörungen** mit dem Ziele der Minderung oder des Aufhaltens der Progression hat in der Geriatrie und *Gerontopsychiatrie* den Vorrang, daneben muß eine Optimierung der geistigen Aktivität erreicht werden (Gestaltung des Alltags, Gehirn-Jogging). Die Maßnahmen orientieren sich an Aktivitäten, Interessen oder Fähigkeiten des Patienten, vor allem aber am Auseinandersetzungsstil, den er im Laufe seines Lebens entwickelt hat.

Eine besondere Form der Prophylaxe ist die **genetische Beratung**. Sie ist in der Psychiatrie bei Erbkrankheiten (Stoffwechselstörung mit Schwachsinn, Chorea Huntington) angezeigt. Bei endogenen Psychosen (insbesondere Schizophrenie) sollte man die epidemiologischen Daten diskutieren. Die Erkrankungswahrscheinlichkeit steigt, wenn in den Familien beider Eltern oder bei beiden Eltern eine schizophrene Störung aufgetreten ist. Eine schizophrene Erkrankung des Kindes ist aber auch unter solch ungünstigen Bedingungen nicht vorauszusagen. Viel größer ist das Risiko für die Mutter, durch Schwangerschaft und Geburt neuerlich an einem schizophrenen Schub zu erkranken. Die Erblichkeit der Störung sollte man im Gespräch mit den Eltern nicht zu hoch veranschlagen. Es spielen vermutlich auch Umwelteinflüsse bei der Auslösung der Erkrankung eine Rolle.

39.1.2   Nachsorge

Nachsorge ist die **Betreuung** von psychisch Kranken, die nach einer stationären oder ambulanten Therapie weitgehend gebessert und klinisch unauffällig sind. Insbesondere bei akuten schizophrenen Störungen ist auch nach Rückbildung der Symptome eine länger dauernde Beobachtung und Betreuung der Patienten notwendig.

Die Nachsorge hat eine große Bedeutung, was manchmal übersehen wird. Sie ergibt sich aus einer Kombination von verschiedenen Maßnahmen:

- **Psychotherapie** (stützende Gespräche, Verhaltenstraining, Gruppen),
- **Langzeitverordnung von Psychopharmaka,**
- **Betreuung und Aktivierung** (Gespräche, Patientenclubs, Selbsthilfegruppen, Wohngemeinschaften),
- **soziale Hilfe** (Arbeitssuche, beschützende Werkstätten).

39.1.3   Rehabilitation

Unter Rehabilitation versteht man ärztliche, sozialpädagogische und psychotherapeutische Aktivitäten oder Hilfen, mit denen Patienten nach einer überstandenen Erkrankung (mit oder ohne bleibende Behinderung) wieder eine begrenzte, vielleicht auch vollständige berufliche Selbständigkeit erlangen können.

Der Begriff der Rehabilitation überschneidet sich mit dem der Nachsorge. Bei der Rehabilitation steht die **Wiedereinführung des Patienten in das Berufsleben** im Vordergrund.

39.1.4   Pflege

Für die Patienten, die nicht mehr selbst für sich sorgen können (auf Grund einer geistigen oder körperlichen Behinderung, Bewußtseinsstörung oder Verwirrtheit), muß die Therapie durch eine umfassende Betreuung und Versorgung oder Überwachung ergänzt werden. Dies betrifft Kleidung, Ernährung, Körperpflege, Schutz vor Unfällen und Selbstbeschädigung.

Die Überwachung und Versorgung von bewußtseinsgetrübten, verwirrten oder desorientierten Patienten gehört zu den schwierigsten Aufgaben der Medizin. Den Pflegekräften fällt hier eine große Verantwortung zu, die der Arzt, der nur Anweisungen gibt und die Patienten gelegentlich sieht, richtig einschätzen muß. Sie brauchen Supervision und Gespräche über die Ängste und Belastungen, die durch die (häufig unbefriedigende) Pflege von psychisch schwerst gestörten Patienten hervorgerufen werden.

Zur Pflege gehört als Grundhaltung Respekt vor dem Leben, Verantwortung, Verständnis und der persönliche Mut, auch unangenehme Aufgaben (nicht nur körperliche Belastungen) zu übernehmen.

39.2 Therapieplan

Wie allgemein in der Medizin sollte man sich bei der Einleitung der Therapie bewußt machen, was man bei dem Patienten erreichen will (oder auch: erreichen kann), welche Maßnahmen notwendig sind und für welche Zeit.

Der **Therapieplan** ergibt sich aus folgenden Fragen:

Was ist sicher an meinen Vorstellungen über die Diagnose, was ist ungewiß?
Welche diagnostischen Maßnahmen muß ich zurückstellen?
Welche Symptome muß ich hinnehmen (da sie unkorrigierbar sind)?
Was will ich ändern?
Wie will ich das erreichen?
In welcher Zeit ist die intendierte Änderung mit den eingesetzten Mitteln günstigstenfalls zu erreichen?
Wann muß ich entscheiden, ob ich meine Therapie korrigieren muß (weil sie nichts bringt)?
Mit welchen Komplikationen muß ich im ungünstigsten Fall rechnen?
Was tue ich dann?
Was sage ich dem Patienten?
Was sage ich den Angehörigen?
Wie sehe ich den Patienten?
Was irritiert mich? Warum? Was kann ich dagegen tun?

39.3 Das therapeutische Vorgehen

In einem Lehrbuch können nur **Prinzipien der Therapie** genannt werden. Wie sich die Therapie im einzelnen Fall gestaltet, ergibt sich aus der Situation, die sehr wechselnd ist, auch während der Therapie selbst – nicht zuletzt durch die therapeutisch gesetzten Veränderungen des Erlebens.

! Die Therapie beginnt mit dem ersten Kontakt zum Patienten.

Die Art, wie wir uns um die Diagnose bemühen, kann unter Umständen für die Therapie entscheidend sein. Grundlage jeder therapeutischen Einflußnahme ist **Vertrauen**. Der Patient braucht menschliche Zuwendung, auch im diagnostischen Gespräch. Neben der Zuwendung muß der Patient aber auch die ärztliche Kompetenz spüren. Psychotische Patienten haben ein feines Gespür für die Erfahrung und Sicherheit ihres Arztes.

Die therapeutischen Maßnahmen werden zwar nach **nosologischen Vorstellungen** ausgewählt, man sollte sich aber nicht starr auf eine vermeintliche Ursache der Störung festlegen. Selbst bei einer überwiegend körperlich bedingten Störung wird man sich nicht auf eine somatische Therapie beschränken – auch der AIDS-Kranke braucht psychotherapeutische Hilfen, vermutlich mehr als jemand mit einer banalen neurotischen Störung. Andererseits werden bei eindeutig psychoreaktiven Erkrankungen nicht immer psychotherapeutische Maßnahmen ausreichend sein.

Die **Eigengesetzlichkeit der Krankheit** wird unabhängig von der Auslösung häufig das therapeutische Vorgehen bestimmen. Selbst wenn schizophrene Psychosen durch äußere Ereignisse und Belastungen ausgelöst würden (was in dieser Ausschließlichkeit unwahrscheinlich ist), müßte man annehmen, daß der damit in Gang gesetzte nervale Prozeß nicht mehr „zurückgeredet" werden kann.

! Die Therapie orientiert sich an der Wertigkeit des Symptoms für den Kranken.

Das psychopathologische Symptom interferiert mit gesunden und kranken Anteilen des Erlebens. Auch wenn wir nur „symptomatisch" behandeln, dürfen wir nicht aus dem Auge verlieren, wie die Veränderung eines einzelnen Symptoms sich auf das Erleben des Patienten insgesamt auswirkt. Wir behandeln nicht Befunde, sondern den ganzen Menschen.

Beispiele:
Schizophrene Patienten können gelegentlich unter Neuroleptika, gerade wenn sie wirken, suizidal werden. Erst unter dem neuroleptikabedingten Zurücktreten der psychotischen Erlebnisse und Halluzinationen kann der Patient begreifen, daß er krank ist und wie schwer die Störung war. Vielleicht weiß er sogar, daß er eine Schizophrenie hat, und deshalb gerät er in eine reaktive depressive Verstimmung.

Depressive Patienten sind häufig durch die Antriebsminderung davor geschützt, daß sie den aus der Verstimmung erwachsenen Impulsen zur Selbsttötung folgen. Wenn sie Antidepressiva erhalten, die primär den Antrieb steigern, können sie, solange die depressive Verstimmung weiter besteht, Suizidhandlungen begehen, zu deren Ausführung ihnen vorher der Antrieb fehlte. Die pharmakologisch bedingte Besserung, die zunächst am Antrieb ansetzt, steigert zeitweilig die Gefährdung.

Das therapeutische Vorgehen sollte sich immer **am gesunden Anteil** der Psyche des Kranken orientieren. Nur wenn es uns gelingt, die gesunden Anteile im Erleben des Patienten anzusprechen und zu aktivieren, haben wir eine Chance, mit unserer Therapie die gewünschten Veränderungen zu erreichen. Psychopharmaka wirken besser (selbst auf psychotisches Erleben!), wenn sie *mit dem Willen des Patienten* und nicht gegen seinen Willen verwendet werden.

Wir bemühen uns bei der Therapie um die **Kooperation des Patienten**. Die Behandlung einer Störung sollte nach Möglichkeit mit dem Konsens des Patienten erfolgen. Speziell zu Beginn einer schizophrenen Störung wird dies nicht immer möglich sein, aber man sollte sich darum bemühen.

Die Therapie ist nicht nur bei neurotischen Fehlhaltungen, sondern auch bei psychotischen Störungen ein Lernvorgang. Der Patient muß lernen, wie er mit seiner Krankheit umgeht.

Wir sollten dem psychisch Kranken ein **Gefühl von Ordnung und Regelhaftigkeit** vermitteln. Die psychische Störung beeinträchtigt die sozialen Beziehungen des Menschen. Die Akzeptanz der sozialen Ordnung ist eine Voraussetzung für die Wiedereingliederung des Patienten in die Gemeinschaft. Man sollte ihm dazu verhelfen (durch Vorbild, Konsequenz, aber auch durch das Verständnis seiner Situation).

Der Patient braucht gleichzeitig **individuelle Freiheit**, die man ihm einräumen muß. Freiheit ist weder Willkür noch Rücksichtslosigkeit. In jedem einzelnen Fall wird man sich um eine Balance zwischen Ordnung (Begrenzung) und Freiheit bemühen müssen. Manchen Patienten kann man mehr Freiheit zugestehen. Andere wieder brauchen eine stärkere Begrenzung.

Die **Relation zwischen Ordnung und Freiheit** verändert sich im Laufe unseres Lebens. Sie wechselt von Krankheit zu Krankheit, aber auch während der Therapie.

Beispiele:
Gegenüber den Fehlhandlungen eines halluzinierenden Schizophrenen wird man nachsichtig sein. Wenn er medikamentös gebessert ist, muß man jedoch darauf achten, daß er sich in das Stationsleben eingliedert und die Regeln der Gemeinschaft einhält.
Bei einer stationären Psychotherapie wird man die individuellen Bedürfnisse der einzelnen Patienten respektieren. Eine Grenze ist jedoch da gesetzt, wo grobe Verstöße gegen die allgemeine Ordnung (z.B. wiederholter Alkoholkonsum, Provokationen), wenn sie nicht geahndet werden, das Therapieziel der ganzen Gruppe gefährden.

Jeder Patient braucht deutliche Orientierungshilfen. Er orientiert sich an der Persönlichkeit des Arztes und an der Gemeinschaft, in der er lebt. Therapeutische Techniken oder auch Tricks erreichen ihn nicht, wenn er dahinter den Menschen, der sich ihrer bedient, nicht erkennen kann. Der Arzt muß erkennbar zu seiner Aufgabe stehen. Das bedeutet aber auch, daß er manchmal Meinungen vertreten muß, die von der Erwartung des Patienten abweichen. Er muß vielleicht auch Grenzen setzen. Das schadet der therapeutischen Beziehung nicht. Der Patient erwartet Führung, Verständnis, aber auch Entschiedenheit.

Wichtig ist **Ehrlichkeit gegenüber dem Patienten**. Der Arzt sollte nach Möglichkeit nicht den Patienten durch unwahre Informationen zur Annahme der Therapie veranlassen. Der Patient wird, wenn er herausfindet, daß man ihm die Unwahrheit sagte (was vorhersehbar ist), sich später nicht mehr an Abmachungen halten. Wenn sein Mißtrauen vorher krankhaft war, ist es nun durch die negative Erfahrung auch noch begründet. Da ein schizophrener Patient mehrere Jahre Neuroleptika einnehmen muß, sollte man nicht von „ein paar Wochen" reden oder „einem halben Jahr", bis die Krankheit ausgestanden ist. Der Patient wird die Frist anmahnen, und wenn wir ihn weiter vertrösten, werden wir unglaubwürdig.
Bei schwierigen Patienten habe ich mir angewöhnt, von einem begrenzten Therapie-Versuch zu sprechen, in der Hoffnung, daß die pharamakologische Wirkung ihn dann überzeugt. Aber ich bin dann im Wort und müßte die Medikation unterbrechen, wenn der Patient darauf besteht.

Die **Indikation** zu einer therapeutischen Maßnahme sollten wir von Zeit zu Zeit überprüfen. Die Therapie ist nie auf Dauer festgelegt, denn der Patient wandelt sich (und wir in unseren Überzeugungen mit ihm). Psychiatrische Therapie muß variabel sein, selbst grundlegende Umstellungen sollte man nicht scheuen.

Beispiele:
Während der Psychotherapie einer Angstneurose können psychopathologische Veränderungen auftreten, die für eine grob-organische zerebrale Schädigung sprechen (Hirntumor, Abszeß), was eine grundsätzliche Korrektur des Therapieplans notwendig macht.
Wenn ein Patient mit einer psychotherapeutischen Methode nach einer länger dauernden Behandlung „vertraut" geworden ist und sie zunehmend in sein Abwehrverhalten einbaut, ist ein Methodenwechsel erforderlich.
Bei der ansonsten erfolgreichen Therapie eines somatisch begründeten Leidens (Contusio, Epilepsie nach Schädeltrauma) können zusätzlich psychoreaktive Störungen auftreten (z.B. Unfallneurose) die eine Änderung des therapeutischen Vorgehens notwendig machen.

39.4 Das therapeutische Team

In der ambulanten Therapie wird der Patient meist von einem einzelnen Arzt betreut. Allerdings werden Sprechstundenhilfen, Sozialarbeiter oder Psychologen ebenfalls auf die Behandlung Einfluß haben. In der Klinik wird der Patient mit einem therapeutischen Team konfrontiert, dem neben Ärzten, Krankenschwestern, Pflegern und Psychologen, auch Sozialarbeiter, Beschäftigungstherapeuten, Arbeitstherapeuten und Krankengymnasten angehören. Der Patient muß sich dabei auf eine Gruppe von motivierten, unterschiedlich ausgebildeten Personen einstellen, die mit ihm durch eine besondere Zielsetzung verbunden sind. Hinzu kommen auch Einflüsse durch andere Patienten, mit denen er auf der Station zusammen ist. Neben der Vielfalt des therapeutischen Angebots ergibt sich daraus für den Patienten auch ein Anlaß zum sozialen Lernen. Er muß sich damit auseinandersetzen, wie er mit anderen umgeht und wie andere mit ihm umgehen.

Die Mitarbeiter des therapeutischen Teams gehen bewußt von dieser Situation aus. Sie sollten ihre Eindrücke von jedem einzelnen Patienten und auch ihr Vorgehen fortwährend miteinander abstimmen. Es empfiehlt sich, daß sie ihre Erfahrungen und Befunde regelmäßig (jede Woche!) in einer Team-Besprechung austauschen. Jeder Hinweis ist wertvoll. In der Besprechung kann jeder Mitarbeiter seine Ansichten überprüfen. Bei widersprechenden Ansichten, die sich in der Tendenz eventuell aufheben, muß der Arzt entscheiden. In der Therapie gibt es keine Mehrheitsbeschlüsse.

39.5 Therapeutische Hilfen

In der Psychiatrie werden häufig zusätzliche Maßnahmen und therapeutische Hilfen eingesetzt, die in der verschiedensten Weise zur Besserung des Befindens beitragen, manchmal sogar ein entscheidender Faktor der Therapie sind.
Die Ziele und Methoden sind unterschiedlich:

- Übung von einzelnen Begabungen und Fertigkeiten,
- Förderung der Kreativität,
- Arbeit (allein oder in Gemeinschaft),
- Umgang mit anderen Menschen Gruppenspiele),
- Eingliederung in die Gemeinschaft,
- Auseinandersetzung mit der Krankheit
  (Lernen, mit der Krankheit umzugehen),
- Lösung von sozialen Problemen.

Mit diesen Aktivitäten wird in erster Linie die soziale Eingliederung gefördert. Man kann das Verhalten des Patienten in der Gemeinschaft aktiv trainieren, aber auch indirekt über Einflüsse auf die Umwelt (Arbeitsplatz, Beratung bei Behörden) seine Einstellung verändern.

Weitere, mehr auf die innere Entwicklung bezogene Hilfen sind:
- körperliche Aktivierung, Fitneß,
- Strukturierung des Tagesablaufs,
- Korrektur von Gewohnheiten (Umgewöhnung, Training),
- gelegentlich auch: Hilfe zum Verständnis des eigenen Wesens.

Solche zusätzlichen Hilfen werden entsprechend der ärztlichen Indikation von Krankengymnasten, Sozialarbeitern, Psychologen, Arbeitstherapeuten und Beschäftigungstherapeuten, gelegentlich auch von Krankenschwestern und Pflegern durchgeführt.

Beschäftigungstherapie

Als Beschäftigungstherapie (BT) bezeichnet man die auf begrenzte therapeutische Ziele ausgerichteten Aktivierung des Patienten, mit der ihm durch Übung psychischer Funktionen und körperlicher Fertigkeiten (eventuell in Gemeinschaft, spielerisch) Selbstvertrauen, Sicherheit und Kreativität vermittelt werden soll.

Beschäftigungstherapie hat immer ein therapeutisches Ziel. Die durch sie vermittelten Aktivitäten sollen nicht etwa nur die Zeit ausfüllen, mit der die Patienten auf der Station sonst nichts anzufangen wissen.

Die Anforderungen der Beschäftigungstherapie sollte dem intellektuellen Niveau des Patienten und seinem Anspruch an sich selbst angemessen sein. Man sollte nicht von einem Wirtschaftsboß mit einer Altersdepression verlangen, daß er aus Stoffresten ein Häschen näht oder stickt, oder ihm das Klavierspiel verweigern, weil das nicht auf dem Programm steht.

Übung:
Prüfen Sie, wie Sie reagieren würden. Gibt es etwas, das Sie partout nicht tun wollten, wenn Sie als Patient der Beschäftigungstherapie zugeteilt würden? Und warum? Wie verhalten Sie sich als Arzt, wenn ein Patient sich weigert? Bedenken Sie aber auch, daß Sie nicht jeder Aversion des Patienten folgen dürfen, weil dann der therapeutische Effekt in Frage gestellt ist, auch für andere.

Arbeitstherapie

Arbeitstherapie ist eine sinnvolle, für den Patienten auch in ihrem Sinn faßbare körperliche oder handwerkliche Arbeit, mit der Ausdauer, Geschicklichkeit und Freude an produktiver Tätigkeit gefördert und therapeutisch genutzt werden.

Der Einsatz von körperlicher Arbeit als Ergänzung der psychiatrischen Therapie wurde schon Anfang des 20. Jahrhunderts in Deutschland eingeführt. Bei der „aktiveren Therapie" (*Simon* 1923) ging es um die Herstellung, Reinigung oder Verpackung einfacher Produkte, auch um kompliziertere Abläufe, eventuell von einfachen zu schwierigeren Vorgängen fortschreitend, mit der die Patienten in den Heil- und Pflegeanstalten aktiviert werden sollten. Die Arbeitstherapie hat erst recht nach Einführung der Psychopharmaka Bedeutung. Wichtig ist dabei die Motivation zur Arbeit, die Freude am fertigen, selbst hergestellten Werkstück, die Selbstbestätigung und das Erlebnis der sozialen Gemeinschaft. Auch eine auf einige Stunden begrenzte tägliche Arbeit im erlernten Beruf kann therapeutisch genutzt werden. Besonders sinnvoll war für schwer Kranke die Arbeit mit Pflanzen und Tieren (Gärtnerei, Landwirtschaft).

Nicht jede Arbeit ist für Arbeitstherapie geeignet, es mußte eine Auswahl erfolgen und vielleicht auch der Arbeitsplatz auf die Bedürfnisse der Kranken eingestellt werden. Wegen des Profitstrebens mancher Arbeits-Anbieter (was allerdings selten vorkam, es gab mehr Idealisten, die etwas zugesetzt haben) sind solche Tätigkeiten im Rahmen der Klinik heute erschwert, weil inzwischen, um eine Ausbeutung der Patienten zu vermeiden, die Forderung durchgesetzt wurde, daß die in der Arbeitstherapie beschäftigten Patienten auch nach dem für solche Tätigkeiten üblichen Tarifen bezahlt werden müssen.

39.5.1 Somatische Therapieverfahren

Von den somatischen Therapieverfahren, die in den 20er und 30er Jahren des vorigen Jahrhunderts in der Psychiatrie Eingang fanden, hat gegenwärtig nur noch die *Elektrokrampftherapie* eine Bedeutung. Die Verfahren werden hier aber angeführt, weil die historische Entwicklung des Fachs sich darin abzeichnet. Mit diesen Methoden, wurden seinerzeit begrenzte Erfolge erzielt, sonst hätte man sie nicht eingesetzt. Es gab keine wirksamere Therapie. Wir können nicht ausschließen, daß therapeutische Praktiken, die wir heute für richtig halten, vielleicht schon in einigen Jahrzehnten überholt sein werden. Entscheidend ist, daß man damals wie heute die Patienten nach bestem Wissen behandelt hat.

Elektrokrampftherapie (*Cerletti und Bini* 1938)

Bei der Elektrokrampftherapie (Heilkrampfbehandlung, EKT) werden durch eine elektrische Reizung des ZNS zerebrale Krampfanfälle ausgelöst. Der therapeutische Effekt beruht, wie angenommen wird, auf den physiologischen Veränderungen im ZNS, die den ausgelösten tonisch-klonischen Krämpfen zugrunde liegen.

Seit Einführung der Psychopharmaka hat sich der **Indikationsbereich** der EKT erheblich eingeengt – in Deutschland stärker als in anderen europäischen Ländern oder in den

USA. Die EKT ist jedoch auch heute eizelnen Krankheitsbildern der pharmakologischen Behandlung überlegen: schnellerer Wirkungseintritt, deutlicher Umschwung der Stimmung. Der Effekt ist aber meist nicht von Dauer. Deshalb ist eine Wiederholung der Einzelbehandlung notwendig, eventuell muß eine Nachbehandlung mit Psychopharmaka erfolgen.

Als **Indikation für Elektrokrampftherapie** kommen heute in Frage:
- schwere depressive Episoden mit paranoider Symptomatik,
- depressive Episoden, die auf Antidepressiva nur ungenügend ansprechen,
- schwere depressive Zustände mit Suizidalität,
- manische Zustände, die mit Neuroleptika nicht zu beeinflussen sind,
- lebensbedrohliche katatone Syndrome.

Absolute Kontraindikationen sind erhöhter Hirndruck und Erkrankungen, bei denen ein rascher Blutdruckanstieg gefährlich werden könnte: kurze Zeit zurückliegende zerebrale oder kardiale Infarkte, Aneurysmen, zerebrale Angiome, Hypertonie.

Herzschrittmacher, Schwangerschaft und höheres Lebensalter sind keine Kontraindikationen.

Methode: Durch ein Spezialgerät wird ein Wechselstrom von etwa 150 mA bei 80-100 V Spannung für kurze Zeit erzeugt und bitemporal oder unilateral durch den Kopf geleitet, was nach einigen Sekunden einen zerebralen Krampfanfall auslöst. Die elektrischen Stimuli müssen individuell gewählt werden, da Größe und Dicke der Kalotte, Gewebswiderstand und Krampfschwelle, Alter, Geschlecht und vorangegangene Konvulsionen die Empfindlichkeit beeinflussen können.
Die unilaterale EKT mit Plazierung der Elektroden auf der nicht-dominanten Seite ruft weitaus weniger passagere kognitive Beeinträchtigungen hervor als die bilaterale elektrische Stimulation.

Ein therapeutisch ausreichend wirksamer Anfall kann nur angenommen werden beim Auftreten eines tonischen und klonischen Krampfstadiums und bei einer Anfallsdauer von 30-60 Sekunden (unbedingt mehr als 25 Sekunden).

Die **Anzahl der Einzelbehandlungen** richtet sich nach dem klinischen Zustand des Patienten (kein starres Anwendungsschema). Im allgemeinen sind 6-10 Einzelbehandlungen ausreichend. Zwischen den Behandlungen sollte ein Intervall von 48 Stunden eingehalten werden.

Durch die **Modifikation der EKT** mit Atropin-Gabe, Kurznarkose, Muskelrelaxation, eventuell unter Assistenz eines Anästhesisten, konnte das an sich geringe Risiko von Komplikationen (Knochenbrüche) weiter vermindert werden.

Als **Nebenwirkungen** werden vor allem anterograde Gedächtnisstörungen beschrieben, die sich meist nach einigen Wochen vollständig zurückbilden.

Befragungen der Patienten haben ergeben, daß sie weder verängstigt noch terrorisiert auf die EKT reagierten. Die überwiegende Mehrzahl der mit Elektrokrämpfen behandelten Patienten (65%) erklärten, daß sie sich bei einem Rezidiv erneut einer solchen Behandlung unterziehen würden (*Folkerts* 1995).

Beispiel:
Ich erinnere mich an eine Patientin mit einer depressiven Episode, die mich bedrängte, ich sollte bei ihr eine EKT durchführen, denn sie sei sicher, daß damit ihre Verstimmungen mit einem Schlag beendet würden. Damals war die EKT gerade in Verruf geraten und galt als altmodisch, deshalb weigerte ich mich und verwies auf die Antidepressiva, die nun zur Verfü-

gung stünden. Es dauerte zwei Monate, bis wir die Patientin mit Antidepressiva aus der depressiven Verstimmung herausgebracht hatten und der Effekt war auch dann noch immer nicht ausreichend. Später habe ich die EKT wieder eingeführt, zunächst gegen Widerstand von Kollegen. Aber die Patientin habe ich nicht vergessen. Sie hatte recht mit ihrer Beurteilung der EKT. Ich hätte auf sie hören sollen.

Anhang: Die klassischen somatischen Therapieverfahren

Bis Mitte der 30er Jahre des 20. Jahrhunderts gab es mit Ausnahme der Tinctura Opii bei depressiven Patienten (deren Ergebnis begrenzt war) praktisch keine Therapie der psychotischen Störungen. Man mußte sich auf Verwahrung und Pflege beschränken. Dafür gibt es aus dieser Zeit sehr ausführliche Beobachtungen über den Krankheitsverlauf, die heute, wie es scheint, in Vergessenheit geraten sind.

Der unbefriedigende Zustand in der psychiatrischen Klinik änderte sich erst mit Einführung der sog. **somatischen Therapieverfahren**. Die theoretischen Überlegungen, die diesen Verfahren zugrunde lagen, sind überholt. Sie wurden jedoch bisher nicht durch bessere Theorien und Hypothesen ersetzt. Der Wirkungsmechanismus ist weiter unklar. Zu ihrer Zeit hatten die Verfahren eine große Bedeutung, weil die Psychiater überzeugt waren, daß sie durch einen körperlichen Eingriff psychische Krankheiten heilen könnten. Manche der Behandlungsergebnisse sprachen dafür. Dies erklärt die hohen Erwartungen an den Eingriff und auch die gelegentlichen Übertreibungen der Anwendung und die Ausweitung der Indikation. Die Nebenwirkungen und Folgen waren noch nicht bekannt. Die Jüngeren sollten dies den Kollegen aber nicht vorhalten – hinterher ist man immer klüger. In bezug auf die Krankenbeobachtung und die Psychopathologie können wir dagegen von den älteren Psychiatern lernen, denn sie lebten mit ihren Patienten in den Anstalten und sie haben den Verlauf der schizophrenen und affektiven Psychosen unabhängig von der Wirkung der Psychopharmaka erlebt odere manchmal auch gemeinsam mit ihren Patienten erlitten.

! Lesen sie alte Lehrbücher und Krankenberichte.

Die klassischen Therapieverfahren sollten auch deshalb erwähnt werden, weil man an ihnen ablesen kann, wie schwer die Behandlung der psychischen Störungen in der Vergangenheit war. Zu den somatischen Therapieverfahren der Psychiatrie, die mit Einführung der Psychopharmaka überholt sind, rechnen wir *Malariabehandlung, Schlafkuren, Cardiazolkrampf* und *Insulinkoma* sowie die *Leukotomie*, die von Anfang an umstritten war.

Die **Leukotomie** (*A.C. Moniz-Egaz* 1935) bestand in einer Durchtrennung der vom limbischen System zum Frontalhirn ziehenden Bahnen und wurde vor allem bei schwer erregten Schizophrenen und bei erethischen Oligophrenen angewandt, denen man in anderer Weise nicht helfen konnte. In den USA wurde die Leukotomie zeitweilig auch bei Zwangskranken verwendet, die durch Zwänge vollständig eingeengt und sozial behindert waren. Die Methode wurde nicht allgemein akzeptiert und war im Grunde nur ein Versuch, erregte und gefährliche Patienten wenn nicht zu behandeln, so doch wenigstens ruhig zu stellen.

Die anderen Methoden sind zweifellos veraltet, aber sie hatten eine Zeitlang in der Psychiatrie Bedeutung, zum Nutzen der Patienten.

Malaria-Kur (*Wagner von Jauregg* 1917)

Die Malaria-Kur ist eine unspezifische Behandlungsmethode, die bei progressiver Paralyse (S. 264) erstmals angewendet wurde. Eine künstliche Infektion mit den Erregern der Malaria tertiana durch i.m. oder i.v. Injektion von 5-10 ml Citratblut eines Erkrank-

ten wurde mit der damals üblichen spezifischen antiluischen Therapie kombiniert, weil man auf diese Weise die Blut-Liquor-Schranke durchbrechen konnte. Nach etwa 10 Fieberanstiegen wurde die Kur mit Atebrin oder Chinin beendet und die spezifische Therapie fortgesetzt.
Die Einführung von Penicillin hat die Methode überflüssig gemacht.

Schlafkur *(Klaesi 1921)*

Dauerschlaf (Heilschlaf) unter Somnifen oder anderen Barbituraten wurde zunächst zur Behandlung von erregten schizophrenen Patienten verwendet. Später wurde die Indikation auf die Neurasthenie erweitert. Angestrebt wurde ein Schlafzustand, der Tage, eventuell auch einige Wochen dauerte. Die Patienten erhielten während dieser Zeit Flüssigkeit und Nahrung über eine Sonde, eventuell wurde der Schlaf auch kurzfristig unterbrochen. Die Dosierung war insbesondere bei erregten Kranken schwierig. Gelegentlich kam es wegen Unsicherheiten in der Dosierung zu Komplikationen, auch zu Todesfällen. Die Methode wurde schon in den 30er Jahren aufgegeben,
Bei Einführung der Psychopharmaka wurde der Begriff Dauerschlaf oder Winterschlaf (Hibernation) vorübergehend wieder aufgenommen. Die Neuroleptika-Wirkung beruht aber auf einem anderen Vorgang.

Insulin-Kur *(Sakel 1935)*

Die Beeinflussung von schweren Formen schizophrener oder depressiver Psychosen durch hypoglykämische Zustände oder Schocks wurde Anfang der 30er Jahre des vorigen Jahrhunderts in die Therapie eingeführt. Durch die Injektion von Altinsulin wurde, beginnend mit 10-15 I.E. und einer täglichen Steigerung um 5 I.E. zunächst ein Subkoma mit Schweißausbruch und Benommenheit (bei etwa 40 I.E.) und schließlich ein Koma erreicht (nach 80-200 I.E.). Das Koma wurde nach 10-30 Minuten (spätestens aber 2 Stunden nach der Insulin-Applikation) durch Traubenzuckergaben, intravenös oder durch Magensonde, oder durch Glukagon beendet. Zu einer Kur gehörten etwa 10-20 solcher Schockzustände. Die Behandlung war nicht ohne Risiko und wurde nur in einigen Kliniken von speziell ausgebildeten Pflegekräften durchgeführt.
In den ersten Jahren nach Einführung der Neuroleptika wurde die Methode aufgegeben.

Die sog. abortive oder kleine Insulin-Kur hatte eine andere Indikation. Es wurden 5-10 I.E. Altinsulin ein oder zweimal täglich jeweils etwa eine halbe Stunde vor den Mahlzeiten verabreicht. Die Methode wurde bei vegetativer Dystonie, chronischer depressiver Verstimmung, Erschöpfung oder Neurasthenie verwendet, gelegentlich mit erstaunlichem Effekt, so daß ich mich unter Umständen bei stationären Patienten mit langwierigen Störungen auch heute noch dafür entscheiden würde.

Cardiazol-Krampfbehandlung *(von Meduna 1935)*

Eine zur Behandlung von akuten schizophrenen Störungen und depressiven Verstimmungen eingeführte Heilkrampfbehandlung, gefördert durch die klinische Beobachtung, daß durch das Auftreten eines epileptischen Anfalls gelegentlich psychotische Symptome gebessert wurden. Durch eine möglichst rasche intravenöse Injektion von 5-10 ml einer 10 %igen Cardiazol-Lösung wurden nach einer Latenz von etwa 40 Sekunden zunächst klonische Zuckungen und dann ein generalisierter zerebraler Krampfanfall ausgelöst. Unangenehm war vor dem Anfall eine relativ häufig auftretende Aura aus Vernichtungsgefühl und optischen oder gustatorischen Mißempfindungen.
Die Methode wurde später durch die Elektrokrampftherapie ersetzt, der die gleichen theoretischen Überlegungen zugrunde lagen.

40 Psychotherapeutische Methoden

Fragen:
Was ist Psychotherapie? Welche psychotherapeutischen Methoden und Möglichkeiten kennen Sie? Wie unterscheiden sich Psychoanalyse und Psychotherapie? Welche Relation besteht zwischen Psychotherapie und anderen Therapieformen? Gibt es eine Psychotherapie von Psychosen?

Wir können keinem psychisch Kranken ohne vorbereitende, unterstützende oder weiterführende Psychotherapie helfen, selbst wenn das Gewicht der Behandlung auf der Verabreichung von Psychopharmaka liegt. Der psychotherapeutische Umgang mit dem Patienten ist die Grundlage der psychiatrischen Therapie.

40.1 Definition

Psychotherapie ist eine besondere Form der Behandlung, die nicht am Körper ansetzt (durch Diät, Medikamente, operative Eingriffe) sondern **das Erleben und Verhalten des Patienten direkt verändern will** durch:
- Sprache und Gestik des Therapeuten,
- dem Patienten vermittelte Vorstellungen und Bilder und
- die Anleitung des Patienten zu Übungen und Aktivitäten.

Durch die bewußt eingesetzte **Sprache und Gestik** kann man dem Patienten die soziale Interaktion und seine damit verbundene individuelle Erfahrung verdeutlichen, was möglicherweise sein Bedürfnis nach einer Korrektur und Änderung seiner Einstellung fördert.

Über **Vorstellungen und Bilder** kann man dem Patienten Entspannung und emotionale Ausgeglichenheit vermitteln oder seine Gewohnheiten beeinflussen und der aktuellen Situation angleichen oder allgemein die ängstliche Erwartung durch positive Vorstellungen zu neutralisieren versuchen.

Der Patient kann in eigenen **Übungen** die Vorstellungen und Bilder übernehmen und verdichten oder selbständig ausgestalten, aber auch unter Anleitung neue Verhaltensmuster trainieren und dadurch andere Gewohnheiten setzen. Vielleicht genügen auch **Aktivitäten**, bei denen er durch körperliche Anspannung und sportliche Leistung, allein oder in Gemeinschaft, Ablenkung und emotionalen Ausgleich oder Bestätigung findet.

Alle psychotherapeutischen Verfahren stützen sich auf die Fähigkeit zu Verständnis und Einfühlung (Empathie) und behutsamen Umgang mit dem fremden Erleben, wie das jeder von uns von anderen Menschen erwartet und erhofft. Hinzu kommt aber außerdem die Kenntnis von speziellen therapeutischen Techniken und den Theorien, denen diese Techniken zugeordnet werden. Psychotherapie ist ein **Sammelbegriff** für zahlreiche unterschiedliche therapeutische Ansätze, die sich trotz auffallender Abweichungen im theoretischen Überbau in der Praxis des Umgangs mit dem Patienten durch Gespräch, Geste und Vorbild kaum unterscheiden.

Der Begriff umfaßt alle Verfahren von der **einfachen mitmenschlichen Zuwendung** bis hin zu den **differenzierteren therapeutischen Methoden**, die erst durch eine zusätzliche und eingehende Schulung erworben werden können (z.B. Psychoanalyse, Verhaltenstherapie). Man darf den Begriff jedoch nicht so weit fassen, daß alle Maßnahmen darunter fallen, die in irgend einer Weise die Persönlichkeit und Entwicklung eines Klienten fördern. Therapie bezieht sich immer auf die Beseitigung oder Linderung von Störungen oder krankhaften Veränderungen. Grundsätzlich sollte man Pädagogik und Psychotherapie voneinander unterscheiden, selbst wenn es im Einzelfall Übergänge und Überschneidungen gibt. Erziehung und selbständige, d.h. von einem Lehrer unabhängige Veränderungen am Verhalten oder den Gewohnheiten erfolgen nach denselben Grundsätzen bei der Mehrzahl der psychotherapeutischen Methoden.

Alle pädagogischen und psychotherapeutischen Angebote beruhen auf der Annahme, daß wir aus einer Wechselwirkung zwischen bewußten und nicht bewußten Vorgängen neues Verhalten lernen. Unsere Erfahrungen bestimmen unser Handeln, aber wir können durch unser Handeln immer wieder die Erfahrung verändern, insbesondere wenn wir uns den Vorgang bewußt machen und ihn geduldig wiederholen.

Psychotherapie kann auch durch Nicht-Ärzte und Psychologen, die entsprechend geschult sind, durchgeführt werden. Die Indikationsstellung sollte aber von Ärzten mit einer neurologisch-psychiatrischen Ausbildung überprüft werden, denn die psychopathologischen Syndrome sind unspezifisch und es ist möglich, daß eine grob-organisch begründete psychische Störung zunächst als reaktive oder neurotische Verstimmung imponiert. Dann wird Psychotherapie vielleicht vorübergehend den Zustand bessern, aber da die eigentliche Ursache nicht erkannt wurde, geht Zeit verloren, was sich unter Umständen für den Patienten fatal auswirken kann.

! Psychotherapie ist nur wirksam, wenn sie aufgrund einer klaren Indikation und mit deutlichen Zielvorstellungen durchgeführt wird, die auch für den Patienten erkennbar sind.

40.2 Ziele der Psychotherapie

Mit der psychotherapeutischen Intervention sollen Symptome, die den Patienten quälen und einengen oder sein Leben in der Gemeinschaft behindern, gemildert oder aufgehoben werden. Manchmal sind in die Folgen der Störung auch Angehörige, Arbeitskollegen oder Freunde des Patienten einbezogen, was wieder über die Reaktion der Betroffenen Rückwirkungen auf Erleben und Verhalten des Patienten haben kann.

Die störenden Symptome kann man mit Psychotherapie weder unterdrücken noch kaschieren. Ziel ist vielmehr, daß sie durch die Dynamik, die mit der therapeutischen Intervention ausgelöst wird, mit der Zeit „aufgehoben" werden.

Mit der Psychotherapie wird eine Veränderung des Erlebens angestrebt, die sich an den folgenden Zielvorstellungen orientiert:

- Balance der psychischen Funktionen und Reaktionsweisen,
- Anpassung der Reaktionsmuster an die aktuelle Situation,
- Einsicht in unbewußte Reaktionsmuster und Tendenzen und automatisch ablaufende
- Gewohnheiten, die Erleben und Verhalten bestimmen,
- Korrektur von Gewohnheiten,
- Wecken oder Festigen des Gefühls für die Gemeinschaft und der Verantwortung für Mitmenschen und
- das Leben überhaupt,
- Reifung der Persönlichkeit.

Diese Zielsetzungen wird man im therapeutischen Gespräch einzeln angehen. Ohnehin sind bei einer Störung in der Regel die psychischen Funktionen in unterschiedlicher Intensität betroffen. Berücksichtigen muß man auch die Bedeutung von bestimmten Störungen für das Befinden des Patienten. Außerdem wird sich der Therapeut von der Sensibilität und Bereitschaft des Patienten führen lassen. Häufig wird man versuchen, die gesunden Anteile der Persönlichkeit gegen pathologisches Erleben oder unangepaßte und infantile Reaktionsweise zu aktivieren.

Im Grunde lassen sich alle diese partiellen Ziele der Psychotherapie mit den Wörtern **Balance** und **Verantwortung** zusammenfassen, mit denen die reife Persönlichkeit charakterisiert wird.

Indikation

Das ärztliche Handeln sollte in jedem Fall von einer psychotherapeutischen Haltung getragen sein. Gezielte psychotherapeutische Interventionen richten sich gegen
- psychoreaktive Veränderungen,
- neurotische Störungen und
- psychosomatische Krankheiten.

Die Psychotherapie von psychosomatischen Erkrankungen muß häufig durch eine somatische Behandlung ergänzt werden. In schweren Fällen und bei fortgeschrittener Schädigung wird der Akzent der Behandlung sich weiter auf den somatischen Anteil der Therapie verlagern.
Bei allen anderen körperlichen und psychischen Krankheiten sind zumindest **psychotherapeutische Hilfen** angebracht, denn nur mit einem solchen Vorgehen erreichen wir den ganzen Menschen und nicht etwa nur ein erkranktes Organ oder eine gestörte Funktion.

Der Psychotherapeut sollte nicht alles erreichen wollen, was ihm machbar erscheint, selbst wenn es seiner Überzeugung nach sinnvoll ist. Entscheidend ist immer, wie der Patient sich fühlt. Bei manchen neurotischen Patienten wird man sich zufrieden geben, wenn er unter der Psychotherapie den Status quo seines Befindens mit allen Beeinträchtigungen halten kann. Neurose ist zwar eine „unter-optimale Lösung" von intrapsychischen Konflikten, aber immerhin eine Lösung.

Die Indikation zur Psychotherapie sollte man von Zeit zu Zeit überprüfen. Der initiale Erfolg von psychotherapeutischen Maßnahmen schließt eine körperlich begründete Störung nicht aus.

Schizophrene und depressive Psychosen können nicht allein mit Psychotherapie behandelt werden. In den letzten Jahren veröffentlichte Berichte über Therapie-Erfolge bezogen sich ausschließlich auf Patienten, die während der psychotherapeutischen Betreuung auch Psychopharmaka erhielten. Dagegen ist gesichert, daß man durch psychotherapeutische Unterstützung die Wirkung der Therapie mit Psychopharmaka förden und verstärken kann.

Was in den letzten Jahren unter dem Schlagwort **Psychoedukation** erscheint, ist nichts anderes als die psychotherapeutische Führung der pharmakologisch beeinflußten Patienten, bei der sich vorwiegend pädagogische Aufgaben stellen:
wie man mit der Krankheit umgeht, die Symptome erkennt, wem man sich anvertrauen kann, wie die Psychopharmaka wirken.

40.3 Einführung in die psychotherapeutische Praxis

Es gibt kein allgemein gültiges Rezept für den psychotherapeutischen Umgang mit Patienten. Die Interaktion zwischen Patient und Therapeut ist immer wieder neu und nicht im voraus berechenbar. Der Anfänger in der psychotherapeutischen Praxis kann vom erfahrenen Kollegen nur Hinweise erwarten. Erst nach der geduldigen Arbeit mit vielen Patienten wird er seinen eigenen Stil finden.

! Psychotherapie lernt man nicht aus Büchern, sondern im Umgang mit dem kranken Menschen.

Eine Hilfe ist die Unterweisung und das Training (Supervision, Lehranalyse) durch einen erfahrenen Lehrer. Solche Unterweisungen können aber nur differenzieren, was an Fähigkeiten vorhanden ist. Wer die Fähigkeit zur Einfühlung und Selbstreflexion nicht besitzt, kann sie auch nicht durch das Auswendiglernen von Regeln und metapsychologischen Begriffen entwickeln. Er wird nur das Formale der einzelnen psychotherapeutischen Schulen aufnehmen können und das genügt nicht.

Der Lernende muß auch offen bleiben für andere Ansichten und theoretische Ansätze. Durch Indoktrination in eine Theorie, die andere Denkmöglichkeiten nicht zuläßt, wird die Offenheit beeinträchtigt, die eine Annäherung an den Patienten überhaupt erst möglich macht.

Auch in der Psychotherapie kann man nur von empirischen Befunden zu theoretischen Überlegungen fortschreiten, die Theorie steht nicht am Anfang, sondern am Ende. Darüber hinaus wäre es sicher von Vorteil, wenn der Ausbildungskandidat ausreichende Kenntnisse in Neurologie und Psychiatrie erwerben könnte, bevor er sich mit psychotherapeutischen Methoden beschäftigt, weil dies einer allzu spekulativen Interpretation von Krankheitszuständen und ihrer Genese entgegenwirkt. Günstig wäre auch, wenn er sich zunächst darauf beschränkte, *eine* psychotherapeutische Richtung oder Schule kennen zu lernen durch
Selbsterfahrung,
Theorie-Studium,
Praxis mit Supervision.

Erst wenn der Psychotherapeut genügend praktische Erfahrung hat, wird er den Wert und die theoretischen Konzepte anderer Schulen beurteilen können, was notwendig ist, damit er einen persönlichen Stil entwickeln kann. Der Praktiker steht immer zwischen den Schulen und ihren theoretischen Ansichten. Im Grunde sollten wir eine integrierte Psychotherapie anstreben, die sich nicht von theoretischen Zwängen abhängig macht. Theorien sind Werkzeuge, die man austauschen, ersetzen und kombinieren kann.

40.3.1 Voraussetzungen

Psychotherapie setzt bestimmte Einstellungen und Fähigkeiten sowohl auf Seiten des Therapeuten als auch auf Seiten des Patienten voraus.

Voraussetzungen auf Seiten des Arztes und Therapeuten sind

- die Fähigkeit zu beteiligtem Mitgehen und Distanz,
- Echtheit in Gefühl und Haltung,
- präzise Diagnostik, die den Wandel einer Störung erfaßt und körperliche Störungen ausschließt.
- Überprüfung der Indikation zu den einzelnen Interventionen und Methoden.
- Bereitschaft (und Fähigkeit!) zum Methodenwechsel,
- Zurückhaltung in den Zielen, die letztlich vom Patienten bestimmt werden.

Mitfühlende Distanz ist ein Ausdruck für die schwierige Balance zwischen emotionaler Beteiligung und rational-sachlichem Abstand. Wer zu sehr beteiligt ist, wird in den Sog des Pathologischen hineingezogen und verliert den Standpunkt, an dem sich allein der Kranke orientieren könnte. Wer sich zu stark vom persönlichen Leiden des Patienten abgrenzt und nur den „Fall" sieht, verliert den emotionalen Kontakt, der allein das Vertrauen des Kranken trägt.

! Man kann nur helfen aus emotionaler Beteiligung und sachlicher Distanz.

Patienten mit psychischen Störungen empfinden schnell, ob der Arzt ihnen gegenüber in seinen Gefühlen echt ist.

Die Psychotherapie darf nicht zu einer Routine werden, die sich nach dem gleichen Muster über Monate oder Jahre hinschleppt. Der Patient wandelt sich, wie jeder Mensch, vor allem aber unter dem konstanten Lehrprogramm einer Psychotherapie. Man sollte darauf eingehen und die Interventionen anpassen. Ich erinnere mich an Patienten, die nach einer längeren Psychotherapie zu mir kamen. Sie hatten das Vokabular des Therapeuten übernommen und konnten auch angeben, aus welcher unbewußten Konstellation ihre Störungen vermutlich herrührten, aber geändert hatte sich nichts.

Der Psychotherapeut sollte deshalb konstant die Indikation zu seinen Interventionen überprüfen. Manchmal werden therapeutisch gemeinte Begriffe und Überlegungen als „Begründung" in das Beschwerdebild eingebaut. Der neurotische Patient leidet dann nicht nur an den Störungen, er weiß auch, warum. Damit ist er entlastet und braucht sich eigentlich nicht mehr mit der Störung auseinanderzusetzen.

Man sollte deshalb bereit sein, die Methode zu wechseln – was nicht alle psychotherapeutischen Schulen empfehlen, da sie davon ausgehen, daß ihr Zugang zum Patienten und seinen Beschwerden der richtige ist. Es gibt aber viele Zugänge, man muß sie sich nur bewußt machen. Die Plastizität unseres Urteils hängt davon ab.

Entscheidend ist die Persönlichkeit des Psychotherapeuten, nicht seine Theorie. Erst wenn der Patient das „Subjektive" des Therapeuten erlebt, wird er für „objektive" Informationen offen sein.

Voraussetzungen auf Seiten des Patienten sind

Motivation,
Reflexionsfähigkeit,
Ausdauer und
Mut.

Mut, um das vorweg zu nehmen, wird hier verstanden als Fähigkeit und Bereitschaft, sich unangenehmen oder beschämenden Erkenntnissen über das eigene Ich zu stellen, auch der Angst, die bei solcher Konfrontation aufkommen mag. Mut gehört auch dazu, das Unbehagen auszuhalten, das sich einstellt, wenn eine Dominante von Gefühlen, Vorstellungen oder Gewohnheiten durch entgegengesetzte Empfindungen oder Absichten gestört wird.

Ohne **Motivation**, d.h. ohne das Streben, sein Leben zu ändern, bleibt der Patient für alle therapeutischen Bemühungen unerreichbar. Die Argumente gleiten an ihm ab, die Vorstellungen und Bilder bewegen ihn nicht. Man darf solche Patienten aber nicht aufgeben. Das Fehlen der Motivation ist häufig nur etwas Temporäres. Man sollte zumindest versuchen, die Motivation des Patienten zu fördern, zu stärken oder zu provozieren. Später (vielleicht nach Monaten oder Jahren) kann der Patient motiviert sein und er wird sich dann auch an die „Motivation" seines Therapeuten erinnern, die ihn ermutigt oder auch abgeschreckt hat.

Der Patient sollte Störungen seines Erlebens, unter denen er leidet, nicht nur hinnehmen oder demonstrieren, sondern sich um eine versachlichende Distanz bemühen (wie er das bei einem Freund auch tun würde). Dazu gehört **Reflexionsfähigkeit**, sonst bleiben alle Bemühungen ohne Resonanz. Insbesondere intellektuell bewegliche Patienten sind in der Lage, Anregungen aufzunehmen und sich mit ihrer Entwicklung und ihren Gewohnheiten oder Reaktionen aktiv auseinanderzusetzen. Solche Patienten sind aber auch ideologisch verführbar – durch Themen, Konstrukte oder Theorien über unbewußte Vorgänge, so daß die psychotherapeutischen Begriffe zum bloßen „Spielmaterial" ihrer neurotischen Fehlhaltung entarten können.

Auch die Persönlichkeitsstruktur eines Patienten ist für den Ausgang einer Psychotherapie von Bedeutung. Entscheidend ist die **Ausdauer**, mit der sich einer den Problemen und den als möglich erkannten Wegen zur Lösung nähert. Zu Beginn der Therapie sollte man die Patienten nicht überfordern. Man wird sich schrittweise den Konflikten des Patienten nähern, so weit man sie erkannt hat. Das empfiehlt sich auch deshalb, weil neurotische Konflikte (wer hätte sie nicht!) mit der Zeit und im Fortgang der Gespräche nicht selten eine andere Gestalt annehmen. Der Patient verändert sich unter der Therapie, aber auch unsere Sicht des Patienten kann sich verändern.

Erwähnen sollten wir aber auch die Antithese: Es gibt Patienten, die zu viel Ausdauer haben und sich verbissen mit der Störung auseinandersetzen, nicht aufgeben wollen, wo es doch richtiger wäre, wenn sie lernten, etwas hinzunehmen oder geduldiger zu sein.

40.4 Prinzip der Psychotherapie

Die Ziele der Psychotherapie sind nur durch einen **Wechsel der Dominante** zu erreichen (vgl. S. 115). Der Dominantenwechsel ist das Prinzip jeder psychotherapeutischen Arbeit.

! Die einzelnen psychotherapeutischen Methoden, die beschrieben werden, sind nur unterschiedliche (manchmal auch persönlichkeitsgebundene) Ansätze, um den Wechsel der Dominante einzuleiten, zu begründen oder zu stabilisieren.

Dominante bedeutet, daß bestimmte Reaktionsformen sich auf äußere Reize schneller durchsetzen und auf diese Weise weiter bekräftigen, selbst wenn sie dem betreffenden Stimulus und der Umweltkonstellation nicht oder nur unzureichend entsprechen. Alle psychotherapeutischen Bemühungen sind darauf gerichtet, diesen Zirkel zu durchbrechen und neue Vorstellungen, Gedanken und Gefühle und einen veränderten Umgang mit Affekten anzubieten, zu erproben und durch Training und Gewöhnung in das Gesamt der psychischen Funktionen einzugliedern.

Der Dominanzwechsel zeigt sich in einem Unbehagen an. Das Zusammentreffen von widersprüchlichen Intentionen, die im Effekt einander aufheben, kann sogar von Angst oder Übelkeit begleitet sein (vgl. Widerstand, S. 122).

Übung:
Erinnern Sie sich an ihren ersten Besuch in London oder in einer anderen Stadt mit Linksverkehr? Als Sie dort zum ersten Mal eine Straße zu Fuß überquerten, kam es zu einer Irritation zwischen der gewohnten Orientierung nach links (da war der Weg frei) und der als notwendig erkannten neuen Orientierung nach rechts, weil die Autos und Busse Ihnen unerwartet auf der anderen Seite entgegenkamen. Sie standen in der Mitte, vielleicht am Picadilly Circus, und wußten nicht mehr, wohin sie nun eigentlich schauen sollten. Vielleicht empfanden Sie auch eine Spannung im Nacken, bis ein englischer Freund sie bei der Hand nahm und auf die andere Seite führte.
Übrigens, Sie schauten in London nicht in die falsche Richtung, weil etwa rechts in ihrer Kindheit eine Autoritätsperson gestanden hatte, von der sie lieber wegschauen wollten. Es war schlicht Gewohnheit, daß Sie sich nach links orientiert hatten. Und wenn Sie drei Jahre in England blieben, würden Sie bei der Rückkehr auf den Kontinent die gleichen Probleme haben, nur anders herum.

Wir haben immer Mühe, eingefahrene Bahnen zu verlassen. Was Gewohnheit uns automatisch auferlegt, kann nicht durch entgegengesetztes Handeln störungsfrei abgelöst werden. Es braucht einige Zeit und Übung, bis die neue Reaktion wieder Gewohnheit geworden ist.

Manchmal stehen auch zwei in sich widersprüchliche Tendenzen nebeneinander. Der Patient ist motiviert und weiß, was er falsch macht und wie er es ändern sollte. Der **Automatismus der Gewohnheit** zwingt ihm aber die alten Reaktionsmuster auf (und der Ärger darüber verstärkt diesen Automatismus zusätzlich), so daß sich eine Diskrepanz zwischen dem Vorsatz und dem tatsächlichen Verhalten ergibt, weil die neuen, erwünschten Reaktionsformen noch nicht stabilisiert sind. Ich bin nicht sicher, ob die Annahme einer Sabotage aus dem Unbewußten den Umgang mit solchen Problemen vereinfacht. An der Beobachtung wird man nicht zweifeln. Aber die Schwierigkeiten der Umgewöhnung sind nicht unbedingt die Folge einer unbewußten Abwehr des Therapieziels. Sie ergeben sich häufig auch aus dem Versuch, mit der im Leben erworbenen Technik des Denkens und Fühlens gerade diese Art des Denkens und Fühlens in Frage zu stellen.

Beispiel:
Ich erinnere mich an eine Patientin mit einem phobischen Syndrom, die in längeren Gesprächen zu der Einsicht kam, daß die Devise ihrer Kindheit „Gefühle, die man denkt, tun nicht weh" für ihr Leben als junge Frau mit Mann und zwei Kindern nicht mehr geeignet war. Sie reagierte betroffen und beschämt auf diese Erkenntnis und es flossen auch Tränen, aber am Ende der Stunde sagte sie, daß dies alles sehr aufregend war und ihr Leben verändern würde. Sie hätte begriffen, daß sie alles zu rational sehe, das wäre ihr klar und sie würde es von nun an ändern. „Wir wollen noch einmal zusammenfassen", meinte sie, „erstens..." Erst als ich lachte, begriff sie, daß sie dabei war, den erkannten Fehler ausgechnet mit den Grundsätzen anzugehen, die zu diesem Fehler geführt hatten.

Alle psychotherapeutischen Ansätze werden von **Einsicht und Erschütterung** bestimmt. Das Spannungsfeld zwischen rationaler Einsicht und emotionaler Betroffenheit kann sich verschieben, weil der Akzent wechselt, aber es bleibt bestehen. Durch Denken können wir das Leben nicht verändern, solange das Gefühl ausbleibt. Auch die neuen Vokabeln einer Sprache behält man nicht, wie jeder weiß, wenn die neuen Wörter nicht von einem Gefühl getragen werden (das wird in der Schule meist vergessen). Aber auch das Umgekehrte gilt: Erschütterungen bleiben ohne Einfluß auf das Leben, wenn sie nicht gleichzeitig die Einsicht vertiefen oder doch zu einer Vertiefung der Einsicht führen.

Vorstellungen, die mit Gefühlen verbunden sind – seien sie nun positiv oder negativ, setzen sich leichter durch als andere, die ohne emotionale Resonanz bleiben.

40.5 Psychotherapeutische Interventionen

Der psychotherapeutische Prozeß läßt sich in einzelne Anteile oder Schritte untergliedern:
- Einsicht,
- Erschütterung,
- Zielvorstellung und
- Integration und Automatisierung der neuen Reaktionen und Verhaltensweisen.
Die Reihenfolge der drei ersten Vorgänge kann wechseln. Die in der Psychotherapie verwendeten Methoden oder die diesen Methoden zugrunde liegenden Theorien der psychotherapeutischen Schulen unterscheiden sich lediglich durch die Abfolge oder das Gewicht, das den einzelnen Schritten beigemessen wird.

! Einsicht, Erschütterung und Training sind die Grundlagen des psychotherapeutischen Prozesses.

Diesem Ziel dienen die verschiedenen Interventionen oder Techniken, die hier unabhängig von den Schulen besprochen werden, die sich auf sie stützen oder sie theoretisch begründen. Auch hier möchte ich mich zunächst an die *deskriptiven* Fakten halten. Beginnen wollen wir mit den relativ einfachen Techniken des mitmenschlichen Umgangs, die immer verfügbar bleiben, um dann schrittweise vorgehend die komplizierteren und komplexen Verfahren darzulegen. Der Einsatz solcher Interventionen orientiert sich an der Situation des Patienten. Da diese Situation sich ändern kann, werden wir nicht starr auf einem psychotherapeutischen Vorgehen beharren, sondern das Vorgehen anpassen und die Interventionen und Techniken wechseln.

Wir unterscheiden *Interventionen* und *Techniken* und grenzen sie von den Methoden ab.

Intervention ist eine kurzfristige einmalige Handlung, die auf eine Veränderung im Erleben des Patienten zielt.

Technik bezeichnet eine Kette von Interventionen in einem bestimmten Erlebnisbereich.

Von Methoden wollen wir dagegen nur sprechen, wenn Interventionen und Techniken durch einen theoretischen Überbau verbunden sind und die Indikationen zusätzlich von Hypothesen über die Genese der Störung bestimmt werden.

Bei dem folgenden Überblick beschränke ich mich bewußt auf die Interventionen und Techniken, die zum allgemeinen Repertoire des Psychotherapeuten gehören. Derzeit sind mehr als 300 unterschiedliche Methoden beschrieben worden (meist mit einem entsprechenden Ausbildungsgang), von denen viele den Anspruch erheben, eine universelle Theorie der psychischen Störungen zu sein. Die Mehrzahl der angebotenen Verfahren zielt auf einen besonderen Aspekt des psychotherapeutischen Prozesses. Sie sind nicht ohne Wirkung, aber es bleibt eben nur ein einzelner Aspekt und das scheint mir nicht ausreichend.

! Man sollte die Therapie und die mit der Therapie verbundene Auffassung der menschlichen Existenz nicht auf das Instrumentarium einer einzigen Methode reduzieren.

Entsprechend dem Vorgehen kann man **rational orientierte Techniken**, die durch Einsicht zur Erschütterung führen, von **emotionalen Techniken** unterscheiden, die zunächst von einer Erschütterung ausgehen, um darauf aufbauend neue Einsichten und Zielvorstellungen zu vermitteln. Die Interventionen müssen wiederholt erfolgen und werden durch Training stabilisiert.

Es ist nicht damit zu rechnen, daß sich die **Persönlichkeit** unter Psychotherapie verändert, obwohl dies manchmal behauptet wird. Man sollte dies auch gar nicht anstreben oder als Zielvorstellung suggerieren. Im günstigsten Fall ist Reife das Ergebnis psychotherapeutischer Interventionen. Aber Reife ist keine Veränderung der Persönlichkeit. Wenn es während einer längere Zeit dauernden Psychotherapie zu einer Veränderung im Verhalten kommt, wird man dies meist auf Charakterzüge zurückführen können, die bereits vorhanden waren und sich lediglich unter der Therapie stabilisiert haben. Aber es können durch die Bestärkung der Bestrebungen des Patienten, „sich selbst zu verwirklichen", auch egoistische Tendenzen gefördert werden.

! Ziel der Psychotherapie ist nicht die Veränderung der Persönlichkeit, sondern das Freisetzen von Fähigkeiten, die im Zusammenspiel der psychischen Funktionen zeitweilig blockiert oder überlagert waren.

Anmerkung:
Vorgehen und Zielsetzung der Psychotherapie sind mit der Ausbildung eines Sängers zu vergleichen. Nicht die Stimmlage (Sopran, Alt, Baß) kann verändert werden, sondern die Atemführung, die Klarheit des Tones oder die Sicherheit in der Tonlage.

Die folgende Aufzählung von Interventionsmöglichkeiten hat eine didaktische Zielsetzung. In der Praxis sind Übergänge und Verbindungen der Interventionen die Regel. **Der Psychotherapeut** darf nicht starr an einem Verfahren festhalten, sondern **muß sich von den Erfordernissen des Patienten bestimmen lassen**. Bei dieser notwendigen Beweglichkeit und Anpassung darf er aber nicht das therapeutische Ziel aus dem Auge verlieren.

Eine systematische Ordnung der Interventionen gibt es nicht. Die einzelnen Techniken werden nur selten allein oder bei einer einmaligen Anwendung eine dauerhafte Wirkung haben. Denkbar wäre dies allerdings bei einem erheblichen Entgegenkommen des Patienten, der nur noch einen Anstoß braucht, um die pathologischen Symptome aufzugeben. Erinnert sei hier an eine allgemeine Erfahrung aus der Partnerschaft: Nach einem Streit über Belangloses werden wir irgenwann einmal spüren, daß es nicht lohnt, weiter böse zu sein, aber aus der anhaltenden Verstimmung heraus finden wir nicht den Dreh, uns wieder einander zu nähern. Manchmal genügt ein äußeres Ereignis, über das man zusammen lachen kann (aber eigentlich lacht man erleichtert über die blöde Situation, in die man geraten war).

Beispiel:
In einem anderen Zusammenhang habe ich beschrieben (*Haring* 1995), wie eine Patientin im Anschluß an die depressive Reaktion auf den Tod der Tochter mehrere Jahre eine Sprachstörung mit einer seufzerartigen Inspiration hatte, die ihre sozialen Kontakte erheblich einschränkte. Bereits nach einer ersten Hypnose, die ich gegen alle Regeln unmittelbar im Anschluß an das vorbereitende Gespräch durchführte, kam es zu einer dauerhaften Besserung. Ich hatte in der Hypnose die Formel verwendet „Leid kann man nur artikulieren, wenn man spricht." Das überraschend günstige Ergebnis sollte man aber nicht allein auf die Hypnose oder die Formel zurückführen. Ich denke, der Patientin fehlte nach so vielen Jahren der Isolierung nur noch ein Anstoß, und vermutlich hätte eine andere Intervention von jemandem, dem sie vertraute, einen ebenso günstigen Effekt gehabt wie die Hypnose.

Im einzelnen lassen sich an Interventionen und Techniken unterscheiden:

1. einfache Interventionen im Umgang mit anderen Menschen,
2. Interventionen zur Umstimmung und Aktivierung,
3. Techniken zur Vertiefung der Selbstreflexion,
4. Suggestive Techniken,
5. tiefenpsychologische Techniken,
6. verhaltenstherapeutische Interventionen und Techniken,
7. soziotherapeutische Techniken,
8. Übungen des Patienten.

In den verschiedenen psychotherapeutischen Methoden oder Schulen sind jeweils mehrere dieser Interventionen unter einem theoretischen Aspekt integriert.

Als **tiefenpsychologisch** werden psychotherapeutische Verfahren bezeichnet, die von dem psychoanalytischen Konzept der retrospektiven Erhellung unbewußter Vorgänge und der sie begründenden Lebensereignisse ausgehen.

Ein Einwand erscheint mir hier notwendig. Wir wurden in den letzten Jahrzehnten von der These bestimmt, daß Verdängung (S. 116) grundsätzlich etwas Negatives ist und zur neurotischen Fehlhaltung führt. Verdrängung hat aber auch eine gute Seite, die man zumindest auch berücksichtigen sollte. In einer Untersuchung wurde gezeigt, daß Menschen, die ihre Trauer verbargen oder überspielten, auf Dauer gesehen weniger litten und sich am besten wieder an den Lebensrhythmus anpassen konnten (*Bonanno* 1995). Verdrängen wäre sicher auch kein allgemeingültiges Rezept, denn im Leben gibt es so etwas nicht, aber man sollte diesen Aspekt doch bedenken.

40.5.1   Einfache Interventionen

Mit einfachen Interventionen, die im Umgang mit anderen Menschen üblich sind und Vertrauen, Sicherheit oder ein Gefühl der Entlastung vermitteln, lassen sich häufig schon akute Krisen oder situative Schwierigkeiten überwinden, wenn der Patient aus seiner intrapsychischen Dynamik diesen Anforderungen entgegenkommen kann oder sie vielleicht erwartet:
- Zuhören,
- Trost und Verständnis.
- Fragen,
- Katharsis,
- Vorbilder.

Zuhören

Wenn wir nur zuhören, bieten wir dem Patienten die Möglichkeit, sich auszusprechen und Ängste oder Befürchtungen zu formulieren. Manchmal beruhigt es schon, wenn man weiß, daß man sich mitteilen kann und jemand zuhört.
Grenzen: Patienten, die bei der Demonstration ihrer Beschwerden den Bezug zum Zuhörer verlieren, müssen darauf hingewiesen werden, daß nicht Monologe, sondern Auseinandersetzungen im Dialog den psychotherapeutischen Prozeß in Gang setzen.

Trost und Verständnis

Wenn wir Verständnis zeigen, vermitteln wir auch Sicherheit und ein Gefühl des Angenommenseins, aus dem heraus sich die weitere Arbeit entwickeln kann, die eventuell zu Veränderungen führt, die der Patient sich bei der Schilderung seiner Beschwerden (die wir verstehen) gar nicht vorstellen konnte. Er wird von der Stimmung und dem Gefühl des gemeinsamen Empfindens einfach mitgezogen.
Grenzen ergeben sich aus der Bequemlichkeit des Patienten oder aus Inaktivität und infantilen Haltungen.

Fragen

Durch Fragen kann man das Verständnis vertiefen, es werden aber auch Widersprüche aufgezeigt und neue, vielleicht unerwartete Akzente gesetzt. Die Frage widerspiegelt Interesse, weckt Zweifel, regt zum Nachdenken an, führt vielleicht zu Alternativen.
Grenzen: Der Patient braucht Zeit, die veränderte Konstellation wahrzunehmen, die durch die Fragen aufgedeckt wird. Nicht das Wissen des Arztes (das eine Selbsttäuschung sein kann), sondern die Aufnahmebereitschaft des Patienten für die abweichenden Bilder und Vorstellungen oder Gedanken ist entscheidend.

Katharsis

Wenn der Patient belastende Ereignisse aussprechen und im Gespräch noch einmal mit allen emotionalen Anteilen nachvollziehen kann, bedingt dies häufig eine Entlastung, wenigsten für eine gewisse Zeit. Die Entlastung kann aber auch eine Normalisierung des Erlebens und der unbewußten Antriebe einleiten.
Grenzen: Der Effekt der Katharsis wird nicht immer ausreichend sein. Reden allein genügt nicht. Das Ausgesprochene müßte aufgenommen und umgestaltet werden zu Einsichten, die das Handeln verändern. Das emotionale Abreagieren bringt nur kurzfristige Entlastung, so daß der Patient versucht ist, den Vorgang zu wiederholen, was mit der Zeit zu einem negativen Lerneffekt führt, weil das schreckliche Erlebnis immer wieder und immer dramatischer erzählt und nachvollzogen wird.

Vorbilder

Wir orientieren uns an Vorbildern, manchmal ohne uns darüber bewußt zu sein. Solche Vorbilder kann man in der Therapie anführen, vielleicht auch in aller Behutsamkeit aufbauen. Die Vorstellungen einer vorbildlichen Persönlichkeit oder Lebensführung machen deutlich, wie man sein möchte. Die Bilder lassen sich, sofern sie realisierbar sind, ausgestalten und verdichten. Sie sind immer mit Emotionen angereichert.

Grenzen: Mit Vorbildern wird man vor allem in der Pädagogik arbeiten, sie bieten sich aber auch zur Korrektur von Gewohnheiten an. Man sollte jedoch darauf achten, daß der Patient sich nicht an Vorbilder klammert, die für ihn unerreichbar sind. Wenn eine Gesangsschülerin mit unzureichender Stimme sich die Callas zum Vorbild nimmt, wird dies geradewegs zu einer neurotischen Entwicklung führen (abgesehen davon, daß die Wahl des Vorbilds bereits Ausdruck einer neurotischen Fehlhaltung war).

Relativ leicht sind durch solche einfachen Interventionen **Änderungen von Gewohnheiten** zu erreichen, die der Patient bereits selbst in Frage stellt.

Gewohnheit definieren wir als einen unbewußt ablaufenden Vorgang, der unsere Reaktionen und das soziale Verhalten in einer bestimmten Weise festlegt. Bewußt werden Gewohnheiten erst, wenn wir von anderen darauf hingewiesen werden. Eine andere Frage ist, ob sie der Situation entsprechen oder die anderen stören und uns behindern.

Nicht vergessen darf man bei der Aufzählung der einfachen Hilfen, die jedem zur Verfügung stehen, das **Aufweisen eines Sinnes**, den wir mit dem Leben verbinden, sei er nun religiös oder philosophisch oder sozial. Der Sinn des Lebens wurde unter dem Eindruck der Psychoanalyse von der Mehrzahl der psychotherapeutischen Schulen übersehen oder auf das Triebhafte reduziert. Aber der Mensch lebt nicht vom Trieb allein, er braucht höhere Ziele und er möchte seinem Leben einen Sinn geben (vgl. Logotherapie, S. 429). Die Geschichte hat gezeigt, auf welche fatale Weise sich dieses Bedürfnis nach einem Sinn unter Umständen äußern kann.

Vielleicht ist die Sinnleere unseres gegenwärtigen Lebensstandards eine der Bedingungen für ein Selbstverständnis des modernen Menschen. Viele psychische Störungen, vor allem bei jungen Menschen und bei ganz alten, sind auf den Mangel an Sinngebung zurückzuführen. Mit dieser Frage werden auch religiöse Probleme berührt. Der Psychiater sollte ihnen nicht ausweichen.

! Aber: Man kann nur vertreten, wovon man überzeugt ist.

40.5.2 Interventionen zur Umstimmung und Aktivierung

Eingreifender als die einfachen Hilfen sind Interventionen, die eine Umstimmung oder Umstellung der Haltung des Patienten anstreben und einen Anstoß zur Aktivierung geben wollen. Häufig wird durch solche Interventionen erst die Basis für eine weiterführende Psychotherapie geschaffen.

Zu diesen Interventionen rechnen wir:
- Provokation, Überredung und energischen Zuspruch,
- Überrumpelung,
- Resonanzverweigerung,
- paradoxe Intention,
- Gegenvorstellung,
- Widerspiegelung,
- Konfrontation.

Provokation, Überredung, energischer Zuspruch

Kurzfristig aufgetretene Krisen können manchmal durch direkte Suggestion, Provokation oder Überredung aufgelöst werden. Dem Patienten wird über eine scheinbar ausweglose Situation hinweggeholfen und er findet nach Anspannung aller Kräfte in den gewohnten Lebensstil zurück. Der Vorteil dieser Intervention liegt darin, daß eine Krise nicht „festgeredet" wird, indem man sich in Überlegungen verliert, welche sozialen Einflüsse oder welche bewußten und möglicherweise unbewußten Bedingungen das Auftreten der Krise gefördert haben könnten.

Grenzen: Für den Patienten kann es eine zusätzliche Belastung werden, wenn wir die Schwere der Störung (und die Stärke der gesunden psychischen Anteile) falsch einschätzen. Provokation kann bei depressiven Zuständen die Suizidalität verstärken. Der Psychotherapeut muß ein Gefühl für die Belastbarkeit des Patienten entwickeln und sich im Gespräch zwischen einem Zuviel und einem Zuwenig an Forderungen ständig einpendeln.

Überrumpelung

Durch eine vom Arzt geschaffene unerwartete Situation werden Reaktionen provoziert, die den Beschwerden entgegenstehen und sie eventuell aufheben, wenn man z.B. einen Patienten mit einer hysterischen Lähmung nachhaltig um eine Hilfe bittet, bei der er, weil er abgelenkt wurde, die gelähmten Glieder wieder bewegen kann. Die provozierte Fähigkeit muß als „erster Schritt" einer Heilung interpretiert werden, damit der Patient sie annehmen kann.

Grenzen: Der Patient darf sich nicht gedemütigt fühlen, etwa durch den höhnischen Hinweis, daß er doch laufen kann und er sich oder uns etwas vorgemacht hat. Die Intervention ist nur in einer Atmosphäre von Toleranz und Mitgefühl zulässig. Eine Wiederholung ist nicht möglich.

Resonanzverweigerung

Manche Störungen entwickeln oder steigern sich an der Resonanz der Umwelt, die im Sinne eines Feedback auf den Patienten zurückwirkt. In bestimmten Situationen wird die Angst des Patienten durch die Panik der Helfer gesteigert, was nachfühlbar ist. Wer auf das „Angebot" von Angst oder Betroffenheit nicht eingeht, kann vielleicht die Eskalation von Emotionen verhindern, so daß Zeit bleibt, den eigentlichen Bedingungen der Störung nachzugehen. Die betont sachliche Einstellung gegenüber einem großen hysterischen Anfall, der vorher die Umgebung in helle Aufregung versetzt hat, dämpft die Emotionen und eröffnet dem Gespräch neue Möglichkeiten.

Grenzen: Die Indikation für diese Intervention ist relativ eng. Vor allem bei länger bestehenden Störungen wird dieser „Trick" nicht ausreichen. Eine Wiederholung ist nicht angebracht, wenn der erste Versuch ohne Ergebnis blieb.

Die Intervention ist jedoch bei hysterischen Störungen zur Einleitung von weiteren therapeutischen Maßnahmen unerläßlich.

! Der Patient muß in jedem Fall spüren, daß nur die pathologische Emotion, die das wahre Gefühl verstellt, ohne Resonanz bleibt, er aber im Grunde angenommen ist.

Paradoxe Intention

Die paradoxe Intention ist ein primär rationales Verfahren, bei dem der Patient aufgefordert wird, mit Absicht das zu tun oder zu wünschen, was Inhalt seiner phobischen Ängste ist. Er wird mit Erstaunen feststellen, daß der befürchtete Zustand gerade nicht eintritt, wenn er seine Intention darauf richtet. Wer Angst hat, er könnte, weil ihm schwindlig wird, hinfallen, empfindet keinen Schwindel und fällt auch nicht, wenn er das intendiert. Diese Erfahrung kann die Eskalation der phobischen Ängste unterbrechen und der Patient gewinnt vielleicht Distanz. Die überraschende Wirkung verändert die emotionale Dominante, so daß, vom Arzt unterstützt, sich Gegenvorstellungen durchsetzen können.

Eine Variante der paradoxen Intention ist bei gesunden jungen Männern mit Erektionsschwäche die Auflage, sie sollten mit der Partnerin alle denkbaren sexuellen Reize durchspielen, es sei aber streng verboten, das eregierte Glied in die Scheide einzuführen. Durch das Koitusverbot wird die Aufmerksamkeit abgelenkt und die Erwartungsangst blockiert, was dazu führt, daß am Ende irgendwann einmal das Verbot nicht mehr beachtet wird.

Grenzen: Diese Technik ist nur bei leichten oder harmlosen Phobien anwendbar, bei denen die Vorstellung der Reaktion der Umgebung die Prolongation der Störung gefördert hat. Wenn ein erster Versuch kein Ergebnis gebracht hat, sollte man weitere paradoxe Aufforderungen unterlassen.

Gegenvorstellungen

Eine ähnliche Technik wie die paradoxe Intention ist das Ausgestalten und Festhalten von positiven Vorstellungen, die der Angst des Patienten entgegenstehen. Die Negation der Störung ist unwirksam. Man sagt nicht „ich habe keine Angst" oder „ich will keine Angst haben", sondern „ich bin ruhig und sicher". Besser sind bildhafte Vorstellungen mit einem positiven Inhalt. Gegenvorstellungen sind besonders bei leichteren Störungen wirksam, vor allem bei Erwartungsangst, solange der Patient sich vorstellen kann, daß es anders sein könnte und ein günstiger Ausgang möglich ist.

Grenzen: Wirksame Gegenvorstellungen können häufig nur mit zusätzlichen Hilfen durchgesetzt werden (vgl. suggestive Techniken). Sie bleiben ohne Effekt, wenn sie lediglich in der Negation der gefürchteten Vorstellung bestehen, wie das manchmal von den Patienten selbst versucht wird. Das bloße Nicht-Wollen bekräftigt die Vorstellung, die man gerade vermeiden will, weil die ängstliche Emotion weiter mit ihr verbunden bleibt. Die Gegen-Vorstellung kann nur wirken, wenn sie mit einer positiven Emotion verbunden ist.

Widerspiegelung

Manchmal genügt es, wenn sich der Arzt darauf beschränkt, die Emotionen widerzugeben, die von den Äußerungen des Patienten in ihm geweckt wurden. Er sagt z.B. „das hat Sie traurig gemacht" oder „da waren Sie über ihre Mutter gekränkt" oder „das klang wie ein Vorwurf". Der Patient erhält dadurch die Möglichkeit, die Wirkung seiner Worte abzuschätzen. Er kann seine Äußerungen mit den Empfindungen vergleichen, die er auszudrücken meinte. Oder er kann bei sich Stimmungen entdecken, die ihm bis dahin nicht bewußt waren, und sie eventuell Stellung nehmend korrigieren.

Grenzen: Widerspiegelung ist ein behutsames Verfahren, das Sensibilität des Patienten (und des Arztes) voraussetzt. Es ist ein möglicher Einstieg in eine weiterführende Psychotherapie. Als einziges Verfahren wird die Widerspiegelung nur selten ausreichen.

Konfrontation

Der Patient wird auf Widersprüche in seinen Aussagen oder zwischen seinem Verhalten und den Aussagen hingewiesen, eventuell auch auf eine grelle Verzeichnung von Situationen oder Personen (z.B. von Angehörigen, auf die er eine „Wut" hat). Manchmal werden auch nur einzelne Auffälligkeiten des Ausdrucks und der Stimmung oder auch Aggressionen bewußt gemacht. Die unerwartete Konfrontation mit Widersprüchen führt zu Erschütterung und Einsicht, was die Bearbeitung der dahinter liegenden Störungen oder Fehleinschätzungen erleichtern kann. Auch technische Hilfsmittel sind bei dieser Intervention anwendbar (Tonbänder, Video). Wenn sich in Folge der Auseinandersetzung mit den Widersprüchen Ausdruck, Verhalten und Stimmung des Patienten ändern, kann man ihn auch damit konfrontieren, was zu einer Bekräftigung der veränderten Haltung führt.

Grenzen: Die Anwendungsmöglichkeit dieser Intervention wird durch die therapeutische Situation und die Belastbarkeit des Patienten eingeschränkt. Der Patient darf nicht besserwisserisch oder ironisch auf Widersprüche hingewiesen werden. Kränkungen oder Auseinandersetzungen über das Gesagte sollten wir vermeiden. Wenn der Patient die Korrektur nicht annehmen kann, muß man das Thema wechseln. Vielleicht kann man es aber in einer anderen Situation wieder aufnehmen.

40.5.3 Techniken zur Vertiefung der Selbstreflexion

Eine eigene Gruppe bilden rationale, die Einsicht fördernde Techniken, mit denen der Patient zur Selbstreflexion angeregt wird. Es sind im Grunde Hilfen zur Selbsterziehung, die in einer Therapie unter bestimmten Voraussetzungen als Ergänzung oder zur Stabilisierung eingesetzt werden können:
- Tagebuch,
- Tagesplan,
- Korrektur einer „Erzählung".

Tagebuch

Tagebücher sind wichtige Hilfen zur Selbsterziehung. Durch die Niederschrift verdeutlichen wir uns den Tagesablauf und unsere Gedanken und Emotionen. Manchmal werden Sätze leichtfertig hingeredet und man bleibt darauf fixiert, aber wenn man die Gedanken aufschreibt, hat man das Bedürfnis zu einer differenzierteren Formulierung. Wir verdichten das Erleben und vergegenwärtigen uns das Erlebte, indem wir es niederschreiben.

Grenzen: Wenn der Patient sich auf die schriftliche Auseinandersetzung beschränkt, weil er das Handeln scheut, sind soziale oder emotionale Interventionen vorzuziehen.

Tagesplan

Eine vorausplanende Strukturierung des Tagesablaufs ist sinnvoll, wenn man Gewohnheiten ändern will, die nicht auf tiefgreifende Störungen zurückgehen. Vorausschau und Rückschau im regelmäßigen Wechsel kann irritablen, vielfältig begabten Menschen Ordnung vermitteln und Leistungen möglich machen, die wieder auf das Selbstgefühl zurückwirken.

Grenzen: Bei zwanghaften Menschen kann das Planen zu einer Einengung führen; bei diesen Patienten wäre eher eine emotionale Intervention angezeigt. Der Tagesplan kann Gewohnheiten fördern oder stabilisieren, tiefer greifende pathologische Veränderungen von Antrieb und Willensbildung (z.B. bei neurotischen oder schweren affektiven Störungen) können durch dieses einfache Verfahren nicht beeinflußt werden.

Schriftliche Korrektur einer „Erzählung"

Diese Form einer **Graphotherapie** ist eine Variante der Arbeit mit positiven Gegenvorstellungen. Sie setzt stärkere und kontinuierliche Interventionen des Psychotherapeuten voraus. Voraussetzung ist, daß der Patient gewisse literarische Neigungen hat. Auch der Therapeut muß in der Lage sein, den Stil des Geschriebenen beurteilen zu können. Der Patient wird aufgefordert, eine Episode seines Lebens, die für seine Beschwerden und den dahinter stehenden neurotischen Konflikt typisch ist, als „Erzählung" niederzuschreiben – in der dritten Person, weil dies eine Distanzierung erleichtert. Wenn er die Erzählung beendet hat, wird auffallen, daß er von einem bestimmten kritischen Punkt an nur noch Klischees und Allgemeinplätze zur Verfügung hat, was auffällig mit der Sicherheit des Stils im ersten Teil der Erzählung kontrastiert. An solchen Stellen mit einem Stilbruch, die der Schreibende später selbst erkennt, soll er weiter schreiben und Lösungen suchen (auch erfundene), die der Geschichte eine andere Wendung geben.

Grenzen: Die Graphotherapie setzt eine literarische Begabung und Übung voraus, auch Freude am Schreiben. Das Vorgehen kann eine tiefenpsychologisch fundierte Therapie nicht ersetzen, eignet sich aber zur Ergänzung von anderen psychotherapeutischen Verfahren.

40.5.4 Suggestive Techniken

Mit suggestiven Techniken werden die Vorstellungen eines Menschen direkt oder indirekt beeinflußt, durch Worte, angebotene Bilder und Gesten. Der Zugang erfolgt über die Stimmung und vage Vorstellungen sowie eine innere Bereitschaft. Die Wörter und Argumente spielen nur als Überträger von Stimmungen oder Empfindungen eine Rolle. Im einzelnen unterscheidet man
- Suggestion und
- Hypnose.
Das autogene Training ist von der Hypnose abgeleitet, gehört aber zu den übenden Verfahren.

Suggestion

Von einer Suggestion sprechen wir, wenn sich Emotionen und bildhafte, mit Emotionen einhergehende Vorstellungen direkt und unter Umgehung des kritischen Denkens im Erleben durchsetzen (wie wir alle das von der Werbung kennen). Der Anstoß kann von außen kommen, wird dann aber aufgenommen und verdichtet sich in Bildern, Vorstellungen und Gefühlen, die aus der Erfahrung des Betroffenen angereichert werden, an Prägnanz gewinnen und zeitweilig allein das Erleben bestimmen. Der Mensch ist in den Sog der bildhaften Vorstellungen und Emotionen geraten.

Suggestion kann aus eigenen Vorstellungen erwachsen oder durch einen äußeren Einfluß angestoßen werden. Wir unterscheiden demzufolge
Heterosuggestion und
Autosuggestion.

Die Grundform der suggestiven Vorgänge ist die **Autosuggestion**, denn die Bilder und Vorstellungen können sich nur an der eigenen Erfahrung entwickeln. Bei der **Heterosuggestion** erfolgt der Anstoß über einen äußeren Reiz und durch die emotionale Resonanz gerät das Individuum in den Sog von Vorstellungen und Gefühlen, die aus sich heraus rückwirkend die Bilder und Gefühle verstärken. Jede Heterosuggestion hat einen autosuggestiven Anteil. Im allgemeinen steht die Intensität des suggestiven Einflusses in Relation zur Aufnahmebereitschaft und Suggestibilität des Individuums, dem etwas suggeriert wird. Eine abstrakte oder unlebendige Vorstellung wirkt nicht als Suggestion. Mit der Bildhaftigkeit der Vorstellung steigt der suggestive Effekt.

Die Suggestibilität hängt von der Persönlichkeitsstruktur des Betroffenen ab (Sensibilität, Vorstellungsvermögen, Intelligenz, Beeinflußbarkeit), aber auch von der Situation und Einstellung (Ablenkung, Aufkommen störender Assoziationen) und den suggerierten Inhalten (Realisierbarkeit, emotionale Wirkung, frühere Erfahrungen).

Die häufigste Form einer suggestiven Beeinflussung ist die **Wachsuggestion**, deren Anwendung nicht von einer Senkung oder Einengung des Bewußtseins abhängt. Einen suggestiven Effekt dieser Art haben die bereits erwähnten einfachen Interventionen, sofern sie durch Trost, Überredung, Hinweis oder Überrumpelung die Gegenvorstellung fördern.

Grenzen: Suggestive Momente sind ohne Zweifel Teil jeder körperlichen oder seelischen Behandlung, meist werden Arzt und Patient sich dessen gar nicht bewußt. Mit

Suggestion allein wird jedoch auf Dauer nur bei äußerst suggestiblen Patienten eine Wirkung zu erreichen sein, was nicht ausschließt, daß sie unter anderen Einflüssen wieder in eine ähnliche Störung hineingeraten.

Suggestive Einflüsse spielen sicher auch bei dem sog. **Placebo-Effekt** eine Rolle, in dem die Erwartungen des Patienten oder des Arztes (oder beider) ihren Ausdruck finden. Der Patient erwartet eine Besserung seines Befindens, weil er vom Arzt ein Medikament erhalten hat, und der Arzt stellt sich auf die Wirkung des Medikaments ein, das er verordnete, und er könnte auch dem Pflegepersonal durch nachhaltiges Fragen (es geht ihm doch besser?) einen Effekt suggerieren, den es gar nicht gibt – wenigstens für eine gewisse Zeit.

Hypnose

Hypnose ist ein besonderer Bewußtseinszustand (neben Wachen und Schlaf), der charakterisiert ist durch:
- Einengung und Herabsetzung des Bewußtseins,
- erhaltenem „Rapport" (Ansprechbarkeit durch den Hypnotiseur),
- eine Umschaltung der vegetativen Funktionen auf die trophotrope Phase (wie im Schlaf) und
- ein Wach-EEG.
Der Zustand ist prinzipiell bei jedem Menschen erreichbar, der Intelligenz hat und Vorstellungen bilden kann. Allerdings können äußere und innere Zustände (angespannte Erwartung, Ablenkung, Lärm) zeitweilig das Eintreten des hypnotischen Zustands blockieren. Die Hypnose wird durch Suggestion von Vorstellungen über die vegetative Umschaltung in die trophotrope Phase eingeleitet. Dadurch bildet sich eine Wir-Situation zwischen dem Hypnotiseur und dem Probanden, die überwiegend auf der emotionalen Interaktion beruht und als eine wichtige Erfahrung für den angehenden Psychotherapeuten gelten kann.

Die hypnotische **Wir-Situation** ergibt sich aus der emotionalen Interaktion zwischen dem Hypnotiseur und dem Probanden. Der Hypnotiseur muß sensibel sein für die Reaktionsweise des Probanden, seine Gefühle, Ängste, Vorstellungen und Tendenzen und er muß plötzliche Veränderungen in der Haltung des Probanden erfassen und darauf reagieren. Gleichzeitig empfindet der Proband eine angenehme Ruhe und Schwere und hört die Worte des Hypnotiseurs, ohne sie richtig wahrzunehmen (er würde aber sofort reagieren, wenn der Hypnotiseur irritiert oder abgelenkt ist). Und er überläßt sich wie spielerisch den Empfindungen, Vorstellungen oder Bildern, die der Hypnotiseur ihm suggeriert, nicht ohne eigenes hinzuzutun, aber das merkt er nicht. Grundlage der Wir-Bildung ist die Wechselwirkung von Verantwortung und Vertrauen.

! Durch die Wir-Situation in der Hypnose kann man lernen, wie man sich in der Psychotherapie vom Erleben des Patienten führen läßt.

Hypnosetherapie ist bei akuten situativen Angstzuständen (Prüfungsangst) angezeigt, aber auch bei chronischen Schmerzen oder alimentärer Adipositas. Eine kurzfristige Anästhesie wird heute, nachdem Kurzzeitnarkotika vorliegen, nur noch bei zahnärztlichen Eingriffen gelegentlich angewendet. Wichtig ist die Arbeit mit formelhaften Vorsätzen bei der verhaltenstherapeutischen Korrektur von Fehlgewohnheiten (indem man in Bildern den Erfolg vorwegnimmt). Die Hypnose ist zeitlich begrenzt und sollte grundsätzlich von Anfang an mit dem autogenen Training kombiniert werden (S. 422), damit der Patient möglichst bald vom Hypnotiseur unabhängig wird.
Grenzen: Die Hypnose wird in manchen Publikationen überbewertet, besonders in den Medien. Man kann in der Hypnose nur aktivieren, wozu der Patient selbst bereit ist. Entgegen einem allgemeinen Vorurteil kann man in der Hypnose niemandem einen

fremden Willen aufzwingen, man kann nur aktivieren, verstärken oder fördern, was vorhanden ist und aus irgendeinem Grunde verdeckt war. Ein Dominanzwechsel ist mit Hypnose allein nicht zu erreichen (vgl. auch S. 115).

Bedenken habe ich gegenüber der **Hypnoanalyse**, mit der versucht wird, frühkindliche und verdrängte Traumen durch Hypnose aus dem Unbewußten ins Bewußtsein zu heben. Der Wahrheitsgehalt solcher hypnotisch forcierten Erinnerungen ist unsicher und nicht zu beweisen. Man kann auch in der Hypnose lügen. Ganz abgesehen davon, daß bei solchen „Erinnerungen", bedingt durch die hypnotische Wir-Situation, häufig nur die Vorurteile und Erwartungen des Hypnotiseurs reproduziert werden (*Haring* 1995).

40.5.5 Tiefenpsychologische Interventionen

Tiefenpsychologische Interventionen dienen der Aufdeckung von Tendenzen, Haltungen und Triebkonflikten, die dem Patienten nicht oder nur bruchstückhaft bewußt sind und verzeichnet im bewußten Erleben in Erscheinung treten. Mit der Feststellung von solchen „unbewußten" Tendenzen und Regungen sollte der Therapeut behutsam umgehen, denn ihr Wahrheitsgehalt bleibt unsicher, auch wenn manches plausibel scheint. Ausgehend von der Hypothese, daß nicht nur unsere Absichten und Beweggründe, sondern auch störende Phänomene wie Zwänge oder Phobien von unbewußten Vorgängen oder der nicht bewußtseinsfähigen Gesamtkonstellation des Seelenlebens beeinflußt sind, bemüht man sich um die Aufklärung von einzelnen Aspekten des Unbewußten (vgl. S. 8). Durch dahin gehende Fragen, Annahmen oder Deutungen verändert sich aber auch das Erleben des Patienten und demzufolge die Engramme, die „unbewußt" fortwirken, so daß sich der Patient in seinen Erinnerungen ungewollt an die Erwartung des Therapeuten anpaßt (auch dies ist ein suggestiver Effekt).
Beachten sollte man bei allen mit tiefenpsychologischen Interventionen einhergehenden Techniken eine **Abstinenz**, die sich in einer strengen Zurückhaltung des Therapeuten äußert, auch gegenüber Versuchungen, die sich für beide Gesprächspartner aus der Intimität der Mitteilungen ergeben können. Therapeuten, die vielerlei Intimes anhören oder erfragen, das der Patient bis dahin keinem Menschen anvertraute, werden als beispielhafte Menschen erlebt, ob Frau oder Mann, und sie sollten sich hüten, daß sie in den Sog dieser Bewunderung (die ein Artefakt des psychotherapeutischen Settings ist) hineingezogen werden. Vergleichsweise einfach ist es dagegen, daß man sich zurückhält, dem Patienten Ratschläge zu geben oder ihm Entscheidungen abzunehmen, die nur er treffen kann.

Der Therapeut sollte auch den Omnipotenzgefühlen widerstehen, die durch die Abhängigkeit des Patienten mitunter provoziert werden. Der Psychotherapeut ist günstigenfalls „Geburtshelfer", er assistiert dem Patienten und bietet Methoden an. Die Arbeit der Selbstfindung und Neu-Orientierung liegt dagegen bei dem Patienten. Er muß selbst erarbeiten, was sein Leben verändern wird.

Zu den tiefenpsychologischen Interventionen rechnen wir
- retrospektives Vorgehen,
- Deutungen,
- Chiffren,
- primär emotionaler Zugang,
- Versachlichung,
- Anreicherung von Emotionen.

Retrospektives Vorgehen

Häufig erfolgt die psychotherapeutische Auseinandersetzung an den biographisch verständlichen Bedingungen einer Störung, zumindest stützt sie sich auf die Annahme von solchen Bedingungen. Dem Patienten soll eine Einsicht in seelische Belastungen und

Krisen vermittelt werden, die weit zurück liegen und für die er damals keine Lösung fand, so daß sie vergessen oder „verdrängt" wurden, wenngleich sie im Unbewußten weiter wirksam sind (S. 116). Getragen wird dieses Vorgehen von der Annahme, daß man solche Ereignisse noch einmal retrospektiv betrachten und durcharbeiten muß, damit ihre aus dem Unbewußten erwachsende schädigende Wirkung aufgehoben wird (nach meiner Erfahrung ist der Effekt viel seltener, als allgemein angenommen wird). Durch Fragen, behutsames Deuten und Interpretation von Trauminhalten werden Assoziationen des Patienten angestoßen und gefördert, die eventuell in den Bereich solcher nicht bewußter und unzureichend gelöster Konflikte führen. Der Patient soll durch „Erinnern" und „Durcharbeiten" im Nacherleben bessere Konfliktlösungen finden.

Grenzen: Wenn der Patient sich in der Darlegung des Vergangenen verliert, um den Anforderungen der Gegenwart auszuweichen, sollte man die Methode wechseln. Der Rückblick ist nur sinnvoll, wenn er Erschütterung provoziert, aus der neue und zusätzliche Handlungsimpulse erwachsen, die das Erleben der Gegenwart und damit die Zukunft verändern. Allerdings sollte man auch bedenken, daß der Erwachsene, der sich auf diese Weise an Erlebnisse der frühen Kindheit erinnert, niemals von der dazwischen liegenden Erfahrung absehen kann. Er bleibt der 40jährige, auch wenn er Traumen der frühkindlichen Entwicklung in sich lebendig macht (S. 111). Hinzu kommt, daß sich der Patient bei einer länger dauernden Behandlung zunehmend auf die Erwartung des Therapeuten einstellen wird und aus der Wir-Bildung (S. 415) heraus über einen Lerneffekt ungewollt dessen Ansichten übernimmt – und damit die Theorie scheinbar bestätigt.

Eine **Variante** des retrospektiven Vorgehens ist die *psychoanalytische Methode*, die das Erinnern der verdrängten Erlebnisse fördern will, sie in der Übertragung (S. 120) wiedererleben läßt und durch Verarbeitung dieser Konflikte neue Lösungen anstrebt.

Deutungen

Mit Deutungen verändern wir den Kontext des Erlebten, indem wir andere (mögliche, erdachte, symbolische) Zusammenhänge aufweisen. Damit kann sich die Bedeutung der einzelnen Störungen verlagern, so daß eine Korrektur der Dominante möglich wird.

Grenzen: Die Deutungen ergeben sich immer aus dem Kontext (der Überzeugung oder Ideologie) des Therapeuten. Sie dürfen nicht zu einem „System" werden, in dem die therapeutische Dynamik erstarrt. Vielleicht ist der Traum auch nur Anlaß zu Assoziationen, wie man auch auf Bilder reagieren würde, die einem vorgelegt werden. Es ist nach neuester Forschung keineswegs sicher, daß Trauminhalte die Traumursachen widerspiegeln.

Chiffren

Als Chiffren möchte ich die Gleichnisse, Bilder oder Konstrukte bezeichnen, mit denen dem Patienten die komplizierten unbewußten Abläufe verdeutlicht werden, die, wenn wir ehrlich sind, auf Annahmen bestehen. Solche Chiffren sind Ich, Es, Über-Ich, Anima oder Zensor. Aus dem Umgang mit diesen Chiffren, die stellvertretend für die (gestörte) innerseelische Dynamik stehen, kann sich unter günstigen Umständen eine Veränderung der Dominante ergeben, die sich als therapeutischer Effekt auswirkt.

Grenzen: Die Auseinandersetzung mit der psychischen Störung und den Reaktionsmustern, die sie aufrecht erhalten, darf nicht zu einem Spiel mit Worten werden. Mit Wörtern lassen sich leicht Verbindungen herstellen, die als Erklärung einleuchten, obwohl sie mit der Realität gar nichts zu tun haben. Konstruierte Verbindungen und Annahmen sollten dem Patienten lediglich als Chiffre oder Gleichnis angeboten werden. Wenn der Patient die Chiffren mit tatsächlichem Geschehen verwechselt, läuft er Gefahr, daß er dies als theoretische Bestätigung seiner Beschwerden ansieht und die eigentliche Auseinandersetzung aufgibt.

! Eine wichtige Probe: Sobald eine theoretische Annahme plausibel ist, sollten wir uns das Gegenteil vorstellen, und wenn das Gegenteil auch plausibel ist, kann man beide verwerfen.

Primär emotionaler Zugang

Unter gewissen Voraussetzungen kann man auch direkt affektive Erschütterungen anstreben. Die beabsichtigten oder auch unerwarteten Auslöser von affektiven Reaktionen sind vielfältig. Sie ergeben sich aus der individuellen Entwicklung (schmerzhafte Erinnerungen, Verluste) und der besonderen Verletzbarkeit des Patienten (Traumen, Kränkungen), eventuell auch aus der Situation (Demütigungen, Mobbing, Widerspruch in einer therapeutischen Gruppe).

Grenzen: Der Patient braucht Zeit, die Erschütterung und die Ereignisse, die ihr zugrunde liegen, zu begreifen. Auf dem Höhepunkt einer affektiven Erregung (Weinen, Schreien, Agieren) kann man nicht Stellung nehmen, weder zu sich noch zu anderen. Häufig wird man sich später auch nur noch an die Erregung erinnern, nicht aber an die Konstellation von Empfindungen, die zu der Erregung führte. Die Intervention muß sehr behutsam eingesetzt werden, manchmal kommt es im Gespräch auch unerwartet zu einer Erschütterung und man wird davon überrascht.

! Die Erschütterung darf die Einsicht nicht verstellen.

Hilfen sind bereits notwendig, wenn die Erschütterung aufkommt und das Erleben noch nicht völlig beherrscht, so daß der Patient Stellung nehmen kann. Wird diese Stellungnahme durch die Intensität der Erregung unmöglich gemacht, wie das nicht selten in schlecht geführten Gruppen geschieht, hat man nur eine Art „Sauna-Effekt", der nichts verändert: Man entblößt sich, wird erhitzt und anschließend wohlig müde, aber bereits am nächsten Tag hat man wieder die gleichen Beschwerden.

Versachlichung

Durch Dämpfung der affektiven Resonanz (Versachlichung, „Entemotionalisierung") kann man versuchen, die Emotionen von den Vorstellungen oder Gedanken zeitweilig abzukoppeln. Dieses Vorgehen bewährt sich bereits bei normaler Belastung und Ärger. Nach Aufregungen können wir erst dann ein klares Urteil fällen, wenn wir uns beruhigt haben. Angebracht ist ein Versuch bei Zwangsneurosen und Phobien, häufig in Kombination mit Verhaltenstherapie. Einen neutralisierenden Effekt auf die Emotionalität hat mitunter auch die Beschäftigung mit weit zurückliegenden Ereignissen, eventuell über Chiffren, wenn damit der von den aktuellen Beschwerden ausgehende emotionale Druck gemindert werden kann (vgl. retrospektives Vorgehen).

Grenzen: Man wird selten in der Lage sein, über eine Irritation so nüchtern zu sprechen, als beträfe sie einen anderen. Nicht unterschätzen sollte man die Gefahr, daß bei einer rational-versachlichenden Behandlung der Probleme das Symptom zum „Spielmaterial" werden kann.

Eine Variante dieses Vorgehens ist die **Änderung der Etikettierung.** Manchmal kommt es zwischen den erwachsenen Kindern und den Eltern wiederholt zu Auseinandersetzungen, weil die Kinder immer noch als Kinder reagieren. Meist sind die Töchter betroffen, die mit der Pflege betraut sind. Der Konflikt löst sich in der Regel allein, wenn die Tochter sich angewöhnt, in der Mutter die „Frau Müller" zu sehen (und auch in Gedanken diese Anrede zu verwenden). „Frau Müller" ist eine liebenswerte, vielleicht manchmal etwas zickige alte Dame, die Mutter eines Freundes. Dadurch wird die noch immer wirksame kindliche Einstellung der erwachsenen Tochter neutralisiert, an der sich bis dahin die Reaktionen der Mutter gesteigert haben. Das Verhalten der Mutter ändert sich, vielleicht nach einer Übergangsfrist mit Verstärkung der alten

Verhaltensweisen, die nun aber nicht mehr bekräftigt werden. Die Tochter ist entlastet und kann freier mit der Mutter umgehen. Beide haben eine reifere Beziehung zueinander gefunden. Hätte man dagegen die Tochter angeregt, „ihre Wut endlich loszulassen" (was heute üblich ist), wäre nur eine weitere Eskalation von Schuldgefühlen, Vorwürfen und Ängsten in Gang gesetzt worden.

Anreicherung von Emotionen

Bei psychotherapeutischen Gesprächen sollte man darauf achten, daß alle Vorstellungen mit Gefühlen und Empfindungen verbunden werden, gleichgültig, ob es sich um den Umgang mit Symptomen oder um eine therapeutische Zielsetzung handelt. Manchmal genügt es bereits, wenn man die spontanen Emotionen fördert, die sich im Gespräch über die Störung ergeben. Häufig wird es aber notwendig sein, daß man den Akzent dieser spontanen Emotionen verlagert. Man kann den Patienten auffordern, die Empfindungen wiederzugeben und davon ausgehend Situationen zu assoziieren, die mit vergleichbaren Empfindungen verbunden waren.
Grenzen: Die Umstimmung ist manchmal nur schwer zu erreichen, auch wenn zusätzlich andere Verfahren (autogenes Training, Hypnose, Imagination) eingesetzt werden. Man sollte aufhören, wenn man Gefahr läuft, ein Gefühl „herbeireden" zu wollen.

Häufig wird übersehen, daß **heitere Affekte** und **Lachen** den psychotherapeutischen Vorgang fördern können, sofern es sich nicht um ein „bitteres Lachen" handelt. Der Patient, der über sich selbst lachen kann, ist auf dem Wege zur Besserung.
Wut und Agression richten sich mehr auf die Vergangenheit. Zwar kann es ein Befreiungsschlag sein, wenn man solchen lange zurückgestauten Empfindungen folgt, aber wenn sie die Gegenwart bestimmen, kommt es zu einer Störung der Interaktion, die wieder auf den Betroffenen zurückwirkt.

! Mit Lachen über sich selbst oder ein Symptom gewinnt man Abstand und neue Zuversicht.

40.5.6 Verhaltenstherapeutische Interventionen

Im Gegensatz zum tiefenpsychologischen Vorgehen setzt die Verhaltensmodifikation **direkt am Symptom** an, das sie verändern, unterdrücken oder durch andere Verhaltensweisen ersetzen will. Dabei wird im allgemeinen nicht gefragt, welche Bedingungen oder unbewußten Bedürfnisse hinter dem Symptom anzunehmen sind. Dies ist für die Verhaltenstherapie auch nicht relevant. Diese Beschränkung ergibt sich aus der Tatsache, daß die Methode, aus der Lerntheorie abgeleitet wurde.
Das Prinzip der angestrebten Verhaltensänderung beruht auf dem Einüben oder Löschen von bedingten Reflexen. Im einzelnen unterscheidet man
- Desensibilisierung,
- operantes Konditionieren,
- Aversion.

Desensibilisierung

Diese Intervention hat sich speziell bei Phobien bewährt. Der Patient wird dem angstauslösenden Objekt oder der gefürchteten Situation systematisch ausgesetzt. Diese Konfrontation wird in immer kürzeren Abständen wiederholt, bis eine Gewöhnung eingetreten ist. Zunächst muß der Patient sich die Situation kurzfristig vorstellen, dann wird die Belastung gesteigert von längeren und intensiveren Vorstellungen bis hin zum realen Kontakt. Die Wirkung des pathologischen Reizes verstärkt sich mit der Häufigkeit der Reizbeantwortung (S. 46), sie tritt dagegen zurück, je seltener er sich in der Zeiteinheit durchsetzen kann. Das Vorgehen ist insbesondere bei Phobien wirksam,

weniger bei anderen neurotischen Störungen. Eine Kombination mit suggestiven Methoden (zur Verstärkung der Bilder und der Gewöhnung daran) ist sinnvoll.
Grenzen: Voraussetzung ist die Motivation und Kooperationsbereitschaft des Patienten. Er muß den ersten Versuch wagen, z.b. mit der Straßenbahn zu fahren, wenn er eine phobische Angst davor hat – vielleicht unterstützt durch die Vorstellung, daß er an der nächsten Haltestelle gleich wieder aussteigen kann.

Operantes Konditionieren

Die Technik des operanten Konditionierens beruht auf der Bahnung von positiven Reflexen. Es werden alternative Verhaltensweisen erprobt, bekräftigt und durch häufiges Wiederholen stabilisiert. Auch dieses Verfahren geht mit einer Schwächung oder Aufhebung der Reaktionsmuster einher, die bis dahin das Verhalten bestimmt haben. Auf diese Weise kann man Gewohnheiten, Haltungen und vegetative Reaktionen verändern.
Grenzen: Verstimmungen werden mit diesem Verfahren nur beeinflußt, wenn sie Folge des gestörten Verhaltens waren. Bei Patienten mit einer endogenen Depression ist das Vorgehen unwirksam, obwohl in Unkenntnis der diagnostischen Unterschiede manchmal über Behandlungserfolge publiziert worden ist. Die positive Bekräftigung darf nicht zu einem mechanischen Belohnen oder Bestrafen werden. Die Umgewöhnung sollte *mit* dem Patienten erfolgen und nicht gegen ihn.

Aversion

Bei der Technik der Aversion wird eine bedingt-reflektorische Koppelung eines unangenehmen Reflexes (Ekel, Übelkeit, Erbrechen, Ablehnung usw.) mit dem zu korrigierenden Verhalten vorgenommen. Die Anwendung wurde früher beim Alkoholismus versucht, ist aber eine erhebliche Belastung für den Patienten (S. 308). Eine Chance für die Anwendung könnte darin bestehen, daß der Patient lernt, den unangenehmen Reiz umzudeuten in eine Hilfe für die beabsichtigte Besserung.
Grenzen: Die Aversion wirkt nur vorübergehend und erlischt, wenn sie nicht erneut bekräftigt wird.

40.5.7 Soziotherapeutische Techniken

Alle bisher beschriebenen Interventionen und Techniken stützen sich auf die duale Beziehung zwischen dem Therapeuten und dem Patienten. Der psychotherapeutische Prozeß kann aber auch durch die Dynamik einer Gruppe oder durch die soziale Situation in Gang gesetzt werden. Typisch für die soziotherapeutischen Techniken ist die Einbeziehung von weiteren Personen in die Therapie durch

- Partnergespräch,
- psychotherapeutische Gruppen,
- Psychodrama.

Partnergespräch

Das gemeinsame Gespräch mit Partnern bietet sich an, wenn die gestörte Beziehung bei einem der Partner (oder beiden) psychische Störungen ausgelöst hat. Oder wenn psychopathologische Veränderungen des einen Partners die Beziehung stören. Der Psychotherapeut ist Mittler in solchen Gesprächen, die, wenn die Partner allein gelassen werden, schnell entarten können, wie jeder weiß. Er wird sich um ein versachlichendes Gespräch bemühen und versuchen, die unterschiedlichen Auseinandersetzungsstile und Strategien der Partner aufzuweisen. Es ist nicht entscheidend, wer recht hat (was ohnehin schwierig zu beurteilen ist), sondern wie beide Partner ihren Standpunkt vertreten.

Grenzen: Beide Partner müssen motiviert sein und offen gegeneinander. Der Psychotherapeut darf sich nicht zum Komplizen des einen Partners machen, weil er von ihm etwas weiß, z.B. eine sexuelle Beziehung, über die der andere nichts erfahren darf.

Eine Variante der Partnergespräche ist die Paartherapie bei sexuellen Störungen.

Psychotherapeutische Gruppen

Man kann auch die Dynamik einer Gruppe ausnutzen, um bei jedem der 8-10 Gruppenteilnehmer einen psychotherapeutischen Prozeß in Gang zu bringen. Höher besetzte Gruppen verlieren schnell an Effektivität (durch Fraktionsbildung, Unübersichtlichkeit). Die in der Gruppe aufkommenden Belastungen müssen die Patienten selbst verarbeiten, denn eine zusätzliche Einzelbehandlung würde das Gruppenmitglied gegenüber den anderen privilegieren.

! Die Gruppe dient als Modell einer sozialen Situation.

Die Gruppen unterscheiden sich durch die Zielsetzung und die Auswahl der Teilnehmer (ähnliche soziale Problematik, Partner mit Konflikten oder Patienten mit neurotischen Störungen), aber auch durch die Arbeitsweise des Gruppenleiters (analytisch, nicht-analytisch, direktiv, nicht-direktiv). Meist wird mit den Teilnehmern eine bestimmte Anzahl von Sitzungen (einmal pro Woche, etwa für ein Jahr) ausgemacht. In sog. **geschlossenen Gruppen** bleiben die Teilnehmer unter sich, was den Vorteil hat, daß bestimmte Themen und Konflikte ausführlicher bearbeitet werden können. In der Klinik beschränkt man sich häufig auf **offene Gruppen** mit ständigen Zu- und Abgängen, bei denen mehr allgemeine Themen oder die Situation auf der Station besprochen werden. In **ambulanten Gruppen** sollten zusätzliche Kontakte der Mitglieder außerhalb der Sitzungen vermieden werden, weil sonst die Dynamik innerhalb der Gruppe gestört wird oder es zu einer Gruppenbildung innerhalb der Gruppe kommt (man sollte sich aber nichts vormachen: im allgemeinen halten sich die Teilnehmer nicht an diese Regel). **Grenzen:** Die Gruppen-Psychotherapie kann Patienten mit leichten oder weitgehend zurückgebildeten Störungen soziale Erfahrungen vermitteln. Wenn der Therapeut die Gespräche nicht steuert, besteht die Gefahr, daß einzelne (geltungssüchtige, aggressive) Mitglieder die Führung der Gruppe an sich reißen und dadurch eventuell anderen Teilnehmern schaden. Großgruppen mit 100, 200 oder mehr Teilnehmern, in denen der Klient nur noch mit einem Mikrophon „vorlegen" kann, waren zwar zeitweilig Mode, haben aber keine therapeutische Funktion.

Eine besondere Rolle spielen **Selbsterfahrungsgruppen** und **Patientenclubs**, in denen psychisch Kranke nach der Entlassung aus der Klinik einen Rückhalt finden können. Diese offenen Gruppen treffen sich ein- oder zweimal in der Woche, meist in den Räumen der Klinik oder Poliklinik, so daß eine kontinuierliche Betreuung durch Ärzte, Sozialarbeiter oder Pflegekräfte möglich ist.
In diesem Zusammenhang gehören auch **Gruppen für Suchtkranke**, z.B. die Anonymen Alkoholiker oder Gruppen von Drogenabhängigen (S. 308 ff).

Psychodrama

Das Psychodrama ist ein weiteres Beispiel für die Arbeit mit einem sozialen Modell. Die Patienten werden angeregt, eigene Konflikte oder bestimmte (abgewehrte, aber auch gewünschte) Rollen im Spiel auf einer Bühne mit anderen darzustellen. Eine Besprechung des Erlebten in der Gruppe schließt sich an. Das Psychodrama kann sensibel machen für die Situation des anderen, aber auch für die eigene Rolle, die man, ohne darüber nachzudenken, in der Gemeinschaft übernimmt. Die Arbeit kann auf einzelne Patienten, die Gruppe oder ein bestimmtes Thema zentriert sein.

Grenzen: Das Vorgehen setzt Intelligenz und Phantasie voraus. Es eignet sich zur Korrektur von leichteren Störungen oder Fehlgewohnheiten, besser noch zur Selbsterfahrung von Gesunden. Es ist immer gut, wenn man etwas über seine Wirkung auf andere erfährt; meist sieht man sich anders.

40.5.8 Übungen

Bei den übenden Verfahren beschränkt sich der Psychotherapeut auf die Einweisung, gelegentlich wird er auch den Ablauf kontrollieren oder die durch die Übung vermittelte Erfahrung in das weitere therapeutische Vorgehen integrieren. Die Übungen sind erst nach einer längeren Trainingszeit voll wirksam. Grundsätzlich ist bei dieser Form der Psychotherapie entscheidend, ob der Patient die *Ausdauer für ein kontinuierliches und intensives Training* aufbringen kann. Die übenden Verfahren haben eine sehr weite Indikation. Sie können die Selbsterfahrung des Gesunden vertiefen, vor Überlastung oder Einseitigkeit schützen, aber auch neurotische Störungen lindern oder aufheben oder zumindest davon ablenken. Von den verschiedenen Übungen, die einen psychotherapeutischen Effekt haben können, werden hier als Beispiel erwähnt
- autogenes Training und
- katathymes Bilderleben.
Aber auch sportliche Aktivitäten gehören zu dieser Gruppe von Übungen, sofern sie Selbstsicherheit oder ein Gefühl für das Leben vermitteln und nicht aus Ehrgeiz oder gesellschaftlicher Verpflichtung betrieben werden.

Autogenes Training

Das autogene Training (AT) ist eine Form der Selbsthypnose (vgl. S. 415). Gestützt auf die Beobachtung, daß Probanden, die wiederholt in Hypnose versetzt worden waren, sehr schnell lernten, sich durch die bloße Vorstellung des in der Hypnose Erlebten selbst in einen leichten hypnotischen Zustand zu versetzen, wurden Formeln oder Vorstellungshilfen entwickelt, durch die man die vegetative Umstimmung auf Ruhe und Entspannung und eine Einengung des Bewußtseins erreicht. Die Übungen haben in erster Linie eine *psychohygienische Bedeutung*. Sie können aber auch mit psychotherapeutischen Zielsetzungen eingesetzt werden, eventuell vorübergehend in Kombination mit Hypnose. Erreichbar sind Beruhigung und Entspannung sowie gewisse, durch die Bewußtseinseinengung begünstigte Korrekturen von Gewohnheiten und Reaktionen, sobald der Patient über ausreichende Trainingserfahrung verfügt.
Grenzen: Ein gewisser Grad von Selbstkontrolle und Distanz ist zur Einleitung der Übungen notwendig. Andererseits kann ein Übermaß an Selbstbeobachtung den Effekt blockieren. Nicht vermittelbar sind die Übungen bei Störungen, die mit Erregung, Antriebsmangel, depressiver Verstimmung oder psychotischem Erleben einhergehen.

Katathymes Bilderleben

Im katathymen Bilderleben (KB) lernt der Patient, wie er sich im Zustand der Entspannung, der eventuell im autogenen Training eingestellt wird, den bildhaften oder szenischen Vorstellungen überlassen kann, die in ihm aufsteigen. Diese Bilder sagen häufig etwas über die Assoziationen oder Konflikte aus, die den Patienten in der aktuellen Situation bestimmen, vielleicht ohne daß er davon weiß. Meist handelt es sich nur um Vorstellungen, aber die Vorstellungen können sich unerwartet zu Bildern und szenischen Erlebnissen verdichten (Pseudohalluzinationen, S. 57). Manchmal überrascht die Dichte und Prägnanz der Bilder, die auch spontan bei den Übungen des autogenen Trainings auftreten können. Der Therapeut kann Themen vorgeben, besser aber sollte er abwarten, was sich ohne sein Zutun ergibt. Die Technik erinnert an den Umgang mit Tagträumen, deren Inhalte auch nicht zufällig sind. Sie kann durch eine Vertiefung der Einsicht in unbewußte Konstellationen therapeutisch genutzt werden.

Grenzen: Abgesehen davon, daß nicht jeder Mensch bildhafte Vorstellungen entwickeln kann, sollte man die Bilder nur als Gleichnis auffassen und nicht als direkten Ausdruck des Unbewußten. Sie gewinnen ihre Bedeutung erst durch andere Verfahren und im Kontext mit dem Erleben. Durch Themenvorgabe und Befragung kann der Inhalt beeinflußt werden. Man sollte zumindest daran denken, daß die Bilder unter Umständen in aller Unschuld lediglich die Erwartungen des Therapeuten widerspiegeln.

Sportliche Aktivitäten

Nicht vergessen sollte man, daß nicht so selten auch sportliche Aktivitäten als Ergänzung oder Ersatz von psychotherapeutischen Maßnahmen oder wenigstens als Prophylaxe in Frage kommen. Manchmal entdecken die Betroffenen dies von sich aus oder legen sich eine riskante Sportart zur Selbsterziehung auf. Zu erwähnen sind hier Sportarten, die das Selbstgefühl stärken:
Fallschirmspringen,
Segelfliegen,
Drachenfliegen.
Wichtig sind auch sportliche Betätigungen, die das Gefühl für Gemeinschaft und Verantwortung fördern, zum Beispiel:
Segeln,
Tauchen,
Bergsteigen.
Ich denke, gerade bei jungen Menschen sind solche fordernde Sportarten manchmal besser, als eine übereilt eingesetzte psychotherapeutische Betreuung, die zunächst erst einmal den Betroffenen abhängig macht und möglicherweise auch einen Vorwand für weiteren Rückzug liefert, denn die Therapie bedeutet schließlich, daß jemand nicht nur in einer Krise war (was jedem einmal passiert), sondern daß er richtig krank ist. Man sollte den Prolongationseffekt der psychtherapeutischen Bemühungen nicht unterschätzen.

40.6 Psychotherapeutische Schulen

Bei der großen Zahl von unterschiedlichen Richtungen und Schulen in der Psychotherapie, die einander von Anfang an widersprechen oder ausschließen und sich (bis auf die Frage der Honorierung) rigoros bekämpfen, ist eine ausführliche und kritische Besprechung der verschiedenen Techniken und theoretischen Konstrukte im Rahmen eines Lehrbuchs der Psychiatrie nicht möglich. Wir müssen uns auf orientierende Hinweise beschränken, die, was nicht verschwiegen werden soll, auch von der Erfahrung und den Vorurteilen des Autors nicht unbeeinflußt bleiben.

Die einzelnen psychotherapeutischen Schulen bilden aus einer begrenzten Zahl von Interventionen und Techniken jeweils eine Methode, deren Anwendung oder Berechtigung durch theoretische Antizipationen und Hypothesen gestützt wird. Für andere Akzente oder Begründungen des psychotherapeutischen Vorgehens bleibt im allgemeinen kein Raum, obwohl – und das sei hier hervorgehoben – der praktizierende Psychotherapeut, der einen eigenen Stil entwickelt hat, meist zwischen den Fronten steht (aber er wird sich darüber nur ungern äußern). Natürlich wird man für jede Methode erfolgreich verlaufende Behandlungsfälle nachweisen können, obwohl es sehr schwierig ist, den Verlauf von psychoreaktiven Störungen und Gewohnheiten mit oder ohne Therapie sicher vorauszusagen. Die veröffentlichten Statistiken überzeugen mich nicht. Es gibt auch keine verläßliche Zuordnung zwischen einzelnen psychischen Störungen und Interventionen, die gewissermaßen an den auslösenden Bedingungen angreifen, obwohl dies manchmal behauptet wird. Am ehesten noch lassen sich Beziehungen herstellen zu der aktuellen Situation des Kranken, wie der Psychotherapeut sie erlebt. Man wird zurecht darauf hinweisen, daß solche Einschränkungen entmutigend sind, zumal für den

Anfänger, aber sie haben auch einen Vorteil: Wenn wir bei unserer Arbeit daran erinnert werden, daß wir etwas nicht wissen, ist dies besser als eine Theorie, die den Bereich des Nichtwissens einfach mit Worten ausfüllt und offenkundige Widersprüche zur Empirie durch immer weitere Annahmen, Zusatzhypothesen und Konstrukte zu überbrücken versucht.

Die psychotherapeutische Betreuung und Führung von Kranken (wir selbst könnten es sein) ist Teil der Medizin und des Umgangs mit den Menschen und nicht etwa ein besonderer Aspekt der Psychiatrie. Wir können nicht umhin, psychotherapeutische Verfahren anzuwenden, bei jedem Patienten, den wir behandeln, auch wenn wir keine spezielle Ausbildung dafür haben. Deshalb ist für jeden Arzt oder Psychologen eine Einführung in die Psychotherapie notwendig. Diese Einführung kann nur in einer Differenzierung und Schulung der bereits vorhandenen Fähigkeiten des Einfühlens und des sensiblen Reagierens auf die ständig wechselnde Interaktion bestehen. Wer diese Anlage nicht hat, dem helfen auch die diversen therapeutischen Techniken nicht weiter.

Der Lernende sollte sich zunächst über die Schulen informieren (Lektüre, Vorträge, Gespräche), bevor er sich auf eine Ausbildung in einer bestimmten Richtung festlegt. Da alle Schulen sich auf die gleichen psychopathologischen Phänomene beziehen, ist der theoretische Überbau für die Wahl nur zweitrangig. Entscheidend sind:
- Intensität des Unterrichts,
- Nähe zur klinischen Empirie,
- klare Begriffe,
- Bereitschaft zur Theorie-Kritik.

Wegen der Intensität des Unterrichts wird man sich weniger an der Schule, sondern an der **Persönlichkeit des Lehrers** orientieren, dies ist überhaupt das entscheidende Kriterium. Wichtig ist auch die **Nähe zur klinischen Praxis**, aus der eine Korrektur oder zumindest Anpassung der theoretischen Ansätze erwächst. Dem Patienten können wir uns nicht über ein Schema nähern, hier hat die theoretische Ausbildung eine Grenze. Die Auswahl des aktuellen Vorgehens hängt nicht von unseren theoretischen Konzepten ab, sondern vom Bedürfnis des Patienten, das auch während der Therapie wechselt.

Die **Indikation** für die einzelnen psychotherapeutischen Interventionen ergibt sich aus:

Motivation (Therapiebereitschaft) des Patienten,
Intensität und Ausmaß der Störung, die mit der
aktuellen Situation wechseln kann,
Annahmen über die der Störung zugrunde liegende Psychodynamik,
Intelligenz und Einsichtsfähigkeit des Patienten,
die Erfahrung, auf die der Patient zurückgreifen kann (die sich im Fortgang der Therapie ändert!),
seine Grundhaltung und Lebensplanung.

Diese Konstellation verschiebt sich während der Psychotherapie, so daß sich allein daraus die Notwendigkeit eines **Methodenwechsels** ableiten läßt. Über den therapiebedingten Wechsel des Vorgehens sollte man den Patienten informieren.

! Für die Wahl der Methode ist die aktuelle Situation und die Dynamik und Bereitschaft des Patienten entscheidend.

Die Mehrzahl der Autoren fordern einen **Methodenpluralismus** für die Praxis der Psychotherapie. Der erfahrene Psychotherapeut entwickelt mit der Zeit einen persönlichen Behandlungsstil, der Elemente der verschiedenen Richtungen umfaßt, die entsprechend den Bedürfnissen des Patienten kombiniert werden (*Kind* 1982, *Strotzka* 1984).

Notwendig sind auch Kenntnisse der Theorien, die in den letzten 100 Jahren über die Psychodynamik entwickelt wurden. Erst aus dem intensiven **Theorie-Studium** gewinnt man die Freiheit zur Kritik von bestimmten theoretischen Konzepten und Hypothesen. Hüten sollte man sich aber vor der Fixierung auf ein bestimmtes theoretisches System. Theorien sind immer Instrumente und stehen nicht für die Wirklichkeit.

Im folgenden werden die wichtigsten Schulen genannt, die gegenwärtig in der deutschsprachigen Psychiatrie etabliert sind. Wir können jedoch in dieser Einführung nur einen Rahmen abstecken und wollen diese Übersicht auf vier Richtungen beschränken, die auch historisch von Bedeutung sind:
- Psychoanalyse und tiefenpsychologisch fundierte Methoden,
- Gesprächspsychotherapie,
- Verhaltenstherapie.
- Existenzanalyse.
Vor allem in den USA wurden in den letzten Jahrzehnten zahlreiche Richtungen und Schulen entwickelt, die jeweils eine bestimmte Technik hervorheben und mehr oder weniger ausführlich auch theoretisch zu begründen versuchen. Meist handelt es sich um die psychotherapeutische Erfahrung eines Autors, die mit seiner Persönlichkeit und seinem Lebensstil korrespondiert (und eine begrenzte Gruppe von Patienten erreicht), die aber, wenn sie zur Lebenstheorie und allgemeinen Anweisung stilisiert wird, höchst einseitig ist und der Mehrzahl der Patienten nicht gerecht wird.

40.6.1 Psychoanalyse und tiefenpsychologisch fundierte Methoden

Die Anfang des 20. Jahrhunderts von *Sigmund Freud* entwickelte psychoanalytische Methode und Theorie beeinflußt bis heute unser Denken. Zwar haben die Psychiater, wenigstens in Europa, lange Zeit Widerstand gegen dieses Konzept geleistet, das ihren Erwartungen an eine Verbesserung der Verstehensmöglichkeiten der Patienten nicht entsprach und den Patienten, wie der Psychiater sie erlebt, nicht gerecht wurde (*Bleuler* 1913, *Hoche* 1931, *Bumke* 1938). *Freud* selbst war kein Psychiater, sondern Neurologe. Seine psychiatrische Ausbildung beschränkt sich auf einige Monate und es ist belegt, daß er gegenüber psychotischen Patienten eine „ziemlich distanzierte Haltung eingenommen hat" (*Hirschmüller* 1991). Nach dem Zweiten Weltkrieg kam es zu einer Renaissance der psychoanalytischen Gedanken mit einer verstärkten Einflußnahme auf das Selbstverständnis des Psychiaters, was sich auch darin äußerte, daß Schulen, die eigentlich von einem kritischen Ansatz ausgingen, versuchten, ihr Vorgehen mit den psychoanalytischen Theorien kompatibel zu machen. Dies gilt sogar für einige Vertreter der neurobiologischen Forschung, die ihre Ergebnisse, die z.B. für eine eigene Gesetzmäßigkeit von Schlaf und Traum sprechen, im nachhinein doch mit den psychoanalytischen Vorstellungen vom Traum in Einklang zu bringen suchen.

Die **wechselnden Ansichten der tiefenpsychologisch orientierten Schulen**, die mitunter in heftigen Auseinandersetzungen ausgetragen wurden, beziehen sich auf:
- die Auffassung des Unbewußten als System (S. 9),
- die Annahme eines psychischen Apparates, der sich aus den Instanzen Ich, Es und Über-Ich zusammensetzt (S. 111),
- die Definition der Libido,
- die Annahme eines kollektiven Unbewußten,
- die Unterscheidung von Phasen der kindlichen Entwicklung,
- die Ödipus-Konstellation,
- die Rolle der Übertragung.
Der Streit der Meinungen ist verständlich, weil es sich im Grunde um Glaubensfragen handelt. Unbewußte psychische Phänomene können wir nur erschließen und immer, wenn wir über unbewußte Inhalte sprechen, sind sie nicht mehr unbewußt. Ansichten über Struktur und Gliederung des Unbewußten lassen sich nicht beweisen.

Psychoanalyse

Von der klassischen psychoanalytischen Technik Freuds gibt es inzwischen zahlreiche Varianten. Allen gemeinsam ist das tiefenpsychologische Vorgehen, das Konflikte oder Strebungen, die unbewußt bleiben, durch Erinnern, Wiedererleben und Durcharbeiten in ihrer krankheitsbedingenden Wirkung entschärfen oder überhaupt aufheben will. Die Therapie wird in einem festgelegten Setting meist mehrmals in der Woche durchgeführt. Der Patient liegt bei diesem Setting auf der Couch, der Analytiker sitzt außerhalb seines Gesichtsfelds am Kopfende. Die Interventionen sind retrospektiv orientiert und stützen sich auf freie Assoziationen und Chiffren über unbewußte Strukturen, mit dem Ziel, die infantile Triebdynamik und die daraus resultierenden verdrängten Konflikte aufzudecken.

Theorie: Die verschiedenen psychischen Störungen ergeben sich aus der unbewußten Dynamik zwischen Ich, Es und Über-Ich und dem dabei in der frühen Kindheit, speziell der präödipalen und der ödipalen Phase, verdrängten libidinösen Bedürfnissen, die gegen einen unbewußten Widerstand aufgedeckt und in der Übertragungssituation mit dem Therapeuten zum Wiedererleben gebracht werden müssen. Von dieser langwierigen Auseinandersetzung (die von dem Psychotherapeuten Abstinenz erfordert) wird eine Umstrukturierung der Persönlichkeit erwartet und damit auch eine Befreiung von den Symptomen.

Literatur:
Freud, S.: Die Traumdeutung,
Freud, S.: Psychopathologie des Alltagslebens,
Freud, S.: Vorlesung zur Einführung in die Psychoanalyse, Ges. Werke, Fischer, Frankfurt am Main, 1964
Thomä, H. und Kaechele, H.: Lehrbuch der psychoanalytischen Therapie, 2. Aufl., Springer, Berlin-Heidelberg-New York, 1996/1997

Varianten der Psychoanalyse sind Verfahren zur **analytischen Kurztherapie** und die strikt auf eine bestimmte Anzahl von Stunden oder ein halbes Jahr **zeitlich begrenzte Psychotherapie**.

Individualpsychologie

Diese 1911 nach der Trennung von *Freud* durch *Alfred Adler* (1865-1937) in Anlehnung an die Psychoanalyse entwickelte psychotherapeutische Methode orientiert sich stärker an den sozialen Einflüssen, die die Entwicklung des Individuums prägen. Die Interventionen sind ebenfalls retrospektiv, aber mit einer anderen Zielsetzung. Das Setting hat mehr den Charakter eines Gesprächs, Patient und Therapeut sitzen einander gegenüber. Angestrebt wird nicht die Aufdeckung von ungünstigen Konstellationen des Unbewußten, sondern die **Analyse des Lebensstils** eines Menschen, der sich, angeregt durch das soziale Umfeld, in den ersten Lebensjahren entwickelt. Der Patient wird ermutigt, sein Verhalten zu ändern. Das Vorgehen ist im wesentlichen pädagogisch.

Theorie: Neurotische Störungen werden als Überkompensation einer erlebten Minderwertigkeit von Organen und Funktionen oder der sozialen Situation verstanden. Abgelehnt wird die Metapsychologie der Psychoanalyse (Instanzen Ich, Es und Über-Ich, Libido, Ödipuskonstellation).

Literatur:
Adler, A.: Praxis und Theorie der Individualpsychologie, Frankfurt am Main, Fischer Taschenbuchverlag, 1998
Dreikurs, R.: Grundbegriffe der Individualpsychologie, 10. Aufl., Stuttgart, Klett-Cotta, 2002

Analytische Psychologie

Die analytische Psychologie wurde von *C.G.Jung* (1870-1961) nach dem Bruch mit *Freud* 1912 und in den folgenden Jahren begründet. Sie steht der Psychoanalyse näher als die Individualpsychologie. Ziel ihrer Interventionen ist die **Individuation**, d.h. die Vervollständigung und Reife des menschlichen Wesens.

Theorie: Die Libido wird abweichend von der Psychoanalyse nicht als sexuelle Triebkraft, sondern als eine allgemeine psychische Energie aufgefaßt. Damit entfallen auch die Vorstellungen über die Entwicklung der Sexualität mit einer oralen, analen und ödipalen Phase. Hingegen wird als Ergänzung des individuellen Unbewußten das Konstrukt eines kollektiven Unbewußten eingeführt, das der ererbten Hirnstruktur zugeschrieben wird und über die sog. Archetypen den Individuationsprozeß und die Entscheidungen des Einzelnen beeinflußt (S. 123). Neurotische Störungen entstehen durch Verdrängung oder Vernachlässigung dieser angeborenen (transzendenten) Funktionen des Psychischen, die sich in Mythen, Sagen, Märchen oder der schöpferischen Phantasie widerspiegeln.

Literatur:
Jung, C.G.: Über psychische Energetik und das Wesen der Träume, Rascher, Zürich 1948
Jung, C.G.: Psychologische Typen, Olten, Walter, 1989
Jung, C.G.: Symbole der Wandlung, 6.Aufl., Olten, Walter, 1991
Jung, C.G.: Praxis der Psychotherapie, 5.Aufl., Olten, Walter, 1991
Jung, C.G.: Psychiatrische Studien, 5. Aufl., Düsseldorf, Walter, 2001
Dieckmann, H.: Die Methoden der analytischen Psychologie, Olten, Walter, 1979
Jacobi, J.: Die Psychologie von C.G.Jung, Frankfurt am Main, Fischer, 1994

Neo-Psychoanalyse

Der Begriff Neo-Psychoanalyse wird für zwei unterschiedliche Arbeitsrichtungen verwendet, bei denen das psychoanalytischen Vorgehen und die Theorie verändert wurden. Beide Richtungen sind von der Internationalen Psychoanalytischen Vereinigung nicht akzeptiert worden.

Als Neo-Psychoanalyse wird der bereits vor 1933 von *Harald Schultz-Hencke* in Berlin unternomme Versuch bezeichnet, die Hypothesen von *Freud, Adler und C.G.Jung* zu einer eigenen Theorie der psychischen Störungen zusammenzufassen. Seine Grundannahmen des psychotherapeutischen Vorgehens sind mit denen der Psychoanalyse identisch. Die neurotischen Störungen werden als Folge von unbewußten Konflikten aufgefaßt, der Zugang zum Unbewußten erfolgt über Traumdeutung und freie Assoziationen. Den Begriff Libido ersetzt er durch sechs Formen oder Bereiche des Antriebserlebens:
- intentional,
- kaptativ (oral),
- retentiv (anal),-
- aggressiv-geltungsstrebig,
- urethral und
- sexuell.

Durch Erziehungsfehler, die sich entweder in Härte oder in Verwöhnung äußern, können die einzelnen Antriebsbereiche auf verschiedenen Entwicklungsstufen gehemmt werden, denen wieder klar definierte neurotische Störungen entsprechen. Neurotische Veränderungen werden mit Hemmungen in der frühen Kindheit begründet und sind durch Bequemlichkeit, Riesenansprüche, Überkompensation und Ersatzbefriedigung charakterisiert.

Literatur:
Schultz-Hencke, H.: Der gehemmte Mensch, 6.Aufl., Stuttgart, Thieme, 1989

In den USA verwendet man dagegen den Begriff Neo-Psychoanalyse für Autoren, die in ihrer Auffassung von der Entstehung psychischer Störungen auch soziale Fakten berücksichtigen. Dies betrifft insbesondere die Theorien von *Karen Horney, H.S. Sullivan, Erich Fromm* und *Ida Fromm-Reichmann*, die durch die Erfahrung, daß sie Europa verlassen mußten, die kulturellen und sozialen Bedingungen bei der Ätiologie von Neurosen stärker beachteten und demzufolge den zwischenmenschlichen Beziehungen besondere Aufmerksamkeit zuwandten. Andere Autoren gingen noch weiter und versuchten, die Neurosen überhaupt aus Einflüssen der Gesellschaft zu definieren (*H.Marcuse*).

Gesprächspsychotherapie

Auch die von *Carl R. Rogers* (1902-1987) vorgeschlagene „client centered psychotherapy" geht ursprünglich von der Psychoanalyse aus. Durch die Änderung der Methode soll vor allem die Haltung des Psychotherapeuten gegenüber seinem „Klienten" kultiviert werden. Der Psychotherapeut beschränkt sich darauf, durch Wiederholung dem Klienten seine Aussagen widerzuspiegeln, um ihm auf diese Weise seine Gedanken oder Gefühle transparent zu machen. Dieses **nicht-direktive Vorgehen** des Therapeuten soll eine Atmosphäre von Wärme, Verständnis und Einfühlung (Empathie) schaffen, aus der heraus der Klient ohne Festlegungen durch Diagnose, Überredung oder Interpretation zu Einsichten über seine individuelle Situation gelangt. Das Wort Patient wird vermieden, weil darin angeblich schon eine Festlegung liegt. Vom Therapeuten werden Echtheit (Kongruenz) und eine positive Einstellung zum Klienten verlangt, aus denen dieser die Sicherheit gewinnt, daß er ungeachtet seiner Gewohnheiten, Einstellungen, Gedanken oder Vorbehalte ein Individuum von unbedingtem Selbstwert ist.
Die non-direktive Methode war vor allem in den USA die Basis von gruppenpsychotherapeutischen Techniken.
Die Gesprächspsychotherapie beschreibt und kuliviert die Grundlagen des psychotherapeutischen Umgangs mit Patienten, vernachlässigt aber die Unterschiede, die durch die einzelnen Störungen oder die Stellung des Patienten dazu dem Vorgehen auferlegt werden. Eine Therapie, die ausdrücklich von der Diagnose absieht, ist leichtfertig, es sei denn, sie bezieht sich nur auf leichtere Veränderungen und alltägliche Schwierigkeiten, denen man den Charakter einer Störung nicht zusprechen kann.

Literatur:
Rogers, C.R.: Entwicklung der Persönlichkeit, 5.Aufl., Stuttgart, Klett-Cotta, 1985
Rogers, C.R.: Die klientenzentrierte Gesprächspsychotherapie, Frankfurt am Main, Fischer Taschenbuchverlag, 1992
Tausch, R.: Gesprächspsychotherapie, 9. Aufl., Göttingen, Hogrefe,1990

40.6.2 Verhaltenstherapeutische Methoden

Die Verhaltenstherapie bedient sich im Gegensatz zu den tiefenpsychologisch orientierten Methoden verschiedener Techniken der Lerntheorie wie Desensibilisierung, operantes Konditionieren oder Aversion. Ursprünglich wurden sämtliche Konstrukte über das Unbewußte und seine möglichen Strukturen abgelehnt, zumindest bleiben sie im Ansatz der einzelnen Interventionen unberücksichtigt. Inzwischen zeigt sich aber immer häufiger die Tendenz, die Methode durch zusätzliche Konstrukte oder Ergänzungen dem psychoanalytischen Konzept anzupassen.
Verhaltenstherapie eignet sich vorzüglich zur Behandlung von Fehlgewohnheiten und zum Abbau von Reaktionen, die den Charakter einer Dominante angenommen haben. Meines Erachtens ist es aber eine Fehleinschätzung der Möglichkeiten des Verhaltenstrainings, wenn diese Technik auch bei schweren depressiven Verstimmungen oder Psychosen als therapeutische Alternative angeboten wird. Alle psychotherapeutischen Methoden gewinnen ihren Wert erst an der Diagnose, bei der sie indiziert sind. Wenn die Therapie darin besteht, daß wir neue Gewohnheiten trainieren, ist naheliegend,

daß wir mit diesem Vorgehen speziell Störungen erreichen, die auf Gewohnheiten beruhen und nicht mit einem Bruch des Erlebens einhergehen, wie dieser auch zu begründen sei. Bei grob-organisch begründeten Psychosen oder Demenz kann Verhaltenstherapie eine stützende Funktion haben, indem der Tagesablauf vorgegeben und festgelegt wird. An diesem Beispiel sieht man aber auch die Grenzen der Methode, denn der Abbau der zerebralen Strukturen wird nicht beeinflußt, es wird nur trainiert, wie man mit der Einbuße zeitweilig besser leben kann.

Literatur:
Reinecker, H.: Grundlagen der Verhaltenstherapie, Weinheim, Psychologie Verlags Union, 1994

Existenzanalyse

Ein bewußt als Alternative zur Psychoanalyse mit ihrer Betonung der Triebhaftigkeit entwickelte psychotherapeutische Methode, die versucht, einen Sinnbezug im individuellen Leben aufzuweisen (*V. Frankl* 1947, wohl auch durch seinen Aufenthalt im KZ geprägt). Methode der Existenzanalyse ist die **Logotherapie**, die durch Aufdeckung des geistig-existenziellen Grundes des Patienten eine Neuorientierung auf geistige und religiöse Inhalte anstrebt. Psychoanalytische oder individualpsychologische Ansätze werden bei der Logotherapie vermieden. Der Patient soll auf einen Sinn hingewiesen werden, den er seinem Leben geben kann.

41 Therapie mit Psychopharmaka

Fragen:
Welche Vorstellungen verbinden Sie mit dem Begriff Psychopharmaka? Sind Psychopharmaka notwendig? In welchen Fällen ist ihre Anwendung erlaubt? Wie werden Psychopharmaka eingeteilt? Auf welche Nebenwirkungen muß man achten? Haben Sie schon einmal Psychopharmaka eingenommen? Weshalb?

Die Psychopharmaka haben die psychiatrische Klinik in den letzten vier Jahrzehnten verändert, denn das Erscheinungsbild einzelner Krankheiten hat sich grundlegend gewandelt. Die katatone Schizophrenie ist selten geworden und viele der jüngeren Kollegen werden sie gar nicht mehr kennen. Die klassischen psychotischen Krankheitsbilder sind verwaschen und an Stelle der eindrucksvollen und manchmal beängstigenden psychotischen Erlebnisse finden sich vermehrt psychoreaktive Phänomene (zumindest werden sie von den Patienten angeboten). Es ist sicher auch ein Ergebnis dieser Entwicklung, wenn heute in den Kliniken zum Erstaunen der älteren Psychiater so viele „Borderline-Fälle" diagnostiziert werden. Andererseits ist die psychotherapeutische Führung und Stützung von psychotischen Patienten durch die Psychopharmaka überhaupt erst möglich geworden. Auch bei neurotischen Störungen können Psychopharmaka den therapeutischen Zugang begünstigen.

41.1 Definition

Als **Psychopharmaka** bezeichnen wir alle am ZNS angreifenden Substanzen, die wegen ihres Einflusses auf das Erleben durch
- Beruhigung,
- Aktivierung,
- Veränderung der Stimmung und
- Unterdrückung von psychotischen Phänomenen
zur Therapie von psychischen Störungen eingesetzt werden können.

In einem erweiterten Sinne könnte man alle Substanzen, die überhaupt psychische Funktionen verändern, als Psychopharmaka bezeichnen, aber dann würden Bier und Wein oder Drogen auch in diese Kategorie gehören, was keinen Sinn gibt.

Die zwiespältige Einstellung vieler Patienten gegenüber der Einnahme von Psychopharmaka erklärt sich aus der doppelten Interpretationsmöglichkeit der Wirkungen, die sich bereits aus der Namensgebung ableiten läßt. Die Psychopharmaka lassen sich einmal *pharmakologisch* interpretieren, d.h. man spricht von Synapsen und Transmittersubstanzen und von der Beeinflussung physiologischer Funktionen. Ihre Wirkung läßt sich aber auch *psychologisch* auffassen, d.h. man spricht von Dämpfung, Beruhigung, Ausgleich oder dem Zurücktreten psychotischer Symptome. Der Arzt, der Psychopharmaka einsetzt, muß beide Aspekte im Auge behalten. Für den Patienten, der die Wirkung der Psychopharmaka erlebt, steht der psychologische Aspekt im Vordergrund. Möglicherweise hat er auch Angst, durch die Psychopharmaka in seinem Denken und Fühlen oder Wollen beeinflußt zu werden.

Die Psychopharmaka haben unterschiedliche **Wirkungen:**

Sie steigern oder hemmen Antrieb und Stimmung,
sie verändern das Reaktionsvermögen,
sie dämpfen Erregung,
fördern den Schlaf,
sie unterdrücken oder limitieren psychotische Erlebnisse.

Gleichzeitig rufen diese Medikamente aufgrund ihrer pharmakologischen Eigenschaften aber auch **unerwünschte Wirkungen** hervor, die substanzspezifisch sind, aber auch von der Dosierung und der Empfindlichkeit des Patienten abhängen. Es ist immer eine Definitionsfrage, welchen Anteil der Gesamtwirkung eines Medikaments man als erwünschte Wirkung oder als Nebenwirkung klassifiziert.

Beispiele:
Reserpin dämpft Antrieb und Stimmung, unterdrückt psychotische Erlebnisse und senkt den Blutdruck (um hier nur die wichtigsten Wirkungen aufzuzählen). Die Blutdrucksenkung ist für den Psychiater eine Nebenwirkung, für den Internisten dagegen waren die Dämpfung des Antriebs und das Auftreten depressiver Verstimmungen störende Effekte der Blutdruckbehandlung.
Die ersten MAO-Hemmer wurden als Tuberkulostatika eingesetzt, dabei zeigte sich eine Aktivierung der Patienten bis hin zu manischer Auslenkung oder Erregung. Erst durch diese Beobachtung wurde die Aufmerksamkeit der Pharmakologen auch auf den psychischen Effekt dieser Substanzen gelenkt.

41.2 Verordnung von Psychopharmaka

Wir gehen bei der Verschreibung von Psychopharmaka nach wie vor von einer **symptomatischen Wirkung** aus. Zwar lassen sich durch Neuroleptika Halluzinationen und Wahn oder Veränderungen des Icherlebens bei psychotischen Störungen der verschiedensten Art unterdrücken, aber die Zusammenhänge der pharmakologischen Eigenschaften mit der klinischen Wirkung sind erst in Ansätzen bekannt. Wenn man mit einem Medikament psychische Störungen bessern kann, ist die Annahme begründet, daß die psychische Störung in irgend einer Weise auch mit den somatischen Veränderungen zusammenhängt, die durch das Medikament im Stoffwechsel von Synapsen und Nervenzellen ausgelöst werden.

! Mit Psychopharmaka werden in der Psychiatrie nicht Krankheiten behandelt, sondern psychopathologische Symptome oder Syndrome.

Aus dem Studium der Psychopharmaka-Wirkungen an Synapsen, Transmittersystemen, Rezeptoren oder Membranen haben sich wichtige Hinweise auf die **Funktion von Neuronensystemen und ihre Störbarkeit** ergeben. Was wir auf der Ebene des Erlebens als Symptom oder Syndrom bezeichnen, ist wahrscheinlich nicht die Folge einer einzelnen biologischen Störung. Die Kette der nervalen Funktionen, die wir den psychischen Phänomenen zuordnen, kann offensichtlich an verschiedenen Stellen gestört sein – wie auch bestimmte neurologische Syndrome eine unterschiedliche zerebrale Lokalisation haben können.

! Psychopathologische Syndrome sind auch **unspezifisch** in bezug auf die möglichen biologischen Veränderungen, die wir ihnen zuordnen.

Einen Einwand sollten wir jedoch nicht vergessen: Selbst wenn der vollständige Nachweis von biologischen Veränderungen bei einer depressiven Störung oder einer Schizophrenie gelingen sollte, bleibt das **Mit-Erleben mit dem Kranken** die Grundlage der psychiatrischen Therapie. Kein Mensch würde es hinnehmen, wenn sein Kummer, seine Ängste und Enttäuschungen und seine Verzweiflung für seinen Arzt nichts anderes als veränderte Transmitter-Funktionen oder Rezeptor-Anomalien wären. Wenn der Arzt selber betroffen ist, würde er das auch nicht so sehen.

Durch die pharmakonbedingte Rückbildung der psychopathologischen Symptome verändert sich auch die **Interferenz** (S. 262) zwischen den gesunden und krankhaften Anteilen des Seelischen. Wenn einzelnes unterdrückt wird, erhalten die verbleibenden Anteile im Gesamt des Psychischen ein anderes Gewicht.

Bei der Mehrzahl der Patienten geht die Wirkung der Psychopharmaka über den symptomatischen Effekt hinaus, weil dabei auch die Auseinandersetzung der gesunden Persönlichkeitsanteile mit dem psychopathologisch veränderten Erleben begünstigt wird. Der Kranke darf in dieser Situation aber nicht allein gelassen werden. Der Einsatz von Psychopharmaka ist bei psychischen Störungen und Erkrankungen allein nicht ausreichend. Der Kranke braucht Verständnis und Gespräche, die ihm zeigen, daß sein Arzt die psychopathologische Störung und die pharmakologisch bedingten Veränderungen der Störung abschätzen kann.

Den Umgang mit Psychopharmaka lernt man am besten an einer **Standardtherapie** mit einigen wenigen Präparaten. Der Anfänger sollte zunächst mit je 2 – 3 Neuroleptika, Antidepressiva oder Tranquilizern arbeiten. Durch diese Beschränkung erst lernt man, die Wirkung der einzelnen Präparate und typische individuelle Schwankungen abzuschätzen. Später wird jeder Psychiater auch in der Verordnung von Psychopharmaka einen persönlichen Stil entwickeln, der aber auch von Zufälligkeiten abhängt. Bestimmte Verschreibungsgewohnheiten wird man nur ungern aufgeben oder in Frage stellen, selbst an dem gewohnten Namen eines Präparates bleibt man hängen. Man sollte deshalb von Zeit zu Zeit die eigenen Therapie-Gewohnheiten im Gespräch mit Kollegen vergleichen und überprüfen.

41.2.1   Einteilung der Psychopharmaka

Die Psychopharmaka werden pragmatisch nach typischen Wirkungen oder (damit verbunden) nach ihrer besonderen Indikation eingeteilt. Man unterscheidet:

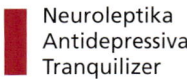

Neuroleptika
Antidepressiva
Tranquilizer

Man könnte hier noch die Hypnotika gesondert anführen. Die gegenwärtig bevorzugten Hypnotika sind Benzodiazepinderivate und gehören in die Gruppe der Tranquilizer.

Neuroleptika sind Medikamente, die speziell psychotische Symptome beeinflussen, daneben wirken sie dämpfend, sedierend und ausgleichend, so daß sie in niedriger Dosierung auch als Tranquilizer eingesetzt werden können.

Antidepressiva haben eine stimmungsaufhellende und antriebssteigernde Wirkung und sie können bei Patienten mit bipolaren affektiven Psychosen auch eine manische Auslenkung fördern.

Eine Untergruppe von Substanzen, die wir im Anschluß an die Antidepressiva behandeln, sind Medikamente mit einer *phasenprophylaktischen Wirkung* bei affektiven Störungen. Die ersten Präparate dieser Gruppe waren Lithiumsalze, inzwischen haben sich weitere Substanzen mit einer vergleichbaren Wirkung gefunden, die interessanterweise alle einen antikonvulsiven Effekt haben.

Als **Tranquilizer** (Ataractica) bezeichnen wir Substanzen, die speziell Angst und Spannungszustände beeinflussen oder zusätzlich schlaffördernd sind.

Diese drei Gruppen mit einer jeweils vergleichbaren Wirkung setzen sich aus unterschiedlichen chemischen Stoffklassen zusammen. Eine Einteilung der Psychopharmaka nach molekular-biochemischen Gesichtspunkten bietet sich inzwischen an (S. 441, 455, 467), aber in der klinischen Praxis sollte man sich auch weiterhin an der Beeinflussung der psychischen Funktionen orientieren, zumal wir davon ausgehen müssen, daß die therapeutisch erwünschten Wirkungen nicht allein durch einen pharmakologischen Eingriff am

Transmitter erreicht werden, sondern durch die Interferenz von Veränderungen verschiedener Systeme. Als biochemische Kriterien, die auch bei der Forschung genutzt werden, gelten die chemische Struktur der Substanz bzw. Veränderungen am Molekül sowie pharmakokinetische Eigenschaften wie das Bindungsvermögen an bestimmte Rezeptoren oder die Eliminationshalbwertzeit.

41.2.2   Dosierung

Bei der **Verordnung** eines Psychopharmakons sollte man *prospektiv festlegen*, welche psychischen Veränderungen man mit einer bestimmten Dosis erreichen will. Wenn die erwartete Wirkung nach 8 – 10 Tagen nicht eingetreten ist oder sich nicht wenigstens eine Verbesserung im Befinden anzeigt, sollte man *retrospektiv klären*, welche Fehleinschätzungen möglicherweise bei der Dosierung, der Medikamentenwahl oder der Diagnose unterlaufen sind.

Die **initiale Dosierung** muß ausreichend hoch gewählt werden. Sie orientiert sich an der Intensität der Störung oder der Gefährdung des Patienten. Eventuell ist eine schrittweise Erhöhung der Dosis in den ersten Tagen der Behandlung angezeigt. Bei der Wahl der initialen Dosis werden wir uns auf die klinische Erfahrung stützen.

Eine niedrigere Dosierung empfiehlt sich bei körperlicher Krankheit, zerebraler Schädigung, höherem Alter und häufig auch bei Kindern.

Differenzierte Dosierung

Im Verlauf der Behandlung sollte man eine **differenzierte Dosierung** anstreben, die dem wechselnden Befinden des Patienten und der Intensität der Störung angepaßt ist. Die Kontrolle erfolgt im Gespräch, das gerade in dieser Phase der Behandlung sehr wichtig ist. Man sollte versuchen, mit einer möglichst niedrigen Dosis auszukommen. Psychopharmaka können ohne weiteres sehr viel höher dosiert werden, als notwendig ist. Die Verträglichkeit ist im allgemeinen gut. Aber mit jeder Erhöhung über die notwendige Dosis hinaus, steigern wir nur die Nebenwirkungen, was sich auf die Kooperation des Patienten in jedem Fall negativ auswirken wird.

! Ziel der differenzierten Dosierung ist die Einstellung des Patienten auf die minimale, gerade noch wirksame Dosis eines Medikaments, denn durch die Begrenzung der Nebenwirkungen wird die Kooperation entscheidend gefördert.

Die Höhe der Dosis orientiert sich am psychopathologischen Befund und im Verlauf an der Rückbildung der pathologischen Phänomene und der Stabilisierung der gesunden Reaktionen. Bei akuten psychotischen Störungen muß in der ersten Phase der Therapie die Medikation relativ häufig angepaßt werden. Bei chronischen Beschwerden oder einer prophylaktischen Medikation kann man die Dosis, wenn sie einmal gefunden ist, über Jahre unverändert beibehalten.

Kombination von Psychopharmaka

Wenn eine Kombination verschiedener Psychopharmaka beabsichtigt ist, muß entschieden werden, welches Medikament die Wirkung trägt und welches als Additiv eingesetzt wird. Relativ häufig wird die Kombination von einem Antidepressivum mit einem Neuroleptikum oder einem Tranquilizer eingesetzt, weil es bei dieser Kombination, wie man herausgefunden hat, zu einer Augmentation der antidepressiven Wirkung kommt.
Die Kombinationsbehandlung sollte begrenzt werden, bei bestimmten Indikationen (depressiv-hypochondrischer Wahn) ist jedoch eine länger dauernde Kombination mit niedrigen Dosen angezeigt.

Dreifachkombinationen mit Psychopharmaka sind äußerst selten indiziert. Der Anfänger sollte sie grundsätzlich vermeiden.

41.2.3 Nebenwirkungen

Bei einer länger dauernden erfolglosen Medikation sollte der Arzt überlegen, ob er nicht Nebenwirkungen von (eventuell zu hoch dosierten!) Psychopharmaka zusätzlich mit Psychopharmaka „behandelt".

Eine Überdosierung von Neuroleptika kann delirante Störungen provozieren, die sich psychopathologisch von dem ursprünglich behandelten schizophrenen Syndrom nicht sicher abgrenzen lassen, allenfalls durch Hinweise auf eine „grob-organische" Komponente (Verwirrtheit, Orientierungsstörung).

Bei prolongierter Applikation von tri- oder tetrazyklischen Antidepressiva kann sich eine mürrisch-reizbare chronische depressive Verstimmung entwickeln.

Im Zweifelsfall empfiehlt sich bei einer länger dauernden unbefriedigenden Therapie ein Auslaßversuch oder eine drastische Reduzierung der Medikamente für einige Tage. Der Auslaßversuch kann nur im engem Kontakt mit dem Patienten erfolgen (tägliche Kontrolle, eventuell stationäre Beobachtung).

Wenn sich die psychopathologischen Symptome unter Psychopharmaka zurückgebildet haben, sollte die Dosierung allmählich reduziert werden, in kleinen Dosen (nicht mehr als ein Viertel der Tagesdosis).

! Die Wirkung einer veränderten Dosis kann erst nach Ablauf von 5 - 8 Tagen eindeutig beurteilt werden.

Ein **Wechsel des Präparates** ist erst nach einem Behandlungsversuch von etwa drei Wochen sinnvoll, sofern nicht eine vitale Indikation (Suizidalität, starke Erregung, Delir) den Wechsel bereits vorher erzwingt. Speziell bei Antidepressiva sollte man das Präparat nicht zu früh absetzen, da die pharmakologisch bedingte Veränderung an den Rezeptoren eine gewisse Zeit braucht (S. 451).

Anmerkung:
Ungeduldig-ängstliche oder hysterisch-depressive Patienten fordern von den Ärzten manchmal einen schnellen Wechsel des Antidepressivum mit dem Argument, daß sie keine Wirkung spürten oder die Nebenwirkungen nicht ertragen könnten. Wenn der Arzt sich darauf einläßt, hat er bald alle Medikamente „durchprobiert", ohne daß er Zeit hatte, sich ein Bild von der tatsächlichen Wirkung zu machen.

Bei Einleitung der Therapie ist ein Hinweis auf mögliche Nebenwirkungen notwendig. Der Patient wird erst allmählich mit Hilfe des Arztes lernen, wie er mit den pharmakologisch bedingten Veränderungen seines Erlebens und seiner Gestimmtheit oder mit körperlichen und vegetativen Reaktionen umgehen kann. Besonders zu erwähnen sind Nebenwirkungen, mit denen in jedem Fall zu rechnen ist: Verzögerte Reaktionszeit, orthostatische Hypotonie, erhöhte Empfindlichkeit gegen Alkohol und bei einigen Antidepressiva Mundtrockenheit.

Wir sollten immer bestrebt sein, daß wir die **Psychopharmakotherapie mit dem Patienten** durchführen und nicht gegen seinen Willen durchsetzen müssen. Wenn man über den Patienten hinweg lediglich „Zielsymptome" behandelt, braucht man höhere Dosen, die wieder, bedingt durch die Nebenwirkungen, es dem Patienten schwer machen, mit dem Arzt zu kooperieren.

41.3 Neuroleptika

Substanzen mit einer sedierenden und antipsychotischen Wirkung finden sich in verschiedenen chemischen Gruppen. Ihnen ist aber gemeinsam, daß sie, bezogen auf die chemische Struktur und in Abhängigkeit von der Dosierung, in ihrem Wirkungsspektrum erheblich variieren. Bei der Verwendung von Neuroleptika können wir in etwa die folgenden Wirkungen erwarten:

Abschwächung und **Aufhebung von akutem Wahnerleben, Halluzinationen und Icherlebensstörungen** (die Rückbildung erfolgt meist gleichsinnig, wahnhafte Überzeugungen werden manchmal länger festgehalten oder umgedeutet),
Dämpfung von psychomotorischer Erregung,
sedierende Wirkung (Müdigkeit, Schlafbedürfnis),
Dämpfung von affektiver Erregung und Aggressivität,
Abschwächung und **Aufhebung von Angstzuständen**, auch wenn sie nicht in Zusammenhang mit psychotischem Erleben stehen,
Labilisierung von Stimmung, Haltung, Selbstverständnis, eventuell mit der Auslösung von neurotischen Reaktionen (möglicherweise bedingt, aber sicher verstärkt durch das Erleben der Neuroleptika-Wirkung),
Veränderung der vegetativen Funktionen durch Beeinflussung von adrenergen, dopaminergen, cholinergen und serotoninabhängigen Systemen,
histaminantagonistische Eigenschaften (die ersten Neuroleptika aus der Phenothiazingruppe waren Antihistaminika!),
antiemetische Eigenschaften,
eine **distanzierende Wirkung auf das Schmerzerleben**, bei höheren Dosen auch Unterdrückung von Schmerzen.

Diese hier aufgeführten Eigenschaften stehen bei den einzelnen Präparaten oder Präparategruppen in einem unterschiedlichen Verhältnis zueinander.

Zeitweilig hatte man angenommen, daß die extrapyramidal-motorischen Nebenwirkungen mit der antipsychotischen Wirkung korrelieren würden. Das war bei dem Angebot an antipsychotisch wirksamen Substanzen in den ersten Jahrzehnten nach der Einführung auch verständlich. Deshalb wurden hochpotente von schwachen oder niedrig potenten Neuroleptika unterschieden, später kamen die sog. atypischen Neuroleptika dazu.

Die bei den klassischen Neuroleptika auftretenden **extrapyramidal-motorischen Störungen**, die auch mit dem Begriff Parkinsonoid zusammengefaßt werden, äußern sich in
- Rigidität,
- Tremor,
- Akinesie und
- Akathisie.

Akathisie bezeichnet eine muskuläre Unruhe, die für den Patienten mit dem Gefühl verbunden ist, daß er nicht ruhig stehen und nicht sitzen kann. Deshalb ist er ständig in Bewegung, macht einige Schritte, setzt sich hin, bewegt die Beine, steht wieder auf und klagt über „Unruhe", was manchmal mißverstanden wird, weil es sich lediglich auf die Muskulatur bezieht (wie bei dem Restless Legs Syndrom).

Hochpotente Neuroleptika sind stark antipsychotisch und haben starke extrapyramidalmotorische Nebenwirkungen, sind aber in mittleren Dosen relativ gering sedierend. Beispiel: Haloperidol, Fluphenazin.

Bei den **schwachen Neuroleptika** ist die antipsychotische Wirkung weniger stark, sie haben schwächere extrapyramidal-motorische Nebenwirkungen, sind aber stärker sedierend.

Beispiel: das 1954 zuerst in die Klinik eingeführte Chlorpromazin, Levomepromazin, Thioridazin.

Eine Ausnahme von dieser Einteilung, an der über mehrere Jahrzehnte festgehalten wurde (und die auch in den Publikationen zu Neueinführungen von Neuroleptika Berücksichtigung fand) war die Substanz Clozapin, bei der allenfalls sehr hohe Dosen, die für den antipsychotischen Effekt nicht relevant waren, unbedeutende extrapyramidal-motorische Veränderungen provozierten.

Man spricht seither von den **atypischen Neuroleptika** und versteht darunter Substanzen, die gut antipsychotisch wirken, aber kaum extrapyramidal-motorische Nebenwirkungen haben.

Die Psychopharmakaforschung wurde im letzten Jahrzehnt in Richtung auf die Atypika intensiviert, es erscheint mir aber voreilig, wenn jetzt gelegentlich davon gesprochen wird, daß die Verwendung der klassischen Neuroleptika obsolet sei, denn durch eine differenzierte Dosierung kann man auch bei diesen Präparaten in der Mehrzahl der Fälle unangenehme extrapyramidale Nebenwirkungen vermeiden.

Nicht gesichert ist die Hypothese, daß sich die antipsychotische und die sedierende Wirkung umgekehrt proportional zueinander verhalten. Die Relation der verschiedenen Wirkungsaspekte wird auch durch die Änderung der Dosierung beeinflußt, so daß sich aus den klinischen Daten keine systematische Ordnung ableiten läßt.

Initial wirken alle Neuroleptika sedierend, aber nach einigen Tagen klingt dieser überschießende Effekt ab. Auffallend ist, daß hochgradig erregte oder akut psychotische Patienten manchmal hohe Dosen von stark wirksamen Neuroleptika ohne störende Müdigkeit oder Sedierung vertragen. Erst mit der Rückbildung des psychotischen Erlebens kann es, eventuell nach Wochen, zu einer störenden Müdigkeit oder zu Abgeschlagensein kommen, was anzeigt, daß man die Medikation reduzieren kann.

41.3.1 Biochemische Wirkung

Vermutlich ist für die Rückbildung einer schizophrenen Psychose ein bestimmter Grad einer Blockade von zerebralen Dopaminrezeptoren notwendig (*Breyer-Pfaff* et al. 1993). Das dopaminerge Neuronensystem wird gegliedert in
das *nigrostriatale System,*
das *mesolimbisch-mesokortikale System* und
das *tubuloinfundibuläre System.*

Das **nigrostriatale System** steuert die Kontrolle der Motorik, bei einem Dopamin-Mangel in diesem Bereich entwickelt sich ein Parkinsonoid.

Die **mesolimbisch-mesokortikalen Bahnen** bestimmen Gedächtnis und Emotionen und die Neuroleptika scheinen in diesem Abschnitt des Gehirns den antipsychotischen Effekt auszulösen.

Die Wirkung der Neuroleptika an den dopaminergen Synapsen im **tubuloinfundibulärem System** und der Hypophyse führt zu neuroendokrinen Nebenwirkungen.

Die neuroleptikabedingten Veränderungen am dopaminergen System könnten demzufolge nicht nur den antipsychotischen Effekt, sondern auch die verschiedenen Nebenwirkungen erklären (*Benkert* und *Hippius* 1986).
Inzwischen hat sich gezeigt, daß die Gruppe der Dopaminrezeptoren sehr heterogen ist. Die einzelnen Neuroleptika haben eine unterschiedliche Affinität zu den verschie-

denen Rezeptoren. Außerdem sind neben Dopamin auch noch andere Transmittersysteme für die Pharmakotherapie der schizophrenen Syndrome von Bedeutung. Als gesichert kann man ansehen, daß die klassischen Neuroleptika (Phenothiazine, Butyrophenone) selektiv D2- und D3-Rezeptoren blockieren und dadurch die Wirksamkeit von Dopamin als Überträgersubstanz herabsetzen. Daneben gibt es Substanzen, die, abhängig von der Ausgangslage an D1- oder D2-Rezeptoren, als Antagonist (bei Dopamin-Überschuß) oder als Agonist (bei Dopamin-Mangel) angreifen, so daß sie in verschiedenen Hirnregionen gleichzeitig als Antagonist oder Agonist wirken können.

Ein weiterer Unterschied ergibt sich aus der **Dauer** der Verabreichung des Medikaments. Bei akuter Verabreichung der klassischen Neuroleptika reagiert das System mit einer Zunahme der Dopamin-Synthese, obwohl oder weil die Rezeptoren blockiert sind. Clozapin und Sulpirid provozieren diesen Effekt anscheinend nur im nigrostriatalen System. Wenn das Medikament längere Zeit weiter verabreicht wird, geht die Aktivität der dopaminergen Neuronen allmählich zurück. Unabhängig davon kommt es bei chronischer Verabreichung der Psychopharmaka zu Empfindlichkeitsveränderungen an den postsynaptischen Rezeptoren, die Spätdyskinesien erklären könnten.

Neben dem dopaminergen System scheinen auch **serotonerge Rezeptoren** und **GABAerge Rezeptoren** bei der Wirkung der Neuroleptika eine Rolle zu spielen. Besondere Aufmerksamkeit fand in den letzten Jahren die kombinierte Beeinflussung von D2-Rezeptoren und Serotonin-(5-HT-2) Rezeptoren. Dieser Effekt wurde bei dem atypischen Neuroleptikum Clozapin nachgewiesen, aber auch bei Risperidon.

41.3.2 Applikationsformen

Die Neuroleptika werden überwiegend oral appliziert (als Dragée, Tablette, Tropfen), einige Substanzen können parenteral verwendet werden, vor allem bei akuten Störungen (i.m., i.v.) und Langzeittherapie (i.m.). Außerdem gibt es von einigen Präparaten Retardformen, bei denen durch die galenische Zubereitung eine verzögerte Resorption erreicht wird, so daß eine einmalige Einnahme am Tag zur Aufrechterhaltung des Wirkspiegels ausreichend ist.

Gegenüber den Depotformen mit Injektionsintervallen von 1 – 2 Wochen hat die orale Applikation den Vorteil, daß die Dosierung individuell besser abgestimmt werden kann. Der Nachteil bei diesem Vorgehen ist, daß man sich von der Kooperationsbereitschaft des Patienten abhängig macht, die zumindest bei akut schizophrenen Patienten nicht immer gegeben ist.

Bei einigen chronifizierten schizophrenen Patienten wird man besser die Behandlung mit einer Depotform fortsetzen, wenn man nicht riskieren will, daß sie die Medikamente weglassen und damit den Therapieerfolg gefährden. Viele dieser Patienten haben keine Krankheitseinsicht und fühlen sich durch den täglichen Zwang zur Einnahme von Medikamenten diskrimiert.

Bei der Injektionsbehandlung können in den ersten Tagen nach der Injektion verstärkt Nebenwirkungen auftreten. Bei fehlendem Konsens über die Notwendigkeit einer konsequenten kontinuierlichen Therapie ist die Applikation von Depotformen jedoch sinnvoll.

! Ziele und Art der Medikation werden mit dem Patienten ausführlich besprochen.

Bei ambulanten, medikamentös gebesserten Patienten wird man die Höhe der Dosierung und die Verteilung der Einnahme über den Tag in einem gemeinsamen Gespräch erarbeiten können.

41.3.3 Dosierung und Anwendung

Bei der Verordnung der Neuroleptika orientiert man sich an „Zielsymptomen", die sich aus dem Verständnis der Erkrankung und der typischen psychopathologischen Veränderungen des Erlebens ergeben.

Aus dem Wirkungsspektrum lassen sich die Indikationen für die Neuroleptika ableiten. Neuroleptika werden angewendet, wenn man einen antipsychotischen oder sedierenden Effekt oder auch nur eine allgemeine Dämpfung erreichen will. Auch Angstzustände und die häufig mit ihnen verbundenen vegetativen Störungen kann man durch Neuroleptika unterdrücken, wobei gleichgültig ist, ob diese Störungen reaktiv-neurotisch sind oder im Rahmen von psychotischen Zuständen oder bei grob-organischer Schädigung auftreten.

Indikationen für Neuroleptika sind:

> alle schizophrenen Syndrome,
> das manische Syndrom,
> Erregungszustände der verschiedensten Art,
> grob-organisch psychotische Störungen,
> chronische Angst und Hypersensibilität,
> chronische Schmerzen.

Neuroleptika bei schizophrenen Störungen

Die pharmakologische Behandlung der Schizophrenie wird durch Neuroleptika bestimmt. Im Prinzip ist es gleichgültig, welches Neuroleptikum man wählt, es scheint aber, daß bestimmte Substanzen bei einzelnen Patienten günstiger wirken als bei anderen. Manchmal hat man auch den Eindruck, daß die Wirkung eines Medikaments mit der Zeit, eventuell nach Jahren nachläßt (vielleicht bedingt durch Gewöhnung oder durch eine Verschlechterung des Zustands).

Wir unterscheiden die Akuttherapie, die sich auf die Unterdrückung von akuten schizophrenen Störungen und Erregungszuständen richtet, von der Langzeittherapie, die nach dem Abklingen der akuteren Störungen eine Rezidivprophylaxe und bei chronischem Verlauf wenigstens eine Symptomsubpression anstrebt.

! Die Akuttherapie einer schizophrenen Störung wird mit einer Langzeittherapie in relativ niedriger Dosierung fortgesetzt.

In der *Akutphase der Behandlung* sollte die **initiale Dosierung** der Neuroleptika ausreichend hoch eingestellt werden. Die Dosis orientiert sich an der Intensität der Störung und an der Gefährdung des Patienten. Man lernt mit der Zeit welche Dosis in etwa dem Grad der Erregung und der Intensität des psychotischen Erlebens entspricht. Eventuell wird man sich in den ersten Tagen schrittweise an die optimale Dosis heranarbeiten, weil man nicht voraussagen kann, wie der Patient auf die Medikation reagiert.

Bei akuten schizophrenen Störungen oder manischen Erregungszuständen wird man, insbesondere in der Klinik, die Therapie drastisch mit relativ hohen Neuroleptika-Dosen einleiten, am besten i.v. oder i.m. Die Anpassung an den tatsächlichen Bedarf kann man in den folgenden Tagen vornehmen. Man sollte aber nicht bei der hohen Eingangsdosis bleiben, selbst wenn sie gut vertragen wird. Etwa alle 8-14 Tage sollte man später überprüfen, ob man nicht auch mit einer geringeren Dosis auskommen kann. Man muß individuell dosieren und darf keine Routine zulassen. Die Dosierung sollte immer wieder dem psychopathologischen Befund angepaßt werden.

Liste einiger der gebräuchlichsten Neuroleptika

Generic name (Markenname)	ambulante Dosierung	chemische Struktur
*Chlorpromazin (Megaphen)	50-150 (-300) mg	Phenothiazin
Levomepromazin (Neurocil)	50-100 (-300) mg	Phenothiazin
Thioridazin (Melleril)	50-200 mg	Phenothiazin
Fluphenazin (Dapotum, Lyogen)	3-10 mg	Phenothiazin
Perphenazin (Decentan)	4-16 mg	Phenothiazin
Perazin (Taxilan)	50-200 mg	Phenothiazin
Chlorprothixen (Truxal, Taractan)	15-300 mg	Thioxanthen
Flupenthixol (Fluanxol)	5-20 mg	Thioxanthen
Haloperidol (Haldol)	2-20 mg	Butyrophenon
Bromperidol (Impromen, Tesoprel)	2,5-20 mg	Butyrophenon
+Sulpirid (Dogmatil)	300-600 mg	Benzamid
+Amisulprid (Solian)	100-400 (-800)	Benzamid
+Clozapin (Leponex)	50-300 mg	Dibenzodiazepin
+Olanzapin (Zyprexa)	5-20 mg	Dibenzodiazepin
+Risperidon (Risperdal)	3-6 mg	Benzisoxazol

Eine besondere Bedeutung haben die **Depot- oder Retardformen**

Fluspirilen (Imap)	1,5 - 6 mg/Woche i.m.	Butyrophenon
Haloperidol-Decanoat (Haldol Janssen Decanoat)	50-100 (-150) mg/ alle 4 Wochen i.m.	Butyrophenon
Fluphenazin-Decanoat 25-50 mg/ (Dapotum D, Lyogen-Depot)	alle 4 Wochen i.m.	Phenothiazin
Flupenthixol-Decanoat (Fluanxol Depot)	20 mg/alle 2-3 Wochen i.m.	Thioxanthen
Risperidon-Depot** (Risperdal consta)	25-50 mg alle 2 Wochen i.m.	Benzisoxazol

Anmerkung:
* Chlorpromazin ist in Deutschland nicht mehr im Handel, die Substanz wird hier aber erwähnt, da mit ihr und Reserpin (das nur noch in Kombinationen als Hypertonie-Mittel erscheint) in den 50er Jahren des vorigen Jahrhunderts die Psychopharmaka-Ära begonnen hat.

** Eintritt der Wirkung nach der dritten Injektion, bis dahin zusätzlich orale Gaben.

+ Diese Medikamente gehören in die Gruppe der atypischen Neuroleptika.

Eine niedrigere Anfangsdosierung empfiehlt sich bei körperlicher Krankheit, zerebraler Schädigung, höherem Alter und insbesondere auch bei Kindern.

Wenn eine **Kombination** der Neuroleptika mit anderen Psychopharmaka notwendig ist, sollte man entscheiden, welches Medikament die Wirkung trägt und welches als Additiv eingesetzt wird. Dreifachkombinationen sind selten indiziert. Die Kombinationsbehandlung sollte zeitlich begrenzt werden (S. 433).

Wenn die Störung sich unter einer Kombination von hohen Psychopharmaka-Dosen nicht zurückbildet oder wenigstens abschwächt, sollte man prüfen, ob nicht Nebenwirkungen der verordneten Präparate Anlaß der zusätzlichen Verordnung von Psychopharmaka waren. Eine **Überdosierung** von Neuroleptika kann delirante Zustände provozieren, die sich phänomenologisch von dem schizophrenen Syndrom, gegen das sie eingesetzt wurden, allenfalls durch eine grob-organische Komponente (Verwirrtheit, Orientierungsstörung) unterscheiden. Typisch für eine solche Komplikation ist das neuerliche Auftreten von Wahn und Halluzinationen *bei gleichbleibender Dosierung* nach einer anfänglichen deutlichen Rückbildung der Symptome. Im Zweifelsfall empfiehlt sich ein Auslaßversuch oder eine drastische Reduzierung der Medikamente für einige Tage. Der Auslaßversuch sollte aber im engen Kontakt mit dem Patienten erfolgen, am besten in der Klinik. Im übrigen orientiert man sich bei der Verordnung von Neuroleptika an den Prinzipien der **differenzierten Dosierung** (S. 433).

In einer Übergangsphase von mehreren Wochen oder Monaten wird die Dosierung schrittweise reduziert, bis die minimale **Erhaltungsdosis** für die Langzeitbehandlung erreicht ist. Die Reduzierung stützt sich auf Beobachtung und regelmäßige Gespräche (die auch einen psychotherapeutischen Charakter haben). Man kann davon ausgehen, daß Patienten, die nicht zum ersten Mal erkrankt sind und bereits Erfahrung mit Neuroleptika haben, ziemlich genau angeben können, bei welcher Dosierung der Schutz noch ausreichend ist. Man sollte dies bei der Festlegung der Dosis berücksichtigen. Durch dieses Vorgehen wird dem Patienten vermittelt, daß er gemeinsam mit dem Arzt gegen die Krankheit handeln kann und nicht einfach über ihn verfügt wird. Ich habe mich auch nicht gescheut, sofern ich danach gefragt wurde, die vermuteten neurobiologischen Daten ausführlich darzulegen. Dies fördert eine objektivierend distanzierte Einstellung des Patienten, die bereits von der älteren Psychiatrie, die über keine Psychopharmaka verfügte, als ein entscheidendes Kriterium für die Besserung einer psychotischen Krise angesehen wurde (*Mayer-Gross* 1932).

Die **Langzeitbehandlung** sollte man von vornherein auf Jahre ansetzen – auch im Gespräch mit dem Patienten.

Man wird die Dosis so niedrig wie möglich wählen. Dabei sollte man aber beachten, daß der Neuroleptika-Schutz unter dieser Dosierung bei einer zusätzlichen affektiven Belastung durch Streit, Ärger oder Aufregung unter Umständen nicht ausreichend ist, so daß vorübergehend psychotische Störungen reaktiviert werden.

Fallbericht:
65 Ein junger Betriebswirt, bei dem schon mehrfach eine schizophrene Erkrankung exazerbiert war, weil er die Medikamente immer wieder absetzte, berichtete seinem Arzt von einer Auseinandersetzung mit seinen Eltern. Auf Anregung des Arztes war vereinbart worden, daß er ein Jahr bei den Eltern wohnen sollte, bis die Störung sich zurückgebildet hatte. Denn sobald er auf sich selbst gestellt war, ließ er die Medikamente weg, er „vergaß" sie, wie er sagte. Doch er hatte sich nicht daran gehalten und bereits nach drei Monaten eine Wohnung gemietet. Als er den Eltern mitteilte, daß er demnächst ausziehen wollte, hatten diese protestiert und es kam zum Streit. Der Patient fühlte sich wohl, wirkte sicher, fand vernünftige Argumente und versicherte, daß die Gefahr eines Rückfalls nicht gegeben sei. Der Arzt ging auf den Wunsch des Patienten nicht ein und argumentierte, es hätte wiederholt Rückfälle gegeben und deshalb sollte die vereinbarte Frist eingehalten werden. Der Patient war

verärgert und ging, es blieb offen, was er tun würde. Eine halbe Stunde später jedoch kam er zurück und stand ratlos im Wartezimmer. Er war völlig verändert und litt offensichtlich an einer akuten psychotischen Störung. Die Veränderungen waren auf dem Heimweg, unweit der Praxis, plötzlich aufgetreten. Es erschien ihm, als ob die Straße seitwärts auf ihn zukommen würde. Alles war anders, bedrohlich, aber er kannte den Zustand. Deshalb kehrte er um und kam die Praxis zurück. Eine Haloperidol-Injektion brachte Erleichterung. Mit der Mutter, die ihn abholte, wurde das weitere Vorgehen besprochen. Für eine Verselbständigung war es noch zu früh. Ein neuerlicher Klinik-Aufenthalt war nicht notwendig. Die Dosierung wurde für einige Wochen um 1 mg Haloperidol täglich erhöht, später wurde die alte Erhaltungsdosis erneut eingestellt und gut vertragen.

Man könnte argumentieren, daß der übereilte Umzugsplan bereits Ausdruck der beginnenden schizophrenen Störung war. Der spätere Verlauf spricht weder für noch gegen diese Annahme. Ich habe aber häufig gesehen, daß eine schizophrene Störung, die unter Neuroleptika erst kurze Zeit abgeklungen war, durch affektive Belastungen wieder aktiviert wurde.

Es hat sich bewährt, wenn man bei einer Langzeittherapie die Einnahme der Neuroleptika auf den Abend verlegt. Der sedierende Effekt fördert den Schlaf und die möglicherweise störenden Wirkungen oder Nebenwirkungen des Medikaments sind beim Aufwachen weitgehend abgeklungen, so daß der Patient sich selbst bei einer notwendig hohen Dosierung am nächsten Tag noch relativ frisch fühlt.

In anderen Fällen wieder wird man jedoch Patienten, die noch unter psychotischem Druck stehen und dadurch abgelenkt sind, besser die Medikamente am Morgen verabreichen.

Das Absetzen der Neuroleptika ist immer heikel. Patienten mit einer akuten Schizophrenie sollten etwa 3-4 Jahre mit einer niedrigen Erhaltungsdosis behandelt werden.

! Bei schizophrenen Störungen sollte man die Neuroleptika nicht zu früh weglassen. Das Risiko trägt immer der Patient.

Während der Therapie, speziell aber vor einem Auslaßversuch, sollte man mit dem Patienten ausführlich besprechen, *welche psychopathologischen Veränderungen bei ihm den Beginn der schizophrenen Störung anzeigen*. Die Prodromi sind individuell sehr konstant:
- Gefühl einer Veränderung der Umwelt,
- Schlafstörungen,
- Hyperaktivität, Unrast,
- Angst,
- bestimmte aufdringliche Gerüche,
- das Empfinden der Fremdheit gegenüber anderen Menschen,
- Beobachtetwerden (in bestimmter Form und Technik, z.B. schwarze Limousinen),
- Auffälligkeit von einzelnen Zahlen oder Buchstaben,
- unklare körperliche Mißempfindungen,
- gezielte Andeutungen im Gespräch fremder Menschen usw.

Der Patient kann möglicherweise, wenn solche Vorboten-Symptome auftreten, noch reagieren und die Dosis von sich aus erhöhen, bevor er seinen Arzt aufsucht.

Fallbericht:
66 Eine junge Frau war nach einem schizophrenen Schub einige Wochen aus der Klinik entlassen und allein in ihrer Wohnung. Plötzlich bemerkte sie, daß sie sich bei ihren Hantierungen darauf einstellte, daß Herr W sie wieder abhören würde. Herr W, ein Arbeitskollege, hatte in ihrer akuten Psychose als Verfolger eine Rolle gespielt. Sie verhielt sich nun, als ob er Mikrophone in der Wand installiert hätte. Bei dieser Feststellung fiel ihr ein und das führte, wie sie später erzählte, zu einer Adrenalin-Ausschüttung und zu Herzklopfen, daß diese Verfolgungsängste die ersten Anzeichen ihrer Krankheit waren, über die sie mit ihrem Arzt gesprochen hatte. „Fängt das wieder an", dachte sie. Aber sie wollte sich gegen die Symptome wehren und nahm, wie für einen solchen Fall verabredet war, 1 mg Haloperidol zusätzlich. Darüber beruhigte sie sich (was

wohl mehr psychologisch bedingt war). Am nächsten Tag, als sie ihren Arzt aufsuchte, ging es ihr wieder gut und sie konnte sachlich über das Ereignis berichten. Die erhöhte Dosis wurde beibehalten. Die Symptome traten in den folgenden Wochen nicht wieder auf.

Zwei Jahre später kam sie wieder einmal zu ihrem Arzt und lächelte. „Da hatte ich doch neulich", sagte sie, „ein verrücktes Erlebnis und ich dachte schon, daß die Psychose wieder anfängt". Sie hatte eine Arbeit in einem anderen Stadtbezirk aufgenommen und mußte auf einer Bank etwas für ihren Betrieb erledigen. Als sie auf die Abfertigung wartete, wurde plötzlich Herr W aufgerufen. Sie erschrak, weil sie wieder mit den psychotischen Ängsten konfrontiert wurde. „Aber es waren keine Stimmen", sagte sie, „diesmal nicht, er war wirklich da. Er arbeitet in dieser Gegend, was ich gar nicht wußte. Da bin ich auf ihn zugegangen und wir haben miteinander geredet, was man so sagt und ihm ist gar nichts aufgefallen, denke ich." Wir sprachen über das Treffen und ihre Reaktion und waren uns einig, daß wir die vereinbarte Dosis beibehalten können.

41.3.4 Erwünschte psychische Wirkungen

Die Neuroleptika-Wirkung kann mit den Mitteln der deskriptiven Psychopathologie beschrieben werden. Die Kenntnis davon ist zur Überprüfung der Dosis notwendig. Die Rückbildung von psychotischen Symptomen zeigt sich meist schon nach einigen Tagen. Die Symptome werden blasser, sind nicht mehr so aufdringlich, eine kritische Stellungnahme wird möglich. Sie lassen sich besser unterdrücken oder verbergen. Da gleichzeitig auch die emotionale Erregung abklingt, die mit den pathologischen Phänomenen verbunden ist, sind die Patienten häufig erst dann in der Lage, über die psychotischen Erlebnisse zu berichten. Manchmal mit Verwunderung oder Entsetzen, was sich verstärkt, wenn sie diese Erlebnisse mit der Diagnose Schizophrenie in Zusammenhang bringen können. Mit der Distanzierung wächst die Bereitschaft, über die krankhaften Erlebnisse zu sprechen. Die krankhaften Phänomene werden manchmal traumähnlich empfunden.

Parallel zu der Rückbildung der psychotischen Erlebnisse kommt es zu einer allgemeinen Distanz. Alle Wahrnehmungen und Empfindungen erscheinen wie durch einen Filter. Dies wird von den Patienten manchmal als unangenehm empfunden. Sie können nicht mehr mitschwingen, sich nicht freuen. Beeinträchtigt ist auch das sexuelle Empfinden. Ich erinnere mich an eine Patientin, die, obwohl sie nur niedrige Dosen brauchte, die Neuroleptika immer wieder absetzte und damit einen Rückfall in Kauf nahm, weil sie, wie sie sagte, wie eine richtige Frau empfinden wollte.

Höhere Neuroleptika-Dosen führen zu einer Verlangsamung der Reaktionen, dies sollte aber mit einer differenzierten Dosierung vermeidbar sein.

Im therapeutisch erwünschten Zwischenbereich der Dosierung kann es zu einer Labilisierung und Auflockerung von Verhaltensweisen kommen. Es setzen sich für den Patienten ungewohnte neurotische Reaktionen durch, manchmal auch hysterisch-demonstrative Zustände oder Verstimmungen (die den unerfahrenen Arzt verwirren).

Eine nicht zu unterschätzende Gefahr bedeutet die Besserung des psychotischen Zustands, weil dem Patienten dann die krankhafte Veränderung seines Erlebens deutlich wird. Er informiert sich in Lexika oder Zeitschriften oder im Internet und ist häufig, obwohl er die psychotischen Symptome weiter vehement abstreitet, über seine Krankheit besser informiert als viele seiner Ärzte, die sich den Zugang dazu erst erarbeiten müssen. Die Wirkung der Neuroleptika sollte man ausnutzen, um eine objektivierende Einstellung des Patienten gegenüber der Krankheit zu fördern. Dies wird um so leichter sein, je mehr „Vorarbeit" der Patient in der Auseinandersetzung mit den psychischen Veränderungen geleistet hat. Und was man nicht vergessen darf: Er fühlt sich von seinem Arzt verstanden.

Für das pathologische Erleben verwenden die medikamentös gebesserten Patienten häufig einen Code: schlimmer Traum, dumme oder böse Gedanken, komische Ideen,

Verwirrtheit. Diesen Code sollte der Arzt übernehmen. Das Wort Schizophrenie wird vermieden, wir sollten diesen Begriff unseren Patienten nicht aufdrängen (wer wollte ihn hören). Für mich hat sich bewährt, wenn ich dem Patienten gegenüber von Stoffwechselstörungen in den Nervenzellen oder von einem Delir spreche. Ich habe gelegentlich auch ein „Borderline-Syndrom" bescheinigt, obwohl die Therapie gegen eine schizophrene Störung gerichtet war (was der Patient auch wußte).

Bei einer weitgehenden Rückbildung der akuten schizophrenen Störung wird es sich nicht vermeiden lassen, daß der Patient sich mit der Tatsache, „schizophren" gewesen zu sein, auseinandersetzen muß. Dies führt häufig zu depressiven oder überschießenden depressiv-hysterischen Reaktionen, auch zu Suizidalität. Die Suizidideen von schizophrenen Patienten sind sehr ernst zu nehmen. Es ist tragisch, daß solche negativen Gedanken gerade dann auftreten, wenn die Besserung, auch für den Außenstehenden offensichtlich ist.

Übung:
Stellen sie sich vor, wie Sie reagieren würden, wenn sie nach einer Krise mit Verfolgungsängsten, die schrecklich waren und denen sie hilflos gegenüber standen, von einem freundlich aufgeklärten jungen Arzt erfahren, daß Sie gar nicht verfolgt wurden, was sie ohnehin ahnten, sondern daß es sich um die Symptome einer schizophrenen Psychose gehandelt hat.

Der Arzt darf nicht allein die Rückbildung der Symptome registrieren, sondern er sollte sich in die Lage des Patienten versetzen und die Krankheit nicht bagatellisieren oder leugnen. Er verliert sonst an Glaubwürdigkeit. Er sollte die Heilbarkeit betonen, gleichzeitig aber die Notwendigkeit einer Langzeittherapie und Prophylaxe erwähnen. Die Gefährdung bleibt bestehen, aber die Störung ist mit Neuroleptika heilbar wie ein Diabetes mit Insulin.

! Vor allem aber muß man mit dem Patienten über seine Ängste sprechen und nicht bloß über Symptome oder Medikamente.

41.3.5 Nebenwirkungen

Aus der Gesamtwirkung werden einzelne Komponenten als „Nebenwirkung" ausgegliedert. Dies ist zwar eine Konvention, aber der Arzt, der Neuroleptika verordnet, muß die Nebenwirkungen kennen, damit er rechtzeitig darauf eingehen und eventuell die Therapie umstellen kann. Einige Nebenwirkungen der Neuroleptika können zu dauernden Schäden führen (Spätdyskinesien, Ileus, Delir, Depressivität).

Klinisch gebesserte schizophrene Patienten klagen häufig mehr über die Nebenwirkungen der Neuroleptika als über die psychotischen Erlebnisse, die sie vorher bedrängt haben. Es sind vor allem Patienten, die mit relativ hohen Dosen behandelt wurden. Auch dies spricht für die Notwendigkeit einer differenzierten, möglichst niedrig eingestellten Dosierung.

Nebenwirkungen der Neuroleptika, mit denen der Patient auch bei *normaler Dosierung* rechnen muß, sollte man bereits erwähnen, wenn die Medikamente verordnet werden. Es sind dies bei den klassischen Neuroleptika vor allem:
Akathisie, Dyskinesien, Parkinsonismus,
Störungen der Kreislaufregulation,
Gewichtszunahme (häufig),
Veränderungen der Laborwerte (selten),
somatische und vegetative Störungen (selten).

Bei den atypischen Neuroleptika treten die Dyskinesien und extrapyramidal-motorischen Störungen zurück, einige Präparate können jedoch eine erhebliche Gewichtszunahme provozieren. Außerdem können Veränderungen der Laborwerte auftreten. Bei einzelnen Präparaten ist auch das Wirksamkeitsspektrum gegenüber dem der konventionellen Neuroleptika verändert.

Nebenwirkungen, die nur gelegentlich und nicht regelhaft auftreten, braucht der Arzt nicht detailliert zu beschreiben. Es genügt, wenn er sie im Rahmen der Aufklärung erwähnt, aber mit dem Hinweis, daß mögliche Risiken in keinem Verhältnis zu der tatsächlichen Gefahr durch die Krankheit stehen.

Wir unterscheiden
- häufig auftretende Nebenwirkungen,
- seltene Nebenwirkkungen und
- Nebenwirkungen bei Überdosierung.

Die bei den klassischen Neuroleptika *häufig auftretende Nebenwirkungen* können, sofern es sich nicht um extrapyramidal-motorische Störungen handelt, auch bei den atypischen Substanzen beobachtet werden. Ich sehe deshalb keinen Grund, auf den Einsatz der klassischen Neuroleptika zu verzichten.

Die *seltenen Nebenwirkungen*, die vorwiegend Laborwerte und somatische oder vegetative Störungen betreffen, können bei beiden Gruppen von Neuroleptika auftreten.

Ein besonderes Kapitel betrifft die *Nebenwirkungen bei Überdosierung*, die zu sehr gefährlichen Komplikationen führen können. Es geht dabei nicht immer um eine direkte Überdosierung, manchmal kann „Überdosierung" auch eine Folge von herabgesetzter Vitalität und metabolischer Insuffizienz sein.

Häufig auftretende Nebenwirkungen

Akathisie

Extrapyramidal-motorische Störung mit quälender Unruhe und ziellosem Bewegungsdrang. Die Patienten können nicht ruhig stehen oder sitzen und haben ein Gefühl der Spannung in den Gliedern. Im Schlaf tritt die Störung nicht auf.
Therapie: Neuroleptika reduzieren, eventuell Wechsel des Medikaments auf eine Substanz mit geringerer neuroleptischer Potenz oder ein atypisches Neuroleptikum. Antiparkinsonmittel können versucht werden, manchmal sind Benzodiazepinderivate günstiger.

Dyskinesien

Extrapyramidal-motorische Störung in Form von krampfartigen Kontraktionen der Muskulatur, vorwiegend im Bereich von Zunge und Schlund, Schulter oder Arm. Häufig zu Beginn einer Therapie mit klassischen Neuroleptika. Es besteht kein Zusammenhang mit der Höhe der Dosierung oder dem Alter des Patienten. Auch junge Menschen sind betroffen.
In Ausnahmefällen kann bei initial extrem hoher Dosierung der Neuroleptika eine maligne Form der Dyskinesie auftreten, die persistiert und therapeutisch kaum beeinflußt werden kann.
Therapie: 1 ml Biperidon (Akineton®) i.v. und Wechsel des Präparates.

Parkinsonoid

Eine vor allem bei einer relativ hochdosierten Langzeitbehandlung mit klassischen Neuroleptika auftretende extrapyramidal-motorische Störung, die im Erscheinungsbild an

eine Parkinsonsche Krankheit erinnert: Hypokinese, Rigor, Hypomimie, Verlangsamung, Tremor (manchmal einseitig betont). Ein typisches Zeichen ist die fehlende Mitbewegung der Arme beim Gehen.
Therapie: Neuroleptika nach Möglichkeit reduzieren oder durch ein atypisches Neuroleptikum ersetzen. Differenzierte Dosierung. Zusätzlich eventuell Biperidon oder Lorazepam.

Störung der Kreislaufregulation

Mit einer Störung der Kreislaufregulation wird man vor allem bei höheren Dosen von Neuroleptika rechnen müssen. Die Anpassung des Blutdrucks an körperliche Belastung erfolgt verzögert, deshalb sollten die Patienten langsam aufstehen. Besonders zu beachten ist dies bei niederpotenten Neuroleptika, Clozapin und Quetiapin sowie bei Risperidon in der Anfangsphase der Behandlung.
Therapie: Eventuell relativ früh die Neuroleptika reduzieren. Die Zugabe von Antihypotonika (Dihydergot®, Effortil® usw.) kann versucht werden.

Gewichtszunahme

Durch die pharmakologisch bedingte Stoffwechselveränderung kommt es nicht selten zu einer Gewichtszunahme (auch bei atypischen Neuroleptika!), die der Patient als störend empfindet und ihn veranlaßt, die Medikamente abzusetzen.
Therapie: Auf jeden Fall sollte man dem Patienten gegenüber einen Zusammenhang mit der Neuroleptika-Therapie zugestehen! Angezeigt ist ein Versuch mit dem Reduzieren der Dosis (der meist nichts bringt). Diät ist ohne wesentlichen Einfluß. Eventuell wird ein Wechsel auf ein Medikament aus einer anderen chemischen Gruppe notwendig sein.

Seltene Nebenwirkungen

Veränderte Laborwerte

Unter der Therapie mit Neuroleptika sind pathologische Laborbefunde relativ selten. Vor Einleitung der Therapie und in den ersten zwei Monaten der Behandlung, später im Abstand von 3-6 Monaten, sind Kontrollen notwendig von
- Differentialblutbild,
- Leberfunktion,
- Nierenfunktion.
Bei älteren Menschen wird man eventuell ein Ekg oder ein EEG durchführen.
Maßnahmen: Bei wiederholt unter der Neuroleptika-Therapie auftretenden pathologischen Werten muß man das Medikament absetzen und die Therapie mit einer anderen Substanz weiterführen.

! Besondere Aufmerksamkeit ist bei Clozapin (Leponex®) erforderlich, daß seit 1979 nur kontrolliert und auf Verantwortung des verordnenden Arztes eingesetzt werden darf, wenn andere Medikamente nicht wirksam waren. Das Präparat kann Blutzellschädigungen (Leukopenie, Thrombopenie, Agranulozytose) hervorrufen. Notwendig sind Blutbildkontrollen bei Einleitung der Therapie wöchentlich, später im Abstand von einem Monat.

Hautveränderungen

Pruritus und allergische Reaktionen können insbesondere im initialen Stadium der Neuroleptika-Behandlung auftreten. Ein Zusammenhang mit dem Medikament ist jedoch nicht immer sicher. Andere Ursachen sollten ausgeschlossen werden.
Maßnahmen: Reduzieren der Dosis, eventuell Umstellen auf ein anderes Neuroleptikum.

445

Photosensibilisierung

Eine Photosensibilisierung wird gelegentlich bei Phenothiazinderivaten beobachtet. Bei starker Reizung der Haut können persistierende Pigmentveränderungen entstehen.
Maßnahmen: Schutz vor extremer Sonneneinwirkung, kein „Sonnenbaden".

Mundtrockenheit

Eine bei differenzierter Dosierung eher seltene vegetative Nebenwirkung, bedingt durch einen anticholinergen Effekt, vor allem bei schwächeren Neuroleptika. Gelegentlich kann die Veränderung Ursache für die Infektionsanfälligkeit der Schleimhäute im Nasen- und Rachenraum sein.
Maßnahmen: Im allgemeinen genügt Herabsetzen der Dosis, Mundhygiene.

Speichelfluß

Besonders bei heute unüblicher sehr hoher Dosierung von klassischen Neuroleptika auftretende Nebenwirkung.
Maßnahmen: Wenn möglich, Tagesdosis herabsetzen, eventuell Wechsel des Medikaments.

Obstipation

Obstipation ist sehr selten, sie tritt vor allem bei höherer Dosierung von klassischen nieder- oder mittelpotenten Neuroleptika auf.

Miktionsbeschwerden

Bei schwächeren Neuroleptika können bei Einleitung der Therapie Miktionsbeschwerden auftreten (vegetative Begleitwirkung). Betroffen sind nicht nur Patienten mit Prostatahypertrophie.
Maßnahmen: Dosis herabsetzen, eventuell kann man die zusätzliche Verordnung von Cholinergika (Doryl® i.m.) versuchen.

Akkomodationsstörungen

Gelegentlich hört man von Neuroleptika-behandelten Patienten Klagen über Unsicherheit beim Lesen. Dieser anticholinergische Effekt tritt fast nur bei höherer Dosierung auf, insbesondere bei niedrig potenten klassischen Neuroleptika.
Maßnahmen: Der Patient braucht keine neue Brille! Es genügt der Hinweis, daß die Störung sich bei Reduzierung der Dosis zurückbildet.

Korneaveränderungen

Einlagerung von bräunlichen Pigment-Granula in die Kornea, die aber das Sehen meist nicht beeinträchtigen (häufig Zufallsbefund). Vor allem bei länger dauernder Therapie mit hohen Dosen von Neuroleptika.

Libidostörungen

Störungen der Libido sind unter Neuroleptika häufiger, als allgemein angenommen wird – weil der Patient ungern darüber spricht und der Arzt nicht danach fragt. Insbesondere klagen die Patienten über Anorgasmie, Ejaculatio retarda und „Gefühllosigkeit". Die Störung kann gelegentlich die Kooperation von Langzeitpatienten beeinträchtigen. Bedenken sollte man aber auch, daß Libidostörungen im Rahmen der

Grunderkrankung auftreten können und dem Patienten erst nach der medikamentös bedingten Rückbildung der psychotischen Symptome auffallen (oder vorgeschoben werden).
Maßnahmen: Offen besprechen, um die Kooperation des Patienten zu erhalten. Abwägen des Risikos einer übereilten Reduzierung der Neuroleptika. Ein Wechsel auf andere Medikamente bringt nicht viel.
Eine urologische Untersuchung ist sinnvoll.

Menstruationsstörungen

Unregelmäßigkeit oder Ausfall der Menstruation, häufig in der Akutbehandlung mit hohen Dosen, aber auch bei Langzeittherapie.
Maßnahmen: Änderung der Medikation nur bei einem erniedrigten Östrogenspiegel wegen der Gefahr einer Osteoporose. Bei regelrechtem Östrogenspiegel Patientin beruhigen (Schwangerschaft ausschließen!).

Galaktorrhoe

Milchfluß außerhalb der Stillzeit, auch bei jungen Mädchen. Seltene Komplikation, die vorwiegend bei Phenothiazinderivaten, aber auch bei Risperidon und Amisulprid auftritt (meist an ein bestimmtes Präparat gebunden).
Maßnahmen: Unter Umständen Wechsel des Medikaments.

Gynäkomastie

Extrem seltene (reversible) Vergrößerung der Brustdrüse bei Männern, fast ausschließlich unter Langzeitbehandlung mit Phenothiazinen.
Maßnahmen: Sofern das Therapieergebnis nicht dagegen spricht, kann man einen Wechsel des Medikaments versuchen.

Nebenwirkungen bei Überdosierung

Apathie, Abstumpfung, Verlangsamung

Apathie und Abstumpfung sprechen fast immer für eine Überdosierung oder eine erhöhte Empfindlichkeit des Patienten. Die Patienten erleben sich als erstarrt und eingeengt und klagen darüber. Sie wirken verlangsamt, was im Kontrast zu der Aktivität vor der Behandlung besonders auffällt. Bei Applikation von klassischen Neuroleptika sind nicht selten auch Zeichen eines Parkinsonoids und andere extrapyramidal-motorische Veränderungen nachweisbar. Alarmierend ist es, wenn Bewußtseinsstörungen auftreten (Schwerbesinnlichkeit, Orientierungsstörung). Manchmal sind die Patienten in ihrer Aktivität und im Denken gebremst, was erst bei Reduzierung auffällt.
Maßnahmen: Neuroleptika reduzieren. Ausführliches Gespräch mit dem Patienten. Eine zusätzliche psychoreaktive Komponente sollte ausgeschlossen werden.

Zerebrale Krampfanfälle

Zerebrale Krampfanfälle können bei Überdosierung und Intoxikation (Suizidversuch), eventuell auch bei zerebraler Vorschädigung ausgelöst werden. Alle Neuroleptika senken die Krampfschwelle. Die Anfälle treten meist einmalig auf. Besonders gefährdet sind Patienten unter einer hochdosierten Clozapin-Therapie (ab einer täglichen Dosis von 600 mg).
Maßnahmen: Absetzen des Medikaments, eventuell Infusion von isotonischer Lösung. Überwachung. Neurologische Untersuchung, EEG.

Delirante Zustände

Delirante Zustände treten manchmal als Folge einer zu lange fortgesetzten hohen Dosierung von Neuroleptika auf. Sie können aber, zumindest initial, den Arzt zu einer Steigerung der Dosis verleiten, da der Zustand phänomenologisch zunächst nicht von einer Exazerbation der schizophrenen Störung zu unterscheiden ist. Erst im Verlauf können Verwirrtheit und Desorientiertheit auftreten, was dann an eine grob-organische Störung denken läßt (S. 75). Ein Delir bei üblicher Dosierung kann Folge einer besonderen Empfindlichkeit oder zerebralen Schädigung sein.
Therapie: Drastisches Reduzieren der Neuroleptika, eventuell vorübergehend Applikation von Benzodiazepinderivaten (Diazepam i.m. oder i.v.). Mineralhaushalt regulieren. Im allgemeinen klingt die Störung nach 3-4 Tagen ab.

Malignes Neuroleptika-Syndrom

Eigentlich handelt es sich bei dem malignen Neuroleptika-Syndrom um ein Delir, das zu einer äußerst gefährlichen, lebensbedrohenden Komplikation von
- Stupor,
- Rigor und
- Fieber

führt, die nicht immer als Folge der Neuroleptika-Wirkung aufgefaßt wird. Das Fieber ist verbunden mit einer vegetativen Entgleisung (Hypertonus, Tachykardie, Hyperhydrosis) sowie mit einer CK-Erhöhung mit Werten von 1.000 U/ml bis über 10.000 U/ml. Die Abgrenzung des malignen Neuroleptika-Syndroms zur Katatonie ist schwierig. Als diagnostischen Hinweis läßt sich verwerten, daß Patienten mit einem malignem Neuroleptika-Syndrom dem Untersucher mit den Augen folgen, während der Katatone durch den Untersucher hindurchblickt. Man hat auch manchmal den Eindruck, als wäre der Patient bemüht, mit dem Untersucher Kontakt aufzunehmen. Ein Zusammenhang mit der Höhe der Dosis oder der Art der verwendeten Neuroleptika scheint nicht zu bestehen. Männer sind doppelt so häufig betroffen wie Frauen.
Unter atypischen Neuroleptika wurde bisher ein malignes Neuroleptika-Syndrom seltener beschrieben als unter hochpotenten Neuroleptika.
Therapie: Absetzen der Neuroleptika. Biperiden (Akineton®) ist unwirksam. Angezeigt ist dagegen ein Versuch mit Muskelrelaxantien (Dantrolen) oder einem Dopamin-D2-Agonisten (Bromocriptin). Mineralhaushalt regulieren. Neuroleptika können, sofern dies notwendig ist, später wieder verabreicht werden. Eventuell sollte man ein atypisches Neuroleptikum versuchen.

Spätdyskinesien

Spätdyskinesien sind eine äußerst unangenehme Komplikation der Neuroleptika-Therapie. Sie treten meist nach einer jahrelangen Verabreichung von (hochpotenten) Neuroleptika auf. Die Störung beschränkt sich zunächst auf Tremor und Spannungen im Bereich von Zunge und Mund, später können Dyskinesien in allen Muskeln auftreten, manchmal einseitig akzentuiert, mit athetotischen, torsionsdystonischen und ballistischen Bewegungsstörungen.

! Die Störungen werden stärker, wenn die Neuroleptika-Dosis verringert wird.

Frühnachweis: Die herausgestreckte Zunge kann nicht ruhig gehalten werden und bewegt sich gegen den Willen des Patienten in verschiedenen Richtungen.
Therapie: Die Behandlung der Störung ist sehr schwierig. Eventuell empfiehlt sich der Übergang auf weniger potente oder atypische Neuroleptika, vielleicht auch Benzodiazepine. Antiparkinsonmittel haben keinen Effekt. Am besten ist rechtzeitiges Erkennen oder Vorbeugen und differenzierte Dosierung.

41.3.6 Indikationen

Die Indikationen der Neuroleptika ergeben sich aus dem antipsychotischen und psychomotorisch dämpfenden, dem angstlösenden und hypnotisch-ausgleichenden Effekt. Indikationen sind:

- alle schizophrenen Syndrome,
- das manische Syndrom,
- Erregungszustände und
- Wahnerlebnisse.

Haloperidol hat sich speziell beim **deliranten Syndrom** bewährt, bei dem andere Neuroleptika nicht so günstig wirken.

In sehr niedriger Dosis unterhalb der neuroleptischen Schwelle läßt sich mit Neuroleptika ein **„Tranquilizer-Effekt"** gegen neurotische oder reaktive Angst und Unruhe erzielen.

Eine weitere Indikation ist die **Addition zu Antidepressiva** Im Sinne einer Wirkungsverstärkung und Augmentation des antidepressiven Effekts.

41.3.7 Kontraindikation

Die therapeutische Breite der Neuroleptika ist relativ groß – sie sollte aber nicht (oder im Verlauf der Behandlung nicht durchgehend) ausgenutzt werden.

Bei Intoxikation sind Neuroleptika nicht indiziert.

Bei geriatrischen Patienten oder schwerer zerebraler Schädigung sollte man grundsätzlich niedrigere Dosen wählen.

41.4 Antidepressiva

Die stimmungsaufhellende und antriebssteigernde Wirkung einiger Pharmaka ist seit Mitte der 50er Jahre bekannt. Eigentlich hatte man durch eine, wie man meinte, geringfügige Änderung der Phenothiazinstruktur eine Substanz synthetisieren wollen, die dem Ausgangsprodukt Chlorpromazin in der Wirkung ähnlich war. Das Ergebnis der Synthese war aber eine Substanz mit antidepressiven Eigenschaften, das Imipramin. In den folgenden Jahren wurden strukturähnliche tri- und tetrazyklische Antidepressiva entwickelt, die lange Zeit die Klinik der depressiven Störungen beherrschten, ohne daß man sich über ihre biochemische Wirkung im klaren war.

Etwa zur gleichen Zeit wurde in den USA der MAO-Inhibitor Iproniazid, ursprünglich ein Tuberkulostatikum, in die psychiatrische Klinik eingeführt, weil dieser offenbar durch Hemmung des Enzyms Monoaminoxidase einen antidepressiven Effekt auslösen kann.

In den letzten Jahrzehnten wurde entdeckt, daß die antidepressive Wirkung mit einer Hemmung der neuronalen Speicherung von Serotonin und Noradrenalin zusammenhängt. Auf der Basis dieser Beobachtung wurden selektive Serotonin-Wiederaufnahmehemmer und selektive Noradrenalin-Wiederaufnahmehemmer entwickelt, die sich zunehmend in der Behandlung depressiver Zustände durchsetzen.

Entsprechend der chemischen Struktur und der dadurch bedingten biochemischen Veränderungen ist die Wirkung der einzelnen Antidepressiva unterschiedlich akzentuiert.

Allen Substanzen gemeinsam sind die folgenden Wirkungen:

Antriebssteigerung und Aktivierung (meist nach einer Latenz von 8-14 Tagen),
Aufhellung der Stimmung (häufig in Relation zur Veränderung des Antriebs),
vegetative Veränderungen (Blutdruckregulation),
sexuelle Störungen (Herabsetzung von Libido, Impotenz).

Bei tri- und tetrazyklischen Antidepressiva kommen hinzu

eine deutliche dosisabhängige initiale Sedierung (die etwa 3-4 Tage anhält),
ein Neuroleptika-änlicher Effekt, speziell bei hohen Dosen,
anticholinerge Wirkungen.

Für die **MAO-Inhibitoren** ist eine Verschiebung der Wirkungskomponenten zueinander typisch

die Antriebssteigerung geht der Stimmungsaufhellung um einige Tage voraus.
(Suizidgefahr!)

Die selektiven **Serotonin Re-uptake-Inhibitoren** (SSRI) haben weniger vegetative Nebeneffekte und wirken

stimmungsaufhellend,
antriebssteigernd,
Libido-herabsetzend.

Bei den selektiven **Noradrenalin Re-uptake Inhibitoren** (SNRI) liegen die Akzente der Wirkung umgekehrt

antriebsteigernd,
stimmungsaufhellend.

Von Interesse sind auch Substanzen, von denen gleichzeitig die die Wiederaufnahme von **Noradrenalin und Serotonin** beeinflußt wird. Ihre Wirkung ist

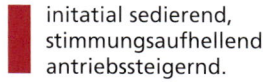

initatial sedierend,
stimmungsaufhellend,
antriebssteigernd.

41.4.1 Biochemische Wirkungen

Über die biochemische Wirkung der Antidepressiva liegen inzwischen zahlreiche gut dokumentierte Studien vor, unklar bleibt jedoch weiterhin, wie die Wirkung auf die depressive Verstimmung zustande kommt.
Die Substanzen mit einer antidepressiven Wirkung gehören den verschiedensten chemischen Gruppen an, so daß eine Einteilung nach chemischen Gesichtspunkten nicht durchzuhalten war. Zunächst spielten
trizyklische Antidepressiva in der Therapie eine Rolle, dann wurden
tetrazyklische Verbindungen eingeführt,
die zwar geringere anticholinerge Eigenschaften hatten, aber auch in der erwünschten Wirkung schwächer waren.
Hinweise auf biochemische Vorgänge, die man mit dem antidepressiven Effekt in Zusammenhang bringen konnte, ergaben sich erstmals bei den
MAO-Inhibitoren, die chemisch verschiedenen Substanzgruppen zugeordnet werden.
Außerdem wurde festgestellt, daß
Neuroleptika in niedriger Dosierung einen antidepressiven Effekt haben können, speziell Sulpirid, Thioridazin und Levomepromazin.
In den letzten Jahren haben sich in der Klinik der depressiven Störungen zunehmend Substanzen durchgesetzt, die selektiv die Wiederaufnahme von Serotonin oder Noradrenalin hemmen oder beide Transmitter beeinflussen:
selektive Serotonin Re-uptake Inhibitoren (SSRI) und
selektive Noradrenalin Re-uptake Inhibitoren (SNRI),
noradrenalin- und serontoninspezifische Antidepressiva.

Es ist anzunemen, daß Substanzen mit einer antidepressiven Wirkung eine Erhöhung des Angebots von Serotonin und Noradrenalin im synaptischen Spalt bewirken. Mit dem Anstieg dieser Transmittersubstanzen scheint die Rückbildung der depressiven Verstimmung und der mit ihr einhergehenden vegetativen Störungen verbunden zu sein.

Wenn ein Erregungsvorgang die Synapse erreicht, wird am präsynaptischen Ende des Axons ein spezifischer Transmitter freigesetzt, der dort in Vesikeln gespeichert ist. Nach Ausschüttung in den synaptischen Spalt bindet sich dieser Transmitter an postsynaptische Rezeptoren, von denen über Kaskaden von metabolischen Vorgängen der Erregungsvorgang der Nervenzelle auf das andere Neuron übertragen wird (was sich unter Umständen auch in einer Hemmung von postsynaptischen Strukturen auswirken kann). Gleichzeitig wird die Transmittersubstanz auch an präsynaptische Rezeptoren gebunden, von denen Produktion und Abgabe des Transmitters gesteuert werden, oder durch Monoaminoxydase (MAO) abgebaut oder neutralisiert in den präsynaptischen Vesikeln gespeichert.

Eine Erhöhung des Levels der Transmitter Serotonin und Noradrenalin läßt sich durch verschiedene pharmakologische Eingriffe in den Stoffwechsel erreichen:
- Wiederaufnahmehemmung,
- Blockade der präsynaptischen Rezeptoren,
- Hemmung des Abbaus der Transmitter-Substanz.

Für die Klinik depressiver Zustände ist die Wiederaufnahmehemmung von Serotonin und Noradrenalin entscheidend. Bei den trizyklischen Antidepressiva kommt es zusätz-

451

lich zu einer Bindung an Rezeptoren für Azetylcholin und Histamin, was einen Teil der Nebenwirkungen (S. 455) erklärt. MAO-Hemmer, SSRI und SNRI haben keine klinisch relevante Affinität zu diesen Rezeptoren.

Bei länger dauernder Verabreichung von Antidepressiva verändert sich gelegentlich die Empfindlichkeit der Rezeptoren, was zeitliche Unterschiede beim Wirkungseintritt von einzelnen Substanzen erklären könnte.

Die Antidepressiva sind lipophil und werden gut resorbiert. Durch metabolische Veränderungen in der Leber kommt es jedoch zu einer Einschränkung der Wirkung. Der Metabolismus der Antidepressiva wird in der Leber von Enzymen aus der Cytochrom P450-Gruppe beeinflußt, die genetisch bedingt individuell sehr starke Unterschiede aufweisen.

Die meisten Antidepressiva, ausgenommen die MAO-Hemmer, haben eine Eliminationshalbwertzeit von 10-40 Stunden. Eine lange Halbwertzeit ist ungünstig, wenn ein Medikament wegen Unverträglichkeit abgesetzt werden muß.

Die **Wiederaufnahme** (re-uptake) in die präsynaptische Zelle bewirkt eine biologische Inaktivierung des Transmitters. Wenn die Wiederaufnahme durch ein Antidepressivum blockiert wird, bleibt die Transmittersubstanz längere Zeit im synaptischen Spalt verfügbar. Amitriptylin hemmt wie die anderen Substanzen aus der Gruppe der klassischen tri- und tetrazyklischen Antidepressiva die Wiederaufnahme von Noradrenalin und Serotonin, hat aber auch noch deutliche anticholinerge Eigenschaften. Die selektiven Serotonin Re-uptake-Hemmer wie Fluoxetin oder Paroxetin blockieren isoliert die Wiederaufnahme von Serotonin.

Die **Blockade der präsynaptischen Rezeptoren** führt ebenfalls zu einem Anstieg des Transmitters, weil diese Rezeptoren bei einem Überangebot an freien Transmittern die Ausschüttung dieser Substanzen bei der nachfolgenden Nervenerregung drosseln. Durch die Blockade dieses Regulationsvorgangs wird das Angebot ebenfalls erhöht. Mianserin wirkt zu einem Teil über die Blockade von serotonergen präsynaptischen α-Rezeptoren, beeinflußt aber auch postsynaptische Serotonin- und Histamin-Rezeptoren.

Der **Abbau von freiem Serotonin oder Noradrenalin** erfolgt überwiegend durch die Monoaminoxidase (MAO), die in den Mitochondrien lokalisiert ist. Es werden zwei Formen der MAO unterschieden. MAO-A neutralisiert durch Desamination selektiv Serotonin und Noradrenalin, während exogene Amine ausschließlich durch MAO-B abgebaut werden. Tyramin wird von beiden Formen desaminiert. Tranylcypromin wirkt über eine irreversible Hemmung beider Enzyme, was bei der Medikation zu beachten ist (Diät, Vorsicht bei Kombination mit anderen Antidepressiva). Der reversible MAO-Hemmer Moclobemid hat eine Präferenz für MAO-A.

41.4.2 Kriterien einiger der gebräuchlichsten Antidepressiva

Im Rahmen eines Lehrbuchs der Psychiatrie kann man keine ausführliche Darstellung der in der Therapie verwendeten Psychopharmaka geben. Wir beschränken uns deshalb auf eine grobe Übersicht und Hinweise zur Dosierung, die einen ersten Eindruck vermitteln und den Umgang mit dieser Therapieform erleichtern.

Nähere Informationen über Biochemie und Wirkung der Psychopharmaka finden sich bei *Benkert* und *Hippius* (2003) und bei *Möller* (2000). Im übrigen wird der Lernende erst durch praktische Erfahrung und Gespräche mit den behandelten Patienten im Laufe der Jahre einen eigenen Stil bei der Applikation dieser Medikamente entwickeln können.

Trizyklische Antidepressiva

Generic name (Markenname)	ambulant Dosis/die
Imipramin (Tofranil)	50-150 mg
Amitriptylin (Saroten, Laroxyl)	50-150 mg
Clomipramin (Anafranil)	50-100 mg
eventuell als Tropfinfusion	50-175 mg
Nortriptylin (Nortrilen)	50-100 mg

Tetrazyklische Antidepressiva

Mianserin (Tolvin)	20-90 mg
Maprotilin (Ludiomil)	50-125 mg

Die Wirkung der tri- und tetrazyklischen Antidepressiva verändert sich mit steigender Dosis. Außerdem gibt es auch einen Unterschied zwischen der initialen Dosierung, die meist mit einer Sedierung einhergeht, und der Dauermedikation, bei der diese Sedierung bei mittleren Dosen deutlich zurücktritt oder ganz aufgehoben ist. Bei höheren Dosen überwiegt der neuroleptisch-sedierende Effekt, der speziell bei der Einleitung der Therapie erwünscht ist. Bei älteren Patienten oder Patienten mit einer zerebralen Schädigung sollte man im niedrigeren Dosisbereich bleiben.

Es ist sinnvoll, wenn man sich behutsam steigernd auf eine höhere Dosierung einstellt. Die volle Wirkung (Stimmungsaufhellung plus Antriebssteigerung) wird man bei den tri- und tetrazyklischen Antidepressiva häufig erst nach 3-4 Wochen beobachten können. Deshalb sollte das Medikament, sofern der Zustand des Patienten dies zuläßt, nicht vor dieser Zeit abgesetzt werden.

Wenn bei nicht-geriatrischen Patienten unter den üblichen Dosen erhebliche Nebenwirkungen auftreten, sollte man Diagnose und Indikation überprüfen, weil die depressive Störung gelegentlich auch im Vorfeld von neurologischen Erkrankungen oder einer zerebralen Schädigung auftreten kann.

Man sollte die Medikation auch für einige Tage reduzieren, wenn nach einer vorübergehenden deutlichen Besserung unerwartet Müdigkeit, Reizbarkeit und Abgeschlagensein auftreten. Es ist möglich, daß die unveränderte Dosis, bedingt durch die Rückbildung der Störung, relativ hoch ist und eine Unverträglichkeit oder erste Zeichen einer Intoxikation provoziert.

Bei einem Umschlagen der depressiven Störung in einen manischen Zustand müssen die Antidepressiva sofort abgesetzt werden, eventuell ist die Verordnung von Neuroleptika notwendig. In vielen Fällen wird es sinnvoll sein, daß man die Therapie durch eine Phasenprophylaxe mit Lithiumsalzen oder Carbamazepin (S. 459) ergänzt. Der Umschlag von Depression in Manie kann auch bei Patienten auftreten, die bis dahin lediglich an einer monopolaren Depression gelitten haben.

Die Medikamente wird man bei günstigem Verlauf in größeren Schritten, von etwa einem Viertel der Dosis, im Abstand von mehreren Wochen reduzieren. Eine Restdosis (etwa 25 mg Amitriptylin) kann man bei älteren Patienten, die erstmals erkrankt sind, längere Zeit belassen. Grundsätzlich sollte man jedoch versuchen, die Therapie mit Antidepressiva zu beenden, insbesondere dann, wenn der Patient nur noch aus Angst vor dem Wiederauftreten der Störung auf einer Fortsetzung der Therapie besteht. Nicht unterschätzen sollte man die Wirkungsverstärkung des antidepressiven Effekts durch die Kombination mit niedrig dosierten Neuroleptika (Augmentation).

Bei depressiven Verstimmungen mit einer hysterischen Komponente (Demonstrieren und Ausgestalten der Störung, das Sich-Hineinsteigern in absurde hypochondrische Ängste) hat sich die Kombination eines trizyklischen Antidepressivums mit niedrigen Neuroleptika-Dosen bewährt, etwa 25-50 mg Amitriptylin plus 2 mg Perphenazin oder 1 mg Haloperidol.

Hervorzuheben ist auch die Wirkung der Antidepressiva (nicht nur der trizyklischen) auf Panikattacken, Phobien und Zwänge.
Eine besondere Wirksamkeit wurde bei Panikattacken für Imipramin (150-300 mg/die) und Clomipramin (90-120 mg/die) nachgewiesen. Bei Phobien steht die Therapie mit SSRI im Vordergrund. Zwänge können mit einer Kombination von Antidepressiva und Neuroleptika (25 mg Amitriptylin plus 2 mg Perphenazin) unterdrückt werden. Jetzt wird man aber Clomipramin oder SSRI bevorzugen.

MAO-Inhibitoren

Tranylcypromin (Parnate®)	5-20 mg
RIMA* : Moclobemid (Aurorix®)	150-600 mg

MAO-Inhibitoren werden in den letzten Jahren immer weniger verwendet. Das liegt einmal an den besonderen Vorsichtsmaßnahmen bei der Verwendung von Tranylcypromin: der zeitliche Abstand von mindestens 8 Tagen gegenüber der Vormedikation oder der folgenden Medikation mit Antidepressiva einer anderen Gruppe und eine Diät mit Reduzierung von tyraminhaltigen Speisen wie Fischkonserven oder reifem Käse. Die reversiblen MAO-Hemmer der zweiten Generation wie Moclobemid können zwar ohne diese Vorsicht eingesetzt werden, weil Tyramin in hoher Konzentration den Wirkstoff vom Enzym verdrängt, sie haben bisher aber nicht den Erwartungen entsprochen, die man mit ihnen verbunden hatte.

Tranylcypromin wird nach einer Medikamentenpause von acht Tagen eingesetzt und zunächst mit 20 mg/die dosiert. Das Medikament wird morgens verabreicht. Wenn ein antidepressiver Effekt einsetzt, was manchmal innerhalb einiger Tage geschieht, kann die Dosis auf 10 mg/die reduziert werden. Neben strikter Diät gilt Alkoholverbot.

Bei Moclobemid wird eine Tagesdosis von 150-600 mg in zwei Gaben empfohlen. Die Eliminationshalbwertzeit beträgt 1-2 Stunden. Eine Dosisverringerung braucht man bei älteren Patienten nicht vorzunehmen. Zur Vor- oder Nachbehandlung mit trizyklischen Antidepressiva ist eine Medikamentenpause nicht notwendig.

Unter der Therapie mit MAO-Inhibitoren kann eine Dissoziation zwischen Antrieb und Verstimmung auftreten, was die Suizidgefahr erhöht, weil bei weiter bestehender depressiver Verstimmung der Antrieb gesteigert ist.

Durch MAO-Hemmer kann noch häufiger als durch trizyklische Antidepressiva ein Umschlagen von der depressiven in eine manische Verstimmung (oder eine schizophrene Störung) provoziert werden.

Im Vergleich zu den trizyklischen Verbindungen haben die neu entwickelten Substanzen mit einer selektiven Wirkung auf Serotonin (SSRI), Noradrenalin oder beide Transmitter ein deutlich günstigeres Nebenwirkungsprofil. Wegen der weitgehend fehlenden anticholinergen Effekte sind diese Medikamente besser verträglich. Die antidepressive Wirkung ist zumindest vergleichbar.

*RIMA = reversibler Inhibitor für MAO-A

Selektiv wirksame Antidepressiva

SSRI

Citalopram (Citamil®, Sepram®)	20-60 mg
Fluoxetin (Fluctin®)	20-60 mg
Paroxetin (Tagonis®, Seroxat®)	20-60 mg
Sertralin (Zoloft®)	50-100 mg

NARI

Reboxetin (Edronax®)	4-8 mg

SNRI

Mirtazapin (Remergil®)	15-45 mg
Venlafaxin (Trevilor®)	75-150 mg

Die Substanzen aus der Gruppe der SSRI scheinen ausschließlich oder überwiegend die Wiederaufnahme von Serotonin zu hemmen, sie haben eine relativ lange Serumhalbwertzeit. Eine Anwendung bei Phobien oder Panikattacken ist möglich. Ein Vorteil ist das Fehlen von anticholinergen Nebenwirkungen. Eine sedierende Komponente ist nicht vorhanden. Mit sexuellen Funktionsstörungen muß man rechnen (insbesondere bei der Behandlung von Phobien sollte man den Patienten auf diese Komplikation aufmerksam machen).

Reboxetin hemmt die Wiederaufnahme von Noradrenalin. Es ist auch bei schweren depressiven Zuständen wirksam und hat einen günstigen Effekt auf das Sozialverhalten.

Mirtazapin und Venlafaxin fördern selektiv die Freisetzung von Noradrenalin und Serotonin. Venlafaxin wirkt in niedrigen Dosen serotonerg, bei einer Erhöhung der Dosis tritt zusätzlich eine noradrenerge Wirkung auf.

Antidepressiva aus anderen Substanzklassen

Sulpirid (Dogmatil®)	50-150 mg
Hypericum-Extrakt	3 x 300 mg

Sulpirid wurde bereits unter den Neuroleptika aufgeführt (S. 439). Die Substanz ist in niedriger Dosierung auf Grund einer dopaminergen Wirkung antriebssteigernd und antidepressiv. Bei einer Tagesdosis jenseits von 400 mg treten neuroleptische Wirkungen auf. Die Hauptdosis sollte morgens gegeben werden.

Der Extrakt von Johanniskraut (Hypericum) kann allenfalls als schwaches Antidepressivum gelten. Der Wirkungsmechanismus ist unsicher. Diskutiert wird eine Serotonin-Wiederaufnahmehemmung.

41.4.3 Psychische Wirkung

Der antidepressive Effekt wird im wesentlichen von einer stimmungsaufhellenden und antriebssteigernden Wirkung getragen, die allen Substanzen dieser Gruppe eigen ist. Unterschiede ergeben sich aus einer Akzentuierung zwischen diesen beiden Hauptwirkungen und den Nebenwirkungen, die vorwiegend den somatischen und vegetativen Bereich betreffen. Außerdem sind verständliche und aus der Situation ableitbare „normale" sowie pathologische Reaktionen möglich. Gelegentlich werden neurotisch vorgeformte Reaktionsmuster ausgelöst. Bei Überdosierung können grob-organische Veränderungen auftreten, wie dies auch von den Neuroleptika bekannt ist. Gar nicht so selten ist auch die Auslösung oder Aufdeckung von schizophrenen Symptomen, die vorher von der depressiven Verstimmung verdeckt waren oder bewußt verheimlicht wurden (weil es nicht so genierlich ist, wenn man eine Depression hat).

Als verständliche und in einem gewissen Sinne normale Reaktion kann man die nach dem Eintreten der Besserung auftretende Angst vor einem Rückfall und die gesteigerte Empfindlichkeit und Neigung zur Selbstbeobachtung auffassen, die allerdings in der Persönlichkeitsstruktur vorbereitet sein muß. Diese Veränderungen können manchmal mehrere Monate nach dem Abschluß der Behandlung das Verhalten des Patienten bestimmen. Sie sind nicht Teil der depressiven Erkrankung, sondern Folge eines individuellen Auseinandersetzungsstils und erfordern psychotherapeutische Hilfen und verständliche Zuwendung. Antidepressiva verschlimmern diese Störung.

Im allgemeinen fühlt sich der Patient unter den Antidepressiva erleichtert, eventuell kann eine leichte manische Auslenkung der Stimmungslage mit Übermut und Antriebssteigerung auftreten, die aber noch nicht behandlungsbedürftig ist.

Es ist nachzuvollziehen, daß Patienten mit bipolaren affektiven Störungen lieber etwas über dem durchschnittlichen Level hin zur manischen Auslenkung sein möchten, als knapp unter der Norm in Richtung auf eine depressive Verstimmung.

Neurotisch vorgeformte Reaktionsmuster finden sich relativ häufig passager als regressive, hysterische oder hypochondrisch-ängstliche Verhaltensweisen, die sich unter den ersten Zeichen der Besserung möglicherweise als Folge einer labilisierenden Wirkung der Psychopharmaka entwickeln, dann aber abklingen, sobald der antidepressive Effekt sich durchgesetzt und stabilisiert hat.

Zu den **grob-organischen Veränderungen**, die bei Überdosierung oder zerebraler Schädigung auftreten, gehören
- dysphorische Zustände,
- Adynamie,
- reizbare Schwäche,
- Verwirrtheit und delirante Störungen.
Sie sind immer als kritisches Zeichen zu werten und sollten Anlaß zu einer Überprüfung der Diagnose sein.
In jedem Fall empfiehlt sich bei solchen psychischen Veränderungen eine Reduzierung der Dosis oder ein Auslaßversuch.

41.4.4 Nebenwirkungen

Auch bei den unerwünschten Wirkungen der Antidepressiva empfiehlt sich die Unterscheidung von Nebenwirkungen, mit denen man immer rechnen muß, von nur gelegentlich oder selten auftretenden Störungen.
Daneben gibt es aber auch Unterschiede, die durch die Art des verwendeten Antidepressivums bedingt sind. Bei einigen SSRI kann es auch unter niedriger Dosierung zu überraschenden Suizidimpulsen kommen, vor allem bei jüngeren Patienten oder auch bei Kindern (bei denen die Präparate in Deutschland noch nicht zugelassen sind).

Häufig auftretende Nebenwirkungen

Bei **tri- und tetrazyklischen Antidepressiva** wird man regelmäßig mit Folgen des anticholinergen Effektes rechnen müssen, vor allem mit Mundtrockenheit und Akkomodationsstörung, auf die man den Patienten unbedingt hinweisen muß.
Das Absetzen sollten wegen möglicher anticholinerger Rebound-Phänomene nur stufenweise erfolgen.

Die **SSRI** haben eine bessere Verträglichkeit bei annähernd gleicher Wirksamkeit wie die klassischen Antidepressiva. Relativ häufige Nebenwirkungen sind Übelkeit, Erbrechen, Durchfall oder Unruhe, die sich aber nach 8-14 Tagen meist zurückbilden. Häufiger als allgemein angenommen sind Libidostörungen, die nicht nur mit der Grundkrankheit erklärt werden können, was insbesondere dann auffällt, wenn das Medikament wegen Phobien oder Panikattacken verordnet wurde.
Mit Rebound-Phänomenen beim Absetzen ist zu rechnen.

Die **selektiven Noradrenalin Re-uptake Inhibitoren**, die speziell zu einer Aktivierung eingesetzt werden, führen relativ häufig zu Agitiertheit und Unruhe. Ihre Applikation ist bei älteren Patienten weniger indiziert, zumindest sollten sie mit Vorsicht und in niedriger Dosierung eingesetzt werden.

Antidepressiva mit einer kombinierten serotonergen und noradrenergen Wirkung können eine Gewichtszunahme provozieren.

Irreversible MAO-Inhibitoren machen die Anwendung einer speziellen Diät notwendig. Bei zusätzlichem Alkoholgenuß oder Diätfehlern (tyramin-haltige Nahrungsmittel) können hypertensive Krisen und Kopfschmerzen auftreten. Eine orthostatische Hypotonie wird gelegentlich auch bei irreversiblen MAO-Inhibitoren beobachtet.
Therapie: Medikament absetzen. Bei hypertoner Krise eventuell Antihypertensiva.

Mundtrockenheit

Mit Mundtrockenheit wird man auf Grund des anticholinergen Effekts vor allem bei **trizyklischen Antidepressiva** rechnen müssen. Bei tetrazyklischen Verbindungen sind sie weniger stark ausgeprägt. Die Störung tritt nicht nur initial auf, sondern während der ganzen Therapie. Meist gewöhnen sich die Patienten an die Veränderung. Bei besonders empfindlichen Patienten können aber selbst niedrige Dosen unangenehme Komplikationen verursachen, die eine Fortsetzung der Therapie erschweren (Borkenbildung der Lippen, chronische Entzündung der Nasenschleimhaut).
Therapie: Reduzieren der Dosis ist nicht immer ausreichend, eventuell muß man auf eines der neuen Antidepressiva aus der Gruppe der SSRI ausweichen. Mit Kaugummi oder Bonbons können die Patienten sich manchmal Linderung verschaffen.

! Auf die Mundtrockenheit sollte der Patient bereits vor der Verabreichung der Medikamente hingewiesen werden, eventuell läßt sich der Effekt bedingt-reflektorisch mit der erwarteten antidepressiven Wirkung verbinden (die später auftritt).

Akkomodationsstörung

Die Akkomodationsstörung, die insbesondere bei höheren Dosen auftritt, ist ebenfalls die Folge des anticholinergen Effekts der **trizyklischen Antidepressiva**.
Kriterium: der Patient kann zunächst gut lesen, nach einigen Minuten verschwimmen die Buchstaben.
Therapie: Reduzieren der Dosis. Eventuell muß man den Patienten darauf hinweisen, daß er keine neue Brille braucht und die Störung reversibel ist.

Obstipation

Aufgrund des anticholinergen Effekts können **tri- und tetrazyklische Antidepressiva** Obstipation verursachen, die manchmal die zeitweilige Verordnung von Laxantien notwendig macht.
Bei älteren Patienten sollte man klären, ob nicht bereits vor der Antidepressiva-Medikation eine Obstipation bestanden hat.

Kreislaufstörungen

Bei Einleitung der Behandlung kann es unter höheren Dosen bei **allen Antidepressiva** zu Störungen der Kreislaufregulation kommen. Besonders häufig klagen die Patienten über Folgen eines orthostatischen Blutdruckabfalls.
Therapie: Der Patient sollte abruptes Aufstehen vermeiden. Die Wirkung einer medikamentösen Stützung des Blutdrucks ist zweifelhaft. Mit der Zeit kommt es zu einer Gewöhnung, später wird man auch das Antidepressivum reduzieren können.

Libidostörungen

Insbesondere Frauen klagen unter **selektiven Wiederaufnahmehemmern** fast immer über Libidoherabsetzung und Anhedonie, was bei der auf längere Zeit geplanten Behandlung von Phobien und Angstzuständen mitunter die Compliance erschwert.
Therapie: Das Reduzieren der Medikamente bringt selten eine Besserung, eventuell wird man auf ein trizyklisches Antidepressivum umstellen müssen.

Selten auftretende Nebenwirkungen

Bei den **tri- und tetrazyklischen Antidepressiva** können gelegentlich Miktionsstörungen, EKG-Veränderungen (bei überhöhter Dosierung, Vergiftungen), delirante Zustände oder Krampfanfälle auftreten. Zu achten ist auch auf das Auftreten oder die Verstärkung eines Glaukoms.

MAO-Inhibitoren, aber auch **selektive Antidepressiva** können gelegentlich Schlafstörungen oder Unruhe hervorrufen. Bei den Angaben des Patienten über Unruhe kann es sich auch um die Umdeutung des antriebsteigernden Effekts handeln, der im ersten Stadium der Pharmakotherapie noch nicht angenommen werden kann.

Miktionsstörungen

Unter **tri- und tetrazyklischen Antidepressiva** können bei Frauen und Männern unter Miktionsbeschwerden leiden. Bei Männern besteht nicht immer ein Zusammenhang mit einer Prostatahypertrophie.
Therapie: Reduzieren der Dosis, eventuell muß man ein Cholinergikum (Doryl®) applizieren.

EKG-Veränderungen

Störungen der Erregungsleitung am Herzen (AV-Block) wurden bei Applikation von **trizyklischen Antidepressiva** fast ausschließlich bei extrem hohen Dosen, z.B. nach einem Suizidversuch, beobachtet. Bei therapeutischen Dosen können reversible EKG-Veränderungen auftreten.
Therapie: Dosis reduzieren, eventuell Wechsel des Medikaments.

Delirante Zustände

Bei der Applikation von **tri- oder tetrazyklischen Antidepressiva** können gelegentlich durch Überdosierung oder eine besondere, bis dahin unerkannte Empfindlichkeit des Patienten delirante Zustände auftreten. Bei älteren Menschen kann diese Störung lebensbedrohlich sein, wenn sie nicht rechtzeitig diagnostiziert wird.
Therapie: Absetzen der Medikamente. Überwachung, eventuell Überprüfen der Diagnose (wenn die Dosis nicht sehr hoch gewählt war). Lebensrettend kann die Applikation des zentral wirksamen Cholinesterase-Hemmers Physostigmin sein.

Zerebrale Krampfanfälle

Bei Intoxikation (Suizidversuch) mit **tri- oder tetrazyklischen Antidepressiva** können zerebrale Krampfanfälle ausgelöst werden.
Therapie: Meist handelt es sich um ein einmaliges Ereignis. Die Therapie ist abhängig vom Grad der Intoxikation. Eventuell wird man das Medikament wechseln müssen.

Schlafstörungen

Relativ häufig treten Schlafstörungen auf, wenn **irreversible MAO-Hemmer** erst am Nachmittag oder Abend eingenommen werden.

Einzelne **trizyklische Antidepressiva** (Desipramin, Nortriptylin) haben bei abendlicher Verabreichung einen ähnlichen Effekt.

Unruhe

Unruhe ist eine typische Nebenwirkung von **MAO-Hemmern**, speziell in den ersten Tagen der Therapie. Die Patienten sind getrieben, spannungsvoll-unruhig, was sich (auch für den Patienten selbst) meist sehr gut von der ängstlichen Unruhe des depressiven Syndroms abgrenzen läßt.
Therapie: Diese Nebenwirkung ist selten ein Grund zum Absetzen des Medikaments. Man sollte den Patienten aufklären und auf den positiven Aspekt der Antriebssteigerung hinweisen. Bei Suizidgefahr ist die Zugabe eines Tranquilizers oder Neuroleptikums angezeigt.

Suizidimpulse

Unerwartete Suizidimpulse können bei **irreversiblen MAO-Hemmern** und gelegentlich auch bei **SSRI** durch eine initiale Dissoziation zwischen Antrieb und Stimmung provoziert werden.

41.4.5   Indikationen

Indikation für alle Antidepressiva ist im Grunde jede Form eines depressiven Syndroms. Bei reaktiven depressiven Verstimmungen sollte man mit der Verordnung von Psychopharmaka zurückhaltend sein, bei länger dauernden Störungen ist jedoch ein Versuch lohnend.

Bei der Auswahl der einzelnen Substanzen wird man sich an der Ausgestaltung des depressiven Syndroms orientieren.

Mit **tri- und tetrazyklischen Substanzen** kann man zusätzlich einen sedierenden oder Neuroleptika-ähnlichen Effekt erzielen, insbesondere bei höherer Dosierung. Bei diesen Präparaten muß man aber die anticholinergen Nebenwirkungen in Kauf nehmen.

Die **Serotonin-Reuptake-Inhibitoren** sind stimmungsaufhellend und aktivierend, sie haben keine anticholinergen Nebenwirkungen, dagegen kann die Libidoherabsetzung störend sein.

Bei **Noradrenalin-Reuptake-Hemmern** steht die antriebsteigernde Wirkung im Vordergrund.

MAO-Inhibitoren sind bei gehemmt depressiven Zuständen oder bei unzureichender Wirkung der anderen Antidepressiva angezeigt.

Bei wiederholtem Auftreten von monopolaren oder bipolaren affektiven Störungen ist eine Phasenprophylaxe mit Lithiumsalzen oder Carbamazepin angezeigt.

Bewährt haben sich die serotonergen Antidepressiva auch bei Panikattacken, Phobien und Zwangszuständen, eventuell in Kombination mit Neuroleptika.

41.4.6   Kontraindikationen

Nicht indiziert sind Antidepressiva bei folgenden Störungen :

- Bewußtseinsstörung (Ursache?),
- Intoxikation,
- schwere zerebrale Schädigung (Tumor, Infarkt),
- schwere kardiale Schädigung (Reizleitungsstörung),
- Beeinträchtigung der Leber- und Nierenfunktion.

Das Glaukom ist eine relative Kontraindikation, meist genügt eine Anpassung der ophthalmologischen Therapie.

41.5 Phasenprophylaktische Medikamente

Die Besprechung der Therapie von affektiven Störungen wäre unvollständig, wenn wir die Medikamente mit einer phasenprophylaktischen Wirkung unerwähnt lassen. Bei affektiven Störungen haben sich in den letzten Jahrzehnten
Lithiumsalze und
Carbamazepin (Tegretal®)
bewährt. In der Diskussion sind auch einige Anticonvulsiva. Diese Substanzen wirken mehr prophylaktisch als therapeutisch, obgleich ein günstiger Effekt sowohl auf akute depressive, als auch auf manische Zustände beschrieben worden ist.

Lithium

Die Lithiumprophylaxe ist eine auf Jahre oder Jahrzehnte angelegte **Langzeittherapie** und erfordert eine verläßliche Kooperation des Patienten.
Lithiumsalze lassen sich wie folgt charakterisieren:

Sie wirken ausgleichend und abschirmend und bei höheren Dosen abstumpfend, neutralisieren und dämpfen affektive Erregungen, so daß der Patient sie zwar fühlt, aber mit ihnen umgehen kann,
begrenzen die Amplitude von affektiven Schwingungen.

Die **Lithium-Prophylaxe** kann unabhängig vom Charakter der affektiven Störung (agitiert oder gehemmt depressive Phase oder Manie) durchgeführt werden. Voraussetzung ist, daß es wiederholt zu depressiven oder manischen Auslenkungen gekommen ist. Nach einer einzigen depressiven Verstimmung oder nach seltenen depressiven Phasen sollte man wegen der Nebenwirkungen mit der Verordnung von Lithiumsalzen zurückhaltend sein.

Bei den sogenannten schizoaffektiven Psychosen (S. 244) habe ich im Gegensatz zu den rein affektiven Störungen keine positiven Ergebnisse der Lithiumprophylaxe gesehen, die eine Indikation rechtfertigen würden.

! Wenn Lithiumsalze regelmäßig mit Antidepressiva oder Neuroleptika in hohen Dosen kombiniert werden müssen, sollte man die Indikation überprüfen und Lithium eventuell absetzen.

Kontraindikationen der Lithium-Prophylaxe sind
Herz- und Kreislauferkrankungen,
Nierenstörungen,
kochsalzarme Diät,
Epilepsie (Lithium senkt die Krampfschwelle).

! In den ersten vier Monaten der Schwangerschaft sollte Lithium nicht verordnet werden wegen embryotoxischer Wirkungen, die vorwiegend als kardiovaskuläre Fehlbildungen in Erscheinung treten.

Die **Lithium-Prophylaxe** wird mit behutsamen Dosissteigerungen eingeleitet, unter regelmäßigen Kontrollen des Serum-Lithiumspiegels, weil die therapeutische Wirkung und Verträglichkeit relativ eng ist. Die Kontrollen werden zu Beginn alle 2-8 Wochen, später im Abstand von einem Vierteljahr durchgeführt.

! Die tägliche **Erhaltungsdosis** orientiert sich am Serum-Lithiumspiegel, der morgens, vor der Einnahme von Lithium, bestimmt wird und unter diesen Bedingungen etwa 0,5-0,8 mmol/l betragen sollte.

Der Patient muß darüber informiert sein, daß bei einer Änderung seiner Ernährungsgewohnheiten (salzarme Kost, Nulldiät), bei Fieber, Durchfall und Erkrankungen des Magen-Darm-Trakts oder der Nieren, aber auch bei Therapiemaßnahmen, die den Mineralhaushalt verändern, regelmäßige Kontrollen des Lithiumspiegels notwendig sind, weil es relativ schnell zu einer Lithium-Intoxikation kommen kann. Eventuell ist eine Anpassung der täglichen Lithiumdosis erforderlich.

Das Absetzen von Lithium kann abrupt erfolgen. Aus psychologischen Gründen wird man bei einem Absetzversuch besser schrittweise vorgehen, weil sonst die Gefahr besteht, daß der Patient die ungewohnte Frische des Erlebens als Anzeichen einer manischen Störung mißdeutet.
Eventuell sollte man den Serum-Lithiumspiegel einige Monate bei einem (therapeutisch insuffizienten!) Minimalwert belassen. Die Patienten sind häufig nach Absetzen der Lithium-Prophylaxe beunruhigt, wenn sie auf äußere Reize sensibler ansprechen und stärkeren Stimmungsschwankungen unterliegen.
Die zu Beginn der Behandlung allmählich eintretende Einengung und Dämpfung bleibt dagegen meist unbemerkt.

Die **Nebenwirkungen von Lithium** erzwingen bei korrekter Dosierung nur selten einen Abbruch der Medikation. Sie betreffen:
Tremor, Störungen der Schilddrüsenfunktion, Ödeme, Krampfanfälle.

Der **Tremor** äußert sich in einem feinschlägigen Zittern in Ruhe und kann initial, aber auch bei hoher Dosierung auftreten. Die Störung äußert sich mehr in Spannung und Unruhe oder Getriebensein und ist mit dem Tremor nach Neuroleptika-Gabe nicht zu vergleichen. Tremorzustände sind nicht selten auch durch eine Zusatzmedikation bedingt, z.B. durch Benzodiazepine, die von den Patienten aus eigener Initiative zusätzlich eingenommen werden (Rückfrage!). Auch Alkoholgenuß kann diese Nebenwirkung provozieren oder verstärken.

Veränderungen des Schilddrüsenumfangs werden relativ häufig bei einer Langzeittherapie mit Lithiumsalzen beobachtet, etwa vom zweiten Jahr an, aber auch später. Ursache ist meist eine euthyreote Struma.
Therapie: Regelmäßige Kontrollen, eventuell Mitbehandlung durch Internisten (Zugabe von L-Thyroxin in niedriger Dosierung). Unter diesen Bedingungen kann die Prophylaxe weitergeführt werden.

Ödeme in verschiedenem Ausmaß sind eine seltene Komplikation der Verabreichung von Lithiumsalzen.

Therapie: Reduzieren von Lithium, sofern dies die therapeutische Wirksamkeit nicht beeinträchtigt. Über das Risiko des Absetzens von Lithium kann nur in Bezug auf die Häufigkeit der affektiven Störungen entschieden werden. Eventuell Ersatz von Lithium durch Carbamazepin, dessen protektive Wirkung aber weniger verläßlich ist.

Zerebrale Krampfanfälle sind selten, aber bei Lithiumsalzen ist bereits unter den üblichen therapeutischen Dosen mit einer Senkung der Krampfschwelle zu rechnen. Spezifische EEG-Veränderungen treten bei etwa 15 % der mit Lithium behandelten Patienten auf. Manifeste Anfälle sind ein Hinweis auf eine vorbestehende Anfallsneigung oder die zusätzliche Einnahme von psychotropen Substanzen (z.B. Alkohol).

Carbamazepin

Bei Patienten, die nicht ausreichend auf Lithium reagieren, bietet sich ein Versuch mit Carbamazepin als Alternative an. Mit einer Reaktion ist auch bei schizoaffektiven Störungen zu rechnen, die im allgemeinen auf Lithiumsalze nicht ansprechen.

Die Tagesdosis beträgt etwa 200 mg. Carbamazepin sollte mit den Mahlzeiten eingenommen werden. Die maximale Plasmakonzentration ist nach 5-8 Stunden erreicht. Nach etwa vier Tagen ist ein steady state eingestellt. Gelegentlich können bei Einleitung der Behandlung Übelkeit und Erbrechen auftreten (behutsame Dosissteigerung!). Das Blutbild sollte regelmäßig kontrolliert werden.

41.6 Tranquilizer

Die verschiedenen als Tranquilizer verordneten Substanzen werden vorwiegend nach ihren Wirkungen definiert:

angstmindernd und ausgleichend auf die vegetativen Folgen der Angst,
Unruhe und Spannung lösend (anxiolytisch),
beruhigend,
sedierend,
Schlaf fördernd (dosisabhängig, bei einigen Derivaten dominierend),
muskelrelaxierend (unterschiedlich stark),
antikonvulsiv.

Allen Substanzen gemeinsam ist das Fehlen eines antipsychotischen Effekts.

Der Tranquilizer-Effekt deckt ein breites Spektrum von Bedürfnissen ab, die sich nicht allein aus krankhaften psychischen Veränderungen oder aus psychischen Störungen ergeben. Für den von Angst und Streß bestimmten Menschen ist es manchmal schwierig, zwischen einer normalen Belastung, die man hinnehmen muß, und einer behandlungsbedürftigen Krankheit zu unterscheiden. Hinzu kommt die Vorstellung des modernen Menschen von der Machbarkeit der Lebensprobleme, die mit der Versuchung einhergeht, daß man Schwierigkeiten oder Ängste allein durch eine Pille überwinden oder doch in ihren Auswirkungen limitieren könnte. Es ist verständlich, daß eine solche Einstellung das Abgleiten in Mißbrauch oder Abhängigkeit fördern kann. Die Tatsache, daß typische Tranquilizer keine extrapyramidal-motorischen Nebenwirkungen haben, erhöht dieses Risiko. Andererseits sind die Beipackzettel-Hinweise, man sollte Tranquilizer nur maximal vier Wochen verabreichen, eher eine juristische Rückversicherung, die nicht in jedem Fall die Verordnung bestimmen wird. Aber man sollte dem Patienten auch Alternativen anbieten, z.B. Veränderungen der Lebensführung, was jedoch häufig von den Patienten nicht angenommen wird.

! Wichtig ist bei der Verordnung von Tranquilizern, daß der Arzt Fehlentwicklungen oder Tendenzen zum Mißbrauch rechtzeitig erkennt.

41.6.1 Chemische Einteilung

Eine Tranquilizer-Wirkung kann man von den verschiedensten chemischen Substanzen erwarten. Eingesetzt wurden seit den 20-er Jahren des vorigen Jahrhunderts
niedrig dosierte Barbiturate,
Sympatholytica,
auch Alkohol.
Die Ausgabe von Alkohol vor aussichtslosen Kriegseinsätzen ist ein makabres, aber informatives Beispiel dieser Form der Anxiolyse.

Als **Tranquilizer im eigentlichen Sinn** werden Substanzen aus den folgenden chemischen Gruppen bezeichnet:
- Carbaminsäure-Derivate (Meprobamat),
- Diphenylmethan-Derivate (mit einem überwiegend sedierenden Effekt),
- Benzodiazepinderivate.
Hinzu kommen gelegentlich
- Neuroleptika in niedriger Dosierung,
- schwach wirksame Antidepressiva vom trizyklischen Typ (z.b. Opipramol).

Der weitaus überwiegende Teil von Substanzen, die als Tranquilizer verordnet werden, gehört der chemischen Gruppe der Benzodiazepine an.

Tranquilizer aus der Gruppe der Benzodiazepine

vorwiegend angstlösend

Generic name (Markenname)	Dosis/die
Chlordiazepoxid (Librium)	5 - 50 mg
Diazepam (Valium)	2 - 20 mg
Oxazepam (Adumbran, Praxiten)	5 - 20 mg
Prazepam (Demetrin)	5 - 20 mg
Dikaliumchlorazepat (Tranxilium)	5 - 20 mg
Lorazepam (Tavor)	2 - 5 mg
Bromazepam (Lexotanil)	1,5 - 6 mg
Alprazolam (Tafil)	0,5 - 3 mg

überwiegend hypnotisch

Generic name (Markenname)	Dosis
Flurazepam (Dalmadorm)	1/2 - 2 Tabl. à 30 mg
Nitrazepam (Mogadan)	1/2 - 1 Tabl. à 5 mg
Flunitrazepam (Rohypnol)	1/2 - 1 Tabl. à 2 mg
Triazolam (Halcion)	1/2 - 1 Tabl. à 0,25 mg
Brotizolam (Lendormin)	1/2 - 1 Tabl. à 0,25 mg

41.6.2 Biochemische Wirkung und Pharmakokinetik

Die Pharmakokinetik der einzelnen Benzodiazepine wird durch
die chemische Struktur,
die physikochemischen Eigenschaften (Lipoidlöslichkeit) und
die Art der Metabolisierung bestimmt.
Der Abbau erfolgt überwiegend in der Leber. Pharmakokinetik und Wirkung der Benzodiazepine ist an GABAerge Neuronen gebunden. Gamma-Amino-Buttersäure (GABA) wird in diesen Neuronen bei Erregung aus den Vesikeln in den synaptischen Spalt freigesetzt, bindet sich an postsynaptische GABA-Rezeptoren und bewirkt dadurch die Öffnung eines nachgeschalteten Chlorid-Ionen-Kanals. Durch den Einstrom von Chlorid-Ionen wird das Membranpotential der postsynaptischen Zelle reduziert, was die Weiterleitung von Aktionspotentialen blockiert.

Die Benzodiazepine verbinden sich mit speziellen Rezeptoren, die zusammen mit den GABA-Rezeptoren einen Komplex bilden. Die Benzodiazepine können nur indirekt und über GABA die Öffnung des Chlorid-Kanals bewirken. Der Effekt hängt nicht von der Benzodiazepin-Dosis, sondern von der im Neuron verfügbaren Gamma-Amino-Buttersäure ab.

Der Komplex von Benzodiazepin-Rezeptoren und GABA-Rezeptoren wird ausschließlich in den Neuronen des ZNS nachgewiesen, insbesondere in Kortex, limbischem System und Kleinhirn.

Inzwischen wurden auch Substanzen mit einer antagonistischen Wirkung entwickelt, die durch Bindung an den Benzodiazepin-Rezeptor Angst und Spannung auslösen und die Krampfschwelle senken.

Eliminationshalbwertzeit

Die Eliminationshalbwertzeit für die einzelnen Benzodiazepinderivate und ihre zum Teil ebenfalls pharmakologisch wirksamen Metaboliten ist sehr unterschiedlich.

Eliminationshalbwertzeit von Benzodiazepinen und ihren Metaboliten

Generic name (Markenname)	Halbwertzeit in Stunden
Flurazepam (Dalmadorm)	1
Chlorazepat (Tranxilium)	2
Triazolam (Halcion)	2,2
Oxazepam (Adumbran)	3 – 14
Bromazepam (Lexotanil)	8 – 19
Lorazepam (Tavor)	8 – 24
Diazepam (Valium)	32
N-Desmethyldiazepam	50 – 99

N-Desmethyldiazepam ist der aktive Metabolit von Diazepam, Chlorazepat und Flurazepam. Wenn man die Wirkung einer Substanz mit der Eliminationshalbwertzeit in Beziehung setzt, muß man auch die Halbwertzeit des aktiven Metaboliten berücksichtigen.

Eine Relation der Halbwertzeit zur klinischen Wirkung läßt sich nicht ohne weiteres herstellen, da für die Wirkung eines Medikaments die Rezeptorbindung entscheidend ist. Die Elimination unterliegt zusätzlich starken individuellen Schwankungen.

41.6.3 Applikation und Anwendung

Im allgemeinen erfolgt die Behandlung von Angst und Spannung durch die orale Gabe (Tabletten, Saft, Tropfen). Für die Akutbehandlung von Angst, Ausnahmezuständen oder Status epilepticus und zur zusätzlichen Sedierung können einzelne Präparate i.v. oder i.m. verabreicht werden.

Vor jeder Verordnung von Tranquilizern sollte der Arzt klären, ob der Patient bereits Erfahrung mit Tranquilizern hat (bevorzugte Präparate? Wie lange werden sie eingenommen? Dosis? Kombination mit anderen Medikamenten? Alkohol?).

! Prinzip der Verordnung von Tranquilizern: so wenig wie möglich – so viel wie nötig.

Der Patient sollte von vornherein darauf hingewiesen werden, daß die Therapie mit Tranquilizern zeitlich begrenzt ist. Häufig kann man sich mit 4-8 Wochen begnügen, dann empfiehlt sich der Versuch einer Umstellung auf andere therapeutische Maßnahmen. Gelegentlich wird man aber auch eine länger dauernde Verordnung von minimalen Dosen (z.B. 1,5 mg Bromazepam morgens) nicht umgehen können.

Der Arzt sollte im Gespräch mit dem Patienten immer wieder deutlich machen, das der Effekt von Tranquilizern begrenzt ist. Anzustreben ist eine **diskontinuierliche Einnahme** von Tranquilizern, bei der die einzelne Dosis nur bei Bedarf (belastende Situation, aufkommende Angst) verwendet wird. Kritisch ist bei diesem Vorgehen allerdings, von wem der Bedarf definiert wird. Jede Therapie mit Tranquilizern sollte durch stützende Gespräche, psychotherapeutische Hilfen oder Interventionen ergänzt werden.

Die Einleitung der Therapie erfolgt nach Möglichkeit mit einer niedrigen Dosierung, die im Abstand von einigen Tagen, kontrolliert durch regelmäßige Gespräche, bis zur effektiven Dosis gesteigert wird.

Bereits nach einigen Wochen wird man mit dem Patienten eine schrittweise Reduzierung vereinbaren. Man wird versuchen, die Tagesdosis um ein Viertel zu verringern, vielleicht mit dem Angebot, daß der Patient zunächst einen Teil der Einzelgabe bei Seite legt mit dem Vorsatz, ihn probeweise wegzulassen.

Der Patient muß wissen, daß beim Verringern oder Weglassen der gewohnten Benzodiazepin-Dosis sog. Rebound-Phänomene für die Dauer von einigen Tagen eine scheinbare Verschlechterung seines Zustands vortäuschen können.

Rebound-Phänomene

Als Rebound-Phänomen bezeichnet man die beim Absetzen eines längere Zeit eingenommenen Medikaments offenbar werdende Gegenregulation, die bis dahin von der pharmakologischen Wirkung überdeckt war. Das Phänomen betrifft jede pharmakologisch wirksame Substanz. Beim Wegfall des Benzodiazepin-Effekts muß man damit rechnen, daß Angst, Spannung und Unruhe, die bis dahin inhibiert waren, vorübergehend deutlicher empfunden werden. Beim abrupten Absetzen höherer Dosen können über den gleichen Mechanismus zerebrale Krampfanfälle auftreten.
Differentialdiagnose: Rebound-Phänomene klingen innerhalb von 1-2 Wochen allmählich ab, die Störung dagegen, die Anlaß der Tranquilizer-Medikation war, wird in dieser Zeit intensiver und spielt sich auf ein gewisses Niveau ein.

Zu beachten ist auch die **psychische Gewöhnung** an die Wirkung der Tranquilizer, die sich darin äußert, daß bei einem Absetzversuch die bloße Vorstellung, man könnte ohne medikamentösen Schutz sein, Angst hervorruft. Durch eine solche ängstliche Erwartung, die gelegentlich mit Ungeduld oder Unsicherheit einhergeht, werden die Rebound-Phänomene häufig überbewertet.

! Tranquilizer nicht abrupt absetzen, wenn hohe Dosen über lange Zeit eingenommen wurden.

41.6.4 Psychische Wirkung

Unter einer normalen Dosierung fühlt der Patient nach etwa 20-30 Minuten eine deutliche Entspannung. Ängste treten zurück oder werden gleichgültig und bestimmen nicht mehr das Handeln. Der Patient reagiert auf diese Entlastung manchmal mit einer Art Übermut. Darüberhinaus werden bei einer normalen Dosierung kaum weitere Veränderungen erlebt. Unter Umständen kann bereits die Entspannung indirekt einen schlaffördernden Effekt haben, insbesondere dann, wenn Anspannungen vorher zu einer Erschöpfung und reizbaren Schwäche geführt haben.

Die Wirkung hält im allgemeinen 2-5 Stunden an. Es gibt starke individuelle Schwankungen. Das Erlebnis der pharmakologischen Wirkung von Tranquilizern wird stärker als bei anderen psychotropen Substanzen nicht unerheblich durch psychoreaktive Vorgänge beeinflußt.

Einzelne Präparate provozieren neben Anxiolyse und Entspannung eine deutliche Müdigkeit oder Schläfrigkeit. Sie werden als Einschlafmittel verwendet (vgl. Aufstellung S. 464). Eventuell muß man den Patienten darauf hinweisen, daß es unter Benzodiazepin-Hypnotika zu einer verstärkten Traumaktivität kommen kann, in der entsprechend der emotionalen Grundstimmung eventuell auch negative oder belastende Phänomene bestimmend sind.

Wenn ein Benzodiazepinderivat als Schlafmittel verwendet wird, kann am ehesten ein Trend zur Dosissteigerung auftreten.

41.6.5 Überdosierung

Nach der längeren Einnahme von relativ hohen Dosen (die wieder individuell abhängig sind) treten Muskelschwäche, Verlangsamung und Apathie in den Vordergrund. Die Patienten klagen über „weiche" Knie. Häufig empfinden sie sich als depressiv verstimmt, was dann irrtümlich mit den Schlafstörungen in Zusammenhang gebracht wird, die ursprünglich Anlaß zum Medikamentenmißbrauch waren.

Eine **akute Überdosierung** von Benzodiazepinen führt zu
- Artikulationsstörung,
- Ataxie,
- Apathie,
- Verlangsamung,
- auffallender muskulärer Schwäche („weiche" Knie).

Typisch für eine **chronische Intoxikation** (die dem Arzt gegenüber eventuell verheimlicht wird) sind:
- depressive Verstimmung,
- Dysphorie,
- reizbare Schwäche.

! Achtung: Der Patient erlebt sich als depressiv und vermittelt zunächst auch seinem Arzt diesen Eindruck.

Als Hinweis auf eine mögliche Bezodiazepin-Abhängigkeit als Ursache einer depressiven Verstimmung gelten verwaschene Sprache, kurzfristige Schwankungen im Befinden und extreme muskuläre Schwäche.

41.6.6 Nebenwirkungen

Die Nebenwirkungen von Tranquilizern sind, verglichen mit anderen Psychopharmaka, bei normaler Dosierung relativ gering und subjektiv wenig störend.

Am häufigsten wird über eine gewisse **Müdigkeit** geklagt, aber gerade in solchen Fällen ist denkbar, daß der initiale pharmakologische Effekt von einigen der Betroffenen überbewertet wird.
Mit einer **Beeinträchtigung des Reaktionsvermögens** wird man nur bei höheren Dosen oder gesteigerter Empfindlichkeit zu rechnen haben.
Relativ häufig sind **intensive lebhafte Träume** (man sollte danach fragen), die aber kein Anlaß zur Veränderung der Dosis sind.
Bei erhöhter Dosierung oder chronischem Mißbrauch können auch **Libidostörungen** auftreten.

Wenn Müdigkeit und Abgeschlagensein über die initiale Phase hinaus andauern, sollte man die Dosis reduzieren, sofern ausgeschlossen ist, daß der Patient nicht die Dosis von sich aus erhöht hat oder zusätzlich andere psychotrope Substanzen einnimmt.

Paradoxe Reaktionen mit Erregung und Schlaflosigkeit sind ausgesprochen selten. Sie können eventuell bei Kindern und älteren Patienten auftreten. Wenn es bei Erwachsenen im mittleren Lebensalter unter Benzodiazepinen in normaler Dosierung zu einer paradoxen Reaktion kommt, sollte man auf jeden Fall eine zerebrale Schädigung ausschließen.

Bei geriatrischen Patienten können Tranquilizer in höherer Dosis Verwirrtheit hervorrufen. Diese Komlikation scheint bei Benzdiazepinen mit überwiegend hypnotischer Wirkung häufiger auzutreten (vielleicht auch nur weil diese schlafinduzierenden Substanzen bei älteren Menschen gern eingesetzt werden).

41.6.7 Kontraindikationen

Die Applikation von Tranquilizern und insbesondere Benzodiazepinen ist nicht indiziert bei folgenden Störungen:
Myasthenia gravis,
akutes Glaukom,
bekannte Benzodiazepin-Allergie,
Ataxie,
sowie bei Abhängigkeit oder Intoxikation mit Alkohol oder anderen hypnotisch wirksamen Substanzen, vor allem Barbituraten,
beginender Schwangerschaft,
Stillperiode.

42 Psychiatrische Notfälle

Fragen:
Was ist ein psychiatrischer Notfall? Wie unterscheidet sich der psychiatrische Notfall von anderen Notfällen in der Medizin? Welche psychischen Störungen können einen psychiatrischen Notfall auslösen? Haben Sie einmal in einer solchen Situation eingreifen müssen? Was haben Sie daraus gelernt?
Versetzen Sie sich in die Lage des Patienten.
Welche rechtlichen Vorschriften muß der Notarzt beachten?

Der psychiatrische Notfall stellt den Arzt vor eine besondere Situation, denn die Notlage ergibt sich nicht aus körperlichen Ausfällen oder Krankheiten, sondern allein aus psychopathologischen Veränderungen, die den Patienten oder andere Menschen gefährden können.

Die Kranken sind nur selten zu einer Kooperation mit dem Arzt bereit, sonst wäre es kein Notfall.

Der Arzt kann sich im Notfall häufig nur grob orientieren an
Verhaltensauffälligkeiten und
Syndromen,
vielleicht auch an
Hinweisen auf mögliche Ursachen oder Bedingungen,
die hinter einer solchen Störung anzunehmen sind.

Hier zeigt sich, daß die psychopathologischen Syndrome als „Eindrucksurteile" für den Notarzt, der einen psychisch auffälligen, erregten, verwirrten oder halluzinierenden Patienten beurteilen muß, das einzige Hilfsmittel sind, das ihn auf die mögliche Diagnose verweist, an der er seine Maßnahmen zum Schutze des Patienten orientien kann.

Die Auseinandersetzung mit dem Patienten wird häufig auch durch Menschen aus seinem Umfeld, durch Angehörigen, Arbeitskollegen oder Passanten erschwert, die auf die ärztliche Entscheidung Einfluß nehmen wollen und vielleicht durch ihre ängstliche Beeindrucktheit und Abwehr die Spannung zwischen den Beteiligten ungewollt eskalieren.

Wenn der Notarzt den Patienten gegen seinen Willen behandeln oder in der geschlossenen Abteilung einer psychiatrischen Klinik unterbringen will, muß er die rechtlichen Voraussetzungen beachten (S. 385). Eine drohender Gefahr oder die Unfähigkeit des Patienten zur Einwilligung rechtfertigt eine Einweisung gegen den (gestörten) Willen des Patienten nur unter der Voraussetzung, daß von der Klinik unmittelbar nach der Aufnahme ein Unterbringungsverfahren in Gang gesetzt wird.

Wir folgen bei unserer Darstellung der verschiedenen Notfallsituationen den Auffälligkeiten und groben Syndromen, mit denen das Verhalten des Kranken von Außenstehenden charakterisiert wird. Allerdings wird man solchen Anforderungen an den Notarzt meist wenig verläßliche Hinweise auf die Diagnose entnehmen können, denn das auffällige Verhalten ist, wie alle psychopathologischen Phänomene, unspezifisch und kann von den verschiedensten Ursachen oder Bedingungen ausgelöst sein. Manchmal helfen Angaben der Angehörigen über eine Vorbehandlung, aber auch die sind nicht immer verläßlich.

Der Arzt allein muß entscheiden, welche Diagnose dem Syndrom am ehesten zugeordnet werden kann. Und es bleibt wenig Zeit dazu. Aber von dieser Entscheidung hängt häufig der weitere Verlauf der Therapie oder auch das Schicksal des Patienten ab.

Die **Bezeichnungen, mit denen Laien einen psychiatrischen Notfall beschreiben,** geben einen ersten Hinweis und werden häufig auch die differentialdiagnostischen Überlegungen bestimmen:

- Erregung und Aggressivität,
- Verwirrtheit,
- Bewußtseinseinschränkung,
- Delir,
- akut psychotische Störungen,
- Suizidalität,
- psychische Ausnahmezustände,
- Koma.

Hinzu kommen verschiedene Formen von

- Intoxikation (Alkohol, Drogen).

Die **neuroleptikabedingten extrapyramidal-motorischen Hyperkinesen** sind streng genommen kein Notfall. Sie wirken jedoch auf den Patienten oder die Angehörigen so beängstigend, daß häufig der Notarzt gerufen wird.

Wer zu einem psychiatrischen Notfall gerufen wird, sollte, bevor er mit dem Patienten Kontakt aufnimmt, (im Gegensatz zur üblichen Untersuchungsroutine) mit Angehörigen, Bekannten oder zufälligen Zeugen sprechen, damit er über den Patienten oder den Vorfall möglichst viele Informationen erhält.

Die anschließende **Untersuchung** beschränkt sich auf
- ► Angaben aus der Umwelt zur Situation und Vorgeschichte,
- ► den psychopathologischen Befund und
- ► den körperlichen Status.

Die Untersuchung ist zeitlich begrenzt. Sie muß aber zu einer Entscheidung führen. Man orientiert sich an den folgenden Fragen:
Ist eine Gefährdung vorhanden?
Was ist die wahrscheinliche Diagnose?
Welche Diagnosen kommen noch in Frage?
Welche Konsequenzen hat es, wenn ich mich für eine bestimmte Diagnosen entscheide und damit andere vernachlässige?
Welche Maßnahmen verhindern oder begrenzen die Gefahr?
Welche zusätzlichen Gefährdungen sind mit meiner Maßnahme verbunden?
Ist eine Klinik-Einweisung notwendig?

Die **therapeutischen Maßnahmen** bei einem Notfall sind begrenzt.
Sie sind überwiegend syndrom-orientiert.
Sie sollen den Zustand lindern,
die Gefahr einschränken und
den Weg für eine zielgerichtete Therapie vorbereiten und
Diagnose und Therapie nicht durch eine übereilte Medikation verstellen.

! Der Notarzt darf durch seine Maßnahmen nicht die Diagnostik der Klinik-Ärzte erschweren.

Die Situation, psychopathologischer Befund und differentialdiagnostische Überlegungen sowie die vorsorglichen therapeutischen Maßnahmen sollten in einem **ausführlichen Protokoll** dokumentiert werden.

Es empfiehlt sich, daß sich der Arzt bei der Therapie von psychiatrischen Notfällen auf **einige wenige Medikamente** beschränkt, deren Anwendungsmöglichkeiten er aus seiner Erfahrung gut beurteilen kann. Zur Ausrüstung gehören in die Arzttasche:

- Haloperidol (Ampullen zu 5 mg, Tropfen),
- Levomepromazin (Neurocil®).
- Diazepam (Valium®).
- Chlomethiazol (Distraneurin® – Tabletten zu 25 mg, 0,8 %ige sterile Lösung pro injectione/infusione).
- Biperiden (Akineton® – Ampullen zu 5 mg Biperidenlactat à 1 ml)

42.1   Erregung und Aggressivität

Erregung ist ein häufiges, aber diagnostisch höchst unklares Merkmal, mit dem ätiologisch unterschiedliche Zustände beschrieben werden. Der Arzt wird gerufen, wenn ein erregter und aggressiver Patient in tätlicher Auseinandersetzung mit der Umwelt steht oder sich verbarrikadiert hat und von Angst , Panik oder Wut beherrscht wird.

Differentialdiagnose: Wenn möglich, Vorgeschichte erfragen, auslösende Situation, ähnliche Vorgänge in der Vergangenheit, Vorbehandlung, Mißbrauch von Alkohol oder Drogen.
Die Zuordnung der Diagnose ergibt sich aus drei Fragen:
Kann man die Erregung psychoreaktiv verstehen? Kontext? Argumentation? Reaktion der Umwelt? Grenzen des Verständnisses?
Gibt es Hinweise auf psychotische Störungen? Wahn? Halluzinationen? Depressive oder manische Verstimmung? Bewußtseinsklarheit?
Könnte die Erregung körperlich begründet sein? Bewußtseinsstörung? Verwirrtheit? Intoxikation?

Psychoreaktive Erregungszustände sind meist in eine verständliche affektive Spannung eingebettet und der Untersucher hat den Eindruck, daß er den Anlaß nachvollziehen könnte (Vorsicht!). Ein Hinweis dafür, daß nicht allein reaktive Vorgänge die Erregung ausgelöst haben, ist eventuell das Überzogene der Reaktion, das sehr eindrücklich sein kann. Für eine reaktive Auslösung spricht manchmal eine theatralische Attitüde. Die diagnostische Zuordnung ist für den Notarzt sehr schwierig, denn es ist durchaus möglich, daß verschiedene psychische Störungen miteinander interferieren. Man darf sich von der Interferenz der psychopathologischen Phänomene nicht täuschen lassen, denn Patienten mit psychotischem Erleben oder grob-organischen Störungen können sich manchmal zusätzlich in eine hysterisch anmutende Erregung hineinsteigern. Auch Konflikte, die nachweisbar sind, dürfen den Untersucher nicht von gob-organischen oder psychotischen Veränderungen ablenken.

Erregungszustände bei psychotischen Störungen sind häufig von dem krankhaften Erleben bestimmt. Patienten mit einer akuten Schizophrenie fühlen sich bedroht und beeinflußt und sprechen über die abnormen Erlebnisse, sie vermitteln häufig eine Weltuntergangsstimmung. Sie sind bei klarem Bewußtsein. Manische Patienten können gelegentlich aggressiv aufbegehren, wenn die Angehörigen sie an unüberlegten Handlungen hindern wollen. Bei katatonen Patienten wurden früher relativ häufig Erregungszustände mit Toben und Aggressivität beobachtet. Es ist denkbar, daß bei der heute gelegentlich laxen Verwendung von Psychopharmaka bei Schizophrenen (abgesehen von Unsicherheiten der Differentialdiagnose) in den nächsten Jahren wieder vermehrt solche Zustände auftreten.

Für eine grob-organische Ursachen der Erregung sprechen Verwirrtheit, Bewußtseinstrübung, Reizbarkeit. Relativ leicht wird man eine Intoxikation erkennen (Alkoholismus, abnormer Rausch, Drogenabhängigkeit).

Grundregeln:
Möglichst umfassende Information vor der Kontaktaufnahme mit dem Kranken.
Ruhig bleiben, sich von der Erregung nicht anstecken lassen.
Eskalation der Erregung vermeiden.

! Nicht allein zu einem erregten Kranken gehen.

Maßnahmen:

Unabhängig von der Ätiologie, die wir der Erregung zuordnen, sind die ersten Maßnahmen bei Erregungszuständen identisch.

Ziel der Behandlung ist eine schnelle pharmakologische Sedierung (rapid neuroleptization), die aber in den meisten Fällen nich genügt und lediglich Voraussetzung der Einweisung in die Klinik ist.

Klinik-Einweisung!
Zum Transport:
5 – 10 mg Haloperidol i.m. oder i.v.* und/oder
50 mg Levomepromazin i.m.
Wirkung abwarten (etwa 10 – 20 Minuten).

Bei weniger gravierenden Zuständen genügen 10 mg Diazepam i.m.
Geriatrische Patienten muß man niedriger dosieren.

Bei vermuteter Intoxikation mit Schlafmitteln oder Tranquilizern sollte man dämpfende Psychopharmaka vermeiden, allenfalls ist ein Versuch mit Haloperidol angezeigt.

Bei **grob-organisch begründeter Erregung** fallen eventuell monoton perseverierendes Reden und Ratlosigkeit auf. Psychotische Denk- und Wahrnehmungsstörungen fehlen.
Die Patienten haften an Tagesereignissen.
Zur Klinik-Einweisung:
2,5 – 5 mg Haloperidol.

Eine Variante sind **Erregungszustände, die indirekt durch eine internistische Grunderkrankung** ausgelöst werden. Bei insulinbehandeltem Diabetes kann Hypoglykämie mit einer hochgradigen Aggressivität einhergehen. Dazu sind Informationen aus dem Umfeld nötig, die möglicherweise mit solchen Komplikationen schon vertraut ist.
Wenn die Diagnose gesichert ist:
Trinken von Glukose-Flüssigkeit, eventuell parenterale Gabe von Dextroselösung.
Keine Neuroleptika.

Psychoreaktive Erregungszustände ergeben sich aus Kränkungen oder Belastungen, meist auf der Basis eines innerseelischen Konflikts.
→ Psychische Ausnahmezustände.
Relativ häufig sind Erregungszustände bei Alkoholabusus oder Drogenentzug.
→ Intoxikation.

---

* Man darf nicht übersehen, wie schwierig es ist, einem erregten oder aggressiven Patienten eine i.m. oder i.v. Injektion zu applizieren. In den Büchern wird das gern empfohlen, aber in der Praxis wird man häufig nicht ohne massiven Druck auskommen.

42.2 Verwirrtheit

Mit diesem Begriff werden verschiedene Formen von Bewußtseinsstörung zusammengefaßt, meist bei älteren Menschen. Ein Bezug zu einer zerebralen Schädigung ist naheliegend. Bei alten Menschen können aber auch körperliche Erkrankungen oder Fehlernährung indirekt zu einer zerebralen Schädigung und damit zu Desorientiertheit und Verwirrung führen. Auch Überdosierung oder Unverträglichkeit von Psychopharmaka muß man in die diagnostischen Überlegungen einbeziehen. Die Zustände sind meist reversibel.

Cave: Es ist denkbar, daß Laien, die den Arzt rufen, von „Verwirrtheit" sprechen, weil sie für das psychotische Erleben des Kranken keinen Begriff haben.
→ Akut psychotische Störung.

Maßnahmen:

Die Behandlung richtet sich nach der Ursache (meist internistische Therapie).

Klinik-Einweisung!
Zur kurzfristigen Dämpfung: 20-40 gutt (2-4 mg) Haloperidol,
2,5 mg Haloperidol i.m.

42.3 Bewußtseinseinschränkung

Manchmal wird auch von Ratlosigkeit gesprochen, um eine Bewußtseinseinschränkung oder einen Dämmerzustand zu beschreiben. Die Patienten wirken abwesend und verloren, können aber, eingeengt auf einzelne Wahrnehmungen, in bestimmten Situationen wie automatenhaft handeln, so daß sie unter Umständen eine Zeit lang nicht auffallen.

Die Störung ist überwiegend auf eine grob-organische Ursache zurückzuführen. Am ehesten kommt als Ursache eine Epilepsie oder eine andere Hirnschädigung (Trauma, Tumor, metabolische Veränderung) in Frage.
Die seltenere psychogene Form der Störung ist eventuell aus der Vorgeschichte verständlich abzuleiten, durch Kränkung, Enttäuschung, Schock.
→ Psychischer Ausnahmezustand.

Man sollte aber bei der Zuordnung vorsichtig sein. Wenn möglich, sollte man eine neurologische Untersuchung durchführen.

Wichtig sind auch Angaben über die Anamnese, sofern man sie von Angehörigen bekommen kann:
Vorgeschichte? Epilepsie? Intoxikation? Drogen? Zerebrale Schädigung? Tumor? Infektion?

Maßnahmen:

Unbedingt Klinik-Einweisung zur Klärung der Diagnose.
Eventuell zum Transport:
5 mg Haloperidol i.m.
10-20 mg Diazepam i.m.

Den **postiktalen Dämmerzustand** bei Epilepsie braucht man nicht mit Medikamenten zu behandeln. Der Patient muß unter Kontrolle bleiben, bis er wieder bei klarem Bewußtsein ist.

Delirante Störungen mit Verwirrtheit, Wahn, Halluzinationen, Angst, Unruhe und vegetativen Veränderungen sind ein relativ häufiger Anlaß für den Ruf nach einem Notarzt.

Ursachen sind Alkoholismus, Drogenabhängigkeit, Medikamentensucht, aber auch, speziell bei älteren Menschen, schwere körperliche Erkrankungen, Stoffwechselkrankheiten, Durchblutungsstörungen oder eine gesteigerte Empfindlichkeit gegenüber zentral wirksamen Medikamenten wie Neuroleptika, Antidepressiva oder Anticholinergika. Die Störung ist unspezifisch, so daß aus dem Erscheinungsbild nicht auf die Ursache zurückgeschlossen werden kann.

! Das Delir ist weiterhin (trotz der pharmakologischen Therapie) eine lebengefährdende Komplikation.

Anamnese: Vorgeschichte? Alkohol? Medikamente? Intoxikation? Entzug? Familie? Zusätzliche körperliche Erkrankungen? Hirnschädigung? Trauma?

Maßnahmen:

Unbedingt Klinik-Einweisung (auch bei beginnendem Delir) !
10 mg Diazepam i.m.
eventuell 5-10 mg Haloperidol i.m. oder (langsam!) i.v.

In der Klinik wird man die Behandlung des deliranten Syndrom besser an den Ursachen orientieren können.

Alkohol:
abrupter Entzug, Clomethiazol (Distraneurin®) in Form von Tabletten oder als Infusion
Cave: Atemdepression.
Bei ausgeprägtem Delir eventuell auch Haloperidol, aber nicht in Kombination.
Opiate:
konsequenter Entzug, Clomethiazol oder Haloperidol; Methadonsubstitution.
Rauschmittel:
konsequenter Entzug, Haloperidol.
Schlafmittel:
sukzessiver Entzug, eventuell Clomethiazol oder Haloperidol.
Clomethiazol:
sukzessiver Entzug, eventuell Haloperidol.

42.5 Akut psychotische Störung

Die Differentialdiagnose von schizophrenen, manischen oder depressiven Störungen kann manchmal gegenüber grob-organisch begründeten Durchgangssyndromen schwierig sein.

Häufig wird der Notarzt bereits von den Angehörigen des Patienten darüber informiert, daß es sich um eine **schizophrene** oder **manische Erkrankung** handelt. Das ratlose Getriebensein oder die Zerfahrenheit des bewußtseinsklaren Patienten, der unter dem Druck von Wahn, Halluzinationen oder Icherlebensstörungen steht, erleichtert die Abgrenzung gegenüber anderen psychopathologischen Syndromen, sofern er darüber spricht und nicht mutistisch ist.

Manische Patienten wirken erregt und getrieben sie fallen häufig durch Logorrhoe und

Ideenflucht auf. Der Gedankengang ist jedoch klar, weder verwirrt noch zerfahren. Halluzinationen oder Stimmen sind nicht nachweisbar.

Depressiv psychotische Zustände werden vom Umfeld des Patienten meist nicht als Notfall erkannt. Besonders auffällig sind unruhig-depressive Zustände mit Jammern, Selbstvorwürfen und hypochondrischen Klagen, vorwiegend bei älteren Menschen.

! Suizidneigung nicht unterschätzen.

Anamnese: Vorgeschichte? Prämorbide Persönlichkeit? Prodromi? Vorbehandlung? Bezugspersonen? Extremer Stimmungswechsel? Hirnorganische Ursache? Intoxikation? Suizidalität?

Maßnahmen

In den meisten Fällen ist eine Klinik-Einweisung erforderlich, weil die Diagnose erst durch Verlaufsbeobachtung und neurologische Untersuchung gesichert werden kann.

Bei **akut schizophrenen Erregungszuständen** wird man eine Klinik-Einweisung veranlassen (zur Diagnose und Einleitung der Psychopharmakotherapie).

Eventuell sind Helfer nötig, zumindest sollten sie in Erscheinung treten,

! Sicher auftreten, aber nicht fordernd.

Zum Transport:
5 mg Haloperidol i.m.
25-50 mg Levomepromazin i.m.

Bei Patienten mit einer **manischen Erregung** wird man ähnlich auftreten. Die Klinik-Einweisung läßt sich nicht immer leicht durchsetzen, da in vielen Bundesländern Krankheit nur dann die Einleitung eines Unterbringungsverfahren rechtfertigt, wenn sie mit Selbst- oder Fremdgefährdung verbunden ist.

Ruhig und konsequent vorgehen. Wiederholtes Therapieangebot (Dokumentation!). Beratung und Unterstützung der Angehörigen.

Zum Transport:
5 - 10 (-20) mg Haloperidol i.m. oder i.v.

Bei einem **schweren depressiven Syndrom** ergibt sich die Indikation zu Verabreichung von Medikamenten (eventuell Antidepressiva plus Neuroleptika) häufig aus der Suizidalität des Patienten, die von den Angehörigen meist unterschätzt wird. Dokumentation der Suizidalität im Verlauf der depressiven Störung!

Angehörige nicht mit der Überwachung des Patienten beauftragen!

Klinik-Einweisung.

Zum Transport bei Unruhe oder Suizidalität:
10 mg Diazepam i.m. oder
25-50 mg Levomepromazin i.m.

Hinweise auf eine Suizidgefahr kommen manchmal von den Patienten selbst. Sie sind depressiv verstimmt, äußern Suizidabsichten, zunächst spielerisch, dann nachhaltig, wiederholt, verlieren sich in Suizidphantasien (vor denen sie vielleicht selber erschrecken). Es werden Vorbereitungen getroffen oder Suizidhandlungen eingeleitet, dann aber bagatellisierend zurückgenommen.

Die Gefährdung steigt, wenn die Patienten bereits *früher Suizidversuche* unternommen hatten.

! Mit der Anzahl der Suizidversuche steigt die akute Gefährdung.

Eine akute Suizid-Gefährdung ist vor allem anzunehmen, wenn eine schwere depressive Verstimmung mit Selbstzweifeln bei einer prämorbid entscheidungsfreudigen starken Persönlichkeit auftritt.

Gelegentlich muß der Psychiater als Konsiliararzt in einer Akutstation beurteilen, ob bei einem Patienten die Tendenz zum Suizid nach einem gescheiterten Versuch noch fortbesteht. Die Entscheidung ist schwierig. Es kann sein, daß der Impuls zum Suizid nach dem gescheiterten Versuch und der veränderten Reaktion der Umwelt erloschen ist. Andererseits ist aber aus einem trotzigen Aufbegehren und der Demütigung wegen der mißglückten Aktion auch mit einer Wiederholung zu rechnen. Zusätzliche Umwelteinflüsse (Vorwürfe, Enttäuschung, Abkehr eines geliebten Menschen, Bewußtwerden der Vereinsamung) sind nicht kalkulierbar. Zu bedenken ist aber auch, daß durch die Einweisung in eine geschlossene psychiatrische Station eventuell ein weiteres Trauma gesetzt wird und bei der späteren Entlassung in Tagen oder Wochen ergibt sich das Problem erst recht, weil der Patient sich schämt, daß er wegen eines Suizidversuchs in einer psychiatrischen Klinik war.

Maßnahmen bei akuter Suizidalität

Klinik-Einweisung, eventuell per Unterbringungsgesetz.

Zum Transport:
10 mg Diazepam i.m.
sedierende Neuroleptika oral oder i.m.
Überwachung!

42.7 Psychische Ausnahmezustände

Psychische Ausnahmezustände sind abnorme Reaktion oder Krisen, die im nachhinein aus Umwelteinflüssen und den bereit liegenden Reaktionsmustern des Patienten scheinbar schlüssig abgeleitet werden können. Sie sind jedoch diagnostisch nicht so eindeutig zuzuordnen, wie manchmal angenommen wird. Auch in solchen Fällen sollte man eine grob-organische Komponente ausschließen oder zumindest in Erwägung ziehen.

Anamnese:
Vorgeschichte? Auslösende Situation? Akute Belastung? Katastrophen? Schock? Erlebnis einer Gefahr? Tod von Angehörigen? Reaktion der Umgebung? Intoxikation? Demonstrative Komponente?

! Auf jeden Fall sollte die Diagnose nach Verlauf einiger Wochen überprüft werden.

Maßnahmen

Grundregeln bei **hysterischen Ausnahmezuständen und Anfällen**

Beruhigen und ruhig bleiben.
Zuschauer entfernen.
Energischer Zuspruch.
Zielstrebig handeln.
Resonanz verweigern
(anscheinend unbeeindruckt kühl sachlich anderen die Symptome schildern).
Versachlichende Einstellung fördern.

Aber: den Patienten nicht lächerlich machen.
Gespräch anbieten.

Nur bei Bedarf:
10 mg Diazepam i.m.

Wenn dies nicht reicht:
25-50 mg Levomepromazin i.m. oder 5 mg Halopleridol i.m.

Eventuell Tranquilizer oder Neuroleptika als Tropfen oder Tabletten,
1,5 mg Fluspirilen (Imap) als Langzeittherapie.

Der **psychogene Stupor** beeindruckt durch starre Haltung, Bewegungsarmut. Die Patienten wirken abwesend, abgelenkt oder verwirrt, umdämmert, verloren und stumm.

Differentialdiagnostisch abgrenzen sollte man schizophrene Störungen (Katatonie!) und einen organischen Dämmerzustand. Die Bewußtseinseinschränkung allein ist mehrdeutig.

Manchmal hilft bereits energischer Zuspruch, aber man muß dabei überzeugt sein (nicht verärgert!).
Sonst:
10 mg Diazepam i.m. oder
5 mg Haloperidol i.m.

Zur weiteren Untersuchung und Verlaufsbeobachtung Klinik-Einweisung.

Verschiedene Formen der Intoxikation können zum psychiatrischen Notfall werden, der ärztliche Hilfe notwendig macht. Wir beschränken uns auf einige typische Krankheitsbilder, die das Besondere solcher Störungen zeigen, gleichzeitig aber auch die Abhängigkeit der Symptome von der Substanz erkennen läßt:
Rausch, Horror-Trip, Lithium-Überdosierung und Dyskinesien.

Rausch

Bei übermäßigem Alkoholgenuß kann es zu einer psychomotorischen Agitiertheit mit drohendem oder aggressivem Verhalten kommen, gelegentlich sogar zu Gewalthandlungen, auch wenn die Kriterien eines pathologischen Rauschs (S. 74) noch nicht erreicht sind.
Anamnese: Vorgeschichte? Mißbrauch? Mißbrauchte Substanzen? Alkoholismus? Gab es ähnliche Zwischenfälle in der Vorgeschichte? Wann? In welcher Situation? Grob-organische Schädigung? Körperlicher Status?

Maßnahmen

Sicher auftreten.
Hilfspersonen hinzuziehen (was manchmal schon einen „ernüchternden" Effekt hat).

! Vorsicht beim Einsatz von psychotropen Substanzen!

Wenn bei Selbstgefährdung und Gefährdung anderer eine Klinik-Einweisung nicht vermieden werden kann, wird man eventuell von dieser Regel abweichen müssen. Auf jeden Fall sollte man zurückhaltend dosieren.

Zum Transport, wenn nicht anders möglich:
25-50 mg Levomepromazin i.m.,
2,5 – 5 mg Haloperidol i.m. (insbesondere bei älteren Patienten).

Horrortrip

Die Diagnose des Horrortrips wird dem Arzt weniger Probleme aufgeben, weil häufig die Umwelt oder sogar der Patient Hinweise über die Vorgeschichte geben kann. Die Patienten klagen über Unruhe, Erregung, panische Angst, unangenehme Empfindungen, bedrohliche Halluzinationen und fürchten zu sterben. Es besteht eine erhöhte Gefahr zu selbstschädigendem Verhalten. Manche Patienten sind suizidgefährdet.

! Das Krankheitsbild ist zwar eindeutig, aber es ist unspezifisch, d.h. es können sich auch andere Störungen dahinter verbergen.

Auszuschließen sind (eventuell erst in der Klinik) akut schizophrene Störungen oder grob-organische zerebrale Veränderungen. Zu klären ist, ob es sich um den ersten Trip handelt. Bei chronisch Abhängigen könnte der Horrortrip verursacht sein durch Verunreinigungen, eine veränderten Dosis oder vorhergehende Abstinenz mit erhöhter Empfindlichkeit, eventuell auch durch eine interkurrente Erkrankung.

Maßnahmen

Herunterreden (talk down) und/oder
10 mg Diazepam i.m.
Klinik-Einweisung.

Lithium-Überdosierung

Im allgemeinen kann man davon ausgehen, daß Patienten mit einer langlährigen Lithium-Prophylaxe sehr zuverlässig in der Einnahme ihrer Medikamente sind. Zu einer Überdosierung und schweren Intoxikation kann es aber kommen, wenn durch Fieber, Erbrechen, Durchfall oder die Applikation von Diuretika, über die der Psychiater nicht informiert ist, ein Flüssigkeits- oder Elektrolytverlust provoziert wird. In leichten Fällen der Störung klagen die Patienten über Unruhe, Tremor, Schwindel, faszikuläre Muskelzuckungen. Man beobachtet eine Dysarthrie und möglicherweise auch eine Reflexsteigerung. Die schwere Intoxikation äußert sich in Bewußtseinsstörungen, Verwirrtheit, Benommenheit, zerebralen Anfällen, Somnolenz und Koma.

! Die Lithium-Intoxiation entwickelt sich allmählich, so daß die Diagnose manchmal erst verspätet gestellt wird.

Maßnahmen

Auf jeden Fall Klinik-Einweisung!

In der Klinik:
Flüssigkeitsausgleich, NaCl zuführen.
Bei Krämpfen Diazepam i.v.

42.9 Dyskinesien

Nach einer Behandlung mit Neuroleptika, auch in niedriger Dosierung (manchmal nach der ersten Anwendung!), können sich insbesondere bei jungen Menschen Zungen-Schlund-Krämpfe und Dyskinesien im Nacken und Schulterbereich, eventuell mit einer ausgeprägten Schiefhaltung entwickeln, die unter Umständen als Symptome einer Enzephalitis mißverstanden werden.
Auszuschließen ist eine grob-organische Mitverursachung der Störung.

Maßnahmen

1 Amp. Biperiden (Akineton®) langsam i.v. oder i.m. bringt einen sofortigen Effekt. Neuroleptikum absetzen.

Umsetzen auf ein atypisches Präparat, wenn die Neuroleptika-Therapie wegen einer schizophrenen Störung fortgesetzt werden muß.

KASUISTIK

1   Organische Wesensänderung und Demenz bei Alzheimerscher Krankheit   2
2   Akute schizophrene Episode   3
3   Depressive Episode   5
4   Zwangsstörung 16
5   Akute schizophrene Störung 16
6   Neurolues, progressive Paralyse 17
7   Mutismus 18
8   Durchgangssyndrom 22
9   Akute schizophrene Episode 35
10 Zwangskrankheit 94
11 Persönlichkeitsstörung, psychischer Determinismus 100
12 Akute Schizophrenie 132
13 Chronische reaktive Depression 150
14 Phobische Störung 168
15 Hysterische Neurose 169
16 Hysterischer Ausnahmezustand 170
17 Hysterische Störung, großer Anfall 170
18 Herzphobie 173
19 Zwangsgedanken 174
20 Zwangsstörung 174
21 Schwere depressive Episode 200
22 Depressive Episode 206
23 Manische Episode 206
24 Bipolare affektive Störung, Typ I 208
25 Altersdepression 209
26 Chronische Schizophrenie 222
27 Chronische Schizophrenie 223
28 Schizophrene Störung 224
29 Schizophrene Störung bei eineiigen Zwillingen 225
30 Beginnende schizophrene Störung 225
31 Beginnende schizophrene Störung 227
32 Beginnende schizophrene Störung 228
33 Akute schizophrene Episode 230
34 Beginnende schizophrene Störung 230
35 Verdacht auf Schizophrenie (unklarer Fall) 233
36 Chronische Schizophrenie, Exazerbation unter Neuroleptikatherapie 233
37 Chronifizierte schizophrene Störung 236
38 Hebephrenie (als „Borderline-Störung" behandelt) 236
39 Chronische Schizophrenie 238
40 Chronische Schizophrenie 238
41 Chronische Schizophrenie 239
42 Chronsiche Schizophrenie (Fall Hughes) 239
43 Schizoplhrenes Residuum 241
44 Katatone schizophrene Störung 241
45 Katatone Schizophrenie 241
46 Katatone Schizophrenie 241
47 Schizophrene Störung (mit Coenästhesien beginnend) 242
48 Coenästhetische Schizophrenie (chronifiziert) 242
49 Chronische Schizophrenie (der Fall Dr. Oskar Panizza) 243
50 Schizomanische Störung 244
51 Rezidivierende Schizophrenie (bei Schwangerschaft) 252
52 Schizophrene Störung (erste Symptome bei Exazerbation) 255
53 Schizophrene Störung (Wiederauftreten von Symptomen) 255
54 Chronische Schizophrenie 256
55 Paranoia (paranoide Schizophrenie) 258
56 Schizophrene Störung (Liebeswahn) 259
57 Sensitiver Beziehungswahn (Hauptlehrer Wagner) 259
58 Induzierte wahnhafte Störung 260
59 Organische Wesensänderung, Stirnhirnläsion 262
60 Chronischer Alkoholismus (Endstadium) 300
61 Alkoholismus (sozial angepaßt) 300
62 Alkoholdelir 303
63 Drogenabhängigkeit 312
64 Drogenabhängigkeit (Scherer: ungeheurer Alltag) 319
65 Schizophrene Störung (Neuroleptikatherapie) 440
66 Schizophrene Störung (Neuroleptikatherapie) 441

LITERATUR

American Psychiatric Organisation: Diagnostic and Statistical Manual of Mental Disorders. DSM-III-R. Washington, DC, 1987 (deutsch: Beltz, Weinheim, Basel 1989)

Angst, J.: Epidemiologie der affektiven Psychosen. In: *K. P. Kisker, H. Lauter, J.-E. Meyer, C. Müller, E. Strömgren* (Hrsg.): Psychiatrie der Gegenwart Bd. 5. 3. Aufl. Springer, Berlin-Heidelberg-New York 1987

Bateson, G.: Ökologie des Geistes. Anthropologische, psychologische, biologische und epistemologische Perspektiven. Suhrkamp, Frankfurt am Main 1981

Battegay, R., J. Glatzel, W. Pöldinger, U. Rauchfleisch (Hrsg.): Handwörterbuch der Psychiatrie. 2. Aufl. Enke, Stuttgart 1992

Behringer, K.: Selbstschilderung eines Paralysis-agitans-Kranken. Nervenarzt 19, 70-80 (1948)

Benedetti, G.: Rehabilitation und Psychotherapie schizophrener Patienten. Psychother. Psychosom. 17, 1, 10-27 (1969)

Benkert, O. und H. Hippius unter Mitarbeit von *H. Wetzel und G. Gründer:* Psychiatrische Pharmakotherapie. 5. Aufl. Springer-Verlag, Berlin-Heidelberg-New York 1992

Berner, P.: Psychiatrische Systematik. 3. Aufl. Huber, Bern-Stuttgart-Wien 1982

Bleuler, E.: Das autistisch-undisziplinierte Denken in der Medizin und seine Überwindung. 5. Aufl. 1962, 5. Neudruck Springer, Berlin-Heidelberg-New York 1985 (Erstausgabe 1921)

Bleuler, E. (Bearbeitet von *M. Bleuler*): Lehrbuch der Psychiatrie. 15. Aufl. Springer, Berlin-Heidelberg-New York 1983 (Erstausgabe 1916)

Bleuler, M., J. Willi, H. R. Bühler: Akute psychische Begleiterscheinungen körperlicher Krankheiten. Akuter exogener Reaktionstyp. Thieme, Stuttgart 1966

Böker, W. und H. Häfner: Gewalttaten Geistesgestörter. Springer, Berlin-Heidelberg-New York 1973

Bonhoeffer, K.: Die Psychosen im Gefolge von akuten Infektionen, Allgemeinerkrankungen und inneren Erkrankungen. In: *Aschaffenburg, G.:* Handbuch der Psychiatrie. Deuticke, Leipzig-Wien 1912

Bowlby, J.: Bindung. Eine Analyse der Mutter-Kind-Beziehung. Kindler Taschenbücher. Kindler, München 1975

Bräutigam, W.: Einführung in die Sexualmedizin. 2. Aufl. Thieme, Stuttgart 1979

Brenner, C.: Grundzüge der Psychoanalyse. Fischer Taschenbuch Verlag, Frankfurt am Main 1994

Breyer-Pfaff, U., H. J. Gaertner, I. Stevens: Grundlegendes zur Neuroleptikatherapie. In: Möller, H. J. (Hrsg.): Therapie psychiatrischer Erkrankungen. 2. Aufl. Thieme, Stuttgart-New York 2000

Brothers, L.: A biological perspective on empathy. Am. J. Psychiatr. 146, 10-19 (1989)

Bumke, O.: Über die Seele. 4. Aufl. Springer, Berlin-Heidelberg 1948

Delank, H.-W.: Neurologie. 7. Aufl. Enke, Stuttgart 1994

Deutsche Hauptstelle gegen Suchtgefahren (Hrsg.): Jahrbuch Sucht 2004. Neuland, Geesthacht 2004

Dilthey, W.: Ideen über eine beschreibende und zergliedernde Psychologie. Gesammelte Schriften, Bd. V, 139-240. Teubner, Stuttgart 1974 (Erstausgabe 1889)

Federn, P.: Ich-Psychologie und die Psychosen. Huber, Bern-Stuttgart 1956

Folkerts, H.: Elektrokrampftherapie. Dt. Ärztebl. 92, A 358-364 (1995)

Freud, S.: Der Realitätsverlust bei Neurose und Psychose. Ges. Werke XIII. S. Fischer, Frankfurt am Main 1967 (Erstveröffentlichung 1924)

Freud, S.: Traumdeutung. Ges. Werke II. S. Fischer, Frankfurt am Main 1969 (Erstausgabe 1900)

Freud, S.: Vorlesungen zur Einführung in die Psychoanalyse. Gesammelte Werke XI. S. Fischer, Frankfurt am Main 1969 (Erstausgabe 1917)

Fromm, E.: Analytische Sozialpsychologie und Gesellschaftstheorie. Edition suhrkamp. Suhrkamp, Frankfurt am Main 1970

Giese, H.: Psychopathologie der Sexualität. Enke, Stuttgart 1962

Gruhle, H. W.: Die Psychopathologie der Schizophrenie. In: Bumke, O. (Hrsg.): Handbuch der Geisteskrankheiten, Bd. 9. Springer, Berlin 1932

Gruhle, H. W.: Verstehende Psychologie (Erlebnislehre). 2. Aufl. Thieme, Stuttgart 1956

Haring, C.: Lehrbuch des autogenen Trainings. 2. Aufl. Enke, Stuttgart 1993

Haring, C.: Einführung in die Hypnosetherapie. Enke, Stuttgart 1995

Hebb, D. O.: The organisation of behaviour. Wiley, New York 1949

Hill, L. B.: Psychotherapeutic Intervention in Schizophrenia. University of Chicago Press, Chicago 1955

Hofer, G.: Der Mensch im Wahn. Karger, Basel-New York 1968

Holland, A. J.: Psychiatrische Aspekte geistiger Behinderung. In: Helmchen et al. (Hrsg.): Psychiatrie der Gegenwart. 4. Aufl. Bd. 3. Springer, Berlin-Heidelberg-New York 2000

Huber, G.: Das Konzept substratnaher Basissymptome und seine Bedeutung für Therorie und Therapie schizophrener Erkrankungen. Nervenarzt 54, 23-32 (1983)

Jaspers, K.: Allgemeine Psychopathologie. 9. unveränd. Aufl. Springer, Berlin-Heidelberg-New York 1973

Jellinek, E. M.: The Desease Concept of Alcoholism. College & Univ. Press, New Haven, Conn. 1960

Karlson, P., D. Doenecke, J. Koolman: Kurzes Lehrbuch der Biochemie für Mediziner und Naturwissenschaftler, 14. Aufl. Thieme, Stuttgart-New York 1994

Kendell, R. E.: Which schizophrenia? In: Huber, G. (Hrsg.): Basisstörungen endogener Psychosen und das Borderline-Problem. Schattauer, Stuttgart-New York 1985, 145-162

Kernberg, O. F.: Borderline-Störungen und pathologischer Narzissmus. Suhrkamp, Frankfurt am Main 1978 (1. amerik. Aufl. 1975)

Kernberg, O. F.: Objektbeziehungen und Praxis der Psychoanalyse. Klett-Cotta, Stuttgart 1981

Kind, H.: Psychotherapie und Psychotherapeuten. Methoden und Praxis. Thieme, Stuttgart-New York 1982

Kisker, K. P., H. Lauter, J.-E. Meyer, C. Müller, E. Strömgren (Hrsg.): Psychiatrie der Gegenwart. 3. Aufl. 9 Bände. Springer, Berlin-Heidelberg-New York 1986-1989

Koehler, K.: First rank symptoms of schizophrenia: questions concerning clinical bounderies. Br J Psychiatry 134: 236-248 (1979)

Körner et al: Genetische Beratung bei psychiatrischen Erkrankungen. Nervenarzt 67, 3-14 (1996)

Kretschmer, E.: Der sensitive Beziehungswahn. Ein Beitrag zur Paranoiafrage und zur psychiatrischen Charakterlehre. Springer, Berlin 1918

Kretschmer, E.: Hysterie, Reflex und Instinkt. 6. Aufl. Thieme, Stuttgart 1958 (1. Aufl. 1923)

Kretschmer, W.: Hysterie (Begründet von

E. Kretschmer) 7. Aufl. Thieme, Stuttgart-New York 1974

Kretschmer, W.: Psychoanalyse im Widerstreit. Ernst Reinhardt, München-Basel 1982

Laplanche, J. und Pontalis, J.-B.: Das Vokabular der Psychoanalyse. 2 Bände. Suhrkamp Taschenbuch. Suhrkamp, Frankfurt am Main 1973

Leonhard, K.: Aufteilung der endogenen Psychosen. 2. Aufl. Akademie-Verlag, Berlin 1959

Leune, J.: Illegale Drogen in der Gesellschaft. In: Deutsche Hauptstelle gegen Suchtgefahren (Hrsg.): Jahrbuch Sucht ´95. Neuland, Geesthacht 1994

Luthe, R.: Der psychische Befund. Methodische Anleitung zur Erfassung psychopathologischer Erscheinungsbilder. Springer, Berlin-Heidelberg-New York 1989

Mayer-Gross, W.: Die Klinik der Schizophrenie. In: Bumke, O. (Hrsg.): Handbuch der Geisteskrankheiten. Bd. 9. Springer, Berlin 1932

McGuffin, P. et al: Genetic basis of schizophrenia. Lancet 346 (1995), 678-682

Moebius, Paul J.: Abriss der Lehre von den Nervenkrankheiten. Engelmann, Leipzig 1893

Möller, H.-J. (Hrsg.): Therapie psychiatrischer Erkrankungen. 2. Aufl. Thieme, Stuttgart-New York 2000

Möller, H.-J., Kissling, W., Stoll, K.-D., Wendt, G.: Psychopharmakotherapie. Ein Leitfaden für Klinik und Praxis. Kohlhammer, Stuttgart-Berlin-Köln 1989

Müller, Ch.: Über Psychotherapie bei einem chronisch Schizophrenen. Psyche 9, 350-372 (1955)

Neumann, H.: Schizophrene und Gewalttat. Dokumente der Erfahrung. Innovations-Verlags-Gesellschaft, Seeheim-Jugenheim 1990

Pavlov, I. P.: Kurzer Abriss der höheren Nerventätigkeit. In: Sämtliche Werke III, 2, 367-381. Akademie-Verlag, Berlin 1953 (Erstveröffentlichung 1930)

Pavlov, I. P.: Der dynamische Stereotyp des höchsten Gehirnabschnitts (Vortrag Kopenhagen 1932). In: Sämtliche Werke III, 2, 473-473. Akademie-Verlag, Berlin 1953

Piaget, J.: Einführung in die genetische Erkenntnistheorie. Suhrkamp, Frankfurt am Main 1973

Piaget, J.: Erkenntnistheorie der Wissenschaften vom Menschen. Ullstein, Frankfurt-Berlin-Wien 1973

Pickenhain, L.: Grundriss der Physiologie der höheren Nerventätigkeit. Volk und Gesundheit, Berlin 1959

Poeck, K. (Hrsg.): Klinische Neuropsychologie. 2. Aufl. Thieme, Stuttgart-New York 1989

Popper, K. R.: Logik der Forschung. 3. Aufl. J. C. B. Mohr (Paul Siebeck), Tübingen 1969

Redlich, F. C. und Freedman, D. X.: Theorie und Praxis der Psychiatrie. Suhrkamp, Frankfurt am Main 1970

Robinson, S., J. Rapaport, R. Durst, M. Rapaport, P. Rosca, S. Metzer, L. Zilberman: The late effects of Nazi persecution among elderly Holocaust survivers. Acta Psychiatr. Scand. 82, 311-315 (1990)

Rohde-Dachser, C.: Borderline-Störungen. In: *Battegay, R., J. Glatzel, W. Pöldinger, U. Rauchfleisch* (Hrsg.): Handwörterbuch der Psychiatrie. 2. Aufl. Enke, Stuttgart 1992

Saussure, F. de: Cours de linguistique générale. Payot, Paris 1916 (deutsch: Grundfragen der allgemeinen Sprachwissenschaft. de Gruyter, Berlin 1967)

Scharfetter, Ch.: Allgemeine Psychopathologie. Eine Einführung. 3. Aufl. Thieme, Stuttgart 1991

Scharfetter, Ch.: Schizophrene Menschen. 2. Aufl. Edition Psychiatrie-Psychologie Verlags Union, Urban & Schwarzenberg, München-Weinheim 1986

Schneider, K.: Klinische Psychopathologie. 14. Aufl. Thieme, Stuttgart-New York 1992 (Erstaufl. 1931)

Schulte, R.-M. und H. R. Quillmann: Zwangseinweisung in ein psychiatrisches Krankenhaus. Z. Allg. Med. 64, 906-910 (1988)

Schultz-Hencke, H.: Der gehemmte Mensch – Entwurf eines Lehrbuchs der Neo-Psychoanalyse. 6. unveränd. Aufl. Thieme, Stuttgart-New York 1969

Sperber, M.: Alfred Adler oder das Elend der Psychologie. Fischer Taschenbuch Verlag, Frankfurt am Main 1971

Strotzka, H.: Psychotherapie und Tiefenpsychologie. 3. Aufl. Springer, Wien-New York 1994

Strunz, F.: Ätiologie und Therapie der Alpträume. Fortschr. Neurol. Psychiat. 55, 306-321 (1987)

Thomä, H. und H. Kächele: Lehrbuch der psychoanalytischen Therapie. 2 Bände. Band 1: Grundlagen. 1985. Band 2: Praxis. 1. Aufl., 2. korr. Nachdruck 1993. Springer, Berlin-Heidelberg-New York

Venzlaff, U.: Die psychoreaktiven Störungen nach entschädigungspflichtigen Ereignissen. Springer, Berlin-Göttingen-Heidelberg 1958

Vliegen, J.: Endogenität. In: Müller, Ch. (Hrsg.): Lexikon der Psychiatrie. Springer, Berlin-Heidelberg-New York 1973

Weitbrecht, H. J.: Depressive und manische endogene Psychosen. In: Gruhle, H. W., R. Jung, W. Mayer-Gross, M. Müller (Hrsg.): Psychiatrie der Gegenwart, Bd. II, Klinische Psychiatrie. Springer, Berlin-Göttingen-Heidelberg 1960

Weitbrecht, H. J.: Psychiatrie im Grundriß. Springer, Berlin-Göttingen-Heidelberg 1963

Weltgesundheitsorganisation Internationale Klassifikation psychischer Störungen. ICD-10 Kp. V (F). Klinisch-diagnostische Leitlinien (hrsg. Von Dilling, H., W. Mombour, M. H. Schmidt). 2. Aufl. Huber, Bern-Göttingen-Toronto-Seattle 1993

Wieck, H. H.: Zur Klinik der sog. symptomatischen Psychosen. Dtsch. Med. Wschr. 81, 1345-1350 (1956)

Winkler, W.-T.: Übertragung und Psychose. Huber, Bern-Stuttgart-Wien 1972

Zerbin-Rüdin, E.: Genetik affektiver Psychosen. In: Kisker, K. P., H. Lauter, J.-E. Meyer, C. Müller, E. Strömgren (Hrsg.): Psychiatrie der Gegenwart. Bd. 5. 3. Aufl. Springer, Berlin-Heidelberg-New York 1987

SACHVERZEICHNISS

A

Abasie 96
abhängige Persönlichkeits-störung 154
Abhängigkeit 285
abnorme Erlebnisreaktionen 144
abnorme Persönlichkeit 154
abnorme Reaktion 144
abnorme Trauerreaktion 147
Abstinenz 291
Abstinenz des Psychothera-peuten 416
Abstumpfung 447
Abusus 285
Abwehr 114, 123
Abwehrmechanismen 115, 116, 117
Acamprosat 308
Adoleszenz 369
Adoleszenzkrisen 370
Adoptivstudien 249
adrenogenitales Syndrom 338
Affekt 53
Affektbetrag 113, 119
Affektillusion 66
Affektinkontinenz 53
affektive Abstumpfung 88
affektive Resonanz 418
affektive Verflachung 63, 91, 220
Affektivität 40, 53, 63
Affektivitätsniveau 134
Affektlabilität 53
Affektstarrheit 54
Affektstörungen 219
Aggresivität 114, 376, 471
aggressive Persönlichkeit 156
aggressiv-geltungsstrebig 427
agitierte Depression 81
Agnosie 267
Agoraphobie 68
AGS 338
Ahornsirupkrankheit 282
AIDS-Phobie 69, 168
Akathisie 435, 444
Akkomodationsstörungen 446, 457
Akoasmen 57
Akrophobie 168
akustische Halluzinose 85
akut 45
akut psychotische Störung 474

akute Angstreaktion 146
akute Belastungsreaktion 145
akute passagere psychoti-sche Störung 257
akuter exogener Reakti-onstyp 77
akzessorische Symptome 220
Alexithymie 191
Algopareunie 343
Algorithmen 137
Alkohol 290
Alkohol-Abbauwert im Blut 297
Alkohol-riskanter Konsum 297
Alkoholabhängigkeit 298
Alkoholabusus 280
Alkoholdelir 474
Alkoholhalluzinose 304
Alkohol-Intoxikation 297
alkoholische Wesensände-rung 305
alkoholischer Dämmerzu-stand 304
alkoholischer Eifersuchts-wahn 304
Alkoholismus 295, 380
Alkoholismus-Endstadium 299
Alkoholismus-Epidemiologie 297
Alkoholismus-Folgekrank-heiten 301
Alkoholismus-Genese 305
Alkoholismus-Mortalität 297
Alkoholismus-Therapie 306
Alkoholismus-Typen 298
alkoholsensibilisierende Me-dikamente 308
Alkoholspiegel im Blut 297
Alkoholwirkung-exzitatori-sche Phase 295
Alkoholwirkung-lähmende Phase 295
Alogie 91, 220
alpha-Alkoholismus 298
Alprazolam 464
Alpträume 183
Altersparanoid 258
Alzheimersche Krankheit 272
Amalgam-Vergiftung 97
Ambitendenz 164
Ambivalenz 164, 219
amentielles Syndrom 73
Amisulprid 439

Amitriptylin 453
Amnesie 53
amoralische Persönlichkeit 157
amotivationales Syndrom 314
Amphetamin 290
anale Phase 110
analer Charakter 158
Analgetika 330
Analogie 12
analytische Psychologie 110, 427
anankastische Neurose 174
anankastische Persönlichkeit 158, 174
Änderung der Etikettierung 418
Angehörige 124, 253, 282, 291
Angelmann-Syndrom 281
angoisse 64, 92
Angst 64, 363, 376
Angst vor der Angst 167
Angst-Glücks-Psychose 245
Angsthysterie 167
ängstlich-agitierte Depressi-on 209
ängstliche Depression 81
ängstliche Persönlichkeits-störung 155
Angstneurose 166
Angststupor 146
Angstsyndrom 166
Angsttraum 183
Angstzustände 92
Anhedonie 220
Anima/Animus 123
Anlage-Umwelt-Komplex 140
Anonyme Alkoholiker 308, 421
Anorchie 338
Anorexia nervosa 184
Anorgasmie 342
Anpassungsstörung 147, 149
Anreicherung von Emotio-nen 419
anthropologische Psychiatrie 217
Anticraving-Substanzen 292, 308
Antidepressiva 214, 432, 449, 450
Antidepressiva-biochemische Wirkung 451
Antidepressiva-Dauermedi-

kation 453
Antidepressiva-Eliminations-
halbwertzeit 452
Antidepressiva-Indikationen
459
Antidepressiva-initiale Do-
sierung 453
Antidepressiva-Intoxikation
453
Antidepressiva-Kontraindi-
kationen 460
Antidepressiva-Nebenwir-
kungen 456 ff
Antidepressiva-selektiv wirk-
same 455
Antiparkinson-Mittel 274
Antipsychiatrie 217
antisoziale Persönlichkeit
157
Antrieb 40, 61
Antriebsstörungen 54, 61-62
anxiété 64, 92
Anxiolyse 463, 466
apallisches Syndrom 72
Apathie 54, 62, 79, 91, 220,
447
Aphasie 267
Appetitzügler 321
Apraxie 267
Arbeitsgedächtnis 51
Arbeitskurve 129
Arbeitsstörungen 165
Arbeitssucht 285
Arbeitstherapie 396
Archetypen 123
Artikulationsstörungen 330
Asperger-Syndrom 368
Assoziationslockerung 219,
220
Astasie 96
asthenische Haltung 155
asthenische Persönlichkeits-
störung 154, 172
Asthma bronchiale 194
Ätiologie 132
Atropin 317
atypische Psychose 244
Aufmerksamkeit 39
Augenfolgebewegungen
249
Augmentation 449, 453
Ausdrucksgehalt 103
Auseinandersetzungsstil
104, 116, 142
auslösende Situation 165
Auslöser 143, 173, 182, 193
Autismus 219, 241, 281, 367
autistische Psychopathie
368
autogenes Training 147, 181,
422
Autosuggestion 414

Aversionsbehandlung 308,
420
Azetaldehyddehydrogenase
288

B
Bahnung 46, 134, 293
Bahnungseffekt 68
Bakteriphobie 69
Balance 15
Basisstörungen 91, 242
Basissymptome 221, 228
Baumtest 130
bedingter Reflex 104, 122,
142, 272
Beeinflussungserlebnis 218
Beeinträchtigungswahn 237
Befehlsautomatie 60, 89,
240
Befund 38
beginnende schizophrene
Störung 225, 441
Begriffszerfall 61
Behinderung 277
Benommenheit 48
Benton-Test 129
Benzodiazepine 330, 464
Benzodiazepine-biochemi-
sche Wirkung 464
Benzodiazepine-chronische
Intoxikation 467
Benzodiazepine-diskontinu-
ierliche Einnahme 465
Benzodiazepine-Eliminati-
onshalbwertzeit 465
Benzodiazepine-Kontraindi-
kation
Benzodiazepine-Nebenwir-
kungen 467
Benzodiazepine-paradoxe
Reaktion 467
Benzodiazepine-psychische
Gewöhnung 466
Benzodiazepine-Überdosie-
rung 467
Benzodiazepine-Verord-
nungsprinzip 465
Benzodiazepin-Hypnotika
466
Bequemlichkeit 164, 427
Berliner Tinke 318
Beschäftigungstherapie 395
beta-Alkoholismus 298
Betäubungsmittel 310
Betreuungsgesetz 387
Bewußtsein 7
Bewußtseinseinengung 48
Bewußtseinseinschränkung
473
Bewußtseinsherabsetzung
26
Bewußtseinsklarheit 7

Bewußtseinstrübung 48, 50,
72
Beziehungskrankheit 189
Bezugsperson 124, 126, 127
Bilanzselbstmord 380
Bindung 109
Binge-Eating-Störung 187
biographischer Status 131
biologische Psychiatrie 217
Biperiden 479
bipolare affektive Störun-
gen 456
Bipolar-II-Störung 204
Bipolar-I-Störung 203, 204
bisexuelle Orientierung 350,
353
bizarres Verhalten 240
Borderline-Störung 95, 179,
224, 236, 246, 248, 257, 430
bouffée delirante 234
bovine spongiforme Enze-
phalopathie 274
Brandstiftung 146
Bromazepam 464
Bromperidol 376, 439
Brotizolam 464
BSE 274
Bulimie 187
Burn-out-Syndrom 97

C
CAGE-Test 306
Cannabinoide 314
Cannabis-Psychose 314
Carbamazepin 215, 244,453,
462
Carbohydrate-Deficient-
Transferase 306
Carcinophobie 69, 168
Cardiazol-Krampfbehand-
lung 399
CAT 272
CBF 272
Charakterneurose 154
Charakterveränderungen
268
Charakter-Zuspitzung 268
Charles-Bonnet-Syndrom 57
Chiffren 108, 417
Chlordiazepoxid 464
Chlorpromazin 439
Chlorprothixen 439
Cholin-Azetyl-Transferase
272
Cholinesterasehemmer 272
Chorea Huntington-Demenz
274
Chromosomen-Anomalie
281
chronische reaktive Depres-
sion 150
chronische Verbitterung 175

chronischer Alkoholismus 298
chronobiologische Untersuchung 213
Citalopram 455
Clomethiazol 303, 331, 474
Clomipramin 453
Clozapin 436, 439, 445
CMR 272
Code 442
Coenästhesien 58
coenästhetische Schizophrenie 242
Colitis ulcerosa 195
combat exhaustion 148
combat fatigue 145
Coping Strategie 142
Crack 316
craving 287, 291
Cyproteronacetat 283, 376
Cytochrom P450 452

D
Dämmerzustand 76, 304
Daseinsanalyse 217
Daumenlutschen 365
Debilität 278
Defekt 91
Delir 265, 293, 474
delirantes Syndrom 75, 262, 448, 458
delta-Alkoholismus 299
Dementia praecox 216, 219
Demenz 79, 271 ff, 374
Denken 24, 40
Denkhemmung 49
Denkstörungen 40, 49, 55
Depersonalisation 69, 96
depressive Episode 205, 380
depressive Persönlichkeitsstörung 158
depressive Persönlichkeitsstruktur 198
depressive Reaktion 149
depressive Störung 81, 149, 150, 158, 198, 201, 204, 205, 208, 209, 369
Depressiver Wahn 80, 87, 203, 209
depressives Syndrom 80, 475
depressiv-hysterische Persönlichkeitsstruktur 96, 158
depressiv-paranoides Syndrom 226
Deprivation 361
Derealisation 69, 96, 169
dereistisches Denken 118
Dermatozoenwahn 85
Desensibilisierung 419
Designerdrogen 321
deskriptive Konstanten 163

deskriptive Psychopathologie 21, 27, 99, 135, 442
Desorientiertheit 49
DET 317
Deutung 103, 417
deviantes sexuelles Erleben 337
Devianz 343
Dexamethason-Suppressionstest 212
Diachronie 20, 27, 99
diachronische Psychopathologie 99
Diagnosenschema 134
Diazepam 464
differenzierte Dosierung 433, 440
Dikaliumchlorazepat 464
Dipsomanie 298
Diskrimination 134
disorder 133
Disposition 141, 165, 191, 288, 293
Disproportion 141, 152
Dissimulation 224
dissoziale Persönlichkeit 157
Dissoziation des Erlebens 26
dissoziativ 97, 146
dissoziative Symptome 190
Distanzlosigkeit 65
Disulfiram 308
DMT 317
Dokumentation 470
DOM 317
Dominante 78, 113, 115, 117, 122, 134, 143, 165, 168, 174, 192, 223, 241, 405
Dominantenwechsel 98, 116, 122, 143, 154, 180, 405
Dopamin 290
dopaminerge Bahnen 290
Dopaminrezeptoren 250, 436
Doppelsuizid 379
Dosierung 433, 439, 440
Dosierung-differenzierte 433, 440
Dosierung-initiale 433
Double-bind-Hypothese 250
Down-Syndrom 281
Drift-Theorie 225
Droge 287
Drogenabhängigkeit 156, 218, 310, 371, 380
Drogenabusus 248
Drogenglossar 324
drogeniduzierte akute Psychosen 323
Drogenkarriere 312
Drogenszene 311
DSM 17, 137, 140, 197
Dummheit 279

Durchgangssyndrom 77, 85
Durchschlafstörungen 181
Durchschnittsnorm 13
dynamische Psychopathologie 21, 27, 107
Dyskinesien 444, 479
Dysmophophobie 371
Dyspareunie 343
Dysphorie 54
dysthyme Persönlichkeitsstörung 158
Dysthymie 82, 176

E
Echophänomene 89, 240
Echtheit 12, 38, 95, 163, 171
Ecstasy 321
Egoismus 95, 112, 162, 164
Eindruck 32
Eindrucksurteile 7, 469
Einengung des Gesichtsfelds 96
einfache Interventionen 409
Einfühlen 3, 10, 36, 431
einfühlendes Verstehen 30
Einschlafstörungen 181
Einsicht 406
Einsichtsfähigkeit 385
Einwilligungsunfähigkeit 387
Ejaculatio praecox 341
Ejaculatio retarda 342
EKG-Veränderungen 458
Ekphorieren 51
EKT 240, 396
elektiver Mutismus 364
Elektrokrampf 240, 396
Eliminationshalbwerteit 452, 465
Emotion, Emotionalität 53
emotional instabile Persönlichkeit 156, 289
emotionale Interaktion 10
emotionale Resonanz 227
Emotionen 418 ff
Emotionspsychose 244
Encephalopathia hämorrhagica superior 304
endogen 43
endogene Depression 204
endoreaktive Dysthymie 210
Endorphine 325
Engramm 51, 104
Enkopresis 366
Entfremdungserlebnisse 45, 69
Entgiftung 291
Enthemmung 62, 83
Entlastungsdepression 209
Entwicklung 108, 153, 280
Entzugssynrome 302 ff
Enuresis 366

Enzymdefekt 281
Ephedrin 321
Epilepsie 361
epileptische Anfälle 280
Episode 206
episodisches Gedächtnis 52
epsilon-Alkoholismus 299
Erektionsschwäche 341
erethisch 79
Erfahrung 7, 8
Erhaltungsdosis 440
Erinnerung 51
Erklären 30
Erleben 8, 11, 103
erlernte Hilflosigkeit 213
erregt-gehemmte Verwirrt-
heitspsychose 245
Erregung 471
Erschließen 3
Erschöpfung 148
Erschöpfungsdepression 210
Erschöpfungssyndrom 170
Erschütterung 406, 418
Erstrangsymptome 218
erweiterter Suizid 379
Es 100, 111, 251
Eßattacken 187
essentielle Hypertonie 195
Eßstörungen 184
Euphorie 54
Examensstupor 147
Exhibitionismus 118, 344
Existenzanalyse 429
experience 8
Exploration 34
explosives Temperament 156
extrakampine Halluzinatio-
nen 58
extrapyramidal-motorische
Störungen 435

F
familiäre Interaktion 165
fanatische Persönlichkeit
159
Farbpyramidentest 130
Fehlanpassung 115
Fehlgewohnheit 44
Fetischismus 345
fetischistischer Transvestismus 355
first rank symptoms 218
Fixierungen 110, 119
flache Affektivität 90
flash 319
flexibilitas cerea 89
Fluoxetin 455
Flupenthixol 439
Fluphenazin 439
Flurazepam 464
Fluspirilen 439
folie à deux 260

forensische Psychiatrie 383 ff
Form 29, 99
formale Denkstörungen 40,
49
FPI 129
Fragebogen 35
fragiles X-Syndrom 281
Freebase 316
frei flottierende Angst
64,166, 167
freie Assoziationen 104
Fremdanamnese 127
Fremdgefährdung 40
Fremdseelisches 10, 23
Frigidität 342
frühkindliche Hirnschädi-
gung 358
frühkindliche Sexualität 110
frühkindlicher Autismus 367
Frustration 121, 289

G
GABA 464
GABAerge Rezeptoren 437,
464
Galaktorrhoe 447
gamma-Alkoholismus 298
gamma-Amino-Buttersäure
464
gamma-Glutamyltransferase
306
Ganser-Syndrom 151
Gedächtnis 39, 51-52
Gedankenabreißen 59
Gedankenausbreitung 218
Gedankenbeeinflussung 59
Gedankenjagen 200
Gedankenlautwerden 59,
218
gefühlsarme Persönlichkeit
157
Gefühlsqualität 105
Gefühlssturm 120
Gegensuggestion 172
Gegenübertragung 121
Gegenvorstellung 412
gehemmte Depression 81
Gehemmtheit 66
Gehirn-Jogging 375
geistige Behinderung 276,
278, 281
Gelegenheitstrinker 298
geltungsstrebige Persönlichkeit 156
Gemachtes 60, 218
gemütlose Persönlichkeit
157
Gen-Anomalie 278
generalisierte Angststörung
93, 166, 370
genetische Beratung 390
genetisches Verstehen 30

Genopathie 358, 359
Genußgifte 293
Genveränderungen 249
Gerontopsychiatrie 372
Gespräch 11, 32, 124
Gesprächspsychotherapie
428
Gestaltwandel 212, 217, 248
gesteigertes sexuelles Ver-
langen 339
Gestimmtheit 113
Gewalttaten bei Geistesge-
störten 384
Gewichtszunahme 445
Gewohnheit 178, 406, 410
Gewohnheitstrinker 299
Gewöhnung 286
Gilles-de-la-Tourette-Syn-
drom 68, 367
Globus hystericus 96
Graphotherapie 413
Grenzsituation 142
grob-organisch 42, 71, 48,
71, 74, 135
grob-organisch psychoti-
sches Syndrom 74
grob-organische Symptome
48
grob-organische Syndrome
71
Größenwahn 237
Grübeln 48, 199
Grübelzwang 174
Grundsymptome 219, 221
Gruppe der Schizophrenien
216 ff
Gutachten 383
Gynäkomastie 447

H
Haften 49
Halluzinationen 57- 58, 237,
376
halluzinatorisches Syndrom
85, 218
Halluzinogene 316
Halluzinose 85
Haloperidol 376, 439
haltlose Persönlichkeit 155
Harmin 317
Haschisch 293, 314
Hautkrankheiten 196
Hautveränderungen 445
HAWIE 129
HAWIK 129
Hebbsche Regel 46, 115,
116, 166, 178, 286
hebephrene Schizphrenie
235
hebephrenes Syndrom 235
Heimweh 146
Heisenbergsche Unschärfe-

relation 25
Helicobacter pylori 195
Heroin 293, 318
Herunterreden 317
Herzangst 173
Herzneurose 173
Herzphobie 173
heterosexuelle Orientierung
350
Heterosuggestion 414
hirndiffuses Psychosyndrom
72, 78
Hirnleistungsschwäche 268,
373
histrionic 97
histrionische Persönlichkeits-
störung 96, 170
Hochdosis-Abhängigkeit
330
Hodenhypoplasie 338
Homosexualität 350
homosexuelle Orientierung
350
Horrortrip 478
Hospitalismus 281
Hypericum-Extrakt 455
Hyperkinesie 89
hyperkinetisch-akinetische
Motilitätspsychose 245
hyperkinetische Störungen
360
Hypersexualität 339
hyperthyme Persönlichkeit
159
Hyperthermie 240
Hyperventilationstetanie 97
hypnagoge Halluzinationen
58
Hypnoanalyse 416
Hypnose 76, 90, 147, 172,
230, 292, 415
Hypnosetherapie 415
Hypnotika 330
hypochondrischer Wahn 80,
237
Hypomanie 206
Hyposexualität 340
Hypothalamus 325
Hypothyreose 282
hysterisch 170
hysterisch-demonstrative
Komponente 454
hysterisch-demonstrative Zustände 442
hysterische Anorexie 184
hysterische Persönlichkeit 156
hysterische Reaktion 170
hysterischer Anfall 171, 477
hysterischer Dämmerzustand
170
hysterisches Syndrom 95,
156, 179, 246

I
ICD 17, 43, 136, 140, 145,
166, 170, 197, 198, 204, 224
Ich 100, 111
Ichbewußtsein 7
Icherleben 7
Icherlebensstörung 40, 58,
121, 175, 205, 220, 237
Ich-Fremdheit 121
Ich-Schwäche 251
Ich-Spaltung 251
Ideenflucht 61, 83, 200
Identifikation 120
Idiothie 279
illusionäre Verkennung 66
Imbezillität 278
Imipramin 453, 454
implizites Gedächtnis 52,
285
Impuls 178
impulsives Verhalten 178
Impulskontrolle 178
inadäquate Persönlichkeit
154
Indikator-Funktion der Spra-
che 11
Individualpsychologie 426
Individuation 123, 427
individueller Befund 28, 38
Indolstruktur 316
induzierte wahnhafte
Störung 260
infantile Persönlichkeit 156
infantile Sexualität 335
infantiles psychoorganisches
Syndrom 359
infantil-genitale Phase 10
Infantilismen 141, 157
Infarkt 196
Information 11
Inhalt 27, 29, 99, 235, 243
inhaltliche Denkstörungen
40, 55
initale Dosierung 433
Inkohärenz 49- 50, 262
Insomnie 181
Instanzen 100, 111
Insulin-Kur 399
Integration 134
intellektuelle Retardierung
276
Intelligenz 40, 276
Intelligenzminderung 276,
278 ff
Intelligenzprofil 277
Intelligenzquotient 277
intentional 427
Interaktion 23, 29, 32, 38,
100, 121, 125, 251
interaktioneller Befund 28
Interferenz 34, 78, 132, 136,
138, 152, 221, 223, 232

Internetsucht 285
Interpretation 103
Interview 34
Intoxikation 199, 478
intransitive Einstellung 37
intrapsychische Dynamik
100, 103
Introjektion 119
Introspektion 102
Involution 171, 175
involutive Depression 201
Inzest 349
IQ 277
Isolierung 118

J
Jakob Creutzfeld-Krankheit
270, 274
Jammerdepression 81, 209
Jugendirresein 216

K
Kanner-Syndrom 367
kaptativ 427
Kastration 339
Katalepsie 240
Kataplexie 89
katathymes Bilderleben 422
katatone Automatismen 60
katatones Syndrom 88, 218
Katatonie 60, 88, 218, 448
Katharsis 409
Kernneurose 154
kindliche schizophrene Psy-
chose 226
Klassifikation psychischer
Störungen 134
Klaustrophobie 168
kleine Insulin-Kur 399
Kleptomanie 179, 345
klimakterische Depression
201
klinische Psychologie 128
Knick in der Entwicklung
227
Koffein 290
kognitive Fähigkeiten 277
Kokain 290, 293, 315
Kokain-Psychose 316
kollektives Unbewußtes 123
Koma 48
Kombination von Psycho-
pharmaka 433
Kompromißbildung 113, 190
Konfabulation 52
Konflikt 15, 44, 113, 120,
121, 140,141, 190, 196
Konflikttrinker 298
Konfrontation 412
Konstitution 140
Konstrukt 107
Kontakt 65

Kontaktmangelparanoid 374
Kontaktschwäche 65
Kontamination 61
Kontrollverlust 187, 299, 287
Konversion 170
Konversionsneurose 170
Konversionssymptome 189, 190
Konzentration 50
Konzentrationsschwäche 51
Korneaveränderungen 446
koronare Herzerkrankung 196
Körperlich begründete Psychose 261
körperliche Abhängigkeit 285
Korsakow-Syndrom 263
Krämpfe 96
Krankheitsgewinn 165, 212
Kreislaufstörungen 458
Kriegsneurose 151
Kriegszittern 151
Krise 378
Kurzschlußhandlung 146
Kurzzeitgedächtnis 52

L
Labeling-Hypothese 217
labile Persönlichkeit 289
Labilisierung 442
Laborwerte 445
Lachen 169, 419
Lähmungen 96
Lamotrigin 245
Lampenfieber 147
Langzeittherapie 254, 440
larvierte Depression 81, 208
latente Schizophrenie 257
lauernde Wachheit 231
Laxantienabusus 187
Lebensstil 426
Leberenzyme 306
Legasthenie 281
Leistungstests 129
Leitsyndrome 197, 218
Lese- und Rechtschreibstörung 365
Leukotomie 398
Levallorphan 325
Levomepromazin 439
Libido 112, 114, 427
Libido-Organisation 112
Libidostörung 446, 458
limbischer Kortex 325
Lithium 159, 160, 202, 204, 208, 225, 244, 308, 376, 453, 460
Lithium-Nebenwirkungen 461 ff
Litium-Überdosierung 479

Logorrhoe 63, 83
Logotherapie 308, 429
Lorazepam 464
Lösungsmittel 322
low dose dependance 330
LSD 316
Lüscher-Test 130
Lustprinzip 117
Luzidität 7

M
major depression 204
Malaria-Kur 398
malignes Neuroleptika-Syndrom 75, 90, 448
Mandelkern 325
Manierismen 88, 240
Manieriertheit 60
manisch-depressive Erkrankung 204, 207, 216
manische Erregung 475
manische Störung 200, 206-207
manisches Syndrom 83
MAO 452
MAO-Inhibitoren 124, 450, 454
maple syrup desease 282
Maprotilin 453
Marihuana 314
Masochismus 118, 346
masochistische Persönlichkeit 161
masochistische Reaktion 153
Masturbation 344, 365
MDMA 321
Medikamentenabhängigkeit 329, 381
mehrdimensionale Diagnostik 136
Mehrfachdiagnosen 136
Melancholie 204
Melperon 376
Menstruationsstörungen 447
mental disorder 138
Merkfähigkeit 52
Mescalin 317
mesolimbische Strukturen 288
mesolimbisch-mesokortikale Bahnen 436
Methadon-Substitution 292, 328
Methodendualismus 4
Methodenpluralismus 22, 424
Methodenwechsel 424
methodologisches Bewußtsein 25
Mianserin 453
Miktionsstörungen 446, 458
Minderwertigkeitskomplex

119
minimale zerebrale Dysfunktion 360
Minussymptome 91
Mirtazapin 455
Mischpsychose 244
Mißbrauch 285
Mißtrauen 231
mitfühlende Distanz 403
MMPI 129
mnestische Funktionen 51
Mobbing-Schäden 97
Moclobemid 454
Modellpsychose 250
Mongoloismus 281
Monoaminoxydase 452
monopolare Depresion 205
monopolare Manie 206
Morbus Parkinson 232, 274
Morphin 318
Morphin-Antidota 325
Morphinismus 318, 320
Motiv 101, 103, 104
Motivation 293, 404
Multi-Infarkt-Demenz 272
Münchhausen-Syndrom 180
Mundtrockenheit 446, 457
Muskarin 317
Mut 122, 165, 404
Mutismus 60, 240, 364

N
Nachschwankung 204
Nachsorge 391
Nägelkauen, Nägelbeißen 365
Naloxon 325
Naltrexon 325
Narkolepsie 182
Narzißmus 112
narzißtische Persönlichkeit 153, 162, 224, 246
narzißtische Phase 162
narzßtische Haltung 290
Nebenwirkungen 434, 443. 456, 467
Negativismus 60, 89, 240
Negativsymptome 91, 220, 237, 243
Nekrophilie 346
Neologismus 89
Neopsychoanalyse 110, 427
Nervosität 148
Neuraltherapie 192
Neurasthenie 148, 155, 169
neurasthenisches Syndrom 97
neurodegenerative Demenz 270
Neurodermitis 196
Neuroleptika 215, 217, 232, 253, 432, 435

Neuroleptika-Absetzen 441
Neuroleptika-atypische 436
Neuroleptika-Dosierung
438
Neuroleptika-Delir 263
Neuroleptika-hochpotente
435
Neuroleptika-initiale Dosierung 438
Neuroleptika-Kombination
440
Neuroleptika-Kontraindika-
tion 449
Neuroleptika-Langzeitbe-
handlung 440
Neuroleptika-Nebenwirkun-
gen 443
Neuroleptika-schwache 435
Neuroleptika-Überdosierung
440, 447
Neuroleptika-Wirkung 250,
442
neurologische Untersuchung
128
neuropsychologische Störungen 272
neurotisch vorgeformte Reaktionsmuster 456
neurotische Depersonalisation 169
neurotische Depression 158
neurotische Persönlichkeitsstruktur 154
neurotische Störung 44, 140,
370, 373, 402
neurotischer Angstzustand
166
neurotischer Konflikt 113
neurotische Syndrome 92,
163
Neurotizismus 154
nicht-direktives Vorgehen
428
nichtorganische Hypersom-
nie 182
Nicht-traurig-sein-Können
23
Niedrigdosis-Abhängigkeit
330
night terror 183
nightmares 183
nigrostriatales System 436
Nikotin 290, 333 ff
Nitrazepam 464
Nivellierung 289
NMDA-Rezeptor 106, 306,
308
Noradrenalin 212, 214, 452
Noradrenalin Re-uptake-Inhibitoren 450
Norm 13
normale Varianten des Erle-

bens 144, 152
Normalität 14
normotoner Hydrozephalus
275
Nortriptylin 453
Nosologie 132
Notfall-Dokumentation 470
Notfall-Unterbringung 469
Notfall-Untersuchung 470
Notzucht 347
NREM-Stadien 183
objektivierende Einstellung
442

O
Obstipation 446, 457
Ödeme 462
ödipale Phase 10, 290
Ödipus 110
Ödipuskonstellation 110,
113
Olanzapin 439
Oligophrenie 79, 276, 278,
279, 361
Oneiroid 75, 85
oneiroide Halluzinationen
58
operantes Konditionieren
420
operationalisierte Diagnosekriterien 224
Opiate
Opiatrezeptoren 325
Opioide 290, 318, 474
Opioidpeptide 325
Opium 318
optische Halluzinose 85
orale Phase 110, 290
oraler Charakter 159
Organdisposition 189
organische Halluzinose 266
organische Persönlichkeitsstörung 78, 271
organische Wesensänderung
78
organischer Dämmerzustand
76
organisches Psychosyndrom
267
Organwahl 192
Orgasmusstörung 341
orientierter Dämmerzustand
76
Orientierung 39
Oxazepam 464

P
Pädophilie 349
Panikattacken 65, 93, 166,
454
Panpsychismus 6
PANSS 91

paradoxe Intention 411
Paranoia 86, 257
paranoide Depression 209
paranoide Persönlichkeitsstörung 159
paranoide Psychose 257, 374
paranoide Schizophrenie
236
paranoides Syndrom 86
paranoid-halluzinatorisches
Syndrom 87, 218
Paraphrenie 257
Parkinsonoid 444
Parkinsonsche Krankheit
232, 274
Paroxetin 455
Partitur des Psychischen 27,
34, 35, 39, 115, 223
Partnergespräch 420
Partnerwahl 348
passagere Entgiftung 291
passive Persönlichkeit 154
Pathogenese 132
pathologische Brandstiftung
179
pathologische Erregbarkeit
156
pathologischer Rausch 74
pathologisches Glücksspiel
178
pathologisches Lügen 180
pathologisches Stehlen 179
Patientenclub 421
Pavor nocturnus 182, 363
PCP 317
Peer-groups 311, 369
Perazin 439
perniziöse Katatonie 240
Perphenazin 439
Perseveration 50
Persona 123
Persönlichkeit 407
Persönlichkeitsstörungen
152, 155-162, 172
Persönlichkeitsstruktur 158,
191, 198
Persönlichkeitstests 129
Persönlichkeitsveränderung
289
Pflege 391
phallische Phase 110
Phänomen 4, 25, 107
Phänomen des angehobe-
nen Kopfes 89
phänomenologische Metho-
de 25, 27
phänomenologisches Verste-
hen 30
Phasen 202
phasenprophylaktische Me-
dikamente 432, 460
Phasenprophylaxe 453

phasische Depression 204
Phenyketonurie 281
Phobie 68, 147, 363, 370
phobische Zustände 93
phobisches Syndrom 167
Phobophobie 69, 168
Phoneme 57
Photosensibilisierung 446
Picksche Krankheit 272
Pipamperon 376
Piracetam 272
Placebo-Effekt 415
Plastizität des Gehirns 131
politischer Wahn 237
Poltern 364
Polytoxikomanie 285
polyvalenter Drogenabusus 314
Poriomanie 146
Positivsymptome 91, 220
Post partum Depression 210
postenzephalitisches Syndrom 271
postiktaler Dämmerzustand 473
posttraumatische Alpträume 183
Praecox-Gefühl 231
Prädelir 302
Prader-Willi-Syndrom 281
prägenital 110
Prägnanztypen 154, 165
Prägung 134, 335
Präkoma 48
präsuizidales Syndrom 377
Prävention 390
Prazepam 464
Primäre Demenz 270
Primärsymptome 219
Primärvorgang 117
Priming 52
Primitivreaktion 280, 146
Prionen 274
Prodrom 226
prodromale Schizophrenie 257
Prognose 247
Progredienz 133
progressive Paralyse 248, 264, 270
Prohibition 293
Projektion 118, 130
projektive Tests 118, 130
Prolongation 116, 122, 142, 165, 173
Promiskuität 347
Propfschizophrenie 280
Prophylaxe 390
prospektiv 133
Prostitution 347
Protokoll 125, 126, 470
Provokation 411

prozedurales Gedächtnis 52
Prüfungsangst 147
Pseudodemenz 151, 156, 202
Pseudoerinnerung 52
Pseudohalluzinationen 57
Pseudologia phantastica 156, 180
Pseudoneurasthenie 98
pseudoneurotische Prodrome 248
pseudoneurotische Schizophrenie 257
pseudoneurotisches Syndrom 268
Psilocybin 317
Psychasthenie 148
psychasthenische Persönlichkeit 154
Psychiatrie 3
psychiatrische Diagnose 131
psychiatrische Notfälle 469
psychiatrische Therapie 389 ff
psychiatrische Untersuchung 124
psychische Abhängigkeit 287
psychische Ausnahmezustände 477
psychische Funktionen 39
psychische Krankheit 17
psychischer Befund 125
psychischer Determinismus 100
psychischer Schock 145
Psychisches 6
Psychoanalyse 110, 107ff, 161, 162, 193, 213, 246, 290, 417, 425 ff
psychoanalytische Konstrukte 107, 161, 246
psychoanalytische Kurztherapie 426
Psychodrama 421
Psychodynamik 100, 140
Psychoedukation 402
psychogene Magersucht 184
psychogene Überlagerung 148
psychogener Dämmerzustand 76, 171
psychogener Stupor 477
Psychogenese 100
psychologische Tests 128
psychometrische Methoden 128
Psychomotorik 40
psychoorganisches Syndrom 78
Psychopathie 153, 154, 162
Psychopathologie 20, 27, 107, 131, 135

psychopathologische Syndrome 35, 41, 71 ff
psychopathologischer Befund 28
psychopathologisches Symptom 41
Psychopharmaka 96, 376, 430 ff
psychoreaktive Störungen 139, 362
Psychose 43, 205, 316, 367
Psychose-affektive 197
Psychose-akute körperlich begründbare 72
Psychose-depressiv-paranoide 86
Psychose-endogene 135
Psychose-endogene affektive 198
Psychose-kindliche schizophrene 226
Psychose-schizoaffektive 201
psychosomatische Korrelation 192
psychosomatische Krankheiten 188
psychosomatische Symptome 190
psychotherapeutische Gruppen 421
psychotherapeutische Intervention 406, 407
psychotherapeutische Methoden 400 ff
psychotherapeutische Schulen 423 ff
psychotherapeutische Techniken 407
Psychotherapie 165, 254, 291
Psychotherapie-Indikation 402
Psychotherapie-Ziele 401
psychotische Inhalte 243
psychotische Symptome 55
psychotisches Syndrom 80
psychovegetative Allgemeinstörungen 148
ptolemäische Schleifen 47, 112, 162
Pubertätsmagersucht 184
Pyromanie 179

Q
Quartaltrinker 299
querulatorische Entwicklung160
querulatorische Persönlichkeit 159

R

Rapid-cycling 84, 202, 231
Raptus melancholicus 200
Rationalisierung 120
Rauchopium 318
Raumempfinden 7
Rausch 74, 478
Rauschdrogen 310
Rauschdrogen-Entgiftung 327
Rauschdrogen-Entwöhnungsbehandlung 327
Rauschdrogen-Rehabilitation 327
Rauschmittel 474
Reaktionsbildung 119, 191
Reaktionsmuster 109, 120
Reaktionsrepertoire der Persönlichkeit 141
reaktive Depression 149
Realitätsbewußtsein 7
Rebound-Phänomene 466
Reboxetin 455
Reflexionsfähigkeit 404
Regression 78, 110, 112, 119, 193
Rehabilitation 391
reiner Defekt 91
reizbare Schwäche 97
Reizbarkeit 50
Reliabilität 128
religiöser Wahn 237
REM-Alpträume 183
REM-Stadium 105
repression 23
Resomatisierung 193
Resonanzverweigerung 411
retentiv 427
retrograd 107
retrospektiv 101,131,133
retrospektives Vorgehen 416
reversibel 45, 77
Reversibilität 263
reward system 288
Rezeptorhypothese 213
Rhythmus 213
Riesenansprüche 427
Rigor 240
Risperidon 439
Rollen 96, 170, 172,176
Rorschach-Test 130

S

Sadismus 346
Sadomasochismus 347
Schädeltrauma 271
schädlicher Gebrauch 285
Schilddrüsenveränderung 461
schizoaffektive Störung 244
schizodepressive Störung 245

schizoide Persönlichkeitsstörung 160
schizomanische Störung 245
schizophrene Episode 222
schizophrene Störung 216 ff, 226, 368, 371, 380
schizophrene Störung-Aufklärung 252
schizophrene Störung-biochemische Faktoren 250
schizophrene Störung-biologische Marker 249
schizophrene Störung-erste Krankheitszeichen 247
schizophrene Störung-Exazerbation 256
schizophrene Störung-genetische Faktoren 249
schizophrene Störung-Prognose 247
schizophrene Störung-psychoanalytische Theorie 251
schizophrene Störung-Selbstwahrnehmung 247
schizophrene Störung-Suizidalität 252
schizophrene Störung-Therapie 251
schizophrener Defekt 243
schizophrener Erregungszustand 475
schizophrenes Residuum 90, 218, 234, 243, 285
Schizophrenia simplex 244
schizotype Störung 257
Schlaf 105
Schlafapnoe 182
Schläfenhirn 272
Schlafkur 399
Schlafmittel 474
Schlafmittelintoxikation 331
Schlafstörungen 181, 199, 373, 459
Schlaf-Wach-Rhythmus 373
Schlafwandeln 182
Schmerzsyndrome 173
Schreckreaktion 146
Schreibkrampf 96
Schub 234, 243, 254
Schulangst 363
Schuldfähigkeit 383
Schuldunfähigkeit 384
Schuldwahn 80
Schulphobie 364
Schwachsinn 79, 384
schwere seelische Abartigkeit 385
Sedativa 330
Seele 6
seelische Gesundheit 15
sekundäre Demenz 270
Sekundärsymptome 219

Sekundärvorgang 118
Selbst 123, 162
Selbsterfahrungsgruppen 421
Selbstgefährdung 40
Selbsthilfegruppen 308
Selbsthypnose 422
selbstinduziertes Erbrechen 187
Selbstreflexion 413
selbstunsichere Persönlichkeit 155
Selbstverletzung 179, 246
Selbstverwirklichung 164
selektive Empfindlichkeit 140, 189
semantisches Gedächtnis 52
senile Plaques 270
seniler Eifersuchtswahn 87
sensitiv-asthenische Persönlichkeit 259
sensitive Persönlichkeit 155
sensitiver Beziehungswahn 155, 258
Sensitivierung 287
sensitiv-paranoische Persönlichkeit 159
serotonerge Rezeptoren 437
Serotonin 212, 214, 452
Serotonin Re-uptake-Inhibitoren 450
Sertralin 455
Serum-Lithiumspiegel 461
Sexualität 335
Sexualität-gesellschaftliche Normen 337
Sexualität-Störungen 338
Sexualmord 346, 348
sexuelle Devianz 343
sexueller Mißbrauch 348
sexueller Wahn 237
Simulation 171
Sinn 103
Sinngebung 410
Situation 142
Skopophilie 345
skurrile Kleidung 231
Sodomie 345
Soma 193
somatische Therapieverfahren 396
somatisches Entgegenkommen 192
Somatisierung 205
somatoforme Schmerzstörung 173
somatopsychische Korrelation 189
Somnolenz 48
Sopor 48
soziale Abhängigkeit 171

soziale Situation 126, 142
sozialer Abstieg 225
sozialer Rückzug 90, 91, 220
Soziopathie 154
Soziotherapie 254, 420
Spaltungsirresein 216
Spätdepression 201, 202, 209
Spätdyskinesien 437, 448
Spätschizophrenie 258
Speichelfluß 446
SPEM 249
Sperrung 59
Spezifitätstheorie 193
Spiegeltrinker 299
Spielsucht 178, 285
Sport 423
Sprache 22, 24, 223
SSRI 214, 450
Stammeln 364
Stammhirnsyndrom 262
Standardtherapie mit Psychopharmaka 432
statistische Norm 13, 14
Stereotypien 88, 240, 365
Steuerungsfähigkeit 385
Stigmata 96
Stimmen 57, 218
Stimmung 26
stimmungslabile Persönlichkeit 156
Stimulantien 321
Stirnhirn 272
Stirnhirnsyndrom 262
Störung 133, 137
Störung der Kreislaufregulation 445
Störung-bipolare 207
Störung-bipolare affektive 203, 207
Störung-dissoziative 97, 165, 170, 171
Störung-frühe 153, 162
Störung-grob-organische depressive 198
Störung-gynäkologische 196
Störung-histrionische 97
Störung-hypochondrische 172
Störung-hysterische 165, 170, 173
Störung-monopolare affektive 203
Störung-neurasthenische 148
Störung-neurotische 44, 152, 156, 163, 165
Störung-phobische 167
Störung-primäre 36
Störung-psychische 16, 138
Störung-psychoreaktive 135, 139

Störung-psychosomatische 191
Störung-reaktive affektive 198
Störung-rezidivierende depressive 206
Störung-schizophrene 216
Störung-vegetative 40, 190
Stottern 364
STP 317
Streetworker 326
Struktur 20, 34, 100
Stupor 89, 146, 240
Sublimierung 119
substanzunabhängige Sucht 285
Sucht 285
Suchtgedächtnis 285
süchtige Trinker 298
Suggestibilität 95
Suggestion 414
suggestive Techniken 414
Suizid 199, 367, 378
Suizidalität 177, 205, 214, 252, 377, 443, 476
Suizidimpulse 459
Suizidprophylaxe 382
Suizidrate 378
Suizidversuch 378
Suizidzahl 378
Sulpirid 439, 455
symbiotische Psychose 260
Symbol 163, 191
symptomatisch 71
Symptome ersten Ranges 58, 60, 88, 218, 221, 248, 257
Symptome zweiten Ranges 219
Synapsen 135, 250
synchrone Erregungskreise 9
synchronisch 20
Syndrom-Modalitäten 42
Syndrom-Shift 192
Syndrom-Verlaufs-Einheit 43
System des Unbewußten 9
Szeno-Test 130

T
Tabak-Abhängigkeit 333
Tagebuch 413
Tagesplan 413
Tagesschwankungen 81, 199
taktile Halluzinose 85
talk down 317
TAT 130
Tegmentum 290
tendenzielle Konfliktreaktion 151
Tetrahydrocannabinol 314
tetrazyklische Antidepressiva 450, 453

Thanatos 14
Theorie 45, 162, 191, 196
therapeutisches Team 394
Therapieplan 392
Thioridazin 439
thrill 64, 179
Tic-Störungen 366
tiefenpsychologisch fundierte Methoden 408, 425
tiefenpsychologische Interventionen 416
tiefgreifende Bewußtseinsstörung 384
Tierphobie 168
Tinctura Opii simplex 318
Todestrieb 114
Toleranz 285
Totstellreflex 120
Tourette-Syndrom 68, 367
Tranquilizer 432, 463
Tranquilizer-Effekt 449
Transmitter 250, 451
Transsexualismus 356
Transvestismus 355
Tranylcypromin 454
Trauerarbeit 149
Traum 105
Traumarbeit 183
traumatisch bedingte Angstbereitschaft 150
Traumbeurteilung 105
Traumdeutung 105
Tremor 461
Trennungsangst 363
triadisches Diagnoseschema 135
Triazolam 464
Trichotillomanie 179
triebschwache Persönlichkeit 154
Trisomie 21 281
trizyklische Antidepressiva 450, 453
Trunksucht 298
tubuloinfundibuläres System 436

U
Überdosierung 479
Überforderungsreaktion 148
Über-Ich 100, 111, 251
überkochende Manie 201, 207, 232
Überkompensation 119, 427
Überredung 411
Überrumpelung 411
Übertragung 120, 121, 417
überwertige Idee 56, 159
Übungen 422 ff
Ulcus ventriculi 195
ultra-rapid-Zustände 202
Umständlichkeit 50

Umzugsdepression 202, 209
Unbewußtes 8, 99, 100, 105, 107, 111
Unechtes 96, 157
Unentschlossenheit 164
Unfallneurose 151
Unfruchtbarkeit 339
Ungeschehenmachen 119
Unruhe 459
Unschärfe 22
Unterbringung 385 ff, 469
urethral 427

V

Vaginismus 342
Validität 128
vaskuläre Demenz 272
vaskuläre zerebrale Störungen 270
vegetative Depression 81, 208
vegetative Dystonie 148
Venlafaxin 455
Verarmung der Sprache 220
Verarmungswahn 80
Verbigeration 240
Verbitterung 159, 175, 381
Verblödungspsychose 216
Verdrängung 23, 116, 408
Vereinfachung des Erlebens 26
Vereinsamung 381
Verekelungskur 308
Verfolgungswahn 237
Vergewaltigung 347
Verhalten 11, 40
Verhaltensauffälligkeit 178, 227
Verhaltenstherapie 213, 308, 419, 428
Verkehrung ins Gegenteil 118
Verlangsamung 447
Verleugnung 118
Verlustreaktion 149
vermeidende Persönlichkeitsstörung 155
Vermeidung 165
verminderte Schuldfähigkeit 385
Verneinung 118
Versachlichung 418
Versagung 121, 290
Versanden 90
Verschiebung 119
Verständnis 409
Verstärkerverlust 213
Verstehen 3, 30, 100
verstehende Psychologie 217
Verstehensgrenze 31
Verstimmung 374

Versündigungswahn 80
Vertrauen 293
Verwirrtheit 49, 50, 73, 262, 376, 473
Verwöhnung 290
vitale Depression 81
vitale Mißempfindungen 199
vitale Traurigkeit 70, 80
Vitalgefühl 70
Vitalgefühlsstörung 45, 70
Vorbilder 410
Vorpostensymptome 226
Voyeurismus 118, 345
Vulnerabilität 249, 250

W

Wachheit 7
Wachsuggestion 414
Wahn 55, 80, 86, 87, 203, 209, 246, 257, 374
wahnähnlich 56
Wahneinfall 55, 219
Wahnentwicklung 258
wahnhaft 56
wahnhafte Störungen 257
Wahnidee 55, 95
Wahnstimmung 56, 84, 218
Wahnsystem 257
Wahnwahrnehmung 55, 218
Wahrnehmung 40
Wartegg-Zeichentest 130
Weckamine 321
weiche Knie 330, 467
Wernicke-Enzephalopathie 304
Wernicke-Korsakow-Syndrom 305
Wertnorm 14
Wesensänderung 96, 285, 289, 305, 374
Widerspiegelung 412
Widerstand 122
Wille 101
Willensfreiheit 383
WIP 129
Wir-Bildung 335, 347
Wir-Situation 415
Wochenbettdepression 210
Wut 169

Z

Zeitempfinden 7
Zensurinstanz 105
zerebrale Krampfanfälle 447, 459, 462
zerebrale Leistungsminderung 72
zerebrale Mikroangiopathie 272
Zerfahrenheit 49, 61, 73, 90, 220, 262

Zeugungsunfähigkeit 339
Zielsymptome 438
Zitterkrankheit 189
Zuhören 409
Zwang 66, 95, 246
zwanghafte Persönlichkeit 94, 158
zwanghafter Charakter 158
Zwangsängste 68, 167
Zwangsantriebe 67
Zwangsgedanken 67, 94, 174
Zwangshandlungen 67, 174
Zwangsimpulse 94
Zwangskrankheit 94, 175
Zwangsrituale 174, 175
Zwangsstörung 174
Zwangssyndrom 94, 174
Zwangszeremoniell 68
zweiphasige Verdrängung 193
Zwillingsuntersuchungen 25, 225, 249
zykloide Persönlichkeitsstörung 160
zykloide Psychosen 245
zyklothyme Persönlichkeit 160
Zyklothymie 160, 207